国家卫生和计划生育委员会"十三五"规划教材
全国高等医药教材建设研究会"十三五"规划教材

全国高等学校药学类专业第八轮规划教材
供药学类专业用

临床药物治疗学

第4版

U0207855

主　　编　姜远英　文爱东

副主编　许建华　向　明　蔡卫民

编　　委（以姓氏笔画为序）

文爱东（第四军医大学）	左笑丛（中南大学湘雅三医院）
史国兵（沈阳军区总医院）	向　明（华中科技大学同济药学院）
刘　丹（南昌大学医学院）	刘　冰（广东药科大学）
刘颖菊（重庆医科大学）	许建华（福建医科大学）
孙慧君（大连医科大学）	李　俊（安徽医科大学）
杨静玉（沈阳药科大学）	吴昊姝（浙江大学药学院）
陈　磊（中国医科大学）	周晓辉（中国药科大学）
赵　维（山东大学药学院）	姜远英（第二军医大学）
夏伦祝（安徽中医药大学）	郭紫芬（南华大学药学与生物科学学院）
董　梅（哈尔滨医科大学）	董亚琳（西安交通大学第一附属医院）
蒲小平（北京大学药学院）	蔡卫民（复旦大学药学院）

编写秘书　王　彦

人民卫生出版社

图书在版编目（CIP）数据

临床药物治疗学/姜远英，文爱东主编.—4 版.—北京：人民卫生出版社，2016

ISBN 978-7-117-22028-6

Ⅰ.①临… Ⅱ.①姜…②文… Ⅲ.①药物疗法-医学院校-教材 Ⅳ.①R453

中国版本图书馆 CIP 数据核字（2016）第 032003 号

| 人卫社官网 | www.pmph.com | 出版物查询，在线购书 |
| 人卫医学网 | www.ipmph.com | 医学考试辅导，医学数据库服务，医学教育资源，大众健康资讯 |

临床药物治疗学
第 4 版

主　　编：姜远英　文爱东
出版发行：人民卫生出版社（中继线 010-59780011）
地　　址：北京市朝阳区潘家园南里 19 号
邮　　编：100021
E - mail：pmph @ pmph.com
购书热线：010-59787592　010-59787584　010-65264830
印　　刷：北京汇林印务有限公司
经　　销：新华书店
开　　本：850×1168　1/16　印张：33
字　　数：908 千字
版　　次：2003 年 8 月第 1 版　2016 年 2 月第 4 版
　　　　　2022 年 11 月第 4 版第 13 次印刷（总第 29 次印刷）
标准书号：ISBN 978-7-117-22028-6/R·22029
定　　价：66.00 元

打击盗版举报电话：010-59787491　E-mail：WQ @ pmph.com
（凡属印装质量问题请与本社市场营销中心联系退换）

全国高等学校药学类专业本科国家卫生和计划生育委员会规划教材是我国最权威的药学类专业教材,于 1979 年出版第 1 版,1987—2011 年进行了 6 次修订,并于 2011 年出版了第七轮规划教材。第七轮规划教材主干教材 31 种,全部为原卫生部"十二五"规划教材,其中 29 种为"十二五"普通高等教育本科国家级规划教材;配套教材 21 种,全部为原卫生部"十二五"规划教材。本次修订出版的第八轮规划教材中主干教材共 34 种,其中修订第七轮规划教材 31 种;新编教材 3 种,《药学信息检索与利用》《药学服务概论》《医药市场营销学》;配套教材 29 种,其中修订 24 种,新编 5 种。同时,为满足院校双语教学的需求,本轮新编双语教材 2 种,《药理学》《药剂学》。全国高等学校药学类专业第八轮规划教材及其配套教材均为国家卫生和计划生育委员会"十三五"规划教材、全国高等医药教材建设研究会"十三五"规划教材,具体品种详见出版说明所附书目。

该套教材曾为全国高等学校药学类专业唯一一套统编教材,后更名为规划教材,具有较高的权威性和较强的影响力,为我国高等教育培养大批的药学类专业人才发挥了重要作用。随着我国高等教育体制改革的不断深入发展,药学类专业办学规模不断扩大,办学形式、专业种类、教学方式亦呈多样化发展,我国高等药学教育进入了一个新的时期。同时,随着药学行业相关法规政策、标准等的出台,以及 2015 年版《中华人民共和国药典》的颁布等,高等药学教育面临着新的要求和任务。为跟上时代发展的步伐,适应新时期我国高等药学教育改革和发展的要求,培养合格的药学专门人才,进一步做好药学类专业本科教材的组织规划和质量保障工作,全国高等学校药学类专业第五届教材评审委员会围绕药学类专业第七轮教材使用情况、药学教育现状、新时期药学人才培养模式等多个主题,进行了广泛、深入的调研,并对调研结果进行了反复、细致的分析论证。根据药学类专业教材评审委员会的意见和调研、论证的结果,全国高等医药教材建设研究会、人民卫生出版社决定组织全国专家对第七轮教材进行修订,并根据教学需要组织编写了部分新教材。

药学类专业第八轮规划教材的修订编写,坚持紧紧围绕全国高等学校药学类专业本科教育和人才培养目标要求,突出药学类专业特色,对接国家执业药师资格考试,按照国家卫生和计划生育委员会等相关部门及行业用人要求,在继承和巩固前七轮教材建设工作成果的基础上,提出了"继承创新""医教协同""教考融合""理实结合""纸数同步"的编写原则,使得本轮教材更加契合当前药学类专业人才培养的目标和需求,更加适应现阶段高等学校本科药学类人才的培养模式,从而进一步提升了教材的整体质量和水平。

为满足广大师生对教学内容数字化的需求,积极探索传统媒体与新媒体融合发展的新型整体教学解决方案,本轮教材同步启动了网络增值服务和数字教材的编写工作。34种主干教材都将在纸质教材内容的基础上,集合视频、音频、动画、图片、拓展文本等多媒介、多形态、多用途、多层次的数字素材,完成教材数字化的转型升级。

需要特别说明的是,随着教育教学改革的发展和专家队伍的发展变化,根据教材建设工作的需要,在修订编写本轮规划教材之初,全国高等医药教材建设研究会、人民卫生出版社对第四届教材评审委员会进行了改选换届,成立了第五届教材评审委员会。无论新老评审委员,都为本轮教材建设做出了重要贡献,在此向他们表示衷心的谢意!

众多学术水平一流和教学经验丰富的专家教授以高度负责的态度积极踊跃和严谨认真地参与了本套教材的编写工作,付出了诸多心血,从而使教材的质量得到不断完善和提高,在此我们对长期支持本套教材修订编写的专家和教师及同学们表示诚挚的感谢!

本轮教材出版后,各位教师、学生在使用过程中,如发现问题请反馈给我们(renweiyaoxue@163.com),以便及时更正和修订完善。

全国高等医药教材建设研究会

人民卫生出版社

2016 年 1 月

序号	教材名称	主编	单位
1	药学导论(第4版)	毕开顺	沈阳药科大学
2	高等数学(第6版)	顾作林	河北医科大学
	高等数学学习指导与习题集(第3版)	顾作林	河北医科大学
3	医药数理统计方法(第6版)	高祖新	中国药科大学
	医药数理统计方法学习指导与习题集(第2版)	高祖新	中国药科大学
4	物理学(第7版)	武 宏	山东大学物理学院
		章新友	江西中医药大学
	物理学学习指导与习题集(第3版)	武 宏	山东大学物理学院
	物理学实验指导★★★	王晨光	哈尔滨医科大学
		武 宏	山东大学物理学院
5	物理化学(第8版)	李三鸣	沈阳药科大学
	物理化学学习指导与习题集(第4版)	李三鸣	沈阳药科大学
	物理化学实验指导(第2版)(双语)	崔黎丽	第二军医大学
6	无机化学(第7版)	张天蓝	北京大学药学院
		姜凤超	华中科技大学同济药学院
	无机化学学习指导与习题集(第4版)	姜凤超	华中科技大学同济药学院
7	分析化学(第8版)	柴逸峰	第二军医大学
		邸 欣	沈阳药科大学
	分析化学学习指导与习题集(第4版)	柴逸峰	第二军医大学
	分析化学实验指导(第4版)	邸 欣	沈阳药科大学
8	有机化学(第8版)	陆 涛	中国药科大学
	有机化学学习指导与习题集(第4版)	陆 涛	中国药科大学
9	人体解剖生理学(第7版)	周 华	四川大学华西基础医学与法医学院
		崔慧先	河北医科大学
10	微生物学与免疫学(第8版)	沈关心	华中科技大学同济医学院
		徐 威	沈阳药科大学
	微生物学与免疫学学习指导与习题集★★★	苏 昕	沈阳药科大学
		尹丙姣	华中科技大学同济医学院
11	生物化学(第8版)	姚文兵	中国药科大学
	生物化学学习指导与习题集(第2版)	杨 红	广东药科大学

续表

序号	教材名称	主编	单位
12	药理学(第8版)	朱依谆	复旦大学药学院
		殷明	上海交通大学药学院
	药理学(双语)★★	朱依谆	复旦大学药学院
		殷明	上海交通大学药学院
	药理学学习指导与习题集(第3版)	程能能	复旦大学药学院
13	药物分析(第8版)	杭太俊	中国药科大学
	药物分析学习指导与习题集(第2版)	于治国	沈阳药科大学
	药物分析实验指导(第2版)	范国荣	第二军医大学
14	药用植物学(第7版)	黄宝康	第二军医大学
	药用植物学实践与学习指导(第2版)	黄宝康	第二军医大学
15	生药学(第7版)	蔡少青	北京大学药学院
		秦路平	第二军医大学
	生药学学习指导与习题集★★★	姬生国	广东药科大学
	生药学实验指导(第3版)	陈随清	河南中医药大学
16	药物毒理学(第4版)	楼宜嘉	浙江大学药学院
17	临床药物治疗学(第4版)	姜远英	第二军医大学
		文爱东	第四军医大学
18	药物化学(第8版)	尤启冬	中国药科大学
	药物化学学习指导与习题集(第3版)	孙铁民	沈阳药科大学
19	药剂学(第8版)	方亮	沈阳药科大学
	药剂学(双语)★★	毛世瑞	沈阳药科大学
	药剂学学习指导与习题集(第3版)	王东凯	沈阳药科大学
	药剂学实验指导(第4版)	杨丽	沈阳药科大学
20	天然药物化学(第7版)	裴月湖	沈阳药科大学
		娄红祥	山东大学药学院
	天然药物化学学习指导与习题集(第4版)	裴月湖	沈阳药科大学
	天然药物化学实验指导(第4版)	裴月湖	沈阳药科大学
21	中医药学概论(第8版)	王建	成都中医药大学
22	药事管理学(第6版)	杨世民	西安交通大学药学院
	药事管理学学习指导与习题集(第3版)	杨世民	西安交通大学药学院
23	药学分子生物学(第5版)	张景海	沈阳药科大学
	药学分子生物学学习指导与习题集★★★	宋永波	沈阳药科大学
24	生物药剂学与药物动力学(第5版)	刘建平	中国药科大学
	生物药剂学与药物动力学学习指导与习题集(第3版)	张娜	山东大学药学院

续表

序号	教材名称	主编	单位
25	药学英语(上册、下册)(第5版)	史志祥	中国药科大学
	药学英语学习指导(第3版)	史志祥	中国药科大学
26	药物设计学(第3版)	方　浩	山东大学药学院
	药物设计学学习指导与习题集(第2版)	杨晓虹	吉林大学药学院
27	制药工程原理与设备(第3版)	王志祥	中国药科大学
28	生物制药工艺学(第2版)	夏焕章	沈阳药科大学
29	生物技术制药(第3版)	王凤山	山东大学药学院
		邹全明	第三军医大学
	生物技术制药实验指导★★★	邹全明	第三军医大学
30	临床医学概论(第2版)	于　锋	中国药科大学
		闻德亮	中国医科大学
31	波谱解析(第2版)	孔令义	中国药科大学
32	药学信息检索与利用★	何　华	中国药科大学
33	药学服务概论★	丁选胜	中国药科大学
34	医药市场营销学★	陈玉文	沈阳药科大学

注:★为第八轮新编主干教材;★★为第八轮新编双语教材;★★★为第八轮新编配套教材。

全国高等学校药学类专业第五届教材评审委员会名单

顾　　问　　吴晓明　中国药科大学

周福成　国家食品药品监督管理总局执业药师资格认证中心

主 任 委 员　　毕开顺　沈阳药科大学

副主任委员　　姚文兵　中国药科大学

郭　姣　广东药科大学

张志荣　四川大学华西药学院

委　　员（以姓氏笔画为序）

王凤山　山东大学药学院	陆　涛　中国药科大学
朱　珠　中国药学会医院药学专业委员会	周余来　吉林大学药学院
朱依谆　复旦大学药学院	胡　琴　南京医科大学
刘俊义　北京大学药学院	胡长平　中南大学药学院
孙建平　哈尔滨医科大学	姜远英　第二军医大学
李　高　华中科技大学同济药学院	夏焕章　沈阳药科大学
李晓波　上海交通大学药学院	黄　民　中山大学药学院
杨　波　浙江大学药学院	黄泽波　广东药科大学
杨世民　西安交通大学药学院	曹德英　河北医科大学
张振中　郑州大学药学院	彭代银　安徽中医药大学
张淑秋　山西医科大学	董　志　重庆医科大学

21 世纪药学工作的重点是新药创制和药学服务,而药学服务正在由过去的面向药品模式向面向病人模式转变;由过去的药品供应为主向合理用药为主转变。为适应药学服务工作的需要,全国高等学校药学类专业教材评审委员会早在 2001 年就研究确定为 4 年制药学类专业本科生编写《临床药物治疗学》教材,系统地阐述药物治疗的基本理论和方法,使学生初步了解合理用药的基本知识和重要原则。

这次教材修订是在总结和交流第 1 版、第 2 版、第 3 版《临床药物治疗学》使用经验的基础上进行的。总论保持原结构不变,各论增加了"变态反应性疾病的药物治疗""侵袭性真菌感染的药物治疗""寄生虫感染的药物治疗"等内容,对某些章节的内容也进行了适当地删减或整合,既保持了教学内容的科学性和系统性,又尽量使新版教材更具有新颖性和实用性,更加贴近教学实践和药学服务的需要。

本版《临床药物治疗学》共 26 章,分总论和各论两部分。总论有 10 章,主要介绍与药物治疗相关的基本概念和共性规律,包括药物治疗的一般原则和基本过程,药物不良反应和相互作用,疾病、遗传多态性对临床用药的影响,特殊人群的药物治疗,循证医学与药物治疗,抗菌药物的合理应用等内容。各论有 16 章,以常见病为纲,对每一种疾病,依据其病因和发病机制、临床表现和分型,阐述药物治疗疾病的原则和方法。重点讨论了在各种疾病状态下,应该如何选择药物,如何使用药物,包括疗效评价及用药注意事项。

本版教材有些章节附有"实例解析""病例分析"和"思考题",目的是为了帮助学生学会思辩,锻炼提高学生的实践能力和主动获取知识的能力。本书对常见的疾病名称、药品名称、专业名词和术语标注了英文,便于学生熟悉掌握英语词汇,阅读相关英文文献。药品名称均采用《中国药品通用名称》中的名称,计量单位采用国家法定计量单位。

尽管在编写本教材时,我们尽量参考最新的书籍、教材、文献、疾病诊治指南等内容,但在学习参考本版教材时,要用发展的眼光看待书中的内容,避免教条主义的生搬硬套,要把书上的知识和具体的病人、具体的疾病结合起来,灵活运用。特别在涉及具体药物的用法、用量时,一定要结合实际,反复核对,避免因用药不当,给病人造成不必要的痛苦和损失。本版教材在编写过程中,得到了全国高等学校药学类专业第五届教材评审委员会的指导和支持,得到了各编者所在院校领导和同事的大力支持。在组织编写过程中,编写秘书王彦副教授提供了不少帮助。本书参考引用了国内外一些相关书籍和文献,在此一并表示诚挚谢意。

由于临床药物治疗学涉及的专业知识面广,加之编写人员专业领域各不相同,行文风格有很大差别,时间又仓促,书中不可避免存在缺点和错误,恳请同行专家及广大读者予以批评指正。

姜远英

2016 年 1 月

总 论

各　　论

总　论

第一章 绪 论

药物（drug）是指用于预防、治疗、诊断疾病，并规定有适应证或功能主治、用法用量的物质。药物可以是自然界的天然产物，可以是用化学方法合成的化合物，也可以是用生物技术制备的蛋白质或多肽等。现在大多数药物是分子结构明确的单一物质，其作用机制明确，质量控制容易；也有许多药物如"中成药"是成分复杂的混合物，具有多靶点作用特点，质量控制也相对困难。随着医药科技的进步，药物的品种数迅速增加，这为人类防病治病提供了有利条件，但同时也给医药工作者掌握和合理使用药物带来了一定困难。

临床药物治疗学（clinical pharmacotherapeutics）主要是研究药物预防、治疗、诊断疾病的理论和方法的一门科学。临床药物治疗学的任务是运用药学相关学科的基础知识，针对疾病的病因和病理发展过程，依据患者的生理、心理和遗传特征，制定和实施合理的个体化药物治疗方案，以获得最佳的治疗效果并承受最低的治疗风险。

一、临床药物治疗学的发展概况

临床药物治疗学的发展经历着由简单到复杂、由初级到高级、由经验逐步上升到科学的阶段。在19世纪以前，人们对药物的本质特征、机体的结构和功能、疾病的发展过程等均缺乏辩证唯物的科学认识，使药物治疗长期处于经验主义的探索阶段。中外许多古代的药物学和治疗学著作中，均有用药物治疗疾病的经验记载，对行医用药防治疾病有重要意义，有些理论和观点时至今日还发挥着重要作用。20世纪初药理学建立，人们开始用科学方法研究药物对机体生理生化功能的影响，许多药物的药理作用相继被证实或发现；20世纪后半叶，逐渐发展起来的循证医学，使人们认识到基于统计学检验的多中心随机双盲对照大规模临床试验获得的证据对临床用药的重要指导作用，临床药物治疗学进入崭新的发展阶段。进入21世纪，随着人类基因组计划的顺利完成和药物基因组学的发展，人类不同个体对药物反应差异的遗传学基础相继被发现，基于遗传信息的个体化药物治疗在临床逐渐发展起来，临床药物治疗开始真正向科学化方向发展。

早在20世纪70年代末，以美国为代表的西方发达国家开始重视药物治疗学的研究和教学，在1980年，美国就已经为其药学博士（Pharm. D）在校生开设临床药物治疗学课程；世界著名的"Pharmacotherapy"杂志于1981年在美国创刊；世界卫生组织（WHO）于1982年成立了一个基本药物应用专家委员会，对临床合理应用基本药物提出了指导性原则意见；1980年8月，国际药理学联合会和英国药理学会在伦敦联合召开了第一届国际临床药理学与治疗学会议，以后大约每隔3~4年召开一次国际会议。现在，世界上许多国家或学术机构对临床常见疾病都制定有详细规范的药物治疗指南，这对推行合理用药和规范治疗具有重要意义。

临床药物治疗学是适应临床用药实践的需求发展起来的。近年来新药大量涌现，许多药物对人体的有效性和安全性还需要在治疗实践中作进一步的评价；由于治疗用药不合理造成的危

笔记

害,如病原生物的耐药性、药物不良反应和药源性疾病等,不仅构成了安全用药的主要问题,还造成药物资源的浪费,使政府和患者的用药经济负担不断加重,已成为全球性的社会问题;目前在临床用药实践中,依赖临床经验用药仍然占有很大的比重,还没能全面正确地运用循证医学、药物基因组学等相关学科的知识科学指导合理用药;在我国现阶段,多数医师对疾病的了解比较透彻,但对药物的结构特点、理化性质、作用和作用机制、不良反应、体内过程等信息的掌握还不能满足临床合理用药的需求,需要药师的协助;虽然我国现在的许多药师能较好地掌握药物的性质和作用特点,但面对千变万化的病情和千差万别的遗传多态性,在合理选用药物并实施个体化治疗方面,还没有足够的发言权。临床药物治疗学已不再是凭临床经验对症用药,与其密切相关的药理学、病理学、生理学、生物化学、药物基因组学等都是实施合理药物治疗的重要基础,并随着科学的发展而不断完善,对临床用药实践有重要指导意义,有助于提高医师和药师临床药物治疗的科学水平,保证患者得到合理的药物治疗。

二、临床药物治疗学的内容和任务

临床药物治疗学在传统的药理学和临床医学之间起衔接作用。其主要任务是帮助临床医师和药师依据疾病的病因和发病机制、患者的个体特征、药物的作用特点,对患者实施合理用药。合理用药着眼于用药的安全、有效、经济、方便,主要包括以下几层含义:①选用药物的药理作用能对抗疾病的病因和病理生理改变;②明确遗传多态性与药物反应多态性的关系,对药物产生的特异反应有应对措施;③设计的给药途径和方法能使药物在病变部位达到有效治疗浓度并维持一定时间;④治疗副作用小,即使有不良反应也容易控制或纠正;⑤患者用药的费用与风险最低,但获得的治疗学效益最大。

研究影响药物对机体作用的因素是药物治疗学的重要任务。药物治疗的对象是患者,产生的效应是药物-机体-疾病相互作用的结果,因此,药物、机体、疾病成为影响药物作用的三个重要方面。在药物方面,除了药物本身的理化性质、生产质量和药理作用特性外,给药的剂量、途径、时间、疗程等都能影响药物疗效,合并使用的药物也能产生药物反应方面的相互影响;在机体方面,除了个体遗传差异和种族特征外,机体的心理(乐观、悲观)、生理状态(如男性女性、老人儿童、妊娠期)等也都影响药物疗效;在疾病方面,除了疾病的病因和发病机制外,疾病的分类、分型、病程和病情也影响药物的疗效,患者同时患有的其他疾病也可能影响机体对药物的反应。因此,对疾病的药物治疗不能简单地把病名和药名对号入座,而是要将相关药学知识与特定患者的实际生理特征和病情变化相结合,实施个体化的药物治疗。个体化给药是合理用药的重要原则。

药物相互作用是影响机体对药物反应的重要因素。药物相互作用可发生在吸收、分布、代谢、排泄的药动学过程中,也可通过影响药物对靶点(基因、离子通道、酶或受体)的作用,表现在药效学上,甚至产生新的更严重的不良反应。

三、临床药物治疗学和相关学科的关系

临床药物治疗学不同于药理学、药物学。药理学是研究药物和机体相互作用规律的一门科学,其中药物对机体的作用包括药效学和毒理学两大部分,主要研究药物对机体的作用、不良反应及其产生机制;机体对药物的作用主要指药动学,研究药物在机体内的吸收、分布、代谢、排泄动态变化的规律。药物学阐述的是药物的理化性质、体内过程、作用和作用机制、用途和不良反应等基本内容。临床药物治疗学是疾病治疗学的一个分支,它以疾病为纲,在阐述疾病的病因和发病机制、分类和临床表现的基础上,根据患者特定的病理、生理、心理状况和遗传特征,再结合药物的作用特点和经济学特点,阐明如何给患者选用合适的药物、合适的剂量、合适的用法,以期取得良好的治疗效果,避免药物不良反应和有害药物相互作用的发生。

笔记

临床药物治疗学不同于临床药理学,两者总论内容虽有小部分交叉重叠,但临床药物治疗学紧扣临床用药这个主题,重点介绍药物治疗的基本原则、基本过程和影响临床用药的共性因素,而临床药理学更重视血药浓度和药动学变化对临床用药的指导作用。两者各论内容差异更大,主要体现在:①临床药理学按药物分类介绍药物,而药物治疗学以疾病为纲介绍疾病的药物治疗;②药物治疗学有针对性地介绍疾病的病因、发病机制、临床表现和分类分型,重点强调根据疾病的分类分型该如何选用药物,而临床药理学基本不介绍或很少介绍疾病,重点强调药物的作用和临床疗效评价;③临床药理学主要研究单药在人体的药物动力学参数和药效学特点以指导合理用药,而药物治疗学主要研究和评价针对具体疾病、具体个体或群体的药物治疗方案,关注在治疗目标指导下,个体药物治疗方案的制定与实施,其中包括单药的作用,也关注多药合用的综合效果。

临床药物治疗学关注疾病,但有别于内科学。后者在阐述疾病的流行病学、病因、病理变化、发病机制的基础上,重点关注的是疾病的临床表现、诊断(包括诊断措施和诊断标准等)、鉴别诊断和治疗原则。治疗原则包括介入或手术治疗、物理治疗,当然也包括药物治疗,但对千变万化的疾病和千差万别的个体,如何综合应用药物和患者的众多信息,正确地选择和使用药物,则关注不够。多数发达国家的医疗机构,对疾病的药物治疗,是由临床医师和药师共同负责的,医师更关注分析疾病,药师更关注合理用药。我国目前许多医院还没有设置临床药师的岗位,在体制和知识储备上,使多数药师还不能做到与临床医师共同对患者的药物治疗负责。

临床药物治疗学的基本原则和方法,不仅来自科学理论,也源自循证医学。循证医学(evidence based medicine,EBM)能为临床药物治疗提供更加科学的证据和方法,要求在维护患者健康过程中,主动、明确、审慎地应用目前最佳的证据作出决策。临床证据可靠性的评估有不同的标准,但在确定证据分级后,仍须根据自己的专业知识和临床技能,对证据的实用性、科学性和有效性进行评价。循证医学应用到临床药物治疗学中,就是尽可能应用最佳证据,指导药物治疗方案的制定,以获得最佳的药物治疗效果。

药物基因组学是临床药物治疗学的基础,主要体现在:①通过研究遗传多态性和药物反应个体差异的关系,阐明个体间药物反应多样性的分子基础,指导个体化的药物治疗;②在新药临床研究中通过分析患者基因型,选择能获得良好疗效并能避免严重不良反应的受试患者,减少新药临床研究的时间和费用;③在基因组水平上预测个体用药过程中可能出现的一些严重的,甚至威胁生命的药物不良反应,使药物治疗更安全、有效;④在明确某些药物对少数患者不产生疗效或易产生严重不良反应的基因组学基础后,可挽救某些过去在临床试验中未获通过的药物。

临床药物治疗学不研究药物的药理作用和作用机制,不研究疾病的病因和发病机制,不研究药物的性能与价格的关系,它重点是利用这些方面的知识,研究影响药物产生疗效和不良反应的因素,包括药物方面因素和机体方面因素,并利用这些研究证据来指导合理地选择并正确地使用药物。临床药物治疗学对我国的医学生和药学生来说都是一门崭新的而又非常实用的课程,对其教学任务和内容的界定还会有一个不断发展和完善的过程。

四、临床药物治疗学的学习方法和要求

临床药物治疗学的教学要理论联系实际,要教会学生在掌握药物的作用和作用机制、疾病的病因和发病机制的基础上,面对作用相似的许多同类药物和临床表现相似的许多同类疾病,运用循证医学的证据,正确地选择和使用药物,对患者实施个体化治疗。本书的许多章节之后附有病例讨论或在书中难以找到标准答案的思考题,主要目的不是为了帮助学生复习书本上的知识,而是为了帮助指导学生锻炼提高实践能力和在实际工作中发现问题和解决问题的能力,建议师生积极进行讨论。

　　临床药物治疗学是一门强调应用、注重实践的课程,建议在组织教学时用 2/3～3/4 的时间理论授课,用 1/4～1/3 的时间参加临床实践。学习这门课程除掌握许多常见病药物治疗的原则和方法外,还要重视实践能力的培养,利用一定的时间深入到临床,深入到药房,去参与患者用药讨论和治疗方案的制定,去学习和了解临床用药现状,并学会在实践中观察学习,学会与临床医师、患者交流沟通的技巧,培养良好的服务意识。

　　随着新药的不断出现和科学研究的不断深入,临床药物治疗学正在不断地发展。本教材中的药物治疗原则和药物选用方法是编委们基于目前的认识水平写成的,它不同于法定的规范性疾病治疗指南,有一定的局限性,有待进一步完善。所以在学习本书时,一定要避免教条主义的生搬硬套,要用发展的眼光看待书中的内容,要把书中的知识和具体的患者、具体的疾病和具体的科学依据结合起来,灵活运用。特别在涉及具体药物的用法、剂量时,一定要结合实际,反复核对,避免因用药不当,给患者造成不必要的痛苦和损失。

(姜远英)

第二章 药物治疗的一般原则

药物是防治疾病的重要武器,药物治疗是临床上最常用、最基本的治疗手段。正常机体在神经、体液系统的调节下,各器官系统的功能和代谢维持平衡状态,当各种病因作用于机体时,可引起某些器官系统的功能和代谢发生变化,导致机体原有器官功能水平的增强或减弱,形成疾病状态。药物的防治作用是通过药物与机体的相互作用,调节疾病状态下的机体功能水平,使之恢复正常;或通过杀灭、抑制病原体或肿瘤细胞,祛除病因使机体恢复正常;或直接补足机体缺乏的激素或维生素等物质,起到补充替代作用使机体恢复正常,从而达到缓解疾病症状,甚至治愈疾病的目的。因此,对多数内科系统的疾病,药物治疗往往具有其他治疗手段不可替代的作用。即使是以局部病变为主要特征的外科系统疾病,在选择手术、放射等局部非药物治疗方法的同时,也往往需要联合用药来提高疗效或防治并发症。

尽管对于许多疾病药物治疗常常具有不可替代性,但是由于药物对机体具有利弊两重性,因此在进行药物治疗时,必须权衡利弊,使患者接受药物治疗的预期获益大于药物可能对机体造成的伤害,即药物治疗的利大于弊,患者才值得承受一定的风险,换取药物治疗的效果。患者只是在必要的情况下才需要使用药物,可用可不用时尽量不用,如高血压早期、糖尿病早期等,尽量通过调整饮食、适度运动、戒除不良生活习惯等达到控制疾病的目的,当上述手段不能达到目的,而药物治疗又确实对患者有益时,才考虑使用药物治疗。有些疾病的药物治疗需要很长的过程甚至要终生用药,在用药前更要慎重考虑。

在药物治疗过程中要综合考虑药物的安全性、有效性、经济性与方便性,制订合理的治疗方案,获得最佳的效益/风险比。

第一节 药物治疗的安全性

药物在发挥防治疾病作用的同时,可能对机体产生不良反应或改变病原体对药物的敏感性。药物不良反应可能造成机体器官功能和组织结构损害,甚至产生药源性疾病;一些有精神效应的药品还可能产生生理和精神依赖性,不仅对用药个人精神和身体产生危害,而且可能酿成严重的社会问题。病原体耐药性的产生,可能使原本一些已经得到控制的感染性疾病死灰复燃,人类对感染性疾病将面临无药可用的危险境地。药物治疗的安全性(safety)是指在药物治疗过程中对药物可能产生的各种不安全事件的认识与可接受的程度。

保证患者的用药安全是药物治疗的基本前提,但"安全性"是相对的:其一,对药物安全性的要求是相对的。对某些非致死性疾病或妊娠妇女的药物治疗,安全性要求很高,即使是很轻微的不良反应或发生率很低的不良反应也是难以接受的;但对肿瘤等一些致死性疾病或可能导致其他严重后果的疾病,药物治疗的安全性要求可以适当降低,因为为了挽救生命而承受一些不良反应是值得的,是可以被医患双方所接受的。其二,对药物安全性的认识也是相对的。一些

笔记

药物罕见的不良反应可能需要更长期的临床应用，才可能被发现、被了解。

理解产生药物治疗安全性问题的以下原因，有助于我们更好地保证药物治疗的安全性。

其一，药物本身固有的生物学特性。药物具有两重性，在产生防治作用的同时，也可能产生不良反应，因此药物安全性问题是客观存在的，即使是对于合格的药品并按照说明书的要求用药，也不能完全避免药物的不良反应等安全性问题。药物的不良反应，对药物的适用群体而言是不可避免的，但其发生概率对不同的群体可能是各不相同的，而对用药个体而言，具体的某一不良反应是否发生及其严重程度，是药物的特性与个体反应性之间相互作用的结果，由于个体差异的存在，它可以发生，也可以不发生，可以是轻微的，也可以是严重的。所谓某一药物的某一不良反应发生率低，是对群体而言，不见得对每个个体都是绝对安全的。为了更好地控制药物固有的安全性问题，应该在药物的研发阶段对药物的安全性评价严格把关，努力避免对机体可能产生潜在严重不良反应的药物上市；对已上市的药物要加强不良反应监测，及时发现药物的不良反应。

其二，药物制剂中不符合标准的有毒有害相关物质超标准或有效成分含量过高。药品应杜绝此类的安全性问题。应通过严格执行《药品生产质量管理规范（GMP）》以及《药品经营质量管理规范（GSP）》，对药品生产、流通、储存及使用过程严格把关，避免这类安全性问题的发生。

其三，药物的不合理使用。如药物使用的剂量过大、疗程过长、停药过程太突然、不合理的合并用药、在长期用药过程中未能按要求及时监测重要脏器功能等，都属于药物不合理使用的范畴。年老体弱多病者，同时使用多种药物或由多位医生诊治，重复交叉使用多种药物，都可能导致药物不良相互作用的产生，也是不合理用药的表现。

根据 WHO 的统计资料，全球死亡患者中有三分之一并不是死于疾病自然发展过程，而是死于不合理用药。由于药物滥用、误用，同时服用多种药物情况的普遍存在，导致了大量药源性疾病的发生，轻则使用药者增加痛苦，重则使人致残，甚至死亡，同时也增加了医疗费用，造成个人和社会的经济损失。因此安全用药是全社会普遍关注的热点问题，在临床药物治疗过程中，应权衡利弊，决定取舍，同时注意患者的病史、用药史、个体差异、药物相互作用等因素，尽可能使药物对患者的损害降至最低程度。

第二节　药物治疗的有效性

药物治疗的有效性（efficacy）是指药物通过其防治作用，使患者临床获益的特征，是药物治疗的基本目的所在，没有临床获益的治疗是不值得推荐的。药物的对症治疗作用不仅可直接减轻患者的病痛，还可降低诸如高热、惊厥、休克等严重的综合征对机体的伤害，起到挽救患者生命的作用；药物的对因治疗，可祛除疾病的病因，使患者得以康复。在多数情况下，药物治疗的有效性是显而易见的，但在有些情况下，药物治疗的疗效尚缺乏足够的证据支持，如对某些自限性疾病，不用药治疗可能也会康复；又如使用抗菌药物预防细菌性感染，虽然患者存在感染的风险，但感染未必一定发生，医生和患者为了避免可能出现的麻烦和痛苦，可能更倾向于使用药物，在这种情况下，也许临床结果与药物治疗的预期结果相吻合，但并不意味着一定是药物的疗效。在临床实践中，药物还可起到心理安慰作用（即安慰剂效应），这种心理暗示对某些疾病的恢复可能有一定积极意义，但是，如果临床用药不能产生客观的疗效，那么单纯的安慰剂效应不仅可能延误治疗，还造成不必要的浪费。

药物效应的发挥主要是通过药物与靶点结合后引起机体生理生化功能改变来体现的。药物的作用靶点几乎涉及生命活动过程的所有环节，这些靶点包括受体、酶、离子通道、基因等。药物基因组学能帮助我们了解某些个体可能出现的某些不良反应或疗效可能不理想的遗传学基础。在多数情况下，药物的治疗方案难以达到 100% 有效，对恶性肿瘤等严重危害人类健康的疾病目前还缺乏特效药,现有的肿瘤化疗药对多数实体瘤的缓解率还比较低。随着基因组学和蛋白质组学的研究进展,人类对疾病的认识不断加深,将发现更多的药物新靶点,这将有利于研发更多安全有效的治疗药物。

药物治疗要在权衡利弊的基础上,尽可能追求更好的预期疗效。在临床上往往要根据疾病的轻重、药物疗效的优劣与不良反应的大小进行综合判断,决定选择一种或数种药物进行治疗。对于疾病轻、预后好的患者,如果通过休息、生活习惯调整等一般治疗可奏效者,就可以尽量不选择药物治疗或选用不良反应轻微而疗效显著的药物。对于危及生命的严重疾病或综合征,在选用药物时,以能产生足够的疗效,挽救患者的生命为主要出发点,为了达到这个目的,有时需要患者承受较大的药物不良反应的风险。在这种情况下,必须征得患者的知情同意,如对药物可能治愈的睾丸癌患者的化疗方案,可能造成患者骨髓抑制、肝肾损害或影响生育功能等,在实施化疗前必须向患者讲明可能的获益与风险,并签署知情同意书。如果一种药物疗效较高,但不良反应却使患者难以耐受,那么它在减轻病痛的同时就可能带来比原发病更让患者难以耐受的痛苦,从而降低了用药的利弊之比,在这种情况下,宁可选用不良反应较轻,有效性可能更低一些的药物,以保证患者用药的利大于弊。

为了达到理想的药物治疗效果,要在权衡利弊的基本前提下,要考虑药物与机体以及治疗方案等方面的基本因素。

（一） 药物方面的因素

药物的生物学特性、理化性质、剂型、剂量、给药途径、药物之间的相互作用等因素均会影响药物治疗的有效性。应根据病情选择针对病因或对症治疗的药物,选择生物利用度高,又能维持有效血药浓度的剂型和给药途径,尽量避免可能产生有害的药物相互作用的药物组合,尽可能取得满意的治疗效果。

（二） 机体方面的因素

患者年龄、体重、性别、精神因素、病理状态、遗传因素、时间因素等对药物治疗效果均可产生重要影响。机体生理、心理状态良好,积极配合药物治疗也是取得满意疗效的关键。因此要采用积极的支持治疗措施,改善患者生理状况,并教育患者持乐观态度。疾病的分期也影响疗效,许多疾病的早期药物治疗,如早期肿瘤、早期脑血管疾病等,最有可能取得满意疗效,所以抓住有利的治疗时机很重要。患者的个体差异是药物疗效的一个重要影响因素,现在已有采用生物芯片的方法,筛查可能对某种药物产生严重不良反应的个体,或筛查对某种药物代谢消除有重要差异的个体,这对保证患者取得满意疗效有重要意义,值得关注。

（三） 治疗方案方面的因素

1. 药物治疗的适度性 在药物治疗过程中,除了根据病情与机体情况权衡利弊选择适当的药物品种外,还要确定适当的剂量、疗程与给药方案,才能使药物的作用发挥得当,使失去平衡的功能恰好恢复正常或祛除病原体,达到治疗疾病的目的。如果所选择的药物种类、剂量或疗程不足,则达不到预期的疗效,对于感染性疾病和肿瘤,治疗不足还可导致耐药性的产生;反之,如果所选择的药物过多、剂量过大、疗程过长,则可使机体的平衡走向另一个极端,甚至对患者的健康造成伤害。因此在药物治疗过程中,把握适度性(moderation)原则也是实现药物治疗目的所必需的。药物适度治疗是指在明确疾病诊断的基础上,从病情的实际需要出发,以循证医学为依据,选择适当的药物治疗方案。医师和药师的整体素质和医疗大环境决定了适度治疗的发挥程度。

药物过度治疗是指超过疾病治疗需要,使用大量的药物,而且没有得到理想效果的治疗,表现为超适应证用药、剂量过大、疗程过长、无病用药、轻症用重药等,以病因不明或目前尚无有效治疗手段,而又严重危害人类健康的疾病最为常见,如乙型肝炎和肿瘤。临床常常可以见到,某些癌症患者的死因不是因为癌症本身造成,而是由于过度化疗所致。如肝癌合并肝硬化腹水、

笔记

黄疸仍然实施过度化疗,导致肝功能衰竭而加速患者死亡;白细胞过低仍然坚持高强度化疗,导致患者骨髓抑制合并感染而死亡等。

造成过度治疗的原因很多,常见有以下几点:①患者求医心切;②虚假广告泛滥,患者受诱惑;③处理医患纠纷的法律环境发生了改变,为了减少医疗纠纷,导致部分医务人员有意识地采取一些保护性的过度用药行为,处方追求"大而全"。也有个别医务人员或医疗单位,为追求经济利益而更愿意开大处方、贵处方。药物过度治疗不仅延误病情、损害健康,还加重患者的经济负担,造成有限的医疗资源浪费。

与药物过度治疗相对的另一个极端是治疗不足,表现在两个方面,一是剂量不够,达不到有效的治疗剂量;其次是疗程太短,达不到预期的治疗效果。引起治疗不足的原因主要有:①患者对疾病认识不足,依从性差,未能坚持治疗;②患者收入低,又没有相应的医疗保障,导致无力支付药费;③一些安全有效的廉价药因利润低,企业停止生产而缺货,影响了疾病的治疗。

2. 药物治疗的规范性　随着科学的发展,对许多疾病的诊治都制订出了公认、权威、规范的指南或标准,在给患者实施药物治疗时,医生首先要熟悉这些指南或标准,同时还要教育患者了解并配合遵守这些指南或标准,尽量按公认的指南或标准去选药用药,减少用药的随意性和盲目性,有效避免药物的治疗不足与过度治疗,保证药物治疗的适度性与合理性。

药物的规范治疗是疾病规范治疗的一部分。临床上权威学术团体以最优的临床证据为基础,在循证医学理论的指导下,通过严格随机对照临床试验和系统评估,在对疾病的治疗方案加以验证和优化的基础上,最终形成系统、成熟、规范化的疾病治疗指南。疾病治疗指南一般包含对疾病规范化的诊断、治疗、预后等各环节的临床指导。在药物治疗方面,指南往往根据疾病的分型、分期、疾病的动态发展及并发症,对药物选择、剂量、剂型、给药方案及疗程进行规范指导。临床治疗指南可以减少常见病治疗的随意性和不确定性,权威的指南能帮助医生对疾病治疗作出正确决策,提高医生的诊治水平,尤其是提高临床用药的规范化程度。尽管指南考虑了疾病的分型、分期及动态发展,但也不可能包括或解决临床实践中遇到的所有问题,特别是随着科学的发展,新的器械、新的疗法、新的药品不断出现,使医患双方都有了更多的选择,因此,临床医生在针对某一具体患者时,既要考虑指南的严肃性,又要注意个体化的灵活性。目前许多专业机构都制定了本学科疾病诊治的相应指南,如《肺结核诊断和治疗指南》《急性脑梗死的欧洲治疗指南》《慢性乙型肝炎防治指南》等,这些指南都有利于规范疾病的治疗。当然,随着临床医学、循证医学、药物基因组学及药理学等研究领域的发展,这些指南将不断得到更新和完善。

随着药物品种日益丰富,患者或医疗机构不规范用药现象也日益突出,药物治疗的规范化刻不容缓。影响规范治疗的因素主要有以下几方面:其一,在临床治疗中,有些医生往往过于相信自己的经验,实施规范化治疗的意识淡薄,实施不够严格。例如,按照美国有关方面的肿瘤治疗指南,晚期肺癌患者或术后肺癌患者,化疗一般不应超过4~6个周期,但在我国,长达10个、20个周期的化疗也一样普遍存在,不但加重了患者经济负担,还增加化疗药物的不良反应。其二,由于疾病的复杂性和多样性,许多疾病目前尚未制定指南,暂无统一规范的指南可实施。其三,患者不了解规范治疗的重要性。例如,哮喘是一种气道过敏性炎症,经过规范治疗,40%患者的病情可以完全控制,70%可以良好控制,但由于许多患者和家属对临床疗效的期望值太低或太高,不积极采取规范治疗,延误了病情。其四,有些医疗机构缺乏必要的医疗设施,无法满足实施指南的基本要求。

第三节　药物治疗的经济性

药物治疗的经济性(economy)就是要以消耗最低的药物成本,实现最好的治疗效果。考虑药物的治疗成本时应该注重的是治疗的总支出即治疗总成本,而不是单一的药费。但成本和效果两者都是相对的,有时高成本并不意味着好效果,对这样的问题可用药物经济学的手段加以分析解决。应用现代经济学的研究手段,分析、评价药物治疗的经济学价值,其目的在于:①控制药物需求的不合理增长,改变盲目追求新药、高价药的现象。②控制有限药物资源的不合理配置,如有些地区或群体存在资源浪费,而有些地区或群体却存在资源紧缺,尤其是那些因经济原因不能得到应有药物治疗的情况。③控制被经济利益驱动的不合理过度药物治疗,如一方面个别医院和医生喜欢用进口药或高价药,另一方面某些疗效明确的基本药物或称"老药"因价格低廉,企业停止生产供应。

众所周知,如何控制医疗费用的快速增长现已成为世界各国共同关注的难题。我国的医疗费用以每年30%的速度增长,远远超过同时期国民生产总值的增长速度,有限的医药卫生资源越来越难以满足日益增长的医疗保健需求。药品费用在整个医疗费用中占有相当大的比例,有些医疗单位甚至超过50%,新药、进口药、高价药不断涌现,使药品费用增长成为医疗费用急剧增长的主要原因之一。

造成药品费用增长的因素有两个方面,一方面是合理性的因素,包括人口增加和老龄化、疾病谱改变、慢性病增加、环境污染、药品研发成本大幅增加等;另一方面是不合理的因素,包括药品价格管理体系存在某些缺陷、医院补偿机制不完善、"以药养医"现象普遍存在、治疗方案选择不合理、药物使用不合理、药品销售行为不规范以及抗菌药滥用等。因此,要控制药品费用急剧上升趋势,既要遏制用药的不合理现象,也要从多方面采取综合治理的措施。

药物经济学(pharmacoeconomics)为控制药品费用的不合理增长提供了一种可借鉴的方法,它是应用现代经济学的研究手段,结合流行病学、决策学、生物统计学等多学科研究成果,分析不同药物治疗方案、不同医疗或社会服务项目的成本-效益或效果或效用,评价其经济学价值的差别,它通过对药物治疗的成本和结果两方面进行鉴别、测量和比较,确定经济的药物治疗方案。由于成本或结果都难以简单的量化,局限了该方法的使用。随着科学的发展,药物经济学应用将得到进一步的推广和完善。

把经济性作为合理用药的基本要素之一,关键在于药品属于稀缺的卫生资源,要从可持续发展的角度合理利用。我国仍属发展中国家,新药研制的能力与发达国家比还有很大差距,发达国家的技术壁垒已经让我们付出了很大的代价。虽然我国常用药品的生产能力基本能够满足需求,但是无论国家、单位还是个人的经济实力目前无法保障普遍高水平的医疗保健需求,我国的整体经济实力还不够强大,国家不可能把大量财力都投放到卫生事业上,就连一些发达国家,用于医疗卫生的政府开支也有一定限度,不可能超越现有的经济条件,提供过高水平的医疗服务。

第四节　药物治疗的方便性

药物治疗除了要符合安全性、有效性、经济性的要求,还要体现方便性(conveniences)原则,使药物治疗方案容易被实施,最终才能体现药物治疗的效果。药物治疗方案所选用的药物剂型和给药方案应该尽量方便患者,否则会降低患者遵从医嘱或治疗方案的程度即依从性(compliance)。在选用的药物剂型方面,例如药片太小,使视力和手指灵活性减退的老年患者用药困难,药片太大难以吞咽,制剂带有不良气味及颜色,致使儿童患者拒服;在治疗方案方面,药物种类或服药次数过多,用药方式、途径不方便等均可影响药物治疗的依从性。

患者对医生提出的治疗方案是否依从,对药物治疗效应有很大的影响。不依从的后果包括机体对药物作用缺乏应有的反应,疾病进一步发展,导致急诊和住院治疗机会增加,甚至死亡的危险性增加。对治疗方案不依从的主要原因有以下几点:①药物治疗方案所选用的药物剂型或给药方案不方便,患者难以遵从医嘱或治疗方案;②儿童、老年患者和文化程度低的患者因理解能力差或记忆力下降,有可能忘记服用药物或错服药物;③医患沟通不够,患者对治疗方案不理解、不信任。特别是有些药物,需要使用一段时间才能显现疗效,一定要给患者交代清楚;④经历不愉快的药物副作用;⑤较高的药物费用和诊治检查费用可导致患者不复诊、减少剂量或不能坚持治疗;⑥症状改善,患者自行停药。

【思考题】

1. 查阅文献并调研临床实际,分析药物治疗过度与治疗不足的原因,并提出避免这两种现象的建议。

2. 根据你掌握的信息和个人观点,提出处理好药物治疗的有效性、安全性、经济性的建议。

3. 请结合各论学习的内容,举例说明制定一个合理的药物治疗方案应考虑的主要因素。

(许建华 吴丽贤)

第三章 药物治疗的基本过程

学习要求

1. 掌握 药物治疗的基本过程、治疗药物的选择、给药方案制定的原则与方法；
2. 熟悉 治疗药物监测、给药方案的调整、患者的依从性和用药指导；
3. 了解 处方的结构、开具的一般规则和注意事项。

第一节 药物治疗的流程

药物治疗是临床医师与药师利用可支配的药物资源对机体的异常生理、病理或病理生理状态进行矫治的过程。

临床医师与药师在药物治疗过程中的一般思维过程为：首先需要明确患者的问题，即对疾病的明确诊断，随后拟定治疗目标并选择适当的药物、剂型、剂量与疗程，然后开具处方并指导患者用药，开始药物治疗的过程。

在药物治疗过程中，需要以药学服务为主旨，充分发挥包括医（医师）、药（药师）、护（护师）、患（患者）在内所有临床相关人员的不同作用，监测临床与实验室各项指标，如符合预期结果则继续原治疗方案，如发现治疗效果不佳则要找到原因、修正原治疗方案或制定新的治疗方案，直至完全或尽可能达到预期治疗目标，使患者获得痊愈或最大程度地改善病情。在目前的临床实际工作中，对患者在药物治疗过程中的作用普遍重视不够，很多临床工作人员将患者作为治疗的被动承受者，这一观点不利于制定出安全、有效、经济、方便的治疗方案，应加以改进。在很多临床病症中，患者的主观感受不仅重要，有时甚至具有唯一性，无法被客观检测指标所替代，因此对治疗方案的疗效评估具有重要价值；加之，治疗方案的经济性标准对不同经济背景的患者而言也具有巨大差异，所以患者也应作为药物治疗方案制定的重要参与者之一。这也与临床药学工作中"以患者为中心"的药学服务理念相一致。

本章就药物治疗的基本过程进行阐述（图3-1）。

一、明确诊断

正确诊断是开始正确治疗的关键性步骤之一。正确的诊断是在综合分析各种临床信息的基础上作出的，包括患者主诉、详细的病史、体格检查、实验室检查和其他特殊检查。正确的诊断意味着对疾病的致病因素、病理改变与病理生理学过程有较清楚的认识，在此基础上，使治疗措施准确地针对疾病发生发展的关键环节起效，促使病情向好的方向转归。临床药师的主要职责是在医师作出正确诊断的前提下，协助医师制定完善的药物治疗方案，实施正确的药物治疗。

实际工作中，有时确立诊断的依据可能并不充分，而治疗又是必需的。此时仍需拟定一个初步诊断，以便进入下一步治疗。例如：一位中年妇女有对称性的关节僵硬、疼痛和肿胀，晨起加重，无感染病史，可初步诊断为类风湿关节炎。在无其他禁忌证的情况下可以开始阿司匹林治疗，如症状很快明显改善则有助于确定上述诊断，即临床上所谓的诊断性治疗。但是，在诊断完全不明确的情况下即盲目地开始对症治疗，有时会造成严重后果。例如：对急性腹痛的患者如未诊断清楚就给以镇痛药治疗，虽然能暂时缓解疼痛，但有可能掩盖急腹症病情恶化的临床

笔记

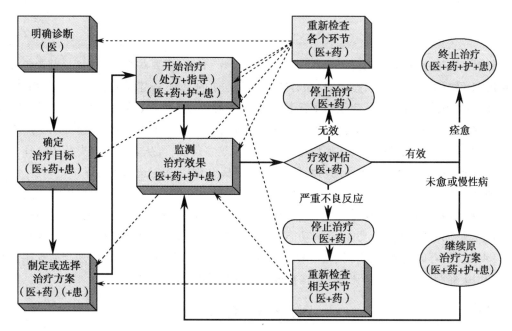

图 3-1 药物治疗的基本过程与医、药、护、患的角色承担

——初始阶段的诊疗流程

……调整阶段的诊疗流程

表现,导致弥漫性腹膜炎等严重后果。

二、确定治疗目标

治疗目标是在对疾病和患者自身情况充分了解的基础上,确立的希望达到的疾病治疗最终结果。目标的确立是一个决策过程,不仅要从治疗疾病本身出发,更应从患者综合结果(outcome)去考虑,因此,需要充分考虑并尊重患者的个体意愿。

治疗目标越明确,治疗方案越简单,选择药物就越容易。例如:将高血压患者的舒张压降至某一水平,控制糖尿病患者的血糖至正常范围,镇咳或抑制焦虑等均为明确的治疗目标。但是,治疗目标往往需要既能改善患者目前的病理生理状态,又能改善患者的远期生活质量,这导致了药物治疗方案的复杂性,也影响着患者可能获得的最大疗效。例如:控制高血压是高血压治疗的首要目标,但是治疗高血压需要终生用药,治疗目标不仅是严格控制血压,更应是降低心脑血管并发症的风险;针对妊娠妇女的药物选择不仅要考虑妇女的疾病还要考虑药物对胎儿的潜在危险;对类风湿关节炎患者,既要抑制炎症、缓解疼痛,又要尽可能延缓类风湿关节炎的病程进展;同样诊断为乳腺癌,早期的治疗目标是清除肿瘤细胞、延长生存期,而晚期则是改善症状、提高患者生命质量,因此,乳腺癌的早期与晚期治疗方案有很大的不同。

治疗目标的确定实际也设立了一种对治疗结果的期望,建立了医患双方对最终治疗结果的评估标准。需要注意的是,如果患者对治疗结果的期待与医药工作者确定的治疗目标不同,当这种期待在治疗过程中未能实现时,就可能导致患者对医药工作者的不信任,从而影响患者对治疗的依从性(compliance)。例如,对急性腹痛的患者,其家属希望立即止痛,而主治医师则希望诊断明确后再用药。在这种情况下,患者或家属有可能绕过坚持正确的治疗原则但看似"不近人情"的医师而找到另一位能够为其立即开具"止痛药"处方的"好医师"或"好药师"。而后者的行为却明显违背急腹症药物使用的基本原则,其后果有可能是致命的。因此,要通过与患者的有效交流,使者对自己疾病的治疗效果产生正确的预期。

笔 记

三、选择治疗方案

针对一个治疗目标往往有多个治疗方案,多种治疗药物。需要综合考虑疾病、患者各方面的情况和药物的药理学特征,按照安全、有效、经济、方便的原则,确定治疗药物、剂型、剂量、给药时间、给药方式、时间间隔、疗程和注意事项等,选择最佳治疗方案。例如,对上述类风湿关节炎患者,有必要了解她过去是否对阿司匹林发生过不良反应,有无溃疡病史,经济承受能力如何,家族中是否有其他遗传相关性疾病患者等。基于这些信息,可从非甾体抗炎药中选择一个合适的药物。如果患者不能耐受阿司匹林,没有溃疡病史,则可考虑选用布洛芬。

药物治疗方案主要取决于药物在这个患者体内的药动学特征。如果已知该患者与药物消除有关的主要器官有疾病,则需对一般性的给药方案进行适当调整。布洛芬主要经肾脏消除,因此治疗前须评估患者的肾功能,若肾功能正常,则根据布洛芬的半衰期(约 2 小时)须每日给药 3~4 次。推荐的剂量是每次 200~400mg,每日 3 次。若有肾功能减退,则应适当减少用药剂量。选用缓释制剂可减少给药次数,但治疗成本会有所增加。

四、开始治疗

开具一张书写清楚、格式规范的处方,表面看来标志着医师一次接诊的结束。但对于药物治疗,这恰恰是开始。再好的药物治疗方案,如果患者不依从治疗或错误地用药,仍然不能获得预期的疗效。随着保健意识的增强和医药知识水平的提高,患者越来越不愿意被当作药物治疗的被动接受者,而是希望拥有对称性的信息,甚至会提出很多自己的意见。因此,临床医药工作者应向患者提供必要的信息,指导用药,使患者成为知情的治疗合作者。例如:需要向患者解释:药物将会怎样影响其疾病过程或症状? 为什么在症状缓解后不要立即停用抗菌药物? 哪些不良反应是常见的,其出现并不影响继续用药(如头晕可能是某种药物的常见不良反应,一般不会造成严重后果,只要不开车就不影响继续使用)? 哪些反应即使轻微也必须引起高度重视(如服用有潜在骨髓抑制作用的药物后出现咽痛)? 对前述类风湿关节炎患者须告知:疗程会是长期的,出现哪些情况才会改变治疗(例如发生胃肠道出血),并要清楚地说明需要立即就诊的主要毒性反应。

五、监测、评估和干预

在确立治疗目标时,实际上就同时设定了反映疗效的观测指标与不良反应的观察终点(endpoint),需要在治疗过程中对这些指标和终点进行监测,以评估治疗效果,进行适度干预,决定继续、调整或是终止治疗方案。对一个具体患者,"首选"药物和"标准"方案并不一定产生最佳治疗效果。虽基因型测定(genotyping)和治疗药物监测(therapeutic drug monitoring,TDM)等措施有助于个体化用药,但目前优化药物治疗的最实用方法仍然是治疗→监测→治疗的反复尝试。

对治疗的监测有两种方式:①被动监测:向患者解释出现治疗效果的表现,告知患者如果无效或出现不良反应时应做什么。在这种情况下,是由患者自己监测。②主动监测:依据疾病类型、疗程、处方药量确定复诊时间,进行必要项目的检测,由医师自己评估治疗效果。通过 TDM 可以回答两个基本问题:治疗达到预期效果了吗? 不良反应影响药物治疗吗?

治疗有效　如果患者按用药方案完成了治疗,疾病已治愈,则治疗可停止。如疾病未愈或为慢性,治疗有效且无不良反应,或者不良反应不影响治疗,可继续治疗。如在治疗过程中出现严重不良反应,应重新考虑所选择的治疗方案,检查对患者的指导是否正确,有无药物相互作用等因素。A 型药物不良反应是剂量依赖性的,可以尝试在换用另一个药物前降低剂量;B 型药物不良反应往往需要更换药物。

笔记

治疗无效　如治疗无效(无论有无不良反应),应重新考虑诊断是否正确、治疗目标与处方药物是否恰当、剂量是否正确、疗程是否太短、给予患者的指导是否正确,患者是否正确服药(依从性)和对治疗的监测是否正确。若能找出治疗失败的原因,则可提出相应的解决办法如更换药物、调整给药方案、改善患者依从性等。若仍不能确定治疗为什么无效时,应考虑停药,因为维持无效的治疗有害无益,而且浪费资源。

无论何种原因停止药物治疗时,应切记不是所有的药物都能立刻停药。为防止出现停药反跳或撤药综合征,有些药物(如精神神经系统用药、糖皮质激素、β受体拮抗药等)需要经过一个逐渐减量的过程才能停药。

第二节　药物治疗方案的制定

一、药物治疗方案制定的一般原则

疾病的发展可以是基础疾病的进展和复发,也可以是诱发因素或并发症引起病情的发作或恶化,应当分清主要矛盾和次要矛盾,要密切关注和预测疾病的发展趋势,及时调整治疗方案。合理的药物治疗方案可以使患者获得有效、安全、经济、方便的药物治疗。药物治疗方案的制定应考虑以下几个方面。

（一）为药物治疗创造条件

有些疾病在实施药物治疗前需采取一些非药物措施(一般治疗),为药物治疗创造条件,提高药物治疗效果或减少药物治疗的不良反应。

1. **改善环境**　如职业性哮喘患者应改变工作环境。

2. **改变生活方式**　高血压患者应限制摄盐量、合理饮食并进行有规律的体育锻炼。

（二）确定治疗目标,选择合适的药物

药物治疗的目标可以是消除病因或祛除诱因,也可以是减轻症状和并发症的处理。在疾病发展的不同阶段,应抓住主要矛盾,制定相应的阶段性治疗目标,解决主要的临床问题。

1. **消除病因**　如大叶性肺炎是细菌引起的肺部感染,应用抗菌药控制感染。

2. **祛除诱因**　如肥胖、高血压、高血脂、糖尿病往往是心脑血管疾病的诱因,因此有效控制体重、血压、血脂、血糖,祛除诱因是防治心脑血管疾病的重要措施之一。

3. **预防发病**　如维持足够的钙和维生素 D 摄入以降低骨质疏松症危险。

4. **控制症状**　如针对肿瘤患者的疼痛给予镇痛药,咳嗽咳痰患者给予镇咳祛痰治疗。

5. **治疗并发症**　如慢性阻塞性肺疾病急性发作可出现呼吸衰竭、心力衰竭等,应分别作相应处置。

6. **为其他治疗创造条件或增加其他疗法的疗效**　如肿瘤患者先进行化疗使肿瘤缩小再接受手术治疗或手术后再进行化疗以期进一步清除肿瘤细胞。

（三）选择合适的用药时机

许多疾病都强调早治疗,如肿瘤提倡早诊断、早治疗,因为越早治疗,肿瘤细胞越敏感,治愈率越高;而对中晚期肿瘤,可能先化疗以抑制原发病灶,消灭亚临床病灶,然后实施手术治疗,也可以先行手术治疗,然后辅助以化疗消灭残余癌细胞。如对缺血性脑中风患者,早治疗才能抓住血栓溶解的机会,改善预后。在严重高血糖的糖尿病的治疗中,早期使用胰岛素才能保护胰岛 β 细胞,减缓糖尿病的发展进程,延长患者生存期。但并不是所有的疾病都要求尽早药物治疗,如高血压、糖尿病等,在改善生活习惯如饮食控制、适度运动等能有效控制时,可以先不实施药物治疗。

（四）选择合适的剂型和给药方案

对于新生儿患者,几乎所有的药物都静脉给药,因为他们的胃肠道功能不完善,药物吸收差,而且新生儿的肌肉组织非常少,不能采用肌内注射。夜间哮喘应当用缓释制剂才能控制发作。哮喘用药经雾化吸入有起效快、用药量少和副作用轻等优点。如为了有效控制清晨可能出现的血压升高或关节僵硬,有时选用具有时滞脉冲释放的抗高血压药物或推迟晚上服用抗类风湿药物的时间等。药物使用剂量应依据年龄、身高、体重、病情轻重、肝肾功能、药物反应的遗传多态性以及不良反应作适当调整,希望以最低的剂量和最小的不良反应达到理想的治疗效果。如果剂量不合理可能出现适得其反的后果。例如,糖尿病治疗过程中出现低血糖昏迷等。随着病情的好转或进展,应相应调整剂量。合用其他的相关药物时,应严密观察两药的作用可能叠加或拮抗,剂量需要调整。有时药物的生物利用度还受食物的影响。

（五）选择合理的联合用药

在临床上,一般根据治疗目标的需要,选用不同类别的药物,以实现不同的治疗目标。针对某一具体治疗目标,尤其是在使用一种药物难以奏效时,如癌症、严重感染、高血压等,为了达到更好的临床效果,可以选用两种或两种以上的药物进行合理的联合用药。联合用药应该达到的目标是:①增强疗效。针对某一具体治疗目标,联合用药在疗效方面应该产生协同效应即 $1+1>2$,或相加效应即 $1+1=2$。例如肿瘤的化疗,往往选用不同作用机制或作用于不同的细胞周期时相的抗癌药组成合理的化疗方案,达到协同抗肿瘤的效果。②减轻毒副作用。例如用 α-肾上腺素受体激动剂去甲肾上腺素对抗氯丙嗪过量引起的低血压。针对肿瘤化疗产生的剧烈的呕吐和严重的骨髓抑制,可联合应用镇吐药和促进骨髓造血的药物。③控制用药的风险与费用不增加。临床上联合用药的种数与不良反应发生率以及药品的费用呈正相关,因此要严格规范联合用药,单一药物治疗有效,就尽量不要联合用药。同时要对联合用药方案进行的效益与风险评价以及药物经济学评价。例如,肿瘤化疗方案的制定,不能只关注对肿瘤细胞的杀伤效果,还要关注患者的耐受程度和经济上的承受能力。④使用方便,患者的依从性好。联合用药必须方便可行,如果可行性差,患者的依从性不好,则难以实施,达不到预期效果。

（六）确定合适的疗程

疗程依据病情、治疗反应和治疗目标等因素确定,可以是数天也可以是终生治疗。①根据不同的疾病确定疗程,如普通感冒的治疗只需数天而许多慢性病如结核病、高血压等的治疗是长期甚至终生的。②根据不同的病情确定疗程,如肺癌依据患者的病情轻重、一般情况、肿瘤的细胞类型等决定化疗疗程,通常为 4~6 个疗程。③根据不同的治疗反应确定疗程,如治疗措施得当,病情及时控制,可按期结束治疗;也可能由于种种原因,病情未能及时控制,应适当调整用药方案,并延长用药治疗的时间。④根据不同的病原体确定疗程,如一般细菌性肺炎的抗菌治疗需要 1~2 周,抗结核短期化疗疗程为 6~9 个月,抗乙型肝炎病毒的干扰素疗程为 3~6 个月。

（七）药物与非药物疗法的结合

许多疾病的治疗都需要综合治疗,包括药物治疗、手术治疗、康复治疗、心理治疗等。药物与非药物疗法应该密切配合、优势互补、合理应用。在不同病程阶段,药物治疗与其他疗法之间的主、次地位可以相互转换,应抓住主要矛盾,及时采取相应的调整措施。

二、治疗药物的选择

当治疗目标确定以后,可按照一定步骤来确定治疗药物,目前尚无公认的标准细则,只有一般原则可供参考。

随着医药工业的发展,为临床提供的药物数量日益增多,不过在大量涌现的新药中,绝大多数仍是现有药物的同类药,真正作用方式全新和作用机制未知的药物极少。因此开始选择药物时,应着眼于各类药物而不是个别药物。临床常用药物有数千种,但从药理学上分仅有约 70 类。同一类中的药物有相同的作用机制、类似的分子结构,它们的疗效、不良反应、禁忌证和相互作用等也相似。而且一类药物中多数活性物质的通用名有共同的词干,如质子泵抑制剂中有

笔记

奥美拉唑（omeprazole）、兰索拉唑（lansoprazole）、泮托拉唑（pantoprazole）和雷贝拉唑（rabe-prazole）；β受体拮抗药中有普萘洛尔（propranolol）、拉贝洛尔（labetalol）、阿替洛尔（atenolol）和美托洛尔（metoprolol）等。多数情况下，针对同一个治疗目标仅2～4类药物有效，药物的选择可在这个范围内进行。治疗药物选择的总原则是安全、有效、经济、方便。

安全（safety）用药安全是药物治疗的前提。理想的药物治疗应有最佳的效益/风险比（bene-fit/risk ratio），不同的药物治疗，患者的获益不同，从而对安全性的要求（或者说对风险的可接受程度）也不一样。例如，普通的抗感冒药一般只是有助于减轻不适感觉，或许也能缩短本来就不长的自然病程，但如果有导致脱发或骨髓抑制的风险那是不能接受的；而抗肿瘤药能延长患者的生存期，即使引起脱发甚至骨髓抑制也能被临床接受，即感冒治疗时为减轻不适而致脱发比肿瘤治疗时为延长生命而致脱发的效益/风险比要小很多，因此前者的临床接受程度要明显低于后者。

有效（efficacy）是选择药物时与安全同样最重要的标准，临床使用无效药物是没有意义的。由于药物必须达到最低有效血药浓度才能产生疗效，因此理想的药物应具有很好的药动学特性，采用简便的给药方案即可达到所需的治疗浓度。药物有起效快慢的差异，维持时间长短的不同，也有效能强弱的区分。为了尽快起效，可选用快速起效的药物，或采用首剂加倍的方法。如尽快缓解心绞痛要用硝酸甘油舌下含化，要尽快缓解剧烈疼痛须注射吗啡类镇痛药，而不能口服阿司匹林类药物。

经济（economy）主要受治疗成本（cost of treatment）影响，根据安全性和有效性作出的最理想选择也可能是最昂贵的，在财力有限时不可能使用。所以治疗成本、患者的经济状况、医疗保险情况等是选择药物时不得不面对的实际问题。有时患者宁可采用医疗保险可支付的药物而不要最好的药物；当给患者开出太多的药物时，他们可能只取其中一部分。在此情况下，医师应只开具真正需要的、适当的和患者能负担的药物，而不要让患者自行从处方中挑选他认为"最重要"的药物。

另一方面，考虑药物的治疗成本时应该注重治疗的总支出即治疗总成本，而不是单一的药费。较高的药费支出有可能（与低费用药物相比）缩短住院天数、避免或减轻不良反应、早日恢复工作，使患者从住院费、不良反应治疗费和工资损失中获得充分补偿，治疗成本反而降低。显然这种具有成本效果（cost-effectiveness）的药物即使药费较高也是值得选用的。

方便（convenience）一个药物的剂型和给药方案应该尽量方便患者，否则会降低患者对治疗的依从性。例如采用缓释制剂减少了给药次数，不容易发生漏服现象，患者依从性高。但是保证治疗效果应该同样是重要的，例如，沙丁胺醇吸入剂用于控制急性支气管哮喘发作是安全有效的常用药品，但对1名3岁的儿童患者来说，常难以掌握吸入的正确方法，吸入剂量难以控制，可能就不如采用沙丁胺醇静脉滴注的方法，通过调整滴注速度，既可减少不良反应的发生，又能及时缓解哮喘状态，保证治疗效果。

当治疗目标或者治疗结果确定时，治疗获益相对确定，医师、药师在药物选择过程中，应考虑的主要是药品的安全性问题，尤其在选择新上市的药品时。表3-1列出了评价新药治疗风险的几种常见因素。

表3-1　评价新药治疗风险的常见因素

风险因素	风险低	风险高
新药上市范围	许多人口众多的发达国家，如美国、欧洲等多国上市	只有少数国家上市
上市时间	上市多年	新近上市
特殊人群应用研究情况	有充分的安全性研究	未进行特殊人群研究

笔记

续表

风险因素	风险低	风险高
药物治疗委员会批准情况	所有成员同意	微弱多数通过
药理作用	机制明确、作用专一	机制不明,作用广泛
治疗人群范围	逾亿人口	有限人群
临床研究证据强度	有多中心随机双盲对照临床研究,资料丰富	仅零星、非对照研究,资料散在
替代治疗方案	无	多
同时接受新药数量*	少	多
给药途径	口服	静脉、肌内、皮下注射等
给药方案	简单	复杂
治疗成本	低廉	高昂
产品友好度	说明书通俗易懂、详尽等	说明书晦涩难懂、简略等

注: * 此处是指在一个治疗方案中同时使用的新药数量。

基于上述标准进行药物选择时,可能会发现还有多种药物在这些方面都很相似,这时应优先选择具有最满意的药动学特性、质量可靠、企业信誉度高的产品。

【实例解析】

实例:控制心绞痛药物的选择。假设患者诊断为稳定型心绞痛,一个月前发病,病史和各种检查无其他异常,确定的治疗目标是尽快终止发作。

解析:根据稳定型心绞痛的病理生理学知识,它是由于冠状动脉部分狭窄,劳累等因素造成心肌耗氧量增多而供氧不能相应增加而引起的。治疗主要是通过降低心肌耗氧量来恢复心肌的供氧与耗氧平衡。这可通过四种途径来实现:降低心肌前负荷、降低心肌收缩力、减慢心率和降低心肌后负荷,其中降低心肌前负荷是最重要最有效的途径。借助药理学知识可知,有三组药物有此作用:硝酸酯类药物、β受体拮抗剂和钙拮抗剂。其作用环节和相对强度见表3-2。

表3-2 三组治疗心绞痛药物的作用比较

药物类别	降低前负荷	降低收缩力	减慢心率	降低后负荷
硝酸酯类药物	+ +	-	-	+ +
β受体拮抗剂	+	+ +	+ +	+ +
钙拮抗剂	+	+ +	+ +	+ +

注: + :有效; + + :显效; - :无效。

从药效学上看,它们均是有效的治疗药物,硝酸酯类最具优势。但临床用药并不单纯取决于药效学。对于本例,治疗目标是尽快终止心绞痛发作,因此具有快速起效的药动学特性和剂型同样重要。按照安全、有效、经济和方便的标准比较这三组药物的快速起效剂型如表3-3所示。

表3-3 三组药物的快速起效剂型的比较

快速起效剂型	有效性	安全性	经济性	方便性
硝酸酯类药物(舌下含片)	+ +	±	+	+ +
β受体拮抗剂(注射剂)	+	±	-	-
钙拮抗剂(注射剂)	+	±	-	-

注: + :较好; + + :很好; - :不佳; ± :依据具体药物。

笔记

由于心绞痛可随时在任何地点发生,而治疗上的延误又可能产生严重后果,因此选择一种携带方便、患者能容易地自行使用的药物是极为重要的。比较三组药物后,很显然,硝酸酯类是一个比较恰当的选择。因为有可接受的疗效、同样的安全性、费用低廉、不必支付注射费等额外费用,特别是患者容易携带和使用,而且服用后即刻起效。在硝酸酯类这一组药物中,除去用于预防发作的品种,还有硝酸甘油、硝酸异山梨酯和单硝酸异山梨酯等数个药物,同样可根据上述标准在本类药物中进一步选择。在这几个药物之间,疗效、安全性、方便性没有太大区别,最终选择取决于治疗成本(可用单价、每天或总疗程费用表示)和不同品种在当地的供应情况。例如本例可选择硝酸甘油舌下含片每次 0.3mg,急性发作时含服。向患者提供的指导:疼痛一旦消失即可取出口中剩余的药片;如果疼痛仍不缓解,可在 5 ~ 10 分钟后用第 2 片药;如果用第 2 片药后仍持续疼痛,应考虑是否可能为遗传多态性(ALDH2)造成的个体差异(机体因素),或是快速耐受性(药物因素),或是心肌梗死的先兆,应让患者立即就诊。由于这种治疗并不能逆转已发生的病理变化,无法预测患者心绞痛的病程会有多长,疗程长短需视具体情况而定。

经过多次这样的比较与选择过程,每个治疗者都可逐渐总结出自己习惯使用的一组药物,针对特定的适应证和治疗目的而被优先选用。这种"个人处方集"的形成将有助于提高临床的诊疗效率。据调查,临床上大多数医师常规处方中用到的药物通常仅有 40 ~ 60 种。当然,随着循证医学的发展,标准化的治疗指南日趋完善,这将进一步提高治疗药物选择的科学性。

三、给药方案的制定

病情与药物基本确定后,选择最佳剂量、最佳剂型、最佳给药方式、最佳给药时间与间隔的组合,就是设计给药方案的过程。有时,虽然使用的药物种类是相同的,但是不同的给药方案的疗效或对患者生活质量的影响差异会非常大。因此,制定最佳的给药方案是临床医师与药师的重要技能。

产生治疗效应的最低血药浓度称为治疗阈(therapeutic threshold),而出现机体能耐受的不良反应的最高血药浓度称为治疗上限(therapeutic ceiling)。二者之间的范围称为药物的治疗窗(therapeutic window)。制定给药方案的目标是将血药浓度水平维持在治疗窗内(图3-2)。

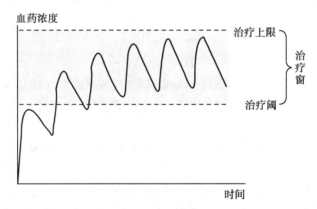

图 3-2　血药浓度-时间曲线与治疗窗

达到这一目标需要考虑两个因素:①治疗窗的位置和宽度,这是由药效学因素决定的。②血药浓度-时间曲线的形态特征,这取决于药动学过程。即使每日给药量相同,不同的给药方案对血药浓度的影响也会很大(图3-3)。

目前常用的给药方案设计方法有以下几种:

(一) 根据药动学参数设计给药方案

1. 根据半衰期设计给药方案

(1)半衰期小于 30 分钟的药物:维持这些药物的治疗浓度有较大的困难,特别是治疗指数

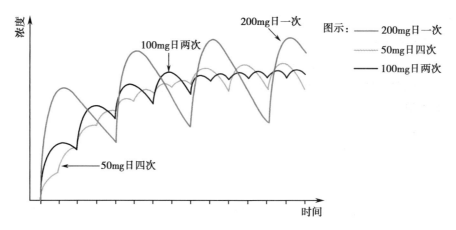

图 3-3 不同给药方案对血药浓度的影响

低的药物更是如此。如肝素的半衰期约为 30 分钟,这样的药物一般要静脉滴注给药。治疗指数高的药物也可以分次给药,但给药间隔越大,维持量也越大,才能使药物在体内的浓度保持在高于治疗阈的水平。青霉素是一个显著的例子,它的给药间隔(4~6 小时)比其半衰期(约 30 分钟)长很多倍,常用剂量产生的血药浓度比对大多数微生物有效的杀菌浓度要高得多。

(2)半衰期在 30 分钟至 8 小时的药物:对于这些药,主要考虑的是治疗指数和用药的方便性。治疗指数高的药物只须每 1~3 个半衰期给药 1 次,甚至频率还可以更低。治疗指数低的药物,理论上须每个半衰期给药 1 次,若频率再高,也可滴注给药。

(3)半衰期在 8~24 小时的药物:最方便理想的给药方案是每个半衰期给药 1 次。如果需要立即达到稳态血药浓度,则首剂加倍。

(4)半衰期大于 24 小时的药物:对于半衰期大于一天的药物,每天给药 1 次很方便,也可提高患者对医嘱的依从性。如需要立即达到治疗浓度,可给予一个初始的负荷量。

2. 根据平均稳态设计给药方案

(1)根据平均稳态血药浓度设计给药方案:此法是以平均稳态血药浓度($\overline{C}_{ss}$)作为设计给药方案的指标。

按公式
$$\overline{C}_{ss} = \frac{FD}{kV\tau} = \frac{FD}{Cl\tau} \tag{3-1}$$
$$D = \overline{C}_{ss} \cdot Cl \cdot \tau/F$$

对某一药物制剂,其消除速率常数(k)、分布容积(V)或清除率(Cl)、生物利用度(F)基本上恒定,只能通过调节给药剂量(D)或给药间隔(τ),以达到所需平均稳态血药浓度。

【实例解析】

实例:某药要求平均稳态血药浓度为 $4\mu g/ml$,$F = 0.270$,$Cl = 5400ml/h$,设 $\tau = 6h$,问剂量为多少?

解析:$D = \overline{C}_{ss} \cdot Cl \cdot \tau/F = 4 \times 5400 \times 6/0.27/1000 = 480mg$

关于 τ 的设计,除了考虑 $t_{1/2}$ 外,还要考虑有效血药浓度范围,如果血药浓度范围很窄,且半衰期很短,为了不使血药浓度波动太大,可增加给药次数,如每天 4 次,这种方法通常是选定 $\overline{C}_{ss}$ 和 τ 而调整剂量。

(2)根据稳态血药浓度范围制订给药方案:如期望的稳态最大浓度(C_{ss})$_{max}$ 和最小浓度(C_{ss})$_{min}$ 已知,可按以下方法设计给药方案。

$$\tau_{max} = \ln[(C_{ss})_{max}/(C_{ss})_{min}]/k$$
$$= 1.44 \cdot t_{1/2} \cdot \ln[(C_{ss})_{max}/(C_{ss})_{min}] \tag{3-2}$$

式中,τ_{max} 为最大给药间隔,其意义是在规定的血药浓度范围内,所允许的最长给药间隔时间。如果 $\tau > \tau_{max}$,血药浓度就会超过规定的波动范围,故实际应用的 τ 应 $\leqslant \tau_{max}$。

在 τ_{max} 内的最大维持剂量 D_{max} 应为：

$$D_{max} = V_d \cdot \left[(C_{ss})_{max} - (C_{ss})_{min} \right]$$
$$= 1.44 \cdot t_{1/2} \cdot Cl \cdot \left[(C_{ss})_{max} - (C_{ss})_{min} \right] \tag{3-3}$$

D_{max} 除以 τ_{max}，得给药速率 D/τ：

$$\frac{D}{\tau} = \frac{D_{max}}{\tau_{max}} \tag{3-4}$$

因此，设计给药方案的步骤如下：

（1）选定 $(C_{ss})_{max}$ 和 $(C_{ss})_{min}$，即血药浓度范围。

（2）确定必要的 V_d 或 $t_{1/2}$ 及 Cl。

（3）利用公式（3-2）、（3-3）和（3-4），求出给药速率 D/τ。

（4）根据实际情况，确定 τ 值，然后求出 D。如需给予负荷剂量（loading dose，D_L），则根据下面的公式求出 D_L。

$$D_L = (C_{ss})_{max} \cdot V_d = \frac{D}{1 - e^{-k\tau}} \tag{3-5}$$

【实例解析】

实例：给体重（W）50kg 的患者静脉注射某药物（$t_{1/2} = 6$ 小时，$V_d = 0.2L/kg$），为达治疗浓度 $20 \sim 60\mu g/ml$，问应如何给药？

解析：
$$\begin{aligned}
\tau_{max} &= 1.44 \cdot t_{1/2} \cdot \ln\left[(C_{ss})_{max} / (C_{ss})_{min} \right] \\
&= 1.44 \times 6 \times \ln(60/20) \\
&= 9.49(h)
\end{aligned}$$

$$\begin{aligned}
D_{max} &= V_d \cdot \left[(C_{ss})_{max} - (C_{ss})_{min} \right] \cdot W \\
&= 0.2 \times (60 - 20) \times 50 \\
&= 400(mg)
\end{aligned}$$

$$\frac{D_{max}}{\tau_{max}} = \frac{400}{9.49} = 42.15(mg/h)$$

令　　　　　　　　　　　　$\tau = 8h$

则　　　　　　　　　　　　$D = 42.15 \times 8 = 337.2mg$

（3）根据稳态最大浓度或稳态最小浓度设计给药方案：有些药物只要求 $(C_{ss})_{max}$ 不要超过某一浓度；而有些药物因治疗指数较大，上限浓度安全范围大，只要确定 $(C_{ss})_{min}$ 不低于某一浓度即可。

设　　　　　　　　　　　　$\tau_{max} = t_{1/2}$

则　　　　　　　　　　$(C_{ss})_{max} = 2 \cdot (C_{ss})_{min}$

或　　　　　　　　　　$(C_{ss})_{min} = 1/2 \cdot (C_{ss})_{max}$

分别代入（3-3）式得

$$\begin{aligned}
D_{max} &= V_d \cdot (C_{ss})_{min} \\
&= 1.44 \cdot t_{1/2} \cdot Cl \cdot (C_{ss})_{min} \tag{3-6}
\end{aligned}$$

或

$$\begin{aligned}
D_{max} &= V_d \cdot 1/2 \cdot (C_{ss})_{max} \\
&= 1.44 \cdot t_{1/2} \cdot Cl \cdot 1/2 \cdot (C_{ss})_{max} \tag{3-7}
\end{aligned}$$

用 D_{max} 除以药物的 $t_{1/2}$，求出给药速率 D/τ，再按前述方法确定给药间隔 τ 和维持剂量 D。

（二）血管外途径给药方案的设计

血管外途径给药方案的设计，与静脉注射给药相似，可以根据平均稳态浓度、稳态浓度范围以及最大稳态浓度或最小稳态浓度来设计。所采用的方法与计算公式亦与静脉注射给药相类似,但要把药物的生物利用度(F)和药物吸收达峰时间(t_{max})两个因素考虑进去。即计算剂量(D 或 D_{max})的有关公式如公式(3-3),(3-6),(3-7)都要除以 F,在确定给药间隔(τ)时要把 t_{max} 考虑进去。

(三) 个体化给药方案制定的一般策略

上文计算所得的给药方案多为药品说明书和药物手册上推荐的标准剂量方案(standard dosage schedule),一般是基于药物临床试验的研究结果制定的,它所反映和针对的是一般患者的群体平均状态,属于群体模式化方案。其适用范围取决于这些研究所选择的受试者群体的代表性。当面对一个具体患者时,他的个体化药效学和药动学特征与受试者群体均值越接近,则采用标准剂量方案产生预期疗效的可能性越大,反之则可能疗效很差甚至无效。一般情况下患者间的个体差异是有限的。当不能完全确定患者的个体化因素时,采用标准剂量方案进行初始治疗获得预期疗效的概率最大。

因此,制定给药方案的一般策略是:先按群体药动学参数($t_{1/2}$、V_d 等)和药效学参数(治疗窗浓度范围)结合患者的一般性个体数据(如年龄、性别、体重、烟酒嗜好、肝肾疾病史等)计算初始剂量并开始治疗,再对用药后患者的药效学(疗效、不良反应)和(或)药动学(血药浓度)指标进行评估,进一步获得个体数据,如果评估结果明显偏离预期值,则提示需要对原方案进行调整,即需要用更精确的个体数据代替群体参数重新计算给药剂量,然后再进行新一轮治疗,直到获得满意的个体化给药方案(图3-4)。

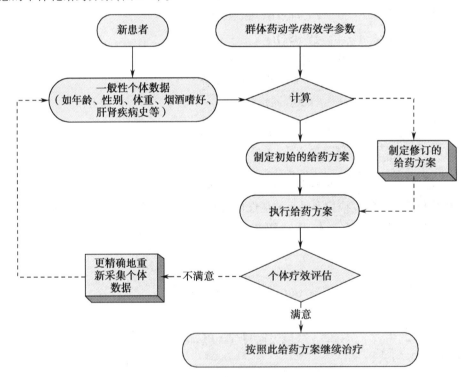

图 3-4 制定给药方案的一般策略

——初始阶段的诊疗流程

……调整阶段的诊疗流程

【实例解析】

实例:氨茶碱静脉给药初始方案的制定。

解析:群体参数中,期望的茶碱血药浓度范围 $10 \sim 20\text{mg/L}$,分布容积 $V_d = 0.48\text{L/kg}$,清除率 $Cl = 0.04\text{L/(h·kg)}$,碱基调整系数 $S = 0.82$(茶碱/氨茶碱),茶碱清除率影响因素:吸烟 1.6(诱

导 CYP2E1,清除率增加 60%),充血性心衰 0.4,肝硬化 0.5。

患者个体数据:80kg 成年男性哮喘患者,多年重度吸烟史,有肝硬化,欲采用氨茶碱负荷量静脉注射及维持量静脉输注治疗。

负荷量计算:分布容积 $V_d = 0.48L/kg \times 80kg = 38.4L$

目标血药浓度:取范围中点 $C = 15mg/L$

$$负荷量 = C \times V_d/S = 15 \times 38.4/0.82 = 702mg(推荐 700mg)$$

输注速率计算:清除率 $Cl = 0.04L/(h \cdot kg) \times 80kg \times 1.6(吸烟) \times 0.5(肝硬化)$

$$= 2.56L/h$$

$$输注速率 = C \times Cl/S = 15 \times 2.56/0.82 = 46.8mg/h(推荐 45mg/h)$$

四、治疗药物监测

确定给药方案后,即开始药物治疗的过程。在此过程中,往往需要进行治疗药物监测(TDM)。TDM 是通过测定血药浓度和观察药物临床效果,根据药动学原理调整给药方案,从而使治疗达到理想效果的一种方法。

(一) 一般下列情况适用 TDM 的药物

治疗窗窄、毒副反应大且不易鉴别的药物,如茶碱、地高辛;个体间血药浓度变化较大的药物,如三环类药物;具有非线性动力学特征的药物,如苯妥英钠;肝肾功能不良的患者使用主要经肝肾代谢、排泄的药物,如氨基糖苷类抗生素、利多卡因;长期使用可能积蓄的药物;合并用药产生相互作用而影响疗效的药物;常规剂量下易出现毒性反应的药物。

(二) 开展 TDM 的基本条件

血药浓度与临床疗效或毒副作用具有良好相关性,否则无法从血药浓度数据推测药效情况;已知药物的治疗窗,否则给药方案的调整没有目标;具有快速、稳定、灵敏、特异的检测方法,否则实施 TDM 不具有可行性。由于多种原因,目前临床上真正开展 TDM 的药物数量有限。表 3-4 所列为常见的进行 TDM 的药物。

表 3-4　开展 TDM 的常见药物

药物	取样时间	达稳态时间	治疗浓度范围(mg/L)	理想治疗浓度(mg/L)
阿米卡星	峰浓度或给药后 8h	8h	5 ~ 30	9 ~ 25
庆大霉素		8h	2 ~ 10	3 ~ 8
妥布霉素		8h	2 ~ 10	3 ~ 8
胺碘酮	两次给药间隔中点	1m	1 ~ 2.5	1.5
丙吡胺		24h	2 ~ 5	3
氟卡胺		3d	0.25 ~ 0.9	0.5
利多卡因		12h	1.5 ~ 5	3.5
普罗帕酮		2d	0.5 ~ 1.9	1.5
普鲁卡因胺		16h	3.6 ~ 10	6
奎尼丁		24h	1 ~ 5	1.5
索他洛尔		48h	1.0 ~ 2.5	1.5
卡马西平		2w	5 ~ 12	8
氯安定		5d	0.025 ~ 0.075	0.05
乙琥胺		8d	50 ~ 100	75

续表

药物	取样时间	达稳态时间	治疗浓度范围（mg/L）	理想治疗浓度（mg/L）
苯巴比妥		2w	15～40	25
苯妥英		>2w	10～20	10
丙戊酸		40h	50～100	75
阿米替林		3d	0.1～0.25	0.2
丙米嗪		2d	0.12～0.3	0.2
去甲替林		5d	0.05～0.15	0.1
氟哌啶醇		3d	5.2～15	10
水杨酸盐		2～5d	150～300	200
茶碱		36h	10～20	10
环孢素		3d	0.08～0.25	0.15
碳酸锂	给药后12h	3d	5.5～7	6
地高辛	给药6～8h后	7d	1～2ng/ml	1～2ng/ml

五、药物治疗方案的调整

如果通过 TDM 发现采用推荐的标准剂量方案没有获得预期的治疗效果，而且诊断、药物的选择、患者依从性等方面均没有问题，则说明该患者的个体药效学和（或）药动学特征与群体参数明显偏离。当有下述情况时，需要针对患者个体的药效学和（或）药动学特征，对标准剂量方案进行相应调整，实行个体化给药。

（一）治疗窗改变

药效学的改变可影响治疗窗的位置和宽度。当患者对药物产生了耐受性或同时使用具有拮抗作用的药物时，治疗窗的位置可上移，这时需要更高的血药浓度才能产生同样效应。例如，使用吗啡镇痛的晚期肺癌患者，机体对吗啡易产生耐受性，虽然体重逐渐减轻，但吗啡用量却要递增才能维持镇痛效果。高敏性患者或同时使用协同作用药物时，治疗窗的位置可下移，只需较低的血药浓度就能产生同样效应。如心绞痛患者同时使用硝酸酯类药物和 β 受体拮抗剂时，两类药物相互协同可增强疗效，但也容易出现低血压症状，应适当减小剂量。

治疗窗的宽度也可发生改变。例如，儿童支气管哮喘患者的中枢神经系统对氨茶碱比成人更敏感，易发生惊厥（治疗上限降低），而支气管平滑肌的敏感性相对差异不大（治疗阈不变），从而使治疗窗变窄，对剂量方案的准确性要求更高。治疗窗变宽的例子不多，而且一般不必因此改变剂量方案。对个体患者，确定治疗窗的唯一方式是通过（标准剂量）试用、仔细监测和逻辑判断。

（二）血药浓度-时间曲线改变

药动学的改变可使血药浓度-时间曲线（药-时曲线，c-t 曲线）整体降低或升高，或大幅波动而超出治疗窗外。具体而言，药-时曲线受到吸收、分布、代谢和排泄四个过程的影响。当吸收减少、分布增多、代谢和排泄加快时，药-时曲线将降低，反之则药-时曲线将升高。这种影响已能通过药动学模型来定量描述，并可根据药动学参数来制定和调整剂量方案。

要得到完整的药-时曲线需要在用药后连续多次检测血药浓度。这一般仅在Ⅰ期临床试验时进行。临床上获取个体患者药-时曲线信息的方法是进行治疗药物监测，然而，这种方法不能常规开展。简便而实用的方法仍然是通过观察患者用药后的反应、了解患者的用药过程、分析病史和实验室检验结果来推断药-时曲线的走势。

笔记

【实例解析】

实例:一个慢性类风湿关节炎患者给予吲哚美辛每次 25mg,每日 3 次,患者复诊时主诉早晨关节疼痛,该如何调整用药方案?

解析:询问服药情况:患者遵医嘱,为减轻胃肠道反应,均在餐中服药,一般在 18 时左右进晚餐。根据服药时间分析,患者血中吲哚美辛浓度在早晨可能降至治疗阈以下。因此调整原方案,提高该时间段的血药浓度。可以建议患者将第三次剂量推迟至临睡前服药,或原服药方案不变,晚上加用吲哚美辛栓剂。

(三)治疗窗和药-时曲线均改变

这种情况在临床上也可见到。例如老年抑郁症患者,选用盐酸丙米嗪治疗时,一般从推荐的成人剂量(每次 25mg)的半量开始。原因有二:①老年人对三环类抗抑郁药较敏感(治疗窗下移),采用成人全量时,血药浓度可能超出治疗窗以上,导致不良反应,尤其是抗胆碱能和心脏的副作用。②老年人因肝肾功能减退,使丙米嗪及其活性代谢产物(去甲丙米嗪)在体内的代谢和肾脏清除减慢,使药-时曲线升高。若用成人全量则明显增加患者发生不良反应的风险。

为了获得与治疗窗相适应的药-时曲线走势,有三种调整给药方案的途径,即改变每日剂量、改变给药次数,或同时改变两者。每日剂量决定了药-时曲线水平位置的高低,给药次数影响药-时曲线上下波动的程度。

当药-时曲线整体低于或高于治疗窗时,应相应增加或减少每日剂量。改变每日剂量后,药物需要经过 4~5 个半衰期才能达到新的稳态浓度。如要缩短这一过程,增量时可先给负荷量再给新维持量,减量时先停药一次,再开始给新剂量。但对那些增减剂量不宜过快的药物不能采用这种方法。

当药-时曲线波动过大或治疗窗较狭窄时,应增加给药次数。但对门诊患者,要考虑到用药间隔过短,用药过于频繁会影响治疗的依从性,因此最好选择缓释制剂等长效剂型。另一方面,如希望增加药-时曲线的波动时,则可减少给药次数。例如:氨基糖苷类抗生素的抗菌效应主要与药物的峰浓度相关,而不良反应主要与药物在体内的持续时间有关,将一日剂量一次给药,药物峰浓度增加而持续时间缩短,有利于增效减毒。糖皮质激素隔日疗法,将两日总量在隔日早晨一次给予,在保证疗效的同时减轻了对垂体-肾上腺皮质轴的反馈性抑制影响。

第三节　药物处方的书写

处方(prescription)是由取得了处方权的医师在诊疗活动中为患者开具的、由药学专业技术人员审核、调配、核对,并作为发药凭证的医疗文书,具有经济上、技术上和法律上的意义。处方药必须凭医师处方销售、调剂和使用。药师收方、审核后照方配药,标注用法,指导患者正确用药。

正确书写处方,有利于正确执行医嘱,从而提高患者用药的依从性。处方的正确性关系到患者的康复和生命安全。因此,临床医药工作者不仅应具备丰富的临床医学与药学知识,而且要全面掌握药物的药理作用、毒副作用、剂量、用法、配伍及制剂的知识,更要以极端负责的态度,认真对待处方,不可草率,以免给患者带来不应有的损失。

一、处方的结构

为了便于使用和保存,医院或者诊所都有统一印制的处方笺。麻醉药品处方、急诊处方、儿科处方、普通处方的印刷用纸分别为淡红色、淡黄色、淡绿色和白色,并在处方右上角以文字注明。每张处方只限于给一名患者配药。处方一律用规范的中文或英文名称书写。处方的基本结构包括以下几项内容:

笔记

1. **前记**　包括医疗、预防、保健机构名称,处方编号,费别,患者姓名、性别、年龄,门诊或住院病历号,科别或病室和床位号,临床诊断,开具日期等,并可添列专科要求的项目。

2. **正文**　以"Rp"或"R"(拉丁文 Recipe"请取"的缩写)或中文"取"标示,分列药品名称、规格、数量、用法用量。名称一般每一种药品写一行,药品规格和用量应写明单个剂量乘以总数。用法有时用拉丁文缩写或者外文缩写表示,应避免发生理解歧义。

3. **后记**　医师签名和(或)加盖专用签章,药品金额以及审核、调配、核对、发药的药学专业技术人员签名。

二、处方开具的一般规则和注意事项

1. 认真填写一般项目。患者的姓名、年龄、性别是确认患者的重要信息,还有助于审方时发现可能的剂量错误,特别是对儿童和老年患者。清楚地填写日期也很重要,因为某些药物处方超过一定的时限将不再有效。

2. 每种药物占一行,药名在左,剂量在药名的右边。除法定或协定制剂外,应写明药物的浓度。注意药名应用正规名称,避免使用缩写。根据我国原卫生部于 2007 年 5 月 1 日实施的《处方管理办法》,处方须使用药品的通用名。

3. 药物用量单位应按照药典规定的法定计量单位,固体药品一般以克(g)或毫克(mg)为单位,液体药品以毫升(ml)为单位。使用数量必须写清楚,小数中有效零不能省略。

4. 药物总量应根据病情和药物的性质确定。处方一般不得超过 7 日用量;急诊处方一般不得超过 3 日用量;对于某些慢性病、老年病或特殊情况,处方用量可适当延长,但医师应当注明理由。为门(急)诊患者开具的麻醉药品注射剂,每张处方为一次常用量;控缓释制剂,每张处方不得超过 7 日常用量;其他剂型,每张处方不得超过 3 日常用量。为门(急)诊癌症疼痛患者和中、重度慢性疼痛患者开具的麻醉药品、第一类精神药品注射剂,每张处方不得超过 3 日常用量;控缓释制剂,每张处方不得超过 15 日常用量;其他剂型,每张处方不得超过 7 日常用量。

5. 危重病情急需用药时,应在处方上注明"急"。

6. 处方时应认真慎重,用钢笔书写,不得涂改。处方后,须仔细核查,保证无误后,才签名交给患者。

7. 开具医疗用毒性药品、精神药品、麻醉药品处方,应使用专用处方笺。

8. 目前国内大型医疗机构普及电子处方的趋势明显。当医师利用计算机开具、传递普通处方时,应当同时打印出纸质处方,其格式与手写处方一致;打印的纸质处方经签名或者加盖签章后有效。药师核发药品时,应当核对打印的纸质处方,无误后发给药品,并将打印的纸质处方与计算机传递处方同时收存备查。

第四节　患者的依从性和用药指导

广义的依从性(compliance)是指患者的行为与医疗或保健建议相符合的程度。从药物治疗的角度,依从性是指患者对药物治疗方案的执行程度。无论药物治疗方案制定得多么正确,如果患者不依从(noncompliance)也将难以产生预期的治疗效果。事实上,当一名患者从医师手上接过处方时,随后实施治疗的责任也一同转移到了患者自身:按方取药、依照正确的剂量、恰当的用药时间和次数、空腹或餐后、规定的疗程等一系列要求来正确使用选定的药物。在这一过程中任一环节上偏离医师的用药要求,都会导致程度不同的不依从,从而影响治疗效果。

一、患者不依从的主要类型

1. **不按处方取药**　有的门诊患者拿到处方后并不取药,住院患者在出院时也不去取应继续

笔记

使用的药物。

2. **不按医嘱用药**　包括剂量错误、次数错误、用药时间或顺序不恰当、用药途径或方法错误。

3. **提前终止用药**　患者错误地以为不需要再用药了,例如症状已改善或一次开具的药量已用完。

4. **不当的自行用药**　有患者认为自己症状与他人相似而使用他人的药物。

5. **重复就诊**　表现为就诊于不同专科,或者同时就诊于不同医院,或者中西医同时就诊,而不告知医师有关详细情况,造成相同或者相似药物的重复使用。

二、患者不依从的常见原因

1. **疾病因素**　一些疾病(如高血压病)本身无明显症状或经过一段时间治疗后症状已改善,患者缺少症状提醒而漏服药物。

2. **患者因素**　对医师缺乏信任、担心药物不良反应、经济拮据、年迈残障、健忘或求治心切、相信他人经验等原因而自行停药或更改用药方案。

3. **医药人员因素**　缺少与患者的沟通,未清楚地提供用药指导。

4. **药物因素**　药片太小,使视力和手指灵活性减退的老年患者用药困难;药片太大难以吞咽;制剂带有不良气味或颜色,致使儿童患者拒服。

5. **给药方案因素**　方案过于复杂(药物种类或服药次数过多),用药方式、途径不方便。

三、患者不依从的后果

患者不依从的直接后果取决于:①不依从的程度;②药物的浓度-效应关系和治疗窗大小。当药物的治疗窗较宽,通常的处方剂量所产生的血药浓度足以达到浓度-效应曲线的上段平坦区间时(曲线斜率较小,效应对浓度变化不敏感),为数不多的漏用对疗效的影响不会很大。典型的例子如噻嗪类利尿药,即使不规则用药也同样有效。如果药物的治疗窗较窄(例如氨茶碱),潜在的毒性反应限制了用药剂量,使血药浓度较低而处于浓度-效应曲线的中段陡峭区间时(曲线斜率较大,效应对浓度变化敏感),不规则用药将导致疗效减退或产生毒性反应。

不依从的间接后果是导致医师在监测治疗结果时做出错误判断。将患者不依从而造成的治疗失败误认为是诊断错误或所采用的药物治疗无效(参见图3-1),从而有可能进一步导致额外的化验检查、改变剂量、更换毒性及费用更高的二线药物等错误决策,使患者承受更大的药物不良反应风险和经济损失。这从另一方面也提示临床医药工作者,在分析药物疗效不佳的原因时,不要疏漏患者的依从性因素。临床上评估患者依从性的方法主要有:患者自报、服药日记、计数剩余药量、电子剂量监测、体液药物浓度测定。其评估结果的可信度依次递增。

改善患者的依从性可从三方面着手:①与患者建立良好的医患关系,赢得患者的信任与合作。这要求临床医药工作者尊重患者的感受和观点,理解患者,使患者乐于与医生沟通。②优化药物治疗方案。一个优化的药物治疗方案要素是选用尽可能少的药物、起效迅速、尽可能少的药物不良反应、合适的剂型、简单的剂量方案(每日1~2次)和尽可能短的疗程。③用通俗易懂的语言向患者提供充分的用药指导。

四、向患者提供用药指导

向患者提供用药指导的目的是帮助患者正确地认识、使用药物,保证药物发挥应有的疗效。在这个过程中,临床医师与药师的交流技巧很重要,要熟悉患者的心理,要表现出应有的同情心,冷静耐心地倾听,保持温和友善及积极的态度有助于建立患者对临床医师与药师的信任。应多替患者考虑,如果语言不通,可以写下要说的话,有许多聋哑人可以阅读。指导或者回答问

题过程中应突出重点,避免面面俱到,因为一般的患者很难在短时间内记住许多陌生的专业术语。用药指导的基本内容包括:

1. 药物的疗效　为什么选择此药治疗;哪些症状会消失或改善,哪些不会;估计何时起效;如果不服药或不正确地服药将出现什么情况。

2. 药物不良反应　帮助患者适当了解药物的作用与不良反应,预防或避免不必要的困扰与危险。告知患者可能出现哪些(最重要的)药物不良反应;怎样识别这些药物不良反应;药物不良反应会持续多久;有多严重;采取什么措施;对于多疑者,可能还需要强调不良反应的发生是一个统计学概率事件,是整体人群的反应,对于个人来说不一定发生,提醒的目的是万一发生时,可采取相应措施,例如停药或者就医。

3. 药物使用　怎样服用此药;何时服用此药;连续服用多久;怎样贮存此药;剩余的药品如何处理。忘记按时服药是常见的事,可以提示患者利用闹钟、电脑、移动电话等提醒功能,或者推荐缓释剂型药物。

4. 告诫患者　什么情况下不应再服用此药;不要超过的最大剂量;为何必须全程服药。

5. 关于复诊　何时复诊;哪些情况下不必复诊;哪些情况下要提前复诊;下次复诊时医师需要了解什么信息。

6. 确认沟通效果　询问患者对上述各项都明白了吗? 让患者复述最重要的信息;询问患者是否还有其他问题。

对任何疾病的治疗,成本效益最大化的方案是对患者进行宣传教育,避免可能发生的问题。经常有高血压患者说:"血压高时,我才吃药;血压不高,就不吃了。"对此,经治医师或药师应告知患者:高血压对机体器官的危害是长期的,治疗是终身的,治疗的目的并非仅控制血压,而是要防止并发症的发生。

服药方法是经常遇到的问题,尤其是一些新的或不甚普遍的剂型,有的长效片剂由于制剂技术的限制,必须整粒吞服,不能咀嚼或掰半,否则就会失去缓释作用。口服液体制剂使用有刻度的量杯准确量取,汤匙(调羹)是一个模糊概念,不宜推荐。

【实例解析】

实例:抗高血压药物治疗的监测计划。

解析:治疗过程中,要实时监测病情发展、临床疗效和药物不良反应,以评估治疗效果、患者依从性,并决定是否需要进行适度干预,调整治疗方案。不同治疗方案,其监测指标和评价标准是有所差异的。在此仅讨论患者采用含噻嗪类利尿药的抗高血压药物治疗方案时,药师应制定的监测计划和实施步骤。

1. 药物治疗方案审核　每当新开处方或治疗方案更改时,药师应首先确认药物选择是否安全、合理,治疗方案是否可行。

2. 药物治疗方案确定　帮助患者制订用药计划。药师需要了解患者日常生活内容,与患者共同制订治疗方案,并要求其复述用药计划,要确保患者具有使用药物的知识和技巧,并在平时能够坚持。

3. 患者依从性评估　通过在治疗、随访或回访过程中与患者的交谈,评估其用药的依从性。临床医师和药师与患者之间应建立相互信赖的关系,从而使患者的用药依从性保持在85%以上。

4. 临床观察　药师要对患者用药过程中出现的各种临床表现进行鉴别、监督,并指导患者得到合适的服务。主要监测内容有:①高血压的症状、体征:药师应监测患者的高血压症状,包括头痛、头昏、视觉变化等,以评估疗效;②低血压症状、体征:药师应监测低血压症状包括轻微头痛、头晕等,避免不良反应;③监测长期高血压的症状:包括胸痛、气短等表现,评估长期治疗的效果,以减少高血压的长期危害作用;④监测血钾(特别是低血钾):用药尽可能采用低剂量,如服用氢氯噻嗪应每日剂量不宜超过 25mg。确保患者在用药开始阶段和增加剂量后定期（如四周一次）进行血钾浓度检测。如果患者发生低血钾症状（肌肉痉挛和无力、疲乏）要进行复查，一般患者要进行年度复查；⑤监测噻嗪类利尿剂的其他一般不良反应：以减少其他潜在的噻嗪类药物治疗不良反应。对不常见的不良反应如多尿、厌食、夜尿症、急性痛风、高血糖等症状，在治疗初期就应开始监测，以后逐步过渡到每年两次。

5. 药物治疗效果评价　将血压维持在 140/90mmHg 范围内作为药物治疗最佳效果的指标。在治疗期间的每次随访过程中，药师都要检查血压、脉搏和体重等指标。每六个月对已控制病情的患者进行药物剂量和是否需要继续药物治疗的再评价，如果可能，考虑减少剂量。作为常规监测，每年至少有一次随访，确保患者每年至少一次或多次得到医师与药师的指导，确保治疗目标的实现。

【思考题】

1. 某药物要求的平均稳态血药浓度为 $50\mu g/ml$，$F=0.5$，$Cl=80ml/h$，设 $\tau=8h$，则其给药剂量应为多少？

2. 某抗生素的生物半衰期为 8 小时，其治疗浓度范围应在 $25\mu g/ml$ 和 $50\mu g/ml$ 之间，静脉注射剂量每次均维持恒定，试考虑适宜的给药间隔时间？

3. 某药物治疗指数较小，要求平均稳态血药浓度不得超过 $36\mu g/ml$，$Cl=60ml/h$，那么其给药速率应以多大为限？

4. 病例讨论：试分析下述死亡病例的药物治疗中存在哪些问题。

王某，女，60 岁，有糖尿病，近日发生轻中度关节疼痛，血清类风湿因子阳性，诊断为"类风湿关节炎"。服用阿司匹林常规剂量，症状未能缓解，试用金制剂口服治疗，因严重毒副反应而终止。鉴于她对阿司匹林反应性差，又不能耐受金制剂治疗，主治医师改用每周口服甲氨蝶呤 7.5mg，结果症状控制良好。数月后该医师为治疗其无症状性高尿酸血症，处方丙磺舒，随后的甲氨蝶呤治疗导致患者发生显著的全血细胞减少及败血症。停用丙磺舒，患者恢复，随后数月甲氨蝶呤治疗效果良好。但再出现发热，运动后气喘，无痰干咳，体检仅发现两肺野干啰音，胸片显示双侧对称性肺间质浸润，医师按轻度心衰给以呋塞米治疗，续用甲氨蝶呤。次周症状恶化，加用头孢氨苄治疗"肺炎"，其他药物维持不变。最终症状加重住院，停用所有药物，实验室检查血气分析为低氧血症，双侧对称性间质性肺炎，怀疑由甲氨蝶呤引起，给予叶酸治疗，但病情迅速恶化，需插管呼吸，肺活检确认"甲氨蝶呤引起的间质性肺炎"，开始糖皮质激素治疗，但患者于数日后死亡。

（周晓辉　韩蕾）

第四章 药物不良反应

学习要求

1. **掌握** 不良反应识别的基本原则和不良反应预防、治疗的基本原则。
2. **熟悉** 药物不良反应的基本概念和药物不良反应的类型。
3. **了解** 药物不良反应发生的原因和不良反应监测的基本方法。

第一节 基 本 概 念

药物不良反应(adverse drug reaction,ADR):世界卫生组织将药物不良反应定义为,正常剂量的药物用于预防、诊断、治疗疾病或调节生理功能时出现的有害的和与用药目的无关的反应。我国《药品不良反应报告和监测管理办法》中第六十三条规定不良反应为合格药品在正常用法用量下出现的与用药目的无关的有害反应。这一定义排除了有意或意外的过量用药和用药不当所致的不良反应,将其限定为伴随正常药物治疗的一种风险。

由用药不当所引起的反应,如用错药物及剂量、滥用药物、自杀性过量服药、应用伪劣药品等不属于本章所涉及的药物不良反应范畴。

药物不良事件(adverse drug event,ADE):世界卫生组织将其定义为不良感受,是指药物治疗过程中所发生的任何不幸的医疗卫生事件,而这种事件不一定与药物治疗有因果关系。这一概念在药物,特别是新药的安全性评价中具有实际意义。因为在很多情况下,不良事件与用药在时间上相关联,但因果关系并不能马上确立。为了最大限度地降低人群的用药风险,本着"可疑即报"的原则,对有重要意义的药物不良事件也要进行监测,并进一步探讨与药物的因果关系。

用药错误(Medication errors,ME):美国国家用药错误通报及预防协调审议委员会(NCC-MERP)将其定义为:在药物治疗过程中,医疗专业人员、患者或消费者因不适当地使用药物而造成患者损伤的可预防事件。此类事件的发生可能与专业医疗行为、健康医疗产品(药品、给药装置等)、工作流程与系统有关,包括处方的开具、医嘱的建立与沟通;产品的标识、包装与命名;药品的调剂、分送与给药;病患卫生教育及药疗监测等。用药错误大多是由于违反治疗原则和规定所致,有较多的人为因素,是可以预防的。

药源性疾病(drug induced diseases):当药物引起的不良反应持续时间比较长,或者发生的程度比较严重,造成某种疾病状态或组织器官发生持续的功能性、器质性损害而出现一系列临床症状和体征,则称为药源性疾病。与药物不良反应不同的是,引起药源性疾病并不只限于正常的用法和用量,它还包括过量和误用药物所造成的损害。

非预期不良反应(unanticipated adverse reaction):是指不良反应的性质和严重程度与药品说明书或上市批文不一致,或者根据药物的特性无法预料的不良反应。这类不良反应在上市前的临床试验中未被认识,往往在上市后造成损害,是上市后药物不良反应监测和学术研究的重要内容。我国《药品不良反应报告和监测管理办法》中所提及"新的药品不良反应"是指药品使用说明书未收载的不良反应。

严重不良事件(serious adverse event,SAE):凡在药物治疗期间出现下列情形之一的称为严

笔记

重不良事件:①死亡;②立即危及生命;③导致持续性的或明显的残疾或功能不全;④导致先天异常或分娩缺陷;⑤引起身体损害而导致住院治疗或延长住院时间;⑥其他有意义的重要医学事件。如,尽管事件不会立即危及生命或导致死亡和(或)需住院,但为了预防出现任何一种上述所列情况可能需要进行治疗,通常也被认为是严重的。一般情况下严重不良事件发生后24小时内必须向有关部门报告。

药物不良反应真正受到广泛重视是在20世纪60年代初期震惊世界的"反应停"事件发生后,当时前联邦德国、日本、澳大利亚等国家批准使用沙利度胺(thalidomide,又名反应停)治疗妊娠反应,结果造成了数以万计的海豹肢畸形婴儿出生的悲惨药害灾难。为此世界卫生组织于1968年制订了一项有10个国家参加的国际药物监测合作试验计划,主要收集和交流药物不良反应报告,制定药品不良反应报表、药品不良反应术语、药品目录、发展计算机报告管理系统。1970年世界卫生组织大会认为该合作试验计划已取得成功,决定在日内瓦设立一个永久性的组织,名为WHO药物监测中心(WHO Drug Monitoring Centre)。1978年迁至瑞典的东部城市乌普沙拉(Uppsala),称之为世界卫生组织国际药物监测合作中心(WHO Collaborating Centre for International Drug Monitoring)。1997年WHO国际药物监测合作中心更名为乌普沙拉监测中心(Uppsala Monitoring Centre,UMC)。截至2015年,全世界已有151个国家先后参加了WHO国际药物监测合作计划,中国已于1998年成为该计划的正式成员国。目前,122个国家已向WHO全球数据库提交了药物不良反应报告。

我国的ADR监测工作始于20世纪80年代。1983年原卫生部起草了《药品毒副反应报告制度》,1985年我国《药品管理法》开始正式实施,使ADR监测工作进入法制化轨道。2001年新修订的《中华人民共和国药品管理法》开始实施,并明确规定我国实行药品不良反应报告制度。2004年由原卫生部、原国家食品药品监督管理局联合颁布的《药品不良反应报告和监测管理办法》实施,为我国药品不良反应监测奠定了重要的法律基础。2011年5月4日国家修改并颁布了新版《药品不良反应报告和监测管理办法》(卫生部令第81号)。

第二节　药物不良反应的类型和原因

一、药物不良反应的类型

药物不良反应有多种分类方法。20世纪70年代,根据药物的不良反应与药理作用是否相关联,将不良反应分为A型和B型两类。随后由于新的不良反应不断被发现,又不能准确将其归类于上述两类不良反应,因而又增加了C型、D型、E型和F型不良反应。

A型药物不良反应:属剂量相关性不良反应,该类反应主要是由于药物的药理作用过强所致,通常与剂量有关,其特点是可以预测。在人群中的发生率高,但死亡率低。药物的副作用和毒性反应属A型药物不良反应。如在治疗高血压中使用β受体拮抗剂美托洛尔患者出现心动过缓、下肢乏力反应,为该药物药理作用过强导致。

B型药物不良反应:属剂量不相关性不良反应,该类反应是一种与正常药理作用无关的异常反应,通常与剂量无关联,难于预测。其发生率低,但死亡率高。药物的过敏反应、特异质反应(idiosyncratic reaction)属于此类。如青霉素过敏性休克。

C型药物不良反应:是一种剂量和时间依赖性不良反应,该类反应发生缓慢,与剂量逐渐累积相关,发生率低。例如长期应用肾上腺皮质激素对下丘脑-垂体-肾上腺皮质轴的抑制属此类不良反应。

D型药物不良反应:是一种时间依赖的迟发性不良反应,此类反应发生率低,通常与药物剂量相关,随着药物的应用其效应逐渐显现。药物的致畸作用、致癌作用,以及迟发性运动障碍

(tardive dyskinesia)等属此类反应。如某些地区使用砷制剂作为偏方治疗一些慢性疾病,导致皮肤角化,称为砷角化病,甚至导致癌变。

E型药物不良反应:属撤药反应,发生于停药后,发生率低。停用吗啡后出现的戒断症状,停用β受体拮抗剂后出现的反跳现象等属此类不良反应。

F型药物不良反应:属治疗意外失败型(unexpected failure of therapy)不良反应,该反应与药物剂量相关,药物之间的相互作用是导致其发生的原因,发生率高。例如联合用药过程中应用了特异性药物代谢酶抑制剂可引起此类反应。

根据药物不良反应的严重程度,将其分为轻度、中度、重度和严重四个等级。轻度不良反应指有症状出现,但很轻微,例如消化道不适、轻微头痛、疲乏、全身不适等;中度不良反应症状稍重,但能很好地耐受,不影响正常生活,例如较大面积的皮疹、视觉障碍、肌肉震颤、排尿困难、认知障碍、血液成分(白细胞、血糖等)的改变;重度不良反应症状较重,影响正常生活,患者难以忍受,需要停药或对症处理,例如严重肝功能异常、心律失常、严重过敏反应等;严重不良反应症状严重,危及患者生命,致死或致残,须立即停药或紧急处理,例如肝功衰竭、严重的心律失常等。

二、药物不良反应的原因

临床应用的药物种类繁多,用药途径不同,体质又因人而异,因此药物不良反应发生的原因也是复杂的。

(一) 药物方面的原因

1. 药物作用的性质　药物在体内的作用具有选择性,当一种药物对机体的组织和器官有多个作用时,若其中一项为治疗作用,其他作用就成为不良反应。如红霉素为临床常用抗菌药物,常用于G$^+$球菌及支原体感染,但用药中有些患者有消化道不适、胃肠绞痛等反应,为不良反应,其原因是红霉素还具有胃动素样作用,可以促进胃肠道蠕动。这类不良反应为药物固有属性,常常是难以避免的。

2. 药物剂量　剂量过大,或者连续用药时间过长发生不良反应的可能性大。同一药物剂型不同,由于制造工艺和用药方法的不同,可以改变药物的生物利用度,影响药物的吸收与血中药物的浓度,如不注意掌握,即会引起不良反应。

3. 药物杂质　由于技术原因,药物在生产过程中常残留微量中间产物或杂质,这些物质虽有限量,但也可引起不良反应。青霉素引起的过敏性休克就是由于发酵生产过程中,由极少量青霉素降解产生的青霉烯酸和在酸性环境中部分青霉素分解产生的青霉噻唑酸所引起的。又如化疗药物顺铂在输注过程中见光分解,铂析出导致不良反应增加。

4. 药物添加剂　药物生产过程中加入的溶剂、赋形剂、稳定剂、增溶剂、着色剂等也可引起不同的不良反应。例如20世纪60年代,澳大利亚某制药公司将苯妥英钠的赋形剂碳酸钙改为乳糖,结果导致癫痫患者用药后出现共济失调、精神障碍和复视等神经系统症状。其原因是碳酸钙能与苯妥英钠形成可溶性复盐减少苯妥英钠的吸收,乳糖则不与苯妥英钠发生相互作用,因而使苯妥英钠生物利用度增加20%～30%,服后产生不良反应。又如抗真菌药注射用伏立康唑中含有增溶剂β环糊精,肾功能不全患者使用后可加重肾脏负担。

(二) 机体方面的原因

1. 生理因素

(1)特殊人群:少年、儿童对药物反应与成年人不同,不良反应发生率较成年人高。儿童特别是新生儿和婴幼儿各系统器官功能不健全,肝脏对药物的解毒作用与肾脏对药物的排泄能力低下,肝酶系统发育尚未完善,因而易发生药物不良反应。例如,新生儿应用氯霉素后易出现灰婴综合征(grey syndrome),这是由于新生儿肝酶发育不完善,葡萄糖醛酸的结合力差,以及肾脏排泄能力较低致使氯霉素在体内蓄积而引起循环衰竭。又如四环素和新形成的骨螯合,产生四环素-钙正磷酸盐络合物,在新生儿可引起骨生长抑制及幼儿牙齿变色和畸形,但对成人则无影响。老年人不良反应发生率高与多种因素有关。老年人肝肾功能减退,药物的代谢和排泄能力减低;此外,老年人组织器官功能改变,靶器官对某些药物敏感性增高。这些因素均能促进药物不良反应的发生。例如地西泮在青年人体内的平均半衰期为40小时,在老年人体内则可延长至80小时。

(2)性别:一般而言,不良反应的发生率女性高于男性。例如某些抗精神病类药,由于女性的CYP1A2酶活性较男性低,往往导致抗精神病类药物氯氮平和奥氮平的血药浓度高于男性;利培酮可引起女性催乳素水平升高,导致女性骨质疏松和性功能障碍的发生率高于男性。研究还表明,阿立哌唑、氯氮平、奥氮平、喹硫平、利培酮及齐拉西酮等抗精神病药物使女性出现代谢综合征、心电图异常以及锥体外系症状明显高于男性。

2. 遗传因素

(1)个体差异:不同个体对同一剂量的相同药物有不同反应,这种生物学差异普遍存在。遗传基因的多态性是导致不同个体间药品不良反应发生差异的重要原因。例如编码药物代谢酶、药物转运体、药物受体或离子通道的基因发生突变,导致由这些基因编码的蛋白功能改变,进而影响药物的代谢或药物的效应。例如常用抗凝药物华法林,美国胸科医师学会《抗栓治疗与血栓预防指南》(第9版,ACCP9)建议,对于较为健康的门诊患者,华法林初始剂量10mg,2日后根据国际标准化比值(international normalized ratio,INR)调整剂量;而亚洲人华法林肝脏代谢酶与西方人相比存在较大差异,中国人华法林的起始和维持剂量大约均为3mg,平均剂量低于西方人。由于剂量-效应关系在不同个体有很大差异,服用华法林患者必须密切监测INR来了解其抗凝强度并动态调整剂量。又如,乙酰化是许多药物,如磺胺类、异烟肼等在体内灭活的重要代谢途径,乙酰化的速度也受遗传基因的控制而表现为快型和慢型两种。慢型乙酰化者可能因体内缺乏乙酰化酶,因此消除药物的速度比其他人慢。例如慢型乙酰化者长期服用异烟肼,约有23%患者患多发性外周神经炎,而对快型乙酰化者,其发生率只有3%左右。

(2)特异质反应和变态反应:少数患者的特异性遗传素质使机体产生特异质反应,这种反应是有害的,甚至是致命的,只在极少数患者中出现。例如某些患者存在一种遗传缺陷,体内缺乏葡萄糖-6-磷酸脱氢酶,患者的红细胞易受氧化性药物(如伯氨喹、氨苯砜、阿霉素等)损害,最终导致溶血性贫血。卡马西平引起的特异质反应主要表现为肝脏损害、血恶病质(blood dyscrasias)及多器官超敏反应,主要由卡马西平代谢产物卡马西平2,3-环氧化物和亚氨基醌所致。某些药物或其代谢产物作为半抗原或全抗原刺激机体而发生的非正常的免疫反应,有时也称过敏反应。药物引起的变态反应约占全部药品不良反应的6%~10%,其发生与剂量无关,而与患者的特异体质和免疫机制有关。

(3)种族:种族不同发生的药物不良反应有所不同。日本人和因纽特人中有不少人是快乙酰化者,使用异烟肼易产生肝损害;而英国人和犹太人中慢乙酰化者达60%~70%,这些人使用异烟肼易产生周围神经炎。在葡萄糖-6-磷酸脱氢酶(G-6-PD)缺乏者中,非洲裔黑色人种主要是缺乏G-6-PD-A,在服用伯氨喹、磺胺等药物出现溶血性贫血时,红细胞的损害不太严重;而高加索人主要缺乏G-6-PD-B,使用上述药物时,红细胞的损害就比较严重。

3. 病理因素　疾病可以造成机体器官功能改变,继而影响药物在体内的药效学和药动学,诱发药物不良反应。便秘患者,口服药物在消化道内停留时间长,吸收量多,易发生不良反应。慢性肝病患者,由于蛋白合成能力下降,血浆蛋白含量减少,使血中游离药物浓度升高,易引起不良反应。肝硬化患者服用地西泮,其$t_{1/2}$可达105小时(一般患者$t_{1/2}$为46小时),从而易致不良反应。肾病患者因肾功能减退,使许多药物的排泄受到影响导致药物蓄积而诱发不良反应。如多黏菌素,患者的肾功能正常时,其神经系统的不良反应发生率约为7%,而肾功能不良时可达80%。因此,肝肾病患者,不宜使用与一般患者相同的剂量和用药间隔时间,否则就容易发生不良反应。支气管哮喘患者因气道的高反应性,使用普萘洛尔可导致哮喘发作,但并不明显增加正常人的气道阻力。

（三）用药方面的原因

1. **给药方法**　给药途径不同关系到药物的吸收、分布,也影响药物发挥作用的快慢强弱及药效持续时间,例如静脉注射是临床上最常用的给药方法之一,药物直接进入血液循环,可立即发生效应,但也较易发生不良反应;而口服刺激性药物可引起恶心、呕吐等,改为注射给药则可避免。如氯化钾用于低血钾者,只宜口服或缓慢静脉滴注给药,若静脉推注可导致心脏骤停,应绝对避免。在注射给药时由于药物配伍不当、溶媒选择不合理等原因,使药物发生沉淀、混浊、结晶、变色等理化反应,不仅可使药效降低,还可对人体造成损害。如万古霉素与美洛西林先后静脉滴注,如不注意安排间隔（冲管）,两药可以在输液管中相遇发生反应生成白色混浊乳状沉淀。

2. **联合用药**　当多种药物联合应用后,不良反应的发生率亦随之增高。据报道5种药物合用,其不良反应的发生率为4.2%,6～10种为7.4%,11～15种为24.2%,16～20种为40%,21种以上达45%。联合用药增加不良反应发生概率的原因是多方面的,其中最常见的原因是药物在体内的相互作用影响了药物在体内的代谢过程,造成血药浓度显著升高,导致不良反应发生。例如华法林在体内主要经CYP2C9代谢,5-氟尿嘧啶可以抑制CYP2C9,当5-氟尿嘧啶与华法林合用时,可以使后者代谢减少,血药浓度增高,易诱发不良反应。有些药物长期使用后能加速肝药酶的合成并增强其活性,使机体对另一些药物的代谢加速。在临床上酶诱导作用常可使药物稳态血浓度降低,为了达到和维持疗效,必须加大剂量。一旦停用诱导剂,原来药物的血浓度立即升高,从而产生不良反应。

第三节　药物不良反应的识别和监测

一、药物不良反应的识别

当患者接受药物治疗而发生药物不良事件时,临床医药工作者就面临一个复杂的任务:判断药物不良事件与药物治疗间是否存在因果关系。如果这种关系明确,则药物不良事件即可被判断为药物不良反应。药物不良反应的识别正确与否直接关系到患者目前及将来的治疗,关系到对药物的正确评价和新药研究的进程。因此,应严格遵循临床诊断的步骤和思维方法,注重调查研究与收集资料,在此基础上综合分析作出判断。药物不良反应的识别要点如下:

1. **药物不良反应的出现与药物治疗在时间上有合理的先后关系**　从用药开始到出现临床症状的间隔时间称为药物不良反应的潜伏期,不同药物的不良反应潜伏期差异较大。

2. **药物不良反应与药物剂量之间具有相关性**　有些药物药效具有"天花板效应",当治疗药物达到最大治疗效应,继续盲目增加药物剂量后,疗效并不增加而不良反应出现加重。

3. **去激发（dechallenge）反应**　撤药的过程即为去激发,减量则可看作是一种部分去激发。一旦认为某药可疑,就应在中止药物治疗或减少剂量后继续观察和评价反应的强度及持续时间。如果药物不良事件随之消失或减轻,则有利于因果关系的判断。许多药物不良反应只须及时停药或调整剂量即可恢复,也是治疗的重要措施。当多药联用时,逐一去激发有助于确定是何药造成的损害。如果去激发后反应强度未减轻,说明反应与药物关系不大,但仍应谨慎对待,因为有时可能观察时间太短而并不能排除与药物的相关性。

4. **再激发（rechallenge）反应**　再次给患者用药,以观察可疑的药物不良反应是否再现,

笔记

从而有力地验证药物与药品不良反应之间是否存在因果关系。由于伦理上的原因,主动的再激发试验常受到限制,尤其是那些可能对患者造成严重损害的药物不良反应,再激发会造成严重后果,应绝对禁止。临床上可采用皮肤试验、体外试验的方法来代替。值得注意的是,临床上由于一时未能确定药物不良事件与某药的关联性,常常导致患者在以后的治疗中再次使用该药,从而出现无意识的再激发反应,这对药物不良反应因果关系的判断同样具有重要价值。可见完整地记录与保存患者的用药史及药物不良反应史(包括个人和家庭成员)对药物不良反应的诊断具有非常重要的意义。

5. 符合药物的药理作用特征并可排除药物以外因素造成的可能性　某些药物不良反应是其原有作用的过度延伸与增强,因而可从其药理作用来预测,如降糖药引起低血糖反应,抗凝药造成自发性出血等。某些药物可以引起特征性的病理改变,如地高辛引起心脏房室传导阻滞和心律失常等。但在临床工作中,许多药物不良反应的临床表现与一些常见病、多发病的症状相同或相似。例如地高辛引起的药物不良反应早期常出现胃肠道反应,而慢性充血性心力衰竭患者因胃肠道瘀血也会出现这些症状;头痛是许多疾病的临床表现,判断是否与药物相关需要谨慎。B 型药物不良反应因与其本身的药理作用无关,也需要与其他药物或非药物因素鉴别。如果怀疑不良反应由药物之间的相互作用所致,需要判断药物联合应用时间与不良反应出现时间是否关联,撤除或再次给予相应药物后,不良反应是否发生相应变化。

6. 有相关文献报道应掌握　已出版的文献及药品说明书中列入的药物不良反应资料是临床医药工作者获取药物不良反应信息及知识的主要途径。从中可以了解有关药物不良反应的临床特点、发生率、风险因子以及发生机制。如果当前的药物不良事件与已报道的药物不良反应特征相符,则非常有助于药物不良反应的判断。需要指出的是,已有的医药文献关于药物不良反应的记载可能并不完全;此外,如果药物是新近上市的产品,则一种新的以往未被报道的药物不良反应也许会发生。所以除了应及时掌握更新药物不良反应信息外,在某些情况下,药物不良反应的判断仍有赖于医药工作者的独立取证与分析。

7. 进行必要的血药浓度监测　对于治疗窗窄的药物而言,血药浓度的升高与不良反应的发生密切相关,及时检测患者血药浓度对于判断浓度依赖性不良反应尤为重要。例如地高辛的毒性作用通常与血清浓度 >2ng/ml 有关,但也可以发生于地高辛水平较低时,尤其是伴随低钾血症、低镁血症或同时存在甲状腺功能低下时,应用时注意监测地高辛血药浓度,剂量应个体化。因此血药浓度的测定可为判断此类药物不良反应提供重要依据。

药物引起人体产生药品不良反应是一个复杂的过程,影响这种过程的因素同样是复杂多样的,这就给药物不良反应的识别带来许多困难,表现为对药物不良反应因果关系的判断常常具有某种程度的不确定性。

目前国际上对因果关系评价有多种方法,如 Karsh 和 Lasagna 方法、计分推算法及贝叶斯不良反应判断法等,其中以前者最为常用,我国借鉴此法并结合国情制订了因果关系分析评价的原则,并参照国际药物监测中心的分级方法,分为 6 级:肯定、很可能、可能、可能无关、待评价、无法评价。其中肯定、很可能、可能 3 个判定结果,可作为药品不良反应的主要判断依据。①肯定:用药及反应发生时间顺序合理;停药以后反应停止,或迅速减轻或好转;再次使用,反应再现,并可能加重(即激发试验阳性),同时有文献资料佐证,并已排除原患疾病等其他混杂因素影响。②很可能:无重复用药史,余同"肯定",或虽然有合并用药,但基本可排除合并用药导致反应发生的可能性。③可能:用药与反应发生时间关系密切,同时有文献资料佐证;但引发 ADR/ADE 的药品不止一种,或原患疾病病情进展因素不能排除。④可能无关:ADR/ADE 与用药时间相关性不密切,反应表现与已知该药的 ADR/ADE 不吻合,原患疾病发展同样可能有类似的临床表现。⑤待评价:报表内容填写不齐全,等待补充后再评价,或因果关系难以定论,缺乏文献佐证。⑥无法评价:报表缺项太多,因果关系难以定论,资料又无法补充。

笔记

当难以判断药物与不良反应相关性时,还可采用 Naranjo 概率量表判断,该量表将药物与不良反应相关性分为"肯定""很可能""可能"和"怀疑"4 个等级。量表评定为 9 分表示"肯定",5 ~ 8 分为"很可能"、1 ~ 4 分为"可能"、0 分为"怀疑"。药品不良反应 Naranjo 概率量表如表 4-1 所示。

表 4-1　Naranjo 药品不良反应判定概率量表

需要回答的问题	是	否	未知
1. 对于本反应是否已有结论性的报告?	+1	0	0
2. 是否本反应发生于可疑药物用药后?	+2	−1	0
3. 停药后或应用特异性拮抗药后反应是否减轻?	+1	0	0
4. 重新用药后该反应是否又重新出现?	+2	−1	0
5. 是否有引起该反应的其他原因?	−1	+2	0
6. 应用安慰剂后该反应是否出现?	−1	+1	0
7. 血药浓度是否达到中毒浓度?	+1	0	0
8. 增加或减少药物剂量不良反应是否随之增强或减弱?	+1	0	0
9. 患者既往应用同样或类似药物是否出现过类似反应?	+1	0	0
10. 不良反应是否有客观依据证实?	+1	0	0

二、药物不良反应的监测

药品上市前都须经过一系列的临床试验研究,但这并不足以完全保证药物治疗的安全性。这是由于上市前的临床试验存在其固有的局限性:①病例少;②研究时间短;③经过筛选的试验对象与上市后的实际用药人群有差别,老年人、儿童、孕妇和有合并症的患者常被排除在临床试验之外;④用药方案与观测指标受限。比如为避免影响试验药的疗效判断,严格限制合并用药;观察项目的设定主要针对疗效指标和可预见的药物不良反应,未列入观察要求的临床现象则可能被疏漏。由于药品上市前研究存在的这些局限性,一些发生率较低、潜伏期较长的药物不良反应只有在药品上市后广泛应用的过程中才有可能被发现和认识。因而,被正式批准上市的药品,并不意味着对其临床评价的结束,而是表明已具备在社会范围内对其进行更深入研究的条件。其中药物不良反应监测更是药物上市后研究的重要内容。

主要的药物不良反应监测方法包括以下几种:

1. 自发呈报系统(spontaneous reporting system)　由国家或地区设立专门的药品不良反应监察中心,负责收集、整理、分析由医疗机构和药品的生产与经营企业自发呈报的药品不良反应报告,并反馈相关信息。自发呈报系统的主要作用是可以极早地发现潜在的药品不良反应的信号(signal),即关于一种不良事件与某一药品间可能存在因果关系的报道信息。基于这种信号可以形成假说供进一步研究,并使药品不良反应得到早期警告。对于罕见药品不良反应的发现,自发呈报是唯一可行的方式,也是发现任何新的、发生在特殊人群中的药品不良反应最经济的方式。因此,在药物不良反应监测中自发呈报系统占有极其重要的地位。

2. 医院集中监测(hospital intensive monitoring)　指在一定的时间和范围内,根据研究目的详细记录特定药物的使用和药物不良反应的发生情况。医院集中监测可以是患者源性监测(patient-oriented monitoring),即以患者为线索了解用药及药物不良反应情况;也可以是药物源

笔记

性监测（drug-oriented monitoring），即以药物为线索对某一种或几种药物的不良反应进行考察。

3. **病例对照研究（case-control study）**　是通过调查一组发生了某种药物不良事件的人群（病例）和一组未发生该药物不良事件的人群（对照），了解过去有无使用过（或曾暴露于）某一可疑药物的历史，然后比较两组暴露于该药物的百分比（暴露比），以验证该药物与这种药物不良事件间的因果关系。如果病例组的药物暴露比显著高于对照组，则提示该药物的使用与这种药物不良事件的发生之间有很强的因果联系。这是一种由"果"（药物不良事件）及"因"（药物）的研究方法。

4. **队列研究（cohort study）**　将人群按是否使用某药物分为暴露组与非暴露组，然后对两组人群都同样地追踪随访一定时期，观察在这一时期内两组药物不良事件的发生率，从而验证因果关系的假设。如果暴露组的某药物不良事件的发生率显著高于非暴露组，则说明该药物与这一药物不良事件的发生有关。这是一种由"因"（药物）及"果"（药物不良事件）的研究方法，它能比上述病例对照研究提供更直接、更有力的因果关系判断。

5. **记录联结（recorded linkage）**　通过一种独特方式把分散在不同数据库里的相关信息（如出生、婚姻、住院史、处方、家族史等等）联结起来，以发现与药物有关的不良事件的方法。它可以充分利用计算机技术和现有的医疗信息资源，高效率地获取药物不良反应监测所需的数据，而且不干扰正常的医疗活动。

6. **处方事件监测（prescription event monitoring）**　是一种非干预性、观察性队列研究方法，通过收集新上市药品的处方，要求医生填写问卷，询问患者使用某药品后的结果。通过收集处方来积累数据，从中找出 ADR 信号，计算其发生率和报告率。该呈报方法不干预医师对患者选用某种药物的决定，不要求报告医师评价每例事件与药物的相关性，它的资料来自日常临床用药的患者，而不是经过筛选的人群，因而具有真实用药的代表性。该方法是监测新上市药品使用安全性的有效方法，是自发呈报系统有益的补充。目前世界上只有少数几个国家在开展本计划。此项计划的开展需要完善的医疗保健体制、医疗从业人员高度的职业使命感和充足的经费，因此在发展中国家难以开展。目前我国没有类似的相关计划。上述药物不良反应监测方法主要特点对比见表4-2。

表4-2　常用不良反应监测方法及其特点

方法	优点	缺点
自发呈报	● 监测范围广，参与人员多 ● 不受时间、空间限制 ● 是不良反应的主要信息源	● 最大的缺陷是漏报 ● 不能计算不良反应的发生率 ● 报告的随意性易导致资料偏差，如过度归因与低归因
医院集中监测	● 可计算不良反应的发生率并探讨其危险因素 ● 资料详尽，数据准确可靠	● 数据代表性较差、缺乏连续性 ● 费用较高，应用受到一定限制
病例对照研究	● 样本需要量少、耗时短、适合罕见及长潜伏期不良反应研究 ● 可同时对多个可疑药物进行调查研究 ● 费用低、易组织实施	● 不能计算不良反应发生率和相对危险度 ● 易发生回忆偏倚、选择偏倚，影响资料的准确性
队列研究	● 能计算不良反应发生率和相对危险度和归因危险度 ● 可对同一药物的多个可疑不良反应进行研究 ● 前瞻性研究易于控制偏倚、结果较准确	● 样本量大、耗时长、费用高，不适合发生率低、潜伏期长的不良反应研究 ● 因失访、改变用药方案等造成研究实施困难

续表

方法	优点	缺点
记录联结	● 代表了高效率进行药物流行病研究的发展方向 ● 充分利用现有医疗信息资源、缩短研究周期 ● 能进行大样本、长时程、各种设计类型的研究	● 受医疗数据电子化程度等诸多因素限制、前期工作量大 ● 需多部门协作、组织实施复杂
处方事件监测	● 非干预性,对医生处方习惯、处方药物无影响 ● 对以后发生的不良反应敏感,药物选择偏倚 ● 可探测潜伏期较长的不良反应,费用低,数据可靠	● 不运用随机临床治疗,可信性取决于医生不良反应的收集

三、药 物 警 戒

(一) 药物警戒的定义

世界卫生组织国际药物监测合作中心关于药物警戒(pharmacovigilance)的定义如下:药物警戒是与发现、评价、理解和预防不良反应或其他任何可能与药物有关问题的科学研究与活动。药物警戒不仅涉及药物的不良反应,还涉及与药物相关的其他问题,如不合格药品、药物治疗错误、缺乏有效性的报告、对没有充分科学根据而不被认可的适应证的用药、急慢性中毒的病例报告、与药物相关的病死率的评价、药物的滥用与错用、药物与化学药物、其他药物和食品的不良相互作用。近年来药物警戒的范畴扩大至中草药、传统医药、非标准药物、血液制品、疫苗和医疗器械等。

药物警戒与药物不良反应监测的含义相近,它们的最终目的都是为了提高临床合理用药的水平,保障公众用药安全,改善公众身体健康状况,提高公众的生活质量。但是二者工作内容有显著区别:药物警戒涵括了药物从研发直到上市使用的整个过程,不仅涉及不良反应监测,还涉及与药物相关的其他问题。例如低于法定标准的药品,药物与化合物、药物及食物的相互作用;用药错误;缺乏疗效的报告;药品用于无充分科学依据并未经核准的适应证;急性与慢性中毒病例报告;药物相关死亡率的评价;药物滥用与误用等。而药品不良反应监测仅仅是指药品上市前提下的监测,是一种相对被动的手段。药物警戒则是积极主动的开展药物安全性相关的各项评价工作。药物警戒是对药品不良反应监测的进一步完善。

(二) 药物警戒的主要工作内容

药物警戒的主要工作内容包括:①早期发现未知的药品不良反应及其相互作用;②发现已知药品不良反应的增长趋势;③分析药品不良反应的风险因素和可能的机制;④对风险/效益评价进行定量分析,发布相关信息,促进药品监督管理和指导临床用药。药物警戒要求有疑点就上报,不论药品的质量、用法、用量正常与否,更多的重视以综合分析方法探讨因果关系,容易被广大报告者接受。

药物警戒工作涉及多学科交叉融合,包括基础药理学、临床药理学、毒理学、临床医学、流行病学、药物遗传学等,通常需要不同领域的专业人员在一个协调良好的框架组织中共同工作。

(三) 药物警戒的目的

药物警戒的目的包括:①评估药物的效益、危害、有效及风险,以促进其安全、合理及有效地应用;②防范与用药相关的安全问题,提高患者在用药、治疗及辅助医疗方面的安全性;③告知患者药物相关的安全问题,对患者进行培训教育,增进涉及用药的公众健康与安全的认识。

第四节　药物不良反应的防治原则

药物通过调整机体原有的功能状态而产生效应,这种"调整"的程度和范围目前还不能完全受到人们的控制。因此,药物治疗在取得疗效的同时也伴随着药物不良反应的风险。理想的药物治疗是以最小的药物不良反应风险来取得最佳的治疗效果。

一、药物不良反应的预防原则

1. **详细了解患者的病史,正确对症用药**　在正式确定治疗方案和选定治疗药物前,详细了解患者的病史、药物过敏史和用药史,对某药有过敏史的患者应终身禁用该药;对可能发生严重过敏反应的药物,可通过皮肤试验等方法来筛查有用药禁忌的患者。

2. **严格掌握药物的用法用量,区分个体用药**　药物治疗中严格遵照说明书的用法、剂量、适应证和禁忌证,并根据患者的生理与病理学特点实行个体化给药。不同人群根据需要调整药物用法和剂量。例如老年人用药量从小剂量开始,特别是以前从未用过的新药,应从成人剂量的 1/4 ～ 1/3 开始,然后逐渐加量,直至最低有效维持量;对于儿童,尤其新生儿,其剂量应按体重或体表面积计算,用药期间应加强观察;对于孕妇或哺乳妇女,必须选用药物治疗时,应当参照药品危险等级分类和药品哺乳期安全性的资料,慎重选择。

3. **合理选择联合用药种类,避免不必要的联合用药**　联合用药要注意药物相互作用,可用可不用的药物尽量不用;在必须联合用药时,要兼顾增加疗效与减少药物不良反应。

4. **密切观察患者用药反应,必要时监测血药浓度**　对于长期用药患者来说,如用头孢类、氨基糖苷等抗生素以及利尿剂,应定期监测肝功能、肾功能、电解质及酸碱平衡;长期使用地高辛、氨茶碱的患者尽可能到有条件的医院做血药浓度监测。一旦发现异常反应,应尽快查明原因,及时调整剂量或更换治疗药物。

5. **提高患者防范意识,及时报告异常反应**　最早发现药物不良反应症状的往往是患者自己,因此不仅要向患者介绍药品的疗效,还应详细地解释相关的药物不良反应和用药注意事项的信息,告诫出现药物不良反应早期征兆时的应对方法,从而增强患者对药物不良反应和药源性疾病的防范意识,提高用药的依从性。

6. **加强对执业者的专业水平训练和职业道德教育,避免用药错误**　有相当部分的药物不良反应和药源性疾病的发生与医药人员在处方、配制、发药和用药过程中的差错、事故有关,这类药物不良反应属"可避免的药物不良反应"。通过加强对医师和药师的专业技能训练和职业道德教育,可在一定程度上减少这类药物不良反应的发生。

二、药物不良反应的治疗原则

当发生药物不良反应甚至出现药源性疾病时,必须迅速采取有效措施,积极进行治疗。

1. **停用可疑药物**　在药物治疗过程中,若怀疑出现的病症是由于药物所引起而又不能确定为某药时,如果治疗允许,最可靠的方法是首先停用可疑药物甚至全部药物,这样处理不仅可及时终止致病药物对机体的继续损害,而且有助于药物不良反应的识别。停药后,症状的减轻或消失可以提示疾病的药源性。若治疗不允许中断,对于 A 型药物不良反应往往可通过减量或者换用一种选择性更高的同类药物;对于 B 型药物不良反应则通常必须更换药物。

2. **采取有效的救治措施**　多数药物不良反应在经过上述处理后均可逐渐消失,恢复正常。对较严重的药物不良反应和药源性疾病则需采取进一步措施。

(1)减少药物吸收:药物皮下或皮内注射于四肢者,可将止血带缚于注射处近心端,以延缓其吸收。对口服用者,可用 1 : 1000 ～ 1 : 5000 高锰酸钾溶液反复洗胃;通过机械刺激咽喉促使

笔记

呕吐,也可皮下注射阿扑吗啡 3 ~5mg 或口服 1% 硫酸铜溶液 100 ~200ml 催吐;使用毒物吸附剂如药用炭吸附药物,同时用导泻剂(如 70% 山梨醇)将已吸附药物的吸附剂排出体外。

(2)加速药物排泄:可使用利尿剂配合输液,迫使药物排出体外。通过改变体液的 pH,加速药物排泄。如弱酸性药物阿司匹林、巴比妥类引起的严重不良反应,可静脉输注碳酸氢钠碱化血液和尿液 pH,促进药物排除。碳酸锂过量中毒,静脉输注 0.9% 氯化钠注射液有助于锂排除。有条件时,还可通过人工透析排除体内滞留的过量药物。

(3)使用解救药物:利用药物的相互拮抗作用降低药物的药理活性,达到减轻或消除药物不良反应的目的。例如,阿托品对抗毛果芸香碱的毒性反应,纳洛酮解救吗啡中毒,鱼精蛋白中和肝素,地高辛抗体片段解救地高辛中毒等。这些均属于特异性的解救药物,及时用药,效果明显。当缺少特异性解救药物时,则可采取对症支持疗法,为药物不良效应的衰减争取时间。需要强调的是,并非所有的药物不良反应都需要药物治疗,尤其是轻度的一般性药物不良反应,不要忽视机体自身的消除与代偿机制。发生药物不良反应时过度依赖药物治疗有时会造成 A 药→ADR$_A$→B 药→ADR$_B$→……的瀑布式药物不良反应。

(4)药物过敏反应的抢救:当发生药物过敏性休克时,应立即停止使用可疑过敏药物,并分秒必争地就地抢救,以免延误救治时机。在使用易引起过敏性休克的药物时,应注意做好急救准备。对大多数过敏性休克,最常用的急救药物是肾上腺素,还可加用糖皮质激素,并给予保持气道通畅、吸氧等措施。对皮肤黏膜等过敏反应,可使用氯雷他定、氯苯那敏、异丙嗪、依巴斯汀、苯海拉明等抗过敏药物,还可视病情使用糖皮质激素、皮肤局部治疗等。如继发感染,可给予抗菌药物治疗。在使用抗菌药物时,要考虑到患者可能处于高敏状态,原发反应可能就是由于抗菌药物引起或可能发生交叉过敏反应,应注意选择患者不会过敏的药物谨慎试用,并密切观察;用的药物种类不宜过多,亦不要随便增加或调换药物,以免出现新的反应导致病情恶化。

【病例分析】

病情介绍　女性患者,56 岁,高血压、心衰和 2 型糖尿病史。患者因腹痛并向背部放射,恶心、呕吐、食欲减退、头痛、低热(38.7℃)和黄疸等症状入院。近 6 个月以来,服用地高辛(0.25mg/d)、氢氯噻嗪(25mg/d)、罗格列酮(1mg/d)和二甲双胍(500mg/d)。2 月前为预防骨质疏松开始服用阿法骨化醇(2μg/d)和钙剂(1000mg/d)。实验室检查以下指标升高:淀粉酶549U/L,血糖166mg/dl,白细胞14400/mm^3,胆红素4.2mg/dl,血钙12mg/dl。超声检查显示胰腺水肿,未见结石和囊肿。判断为药物所致胰腺炎,可能系药物所致高血钙引起,可疑药物为氢氯噻嗪、阿法骨化醇和钙剂。停用可疑药物,并采用对症治疗,入院 3 天后淀粉酶降至正常水平,第 5 日出院。

用药分析　有报道指出应用治疗剂量噻嗪类利尿剂 2 周至 1 年可以诱发胰腺炎,其机制可能由于该类药物减少钙离子自肾脏排泄,升高血钙浓度,增加胰腺管结石发生的危险性,以及增加胰蛋白酶原向胰蛋白酶的转化。另外阿法骨化醇的不良反应之一是血钙浓度升高,该患者同时又在补充钙剂。氢氯噻嗪与阿法骨化醇的相互作用可以增加血钙升高的危险性,增加胰腺炎发生的概率。此外氢氯噻嗪与地高辛相互作用可能引起恶心、呕吐和心律失常等。采用 Naranjo 药物不良反应判定概率量表分析,该患者得分为 +7,判断为该患者胰腺炎很可能由氢氯噻嗪引起。鉴于胰腺炎的危害性,以及伦理学原因,未对该患者进行再激发观察。

【思考题】

1. 药物不良事件和药物不良反应有何不同? 药物不良反应的类型有哪些?

2. 药物不良反应监测的方法有哪些? 各种监测方法的优缺点是什么? 应采取哪些措施预防或治疗药物不良反应?

(史国兵　罗晓星　任天舒)

笔记

第五章 药物相互作用

第一节 概 述

一、药物相互作用的定义

药物相互作用(drug interaction)是指同时或相继使用两种或两种以上药物时,由于药物之间的相互影响而导致其中一个或几个药物作用的强弱、持续时间甚至性质发生不同程度改变的现象。临床上,药物相互作用对患者的影响可以分为:对患者有益的、无关紧要的和有不良影响的三种情况。虽然临床上多药联用的情况非常普遍,但药物相互作用常常只在对患者有不良影响时才引起充分注意。所以狭义的药物相互作用通常是指两种或两种以上药物同时或相继使用时产生的不良影响,可以是药效降低甚至治疗失败,也可以是毒性增加,这种不良影响是单一药物应用时所没有的。

一个典型的药物相互作用对(interaction pair)由两个药物组成:药效发生变化的药物称为目标药(object drug 或 index drug),引起这种变化的药物称为相互作用药(interacting drug)或促发药(precipitating drug)。一个药物可以在某一相互作用对中是目标药(如苯妥英钠-西咪替丁),而在另一相互作用对中是相互作用药(如多西环素-苯妥英钠)。

二、药物相互作用的分类

(一)按发生机制分类

1. **药动学相互作用** 药物在其吸收、分布、代谢和排泄过程的任一环节发生相互作用,均可影响药物在血浆或其作用靶位的浓度,最终使其药效或不良反应发生相应改变。

2. **药效学相互作用** 两种或两种以上的药物作用于同一受体或不同受体,产生疗效的协同、相加或拮抗作用,对药物的血浆或作用靶位的浓度可无明显影响。

应当注意的是,有时药物相互作用的产生可以是几种机制并存的。

(二)按严重程度分类

1. **轻度药物相互作用** 造成的影响临床意义不大,无须改变治疗方案。如对乙酰氨基酚能减弱呋塞米的利尿作用,但并不会显著影响临床疗效,也无须改变剂量。

2. **中度药物相互作用** 药物联用虽会造成确切的不良后果,但临床上仍会在密切观察下使用。如异烟肼与利福平合用,利福平是肝药酶诱导剂,会促进异烟肼转化为具有肝毒性的代谢物乙酰异烟肼,而利福平本身也有肝损害作用,两者合用会增强肝毒性作用,但两药联用对结核杆菌有协同抗菌作用,所以这一联合用药对肝功能正常的结核病患者仍是首选用药方案之一,但在治疗过程中应定期检查肝功能。

3. **重度药物相互作用** 药物联用会造成严重的毒性反应,需要重新选择药物,或须改变用

笔记

药剂量及给药方案。如抗过敏药特非那定、阿司咪唑与咪唑类抗真菌药、大环内酯类抗生素合用可引起严重心脏毒性，需要停用其中的一个联用药物。骨骼肌松弛药与氨基糖苷类抗生素庆大霉素等合用，可能增强及延长骨骼肌松弛作用甚至引起呼吸肌麻痹，因此麻醉前后禁用庆大霉素等抗生素。

此外，按药物相互作用发生的概率大小可分为：肯定、很可能、可能、可疑、不可能等几个等级。这主要是根据已发表的临床研究、病例报告或体外研究、临床前研究等文献结果进行判断。按发生的时间过程，有的药物相互作用可立即发生，如四环素类抗菌药与含钙、铝、镁的抗酸药发生络合反应，可使四环素的吸收立即下降。另一些药物相互作用的影响可能需要数小时或几天才表现出来。如华法林的抗凝作用可被合用的维生素 K 逐渐减弱。

第二节　药物相互作用的机制

一、药动学相互作用

（一）影响药物吸收的相互作用

药物相互作用对药物吸收的影响可以表现在两个方面：吸收速率和吸收程度。吸收速率的改变则可引起药物达到峰浓度的时间发生变化，但是对一个消除速率很快的药物，吸收速率延缓也有可能使体内药物浓度达不到阈浓度而致治疗失败。对吸收程度的影响，则可能使体内药物的浓度或吸收量发生变化，进而影响治疗效果。

口服是最常用的给药途径，药物在胃肠道吸收这一过程受多种因素的影响，包括胃肠道 pH、药物的 pK_a 和脂溶性、剂型、消化道运动状态、菌群和血流量等。

1. 胃肠道 pH 的影响　胃肠道的 pH 可通过影响药物的溶解度和解离度进而影响它们的吸收。固体药物必须首先溶解于体液中，才能进行跨膜转运。某些抗真菌药如伊曲康唑需要在酸性环境中充分溶解才能吸收，因而不宜与抗酸药、H_2 受体拮抗剂或质子泵抑制剂合用。如患者应用伊曲康唑治疗播散性组织胞浆菌病时，同时合用质子泵抑制剂奥美拉唑，由于胃腔的酸性显著降低，伊曲康唑吸收减少，血药浓度未达治疗水平，可使原已得到控制的组织胞浆菌病出现反复。

大多数溶解在体液中的药物都是以解离型和非解离型混合存在的。药物的非解离部分脂溶性较高，易借助简单扩散通过细胞膜被吸收，而解离型药物脂溶性较低，难以通过细胞膜。因此能改变胃肠道 pH 的药物，会影响目标药的解离度进而影响其吸收。如抗酸药可升高胃肠道 pH，导致弱酸性药物磺胺类、氨苄西林、水杨酸类、巴比妥类等解离增加，从而吸收减少。这类相互作用应尽可能避免，一般须分开给药，至少间隔 2～3 小时。质子泵抑制剂的影响时间则更长。

2. 结合与吸附的影响　钙、镁、铝等二、三价离子能与四环素类抗生素、异烟肼、左旋多巴等形成不溶性的络合物而影响吸收。喹诺酮类抗菌药也可与这些金属离子络合，如抗酸药碳酸钙可使环丙沙星的吸收平均下降 40%。间隔 2 小时以上先后给药可避免这类相互作用。

双膦酸盐类（bisphosphonates）如依替膦酸钠（etidronate）、氯屈膦酸钠（clodronate）及阿仑膦酸钠（alendronate sodium）在治疗骨质疏松症时常与钙剂同时使用。有研究显示，当这两类药物同时服用时，二者的生物利用度均显著降低，可导致治疗失败。这种影响可通过适当调整给药方案来加以避免。比如可在 12 周的疗程中先服用 2 周的依替膦酸钠，再服 10 周钙剂。

降脂药考来烯胺（cholestyramine）、考来替泊（colestipol）等是阴离子交换树脂，对酸性分子如阿司匹林、地高辛、华法林、环孢素、甲状腺素等有很强的亲和力，妨碍了这些药物的吸收。药用炭、白陶土等吸附剂也可使一些与其一同服用的药物吸收减少，如林可霉素与白陶土同服，其血药浓度只有单独服用时的 1/10。这些相互作用同样可采用增加给药间隔时间的方法来加以避免。

3. 胃肠运动的影响 大多数口服药物主要在小肠上部吸收,因此改变胃排空和肠蠕动速度的药物能影响目标药物到达小肠吸收部位的时间和在小肠滞留的时间,从而影响目标药物吸收程度和起效时间。胃排空速度加快,使药物很快到达小肠吸收部位,起效快。甲氧氯普胺、西沙必利、多潘立酮可加速胃的排空,从而使目标药的血药峰浓度出现得更早更高。如甲氧氯普胺与对乙酰氨基酚合用,可使后者吸收加快,药效出现提前;抗胆碱药、抗酸药和镇静催眠药等则可减慢胃排空,导致目标药起效延迟。如溴丙胺太林与对乙酰氨基酚合用,则使对乙酰氨基酚的吸收速率减慢。

一般而言,胃肠蠕动加快,药物起效快,但在小肠滞留时间短,可能吸收不完全;胃肠蠕动减慢,药物起效慢,吸收可能完全。这在低溶解度和难吸收的药物中表现的比较明显。例如地高辛片剂在肠道内溶解度较低,与促进肠蠕动的甲氧氯普胺等合用,地高辛的血药浓度可降低约30%,有可能导致临床治疗失败;而与抑制肠蠕动的溴丙胺太林合用,地高辛血浓度可提高30%左右,如不调整地高辛剂量,就可能中毒;如口服快速溶解的地高辛溶液或胶囊,则溴丙胺太林对其吸收影响相对较小。但是,对那些在胃的酸性环境中会被灭活的药物如左旋多巴,抑制胃肠蠕动的药物可增加其在胃黏膜脱羧酶的作用下转化为多巴胺,从而降低其口服生物利用度。

4. 对肠吸收功能的影响 细胞毒类抗肿瘤药物如环磷酰胺、长春碱以及对氨基水杨酸、新霉素等能破坏肠壁黏膜,引起吸收不良。如环磷酰胺可使合用的地高辛吸收减少,血药浓度降低,疗效下降。接受这些能破坏肠壁黏膜的化疗药物的患者,其合用的苯妥英或维拉帕米的吸收可减少 20%~35%,并导致这二药的疗效下降。

5. 肠道菌群的改变 消化道的菌群主要位于大肠内,胃和小肠内数量极少。因此主要在小肠内吸收的药物较少受到肠道菌群的影响。口服地高辛后,在部分患者的肠道中,地高辛能被肠道菌群大量代谢灭活,如同时服用红霉素等能抑制这些肠道菌群的抗生素,可使地高辛血浆浓度增加一倍。

部分药物结合物经胆汁分泌,在肠道细菌的作用下可水解为有活性的原药而重吸收,形成肠肝循环。抗菌药物通过抑制细菌可抑制这些药物的肠肝循环。例如,抗生素可抑制口服避孕药中炔雌醇的肠肝循环,导致循环血中雌激素水平下降。

药物的相互作用多表现为妨碍吸收,促进吸收的例子较少。维生素 E 可促进灰黄霉素的吸收,使灰黄霉素的疗效增加 2 倍。另外,口服以外的给药途径也有可能产生相互作用而影响吸收。如临床上应用局麻药时,常加入微量肾上腺素以收缩血管,延缓局麻药的吸收,达到延长局麻药作用时间、减少不良反应的效果。

(二)影响药物分布的相互作用

影响药物分布的方式可表现为相互竞争血浆蛋白结合部位,改变游离药物的比例,或改变药物在某些组织的分布量,从而影响它在靶部位的浓度。

1. 竞争血浆蛋白结合部位 药物经吸收进入血循环后,大部分药物或其代谢产物均不同程度地与血浆蛋白发生可逆性结合。当药物合用时,他们可在蛋白结合部位发生竞争,结果是与蛋白亲和力较高的药物可将另一种亲和力较低的药物从血浆蛋白结合部位上置换出来,使后一种药物的游离型增多。由于只有游离型的药物分子才能跨膜转运,分布到各组织,产生生物活性,并被代谢、排泄,因此这种蛋白结合的置换可对被置换药的药动学与药效学产生一定的影响。

通过体外试验很容易证明,许多药物间均存在这种蛋白结合的置换现象。因此,过去一度认为它是临床上许多药物相互作用的一个重要机制。但近年来更深入的研究得出结论:大多数置换性相互作用并不产生严重的临床后果,因为置换使游离型药物增多的同时,相应的分布、消除的比例也增加,仅引起血药浓度的短暂波动。

保泰松与华法林的相互作用研究是对蛋白结合置换现象的临床意义进行重新认识的典型例子。保泰松可以增强华法林的抗凝作用而致出血不止。过去一直认为保泰松将华法林从其血浆蛋白结合部位置换出来,游离型华法林浓度升高导致出血。并据此认为任何非甾体类抗炎药(NSAID)均以这种方式增强华法林的抗凝作用。现在的研究认识到,华法林是 R 和 S 两种异构体的混合物,S 异构体的活性较 R 强 5 倍;保泰松除了竞争置换出华法林外,还可抑制 S-华法林的代谢(由 CYP2C9/18 催化),促进 R-华法林代谢(由 CYP1A2、CYP3A4 催化),这样,表面上药物总的半衰期不变,但血浆中活性高的 S-华法林的比例增大,因而抗凝作用增强。

药物在蛋白结合部位的置换反应能否产生明显的临床后果,取决于目标药的药理学特性,那些蛋白结合率高、分布容积小、半衰期长和安全范围小的药物被置换下来后,往往发生药物作用的显著增强而容易导致不良的临床后果。表 5-1 列出了一些常见的通过血浆蛋白置换而发生药物相互作用的实例。

表 5-1　血浆蛋白置换引起的药物相互作用

目标药(被置换药物)	相互作用药	临床后果
甲苯磺丁脲	水杨酸类、保泰松、磺胺药	低血糖
华法林	水杨酸类、水合氯醛	出血倾向
甲氨蝶呤	水杨酸类、呋塞米、磺胺药	粒细胞缺乏症
硫喷妥钠	磺胺药	麻醉延长
卡马西平、苯妥英钠	维拉帕米	两药毒性增强

2. 改变组织分布量

(1)改变组织血流量:某些作用于心血管系统的药物可通过改变组织血流量而影响与其合用药物的组织分布。例如去甲肾上腺素减少肝脏血流量,使得利多卡因在肝脏的分布量减少,导致代谢减慢、血药浓度增高。而异丙肾上腺素增加肝脏血流量,可降低利多卡因血浓度。

(2)组织结合位点上的竞争置换:与药物在血浆蛋白上的置换一样,类似的反应也可发生于组织结合位点上。由于组织结合位点的容量一般都很大,通常对游离血药浓度影响不大,但有时也能产生有临床意义的药效变化。例如奎尼丁能将地高辛从骨骼肌的结合位点上置换下来,可使 90% 患者地高辛的血药浓度升高约一倍,两药合用时,应减少地高辛用量的 30% ~50%。

(三)影响药物代谢的相互作用

影响药物代谢的相互作用的发生率约占药动学相互作用的 40%,具有重要的临床意义。药物代谢的主要场所是肝脏,肝脏进行生物转化主要依赖于微粒体中的多种酶系,其中最重要的是细胞色素 P_{450} 混合功能氧化酶系(cytochrome P_{450},简称 CYP),目前已知约有 25000 个化合物受其催化氧化,而在 CYP 中最重要的是 CYP3A4 亚族,不仅酶蛋白含量占组成的 25% ~30%,功能上也占被 CYP 代谢药物总量的 50% ~60%。CYP 活性可受多种因素的影响,尤其是药物能显著影响它们的活性。表 5-2 列出了常见的各种 CYP 的底物、抑制剂和诱导剂。通过表 5-2 有助于推测涉及 CYP 的药物相互作用。当一个 CYP 的底物与 CYP 诱导剂合用时,底物代谢加快,作用减弱;如与抑制剂合用时则相反。当一个药物是某个 CYP 的底物时,同时也可认为它是这种 CYP 的抑制剂,虽然抑制强度不等。CYP 的抑制剂不一定是其底物,例如奎尼丁是目前已知的 CYP2D6 最强的抑制剂,但它本身却通过 CYP3A4 代谢。另外,西咪替丁是多种 CYP 的抑制剂,苯巴比妥则可诱导多种 CYP。

笔记

表 5-2　主要 CYP 的常见底物、抑制剂、诱导剂

CYP	底物	抑制剂	诱导剂
1A2	氯氮平	环丙沙星	苯妥英
	丙米嗪	西咪替丁	利托那韦
	萘普生	氟伏沙明	奥美拉唑
2C9	布洛芬	胺碘酮	利福平
	格列吡嗪	氟康唑	苯巴比妥
	S-华法林	异烟肼	
2C19	奥美拉唑	氟伏沙明	利福平
	地西泮	奥美拉唑	
	阿米替林		
2D6	普罗帕酮	奎尼丁	未见报道
	帕罗西汀	西咪替丁	
	可待因	胺碘酮	
2E1	对乙酰氨基酚	双硫仑	乙醇（长期）
	乙醇		异烟肼
3A4	克拉霉素	利托那韦	卡马西平
	环孢素	酮康唑	利福平
	奎尼丁	红霉素	糖皮质素类
	利托那韦	维拉帕米	苯妥英
	硝苯地平	西咪替丁	苯巴比妥
	特非那定	胺碘酮	

1. 酶的抑制　临床上因 CYP 的抑制而引起的药物相互作用远较 CYP 诱导所引起的常见。多数 CYP 抑制的机制相对简单,抑制作用主要发生在酶蛋白水平上,由抑制剂(inhibitor)占据相应酶的一定部位,从而使酶代谢其他药物的活性减弱,可不伴有酶蛋白含量的减少。有时酶活性的下降也由基因转录、酶蛋白合成等水平的降低引起,此时酶活性降低,可伴有酶蛋白含量的减少。酶抑制的过程通常要比酶诱导快得多,只要肝脏中的抑制剂达到足够的浓度即可发生。根据抑制剂与酶结合的情况,分为竞争性抑制和非竞争性抑制。

竞争性抑制指的是抑制剂和底物竞争游离酶的结合部位,其结合是可逆的。抑制程度取决于抑制剂与底物的相对浓度和对酶的相对亲和力。理论上受相同 CYP 催化的药物彼此可互为竞争性抑制剂(competitive antagonist)。如奥美拉唑通过细胞色素 CYP2C19 代谢,会延长其他酶解底物如地西泮、苯妥英的代谢。

非竞争性抑制剂(noncompetitive antagonist)与酶的结合多是不可逆的,或能引起酶构型的改变,从而干扰底物与酶的结合。如克拉霉素经 CYP3A4 催化生成的代谢物,能与 CYP3A4 分子中血红蛋白的亚铁形成亚硝基烷羟复合物而使药酶失去活性,如与同为 CYP3A4 底物的阿司咪唑、环孢素、HMG-CoA 还原酶抑制剂等合用,可使后者的代谢显著减慢,不良反应增加。

除 CYP 的抑制,其他代谢酶的抑制在药物相互作用中也有出现。如硫唑嘌呤与别嘌醇合用,可导致硫唑嘌呤作用增强,骨髓抑制明显。因别嘌醇抑制黄嘌呤氧化酶,而该酶是主要参与硫唑嘌呤代谢的限速酶之一,能将 6-巯嘌呤(硫唑嘌呤的活性代谢物)转化成硫尿酸盐而灭活。当二者必须同时服用时,硫唑嘌呤的剂量应该大大降低。

笔记

虽然药物代谢酶的抑制可导致相应目标药在体内清除减慢,体内药物浓度升高。但药物代谢酶抑制剂能否引起有临床意义的药物相互作用取决于多种因素。

(1)目标药的毒性及治疗窗的大小。能产生具有临床意义药物相互作用的药物,通常其治疗窗很窄,即治疗剂量和中毒剂量之间的范围很小;或其剂量-反应曲线陡峭,药物浓度虽然只有轻微改变,但是其效果差异变化显著。如主要由CYP3A4代谢的抗过敏药阿司咪唑具有心脏毒性,与红霉素等CYP3A4抑制剂合用时,由于代谢受阻,血药浓度显著上升,可出现致死性的心脏毒性。

(2)是否存在其他代谢途径。如果目标药可由多种CYP催化代谢,当其中一种酶受到抑制时,药物可代偿性经由其他途径代谢消除,药物代谢速率所受影响可不大。但对主要由某一种CYP代谢的药物,如果代谢酶受到抑制,则容易产生明显的药物浓度和效应的变化。例如,研究发现唑吡坦(zolpidem)可分别由CYP3A4(61%)、CYP2C9(22%)、CYP1A2(14%)、CYP2D6(<3%)和CYP2C19(<3%)代谢,而三唑仑(triazolam)几乎仅靠CYP3A4代谢。当合用CYP3A4抑制剂时,唑吡坦的血药浓度-时间曲线下面积AUC会有明显增加,而三唑仑的AUC会有更高幅度的增加。

(3)与能抑制多种CYP的药物合用。有些药物能抑制多种CYP,在临床上容易发生与其他药物的相互作用。例如H₂受体拮抗剂西咪替丁,其结构中的咪唑环可与CYP中的血红素部分紧密结合,因此能抑制CYP1A2、2D6、3A4等多种CYP,分别影响丙米嗪、氯丙嗪、硝苯地平等药物在体内的代谢。目前已报道有70多种药物的肝清除率在与西咪替丁合用后出现不同程度的下降。临床上当药物与西咪替丁合用时,应注意调整剂量,必要时可用雷尼替丁代替西咪替丁。

药酶抑制引起的药物相互作用常常导致药物作用的增强及不良反应的发生,但也有例外,如奎尼丁是CYP2D6的抑制剂,而可待因须经CYP2D6代谢生成吗啡产生镇痛作用,两者合用可使可待因的镇痛作用明显减弱,药效降低。另一方面,如能掌握其规律并合理地加以利用,也能产生有利的影响。例如,用于治疗HIV感染的蛋白酶抑制剂沙奎那韦生物利用度较低,需3600mg/d才能达到有效血药浓度。同类药利托那韦是CYP3A4抑制剂,如用小剂量的利托那韦与沙奎那韦合用,则可使沙奎那韦的日用量从3600mg减至800mg,在保持疗效的同时减少该药剂量,降低治疗成本。

2. **酶的诱导**　药物在体内经生物转化后药理活性发生改变,其中大多数药物活性下降或消失,少数药物可被活化。酶诱导使目标药的代谢加快,一般是导致作用减弱或作用时间缩短。器官移植患者应用免疫抑制剂环孢素和糖皮质激素,如合并结核病应用利福平,由于利福平的酶诱导作用,可导致上述二药的代谢加快,药效下降,出现移植排斥。CYP的诱导可表现为DNA转录为mRNA和酶蛋白合成的增加,这一过程一般需要数天或数周,取决于诱导剂(inductor)的剂量、消除半衰期和被诱导酶的动力学特性。诱导剂的剂量越大,消除半衰期越短(达到稳态浓度快),被诱导酶的合成与降解周期越短,则诱导作用出现越快。

在某些情况下,应在合用和停用酶诱导剂时对原治疗药物的给药方案进行相应调整,以避免酶诱导引起的不利的药物相互作用。例如,苯巴比妥、利福平、苯妥英等药物可诱导CYP2C9,使CYP2C9的底物高活性的S-华法林在体内的血浆半衰期显著缩短,抗凝作用减弱,需增加华法林剂量至原剂量的2～10倍,才能维持原来对凝血酶原时间的延长效果。此时如果停用酶诱导剂,可使血浆中华法林浓度显著上升,除非相应降低华法林的剂量,否则可引起致命性大出血。

需要指出的是,酶诱导促使药物代谢增加,但不一定均导致药物疗效下降。因为有些药物的代谢产物与原药的药理活性相同,有些代谢产物活性甚至大于原药的药理活性,这种情况下酶促反应反而使药效增强。如环磷酰胺在体外无活性,只有经CYP2C9代谢活化生成磷酰胺氮

笔记

芥,才能烷化 DNA 进而发挥其药理作用,抑制肿瘤细胞的增殖与生长。与 CYP2C9 诱导剂利福平合用,则起效加快,药效与毒性都增强。另外,如果药物经代谢生成毒性代谢产物,与酶诱导剂合用就可能会导致不良反应增加。如嗜酒者应用治疗剂量的对乙酰氨基酚,可引起严重的肝损害。这是由于长期饮酒诱导 CYP2E1,对乙酰氨基酚代谢为有肝毒性的羟化物的量增加,加之嗜酒者一般都有营养不良,谷胱甘肽缺乏,不足以解除代谢物的毒性,易引起肝功能的损害。异烟肼与利福平合用使患者药物性肝炎的发生率增高也与利福平的酶诱导作用有关,即利福平诱导异烟肼代谢生成具肝毒性的乙酰异烟肼加快。

3. 肠道 CYP 和 P-糖蛋白的影响　CYP 不仅存在于肝脏,在肠道上皮中也有高表达,约占肝脏中酶含量的 20% ~ 50%,其中含量最丰富的同样是 CYP3A4。空肠上皮细胞和肝细胞中 CYP3A4 的 cDNA 的序列相同,活性相似,其功能主要参与药物在肠道的首过消除。尽管小肠绒毛的血流量低于肝脏,但肠腔上的绒毛表面积大,有利于 CYP 与药物的接触,因此近年来肠道 CYP,尤其肠道 CYP3A4 倍受关注。已知能抑制肠道 CYP3A4 的药物可显著提高 CYP3A4 底物的生物利用度。

P-糖蛋白(P-glycoprotein,P-gp)是一种跨膜转运蛋白,在体内广泛存在,如胃肠道上皮、肝、肾和构成血脑屏障的内皮细胞。研究发现 P-gp 的正常生理功能主要是通过在 ATP 酶供能下外排进入细胞的异源性物质,从而防止异物或有害物质对细胞的侵害。P-gp 在肿瘤细胞的过量表达被认为与许多化疗药物的耐药性形成有关。已知现有的 90% 以上的药物都可能是 P-gp 的底物,肠道上皮细胞上的 P-gp 通过外排作用将药物转运回肠腔,限制药物的吸收,从而降低药物的生物利用度。利用基因敲除动物进行的研究发现,给 mdr1α(- / -)小鼠(mdr1α 为啮齿类动物 P-gp 编码基因之一)紫杉醇灌胃后的血浆 *AUC* 比野生型小鼠高 6 倍。临床药动学研究也有类似结果,在 14 例实体肿瘤的患者中,5 例口服 60mg/kg 紫杉醇,其口服生物利用度小于 5%,另 9 例口服同样剂量的紫杉醇并联用 P-gp 抑制剂环孢素 15mg/kg,紫杉醇的口服生物利用度提高到 50%。

目前认为,口服药物在小肠上段进入吸收细胞后,有三种去向:①被 P-gp 泵出后再次回到肠道;②被肠道细胞中的 CYP 代谢;③进一步吸收进入门静脉。因此肠壁的肠道 CYP 与 P-gp 在限制药物吸收上有共同作用,而且二者的底物与抑制剂也有很大的重叠性。如钙通道阻滞剂包括硝苯地平、维拉帕米等是肠壁 CYP3A4 和 P-gp 两者的共同底物;抗真菌药如伊曲康唑及 HIV 蛋白酶抑制剂如利托那韦是两者的共同抑制剂。在大鼠肠道原位渗透模型(rat *in situ* model of intestinal permeation)中发现,应用 CYP3A4 的特异性抑制剂咪达唑仑或 CYP3A4 与 P-gp 共同的抑制剂伊曲康唑,都可使 P-gp 和 CYP3A4 的共同底物维拉帕米进入血中的原形药显著增加。因此,与 P-gp 和肠道 CYP3A4 的抑制剂合用常可使一些肠道首过消除明显的药物的生物利用度提高。而利福平和苯巴比妥等则是 P-gp 和 CYP3A4 的共同诱导物,各种抑制物或诱导物对 P-gp 和 CYP3A4 抑制或诱导的水平不同,其间并无相关性。

西柚汁(grapefruit juice)是近年来研究较多的食物-药物相互作用的例子。它仅对肠道 CYP3A4 有抑制作用,而对肝脏 CYP3A4 无影响。在肠壁被大量代谢的药物与西柚汁同服,其生物利用度可明显增加。如沙奎那韦与西柚汁合用时,*AUC* 可增大 50% ~200%。类似的药物还包括 β 受体拮抗剂、钙通道阻滞剂、苯二氮䓬类和羟甲基戊二酸单酰辅酶 A 还原酶抑制剂(HMG-CoA reductase inhibitor)等。西柚汁对 P-gp 介导的肠细胞转运过程也有抑制作用,例如环孢素与西柚汁合用时,其生物利用度大大增加被认为主要由 P-gp 的抑制引起。由于西柚汁是一种天然产品,患者的饮用量、频度、与给药的间隔时间、不同品牌的成分含量等因素都不尽相同,因此,它与药物相互作用的程度在不同患者中存在较大的差异。

(四)影响药物排泄的相互作用

大多数影响药物排泄的相互作用发生在肾脏。当一个药物改变了肾小管液的 pH、干扰了肾小管的主动转运过程或重吸收过程或影响到肾脏的血流量时,就能影响一些其他药物的排泄,尤其对以原形排出的药物影响较大。

1. **改变尿液 pH** 肾小管的重吸收方式是脂溶扩散,重吸收能力可因尿液 pH 的改变而改变。这主要是因为大多数药物为有机弱电解质,在酸性尿液中,弱酸药(pK_a 3.0~7.5)大部分以非解离型存在,脂溶性高,易通过肾小管上皮细胞重吸收;而弱碱药(pK_a 7.5~10)的情况相反,大部分以解离型存在,随尿液排出多。临床上可通过碱化尿液增加弱酸性药物的肾清除率,如苯巴比妥多以原形自肾脏排泄,当过量中毒时,可用碳酸氢钠碱化尿液,减少重吸收,促进苯巴比妥的排泄而解毒。同理,酸化尿液可促进弱碱性药物的排泄。但在药物相互作用中,尿液 pH 改变的临床意义甚小,因为除小部分药物直接以原形排出,大多数药物经代谢失活后最终从肾脏消除。另外能大幅度改变尿液 pH 的药物在临床上也很少使用。奎尼丁与氢氯噻嗪合用,可使奎尼丁的重吸收增加,血药浓度升高而出现心脏毒性,这是由于氢氯噻嗪对碳酸酐酶有一定的抑制作用,使尿液碱化,奎尼丁为弱碱性药物,在碱性环境中解离少,重吸收增多。

2. **干扰肾小管分泌** 肾小管的分泌是一个主动转运过程,要通过肾小管的特殊转运载体,包括酸性药物载体和碱性药物载体。当两种酸性药物合用时(或两种碱性药物合用),可相互竞争酸性(或碱性)载体,竞争力弱的药物,其经由肾小管分泌的量减少,经肾脏排泄减慢。如痛风患者合用丙磺舒和吲哚美辛,两者竞争酸性载体,可使吲哚美辛的分泌减少,排泄减慢,不良反应发生率明显增加。西咪替丁抑制普鲁卡因的排泄,是在碱性载体转运系统发生的相互作用。有些药物间的这种竞争可被用于产生有益的治疗目的。例如丙磺舒和青霉素竞争肾小管上的酸性转运系统,可延缓青霉素的经肾排泄过程,使其发挥持久的治疗作用。

3. **改变肾脏血流量** 减少肾脏血流量的药物可妨碍药物的经肾排泄。但这种情况在临床上并不多见。肾脏的血流量部分受到肾组织中扩血管的前列腺素生成量的调控,有报道指出,如果这些前列腺素的合成被吲哚美辛等药物抑制,则锂的肾排泄量会降低并伴有血清锂水平的升高。这提示服用锂盐的患者合用某种非甾体抗炎药时,应密切监测血清锂水平。

二、药效学相互作用

药效学相互作用是不同药物通过与疾病相关药物靶点相互作用而对治疗效果产生的有益或不利的影响,药物的治疗作用或毒副反应均可被药效学相互作用改变。在临床上,可能同时使用的药物,当它们有相似或相反的药效或作用机制,或者在作用机制上可能存在相互影响时,均有可能产生药效学的相互作用。

(一)相互作用的机制

1. **药物对靶点的直接竞争作用** 作用于同一靶点或受体的药物,由于内在活性与亲和力不尽相同,联合应用时可能产生竞争性拮抗作用。如阿奇霉素与克拉霉素均为大环内酯类抗生素,它们都是通过作用于细菌核糖体的 50S 亚基,抑制细菌蛋白质合成而发挥抗菌作用,联合应用则可相互竞争拮抗,导致抗菌作用降低。因此作用机制相同的药物,一般不宜联合应用。

2. **药物对调控同一生理或生化功能的不同靶点的影响** 同时或相继应用影响机体同一生理或生化功能的不同靶点的药物,根据各药对该功能水平的影响,可能产生协同或拮抗作用。例如联合应用干扰肿瘤细胞增殖不同环节的抗肿瘤药物,可产生协同抗肿瘤作用。又如阿司匹林能够阻断血栓烷(TXA2)介导的血小板聚集,而氯吡格雷能够抑制 ADP 介导的血小板聚集,因此,氯吡格雷与阿司匹林联合用药,可能比单独用药对血小板聚集的抑制作用更强。这种合并用药对动脉粥样硬化血栓形成性疾病患者,可降低死亡、心脏病复发或脑卒中的风险。

3. **药物改变机体的某一功能水平,影响机体对另一个药物的敏感性** 口服广谱抗生素抑制肠道菌群后,可使维生素 K 合成减少,降低了机体抗凝血的功能水平,从而增加机体对香豆素类抗凝药的敏感性。

笔记

（二）相互作用的结果

1. 相加或协同作用 相加作用（addition effect）或协同作用（synergistic effect）是指作用于疾病相关靶点的两个药物合用的效果等于（相加）或大于单用效果之和（协同）。药物的治疗作用和副作用均可增强。

治疗作用的相加或协同是临床联合用药的主要目的。如磺胺甲噁唑（SMZ）和甲氧苄啶（TMP）通过双重阻断机制（SMZ 抑制二氢叶酸合成酶，TMP 抑制二氢叶酸还原酶），协同阻断敏感菌四氢叶酸合成，抗菌活性是两药单独等量应用时的数倍至数十倍，甚至呈现杀菌作用，且抗菌谱扩大，并减少细菌耐药性的产生。常将 SMZ 与 TMP 按 5∶1 的比例制成复方磺胺甲噁唑（SMZco）用于临床。另外，临床上常用青霉素和庆大霉素联用抗感染、异烟肼和利福平联用抗结核，这些联用都表现为治疗效应的协同。

联合化疗的发展和应用使肿瘤化疗的疗效明显提高。临床常根据抗肿瘤药的特性设计联合化疗方案，如序贯应用细胞周期非特异性药物和细胞周期特异性药物，联合应用作用于不同生化环节的抗肿瘤药物，或使用非抗癌药加强抗癌药的疗效等。

合并用药也可能增加药物不良反应的风险（表5-3）。例如同时合用两种或多种具有抗胆碱活性的药物如抗精神病药（氯丙嗪）、抗帕金森病药（苯海索）和三环类抗抑郁药（阿米替林），常可出现过度的抗胆碱能效应，在老年患者甚至可能出现抗胆碱危象。

表 5-3　某些相加或协同相互作用

相互作用药物	药理效应
非甾体抗炎药和华法林	增加出血的风险
血管紧张素转换酶抑制剂和氨苯蝶啶	增加高血钾的风险
维拉帕米和 β 受体拮抗剂	心动过缓和停搏
氨基糖苷类和呋塞米	增加耳、肾毒性
骨骼肌松弛药和氨基糖苷类	增强骨骼肌松弛作用
乙醇与苯二氮䓬类	增强镇静作用
甲氨蝶呤与复方磺胺甲噁唑	骨髓巨幼红细胞症

2. 拮抗作用 作用于同一受体的不同药物可产生拮抗作用（antagonistic effect）。例如选择性 β$_2$-肾上腺素受体激动剂沙丁胺醇的扩张支气管作用可被 β-受体拮抗剂普萘洛尔拮抗，使前者的疗效下降。临床也常利用这种拮抗作用来纠正一些药物的有害作用。例如用苯二氮䓬受体拮抗剂氟马西尼抢救苯二氮䓬类过量中毒；用 α-肾上腺素受体激动剂去甲肾上腺素对抗氯丙嗪过量引起的低血压。

作用于不同受体但效应相反的药物合用则可出现功能性拮抗。例如较大剂量的氯丙嗪用于治疗精神分裂症时，因阻断黑质-纹状体通路的多巴胺（DA）受体，使中枢 Ach 作用相对增强，可引起锥体外系反应，苯海索具有中枢抗胆碱作用，可减轻锥体外系反应；噻嗪类利尿药的致高血糖作用可对抗胰岛素或口服降血糖药的作用，合用时需要调整给药剂量。

第三节　不良药物相互作用的预测与临床对策

药物相互作用是引起药物不良反应的主要原因。国外一项研究显示，临床上联合用药的种数与不良反应发生率呈正相关（表5-4）。

但在许多临床情况下，联合用药又是必要的。因此要求药物研究人员在新药研究阶段即对可能的药物相互作用进行筛查，以期尽早发现，降低临床用药风险。即便如此，面对日益增加的

笔记

药品数量,不可能对各种药物组合均作详细的研究,因此每年仍不断有新的临床药物相互作用被报道。需要指出的是,这些个案报道的质量差异很大,对所观察到的现象要排除其他原因并合理解释,往往还需要有另外的对照研究,从而确定其临床意义。因此在很多情况下,临床医药工作者应该在充分掌握药物相互作用信息的基础上,根据疾病情况合理制定治疗方案,有效规避不良药物相互作用。

表 5-4　联用药物种数与药物不良反应发生率的关系

联合用药数(种)	不良反应发生率(%)
2~5	4
6~10	10
11~15	28
16~20	54

一、不良药物相互作用的预测

近年来,多种批准上市的新药由于严重的药物相互作用而被撤出市场,不仅给社会造成严重危害,也给制药公司带来了巨大的经济损失,因此药物相互作用的临床前研究越来越受到重视。

掌握基本的药物相互作用机制对确定和处理临床药物相互作用十分重要。由于影响代谢的药物相互作用在临床上最为重要,临床工作者要熟悉影响 CYP 的主要药物类别,并全面了解患者的用药情况,就可能有效避免或减少严重相互作用的发生。药物相互作用是否会导致有临床意义的效应,与药物的特性及患者的个体差异有关。

1. **熟悉药物的特性**　临床上发生相互作用最明显的几乎都是药效强、量效曲线陡的药物,如细胞毒药物、地高辛、华法林、降血糖药等,这些药物的安全范围小,药物相互作用的影响易使其血药浓度处于治疗窗之外,导致疗效下降或出现毒性。

临床工作者应熟悉影响 CYP 的主要药物类别,包括各亚族 CYP 的主要底物、抑制剂、诱导剂。药物的相互作用有些立即发生,有些则需治疗数日或数周才逐渐显现。例如,氯霉素(CYP2C9)、西咪替丁单剂量即可在 24 小时内抑制目标药物的代谢,而胺碘酮(CYP2C9)由于半衰期长,对酶抑制的相互作用需要数周才明显,且在患者停药后数月内,如接受主要经 CYP2C9代谢的药物治疗,仍可能由于明显的酶抑相互作用而导致临床不良后果。

因此,临床医师应全面了解患者的用药情况,熟悉药物的特性,有效预测甚至避免严重相互作用的发生。

2. **了解患者个体间的差异**　大量研究证实,对同一种药物治疗方案的反应在不同患者有很大差异。造成这种个体差异的原因是多方面的,如遗传、年龄、营养、烟酒、伴随疾病、重要脏器功能等。有研究表明,老年人受酶的诱导影响较小,肝硬化或肝炎患者也不易发生酶诱导作用。长期吸烟、嗜酒分别对肝 CYP1A2、CYP2E1 有诱导作用。肝肾等重要脏器的功能状况对药物的体内代谢、排泄有影响。在这些因素中,遗传基因的差异是构成药物反应差异的重要因素。基因多态性使药物代谢酶、转运体、药物作用靶点呈现多态性,影响了药物反应。未来随着人类基因组计划的实施,以及控制药物代谢和处置的功能性基因组的阐明,将可方便地测定患者的基因型(genotype),使得根据每一名患者对特定药物的代谢、排泄、反应的遗传能力来选择药物和决定其应用剂量成为可能。

3. **应用体外筛查方法进行预测**　药物相互作用的临床前研究以前多采用哺乳动物整体筛查的方法,但由于动物与人类在药物代谢途径、药酶表达和调节等方面的差异,降低了这些实验

笔记

结果的临床价值。因此,近年来建立了一些利用人的细胞组织进行体外试验方法,用以对 CYP 介导的药物相互作用进行筛查和评估。微粒体、肝细胞、肝组织薄片、纯化的 CYP 和重组人 CYP 均已用于评估候选药物能否影响合用的另一些药物的代谢。通过体外评估方法预测药物在体内的药物相互作用情况,已成为判断创新药物是否有开发前途的一种有效方法,例如用体外筛查方法预测候选药物是否能与紫杉醇在体内发生相互作用。

但要正确评价这种实验的结果,需要了解这种体外筛查系统的局限性。通常这些方法只能评价药物对酶的抑制而不能评价酶诱导。对有多种代谢途径的药物,体外试验的结果与临床研究的相关性将会降低。例如体外实验曾预测合用利托那韦可显著升高美沙酮的体内浓度,但健康志愿者的试验结果证明,合用利托那韦时美沙酮的体内浓度其实是下降的。造成这种差异的原因之一,就是有多种 CYP 参与了美沙酮的代谢过程。

应用各种 CYP 的探针药(probe drug)进行表型测定(phenotyping)来预测患者的相应代谢酶的活性,为预测药物的相互作用提供参考。咖啡因是广泛用作测定体内 CYP1A2 活性的探针药物,受试者服用一定剂量的以同位素 ^{13}C 或 ^{14}C 标记的咖啡因后,由于咖啡因经 CYP1A2 代谢可生成 CO_2,因此测定服药后 0~2 小时内呼出气体中标记 CO_2 总量既能反映个体 CYP1A2 的活性,也可以高效液相色谱法测定受试者 0~8 小时尿中咖啡因的代谢比率,反映个体 CYP1A2 的活性。目前,更多地运用分子生物学手段进行基因型测定(genotyping),所得结果更加快速、简便。常用的各种 CYP 的探针药见表 5-5。

表 5-5　常用的各种 CYP 的探针药

CYP	探针药
CYP1A2	咖啡因、茶碱
CYP2C9	甲苯磺丁脲、磺胺苯吡唑
CYP2C19	S-美芬妥英、奥美拉唑
CYP2D6	丁呋洛尔、右美沙芬
CYP2E1	二去氧胞苷、氯唑沙宗
CYP3A4	酮康唑、红霉素、咪达唑仑

随着体外研究技术的进步,对药物特性,特别是药物代谢过程的认识加深,对患者个体差异的了解和评估常规化,将使成功预测多数药物的体内相互作用成为可能。

二、不良药物相互作用的临床对策

药物相互作用有利有弊,临床上可通过药物相互作用增加疗效,减少不良反应。医务工作者应尽量避免不合理的合并用药导致药效降低或毒性增加。

1. **建立不良药物相互作用数据库**　将已明确的不良的药物相互作用纳入国家药品不良反应信息资料库,同时利用现有的权威药品信息数据库,查阅药品相互作用的详细信息,对治疗方案做出药物相互作用的预测和评价,指导临床制定合理的治疗方案。

2. **对高风险人群应提高警惕**　正如前面所述,大多数药物不易发生有临床意义的药物相互作用,但是对发生药物相互作用的高风险人群应提高警惕,包括大剂量用药的患者、患各种慢性疾病的老年人、需长期应用药物维持治疗的患者、多脏器功能障碍者、接受多个医疗单位或多名医师诊治的患者等。

3. **对高风险的药物严加防范**　患者如使用易发生相互作用的药物或安全范围小的药物应密切观察。据文献报道,发生药物相互作用频率最高的药物有以下几类:抗癫痫药物(苯妥英钠)、心血管病药物(奎尼丁、普萘洛尔、地高辛)、口服抗凝药(华法林、双香豆素)、口服降糖药

笔记

（格列本脲）、抗艾滋病病毒的蛋白酶抑制剂（利托那韦）、抗生素及抗真菌药（红霉素、利福平）、消化道用药（西咪替丁、西沙必利）。有可能的话，应当使用那些安全范围大、可允许剂量有较大波动范围的药物。

4. 尽量减少合并用药　在保证疗效情况下，尽量减少合用药物数量，尽量选择药物相互作用可能性小的药物。如阿奇霉素既不被 CYP 代谢，也不具有其他大环内酯类抗生素的酶抑制作用。氟康唑也较酮康唑或伊曲康唑的药物相互作用少。

5. 详细记录药物治疗史　应详细了解、记录患者的用药史，包括中药、非处方药、诊断用药。由于患者常从多位医生处寻求治疗，详细的用药史记录可帮助医生在处方时掌握患者目前正在接受的药物治疗情况。

6. 适时调整用药方案　多数药物相互作用通常只需对给药时间、剂量稍作调整即可解决。有时可进行血药浓度监测，根据药代动力学原理调整给药方案。了解药物相互作用的发生机制，对确定和处理临床药物相互作用十分重要。

【思考题】

1. 根据表 5-2 预测某一细胞色素 P450 酶的抑制剂与其底物的相互作用结果，通过上网或图书馆查询，求证在临床上是否存在这种相互作用。

2. 分析以下病例的药物相互作用：1 名肾功能正常的 68 岁患者，为了治疗心梗后的心房纤颤，每日服用地高辛片 0.25mg，服用一周后心房纤颤未见好转，遂加服奎尼丁缓释片 200mg，每天 2 次。三周后，患者逐渐出现恶心、呕吐和腹痛等症状，检查发现血清地高辛浓度为 6.5nmol/L（有效血药浓度范围 1.3～2.6nmol/L），当患者停用上述药物后，症状消失。

（许建华　陈　纯）

笔记

1. 掌握　肝、肾和循环障碍性疾病时临床用药应注意的问题及剂量调整方法。
2. 熟悉　疾病对药物体内过程和药物效应影响的主要方式及机制。
3. 了解　疾病影响药动学、药效学的典型实例。

影响药物作用的因素除了药物本身因素(剂量和剂型、给药途径、给药时间和次数)外，还包括机体方面的因素如生理因素、病理因素、遗传因素和药物相互作用等，其中生理因素(儿童、老人、妊娠、哺乳)、遗传因素和药物相互作用等分别在相应的章节介绍，本章主要讨论疾病对临床用药的影响。

疾病可使机体生理状态发生一系列改变，这些改变一方面可使药物在体内的吸收、分布、代谢和排泄等发生变化，导致药动学改变；另一方面会使某些组织器官的受体数目和功能(或受体-效应机制)发生变化，改变机体对相应药物的敏感性，导致药效学改变。

疾病对药物作用的影响应引起医药工作者的足够重视，它是影响临床用药的重要因素之一，需要通过调整给药剂量、给药间隔时间及给药途径，以达到预期治疗效果并避免产生严重的不良反应。

第一节　疾病对药动学的影响

大量资料表明，很多疾病对药物在体内的吸收、分布、代谢和排泄可产生明显的影响，直接影响药物的疗效，特别是消化道疾病、心血管系统疾病，以及肝、肾功能障碍对药物疗效的影响最为显著。

一、疾病对药物吸收的影响

多种疾病可以改变药物吸收速率，也可以改变药物吸收的量，其中对口服药物制剂影响最大。

（一）消化道疾病

消化道病变主要通过下列环节影响药物的吸收：

1. 改变胃排空时间　大多数药物主要在小肠吸收，胃排空时间改变将影响药物在小肠的吸收。如偏头痛、帕金森病、抑郁症、创伤、手术后和胃酸缺乏症等患者胃排空减慢，可延缓药物在小肠部位的吸收；而胃酸过多或十二指肠溃疡、甲状腺功能亢进、疱疹样皮炎、小肠憩室及机体处于焦虑兴奋状态等患者胃排空增快，有利于主要在小肠部位被动吸收药物的吸收，而有可能不利于主要在小肠部位主动吸收的药物如维生素 B_{12}、氟尿嘧啶等的吸收。

2. 改变肠蠕动　肠蠕动使药物与肠黏膜接触面增大，适当增加肠蠕动有助于药物在肠道内扩散和吸收，但是，肠蠕动过快则使药物在肠道内停留时间缩短，减少了药物的有效吸收时间，使难吸收药物的吸收减少，如伴有腹痛、腹泻和肠蠕动增加的急性肠炎，可使地高辛、诺氟沙星的吸收减少。相反便秘和引起肠蠕动减慢的疾病可使地高辛等药吸收增加。肠黏膜疾病，常可影响肠黏膜的正常吸收功能。例如，克罗恩病可减慢林可霉素、甲氧苄啶和磺胺甲噁唑的吸收。

笔记

营养不良的患者,胃肠道黏膜发生萎缩,也可使药物吸收受到限制。

3. 改变胃肠道的分泌功能 胆汁分泌缺乏或减少的疾病,常可因脂肪消化受阻而致脂肪泻,使一些脂溶性高的药物如地高辛、脂溶性维生素等吸收减少,而对水溶性高的药物如氨苄西林等吸收无明显影响。此外,胃酸分泌多少对弱酸性、弱碱性药物被动吸收程度和速度均有很大影响。胃酸分泌多有利于弱酸性药物吸收,不利于弱碱性药物吸收,而胃酸分泌减少对弱酸性、弱碱性药物吸收的影响则相反。

（二）肝脏病变

肝脏疾病也可影响消化道吸收功能。如门脉高压症伴有小肠黏膜水肿或结肠异常,可减慢药物在肠道内的吸收速率。当有门脉吻合或肝内血管之间形成侧支循环时,可导致口服药物直接进入体循环,降低药物原有的首过消除。故肝硬化患者口服氯美噻唑或喷妥佐辛时,生物利用度均高于正常人。此外,在慢性或严重肝病时,由于有效肝血流量降低,也可使一些口服药物肝脏首过消除减少,生物利用度提高,血药浓度上升,如水杨酸类、利多卡因、氯丙嗪、吗啡、哌替啶、维拉帕米、普萘洛尔、阿普洛尔等。

（三）肾功能衰竭

肾功能不全患者普萘洛尔的首过消除降低,使其生物利用度增加。也有报道终末期肾衰患者应用右丙氧芬（dextropropoxyphene）时,生物利用度增高。肾功能不全还可引起低蛋白血症,使药物与血浆蛋白结合率降低,血中游离药物浓度升高,降低药物透过肠黏膜入血的浓度梯度,使药物吸收减少;此外,脱盐、脱水也可干扰肌肉内及肠壁内的血流灌注量,使被动扩散转运的药物吸收减少或减慢。

肾功能衰竭患者常伴有恶心、呕吐、腹泻和胃肠壁水肿等肠道功能紊乱,均可影响药物吸收。此外,肾功能衰竭时,肾脏不能有效转化 25-（OH）-Vit D_3 为活化型 1,25-（OH）$_2$-Vit D_3,从而减少肠道钙的吸收。尿毒症患者胃内氨的含量增高,使胃内 pH 升高,会降低弱酸性药物在胃内吸收。此外,尿毒症患者因本身钾离子平衡失调,当给这类患者服用抗酸剂尤其是含铝的抗酸剂时,将进一步减少钾的吸收。

（四）心力衰竭

心力衰竭时常使胃肠道血流量减少而减少药物的吸收,如心力衰竭时普鲁卡因胺的生物利用度减少 50%,吸收速度明显减慢。在周围循环衰竭时（休克、肾衰等）,皮下或肌内注射给药吸收差,必须静脉注射。

二、疾病对药物分布的影响

药物的体内分布主要受血浆蛋白含量、体液 pH、药物的脂溶性、心肾功能等多种因素影响。其中血浆蛋白含量及其与药物的结合力的大小是决定药物在体内分布的主要因素,并易受多种疾病的影响。

（一）疾病改变血浆蛋白含量及与药物的结合率

慢性肝功能不全、慢性肾功能衰竭、肾病综合征、营养不良、心力衰竭或创伤及手术后均可引起血浆白蛋白减少,使药物血浆蛋白结合率降低。尤其在严重肝功能不全时最为突出,首先因肝脏蛋白合成减少,其次是肝病时血浆中脂肪酸、尿素及胆红素等内源性抑制物的蓄积,使药物与血浆白蛋白结合率下降。在肝硬化时,原来结合率高的药物,游离型明显增加,如甲苯磺丁脲（tolbutamide）的游离型增加 115%,苯妥英钠（phenytoin sodium）增加 40%,奎尼丁增加 300%,保泰松（phenylbutazone）增加 400%。血中游离型药物增加可导致组织分布容积增大、肝脏药物代谢和肾脏药物排泄增加,但只在伴有药物消除减慢时,肝病引起的血中游离型药物浓度增高才可能造成毒副反应。临床低白蛋白血症患者在应用地西泮（diazepam）、氯贝丁酯（clofibrate）、氯氮草（chlordiazepoxide）及泼尼松（prednisone）等药物时,易致毒性反应。此外,低白蛋白血症患者在临床应用苯妥英钠、甲磺丁脲、华法林（warfarin）及洋地黄毒苷（digitoxin）等蛋白结合率高的药物时，也可使血中游离药物浓度增高，产生毒性反应的可能性增加，此种患者用药时应谨慎，注意减量或从小剂量开始，并加强监护，更应避免使用对肝有毒性的药物。低白蛋白血症患者，血中游离型药物浓度升高将使扩散到组织中的药量增加，血液中总血药浓度降低，患菌血症或败血症的患者不利于药物在血液中发挥杀菌或抑菌作用。

肾脏功能衰竭患者体内酸性药物与蛋白结合率明显降低，这是因为肾病患者从尿中丢失大量蛋白质，致使患者血浆蛋白浓度降低，其中主要是白蛋白浓度降低。一般肾病患者白蛋白含量仅为正常人的 2/3 左右，致使主要与血浆白蛋白结合的酸性药物结合率明显降低。此外，蛋白结合率降低还与以下因素有关：①肾脏功能衰竭时白蛋白结构改变，与药物结合能力下降；②肾病患者代谢异常或代谢产物排泄减少，使脂肪酸、芳香酸、肽类等物质在体内积聚，与药物竞争蛋白结合位点并将其置换出来。肾功能衰竭时与血浆白蛋白结合率降低的药物有苯巴比妥（phenobarbital）、硫喷妥（thiopental）、戊巴比妥（pentobarbital）、苯妥英、水杨酸盐、保泰松、呋塞米（furosemide）、氯贝丁酯、华法林、甲状腺素、磺胺类、青霉素、双氯西林等酸性药物。

（二）疾病改变血液 pH

正常情况下，血液借助所含碳酸氢盐、血红蛋白和血浆蛋白的缓冲作用使 pH 保持恒定（7.4）。因疾病等异常原因可引起酸血症（pH < 7.31）或碱血症（pH > 7.4）。此时药物与血浆蛋白的结合将受 pH 影响，如抗心律失常药丙吡胺与蛋白结合虽不受血浆 pH 升高的影响，但当 pH 降为 6.7 时，则结合率下降。此外，血浆 pH 变化将影响弱酸、弱碱药物的解离度，改变药物脂溶性而影响扩散分布。

各种肾病可引起血液 pH 变化，影响药物解离度，影响药物吸收，同样影响药物向组织的分布。如肾病伴酸中毒时，水杨酸和苯巴比妥等弱酸性药物易分布到中枢组织，可能增加其中枢毒性。

（三）心力衰竭、尿毒症改变药物分布

严重心力衰竭时，由于组织灌流量下降，一般药物表观分布容积（V_d）值减小。如利多卡因（lidocaine）减少约 50%，普鲁卡因胺减少约 25%，奎尼丁减少约 30%，故治疗量应酌减，防止血药浓度增高。

尿毒症患者丢失脂肪较多，硫喷妥钠无论作诱导麻醉或维持麻醉，如根据体重计算用量，均应减量，因此时脂肪组织摄取药量明显减少。

三、疾病对药物代谢的影响

（一）肝脏疾病的影响

肝脏是药物在体内代谢的主要器官，肝脏功能障碍时，将对机体的药物代谢产生影响。一般来说，药物代谢受影响的程度与肝脏疾病的严重程度成正比。影响药物在肝脏代谢因素很多，如肝药酶数量及活性的改变、肝血流量、肝细胞对药物的摄取和排泄、有效肝细胞的总数、胆道的畅通与否等。其中以肝药酶数量及活性和肝血流量变化的影响较为明显。只有当肝脏疾病明显导致上述因素变化时，体内的药物代谢才会明显受影响。

慢性肝炎和肝硬化患者，肝脏内微粒体酶合成减少，细胞色素 P_{450} 含量降低，可减慢许多药物的生物转化，一般均可使药物消除半衰期增加（表 6-1）。如慢性肝病时利多卡因、哌替啶（pethidine）、普萘洛尔、地西泮、苯巴比妥、氨茶碱、氢化可的松、泼尼松龙、甲苯磺丁脲、氨苄西林、氯霉素、林可霉素、异烟肼及利福平（甲哌利福霉素）等药物的半衰期明显延长。临床上应注意由此引起的药效增强或毒性反应。如氯霉素（chloramphenicol）用于严重肝损伤患者，骨髓抑制毒性增强。

笔记

表 6-1　肝脏疾病对药物半衰期的影响

药物	给药途径	正常半衰期(h)	病种	病态半衰期(h)
镇痛药				
醋氨酚	口服	2	肝硬化	3.3
哌替啶	静注	3.37 ± 0.82	急性病毒性肝炎	6.99 ± 2.74
			肝硬化	7.04 ± 0.92
镇静催眠药				
异戊巴比妥	静注	21.1 ± 1.3	慢性肝病	39.4 ± 6.6
地西泮	口服	32.7 ± 8.9	急性病毒性肝炎	74.5 ± 27.5
	静注	38.0 ± 20.2	肝炎	90.0 ± 63.6
抗惊厥药				
苯巴比妥	口服	80 ± 3	肝硬化	130 ± 15
心血管药				
氨茶碱	口服	1.4	肝硬化	6.7
利多卡因	静注	1.78	慢性酒精性肝病	4.93
普萘洛尔	静注	2.9 ± 0.6	轻度慢性肝病	9.8 ± 5.1
			重度慢性肝病	22.7 ± 9
茶碱	静注	9.19 ± 1.5	肝硬化	30.0 ± 17.8
皮质激素类				
氢化可的松	静注	1.63	肝硬化	5.33
泼尼松龙	静注	2.92	急性肝细胞病变	4.17
抗糖尿病药				
甲磺丁脲	静注	4.4 ± 0.7	肝硬化	↑
抗生素类				
氨苄西林	静注	1.31 ± 0.15	酒精性肝硬化	1.9 ± 0.56
氯霉素	静注	2.29	肝硬化	4.05
林可霉素	静注	3.42 ± 0.45	酒精性肝硬化	4.46 ± 0.93
			急性肝炎及肝硬化	6.4
异烟肼	口服	3.24 ± 0.14	慢性肝病	6.74 ± 0.33
乙氧萘青霉素	静注	1.0	肝硬化	1.4
利福平	口服	2.8 ± 0.22	慢性肝病	5.42 ± 0.55

　　某些药物经肝脏转化后活性增加,在慢性肝炎患者中应用这些药物,其药效降低,如慢性肝炎患者应用泼尼松,血液中具有活性的泼尼松龙浓度下降,致使疗效降低。

　　除了肝病影响药物的生物转化外,其他因素也可通过影响肝药酶的活性而影响药物的生物转化,如肾脏疾病、遗传或环境因素、胆汁排泄、肠肝循环及其他药物相互作用等,甚至性别、年龄、饮食等因素也可影响药物的转化。

（二）肾脏疾病的影响

肾脏在体内是仅次于肝脏的药物代谢器官，现已证明细胞色素 P_{450} 混合功能氧化酶系同样存在于肾脏中，水杨酸盐、胆碱、吗啡、儿茶酚胺、5-羟色胺、苯乙胺及胰岛素等药物均可在肾小管代谢，其代谢能力约为肝脏的15%。

肾功能不全时，多种药物的代谢过程都可能受到不同程度的影响。体内氧化代谢反应加快，还原、水解和乙酰化能力降低，导致生物转化障碍。如苯妥英钠的氧化反应加快，而胰岛素的水解反应、磺胺异噁唑、对氨基水杨酸（para-aminosalicylic acid）和异烟肼（isoniazid）的乙酰化反应、氢化可的松（hydrocortisone）的还原反应、25-（OH）-维生素 D_3 的羟化反应等均减慢。如合并肾退行性变的糖尿病患者，对胰岛素需要量降低。兼有尿毒症的癫痫患者，如用常规量苯妥英钠，因氧化代谢加速，血药浓度下降，往往不能控制发作。肾脏病也可使血浆中伪胆碱酯酶及胆碱酯酶活力下降，减慢琥珀胆碱和普鲁卡因胺的降解，致使药物半衰期延长，临床上应调低用药剂量或延长给药间隔。尿毒症患者因维生素 D 转化为活化型受阻，妨碍钙离子吸收利用。

肾功能不全也可影响某些药物在肝内的转化。如肾功能衰竭时可因抑制肝脏对乙氯维诺（ethchlorvynol）代谢，而延长其半衰期。头孢哌酮（cefoperazone）、阿托品等经肝和肾双重途径消除的药物，可因肾消除减缓而代偿性增加肝脏的生物转化。

（三）其他疾病的影响

肺脏疾病也影响一些药物代谢，这种影响主要通过改变药物在肝脏的代谢而反映出来。急性低氧血症可减慢药物在肝脏代谢，慢性低氧血症则能增强药物在肝脏内代谢。慢性哮喘患者可促进泼尼松龙和甲苯磺丁脲的肝代谢，使半衰期缩短；急性肺水肿伴严重呼吸功能不全患者，可减慢茶碱在肝内代谢，延长半衰期。

心力衰竭患者可影响肝肾的血流量，从而使一些药物如利多卡因的清除率减少50%，使其活性代谢物的半衰期延长，易出现心脏和中枢神经的毒性反应。

甲状腺功能亢进时，一般药物代谢加速；而功能低下时，药物代谢减慢，此类患者用药时应注意调整用量。

四、疾病对药物排泄的影响

（一）肾脏疾病的影响

药物可经肾脏、胆道、乳腺、肠液、唾液、汗腺或泪腺等处排出，以肾脏途径最为重要。

1. 肾小球滤过率改变　急性肾小球肾炎及肾严重缺血时，肾小球滤过率明显减低，这将直接影响主要经肾小球滤过的药物如地高辛、普鲁卡因胺、一些抗高血压药、利尿药及多种抗生素的排泄，使血药浓度和药效相应增加。血浆蛋白结合率高的药物如苯妥英钠、氯贝丁酯虽主要经肝代谢后再由肾排出，但肾病综合征时，因大量蛋白丢失，游离型药物增加，经肾小球滤过排出的速度相应加快。肾病综合征时，肾小球滤过膜完整性破坏，无论结合型或游离型药物均可滤出。

2. 肾小管分泌功能改变　肾小管可主动排泌药物，这种主动排泌不受药物与血浆蛋白结合的限制。主动排泌弱酸性和弱碱性药物的分泌通道不同。但在同类排泌通道中缺乏底物特异性，即各种有机酸（包括内源性与外源性）均可通过弱酸排泌通道而排泌入肾小管腔，相互可发生竞争性抑制。临床上当肾功能障碍患者合用主动排泌的有机酸或有机碱性类药物时，应当警惕主动排泌的竞争性抑制作用，尤其是那些血药浓度治疗范围窄的药物，更应谨慎地调整剂量和给药方案。临床常用经主动排泌的有机酸类药物有头孢菌素类、噻嗪类利尿剂、磺胺类、磺酰脲类、丙磺舒、水杨酸盐、青霉素类、非甾体抗炎药、甲氨蝶呤、呋塞米、依他尼酸、丙羟茶碱、对氨基马尿酸、螺内酯等。

肾病引起酸中毒时，体内积聚的内源性有机酸可与酸性药物竞争排泌，使后者排泌减少。

笔记

有机酸类利尿剂须经主动排泌机制进入肾小管管腔内发挥作用,故尿毒症患者使用利尿药,必须加大用药剂量才能发挥利尿作用。

3. 肾小管重吸收功能改变 肾小管重吸收主要按简单扩散方式进行,受尿液 pH 及尿流速度的影响较大。在肾小管性酸中毒时,尿液酸度升高,弱碱性药物解离增多,重吸收减少,排泄增多。在低钾性碱血症时,尿液酸度降低,弱酸性药物如巴比妥类、水杨酸类解离增多、排泄增多。

肾病患者尿浓缩功能降低,尿流速率增加,尿液稀释不但降低了药物扩散的浓度梯度,也减少药物扩散的时间。如患者长期处于尿高流速状态,将使氯霉素、苯巴比妥、麻黄碱、伪麻黄碱和茶碱等药物排泄增加。

肾功能不全时,可使普鲁卡因胺、磺酰脲类降糖药、别嘌醇等药物在体内产生的活性代谢物经肾排出减少而致蓄积。因此尿毒症患者口服正常剂量磺酰脲类降糖药常致低血糖反应;丙氧吩、哌替啶等代谢产物去甲丙氧吩、去甲哌替啶在肾功能不全时蓄积可引起毒性反应(去甲哌替啶可因其中枢兴奋作用,而致惊厥等)。

(二) 肝脏疾病的影响

肝脏疾病时,尤其是肝硬化时,由于进入肝细胞的药物减少,或因肝细胞贮存及代谢药物能力降低,也可能因药物经肝细胞主动转运到胆汁的过程发生障碍,致使原从胆汁中排泄的药物部分或全部受阻。例如地高辛,在健康者 7 天内从胆汁排出量为给药量的 30%,而在肝病患者仅为 8%;在胆汁淤积的患者,螺内酯的胆汁排出量也比正常人低;肝功能减退时从胆汁中排出减少的药物还有四环素、红霉素、利福平及甾体激素等。

肝脏疾病或胆道疾病阻碍了药物经胆汁排泄,影响了胆道疾病的治疗(如胆道感染时抗生素的应用),或使药物经胆汁排泄消除减少,致药物在体内蓄积,增加毒副作用。

胆汁排泄药物的能力对肾脏有一定的补偿功能,即在肾功能不全时,原从肾排泄的药物有些也可随胆汁排泄一部分。如同时伴有肝肾功能不全的患者,排泄药物的能力将变得更差。

第二节 疾病对药效学的影响

药物与机体生物大分子的结合部位即药物靶点。药物作用靶点包括受体、酶、离子通道、转运体等。体内各种组织上的药物靶点不是固定不变的,疾病可引起靶点数目和功能的改变,这些改变可发生于病变组织和器官,也可发生于其他组织和器官,从而影响临床用药效果,甚至危害机体生命活动。

一、疾病引起靶点数目改变

临床资料和动物病理模型均证明,在多数病理状态下,药物受体的类型、数目及内源性配体浓度、活性均可以发生变化,影响药物效应。这种现象在高血压、支气管哮喘、糖尿病中已有明确的研究证据。

(一) 高血压

高血压病的病理生理过程涉及多个环节,主要受交感神经、肾素-血管紧张素和血容量的调节,内源性儿茶酚胺和肾素浓度对临床药效影响很大。研究证明,多数高血压患者心血管系统内源性儿茶酚胺显著增高,使 β 肾上腺素受体长期暴露于高浓度儿茶酚胺递质去甲肾上腺素及肾上腺素中,致使受体下调。应用 β 受体拮抗剂普萘洛尔(propranolol)在治疗高血压病时,对于内源性儿茶酚胺高的患者减慢心率作用相当显著;而在体内儿茶酚胺浓度不高时,减慢心率作用就不明显。故在涉及应用内源性配体的受体拮抗药时必须考虑内源性配体的浓度对体内受体的影响,用药剂量要加以调整。

（二）支气管哮喘

长期哮喘患者支气管平滑肌上的β受体数目减少，且与腺苷酸环化酶的偶联有缺陷，而α受体的功能相对增强，因而导致支气管收缩。应用β受体激动药有时效果不佳，加用α受体拮抗药则可有良效。长期使用β₂受体激动剂能引起支气管平滑肌上的β₂受体数目减少，使药物的平喘作用减弱，产生耐受。糖皮质激素则能恢复β受体-腺苷酸环化酶-cAMP依赖性蛋白激酶系统功能。近年发现，大剂量β受体激动药不仅本身疗效不佳，而且能拮抗内源性糖皮质激素的上述调节功能，对哮喘患者不利，因而主张尽量不用大剂量β受体激动药。

（三）糖尿病

糖尿病患者如每日应用超过200IU的胰岛素而没有出现明显的降糖效应，即称为胰岛素抵抗（insulin resistance），胰岛素抵抗与体内胰岛素受体数下调密切相关。当体内胰岛素浓度增高时往往使胰岛素受体下调。如肥胖的非胰岛素依赖型糖尿病人由于脂肪细胞膜上受体数下降，临床上对胰岛素不敏感性。糖尿病患者常因感染、创伤、手术或酮症酸中毒等并发症引起胰岛素抵抗。此外，胰岛素抵抗还与胰岛素抗体的产生有关，该抗体与胰岛素结合形成复合物影响胰岛素与胰岛素受体相结合，减弱了胰岛素降血糖作用。临床上应准确计算胰岛素使用剂量，避免造成高胰岛素血症，影响药物疗效。

二、疾病引起靶点敏感性改变

大量临床资料表明，当肝脏、肾脏、心脏等重要脏器发生病变时，由于影响了机体代谢、内环境以及血液循环，会使机体组织的药物受体敏感性发生改变，影响临床药物疗效。

（一）肝脏疾病

严重肝病患者体内氨、甲硫醇及短链脂肪酸等代谢异常，使脑代谢处于非正常状态，大脑神经细胞抑制性受体如γ-氨基丁酸（GABA）受体对药物的敏感性增强，使中枢神经系统对临床常用的镇静催眠药、镇痛药和麻醉药的敏感性增加，甚至可诱发肝性脑病。如慢性肝病患者，尤其是肝性脑病的患者，在用氯丙嗪和地西泮镇静时，使用常规剂量就会使患者产生木僵和脑电波减慢，这类患者宜选用奥沙西泮或劳拉西泮，但仍须慎重给药，宜从小剂量开始。严重肝病患者不能使用吗啡，患者对吗啡非常敏感，即使给予正常量的1/3～1/2，也可诱发肝性脑病和脑电图改变。严重肝病患者除了吗啡禁用外，巴比妥类药物、哌替啶、芬太尼、水合氯醛、可待因、氯丙嗪、安眠酮和地西泮也均应禁用。

（二）肾脏疾病

肾脏功能衰竭时，体液调节会产生紊乱，任何原因引起患者血容量减少，尤其是利尿药治疗后，患者对抗高血压药变得比较敏感，特别是对α-肾上腺素受体拮抗剂、血管紧张素转换酶抑制剂和血管紧张素Ⅱ受体拮抗剂等较敏感。

（三）心脏疾病

心脏是受多种神经、体液、电解质等因素调控的脏器，器质性心脏病使心脏对许多药物敏感性发生变化。与这些变化最相关的药物是地高辛（digoxin）和一些抗心律失常药，因为这些药物治疗剂量和毒性剂量相差非常小。对心脏收缩功能不全的患者，使用具有负性肌力作用的药物必须非常小心，很低剂量就会损害心脏功能。有这种特性的药物用于心脏病患者，如丙吡胺（disopyramide）、β-受体拮抗剂和钙拮抗剂，都能直接减弱心肌收缩力。心脏自律性紊乱（主要为窦房结功能紊乱）常与心肌损害相伴，并会被药物所增强，这些药物包括地高辛、β-肾上腺素受体拮抗剂、某些钙拮抗剂如维拉帕米、地尔硫䓬（diltiazem），以及抗心律失常药如奎尼丁（quinidine）、普鲁卡因胺（procainamide）和丙吡胺。由于上述药物能抑制自律性，因此窦房结功能低下的患者应避免使用此类药物。地高辛的心脏毒性会被低钾血症和高钙血症所增强，故在使用地高辛时要注意电解质的平衡。有严重呼吸系统疾病的患者，尤其是伴发缺氧者，能增加

笔记

心脏对地高辛的敏感性,地高辛更易引发心律失常。对于肺源性心脏病,除非在伴有房颤须控制心室率时,一般不推荐使用地高辛。

心脏疾病还会改变其对其他系统药物的敏感性,使心脏兴奋性增加。尤其是心肌梗死后,使用常规剂量的氨茶碱、左旋多巴、β_2 受体激动剂和三环类抗抑郁药等,都可能会引发室性早搏和心动过速。

对药物敏感性的显著改变也可能会由治疗的终止而诱发。最典型的例子是冠心病患者长时间使用 β 受体拮抗剂治疗停药后,会持续数日对肾上腺素刺激有高敏性。此类患者必须缓慢的减少 β 受体拮抗剂的治疗剂量,并在停药后数日内避免锻炼,降低诱发心绞痛、心律失常和心肌梗死的机会。

三、疾病引起受体后效应机制的改变

药物的初始作用部位是受体,但受体仅仅是信息转导的第一站,受体激活后通过一连串的生化过程最终导致效应器官(细胞)的功能变化,即受体后效应机制。如糖皮质激素受体是一种配体激活的内源性转录因子,主要位于胞浆内,当无配体时与热休克蛋白 90(HSP90)、热休克蛋白 70(HSP70)、亲免素等形成复合物,不具有刺激转录的活性;当糖皮质激素以被动扩散方式进入胞浆后,糖皮质激素受体则与 HSP90 等解离,和糖皮质激素结合成复合物而被活化,活化的激素-受体复合物转移至细胞核,以同源二聚体的形式结合到染色体上,作用于糖皮质激素应答基因上游调控区的特定基序(GRE),激活或抑制靶基因的转录,调节蛋白质的合成,此即糖皮质激素受体后效应机制。

疾病引起受体后效应机制改变最典型的例子是病理因素抑制强心苷受体后效应机制。强心苷正性肌力作用的受体后效应是增加兴奋时心肌细胞内 Ca^{2+} 量,并认为 Na^+-K^+-ATP 酶是强心苷受体。该受体是由 α 及 β 亚单位组成的二聚体,强心苷和酶结合过程中,α 亚单位的构象发生改变,使酶活性下降,引发受体后效应,使细胞内 Na^+ 量增多,K^+ 量减少,又通过 Na^+-Ca^{2+} 双向交换机制使细胞内 Ca^{2+} 浓度增高,增强心肌收缩力。

在体内条件下,治疗量地高辛抑制 Na^+-K^+-ATP 酶活性约 20%,但不同病因所致的心力衰竭,其 Na^+-K^+-ATP 酶后效应机制受到抑制或损害的程度也不一致,使用强心苷的临床效果也不一样。对于甲状腺功能亢进、严重贫血所继发的高心输出量型心力衰竭,肺源性心脏病所致心力衰竭,风湿活动期引起的心力衰竭,由于存在心肌缺氧和(或)能量代谢障碍,使 Na^+-K^+-ATP 酶后效应机制受到严重影响,因而应用强心苷治疗效果较差,易引发毒性反应。而高血压、心脏瓣膜病、先天性心脏病等心脏长期负荷过重引起的心力衰竭,强心苷受体后效应机制没有受损,应用强心苷治疗效果较好。

电解质紊乱引起的低钾血症,使心肌细胞 Na^+-K^+-ATP 酶受到抑制,易促发强心苷毒性反应。尤其在心力衰竭治疗中常用噻嗪类及高效利尿药,大量利尿可引起低血钾,从而加重强心苷对心脏的毒性作用,心肌缺血时,使用强心苷易致心律失常,这是心肌缺血抑制 Na^+-K^+-ATP 酶及其后效应机制的综合结果。

肿瘤细胞的受体后效应机制也发生了变化。上皮细胞生长因子受体(EGFR)广泛分布于哺乳动物的上皮细胞,上皮细胞生长因子(EGF)与 EGFR 结合后,形成二聚体,并结合一个 ATP 分子,能激活 EGFR 自身酪氨酸激酶活性即受体后效应机制,使胞内激酶区的数个酪氨酸位点发生自身磷酸化。EGFR 二聚体化和磷酸化后,激活下游的 Ras-Raf-MAPK 级联系统,能调控细胞对外界刺激的反应和细胞的增殖、存活、黏附、迁移、分化。许多类型的实体瘤有高水平的 EGFR 表达和活化的酪氨酸激酶,因此,抑制 EGFR 酪氨酸激酶的活性可以有效地抑制肿瘤的生长。吉非替尼、厄洛替尼等,通过选择性地抑制上皮细胞生长因子受体酪氨酸激酶(EGFR-TK)活性及下游信号转导通路,能抑制肿瘤细胞增殖、侵袭、转移,产生抗肿瘤作用。

笔记

第三节　疾病状态下的临床用药原则

一、肝脏疾病时临床用药

肝病时许多药物消除速率减慢,血药浓度升高,但一般不超过正常血药浓度的 2~3 倍。在受体敏感性未增加,肾排泄功能正常时,对于多数有效治疗血药浓度范围大的药物,如此升高的血药浓度一般不会引起临床效应和不良反应的较大变化,何况正常人之间也可能存在这种个体差异。但对于那些有效治疗血药浓度范围窄、毒性大或对肝脏有损害的药物,使用应慎重。

肝脏疾病时临床用药要注意以下几点:①禁用或慎用损害肝脏的药物,避免肝功能的进一步损害。②慎用经肝脏代谢且不良反应多的药物,改用主要经肾脏消除的药物。③禁用或慎用可诱发肝性脑病的药物。④禁用或慎用经肝脏代谢活化后方起效的药物。⑤应注意降低剂量或延长给药间隔,从小剂量开始,小心逐渐加量。必须使用有效血药浓度范围窄、毒性大的药物或对肝脏有毒性的药物时应进行血药浓度监测及严密的生化监护。⑥评价应用药物的效益和风险,如用药的风险大于效益,则不要使用该药。

总之,对肝病患者用药,必须仔细衡量利弊,并结合用药经验和血药浓度监测来调整用药和用量,尽量选用不经肝清除又对肝无毒的药物。肝脏疾病时控制使用的药物见表6-2。

表6-2　肝病患者控制使用的药物

控制状况	药物	备注
禁用	吗啡、巴比妥类、哌替啶、芬太尼、水合氯醛、可待因、氯丙嗪、三氯甲烷、氟烷类	尤其是有肝性脑病先兆症状时,如烦躁、不安、躁动时。氟烷类有损伤肝功能潜在危险损伤肝脏,严重肝病时禁用,尤其禁用于有胆汁淤积的患者
	四环素类、依托红霉素、利福霉素、两性霉素B、灰黄霉素、新生霉素、异烟肼、对氨基水杨酸、磺胺类	
	对乙酰氨基酚、阿司匹林、吲哚美辛、丝裂霉素、放射菌素 D、氟尿嘧啶等	严重肝病时禁用
慎用	异丙嗪、地西泮、氯氮䓬、氯霉素、红霉素、新霉素(口服)、卡那霉素、庆大霉素、羧苄西林和头孢菌素类	不宜久用,有肝性脑病先兆时禁用,使用时严密观察副作用,有肾功能减退时,应适当减量
	口服降糖药(甲苯磺丁脲、氯磺丙脲、苯乙双胍)、甲基多巴、双醋酚汀、口服避孕药、乙酰唑胺	有妊娠胆汁淤积史者忌用口服避孕药
	保泰松、甘珀酸钠及其他含钠药物	特别慎用于体液过量者
	噻嗪类利尿药、氯噻酮、呋塞米、依他尼酸钠	特别慎用于脱水患者,宜同时补钾或与留钾利尿剂同服

二、肾脏疾病时临床用药

1. 肾功能减退时选药用药原则　在肾功能不全时,由于患者的药动学和机体对药物的反应性发生改变,按常规使用剂量给药将导致药物在体内蓄积和药物效应过度增强,从而使药物的毒性和各种不良反应增加。肾功能不全患者用药应遵循以下原则:

(1)禁用或慎用对肾脏有损害的药物,避免肾功能的进一步损害。有些药物如四环素及皮质类固醇等,因其抗同化作用或增强异化作用使机体出现负氮平衡,可加重原有肾功能不全的氮质血症。在严重肾功能不全时,为避免毒性反应的发生,应慎用或避免使用以上两类药物。

笔记

下列两组药物也应当禁用或慎用,如必须使用时也应调整剂量,加强临床监护。①一些有直接肾毒性的药物,如各种重金属盐、造影剂、头孢噻啶、顺铂、水杨酸盐、氨基糖苷类抗生素、两性霉素 B、多黏菌素、碳酸锂、多西环素、甲氧氟烷、对乙酰氨基酚等解热镇痛药;②易引起肾免疫性损伤的药物如肼屈嗪、普鲁卡因、异烟肼、吲哚美辛、青霉素、头孢噻吩、苯唑西林等。肾功能损伤时一些药物应按表6-3的参数调整剂量。

表 6-3 肾功能减退患者剂量调整表

药物	患者 $K\%$ (h^{-1})		正常人 $K\%$ (h^{-1})	$t_{1/2}$ (h)
	$100K_r = 100K' + 100\alpha \cdot Clcr$			
	$100K'$	100α		
α 乙酰地高辛	1.0	0.02	3	23
氨苄西林	1.1	0.59	70	1.0
羧苄西林	6.0	0.54	60	1.2
头孢氨苄	3.0	0.67	70	1.0
头孢噻啶	3.0	0.37	40	1.7
头孢噻吩	6.0	1.34	140	0.5
氯霉素	20.0	0.10	30	2.3
金霉素	8.0	0.04	12	5.8
黏菌素	8.0	0.23	31.4	2.2
洋地黄毒苷	0.3	0.001	0.7	170
地高辛	0.8	0.009	1.0	40.8
多西环素	3.0	0.00	3	23.0
红霉素	13.0	0.37	50	1.4
5- 氟胞嘧啶	0.7	0.243	25	2.8
庆大霉素	2.0	0.28	30	2.3
异烟肼(快速)	34.0	0.19	53	1.3
异烟肼(慢速)	12.0	0.11	23	3.0
卡那霉素	1.0	0.24	25	2.75
林可霉素	6.0	0.09	15	4.6
甲氧西林	17.0	1.23	140	0.5
苯唑西林	35.0	1.05	140	0.5
青霉素	3.0	1.37	140	0.5
多黏菌素 B	2.0	0.14	16	4.3
吡甲四环素	2.0	0.04	6	11.6
链霉素	1.0	0.26	27	2.6
毒毛旋花子苷 G	1.2	0.038	5	14
磺胺嘧啶	3.0	0.05	8	8.7
磺胺甲基异噁唑	7.0	0	7	9.9
4- 磺胺二甲嘧啶(儿童)	1.0	0.14	15	4.6
四环素	0.8	0.072	8	8.7
甲砜霉素	2.0	0.24	26	2.7
甲氧苄啶	2.0	0.04	6	12.0
万古霉素	0.3	0.117	12	5.8

注:K,正常人消除速率常数;K_r,肾功能减退患者消除速率常数;K',肾外途径消除速率常数;$Clcr$,内源性肌酐清除率;α,比例常数。

（2）避免选用毒性较大或长期使用有可能产生毒性的药物，仅在有明确用药指征时选择使用那些在较低浓度即可生效或毒性较低的药物。如强利尿剂中呋塞米毒性较依他尼酸钠低，尤其在肾功能衰竭时使用，增加剂量一般效应增强而不良反应较少增加。抗生素中可选用红霉素、青霉素、头孢菌素类（尤以第三代头孢菌素肾毒性更小）等。应选用半衰期短的药物，尽量避免选用长效制剂。

（3）选用疗效易衡量判断或毒副作用易辨认的药物，如选用抗高血压药，其剂量易通过测定血压降低程度来决定；一般不用神经节阻断药，因其毒副作用复杂。

（4）选用经肾脏外途径代谢和排泄的药物，如选用经肾脏消除的药物时，应根据肾功能损害程度，调整给药方案，使用对肾衰的推荐剂量方案；

（5）必须使用有效血药浓度范围窄、毒性大、代谢产物易在体内蓄积的药物，或对肾脏有毒性的药物时应进行 TDM，根据血药浓度调整给药剂量。加强对患者临床症状和生化指标的监护，确定药物临床有效性和毒性。评价应用药物的获益和风险，如用药的风险大于获益，则不使用该药。

2. 肾功能减退时剂量调整　肾功能减退时，主要经肾排泄的药物消除能力降低，半衰期延长，如仍按常规给药，易造成蓄积而产生毒性反应。如林可霉素正常人的 $t_{1/2}$ 为 4～5.4 小时，肾功能减退时 $t_{1/2}$ 为 10～13 小时。对严重肾损伤的患者应用地高辛，毒性反应发生率可高达 70%。调整给药方案，主要是改变给药间隔时间或维持量，对负荷量一般不作调整。调整公式为：

$$X_r = X_0 \cdot \frac{K_r}{K} \tag{6-1}$$

$$\tau_r = \tau \cdot \frac{K}{K_r} \tag{6-2}$$

式中，τ、K 分别为正常人的给药间隔时间和消除速率常数，其中 K 值可由文献查到。X_r、τ_r、K_r 分别为肾功能减退患者应用的剂量、给药间隔时间和消除速率常数，其中 K_r 值可由患者测得或通过测定患者的肌酐清除率按下式间接推算出。

$$K_r = K' + \alpha \cdot Clcr \tag{6-3}$$

式中，α 为比例常数，$Clcr$ 为内源性肌酐清除率，K' 为肾外清除速率常数，α 和 K' 均可由表 6-3 中查到。为计算方便可将公式（6-3）等号前后均扩大 100 倍，即成下式：

$$100K_r = 100K' + 100\alpha \cdot Clcr \tag{6-4}$$

例：正常人卡那霉素常用量为 500mg，每 12 小时给药一次，现测得肾脏功能衰竭患者肌酐清除率为 38ml/min，问：①若剂量不变，用药间隔如何调整？②若仍按 12 小时给药一次，应给多大剂量？

解：已知 $X_0 = 500$mg，$\tau = 12$ 小时，$Clcr = 38$ml/min

由表 6-3 中查得 $K\% = 25\,(h^{-1})$，即得 $K = 0.25\,(h^{-1})$；

$100\alpha = 0.24$；$100K' = 1.0\,(h^{-1})$；

将已知代入公式（6-4）$100K_r = 100K' + 100\alpha \cdot Clcr$

得：$100K_r = 1.0 + 0.24 \times 38 = 10.12\,(h^{-1})$

故 $K_r = 0.1012\,(h^{-1})$

则①所求 τ_r 可由已知 K 值及所求得的 K_r 值

代入公式（6-2） $\qquad\qquad \tau_r = \tau \cdot \dfrac{K}{K_r}$

得 $\qquad\qquad\qquad\qquad \tau_r = 12 \cdot \dfrac{0.25}{0.1012} = 29.64\,(h)$

② 所求 X_r 可由已知 X_0、K 值及 K_r 值求得

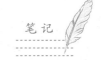
笔记

代入公式(6-1)

$$X_r = X_0 \cdot \frac{K_r}{K}$$

得

$$X_r = 500 \cdot \frac{0.1012}{0.25} = 202\,(mg)$$

由此可得出:若肾病患者依然每次用药500mg,给药间隔必须改为每30小时一次。若仍为12小时一次,用药量应改为200mg,考虑卡那霉素的耳、肾毒性较为明显,避免血药浓度波动过大,该肾脏功能衰竭患者宜每日给药2次,每次200mg。

三、循环障碍性疾病临床用药

循环障碍性疾病包括休克、恶性高血压和充血性心力衰竭等,这些疾病的特点是组织灌流量减少。由于血流量可影响药物的吸收、分布、代谢和消除,因此这些疾病一定会改变药物的动力学,进而影响药物疗效。循环障碍性疾病临床用药要注意以下几点:

(1)在周围循环衰竭时(心衰、休克等),口服、皮下或肌内注射给药吸收差,紧急用药时必须静脉注射,但静脉注射速度要慢。

(2)严重心力衰竭由于组织灌流量下降,一般药物 V_d 值减小。如利多卡因、普鲁卡因胺和奎尼丁等药 V_d 值明显减小,较小的分布容积,使血液和心、肝、肾和脑等主要器官血药浓度明显升高。另外,心衰、休克患者肝肾的血流量减少,也使一些药物如利多卡因的清除率减少,半衰期延长,易发生毒性反应。基于以上事实使用这类药物时应注意酌减剂量。

(3)心脏疾病会改变器官对药物的敏感性,如心肌梗死后,使用常规剂量的氨茶碱、左旋多巴、β_2 受体激动剂和三环类抗抑郁药等,可能引发室性早搏和心动过速,使用这类药物时要谨慎,并采用较低剂量。窦房结功能低下的患者应避免使用能抑制心脏自律性的药物,如维拉帕米、地尔硫䓬、奎尼丁、普鲁卡因胺和丙吡胺等药。

(4)心力衰竭患者使用具有负性肌力作用的药物必须非常小心,很低剂量就会损害心脏功能。心力衰竭治疗中使用噻嗪类及高效利尿药易引起低钾血症,注意补钾,防止低血钾加重地高辛对心脏的毒性作用。

【思考题】

1. 列举并简要讨论可导致药动学发生明显改变的6种疾病和受影响的6种药物;同样列举和简要讨论可引起受体数目和敏感性改变的6种疾病。

2. 参与一次临床查房和病例讨论,注意下列患者药物治疗:

(1)肝硬化水肿和腹水患者,如何应用利尿药及镇静药?

(2)肾脏功能衰竭患者如何补液及抗高血压治疗?

(3)慢性心力衰竭患者如何使用丙吡胺、β受体拮抗药及维拉帕米?

3. 已发现β受体拮抗药可使部分急性心肌梗死、扩张型心肌病心力衰竭获得改善,并有成熟的理论依据,其临床疗效应该是肯定的,但实践治疗结果却并非完全如此。某院心内科3例心力衰竭,判断为舒张功能障碍性心力衰竭,停用强心苷,单用倍他洛尔,结果3例皆发生急性肺水肿。2例经速效强心苷治疗好转,1例以血管扩张剂和氨力农治疗无效死亡。请应用你所学的知识分析在用药上可能存在的不当之处及死亡原因。

(刘　冰　李明亚)

第七章 特殊人群的药物治疗

学习要求

1. 掌握　妊娠期和哺乳期妇女、儿童及老年人合理用药的原则。

2. 熟悉　儿童用药剂量常用计算法及妊娠期和哺乳期妇女、儿童、老年人禁用的治疗药物。

3. 了解　妊娠期和哺乳期妇女、儿童及老年人生理特点对药动学的影响和用药特殊性。

本章所指特殊人群是妊娠和哺乳期妇女、儿童及老年人。由于这些特殊人群在生理、生化功能等方面与一般人群相比存在着明显差异,而这些差异影响药物的吸收、分布、代谢和排泄过程,若对这些特殊群体按常规的给药方案进行药物治疗,药物在机体内或不能达到最低有效浓度,使治疗失败;或超过最低中毒浓度,产生毒性反应;或产生不同于一般人群的药物效应和不良反应。妊娠期妇女用药不当有可能对胚胎和胎儿造成影响,引起流产、早产或先天性畸型。哺乳期妇女用药,药物通过乳汁转运至新生儿,影响婴儿的生长发育。儿童的各种器官的生理功能正处在发育和完善阶段,对药物的反应不仅可能产生量的差异,还可能产生质的不同。老年人各种生理功能逐步衰退,常患有多种疾病,需要用多种药物治疗,他们对药物的反应也复杂多样。只有掌握这些特殊人群的病理和生理学特点,临床上才能有针对性的合理用药,保证特殊人群的用药安全。本章将分别对妊娠和哺乳期妇女、儿童、老年人的药物治疗进行专门讨论。

第一节　妊娠和哺乳期妇女用药

妊娠和哺乳期妇女用药,药物可通过胎盘和乳汁,使胎儿和婴幼儿成为无意之中的用药者,用药不当可以带来严重的危害。妊娠期用药不当的主要危害之一就是导致胎儿畸形,如20世纪60年代初期的"反应停"事件,就是妊娠早期妇女为治疗妊娠呕吐而服用沙利度胺(thalidomide,反应停)后引起数以万计的短肢畸形"海豹儿"的降生,此事件震惊世界。为保证母婴安全,在制定给药方案时应重视妊娠期母体、胎儿和新生儿药动学特点及药效学特点,适时适量地用药。

一、妊娠期药动学特点

（一）药物在妊娠母体内的药动学

在整个妊娠期,母体、胎盘、胎儿组成一个生物学和药动学整体。母体用药后,药物既存在于母体,又可通过胎盘进入胎儿体内,而对胎儿产生影响。据统计90%妊娠期妇女至少服用过1种药物(知情/不知情/主动/被动),而经医师和药师指导用药的仅有20%。因此,重视孕期合理用药,对保护母婴均十分重要。妊娠期间,母体的生理功能将发生多种变化(表7-1),从而改变药物在母体的体内过程和作用。对毒副反应大、安全范围窄的药物,更应进行血浆药物浓度监测。

笔记

表 7-1 妊娠期母体的生理学指标变化

系统/功能	生理改变	改变程度
心血管系统	心输出量	↑30%~50%
	心率	↑20%
	搏出量	↑10%
血流量	子宫	↑950%
	肾	↑60%~80%
	肝	↑75%
	皮肤(手)	↑600%~700%
血液系统	血浆容量	↑50%
	红细胞	↑18%~30%
	血浆白蛋白浓度	↓30%
	血浆脂质	↑66%
呼吸系统	潮气量	↑40%
胃肠道系统	胃张力/运动	↓
	肠运动	↓
肾功能	肾小球滤过率	↑50%
机体	水	↑
	脂肪	↑

1. **药物吸收** 妊娠早期和中期,因孕激素的影响,胃酸分泌减少、胃排空延迟、肠蠕动减弱,使口服药物的吸收延缓,达峰时间延长,峰浓度降低。但难溶性药物(如地高辛)因药物通过肠道的时间延长而生物利用度提高。此外,早孕反应呕吐可导致药物吸收减慢减少。如需药物快速发挥作用,应当采用注射给药。

此外,妊娠时心排出量增加 80%,肺通气增大,可促进吸入性药物如氟烷、异氟烷和甲氧氟烷等麻醉气体在肺部的吸收。

2. **药物分布** 妊娠期妇女血容量约增加 30%~50%,体液总量平均增加 8000ml,细胞外液增加约 1500ml,脂肪约增加 25%,体重平均增长 10~20kg,使药物的分布容积明显增大。此外,药物还会经胎盘向胎儿分布,因此,一般而言,孕妇血药浓度低于非孕妇。妊娠期较多蛋白结合部位被内分泌激素等物质所占据,所以妊娠期药物与蛋白结合率降低,游离型药物增多,药效和不良反应增强。体外试验证明,地西泮、苯妥英钠、苯巴比妥、利多卡因、哌替啶、地塞米松、普萘洛尔、水杨酸和磺胺异噁唑等常用药物在妊娠期非结合型增加。

3. **药物代谢** 妊娠期间,药物的代谢能力有所增强,这与妊娠期间孕激素浓度增高,引起肝脏微粒体药物羟化酶活性增加有关,如苯妥英钠在妊娠期妇女体内羟化过程明显加快。

4. **药物排泄** 妊娠期肾血流量增加 25%~50%,肾小球滤过率增加 50%,使多种药物的消除率相应加快,尤其是主要经肾排出的药物,如注射用硫酸镁、地高辛、碳酸锂等消除加快,血药浓度降低。妊娠期在应用氨苄西林、苯唑西林、红霉素、庆大霉素、卡那霉素、阿米卡星(amikacin)及呋喃妥因(nitrofurantoin)等抗菌药物时,为维持有效的抗菌浓度,必须适当增加用量。妊娠高血压时,孕妇肾功能受影响而药物排泄减少。妊娠晚期仰卧位时肾血流减少,造成肾排泄

笔记

药物减慢,使药物容易在体内蓄积,半衰期延长,所以孕妇应采用侧卧位以促进药物的排泄。

（二）药物在胎儿体内过程

胎儿各器官及功能处于发育阶段,其药物体内过程与成人有所不同,具有自身特点。

1. **药物吸收** 胎盘是由羊膜、叶状绒毛膜和底蜕膜构成,是隔离母体血与胎儿血的屏障。绒毛膜是胎盘主要功能部分,起着物质交换和分泌某些内分泌激素的作用,是胎盘循环的部位。药物需要通过胎盘屏障才能到达胎儿,胎盘屏障可以阻止有害物质（包括药物）进入胎儿,然而胎盘屏障易受到多种因素的影响,胎盘成熟程度不同,其生物功能差别亦较大,影响药物转运。母体内的药物需要通过胎盘才能到达胎儿,胎儿体内的药物或代谢物亦须经过胎盘到母体而排出。

大部分药物可经胎盘转运进入胎儿体内,也有少量药物经羊膜转运进入羊水中,而羊水内的蛋白含量仅为母体血浆蛋白浓度的 1/10 ~ 1/20,故药物以游离型形式存在为主。妊娠 12 周后,胎儿通过吞饮羊水,使羊水中少量药物经胃肠道而被吸收,而经胎儿尿排入羊水的药物和代谢产物,也可随胎儿吞饮羊水又重吸收,形成羊水肠道循环。此外,胎儿皮肤也可从羊水中吸收药物。大部分经由胎盘-脐静脉血转运的药物,在未进入胎儿全身循环前也须经过肝脏,因此在胎儿体内也存在首过效应。

2. **药物分布** 胎儿肝、脑器官相对较大,血流量多。药物进入脐静脉后约60% ~80%的血流进入肝脏,故肝内药物分布较多。脐静脉血还可经门脉或静脉导管、进入下腔静脉而到达右心房,减少药物在肝内代谢。胎儿血脑屏障发育不健全,药物易进入中枢神经系统。胎儿血浆蛋白含量较母体为低,因此进入组织中的游离药物浓度较高。此外,胎儿体内脂肪组织较少,可影响某些脂溶性药物如硫喷妥钠的分布。

3. **药物代谢** 胎儿对药物的代谢能力有限,如当母体应用乙醚、镁盐、巴比妥、B 族维生素和维生素 C 后,胎儿体内的药物浓度可数倍于母体。胎儿的肝脏是药物代谢的主要器官,早在妊娠第 7 ~ 8 周即可对药物进行代谢,其他组织如胎盘、肾上腺、肾和肺也含代谢药物的酶。胎龄 14 周 ~25 周的胎儿,每克肝组织中即含有与成人含量相当的细胞色素 P450,但肝药酶活性相对缺乏,一般仅为成人肝药酶活性的30% ~60%,尤其是缺乏催化药物结合反应的酶,特别是葡萄糖醛酸转移酶,故对某些药物的解毒能力差。如巴比妥、氨苯磺胺、水杨酸类和激素等,易在胎儿体内达到毒性浓度,特别是妊娠前半期,由于胎儿的血脑屏障不完善,巴比妥类药物可在脑中及肝脏中蓄积,应予注意。

多数药物在胎儿体内代谢后活性下降,但有些药物在胎儿体内代谢后可变为有生物活性的物质,如可的松变为氢化可的松等。有些药物代谢后其降解产物具有毒性,如苯妥英钠在胎儿肝脏经微粒体酶代谢,生成对羟苯妥英,而后者可干扰叶酸代谢,竞争核酸合成酶,具有致畸作用,尤其在与苯巴比妥合用时,肝药酶被诱导,苯妥英钠转化量增加,其致畸作用加强。芳香族化合物羟化时形成环氧化物,可同细胞内大分子物质结合,而影响正常器官发育。在胎龄 6 周 ~7 周时,胎儿肝脏即有羟化芳香族化合物的能力,虽然此时羟化能力较低,但当胎儿体内药酶受母体应用的药物或食品添加剂的诱导作用增强时,易使胎儿体内一些芳香烃类化学物质转化为活性代谢物,引起对胎儿的毒性或致畸反应。

4. **药物排泄** 胎儿的肾小球滤过率甚低,肾排泄药物功能极差。许多药物在胎儿体内排泄缓慢,容易造成蓄积,如氯霉素、四环素等药物在胎儿体内排泄速度较母体明显减慢。胎儿进行药物消除的主要方式是将药物或其代谢物经胎盘返回母体,由母体消除。药物在胎儿体内的代谢规律是将极性小、脂溶性高的药物代谢为极性大、亲水性大的物质,药物经代谢脂溶性降低后,返回母体血中的速度降低,易在胎儿体内蓄积。如地西泮的代谢产物 N-去甲地西泮在胎儿肝内蓄积与此过程有关,沙利度胺的亲水性代谢物也可大量蓄积于胎儿体内而引起毒性。

5. **药物对妊娠期不同阶段胎儿的影响** 不同发展阶段的胎儿对药物的敏感性差别较大。

笔记

妊娠前 3 个月(即 1~12 周)称为妊娠早期。妊娠早期是胎儿各器官形成的关键时期,在此期间使用药物极易造成婴儿先天缺陷,因此,在怀孕早期使用任何药物都是十分危险的。妊娠第一周,胚胎处于卵裂和原肠形成过程。这一阶段的胚胎如受到某些药物如抗代谢药、麦角生物碱、己烯雌酚等的影响,可致妊娠终止。受精后两周内,受精卵分裂,胚泡植入完成且形成二胚层。此期药物对胚胎影响的结果是"全"或"无"。"全"是指有害药物全部或部分破坏胚胎细胞,致胚胎早期死亡,妊娠中止、流产或被母体吸收。"无"是指有害药物未损害胚胎或损害较少量细胞,由于此时期的细胞在功能上具有潜在的多向性,可以补偿或修复被损伤的细胞,因此不出现异常,妊娠继续,此期为药物不易感期。但在妊娠第三周~第八周(器官形成期),细胞分化迅速,发生一系列的形态变化,大多数器官始基在此时期形成,胚胎细胞失去多向性,开始定向发育,一旦受到有害药物的作用,不易通过细胞分化的代偿来修复,极易发生形态上的异常,导致畸形发生,故此时期又称为致畸高危期。此期若受到某些药物如乙醇、锂、苯妥英、异维酸、反应停等的作用,可出现严重的结构畸形。妊娠 14 周后,组织器官分化大体完成,造成畸形的可能性相对较小,但此时胎儿仍在继续生长发育,若用药不当仍可能影响胎儿的生长与功能的发育,导致耳聋、失明、智力低下,甚至死胎。产前用药,若分娩时胎儿体内药物未完全清除,胎儿娩出后可继续受到药物作用,引起危险。如女性胎儿受己烯雌酚的影响,到青春期后可能发生阴道腺病及阴道透明细胞癌。

二、妊娠期临床用药

妊娠期用药应权衡利弊,妊娠期妇女在需要用药时,尽量选用对妊娠妇女及胎儿比较安全的药物,并且注意用药时间、疗程和剂量的个体化。母体用药时间、剂量和维持作用时间、胎儿的遗传构成和易感性、妊娠期妇女的年龄及营养状况等诸多因素决定药物对胎儿的影响。药物对胎儿的毒性作用不仅能表现在各组织器官形态和结构上,也可能表现在生理功能、生化反应以及行为和生长发育等方面异常。

此外,药物致畸除考虑妊娠期用药外,也应防止一些妇女可能在妊娠前已接触过有致畸危险的药物,甚至也要考虑父体用药造成后代致畸的可能。已有报道,接受抗癫痫治疗的男性患者(其女方正常,未用过药)所生后代有缺陷,很可能是苯妥英钠等抗癫痫药物通过精子或精液影响胚胎的正常发育。

在新药不断推出的今天,对尚未明确某新药是否有致畸危险时,孕妇选药应慎重,尤其是妊娠头三个月内。但如确实病情需要,在权衡利弊之下,也不应过于顾虑而延误母体必要的治疗需求。因为一些疾病,如糖尿病、癫痫的惊厥发作、子宫内感染(如梅毒)等也有致畸的可能。

(一)妊娠期用药的临床评价

目前已知有近百种临床使用的药物有致畸作用,药物致畸一般发生在孕期前 3 个月内(受精卵正处于各器官组织的分化阶段),尤其值得重视的是影响核酸生物合成和代谢的药物,如抗肿瘤药、抗病毒药以及某些抗生素等,都可能有不同程度的致畸作用。表 7-2 列出部分具有致畸作用的药物和化学物质,没有包括病毒如风疹或水痘病毒及孕妇的病理情况如糖尿病,这些也可作为"环境"性致畸因素。

表 7-2　部分已知的致畸药物和化学物质

药物和化学物质	对胎儿主要危害
乙醇	生长延缓,智力低下,心、肾、眼等多器官病变
四环素	损害胎儿骨骼、牙齿,多种先天缺陷
卡那霉素	听力丧失
氯霉素	再生障碍性贫血,灰婴综合征

笔记

药物和化学物质	对胎儿主要危害
烷化剂(环磷酰胺、白消安、氮芥等)	多发畸形,生长迟缓
抗代谢药(氟尿嘧啶、巯嘌呤等)	多发畸形,生长迟缓
一氧化碳	脑萎缩,智力低下,死胎
香豆素类抗凝血药	中枢神经,面部及骨骼畸形
己烯雌酚	女婴生殖道异常,阴道癌
青霉胺	皮肤弹性组织变性
苯妥英	颜面畸形,发育迟缓,智力低下
卡马西平	中枢神经缺陷增加
金刚烷胺	单心室,肺不张,骨骼肌异常
三甲双酮	多发畸形
丙戊酸	发育迟缓,多发畸形
异维A酸(内服)	早期流产,多发畸形
沙利度胺	肢体畸形,心、肾等器官缺陷
甲基汞、硫酸汞	头、眼畸形,脑瘫,智力低下等
可的松	腭裂
甲氨蝶呤	脑积水,无脑儿,腭裂
铅	发育迟缓
锂	心血管畸形率增加
多氯化联苯	出生后多器官缺陷

　　为了更好地指导医药专家在妊娠期妇女治疗过程中的药物选择,美国食品药品管理局(FDA)于1979年根据药物对胎儿的致畸危险性,就药物对妊娠妇女的治疗获益和胎儿的潜在危险进行评估,将药物分为5类,分别用A、B、C、D、X五个字母表示,A~X级致畸系数递增。

　　A类:A级对胎儿的影响甚微,是最安全的一类;如适量维生素A、B、C、D、E等。

　　B类:较安全,在动物繁殖实验中未显示致畸作用,但缺乏临床对照观察资料,或动物繁殖试验显示有副反应,但这些副作用并未在妊娠妇女得到证实。多种临床常用药属此类,如青霉素、胰岛素等。

　　C类:对胎儿有致畸作用或其他不良影响,只有在权衡了对妊娠期妇女的好处大于对胎儿的危害之后,方可应用,如异丙嗪、阿司匹林、异烟肼等。

　　D类:有危害性,但在妊娠期妇女必须用药(例如妊娠期妇女患有严重的疾病或受到死亡威胁,应用其他药物虽然安全但无效)的情况下可以使用。如链霉素、苯妥英等。

　　X类:已证明对胎儿有严重危害,禁用于妊娠或即将妊娠的患者。如甲氨蝶呤、己烯雌酚等。

　　需要强调的是,该分类是在药物常用剂量下评价妊娠期妇女用药对胎儿的危害性,药物作用有剂量的差异,当A类药大剂量使用时则可能产生C类药或X类药的危害。这一分类系统,是以药物对妊娠期妇女的治疗获益和对胎儿的潜在危险进行评估,并不反映药物的真正毒性大小,例如口服避孕药毒副作用小,但标记为X类,只是因为妊娠期间没有必要使用该类药物。

　　目前许多药物对胎儿的影响仍知之甚少,多数药物在妊娠期的特点尚未被阐明,许多药物因为没有进行相关的动物实验而归入C类。故妊娠期用药应当慎之又慎。

笔记

（二）妊娠期用药的基本原则

妊娠期妇女用药时应当做到合理选择、合理使用，防止胎儿受母体用药的影响。妊娠期间为保证用药的安全有效，应注意以下几个原则：①用药时须清楚地了解妊娠周数，妊娠早期要避免不必要的用药（包括保健品），尤其是已确定或怀疑有致畸作用的药物，如应用可能对胎儿有影响的药物时，要权衡利弊以后再决定是否用药。若病情急需，应用肯定对胎儿有危害的药物，则应先终止妊娠后再用药；②可用可不用的药物不用，可以推迟治疗的则推迟治疗，小剂量有效的避免用大剂量，单药有效的避免联合用药。应采用疗效肯定、对药物代谢有清楚说明、不良反应小且已清楚的老药，避免使用尚难确定有无不良影响的新药，中药及西药同样有效的，应用西药；③妊娠期用药时应选择同类药中最安全的，首选 A 级、B 级药物，应避免使用 C 级、D 级药物，禁用 X 级药物。至于给药途径，在一般情况下，应以口服给药为宜。因为口服给药有肝脏的首过效应，大部分药物经肝脏解毒分解为无害的物质，使药物的有害影响降低，而静脉或肌内注射则无此过程。

（三）孕妇慎用的治疗药物

1. 抗感染药物　抗菌药是妊娠期间最常用的药物，抗菌治疗学的一般性原则同样适用于妊娠期。然而妊娠期的生理改变，往往影响药物的药动学过程，为使感染部位达到足够的药物浓度，剂量应进行调整。例如青霉素和头孢菌素类在妊娠期间血药浓度较低，因而应增加剂量。子宫内药物难以到达的部位是羊水，除有少量药物经羊膜转运进入羊水中外，大部分药物必须先通过胎盘转运到胎儿，而后再由胎儿体内排泄到羊水中。因此，子宫内感染的治疗必须高剂量静脉注射抗菌药物。

（1）妊娠期间可安全使用的抗菌药物：①青霉素类是最为安全的抗菌药，大量研究未发现对胎儿或胚胎有毒性；②氨苄西林的蛋白结合率低，易透过胎盘屏障，适于胎儿宫内感染的治疗；③第三、四代头孢菌素也已广泛用于妊娠期，这类药物也较易通过胎盘屏障。如头孢噻肟和头孢他啶通过胎盘屏障能力强，适用于绒毛膜炎的治疗；④红霉素是治疗妊娠期支原体感染的重要药物，由于较难通过胎盘屏障以致对胎儿没有治疗作用；⑤克林霉素（clindamycin）可通过胎盘屏障并在胎儿组织内达到治疗浓度，常用于治疗羊水内和分娩后耐药的厌氧菌感染。

（2）妊娠期间慎用或禁用的抗菌药物：①氨基糖苷类除庆大霉素属 C 类，其余多属 D 类，可以通过胎盘，使胎儿听神经损害发生率增加。妊娠各期使用链霉素、卡那霉素、阿米卡星（丁胺卡那霉素）、庆大霉素等都可导致胎儿先天性耳聋、前庭损伤及肾损害。新霉素可导致胎儿骨骼发育异常，肾、肺小动脉狭窄，先天性白内障，智力障碍等；②四环素属 D 类，妊娠早期使用四环素类药物可导致胎儿畸形，妊娠中晚期使用可导致胎儿骨及牙釉质发育不全、牙齿染黄等。动物实验结果证明，四环素尚可致肢体畸形、肝与肾损害及死胎等变化；③氟喹诺酮类多属 C 类，可影响胎儿软骨发育，导致新生儿关节病变，妊娠期禁用；④磺胺类与甲氧苄啶均为叶酸合成抑制剂，复方磺胺甲噁唑在妊娠最初三个月期应用，使出生缺陷发生率明显提高，应禁用。磺胺类还可与胆红素竞争蛋白结合点，致高胆红素血症，有引起新生儿核黄疸的可能；⑤氯霉素可迅速进入胎盘，在胎儿体内达到药物高峰浓度，胎肝中浓度尤高。氯霉素可影响胎儿骨髓造血功能，导致"灰婴"综合征，妊娠期禁用。

（3）抗病毒药：阿昔洛韦（aciclovir）和齐多夫定（zidovudine）属 C 类，近年来在治疗获得性免疫缺陷症（AIDS）的妊娠妇女中表明，齐多夫定治疗组与安慰剂组比较，婴儿感染人免疫缺陷病毒（HIV）的机会降低 67.5%，有益作用相当明显。

（4）抗真菌药：妊娠期间容易患白假丝酵母菌性阴道炎，局部应用克霉唑（B 类）、咪康唑（C 类）以及全身性应用两性霉素 B（B 类）均未见有致畸报告。灰黄霉素可能导致连体双胎畸形。如孕妇确有应用指征（如真菌性败血症危及孕妇生命），须衡量利弊后作出决定。

2. 作用于心血管系统的药物

（1）抗高血压药：妊娠期妇女中 5% ~10% 并发高血压或子痫,应进行适当治疗。常用药物有:①α 受体拮抗药,多属 C 类。哌唑嗪等虽为治疗轻、中、重度高血压及肾性高血压的首选药物之一,但因其对孕妇与胎儿的安全性缺乏证明,故妊娠期不宜选用;②β 受体拮抗药,多属 C 类。在妊娠期间 β 受体拮抗剂广泛应用于高血压、甲状腺功能亢进及母体、胎儿过速型心律失常;③作用于中枢神经系统的降压药,属 B 类。甲基多巴、可乐定由于具有一定安全范围,常用于治疗孕妇高血压;④血管扩张药,属 C 类。单用肼屈嗪或与其他抗高血压药合用对妊娠高血压既安全又有效;⑤钙通道阻滞药,属 C 类。硝苯地平和其他二氢吡啶类药物用于治疗妊娠期间高血压有较好的疗效,对母亲和胎儿安全性,尚需进一步研究;⑥利尿降压药,属 C 类。噻嗪类、呋塞米及储钾利尿药对人类均没有致畸作用,但胎儿在出生后常常出现少尿,血浆低钠、低钾、低渗。妊娠期间只有在其他治疗措施失效时才考虑使用这些利尿药;⑦血管紧张素转换酶（ACE）抑制剂,属 C 或 D 类。妊娠的中间和后 3 个月中服用血管紧张素转换酶抑制剂可致胎儿发育迟缓、胎儿肾衰造成羊水过少及头骨发育不全,在新生儿时期产生低血压、无尿或少尿等。血管紧张素转换酶抑制剂可使胎儿血管扩张、血压下降及胎儿循环损害。

（2）抗心律失常药和强心苷：妊娠期间发生孕妇和胎儿心律失常可能危及母亲和胎儿的生命,应进行药物治疗。常用药物有:①地高辛,属 C 类。孕妇使用治疗剂量,未发现致畸或对胎儿的毒性,可用地高辛治疗胎儿室上性心动过速;②奎尼丁,属 C 类。由于有发生室性心律失常的危险,故应在医院心脏监测下给药;③普鲁卡因胺,属 C 类。易通过胎盘,可作为未明确诊断的复合性心动过速急性治疗的一线药;④利多卡因,属 B 类。若血浆浓度高则对新生儿有中枢抑制作用;⑤维拉帕米,属 C 类。在母体用药后,可成功地使胎儿心律失常转复,但理论上维拉帕米可减少子宫血流量,因而应谨慎使用;⑥胺碘酮,属 D 类。胺碘酮对胎儿心脏及甲状腺功能有影响,在妊娠的最初三个月应避免使用,仅用于对其他治疗无效而危及生命的心律失常者。

（3）抗凝血药和溶栓药：妊娠是一种高凝状态,静脉血栓栓塞是一种主要并发症,发生率为1/1000,肺栓塞是孕妇死亡的最常见原因,抗凝药常用于阻止有栓塞倾向妇女血栓栓塞的发生。常用药物有:①香豆素类,属 X 类。孕妇在妊娠 6 ~9 周用药时胎儿可出现华法林症状,使用华法林的胎儿中约 50% 末端发育不全而出现手指缩短。在妊娠中间和后 3 个月期间应用香豆素衍生物与胎儿中枢神经缺陷、小头畸形、脑积水、精神呆滞和视神经萎缩等有关。因此妊娠期妇女要避免服用此类抗凝血药;②肝素,属 C 类。由于肝素分子量大,不能通过胎盘,故对胎儿是安全的。妊娠期间长时间肝素治疗的主要危害是孕妇骨质疏松和血小板减少。在分娩当日,剂量应减少到每 12 小时 7500U 或更少,以降低过度出血的危害。同时应监测凝血酶原时间,若延长则提示有产生出血并发症的危害,应给予鱼精蛋白进行对抗。

3. 作用于神经系统药物

（1）阿片类镇痛药：以吗啡为代表的阿片类镇痛药都能通过胎盘,多属 C 类。孕妇长期应用吗啡成瘾者其新生儿亦可出现戒断症状,临床尚未发现对胎儿有致畸作用。目前哌替啶用于分娩镇痛较为广泛,但应用不当可致新生儿呼吸抑制,哌替啶对新生儿的影响与产妇用药量及用药至胎儿娩出的时间间隔有关,产妇肌内注射或静脉注射哌替啶后 1 小时内分娩者,对新生儿呼吸并无明显抑制,若用药后 2 ~3 小时内分娩者,则新生儿很容易出现呼吸抑制。

（2）解热镇痛药：以阿司匹林为代表的非甾体类抗炎药多属 C 类,妊娠后期为 D 类。阿司匹林常用于妊娠期间的疼痛、炎症,低剂量阿司匹林（如 40 ~150mg/d）可防止妊娠高血压、子痫和子痫先兆。尽管阿司匹林不引起妊娠最初三个月的致畸作用,但在后 3 个月特别是在分娩前应特别谨慎,妊娠晚期使用阿司匹林可能造成过期妊娠、产程延长、产后出血、核黄疸等后果,而服用对乙酰氨基酚则无不良影响。大量使用非甾体类抗炎药可导致胎儿严重出血或死胎。

（3）麻醉药：目前尚无证据表明妊娠早期使用一次麻醉药可引起胎儿畸形,但在分娩期间应用全麻药对新生儿可能产生呼吸抑制,在分娩前应尽可能短时间的接触麻醉药。

(4)抗癫痫药:妊娠期间癫痫发作对母亲和后代都是危险的,癫痫发作可伤害胎儿,致小头畸形(microcephaly)、智力迟钝等。一般认为妊娠期间癫痫发作需适当治疗,然而几乎所有抗癫痫药,包括卡马西平、苯巴比妥、苯妥英、扑米酮和丙戊酸都可致先天性畸形。妊娠早期应用苯妥英钠、卡马西平可致胎儿神经系统发育缺陷,还可能引起唇裂、腭裂、心脏缺损、膈疝、腹股沟疝等先天性畸形。卡马西平、丙戊酸还可引起中枢神经管缺损及胎儿畸形,甚至可导致新生儿出血症。妊娠早期使用丙米嗪可致胎儿兔唇和短肢畸形。苯妥英钠与苯巴比妥合用可增加畸胎的发生率,胎儿的唇裂和腭裂、先天性心脏损害或小头畸形的危险性可增加2～3倍。由于苯妥英钠是叶酸拮抗剂,故在应用时可适当补充叶酸,以减少畸形发生。卡马西平属C类,其余均属D类。对于癫痫大发作,现认为卡马西平和苯二氮䓬类是首选药。使用卡马西平增加神经管缺陷的危险性约1%,神经管缺陷可在妊娠第18周期间通过测定子宫内甲胎蛋白及胎儿超声发现。对于癫痫小发作,以乙琥胺为代表的丁二酰亚胺类是妊娠最初三个月的首选药。

(5)苯二氮䓬类:以地西泮为代表的苯二氮䓬类属D类。苯二氮䓬类为亲脂性药物,可迅速通过胎盘进入胎儿体内。在妊娠早期应用苯二氮䓬类可能损害胎儿神经发育,裂唇或裂腭发生率也可能增加。但发生率较低,大约为自然发生率(0.1%)的2～4倍。妊娠后期重复应用苯二氮䓬类可使药物在胎儿体内蓄积,导致新生儿肌张力减退。分娩前15小时给予30mg或更大剂量的地西泮可引起新生儿呼吸抑制,张力减退、进食减少和抑制产热等反应。母体长期应用该类药物,也能导致新生儿戒断综合征,故应避免习惯性使用。

(6)抗胆碱药:以阿托品为代表的抗胆碱药多属C类。阿托品易通过胎盘,对胎儿呼吸运动有影响,而对心率没有影响,未发现先天性畸形。

4. **抗组胺药**　大多数抗组胺药对孕妇及胎儿的影响属B类和C类。目前仅发现溴苯那敏与畸形有关,65例妊娠早期服用溴苯那敏者中有10例发生胎儿畸形,很少报道其他抗组胺药对人类有致畸作用,但对孕妇使用抗组胺药的安全性问题尚无肯定的结论,因此妊娠3个月以内的孕妇一般应禁用抗组胺药。

5. **降糖药**　胰岛素属B类,不能通过胎盘,动物实验无致畸作用,围产期用于控制血糖,可降低糖尿病患者胎儿死亡率及畸胎率,是目前孕妇最常用的降血糖药。甲苯磺丁脲、氯磺丙脲和双胍类均能引起畸胎、死胎危险,妊娠晚期使用可致新生儿低血糖。均应禁用。

6. **止吐药**　妊娠早期的呕吐,一般出现在妊娠6～8周,持续4～6周,多数孕妇可通过调整生活和饮食而克服,无须治疗;但严重的妊娠呕吐,可以导致酮症、脱水,继而出现电解质紊乱,甚至导致肝、肾损害,需要进行治疗。常用的止吐药物为氯丙嗪、异丙嗪,属C类药,应慎用。美克洛嗪和塞克利嗪为哌嗪衍生物,属于B类药,目前流行病学调查及动物试验尚未发现致畸作用,但仍有必要进行深入研究。

7. **性激素类药**　妊娠期间雄性激素和女性激素均不应使用,妊娠早期应用孕激素、雌激素或雄激素常引起胎儿性发育异常、神经管或内脏畸形。孕早期用己烯雌酚可致女孩青春期后的阴道腺癌、透明细胞癌的发生,还可能导致男孩生殖器畸形、精液异常等。甲睾酮、丙酸睾酮等可致唇裂、腭裂。长期大量应用可的松可致无脑儿畸形。

8. **抗肿瘤类药物**　妊娠早期应用甲氨蝶呤易引起眼、颅面及脑部畸形甚至导致流产。环磷酰胺、白消安、秋水仙碱可引起胎儿肢体畸形、腭裂和外耳缺损。烷化剂氮芥类药物易引起泌尿生殖系统异常,指、趾畸形。

9. **维生素类药物**　为保证胎儿生长的需要和维持母体良好的营养状况,妊娠期妇女在营养不足的情况下,应适当补充铁、钙、锌、硒、叶酸、维生素,但不应过量。过量维生素D可致胎儿血钙过高,导致智力发育障碍,肾或肺小动脉狭窄及高血压。过量维生素K可引起新生儿肝损害、高胆红素血症与核黄疸。维生素A缺乏可引起胎儿骨骼发育异常或先天性白内障,而维生素A

笔记

过量可致腭裂、眼部畸形、先天性心脏病、神经系统畸形和泌尿生殖系统缺损。维生素 E 过量可导致胎儿大脑发育异常。过量维生素 B_6 使胎儿产生依赖性，可致四肢短小等畸形。

10. **产科用药**　产科中常用治疗早产的药物有以下几类。

（1）β_2 受体激动药：利托君（ritodrine）是目前最常用的治疗早产药物之一，属 B 类。用于延长 48 小时分娩是有效的，但用药孕妇常伴有多种不良反应，主要是由于激动子宫外 β_2 和 β_1 受体引起的。

（2）非选择性环氧酶抑制剂：吲哚美辛用于延长妊娠 7～10 日是有效的，但存在可能的不良反应包括孕妇持续性肺动脉高压和坏死性结肠炎，应慎用。

（3）硝酸甘油：用于产前、产中或产后紧急子宫舒张。可用静脉注射、贴敷或舌下喷雾方法给药，低剂量时（每次 50～250mg，重复 3 次）对孕妇和胎儿是安全的。

三、哺乳期临床用药

哺乳是一个重要的生理过程，对婴儿提供理想的营养以及抗病能力。大多数药物均可从乳汁中排出，但多数药物在乳汁中的浓度较低，乳汁中药物含量仅为母体摄药量的 1%～2%，小于乳婴治疗量，因此一般不会对乳婴产生不良的影响。但有些药物自乳汁分泌较多，对哺乳期婴儿影响较大。影响药物自乳汁排泄的因素包括以下几个方面。

1. **药物方面**　与药物相对分子量大小、脂溶性、解离度、血浆蛋白结合率等药物性质密切相关。由于乳汁脂肪含量比血浆高，故脂溶性高、蛋白结合率低、分子量小的药物更易进入乳汁中。乳汁 pH 比血浆低，因此，有机碱类药物较易进入乳汁，而有机酸类药物则相对进入乳汁较少。个别药物在乳汁中可达到较高浓度，如甲硝唑、异烟肼、红霉素及磺胺类等药物，它们在乳汁中的浓度可达到乳母血药浓度的 50%。而新生儿肝脏的代谢能力和肾脏的排泄能力都较差，由乳汁所摄入的药物，可因蓄积导致中毒。有时也可利用药物进入乳汁来治疗乳儿疾病，如用苯海拉明治疗婴儿皮肤过敏性疾患时，可让母亲服用常用量（25～50mg），通过哺乳，乳儿可获得治疗量的药物。

2. **母体方面**　主要由乳妇所用药物的剂量、用药次数及给药途径等因素决定。

3. **乳儿方面**　乳儿每日哺乳量、哺乳时间、胃肠黏膜成熟状态以及胃、十二指肠的 pH 等因素都影响乳儿所摄入的药量。

产后哺乳妇女经常应用的药物对乳婴的影响如下。

1. **镇痛药及解热镇痛药**　阿片类镇痛药能在母乳中检出，但含量很低，不足以对婴儿产生影响。阿司匹林和对乙酰氨基酚可用于产后期，保泰松毒性较大，应谨慎使用。

2. **镇静催眠药**　地西泮、氯硝西泮、劳拉西泮、奥沙西泮、咪哒唑仑、硝西泮等可进入乳汁中，但浓度很低，故婴儿不可能摄入高剂量的药物，但若为早产儿由乳母摄入高浓度的药物则可能产生毒性。

3. **抗癫痫药**　苯妥英、苯巴比妥、丙戊酸等药物的乳汁与血浆浓度比率均低于 0.5，故进入婴儿体内的药量一般无临床意义。扑米酮和乙琥胺的比率则高于 0.6，应慎用。

4. **抗精神病药**　锂盐可进入母乳，由于它可经胃肠道完全吸收，能引起婴儿毒性反应，可出现低体温、青紫，故哺乳期应禁忌。三环抗抑郁药丙米嗪、去甲丙米嗪和阿米替林进入乳汁中量很小，对婴儿无明显影响，但连续应用对婴儿有害，应慎用。

5. **抗高血压药**　大多数抗高血压药在乳汁中含量很低，对婴儿无明显影响。

6. **抗凝药**　肝素在生理 pH 条件下，为一离子化的高分子量黏多糖，故不会进入乳汁。华法林可与白蛋白高度结合，亦不会大量进入乳汁。两者均能安全用于授乳妇女。

7. **甲状腺激素与抗甲状腺药**　乳汁中的甲状腺素不会对婴儿产生明显影响，丙硫氧嘧啶、甲巯咪唑（thiamazole）可进入乳汁，乳母服用此药可造成婴儿甲状腺功能减退和甲状腺肿大，使

笔记

用放射性碘,亦应预先停止哺乳。

8. 避孕药　进入乳汁中的孕激素和雌激素总量不足母体用量的1%,授乳妇女应用低剂量口服避孕药后,未发现明显毒性。但服用过高剂量的避孕药可能对婴儿有毒性,有个别病例报告男婴发生女性型乳房,女婴有阴道上皮增生。长效避孕药甲地孕酮进入婴儿体内的药量亦低于母亲用量的1%。

9. 抗生素及其他抗菌药物　大多数抗生素具有较高的分布容积及较低的血浆浓度,故向乳汁转运很少,因而毒性很低。氯霉素乳汁中浓度较高,乳汁与血浆比率约为0.5,氯霉素可引起新生儿骨髓抑制,故授乳妇女应禁用。克林霉素对乳儿有明显毒性,研究发现克林霉素在乳汁中浓度可高于血浆浓度的数倍,能引起假膜性结肠炎,故授乳妇女禁用。磺胺类药物的潜在危险是诱发婴儿核黄疸,但研究证明乳汁中浓度很低。四环素的情况类似,理论上可使婴儿牙齿黄染,由于进入乳汁中的药物浓度很低,故不会造成危害,但若乳母连续服用,则可能造成危害,应终止授乳。异烟肼可大量转运到乳汁中,造成婴儿肝中毒,故禁用。

10. 其他药物　麦角生物碱类可进入乳汁,并影响婴儿,同时也可抑制乳汁分泌,应避免使用。甲硝唑可大量转运到乳汁,对婴儿血液及神经系统产生毒性,应禁用。抗肿瘤药的资料较少,环磷酰胺等虽然进入乳汁中的量很少,但这些药物的远期作用也应考虑。

由于经乳汁排泄的药物可对授乳婴儿产生毒副反应,哺乳期妇女的用药应十分谨慎,要充分考虑用药的风险与疗效,确保乳儿的健康,而哺乳期妇女也是药品不良反应监测的重要对象。哺乳期用药原则:①明确母体用药指征并选择疗效确定,代谢快的药物,减少药物在婴儿体内的蓄积;②药物应用剂量较大或时间较长时,最好能监测乳儿血药浓度,调整用药和哺乳的间隔时间;③在临床医师指导下使用慎用药物,并密切观察乳儿的反应;如果病情需要必须使用对乳儿影响不明确的药物时,应停止母乳喂养或改为人工喂养。

第二节　儿童用药

儿童从解剖结构到生理和生化功能都处于不断发育时期,身高、体重、体表面积、细胞外液、蛋白结合率、肝、肾和内分泌功能等都处于动态变化之中,因此,儿童的药动学和药效学特征与成人相比差异显著,儿童用药要根据其生理特点和疾病状态,考虑药物对儿童生长发育的影响,做到个体化。传统的儿童用药方案是按儿童体重、体表面积或依年龄照成人量折算,其共同缺点是把儿童看成小型成人。为保证用药安全、合理,应依儿童身体的特殊性及药物在体内的药动学和药效学特点选择用药。

一、儿童的生理特点及其对药动学的影响

儿童的机体组成和生理功能有许多区别于成人的特点,这些特点能影响药物在体内的吸收、分布、代谢和排泄,见表7-3。

表7-3　年龄对药物吸收、分布、代谢和排泄的影响

	新生儿	老人
生物利用度减低	对乙酰氨基酚、苯妥英、苯巴比妥、利福平、脂溶性维生素	普萘洛尔、四环素、铁盐、钙盐、维生素 B_1、维生素 B_2
血浆蛋白结合减少	青霉素类、磺胺类、苯巴比妥,戊巴比妥、苯妥英、地西泮、水杨酸盐、保泰松、丙米嗪、地高辛、利多卡因、呋塞米、丁哌卡因	磺胺类、苯妥英、地西泮、水杨酸盐、保泰松、哌替啶、吗啡、利多卡因、奎尼丁、口服抗凝血药、泼尼松、甲苯磺丁脲、甘珀酸钠

续表

	新生儿	老人
肝代谢减慢	氯霉素、多西环素、异戊巴比妥、苯巴比妥、苯妥英、地西泮、哌替啶、对乙酰氨基酚、安替比林、吲哚美辛、茶碱、咖啡因、利多卡因、甲苯磺丁脲	多西环素、苯巴比妥、苯妥英、地西泮、氯氮䓬、哌替啶、吗啡、对乙酰氨基酚、安替比林、吲哚美辛、保泰松、茶碱、丙米嗪、利多卡因、奎尼丁、普萘洛尔、口服抗凝血药、甘珀酸钠
肾排泄减慢	青霉素类、氨基糖苷类、磺胺类、头孢菌素类、水杨酸盐、地高辛	青霉素类、氨基糖苷类、四环素类、磺胺类、头孢菌素类、苯巴比妥、水杨酸盐、锂盐、地高辛、氯噻酮、西咪替丁、甲氨蝶呤

1. **儿童机体组成特点**　儿童，尤其是新生儿及婴幼儿，其机体组织中水的比例比成人高。儿童过多的水分主要存在于细胞外液，使水溶性药物的分布容积增大，导致血药浓度降低，并使药物消除减慢；同时由于新生儿细胞内液较少，药物在细胞内浓度较成人高。

新生儿、婴幼儿皮肤嫩、角化层薄，皮下毛细血管丰富，外用药物很容易通过皮肤黏膜而吸收，故某些药物可以通过黏膜或皮肤途径给药，如儿童口腔膜剂、喷雾剂、微型灌肠剂、通过直肠黏膜吸收的栓剂、通过皮肤吸收的贴敷剂等。但因儿童经皮吸收药物较成人快而多，因而易致药物吸收过量产生不良反应乃至严重中毒，特别是用药面积大、皮肤黏膜有炎症或破损时。如用阿托品滴眼可产生严重全身反应，应用新霉素治疗烫伤而发生严重的听力减退，硼酸治疗湿疹可引起呕吐和肾功能损害等不良反应，因而对皮肤、黏膜用药应予注意。

儿童体内脂肪含量多少随年龄增长变化，早产儿一般消瘦，脂肪仅3%，足月新生儿为12%，新生儿皮下脂肪少，以后随年龄增长脂肪含量逐渐递增到青春期。体内脂肪含量的变化影响脂溶性药物的分布与再分布，由于体内脂肪含量低，使脂溶性药物分布容积变小，血中游离药物浓度高而易中毒。婴幼儿肌肉发育不完全，肌肉血流量不稳定，末梢血循环不佳可影响皮下注射给药或肌内注射药物的吸收。静脉给药吸收快且药效可靠，为危重患儿首选的给药途径。

新生儿及婴幼儿血浆蛋白浓度低，结合力较差，再加上新生儿体内存在许多能与血浆蛋白竞争结合的内源性物质如激素、胆红素和游离脂肪酸等，影响药物与血浆蛋白的结合率，使血中结合型药物减少，游离药物浓度明显增加。如苯妥英钠在新生儿血浆中游离型占11%，而成人为7%。新生儿对阿司匹林和地西泮敏感的原因可能与脑组织中游离药物浓度增加有关，在应用与血浆蛋白结合率较高的药物如阿司匹林、苯妥英钠、苯巴比妥等时，较易引起药效增强或中毒。磺胺类药、阿司匹林和合成的维生素K等可与胆红素竞争血浆蛋白结合位点使游离胆红素浓度升高，增加的游离型胆红素可透过血脑屏障引起胆红素脑病，故出生一周内的新生儿应禁用上述药物。

2. **儿童水盐代谢**　儿童调节水和电解质代谢的功能较差，对可引起水盐代谢紊乱的药物如泻药、利尿药等特别敏感。儿童发热也常有失水，应用阿司匹林过量可引起失水、休克及酸碱平衡紊乱等毒性反应。

儿童钙盐代谢旺盛，极易受药物影响，如苯妥英钠影响钙盐吸收，皮质激素除影响钙盐吸收外还影响骨质钙盐代谢，雄激素及同化激素可加速儿童骨骼融合，均能抑制儿童骨骼生长，影响生长高度。七岁以下儿童牙齿和骨骼生长旺盛，四环素类能与钙盐形成络合物，除使牙齿黄染外，还使齿质易致蛀龋，并影响骨质生长。

3. **儿童内分泌与营养利用**　许多激素及抗激素制剂都能干扰儿童内分泌平衡而影响生长

笔记

发育。如糖皮质激素可对抗生长激素,使儿童生长受抑制;性激素可影响性征发育;对氨基水杨酸及磺胺类药物可抑制甲状腺激素的合成;地高辛可引起甲状腺功能低下等。对使用影响食欲和营养物质吸收、利用、代谢的药物也应注意,较长时间使用这些药物将使儿童的营养缺乏,影响儿童身体和智力的正常发育。如抗胆碱药和苯丙胺、药用炭等吸附药、矿物油及广谱抗菌药等能影响维生素的吸收;异烟肼影响维生素 B_6 的利用;抗叶酸药、苯妥英钠、乙胺嘧啶等影响机体叶酸代谢。

4. 儿童遗传缺陷 许多有遗传缺陷的儿童会对某些药物的反应异常。如葡萄糖-6-磷酸脱氢酶缺乏症患儿对多种磺胺类药、抗疟药、砜类抗麻风药、氯丙嗪、维生素 C、阿司匹林、硝基呋喃类抗菌药等可出现溶血反应,并较成人严重。如溶血发生在新生儿期,会加重本来已有的黄疸。一些遗传缺陷可影响药物生物转化,如乙酰化酶缺陷致异烟肼灭活减慢;对位羟化酶不足致苯妥英钠灭活减慢;血浆胆碱酯酶缺乏虽较少见,但当此类患者应用琥珀胆碱时,可致呼吸肌产生持久性麻痹而发生致命性的呼吸停止;新生儿红细胞内高铁血红蛋白还原酶活性低甚至缺乏时,应用磺胺类药、对乙酰氨基酚等药物即可引起高铁蛋白血症。

5. 儿童神经系统 新生儿血脑屏障发育不全,通透性高,很多药物易通过血脑屏障,使中枢神经系统易受药物影响。这是新生儿、婴幼儿较易出现中枢神经系统反应的重要机制之一。如抗组胺药、氨茶碱、阿托品可致昏迷或惊厥;儿童对异丙嗪及氯丙嗪较敏感,易致昏睡;吗啡较易使新生儿呼吸中枢受抑制;长期应用抗癫痫药如苯巴比妥,其中枢抑制作用会影响儿童智力发育及性格成长;镇静催眠药、全身麻醉药等容易通过血脑屏障,药效增强。皮质激素、四环素、维生素 A、氨硫脲(thioacetazone)等可引起脑脊液压力增高,致婴儿囟门饱满隆起,甚至脑水肿。新生儿和婴幼儿在酸中毒、缺氧、低血糖及脑膜炎等某些病理状态下,均可影响血脑屏障功能,使药物容易进入脑组织。

6. 儿童胃肠道 新生儿胃黏膜尚未发育成熟,胃酸分泌很少,宜口服液体制剂,可避免药物溶解问题。新生儿胃肠蠕动慢,会使口服药物达到治疗血药浓度时间延长,但对生物利用度的影响不一。地高辛、磺胺类、甲氧苄啶、地西泮、氨苄西林等主要在胃内吸收的药物,因胃酸较少,使其破坏减少,药物与胃肠黏膜接触时间长,生物利用度大于成人;而苯妥英钠、苯巴比妥等由于婴幼儿胃液 pH 高导致其解离型增加,则吸收减少。新生儿胆汁分泌减少,脂肪消化能力不足,脂溶性维生素吸收较差。核黄素等主要靠肠黏膜主动转运机制吸收的药物,因转运机制尚未发育健全,吸收受到限制。

7. 儿童肝脏 小儿肝功能尚未完善,尤其新生儿肝微粒体酶发育不全,肝内药物代谢酶活性低,药物清除率下降,易造成药物在体内的蓄积而引起严重的不良反应。随年龄增加,肝内药物代谢酶系迅速发育,一般约 6 个月即可达成人水平,随后代谢能力继续增加而超过成人水平,约在 2~3 岁时降到成人水平。儿童肝重相对偏大,肝血流量相对较多,微粒体酶易诱导增生,一般一个月即可达成人水平。临床上给产前母体或给新生儿用苯巴比妥防治新生儿胆红素脑病,就是通过肝药酶诱导作用,加速胆红素代谢。儿童肝微粒体酶活性旺盛,对安替比林(antipyrine,又称非那宗,phenazone)、保泰松(phenylbutazone)、地西泮、苯妥英钠等代谢速度均超过成人,故用药剂量相对较成人大,如茶碱需用到每天 24mg/kg 时方能与成人每天 13mg/kg 量的血药浓度相同。

新生儿葡萄糖醛酸结合酶不足,且活性极低,其活性单位按体重计算只有成人的 1%~2%,大部分需要和葡萄糖醛酸结合失活的药物如水杨酸盐、吲哚美辛、萘啶酸等在新生儿体内代谢减慢,$t_{1/2}$ 延长,效应增强。成人服用氯霉素后代谢为氯霉素葡萄糖醛酸酯,24 小时内约 90% 由尿排出,但新生儿结合与排除量不到 50%,易蓄积性中毒致"灰婴综合征"(当然也与肾功能不全排泄减慢有关),故新生儿禁用此药。磺胺类药与生理性溶血产生的大量胆红素竞争与葡萄糖醛酸结合,致使胆红素不能迅速排出体外,通过血脑屏障而致胆红素脑病。新生儿肝脏药物

笔记

生物转化能力低下,一般可使地西泮 $t_{1/2}$ 延长为 25 ~ 100 小时,苯妥英钠 $t_{1/2}$ 延长为 30 ~ 60 小时,氨茶碱 $t_{1/2}$ 为 24 ~ 36 小时。

新生儿中有些药物生物转化途径和产物也与成人不同,如在新生儿有相当量的茶碱转化为咖啡因,而在成人并不产生这种变化。

8. **儿童肾脏**　新生儿肾小球滤过率和肾小管分泌功能发育不全,按体表面积计算分别为成人的 30% ~ 40% 和 20% ~ 30%,药物消除能力较差。因此,主要由肾小球滤过排泄的药物,如庆大霉素、地高辛等,由肾小管分泌的药物如青霉素等消除明显延长。另外,尿液 pH 较低,也使弱酸性药物如青霉素等经肾消除排泄慢,半衰期明显延长。

二、儿童应慎用的治疗药物

1. **抗菌药物**　儿童使用抗菌药物的基本原则与成人相同,治疗前最好了解病原体的性质和对药物的敏感性。大量的广谱抗生素容易引起消化功能紊乱,应用抗生素时,要根据病原体的药敏试验结果,选用最有效的抗生素,一旦治愈就停药,避免用药过久以及不必要的联合用药,抗生素的疗程一般为 5 ~ 7 日。其次更换抗生素不要太过于频繁,更换抗生素的原则是经 48 ~ 72 小时治疗无效后更换。新生儿免疫系统尚未发育成熟,再加上初次接触药物,药物过敏反应发生率较低,但药物过敏反应的首次发生通常多在幼儿及儿童,且反应严重,应引起重视,尤其是应用青霉素或链霉素时均应作过敏试验。前面已提到的氨基糖苷类、四环素类及氯霉素可分别造成新生儿的第八对脑神经损伤、骨骼和牙齿损害及"灰婴综合征"。氯霉素还可以抑制骨髓造血,导致儿童发生不可逆再生障碍性贫血。此外,由于青霉素主要从肾排泄,而新生儿肾功能和血脑屏障尚未发育完善,肾脏清除青霉素减慢,青霉素较易进入脑脊液和脑组织,使用大剂量青霉素时能引起中枢神经的刺激症状,如肌肉震颤,甚至惊厥。喹诺酮类药物可能损害属于发育阶段的骨关节软骨组织,幼儿及青少年不宜选用。磺胺类药在体内与胆红素竞争血浆蛋白结合位点,新生儿服用后使血浆游离胆红素浓度升高,透过血脑屏障而损害脑组织,尤其是大脑基底节的神经细胞,导致胆红素脑病,故新生儿禁用磺胺类药物。克林霉素主要经肝脏代谢,而新生儿肝功能尚不健全,一个月以内新生儿禁用。

2. **抗癫痫药物**　由于儿童处于持续生长发育阶段,药物代谢速率不断变化,所以需要根据血浆药物浓度监测来进行药物剂量调整。儿童因苯巴比妥过敏反应较多,故很少用来抗癫痫。儿童使用苯妥英钠可以引起粉刺,牙龈增生与多毛等不良反应。另一常见的毒性反应是癫痫发作频率增加,如果此时未检测血药浓度,则往往认为是剂量不足,再增加剂量则症状更显著,所以苯妥英钠在癫痫儿童使用也相对较少。通常应用丙戊酸钠,其不良反应发生率较低,但有肝毒性,2 岁以下儿童在合用其他抗癫痫药时较易发生,用药期间应注意监测肝功能。

3. **糖皮质激素**　皮质激素可用于哮喘、特异性湿疹、急性白血病、慢性肠炎、风湿性心肌炎、自发性血小板减少性紫癜、肾上腺生殖器综合征等儿童病症。儿童在确实需要使用皮质激素时应极为谨慎,应根据疾病需控制的程度、可接受副作用的程度等考虑用药及剂量。成人使用皮质激素引起的副作用在儿童都有,胃溃疡与骨质疏松的发生频率在儿童中较少见,精神失常较多见但常不被察觉。发育迟缓是儿童长期使用皮质激素最严重的副作用,因此临床剂量要尽可能小,用药时间尽可能短。为了减少皮质激素副作用,有些疾病(例如哮喘)治疗可以隔日给药或局部用药。接受皮质激素治疗的儿童一旦感染病毒则会很棘手,尤其是水痘,此时皮质激素需减量。

4. **铁剂**　儿童贫血的主要原因是缺铁,多与其母亲缺铁、失血或婴儿期过多饮用牛奶有关。最好的预防措施是给这些婴儿补铁 3 个月(液体铁剂,每日 2mg/kg)。已确诊贫血的婴儿需服用铁剂 2 ~ 3 个月,每日 6mg/kg。铁剂会使粪便呈黑色,而且儿童脱落的牙齿和乳牙也有轻微染色。儿童对铁盐耐受性很差,成年人可耐受 50g 之多,而婴幼儿口服 1g 即可引起严重中毒反应,

笔记

2g 以上可致死,原因是可溶性铁盐可引起婴幼儿肠道黏膜的损伤,甚至严重呕吐、腹泻、胃肠出血导致失水、休克。

5. 镇痛药与解热镇痛药　镇痛药与麻醉药是用于缓解疼痛的主要药物,常与抗焦虑药、镇静药、抗抑郁药及治疗相关性疾病的药物合用,但应避免有危险的联合用药(例如冬眠合剂),因儿童中枢神经系统对药物敏感,要防止药物对中枢神经系统的过度抑制。儿童使用阿片类药物镇痛可有多种给药方式,如静脉注射、肌内注射、口服、直肠给药、黏膜给药等。发热是婴儿最常见的病症之一,解热药是儿科常用药,原则上 3 个月以下的儿童发热应慎用解热药,对乙酰氨基酚和布洛芬疗效好,副作用小,口服吸收迅速完全,是儿童解热药中较安全的品种。儿童应用解热镇痛药后,可因体温骤降、出汗引起虚脱。故应权衡利弊,掌握剂量,避免大剂量应用导致过度出汗。非甾体类解热镇痛药可用于疼痛的辅助治疗,例如炎症、骨膜痛或骨痛。应注意的是,阿司匹林、吲哚美辛可收缩血管,使新生儿动脉导管迅速关闭,致肺动脉高压,使新生儿死亡率增加。故除风湿热、风湿性或类风湿性关节炎者外,儿童应避免长期应用此类药物,疗程不应大于 1 周。解热镇痛药之间有交叉过敏反应,如对阿司匹林过敏,应用吲哚美辛、萘普生等也可能过敏。所以,在用药的过程中,要密切观察,防止少数患儿因过敏致死。

6. 营养补充　蛋白-能量营养不良常见于儿童,患有慢性疾病的儿童或生活贫困的儿童都有营养不良,表现为体重过轻、消瘦或恶性营养不良症。治疗措施有:①恢复营养,给予正常的食物可在 3 周内纠正营养不良。②补充维生素,怀孕妇女缺乏叶酸可引起巨幼红细胞性贫血,可能使胎儿有发育缺陷,要及时补给叶酸。③平衡电解质,肠胃炎引起的缺钾需口服补充钾盐。④预防感染,营养不良的儿童尤其是恶性营养不良的儿童,易患感染性疾病,并反复感染。

生长激素可用于治疗原发性或继发性的生长激素缺乏症,另外也用于治疗儿童生长缓慢和身高过矮、宫内发育迟缓和肌肉发育不良等一些疾病。合成的人生长激素虽然仅有 1 个氨基酸与天然的人生长激素不同,也会产生抗体反应或失去活性,并可影响碳水化合物的代谢和水盐平衡。肾衰患者使用人生长激素,可能会促进肾衰的发展。

微量元素和维生素是儿童生长发育和维持健康的重要因素,但也并非多多益善,服用此类药物应根据儿童身体的需要。滥用或长期过量使用微量元素和(或)维生素也会产生毒副作用,如过量补充微量元素锌易发生脓疮病。维生素 A 中毒通常由含维生素 A 的制剂如鱼肝油、维生素 AD 胶丸、维生素 AD 注射液滥用引起。中毒症状表现为前囟门隆起、脑刺激症、颅内压增高症、皮肤潮红、结膜充血、心跳加快。维生素 D 中毒表现为衰弱疲倦、恶心呕吐、腹泻便秘、肝大、心动过速、心肌损害以及多尿、夜尿、蛋白尿等。维生素 K_1 可致新生儿高胆红素血症及黄疸,儿童应慎用。钙过多可干扰其他矿物质吸收,使 Zn、Fe、Cu 吸收减少,并出现食欲不良、贫血、高钙血症,增加肾结石危险,严重者会出现肾衰、代谢性碱中毒。

三、儿童用药剂量计算法

由于儿童的年龄、体重逐年增长,体质又各不相同,用药的适宜剂量也就有较大差别。儿童剂量计算公式超过 50 种,但归纳起来总的是以成人剂量为基准,按儿童的年龄、体重或体表面积折算。

（一）按儿童体重计算用量

儿童剂量（每次或每日）＝药量/（kg·次或日）×估计体重（kg）

如患儿未实测体重,则可按下列公式估算其净重的 kg 数:

6 个月前体重（kg）＝3＋月龄×0.6

7～12 月体重（kg）＝3＋月龄×0.5

1 岁以上体重（kg）＝8＋年龄×2

有条件应实测体重,对用药剂量进行调整。也可视儿童营养状态适当增减,Ⅰ度营养不良

笔记

减少15%~25%，Ⅱ度营养不良减少25%~40%，Ⅲ度营养不良减少40%以上。

（二）已知成人剂量，但不知每公斤体重用量时，计算如下

（1）儿童剂量 $= \dfrac{儿童年龄（岁）}{20} \times 成人剂量$

（2）婴儿剂量 $= \dfrac{婴儿月龄（月）}{150} \times 成人剂量$

（3）儿童剂量 $= \dfrac{儿童体重（kg）}{成人体重（按60kg）} \times 成人剂量$

（4）儿童剂量 $= \dfrac{儿童体表面积（m^2）}{1.7} \times 成人剂量$

由于个体差异大，按年龄折算的缺点是剂量会有较大的偏差。

（三）体表面积可按下式计算

目前广为推荐的药物剂量是按儿童体表面积计算。由于人体生理现象与体表面积的关系比与体重、年龄的关系更密切，因此按体表面积计算药量法科学性强，既适用于成人，又适于各年龄的儿童。

$$体表面积（m^2） = 0.035（m^2/kg） \times 体重（kg） + 0.1（m^2）$$

此公式一般限于体重在30kg以下儿童，对30kg以上者，则按体重每增加5kg，体表面积增加0.1m^2；或可参照下列标准进行药量计算：35kg为1.2m^2，40kg为1.3m^2，45kg为1.4m^2，50kg为1.5m^2。

（四）按药动学参数计算

按药动学参数来计算设计儿童给药方案是更为科学和合理的给药方法，其原理就是根据血药浓度监测结果，计算出药物的各种药动学参数，如生物利用度（F）、分布容积（V_d）、半衰期（$t_{1/2}$）、消除速率常数（K_e）等，用药时再根据这些参数计算出达到有效血药浓度所需的剂量。如：

$$C = \frac{D \cdot F/\tau}{V_d \cdot K_e}$$

式中，C为血药浓度；D为剂量；τ为给药间隔。

虽然这种计算方法合理，但由于目前我国血药浓度监测还不普遍，使其在临床应用方面还受一定限制。在儿科应用血药浓度监测的指征为：①血药浓度与疗效和毒性关系密切；②有明确的有效血药浓度范围和潜在中毒浓度；③药动学个体差异大；④有效血药浓度范围小的药物，如强心苷、氨茶碱等；⑤毒性反应大，个体化给药可明显降低其发生率；⑥药物中毒表现与其治疗的原发疾病症状类似，容易被忽视。

需要监测的患儿：①婴幼儿用药应注意监测，因其肝肾功能未发育完全；②心、肝、肾及肠道疾病的患儿，药物体内过程可明显受到影响；③有慢性疾病、需长期用药的患儿；④有遗传代谢性疾病的患儿，常规用药剂量虽对快代谢者无影响，但慢代谢则会出现中毒。

以上各种儿童剂量计算公式中，除了按药动学参数计算方法外，其他都是以成人剂量为标准加以换算，这对大多数安全范围宽的药物是适用的，但有些情况下需对剂量进行增减，包括：①主要经肝代谢或肾排泄的药物，用于有严重肝、肾疾病的患儿时，应减少剂量；②药理过程和其他潜在疾病等均可改变药物的动力学过程，需注意药量增减；③联合用药时，应注意药物浓度较之单一用药时有无改变，及时调整用量。另外，在儿童用药时，一般对初次治疗的患者，因不了解其对某药的反应时，宜从小剂量开始，在治疗过程中加强观察，以免发生不良反应。

由于给药途径关系到药物的生物利用度和药动学，明显影响疗效，因此儿科用药选择合适的给药途径也非常重要。给药途径取决于病情的轻重缓急、用药目的及药物本身性质。如对危重患者（含新生儿、小婴儿），宜用静脉注射或静脉滴注。能口服或经鼻饲给药的儿童，经肠胃给

药安全。但有些药物如地高辛,口服给药较肌内注射吸收快,应引起注意。由于皮下注射给药可损害周围组织且吸收不良,一般不用于新生儿。地西泮溶液直肠灌注比肌内注射吸收快,可用于迅速控制儿童惊厥。

儿科用药还应选择合适的剂型。一般情况下,有儿童剂型的药物不使用成人剂量分成等分后服用,因为分药时既会造成药物的污染,又不能保证药量的正确。为使儿童喂药方便,应用一些糖浆剂、含糖颗粒或加入水果香料来改善口感,使儿童易于接受,如滴剂、混悬剂、咀嚼片、果味泡腾片等。在保障安全性的前提下,采用半衰期相对较长的制剂,如缓释片、控释片,可减少服药次数,提高儿童用药的依从性。近年来,国内外推荐使用阿奇霉素 3 天疗法治疗下呼吸道感染,每日用药 1 次,大大提高了儿童用药的依从性是一个很好的例子。

第三节 老年人用药

老年人一般指年龄超过 65 岁以上的人。随着年龄增长,老年人各脏器生理功能减弱,常患多种疾病,并且常为慢性病,因此老年人用药多且复杂。加之老年人对药物的处置和药物的反应性等发生改变,使得老年人用药的不良反应发生率明显增高。因此,对老年人要做到合理用药,减少不良反应,就必须充分了解老年人的生理、生化功能的特征性变化,了解衰老和疾病对药物处置的影响,了解老年人对药物的敏感性和耐受性发生的改变等。

一、老年人生理特点

老年人生理生化功能通常会发生较大改变:①在神经系统,大脑的重量较一般正常人减轻20%～25%,脑血流量减少,大脑皮质和脑回萎缩,使脑不同部位的神经元有不同程度的减少,中枢神经元递质合成减少。老年人脑内酶活性减弱,中枢神经系统有些受体处于高敏状态,药物在小剂量可产生治疗作用,常规剂量即可引起较强的药理反应,出现耐受性降低现象。如老年人对三环抗抑郁药、抗惊厥药和地西泮等均较敏感。老年人对苯二氮䓬类的敏感性高于年轻人,使用地西泮产生醒后困倦的不良反应比年轻人要高 2 倍。巴比妥类和地西泮在老年人易出现精神错乱、共济失调,从而易发生摔跤甚至骨折;②在心血管系统,心肌收缩力减弱、心脏充盈受限制;心脏收缩期延长,使心肌耗氧和能量需要增加,对应激适应性降低;血压上升,压力感受器敏感性下降,易发生体位性低血压症;血管弹性减弱,外周阻力增大,血流速度减慢,为维持脑血流量不变,肾与肝血流减少;③呼吸系统功能减弱,肺活量减少,残气量增加,动脉血氧分压也降低;④消化系统功能减弱,肠平滑肌张力下降易引起便秘。肝体积和肝血流量减少,肝微粒体氧化功能下降,细胞色素 P450 含量下降,肝药酶对苯巴比妥的诱导反应减弱,药物首关效应减弱,生物利用度增加;⑤肾血流灌注量降低,肾小球滤过率降低;肾小管分泌能力和重吸收能力降低,肾肌酐清除率减少;⑥性腺功能降低,激素受体数量减少而致对促甲状腺素、生长激素、糖皮质激素等的敏感性改变,使老年人对葡萄糖和胰岛素的耐受力均下降;⑦老年人胸腺退变和萎缩,致使血清中胸腺激素水平逐渐下降,免疫球蛋白亦随年龄增长而下降,此外,老年人自身免疫抗体出现的频率较高。

二、老年人药动学特点

(一) 药物吸收

老年人胃肠道活动减弱,胃酸分泌量仅为 20 岁年轻人的 25%～35%,胃内酸度降低,影响弱酸性药物和弱碱性药物的解离度和脂溶性,从而影响吸收。对弱酸性药物如巴比妥类、地高辛的吸收因 pH 升高而可能减少,对弱碱性药物则可能吸收增多。四环素等也因溶解度降低减少吸收,但对青霉素等在酸性环境中不稳定的药物则吸收可能增加。

笔记

老年人的胃排空速度减慢,致使大多数由小肠吸收的药物进入小肠的时间延迟,吸收速率降低,血药达峰时间延迟,峰浓度降低。老年人胃肠道某些主动转运系统功能降低,对于主动转运吸收的药物,如铁、半乳糖、葡萄糖、钙和维生素 B_1、B_6、B_{12} 及 C 等,在老年人均吸收减少。

老年人消化道黏膜吸收面积可减少30%左右,肠内液体量也相应减少,将使一些不易溶解的药物如氨苄西林、地高辛、甲苯磺丁脲等吸收减慢。肠蠕动减慢,使一些药物长时间停留在肠道内,利于大多数药物吸收,也易发生不良反应。

老年人肠道和肝血流量减少,使地高辛、奎尼丁、普鲁卡因胺、氢氯噻嗪等药物的吸收明显减少。肝血流量减少使一些主要经肝消除的药物如普萘洛尔、利多卡因等首过效应降低,血药浓度相应升高甚至产生不良反应,须适当调整给药量。

肌肉、皮下注射给药,可因老年人局部循环差及肌肉萎缩、血流减少,使药物吸收速率下降。老年人对某个具体药物的吸收利用,应综合上述因素作综合判断,再进行剂量的调整。

（二）药物分布

影响药物体内分布的因素有血流量、机体组分、体液的 pH、药物与血浆蛋白结合及药物与组织的结合率等。随年龄增长,老年男性脂肪组织从占体重的18%增至36%,女性则从33%增至48%。老年人药物分布的变化特点是使老年人体内水溶性药物表观分布容积减小,血药浓度升高,而脂溶性药物表观分布容积增大,药物作用时间延长,如脂溶性药物如氯氮䓬、地西泮、利多卡因等在老年人组织中分布较多,作用持久;亲水性药物如吗啡、奎宁、对乙酰氨基酚、安替比林、哌替啶等则分布容积减小,血药浓度增加。地高辛、洋地黄毒苷等药物的分布容积也随年龄增长而逐渐降低,所以要注意减量或延长给药间隔时间。

老年人的血浆蛋白浓度随着年龄的增长而降低,致使游离药物浓度增加,药物作用增强。血浆蛋白结合率高的药物,游离药物浓度升高,药效增强,甚至出现毒性反应。如普萘洛尔、苯妥英钠、甲苯磺丁脲、地西泮、华法林、氯丙嗪、洋地黄毒苷和水杨酸盐、吗啡、哌替啶等,可因结合量减少使血中游离药物浓度增高。老年人服用常规剂量的华法林,可因血浆游离药物浓度增加而引起出血的危险增加。吗啡在老年人体内血浆蛋白结合率降低,使该药对老年人镇痛效果更好。老年人应用普萘洛尔,由于血浆中游离的普萘洛尔增多,易造成心输出量减少,引起大脑供血不足,出现头晕、昏迷等症状而造成肝性脑病。当老年人同时使用多种血浆蛋白结合率高的药物时,由于产生竞争置换作用,容易发生毒副反应。如老年人合并应用吲哚美辛与甲苯磺丁脲时可引起严重低血糖反应。同时游离药物浓度增加,也常使消除加速,药物半衰期缩短。

（三）药物代谢

老年人肝脏重量比年轻人减轻15%,酶的合成减少,活性降低,使药物在肝内转化速度减慢,半衰期延长。这对肝清除率高,首过效应明显的药物,影响较大,可提高生物利用度。对必须经肝脏活化才有效的药物也有较大影响。例如,老年人口服单剂量的普萘洛尔后,血药浓度显著高于年青人,长期用药时,70岁老年人的稳态血药浓度可为40岁者的4倍。肝药酶活性随年龄增长而降低,经肝药酶灭活的药物半衰期往往延长,血药浓度升高。如苯巴比妥、对乙酰氨基酚、保泰松、吲哚美辛、氨茶碱、三环类抗抑郁药等,血药浓度约增高一倍,作用时间延长。老年人药酶活性减弱也存在个体差异,药酶的活性还受营养与维生素是否缺乏等多种因素影响。值得注意的是有些肝药酶在老年人体内活性并不降低,如乙醇的脱氢酶、异烟肼、肼屈嗪、普鲁卡因胺的乙酰化酶及苯二氮䓬类的葡萄糖醛酸转移酶等,这些药物在体内的代谢并不减慢。随着年龄增加肝血流量也逐渐减少,如78岁较25岁下降近60%～70%,多次或反复给药时会使稳态血药浓度升高,导致药物蓄积,毒副反应增加。

很多因素可以影响肝脏药物代谢,老年人肝脏代谢药物能力的降低不能由一般的肝功能测定来预知,肝功能正常并不代表肝脏药物代谢能力正常。迄今尚无令人满意的测定肝代谢功能

笔记

的定量指标,因此,老年人用药剂量个体化十分重要。

（四）药物排泄

大多数药物及其代谢物经由肾脏排泄。随年龄增长,肾脏重量减轻、肾血流量减少、肾小球滤过率降低、肾小管的主动分泌功能降低。肌酐清除率也随着年龄增长而降低,但血清肌酐浓度仍可能正常,这是因为老年人肌肉有不同程度的萎缩,使肌酐产生减少。因此建议评价肾小球滤过率是否正常应测定内源性肌酐清除率。通过测定肌酐清除率,可对肾功能减退时的给药方案进行调整。

老年人药物排泄能力下降,即使无肾脏疾病,主要经肾脏排泄的药物,在老年人体内消除缓慢,$t_{1/2}$延长,肾清除率下降,容易产生蓄积中毒。老年人应用地高辛、苯巴比妥、头孢菌素类、普萘洛尔、四环素类、阿司匹林、磺胺类、降血糖药、锂盐、甲氨蝶呤等药物,半衰期均有相应延长,应相应减少剂量。年龄对一些药物吸收、分布、生物转化和排泄有影响,见表7-3。

三、老年人合理用药的原则

1. **药物的选择**　用药前须明确诊断和详细询问用药史,明确用药适应证,以合理选择药物,尽可能减少药物种类及用药量,联用药物以不超过3～4种为宜。避免使用老人禁用或慎用的药物,如肾毒性大、易引起抑郁症、体位性低血压等药物。不滥用滋补药及抗衰老药。

2. **剂量的掌握**　严格遵守从小剂量开始和剂量个体化原则。老年人用药量在中国药典规定为成人量的3/4,一般开始用成人量的1/2即见效果,再根据临床反应调整剂量,直至出现满意疗效而无不良反应为止。每次增加剂量前至少要间隔3个血浆半衰期。老年人用药后反应的个体差异比其他年龄的人更为显著,最好根据患者肝肾功能情况来决定及调整剂量。对主要由原形经肾脏排泄的药物、安全性差的药物以及多种药物同时合用时,及时调整剂量更为重要。对一些治疗指数较小的药物需进行血药浓度监测。

3. **给药途径和时间的掌握**　老年患者需要长期用药时,选择适合老年人且服用方便的药物剂型。尽可能口服给药,对部分吞咽困难的,可改用液体剂型,必要时可用注射给药。急性患者可选用静脉滴注或静脉注射给药。尽量少用肌内或皮下注射,因为老年人的肌肉对药物的吸收能力较差,注射后疼痛较显著且易形成硬结。选择合适的用药时间对老年人进行治疗,可以提高疗效和减少毒副作用。如降血压药宜在早晨血压上升前半小时服用,皮质激素类药物现在主张长期用药者在控制病情后,采取隔日1次给药法,即根据皮质激素昼夜分泌的节律性,把2天的总量于隔日上午6～8时1次给药,对肾上腺皮质功能抑制较小,疗效较好,产生库欣综合征等不良反应较小。病情好转要及时减药或停药,做好病史和用药史的记录。

四、老年人应慎用的治疗药物

由于生理生化功能改变,使老年人用药机会和用药品种数相应增加,药物不良反应发生率较高。部分易致老年人严重不良反应的药物见表7-4。

表7-4　对老年人易产生严重不良反应的药物

药物	不良反应
*巴比妥类	神志模糊
氯丙嗪	体位性低血压,低温
苯海索	视听幻觉
*倍他尼定	严重体位性低血压
*异喹呱	体位性低血压

续表

药物	不良反应
*胍乙啶	体位性低血压
甲基多巴	倦怠,抑郁
*甘珀酸钠	液体潴留与心力衰竭
强心苷	行为异常,腹痛,疲乏
*氯磺丙脲	血糖过低
*氯噻酮	利尿过长,失禁
依他尼酸	耳聋
异烟肼	肝毒性损害
*呋喃妥因	周围神经病变
四环素	肾功能损害时血尿素增高
吲哚美辛	再生障碍性贫血
甲芬那酸	腹泻
*保泰松	再生障碍性贫血
雌激素	液体潴留,心力衰竭
*喷他佐辛	神志模糊,疗效不定

注: * 老年人尽可能不用的药物。

（一）治疗心血管系统疾病的药物

1. 抗动脉粥样硬化药　高脂血症老年患者应尽可能食用低脂肪和低胆固醇食物,对于低密度脂蛋白和胆固醇浓度分别高于 4. 15mmol/L 和 160mg/dl 的患者,普遍认为用调血脂药物进行治疗是有益的。考来烯胺、考来替泊、烟酸、氯贝胺和吉非贝齐等具有较严重不良反应,老年患者应慎用这些药物,而 HMG-CoA 还原酶抑制剂普伐他汀和辛伐他汀等,则较适于老年患者。

2. 抗高血压药　老年人血压随年龄增长而逐渐上升,压力感受器反应功能障碍,血压调节功能下降,对降压药的耐受性较差,易出现体位性低血压。老年高血压以外周血管阻力高、血浆肾素浓度低和心输出量低为特征,但是目前没有单一的药物能改善老年人的这些生理状态。利尿药和 β 受体拮抗药能有效减少老年人高血压并发症,但是许多患者因为药物不良反应或自身病理状态(如哮喘不能服用 β 受体拮抗剂),无法接受这些治疗。另外,老年人对普萘洛尔的首关消除比年轻人低,因而血药浓度比年轻人高,用药时应注意。利尿剂如氢氯噻嗪,长期应用可引起葡萄糖耐量降低、血脂异常及高尿酸血症等。因此,老年患者选择抗高血压药物应根据药物疗效和自身特点而定,通常以下列顺序进行选药:利尿药、β 受体拮抗药、钙通道阻滞药、血管紧张素 I 转换酶抑制药。

3. 抗心绞痛药与治疗心肌梗死药　硝酸酯类适用于所有年龄组的稳定型心绞痛,老年人舌下含服硝酸甘油应坐着或躺下,以防止脑血流灌注不足而昏倒。β 受体拮抗药和钙通道阻滞药也可用于老年稳定型心绞痛。老年人体内清除普萘洛尔、阿替洛尔、普拉洛尔等 β 受体拮抗药能力降低,稳态血药浓度升高。老年人肝脏分解普萘洛尔的能力降低,首关效应减弱,使其血浆游离浓度升高,易出现不良反应。因此,老年人应用普萘洛尔应减少剂量或延长给药间隔时间。维拉帕米和地尔硫䓬应慎用于有心脏传导系统疾病的心绞痛患者,特别是与 β 阻断药合用,应监测老年患者心脏传导系统。老年人消除维拉帕米的半衰期较年轻人长,长期服用该药应减少剂量。对老年慢性稳定与不稳定型心绞痛患者,阿司匹林可有效的降低心肌梗死和心脏猝死的发生率。阿司匹林、肝素、硝酸酯类和β受体拮抗药等药物治疗老年心肌梗死的效果与治疗其他成年人心肌梗死的效果相似。

4. 抗充血性心力衰竭药　老年人心力衰竭的治疗与成年人相同,但需注意一些问题。地高辛是老年人发生药物不良反应中最常见的药物之一。原因是地高辛的治疗量与中毒量接近,2/3 经肾排泄,1/3 经肝胆排出,老年人肝、肾功能减退,使其半衰期延长,故所需的维持量比年轻人小。地高辛能改善伴有房颤的老年心衰患者的症状,但应减小其维持剂量,一般给予常规剂量的 1/2 或者 1/4,有条件的应进行血药浓度监测。利尿药是治疗老年患者水肿和肺充血的主要手段,但老年人应用噻嗪类利尿药及呋塞米后低血钾、低钠血症、低血容量、直立性低血压、氮质血症等发生率较年轻人明显上升,因此,必须定时监测血中电解质浓度,防止出现电解质紊乱,并注意防止发生直立性低血压。除非特别需要,强效利尿药对老年人一般只作保留用药。血管紧张素转换酶抑制剂能改善心衰症状和降低死亡率,由于大多数血管紧张素转换酶抑制剂经肾排泄,老年患者维持剂量应减小。β受体拮抗药和钙通道阻滞剂有可能诱发或加重充血性心力衰竭,老年人使用要慎重。

5. 抗心律失常药　抗心律失常药是老年人使用较多的一类药物。室上性心动过速可用地高辛、维拉帕米、地尔硫䓬、β受体拮抗药或腺苷来控制。房颤的病因与年轻患者相似,其中甲状腺功能亢进所致房颤在老年患者中常见,而这个病因常被忽略。索他洛尔和胺碘酮可用于处理危及生命的心律失常,在预防患者死亡和恢复正常心律方面效果比较好。利多卡因也是治疗老年人室性心律失常的常用药物,但老年人利多卡因首关效应减弱,清除率也降低,致其血药浓度升高,加之老年人窦房结和房室传导功能减退,易受药物抑制,所以应用利多卡因时剂量应减少 50%,必要时监测血药浓度。

6. 防治脑血管疾病药　大约 80% 的中风患者发生在 55 岁以上,常用的防治药物阿司匹林通过抗血小板聚集而预防中风,但在老年人即使服用低剂量也可引起出血,应从最低剂量开始,对高龄患者更应慎重。噻氯匹定(ticlopidine)用于阿司匹林无效或不能耐受的患者,是抗血小板聚集药替代品,主要不良反应有可逆性白细胞减少症(<1%)、腹泻和皮疹。口服抗凝剂常用于预防全身性血栓栓塞(包括中风),华法林有引起颅内出血的危险。

7. 防治血栓栓塞性疾病药　血栓栓塞性疾病在老年患者很常见,深静脉血栓通常无症状,但可引起肺动脉栓塞而致死,因此预防深静脉血栓对所有高危老年患者非常重要。低剂量肝素皮下注射在多数患者可预防深静脉血栓和肺动脉栓塞,也可口服抗凝剂防止血栓形成,但由于老年人血浆蛋白含量减少,体内合成凝血因子速率仅为年轻人的 33%～50%,故对肝素和口服抗凝药非常敏感,正常成人剂量即可引起持久的凝血障碍,产生自发性出血的危险。70 岁以上老年患者需要华法林的剂量仅为 40～60 岁患者的 30%。老年患者使用抗凝药除适当减少剂量外,还需加强监护,防止老年患者可能发生的出血现象。

（二）治疗阻塞性气道疾病的药物

1. 防治哮喘药　老年人迟发性哮喘与过敏反应关系很小,常因治疗其他疾病服用的阿司匹林或其他非甾体抗炎药,以及用于治疗心脏病或青光眼服用的β受体拮抗药诱发或加重支气管哮喘。老年哮喘患者的治疗也可采用支气管舒张剂和肾上腺皮质激素,但老年哮喘患者通常并发心脏病,使其治疗更加复杂。拟交感神经药和茶碱等支气管舒张剂能增加心肌耗氧量以及加重房性和室性心动过速,特别是拟交感神经药应采用吸入给药方式,避免使用口服和其他肠道外途径给药产生较严重的心脏不良反应(心律失常和心绞痛)。老年人服用氨茶碱后容易出现中毒,表现为烦躁、呕吐、记忆力减退、定向力差、心律紊乱、血压急骤下降等甚至死亡。静脉注射速度过快或浓度太高可引起心悸、惊厥等严重不良反应。氨茶碱主要通过肝药酶 CYP1A2 代谢,当与 CYP1A2 酶抑制剂(如环丙沙星等喹诺酮类抗菌药物)联合用药时,应适当减少茶碱给药剂量或调整给药间隔,并监测茶碱血药浓度,以避免茶碱血药浓度过高引起的毒副作用。

笔记

2. 治疗慢性阻塞性肺病药　老年人慢性阻塞性肺病与哮喘经常并存,特别是吸烟者,故戒烟非常必要。药物治疗通常采用吸入性支气管舒张剂异丙托溴铵(ipratropium bromide)与 β_2 受体激动药联合用药,两者合用既有异丙托溴铵的快速扩张大中气道作用,又有 β_2 受体激动药长效扩张周边小气道作用,可使疗效增加,不良反应降低。

（三）治疗内分泌和代谢性疾病的药物

1. 治疗甲状腺疾病药　甲状腺功能亢进和甲状腺功能减退的发病率常随年龄增长而增加。老年甲状腺功能亢进患者 50% 以上可发生充血性心力衰竭,需要紧急救治。放射性碘疗效确切,可用于治疗老年人甲状腺功能亢进,但可能有加重老年人甲亢症状的危险,放射治疗后可用抗甲状腺药丙硫氧嘧啶、卡比马唑(carbimazole)或甲巯咪唑迅速降低甲状腺功能,也可选用 β 受体拮抗药普萘洛尔进行治疗,能减轻甲状腺功能亢进的多种症状,如心动过速、焦虑,但在用药时应注意加强对老年患者的观察。自身免疫性甲状腺炎是最常见的甲状腺功能减退病因,含碘药物胺碘酮以及长期锂盐治疗也可诱发甲状腺功能减退。老年患者应使用较低的甲状腺素替代治疗,以防止心肌缺血和心律失常加重。

2. 治疗非胰岛素依赖的糖尿病药　非胰岛素依赖糖尿病(NIDDM,2 型糖尿病)发病率随年龄而增加,在英美国家 50% NIDDM 患者年龄在 65 岁以上。应该注意的是并不是所有患糖尿病的老年患者都需要药物治疗。对无症状无酮症的患者,应进行饮食控制和适量运动,保持理想的体重。口服降血糖药通常在糖尿病患者饮食控制无效时使用,较胰岛素使用方便,是治疗 2 型糖尿病的重要手段。老年人对糖代谢调节功能减退,口服降糖药易引起低血糖和低血糖性昏迷,所有口服降血糖药用于老年患者都应从小剂量开始,逐渐增量,防止产生低血糖反应。胰岛素治疗也常可引起低血糖反应,应加以注意。由于低血糖症状难以察觉,应警惕发生昏迷或跌倒等严重后果。

3. 治疗骨质疏松药　60 岁以上老年人患有骨质疏松症的比例很高,对明确诊断为骨质疏松的治疗,主要是防止骨质进一步丢失和减轻疼痛等症状。雌激素可能通过降低甲状旁腺激素活性而减少绝经后骨吸收,但雌激素治疗可增加胆囊疾病和子宫内膜癌的发生。为减少发生子宫内膜癌,雌激素可与孕激素合用,并定期作乳腺和子宫健康检查。依降钙素(elcatonin)、二膦酸盐类能抑制破骨活性,减少骨小梁丢失,增加骨矿物质沉积,能较为有效的防治骨质疏松和骨折。氟化物有很强的骨同化作用,但常引起胃炎、腱炎,甚至关节炎,不宜应用于老年人。对于患有骨质疏松的老年人,治疗方案中还应包括适量的负重运动(如走路)、补充维生素 D 和钙剂。

（四）治疗风湿性疼痛的药物

风湿性疾病是老年人常见病和高致残性疾病,可用非甾体抗炎药、皮质激素等治疗其所致关节痛,但老年患者使用这二类药物的指征应谨慎掌握。阿司匹林的血药峰浓度、达峰时间、曲线下面积均随年龄而增大,非甾体抗炎药诱发的胃损害也与年龄相关。老年人使用对乙酰氨基酚时,半衰期可延长。吲哚美辛的半衰期在老年人也有所延长。其他解热镇痛药如布洛芬、噻洛芬酸,老年人与年轻人无差别。而萘普生因老年人的血浆蛋白结合力低,同剂量的血药浓度比年轻人高一倍,易发生毒性反应。因老年人常患有骨质疏松,再用皮质激素类药物,易引起骨折和股骨头坏死,尤其是股骨颈骨折,故应尽量少用或不用,更不能长期大剂量应用。如必须应用,须加服钙剂及维生素 D。

（五）治疗消化系统疾病的药物

1. 治疗消化性溃疡病药　老年消化性溃疡患者的治疗最好选择雷尼替丁,优点是每日一次给药,药物相互作用少,还能有效预防十二指肠溃疡复发性出血。现发现幽门螺杆菌感染与胃和十二指肠溃疡复发有关,治疗老年患者消化性溃疡病兼有幽门螺杆菌感染,应合并使用抗菌药物,如枸橼酸铋钾(bismuth potassium citrate)或次水杨酸铋和阿莫西林、甲硝唑合用。硫糖铝(sucralfate)不应与 H_2 受体拮抗药合用。

笔记

2. 治疗便秘药　便秘是老年患者常见症状,年老体弱患者粪便干结和排便次数少,通常需常规使用缓泻剂。不适用液体泻药的患者,可使用植物纤维类膨胀泻药,必要时可用渗透性泻药山梨醇或乳糖。对一些顽固性肠蠕动减少的老年患者,可口服成人 1/2 量的番泻叶制剂或比沙可啶(bisacodyl),直到改善症状。老年患者在缓泻药开始使用时剂量应较低,起效后应尝试减少或停止使用缓泻药。

3. 治疗大便失禁药　大便失禁是严重残疾,功能性大便失禁为虚弱或腹泻患者不能及时大便所致,这些患者肠道和括约肌无异常,只须针对虚弱和腹泻治疗。粪便嵌塞结肠或直肠引起失禁,通常漏出稀软大便,可通过消除嵌塞的合理措施治疗大便失禁。括约肌或肠功能紊乱引起的大便失禁,可用止泻药如地芬诺酯(diphenoxylate)、洛哌丁胺(loperamide)等以最小剂量控制排便次数。

（六）治疗尿失禁的药物

尿失禁在老年人较为常见,分为医源性急性尿失禁和慢性尿失禁。医源性急性尿失禁通常是功能性的,医源性因素去除即可恢复;慢性尿失禁常需要药物治疗。由于膀胱逼尿肌主要受副交感神经支配,因此抗胆碱药依美溴铵(emepronium bromide)、双环维林(dicycloverine)和溴丙胺太林等可降低逼尿肌收缩、增加膀胱容量而治疗尿失禁。奥昔布宁(oxybutynin)是这些药物中最常用的,但在老年患者常因药物不良反应如精神错乱、口干、恶心、便秘、瞳孔散大、心动过速而限制作用。丙米嗪具有抗胆碱作用,还能阻断神经末梢对去甲肾上腺素的再摄取,又有拟交感神经作用,也有直接抑制膀胱张力的作用。

（七）治疗肿瘤的药物

老年人肿瘤发病率比年轻人高 7 倍,抗癌药物如甲氨蝶呤、环磷酰胺、普卡霉素(plicamy-cin)、链佐星(streptozocin,stz)、博来霉素、顺铂、依托泊苷(etoposide)的剂量,可根据老年患者肌酐清除率进行调整。他莫昔芬(tamoxifen)为非甾体雌激素拮抗剂,能有效治疗雌激素受体阳性的乳腺癌,是年老体弱患者乳腺癌或转移瘤的首选药物。己烯雌酚仍用于治疗老年人前列腺转移癌,但可能引起严重静脉血栓。

（八）治疗疼痛药物与麻醉用药

慢性疼痛是老年人多种疾病的最常见症状之一。老年人应用非甾体抗炎药及吗啡类镇痛药应从小剂量开始,根据疼痛程度或耐受性适当增加剂量。老年人对吗啡的镇痛作用敏感,同一剂量的效应为年轻人的 3～4 倍,作用时间延长。神经系统疾病引起的严重疼痛,抗惊厥药苯妥英钠和卡马西平以及抗抑郁药地昔帕明(desipramine)是非常有用的辅助药,它们既能控制疼痛症状又有解除抑郁症的作用。老年患者硫喷妥钠诱导麻醉所需剂量可降低 50%,这是由于硫喷妥钠从中枢神经系统清除减慢的缘故。随年龄增长,吸入性麻醉剂肺泡气最低有效浓度(MAC)降低,氟烷和异氟烷肺泡气苏醒浓度,也随年龄增长而降低。老年人琥珀胆碱和维库溴铵(vecuronium bromide)的神经肌肉阻断作用起效较慢,由于清除也减慢,老年人维库溴铵的肌松持续时间延长。

【思考题】

1. 查阅资料,为一老年 2 型糖尿病患者制定合理的治疗方案(包括饮食、运动和药物)。

2. 某一妊娠 6 周的早孕妇女患了感冒,希望服药治疗,请您为她开一张处方,并说明其用药依据及可能的作用机制。

3. 列表说明儿童生理特点和常用治疗药物的重要药动学参数变化,据此提出儿童用药特点及注意事项。

（孙慧君）

笔记

药物基因组学与临床用药

第一节 概 述

一、定 义

药物基因组学(pharmacogenomics)是 20 世纪 90 年代在遗传学、基因组学、遗传药理学基础上发展起来的一门新兴的交叉学科,主要研究人类基因组信息与药物反应之间的关系,利用基因组学信息解答不同个体对同一药物反应上存在差异的原因,即①为什么不同个体对同一药物在相同剂量下的反应有差异? ②这种差异能否在基因组水平上被科学预测,并用以指导临床正确和安全用药? ③能否运用这种基因组多态性的信息为创新药物的发现提供指导,减少风险?

早在 20 世纪初,英国科学家 Garrod 就提出,缺损基因的遗传可引起特异性酶缺失,从而导致“先天性代谢缺陷”,并指出,个体对药物反应的差异是遗传差异所致。随后,在 20 世纪 50 年代兴起了遗传药理学(pharmacogenetics),主要研究机体的遗传多态性在药物反应个体差异中的作用。在遗传药理学的发展过程中,具有里程碑意义的工作有:①1956 年,Carson 等发现对伯氨喹敏感的红细胞内还原型谷胱甘肽浓度降低,是由于葡萄糖-6-磷酸脱氢酶(G6PD)的缺乏所致。②Kalow 和 Genest 于 1957 年证实机体对肌松药琥珀胆碱的异常反应是血清胆碱酯酶的低亲和力变异所致,而不是胆碱酯酶的含量不足引起。③Evans 等于 1960 年报告的关于异烟肼代谢率的遗传差异和慢、快乙酰化代谢者的区分,为遗传药理学的一项经典研究。

遗传药理学与药物基因组学的内涵在很大程度上相互重叠,常常是相互通用。两者都是研究患者的药物效应存在个体差异的基因学本质,前者侧重于影响药物效应的备选基因的遗传多态性,而后者则包括有关用药的整个基因组的遗传多态性研究。下文中将交替使用这些概念。

二、遗传多态性

造成药物反应的个体差异除了与药物本身存在着质量问题,以及患者的生理、病理状态好坏有关外,人们发现遗传因素也是造成个体差异的重要原因。遗传多态性(genetic polymorphism)是指发生率等于或大于 1% 的常见遗传性变异,又称基因多态性。药物代谢酶及药物作用部位(如受体)存在着的遗传多态性与药物疗效和毒性的个体差异有很大关系,有人认为这些遗传因素可占 20% ~ 95%。20 世纪 80 年代后,分子生物学的发展为遗传药理学提供了有力的研究手段。例如,在参与药物代谢最常见的肝微粒体细胞色素 P450(Cytochrome P450,CYP)中,人们克隆了编码异喹胍羟化酶(CYP2D6)的基因,并通过载体成功表达了 CYP2D6 酶,然后对其多态性进行了研究。其后又陆续阐明了许多药物代谢酶的分子机制,使这些药物代谢酶的临床

笔记

意义更加清楚。随着研究的深入,人们发现药物的药理作用并不由单基因决定,而是由多个不同基因编码的蛋白在药物代谢、分布、起效等几个方面相互作用产生的综合结果。假设药物的效应由两个不同的多态性基因决定:其中一个编码药物代谢酶,不同基因型的产物代谢能力存在差异,从而使个体间血浆药物浓度不同;另一个编码的是药物作用的受体,不同基因型的受体敏感性不同,使同一药物浓度下个体间反应不同。两种基因不同基因型组合,形成药物作用的复杂结果(图 8-1)。

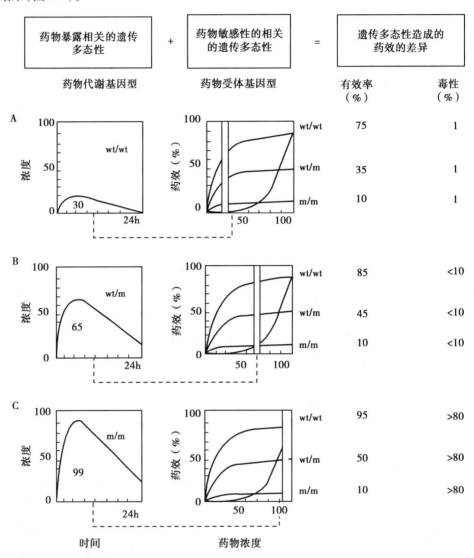

图 8-1　药物代谢酶及药物作用受体基因型不同的患者给予相同剂量药物后的不同效果

wt/wt:野生型纯合子;wt/m:杂合子;m/m:突变型纯合子

左:药物代谢酶基因型不同的患者给予相同剂量药物后的药-时曲线

wt/wt、wt/m 及 m/m 型患者服后分别有 30%(A)、65%(B)及 99%(C)的药物以原形发挥作用

中:药物作用受体基因型不同的患者给予相同剂量药物后效应-浓度曲线

在相同药物浓度时 wt/wt 型患者与 wt/m 及 m/m 型患者相比药物作用更强

右:药物代谢酶和受体遗传多态性造成的九种可能的理论模式

三、研 究 范 围

近年来,国内外与药物反应有关的遗传多态性的研究进展,无论是研究范围还是临床意义

笔记

都十分迅速,例如人类的单核苷酸多态性(single nucleotide polymorphism,SNPs)的发现和阐明就是一个例子。在很多情况下,由 SNPs 可能造成与药物相关酶、转运蛋白或受体功能损害或完全丧失,进而引起的药物反应性状的变异(少数情况下也可能通过不同的机制如基因多拷贝生成过量的酶引起功能增强)。某些决定药物反应变异的蛋白和相关基因也同时与某些疾病的病理生理有关。而且,某些疾病可能由多基因决定(如动脉粥样硬化、某些癌症、神经退行性疾患),阐明这些疾病的病因也是个体化治疗的重要方面。

在药动学方面,转运蛋白的多态性可影响药物的吸收、分布等,如跨膜外转运泵 P-糖蛋白(P-glycoprotein,P-gp)的过量表达,可降低某些药物的口服生物利用度,同时也与肿瘤细胞的多药耐药有关;血浆蛋白则可因遗传多态性而致功能异常,进而影响游离血药浓度和药物的分布;某些转运体的变异也是引起机体对药物吸收分布异常的主要因素;药物代谢酶的多态性主要影响药物的代谢,有些研究在给予健康的同卵和异卵双生子同一剂量的同一药物后,发现同卵双生子间对药物消除的差异远远小于异卵双生子间对药物消除的差异,说明遗传多态性是影响药物消除的重要因素。但遗传多态性对药物代谢的影响研究较多,而对药物排泄的影响研究较少。

从药效学上看,多数药物的作用靶点是蛋白质(包括受体、酶、离子通道等),它们都是相应基因表达的产物。人群中表达蛋白的结构基因或调控结构基因表达的调节基因在序列上通常呈遗传多态性,表现为一定比例的个体在蛋白质尤其是受体的数量、结构、功能等方面存在变异,从而在各种疾病的发病机制、药物与靶蛋白亲和力及药物活性发挥等方面出现差异,并有可能影响到药物的药理效应。蛋白质的表达和功能产生的直接或间接影响,可能是药物产生副作用的根本原因,这种变异能影响药物副作用的多少和严重程度。

四、研 究 方 法

药物代谢酶多态性的表型分型(phenotyping)是通过检测个体的代谢能力来间接分析其基因变异。选择某些药物代谢酶的特定底物作为探针药物,给予受试者后收集一定时间的血液或尿液,采用 HPLC 等手段分离测定血(尿)中原形药物和代谢物浓度,计算原形药物与代谢物摩尔浓度比值(metabolic ratio,MR),依据特定的分界点(antimode)将受试者区分为慢代谢(PM)、中速代谢者(IM)、快代谢者(EM)和极快代谢者(UM)。如控制好表型分型的试验条件(即肝、肾功能正常,无合并用药等),其分型结果可直观地反映出受试者对某些药物在体内代谢的快慢程度。

例如,右美沙芬等用于 CYP2D6 酶的表型测定,美芬妥英等用于 CYP2C19 酶的表型测定,咖啡因等用于 NAT2 酶的表型测定。当然,表型分型也有其不足,如特异性探针种类有限,卧床患者服药留尿有困难,合并使用某些药酶抑制剂如氟西汀、特比萘芬会导致分型结果不正确等。

随着分子生物学研究技术的发展,出现了基因分型(genotyping)方法,通过提取受试者 DNA 而直接分析基因变异,可以快速、准确地诊断出有药物代谢或受体活性异常的个体,且结果终身不变。如聚合酶链反应(polymerase chain reaction,PCR)、限制性片段长度多态性(restriction fragment length polymorphism,RFLP)和基因芯片(gene chip)技术。

例如,遗传多态性对治疗急性淋巴细胞白血病(acute lymphoblastic leukemia,ALL)药物的作用和毒副作用有深远的影响,个体化给药可以改善治疗。另外人们也已明确白血病的成熟淋巴细胞是预后的重要指标,可以为选择治疗强度提供帮助。而且,细胞因子和其他决定患者对病原微生物敏感性的因子也存在遗传多态性,心血管系统、内分泌系统中及其他可能影响药物对患者毒性的受体也存在多态性。因此,人们试图设计一种"ALL 基因芯片",可协助临床医生迅速客观制定 ALL 个体用药方案。该芯片从癌症基因分型、人体易感性的基因分型、药物代谢酶

笔 记

的基因分型、感染防御的基因分型几个方面确定疾病对药物的敏感性、药物在体内代谢的情况及可能的毒副作用(包括心血管系统、内分泌系统毒性和感染等方面给出个体化治疗的建议(图8-2)。

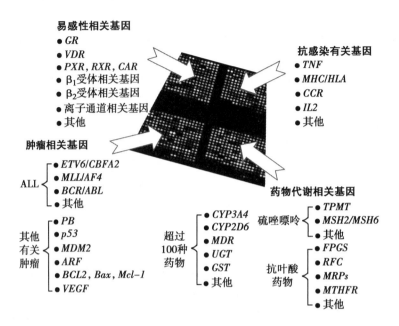

图 8-2　用于检测与急性淋巴细胞白血病(ALL)
治疗有关突变的 DNA 芯片示意图

五、发　展　方　向

在遗传药理学与药物基因组学研究的基础上,2015 年 1 月,美国首先提出"精准医学计划(Precision Medicine Initiative)",希望以此"引领一个医学新纪元",即"把按基因匹配癌症疗法变得像输血匹配血型那样标准化,把找出正确的用药剂量变得像测量体温那样简单,每次都给恰当的人在恰当的时间使用恰当的疗法"。精准医学根据患者"个体"在基因、环境和生活方式的特异性而制定个性化的预防、诊断和治疗的精准方案。精准医学的核心是个体化用药,以实现针对特定疾病亚型的精准化治疗,个体化用药基因多态性检测是更为直接的个体化诊疗措施。例如人表皮生长因子受体(EGFR)基因 19 号和 21 号外显子突变可增强吉非替尼的活性,使得具有这类突变的非小细胞肺癌(NSCLC)患者接受吉非替尼治疗的有效率高达 90%,而没有此突变的患者有效率仅约 10%。因此,在 NSCLC 患者用药前需进行 EGFR 基因突变的筛查检测以决定是否使用该药。目前由于精准医学的基础是根据每个人的基因组来诊断和治疗,因此精准医学在时间上是承接人类基因组计划,而在本质上是对现行的以药物治疗为主体的医疗进行改革,因而将深刻地影响和改变未来的医疗行为、药物研发和药物使用。

第二节　药物基因组学的研究内容

药物基因组学的研究内容主要包括药物代谢酶(drug metabolism enzyme)、转运蛋白(transporter)和受体(receptor)遗传多态性与合理用药的关系。目前已明确知道了许多药物代谢酶、转运蛋白和受体具有遗传多态性,而其中一些的临床意义也得到了阐明(表8-1、8-2、8-3)。

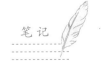

笔记

表 8-1　遗传多态性对药物代谢酶的影响

药物代谢酶	相关药物	遗传多态性与药效关系(举例)
CYP2C9	甲苯磺丁脲、华法林、苯妥英、非甾体抗炎药	携带突变等位基因患者使用华法林时出血并发症的风险高
CYP2C19	美芬妥英、奥美拉唑、环己烯巴比妥、普萘洛尔、苯妥英	PM 患者奥美拉唑治疗消化道溃疡时所需剂量减小,氯吡格雷抗血小板治疗效果差选用其他抗凝血药物
CYP2D6	β 受体拮抗剂、抗抑郁药、抗精神药、可待因、异喹胍、右美沙芬、普罗帕酮等	PM 患者服抗精神病药易发生迟发性运动障碍;用麻醉药后疗效好,但也更易出现副作用和依赖性
CYP3A4/5	环孢素、他克莫司、钙通道拮抗剂、咪达唑仑、特非那定、利多卡因、奎尼丁、洛伐他定等	PM 患者中他克莫司免疫抑制作用增强
NAT2	异烟肼、肼屈嗪、磺胺类、氨苯砜、普鲁卡因胺、咖啡因	PM 患者易发生过敏反应(磺胺类),红斑狼疮(肼屈嗪),外周神经炎和中毒性肝炎(异烟肼)
TMPT	硫唑嘌呤、巯嘌呤、硫脲嘌呤、咪唑嘌呤	PM 与硫唑嘌呤药效及毒性有关,引发继发性癌症概率加大
UGT	甲苯磺丁脲、利福霉素、交沙霉素、对乙酰氨基酚、伊立替康	UTG1A1 表达减少导致依立替康活性代谢物 SN-38 蓄积,导致腹泻和白细胞减少症

表 8-2　遗传多态性对药物转运蛋白的影响

转运蛋白	相关药物	遗传多态性与药效关系(举例)
ABCB1	天然抗癌药物、免疫抑制剂、地高辛、糖皮质激素	*3435T/T* 型患者服用常规剂量的地高辛后,血药浓度显著升高
ABCC2	抗癌药物如甲氨蝶呤、伊立替康、吗替麦考酚酯、替米沙坦、顺铂、长春碱、喜树碱衍生物等	在服用甲氨蝶呤的女性患者中, *-24T* 等位基因携带者的 $AUC_{0\rightarrow\infty}$ 要比其他患者约高出 2 倍
ABG2	喜树碱类等抗肿瘤药、喹诺酮类抗菌药、雌二醇、甲氨蝶呤、吉非替尼、柳氮磺胺吡、辛伐他汀等	*421C > A* 突变影响托泊替苷等化疗药的药动学过程,使肿瘤细胞对药物的敏感性增加,但药物的毒性也可能增强
SLC6A4	西酞普兰、帕罗西汀、文拉法辛等	*HTTLPRl/s* 与抗抑郁药物 SSRIs 疗效有关, *ss*、*sl* 等位基因携带者疗效更好
SLC22A1	二甲双胍	*R61C*、*G401S*、*G465R* 和 *M420del* 会降 CT1 功能,药效降低,*SLC22A1* 野生型患者的血糖水平显著低于至少携带一个突变的个体
SLC22A	西咪替丁、雌酮-3-硫酸盐等	*445C > A、779T > G* 和 *715C > T* 突变改变雌酮-3-硫酸盐和西咪替丁的转运
SLCO1B1	辛伐他汀、吗替麦考酚酯等	*521T > C* 突变等位基因携带患者发生肌毒性的风险比野生型纯合子增加约 20 倍

笔记

表 8-3 遗传多态性对药物作用受体或靶点的影响

受体或靶点	相关药物	遗传多态性与药效关系（举例）
5- HTR	氯氮平、奥氮平、利培酮、西酞普兰等	$267C>T$、$1438G>A$ 和 $His452Tyr$ 多态性与氯氮平的疗效有关
DRD3	氯氮平、奥氮平、喹硫平、利培酮	突变型患者发生药物诱发的迟发性运动障碍
β_2 受体	沙丁胺醇、特布他林	突变型患者用药后，控制哮喘疗效差
P2Y12	氯吡格雷	携带突变型 H_2 单倍体的患者服用氯吡格雷后血小板聚集率高，易发生动脉粥样硬化，治疗效果差
VKORC1	华法林	$-1639G>A$ 多态性突变等位基因携带患者所需华法林的剂量显著低于野生型纯合子患者

一、药物代谢酶的遗传多态性

不同的药物代谢酶可能对药物产生活化或灭活作用，因而对药动学及药理作用的影响也是不同的。如果通过此类酶代谢灭活的药物毒性大，治疗指数低（如硫嘌呤、硫鸟嘌呤、氟尿嘧啶等），则在治疗中代谢能力弱的患者毒性反应会非常大。相反，另一些药物需要酶活化才能起效，如可待因需要由 CYP2D6 代谢为吗啡发挥作用，这时属于 CYP2D6 的慢代谢的患者药效可能不够，从而造成患者对药物反应的个体差异。

药物代谢酶遗传多态性的分子机制多种多样，包括拼接部位突变造成的缺陷、微卫星核苷酸序列重复、基因重复、点突变并产生提前的终止密码、氨基酸置换导致蛋白稳定性或催化能力变化、基因缺失。如 CYP3A4 是代谢药物种类最多的肝药酶，迄今为止，尚未发现人类 CYP3A4 活性完全缺失的突变，但最近人们发现 CYP3A4 启动子存在多态性，通过转录过程而影响 CYP3A4 酶的合成量和代谢能力。以下简单介绍几种目前研究较多且临床意义较明确的药物代谢酶。

（一）CYP2C9

CYP2C9 酶存在 2 种突变等位基因，即 $CYP2C9*2$、$CYP2C9*3$，据研究两者分别可以使 CYP2C9 酶活性下降 90% 和 95%，因而对临床药物代谢影响非常显著。$CYP2C9*2$、$*3$ 等位基因的纯合子患者，服用甲苯磺丁脲、华法林、苯妥英和非甾体抗炎药时药动学可能发生明显变化。总体来讲，亚洲人的 $CYP2C9$ 基因分布频率接近，而与黑色人种、白色人种等有显著的差别。在亚洲人中，日本人和中国人野生型（$*1$）等位基因基因频率都占 95% 以上，$*3$ 突变型携带者（无论是杂合子或是纯合子）都较少，未发现 $*2$ 突变等位基因。白色人种中 $*2$ 和 $*3$ 等位基因的发生频率分别为 8%～13% 和 6%。

例如，华法林（warfarin）的 CYP2C9 遗传多态性与其代谢能力减弱有关，可导致所需华法林治疗剂量的减少。一项包含 39 个研究、共计 7 907 名患者信息的 Meta 分析显示，与 $CYP2C9*1/*1$ 相比，携带一个或多个 $CYP2C9$ 等位基因的患者在稳态时所需的华法林维持剂量均有所减少，如表 8-2 所示。这一研究表明，$*2$ 和 $*3$ 的突变都可使患者的代谢能力减弱，$*3$ 对代谢减弱的程度更大。因此，野生型纯合子的患者所需华法林剂量最大，而 $*3/*3$ 突变纯合子患者所需剂量最小，其余的突变杂合子及 $*2/*2$ 突变纯合子携带者所需的华法林剂量居中（表 8-4）。携带一个或更多 $CYP2C9$ 突变等位基因的患者中的大部分在刚开始接受治疗（未进行剂量调整）时，发生出血并发症的风险也比对照组高出 4 倍。

表 8-4　*CYP2C9* 突变型基因对华法林剂量的影响

CYP2C9 基因型	所需华法林剂量的减少比例	P 值
*1/*1	参照	参照
*1/*2	19.6%(17.4,21.9)	<0.01
*1/*3	33.7%(29.4,38.1)	<0.01
*2/*2	36.0%(29.9,42.0)	<0.01
*2/*3	56.7%(49.1,64.3)	<0.01
*3/*3	78.1%(72.0,84.3)	<0.01

（二）CYP2C19

CYP2C19 酶至少存在 4 种以上突变等位基因,其中 *CYP2C19 * 2*、*CYP2C19 * 3* 发生频率较高,与临床药物代谢关系较为密切。依据 *CYP2C19* 对 S-美芬妥英羟化能力大小不同,将人群的表型分为 EM 和 PM。PM 发生频率存在明显的种族间差异:东方人群为 18% ~ 23%,高于西方白色人种(2% ~ 5%)。 *2、*3 等位基因的纯合子患者,服用地西泮、普萘洛尔、阿米替林以及奥美拉唑后药动学发生明显变化。有研究证实具有 *CYP2C19 * 2* 和 *CYP2C19 * 3* 变异的患者,服用奥美拉唑后血浆浓度较高,药理作用较强。此类患者所需奥美拉唑剂量显著低于具有单个变异等位基因或具有 2 个正常等位基因的患者。而 *CYP2C19 * 17* 突变显著提高了 CYP2C19 酶的转录活性,是一种 UM 型的基因表型。*CYP2C19 * 17* 在高加索人(约 21%)和非洲人(约16%)中较为常见,而在东亚人中少见(约 2.7%)。

氯吡格雷本身无活性,必须通过 CYP2C19 酶代谢转化为具有药效的活性代谢物,才能具有抗血小板凝集的作用。中国人 CYP2C19 慢代谢者使用氯吡格雷无效或效果欠佳,这样会造成这部分人在不明原因的情况下服用氯吡格雷后依然处于心脏病发作、卒中以及死亡的高风险中。因此,建议医师可以通过检测 CYP2C19 酶的基因型来了解患者氯吡格雷的代谢能力,对于氯吡格雷慢代谢者可给患者选用其他抗凝血药物。

（三）CYP2D6

CYP2D6 酶代谢 100 余种临床常用药物,其中包括许多心血管药物、抗抑郁药物和阿片类药物等。迄今已发现与 *CYP2D6* 有关的 71 个突变等位基因,不同 *CYP2D6* 等位基因的频率存在着种族差异。约 7% 的白色人种缺乏 CYP2D6 活性并被归类为 PM。造成 PM 的等位基因包括 *CYP2D6 * 3*、*4*、*5 等基因频率在白色人种发生率远远高于东方人群。在占大多数的强代谢者 EM 个体中,代谢活性变化极大。从 EM 中可以再分出一个具有极高酶活性的超快代谢 UM 亚群。UM 携带多拷贝具有活性的 *CYP2D6 * 2* 等位基因。尽管中国人 CYP2D6 PM 仅为 1% 左右,却存在着约 36% 酶活性介于 EM 和 PM 之间的中速代谢者(IM),造成 IM 的 *CYP2D6 * 10* 等位基因的基因频率在中国人中高达 58%,其外显子 1 第 188 位发生 C/T 突变,引起 CYP2D6 酶34 位脯氨酸→丝氨酸的转变,从而使酶活性大为下降。遗传多态性对 CYP2D6 酶介导的药物代谢的个体差异产生很大影响。

有关药物的药动学性质与 *CYP2D6* 活性基因的数量存在明显的相关,这种关系称为基因剂量(gene dose)效应。例如,研究分别携带 0,1,2,3 和 13 个活性 *CYP2D6* 基因受试者的去甲替林的药动学,发现受试者曲线下面积(AUC)之比为 36:25:10:4:1,而清除率(Cl)之比则为1:1:4:5:13。研究表明,*CYP2D6 * 10B* 等位基因与一些 CYP2D6 底物(如普罗帕酮、普萘洛尔、去甲替林、美托洛尔、帕罗西汀)的药动学参数也存在类似的基因剂量关系。

（四）CYP3A

CYP3A 亚家族在成人肝脏 CYP 酶总量中占 25%,也是肠道中最重要的 CYP 酶,临床中约有

60% 的药物经由 CYP3A 代谢。成人肝脏主要表达 CYP3A4,肾脏主要表达 CYP3A5。CYP3A4 野生型 *CYP3A4 * 1A* 个体使用化疗药物后,白血病的发生率更高,这一现象与 CYP3A4 催化代谢表鬼臼毒素有关。表鬼臼毒素、依托泊苷(VP-16)、鬼臼噻吩苷(VM-26)、异环磷酰胺(IFOS)、长春碱(VBL)及长春酰胺,均为 CYP3A 的底物,CYP3A 将表鬼臼毒素代谢成表鬼臼毒素儿茶酚和表鬼臼毒素醌代谢产物,而这些代谢产物具有较强的损伤 DNA 作用。突变型 *CYP3A4 * 1B* 因减少 CYP3A4 的表达并降低 CYP3A4 的酶活性,可减少表鬼臼毒素儿茶酚代谢物的产生。

CYP3A5 蛋白表达差异可能是引起免疫抑制和他克莫司个体间代谢差异的主要因素。*CYP3A5 * 3* 基因多态性与他克莫司剂量的个体差异之间有密切联系,在肺、肾移植受体中为达到相同血药浓度值,*CYP3A5 * 1* 携带者所需的他克莫司日剂量要高于 *CYP3A5 * 3/ * 3* 纯合子,其浓度/剂量比要低于后者。

（五）NAT2

人体内 N-乙酰化转移酶(N-acetyltransferase,NAT)有两种:NAT1 和 NAT2。其中 NAT2 与临床用药更为密切,研究也更加深入。NAT2 是一种肝细胞非微粒体药物代谢酶,主要与底物分子中极性较大的基团结合,而这些基团通常是药物起效的活性基团,因此结合起到屏蔽作用,同时也增加了尿液和胆汁中排泄,结合的结果往往是使药物失活且易于排泄。NAT2 能催化 20 多种肼类化合物和具有致癌性的芳香胺或杂环胺类化合物在体内的 Ⅱ 相代谢反应。白色人种慢代谢(PM)发生率达 40%～70%,东亚人群中 PM 发生率 15%～20%。进一步的研究发现,慢代谢主要与 NAT2 基因的 3 个突变有关,分别命名为 * 14、* 15 及 * 17。

NAT2 遗传多态性与普鲁卡因胺、异烟肼等药物不同个体间的药动学差异有关。通过对 NAT2 体内外研究发现,NAT2 存在着基因剂量效应,即 NAT2 的代谢能力与其不同等位基因的组成和数量有关。最近,有人研究了不同因素,包括基因型、性别、年龄、体重及药物剂型对异烟肼清除率的影响,发现 NAT2 基因型对清除率变异的贡献率达 88%。因此,若能掌握患者的 NAT2 基因型对于合理用药很有意义。

（六）TPMT

硫嘌呤甲基转移酶(thiopurine methyltransferase,TPMT)为胞质酶,在肝和肾组织中含量最高,主要催化芳香及杂环类巯基化合物(如巯基嘌呤核苷酸、咪唑硫嘌呤、6-硫鸟嘌呤等)的 S-甲基化反应,生成无活性的代谢产物。巯嘌呤(6-MP)是无内在生物活性的药物,必须通过体内一系列代谢生成巯基嘌呤核苷酸(TGNs)后,才能发挥抗白血病作用,同时也产生骨髓抑制的毒性作用。红细胞 TPMT 活性在多数人群中呈多态分布(约 90% 为高酶活性,6%～11% 为中等酶活性,0.3% 为低酶活性),并表现为常染色体共显性遗传特征。

迄今为止已发现 11 种基因突变可引起 TPMT 酶活性的降低,这些基因分别被命名为 *TPMT * 2-TPMT * 10*,其中 *TPMT * 2*、*TPMT * 3A*、*TPMT * 3C* 这 3 种突变类型最为常见。突变基因构成的纯合子或杂合子使 TPMT 酶活性下降,此时应用 6-MP,能使细胞内 TGNs 蓄积,有导致骨髓抑制和继发性肿瘤的危险,因此这些患者需将 6-MP 的剂量减少到普通剂量的 1/10～1/6。野生型 TPMT 患者,应用 6-MP 时,细胞内 TGNs 浓度很低,骨髓抑制少,但疗效下降可能增加白血病的复发率,因此 TPMT 多态性与巯嘌呤的治疗作用及毒性密切相关。

（七）UGT

尿苷二磷酸-葡萄糖醛酸转移酶(UDP-glucuronosyltransferase,UGT)分布在许多组织内,其中以肝脏内的酶活性最高。它能催化药物、类固醇和甲状腺激素的葡萄糖醛酸化,还参与胆红素、短链脂肪酸、胆汁酸等内源性物质的代谢排泄。Gilbert 综合征和 Crigler-Najjar 综合征是由于遗传变异导致 UGT 酶表达量减少,使体内胆红素的葡萄糖醛酸化结合反应发生障碍,分别引起非结合胆红素血症和轻度慢性高血胆红素。一些经葡萄糖醛酸化反应代谢的药物,如甲苯磺丁脲、利福霉素、交沙霉素和对乙酰氨基酚等的体内清除率在 Gilbert 综合征患者中降低。

笔记

UGT1A1 是 UGT 大家族的亚家族,其内源性底物为胆红素,是催化胆红素葡萄糖醛酸化反应最重要的酶。*UTG1A1* 基因结构复杂,包含至少 12 个外显子,每个外显子都具有各自独立的启动子。*UTG1A1* 启动子区含有转录因子 IID 的许多结合位点即 TA 重复序列。TA 重复序列数目的变异影响 UGT1A1 的表达水平,野生型的 *UTG1A1* 启动子含有 6 个 TA 重复序列,当存在 7 个 TA 重复序列时(*UTG1A1 * 28*)则使 UTG1A1 酶表达减少。UTG1A1 表达减少可造成 Gilbert 综合征。

依立替康(irinotecan)常用于治疗多种实体瘤,如结肠癌和肺癌,在体内需要羧酸酯酶转化为有活性的 SN-38 而显抗瘤活性。UGT1A1 能使 SN-38 葡萄糖醛酸化,形成极性更大的 SN-38 葡萄糖醛酸苷,由胆汁和尿排泄。UGT1A1 表达的个体差异达 17 ~ 52 倍,因此,患者对依立替康反应的个体差异与 UGT1A1 的遗传多态性以及由此引起的葡萄糖醛酸化程度不同有关。UTG1A1 表达减少可使 SN-38 葡萄糖醛酸化水平降低,因此使用依立替康后,可导致活性代谢物 SN-38 蓄积,产生腹泻和白细胞减少症。

二、药物转运蛋白的遗传多态性

近年来,人们对细胞膜上转运蛋白的分子特征、参与转运过程的方式及其表达调控机制也已有所认识。转运蛋白通常在细胞膜上有区域专特性表达,从而介导溶质的摄入和泵出细胞,这种膜区域特异性表达方式有利于细胞间的定向转运。药物转运蛋白即转运体,可以分为两大超家族:ATP-结合盒(ATP-binding cassette,ABC)转运体超家族和溶质载体(solute carrier,SLC)转运体超家族。根据分子被转运的方向转运体也可被分为外排转运体和摄取转运体,外排转运体将其底物从细胞内向细胞外转运,而摄取转运体是将其底物从细胞外向细胞内转运。

（一）ABC 转运体超家族

ABC 转运体是一类分布较广、数目众多的跨膜转运体,大部分属于外排转运体(efflux transporters),依靠三磷酸腺苷(ATP)水解和转运体中间物的磷酸化提供能量来逆浓度差运输底物。ABC 转运体对其底物具有相对的专一性,每一种 ABC 转运体对其转运的底物从组成到大小都有很大的差异。目前发现,人类 ABC 转运体由 7 个亚家族组成,ABCA(ABCA1 ~ ABCA12)、ABCB(ABCB1 ~ ABCB11)、ABCC(ABCC1 ~ ABCC12)、ABCD(ABCD1 ~ ABCD4)、ABCE(ABCE1)、ABCF(ABCF1 ~ ABCF3)、ABCG(ABCG1 ~ ABCG8)。其中,研究最多的与药物转运关系密切并具有基因多态性的转运体主要有 ABCB1、ABCC2 和 ABCG2。

1. ABCB1 又名多药耐药蛋白 1(multidrug resistance 1,MDR1)或 P-糖蛋白(P-glycoprotein,P-gp),属于 ABC 转运体 B 亚家族中的一员。P-gp 是最早发现、也是研究最为透彻的药物转运体,1976 年 Juliano 和 Ling 在具有多药耐药性表型的中国仓鼠卵巢(CHO)细胞中发现一种与耐药程度呈正相关的高分子糖蛋白,命名为 P-糖蛋白。P-gp 主要在肝、肠、肾或者其他重要器官等的有分泌和排泄功能的上皮细胞膜上表达,其主要功能是依赖能量将细胞内的药物及代谢物泵出,这些药物及代谢物包括胆红素、某些抗癌药物、强心苷、免疫抑制剂、糖皮质激素、HIV-1 蛋白酶抑制剂及其他多种药物(图 8-3)。

P-gp 由 *ABCB1* 基因编码,其外显子 21 的 *2677G→T* 多态性导致 893 位丙氨酸变为丝氨酸,而外显子 26 的 *3435C→T* 突变则属于沉默 SNP(指不改变被编码氨基酸),多态性在种族间存在着很大差异。*3435C→T* 与十二指肠内 P-gp 的易变表达相关,在 T 等位基因纯合子患者中,十二指肠中 P-gp 的表达低于 *CC* 基因型患者的一半,从而 *3435T* 纯合子基因型者地高辛有显著较高的生物利用度。

例如,*ABCB1* 基因多态性对免疫抑制剂环孢素(cyclosporin,CsA)药动学的影响一直受到关注,44 位肝移植患者服用相同的体重校正剂量的 CsA,发现 *3435TT* 基因型的患者 C_2/D 显著高于其他患者。而当调整给药剂量以使目标 C_2 达到 1mg/ml,*3435TT* 患者的 CsA 比野生型患者低

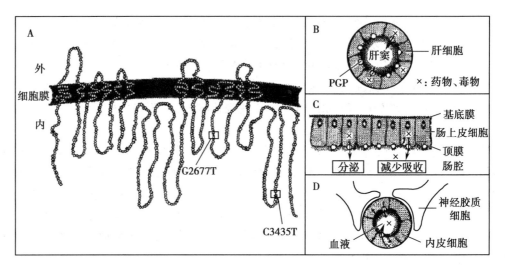

图 8-3　P-糖蛋白的结构与分布示意图

A:P-糖蛋白(P-gp)的二维结构。图中小圆圈代表氨基酸残基,箭头所指方框示意两个主要
多态性的序列位置。B:P-糖蛋白在肝细胞内的分布。P-糖蛋白向胆汁中分泌药物或者毒
物。C:P-糖蛋白在肠上皮细胞中的分布。P-糖蛋白主要分布于肠上皮细胞顶膜,向肠腔分
泌药物以及阻碍药物从肠腔的吸收。D:P-糖蛋白在血脑屏障系统中的分布。P-糖蛋白防止
药物进入神经系统。

50%。另一研究则未发现 3 种 ABCB1 基因多态性与欧洲肾移植患者 C_0/D 存在相关性。笔者研究发现,*1236TT* 患者的 C_2 及根据 LSS 计算的 AUC_{0-12} 显著高于 *1236CC* 及 *1236CT* 患者。

2. ABCC2　又名多药耐药相关蛋白 2(multidrug resistance-associated protein 2,MRP2),属于 ABC 转运体 C 亚家族中的一员。ABCC2 主要分布于肝细胞的管腔(顶)膜和肾近端小管细胞的管腔膜侧,少部分位于肠道、胆囊上皮细胞、胚胎以及血脑屏障的内皮细胞等极性细胞的顶膜,其主要功能是主动转运阴离子药物结合物,如葡萄糖醛酸盐类、硫酸盐类和谷胱甘肽结合物类,另外也可转运许多非结合类物质,被认为是解毒路径的重要一部分。此外,ABCC2 也有助于抗癌药物如甲氨蝶呤、伊立替康、顺铂、长春碱、喜树碱衍生物等的转运。

目前,ABCC2 的基因多态性的研究报道较多且影响基因功能的多态性突变位点是 5′端上游的 *-24C>T*,第 10 外显子的 *1249G>A*,和第 28 外显子的同义突变 *3972C>T*。ABCC2 基因突变导致 MRP2 功能丧失,引起高胆红素血症,临床诊断为一种常染色体隐性遗传疾病 Dubin-Johnson 综合征(DJS)。除了与疾病相关突变外,研究发现,在服用甲氨蝶呤的女性患者中,*-24T* 等位基因携带者的 $AUC_{0-\infty}$ 要比其他患者约高出 2 倍。另外,报道指出 *-24T* 是双氯芬酸钠诱导的肝毒性的一个危险因子,这可能是因为 *-24T* 降低了 MRP2 的表达或转运功能,使得双氯芬酸钠胆汁排泄下降,导致肝内的双氯芬酸钠及其反应性代谢产物浓度升高。

3. ABCG2　又名乳腺癌耐药相关蛋白(breast cancer resistant protein,BCRP),是 ABC 转运体中 G 亚家族的一个成员。ABCG2 分布在人体肠、肝、肾、血脑屏障、胎盘等,对药物的吸收、分布和排泄过程中起着非常重要的作用,并能够识别和主动转运多种抗癌药物,如米托蒽醌、依立替康、叶酸拮抗剂甲氨蝶呤、夫拉平度、托泊替康、喜树碱、卟啉类化合物等。另外 ABCG2 也转运齐多夫定、拉米夫定、喹诺酮类抗菌药、他汀类药物、雌二醇等,但是 ABCG2 不转运紫杉醇、顺铂、长春新碱以及表鬼白吡喃葡糖苷;ABCG2 的抑制剂主要有吉非替尼、伊马替尼、阿巴卡韦、哌唑嗪、替米沙坦、雌酮和己烯雌酚等。

目前,已发现 ABCG2 基因多态性 40 余种,最常见的是 *34G>A*,*376C>T*,*421C>A*,*1291T>C* 和 *1465T>C* 等,其中研究最多的是 *421C>A*。ABCG2 *421C>A* 突变等位基因的发生频率存在明显的种族差异,在东南亚人群最高达 35%,非裔美国人最低为 2%~5%。这一突变可导致编码氨基酸第 141 位谷氨酰胺替换为赖氨酸($Gln141Lys$),使得 ABCG2 表达下降,但不影响其转运活性,反映为肿瘤细胞对化疗药物的敏感性增加,但药物毒性也可能增强。例如 $421A$ 突变型患者的吉非替尼稳态血药浓度比 $421C$ 野生型患者高,这可能是由于 $421A$ 突变导致位于肠上皮细胞顶侧膜的 ABCG2 的外排功能减弱而增加了吉非替尼的肠道吸收。类似的影响在柳氮磺吡啶、阿托伐他汀、辛伐他汀等几个药上也有发现。另外研究发现, $421A$ 等位基因突变会使吉非替尼引起的腹泻增加,这可能与 $421A$ 突变导致吉非替尼的胆汁排泄下降有关。

(二) SLC 转运体超家族

SLC 转运体超家族除了 MATE,其他是摄取转运体,负责将营养物质、维生素及内源性物质如葡萄糖、氨基酸、短肽和核苷酸和其他小分子碳水化合物等摄入细胞内,主要包括有机阳离子转运体(OCT)、有机阴离子转运体(OAT)和有机阴离子转运多肽(OATP)。SLC 转运体本身不能水解 ATP 提供能量,所需的能量主要来自细胞膜内外电位差或离子浓度差。

1. 有机阳离子转运体 有机阳离子转运体(organic cation transporter,OCT)是 SLC 超家族的重要一员,主要分为 OCT1、OCT2 和 OCT3 三个亚类。OCT1 在人体主要分布于肝脏肝血窦一侧的肝细胞基底外侧膜上,负责转运小分子有机阳离子。OCT2 在人体内主要分布于肾脏近曲小管细胞的基底外侧膜上,主要负责将血液中的有机阳离子物质转运进入肾脏进行排泄,与肾脏排毒有关。OCT3 在肝、肾、脑、小肠、骨骼肌和胎盘等组织中都有分布,主要负责一些重要内源性物质在中枢神经系统中的转运。目前研究最多的是 OCT1 和 OCT2。

经由 OCT1 转运的内、外源性物质有很多,常见的内源性物质包括皮质酮、雌二醇、前列腺素 E2 等;经其转运的常见药物包括组胺受体拮抗剂西咪替丁、雷尼替丁和法莫替丁,双胍类降糖药二甲双胍和苯乙双胍,抗病毒药物阿昔洛韦和更昔洛韦,帕金森病治疗药物美金刚等。OCT1 的编码基因为 SLC22A1,已发现 40 多个多态性突变位点,其中多个 SNP 的等位基因频率存在种族差异,如 $181C > T(Arg61Cy)$、$262T > C(Cys88Arg)$ 和 $17857G > A(Gly401Se)$ 3 种 SNP 仅在白色人种中发现,频率分别为 9.10% ,0.60% 及 3.20% ;$1022C > T(Pro341Leu)$ 未在白色人种中发现,在黄色人种和黑色人种中的突变频率分别为 16% 及 8% ;$480C > G(Phe160Leu)$ 未在黑色人种中发现,在黄色人种和白色人种中的突变频率分别为 11% 及 7% 。研究发现,某些 SNP 突变会降低 OCT1 功能,影响其底物药物的药动学变化,如 $181C > T$、$17857G > A$ 与二甲双胍药动学个体差异具有相关性,$181T$ 和 $17857A$ 突变等位基因携带者血浆二甲双胍 $AUC_{0 \to \infty}$ 及 C_{max} 显著升高,而表观分布容积显著降低。这已在口服葡萄糖耐受试验得到过证实,$SLC22A1$ 野生型患者的葡萄糖水平显著低于至少携带一个突变的个体。

经由 OCT2 转运的内源性物质主要包括去甲肾上腺素、5-羟色胺、组胺、多巴胺和肌苷等,经由 OCT2 转运的药物与 OCT1 存在着很大的交叉性,如二甲双胍、苯乙双胍、美金刚、西咪替丁、雷尼替丁、法莫替丁等。OCT2 的编码基因为 SLC22A2,目前发现 $495G > A$、$808G > T$、$1198C > T$ 和 $1294A > C$ 突变频率较高。研究表明,SLC22A2 的 SNP 突变会降低 OCT2 转运活性,从而降低药物肾脏清除率。如 $596C > T$、$602C > T$、和 $808G > T$ 会导致 OCT2 对二甲双胍的摄取降低,肾脏清除率降低,使得二甲双胍血药浓度升高。

2. 有机阴离子转运体 有机阴离子转运体(organic anion transporter,OAT)和 OCT 同属 SLC22 家族,但是 OAT 主要负责转运有机阴离子底物,包括多种内源性物质如马尿酸盐、尿酸、环核苷酸和前列腺素等及一系列外源性阴离子药物,如 β 内酰胺类抗生素、利尿药、NSAIDs、ACE 抑制剂等。目前主要研究 OAT1、OAT2、OAT3、OAT4 四个亚型,其中 OAT1、OAT2 和 OAT3 主要表达在肾近曲小管的基侧膜上,负责将药物底物从血液中摄取到肾小管细胞内,而 OAT4 分布在顶膜上,负责其底物往肾小管的分泌。

OAT1 的编码基因为 $SLC22A6$,同义 SNP 发生呈现种族差异,$20T > C$、$311C > T$、$767C > T$、$877C > T$、$1316G > A$ 和 $1575A > T$ 只在非洲裔人群中有发现。研究发现,$445C > A$、$779T > G$ 和

715C > T 突变可改变雌酮-3-硫酸盐和西咪替丁的转运。编码 OAT3 的基因为 *SLC22A8*,研究发现,*723T > A* 和 *1166C > T* 两个 SNP 不影响普伐他汀的肾清除率,而 *1166C > T* 突变等位基因携带者普伐他汀的清除率有细微的差异。对 OAT1 和 OAT3 而言,能证明它们参与药物肾排泄的证据多来自于药物相互作用研究,而不是药物基因组学研究。

3. 有机阴离子转运多肽 有机阴离子转运多肽(organic anion transporting polypeptide, OATP)也称为 SLCO(Solute carrier organic transporter family),是 SLC 超家族的重要一员。目前为止人类 OATP 家族已有 11 个成员被鉴定,主要分布于肝、肠、肾等重要器官中,在组织摄取和转运内外源性物质的过程中起着十分重要的作用。目前研究较多的主要为 OATP1B1 和 OATP1B3,因其在药物处置中的重要作用而被广泛关注。

OATP1B1 由 *SLCO1B1* 基因编码生成,该基因具有高度多态性,研究最为广泛。突变频率相对较高的基因多态性为 *388A > G* 和 *521T > C*,并且其基因型频率具有明显种族差异。美国黑色人种中最常见的突变为 *388A > G*(74%),美国白色人种中 *388A > G*(30%)、*521T > C*(14%),亚洲人中最常见突变为 *388A > G*(74%)和 *521T > C*(14%)。研究表明,含有 *521C* 突变等位基因的 *5 和 *15 会降低 OATP1B1 转运活性,减少药物底物进入肝脏的量,使药物在体循环中的暴露量升高,同时药物不良反应发生增加。例如 *SLCO1B1 521T > C* 突变与辛伐他汀肌毒性密切相关,*521C* 突变基因携带者比野生型纯合子发生肌毒性的风险增加约 20 倍。

OATP1B3 是肝脏特异性转运体,通常局限性地分布于肝细胞窦状隙侧肝细胞膜上,主要负责将内、外源物质转运至肝细胞代谢。*334T > G* 和 *699G > A* 单体型可明显影响 OATP1B3 的转运活性,且等位基因的发生频率存在种族差异,非裔美洲人群和高加索人群 *334G*(74%)和 *699A*(71%)的发生频率明显高于其他种族。研究发现,*334T > G* 连同 *ABCC2* 上的基因变异可以影响吗替麦考酚酯的血浆浓度。

三、药物作用受体或靶点的遗传多态性

受体或靶点遗传多态性至少包括了基因和蛋白质两个水平上的多态性,突变类型可以是基因缺失、异常拼接、点突变等,其中发生在结构基因外显子上的突变将引起受体或蛋白多态性。发生在受体或靶点基因上的突变和蛋白上氨基酸的变异并不一定导致受体功能的改变。受体或靶点的遗传多态性一旦具有功能意义,就极可能对药物效应产生影响。

(一)5-羟色胺受体

5-羟色胺(5-HT)作为神经递质,需与 5-羟色胺受体(5-hydroxytryptamine receptor,5-HTR)结合才能发挥正常的生理功能。5-HTR 分为 7 大类 14 个亚型,介导包括调节情感在内的多种生理功能,其中 5-HT$_{1A}$R、5-HT$_{2A}$R、5-HT$_{2C}$R、5-HT$_3$R、5-HT$_6$R、5-HT$_7$R 与抑郁症关系密切。5-羟色胺受体 5-HT$_{1A}$R 与 5-羟色胺再摄取抑制剂(SSRIs)增加抗抑郁作用有关,其调控基因 HT$_{1A}$R 多态性可以解释抗抑郁药物及其他精神科药物个体差异。5-HT$_{2A}$ 调控基因 HT$_{2A}$R 可能与不良反应如迟发性运动障碍(TD)相关。一项韩国的研究发现 *HT$_{2A}$R* 的 *−1438A > G* 多态性影响西酞普兰治疗重症抑郁症的效果,G 等位基因纯合子型患者的疗效比其他基因型患者更好。

(二)多巴胺受体

药物副作用也与遗传多态性有关,迟发性运动障碍(TD)由于发生率高,且具有不可逆性,因而被认为是精神病治疗中最严重的锥体外系副作用。多巴胺受体(dopamine receptor,DR)是典型抗精神病药物的主要靶点,分为 5 种亚型:D1,D2,D3,D4,D5。D2 受体编码基因为 *DRD2*,*−141C* 缺失变异导致受体蛋白表达降低、功能减弱,与治疗引起的迟发性运动障碍相关。多巴胺受体 D3 编码基因为 *DRD3*,人们发现,*DRD3* 多态性与长期抗精神病药物治疗的副作用有关。在有典型的轻度 TD 患者中,DRD3 9 位丝氨酸/甘氨酸突变纯合子为 22% ~24%,而无 TD 表现的患者中,DRD3 9 位丝氨酸/甘氨酸突变纯合子则为 4% ~6%。说明突变型纯合子患者更易发

生 TD,这个结果可为将来选择合适的抗精神病药物(包括氯氮平、奥氮平、喹硫平及利培酮)及设计合理的用药方案打下基础。

(三) VKORC1

维生素 K 环氧化物还原酶(vitamin K epoxide reductase,VKOR)是华法林的主要作用靶点,能够催化环氧化维生素 K 生成还原性维生素 K。由于华法林抑制了 VKOR 的催化反应,体内还原性维生素 K 不足,导致含有谷氨酸残基的凝血因子 Ⅱ、Ⅶ、Ⅸ、Ⅹ 和蛋白 C、S、Z 无法被激活,最终阻止血液凝固。VKOR 由维生素 K 环氧化物还原酶复合体亚单位 1(VKORC1)基因编码,研究发现,除了代谢酶 CYP2C9 的基因多态性可以影响华法林个体需求剂量之外,VKORC1 的基因多态性在华法林需求剂量的个体差异中也发挥着重要作用。

与 CYP2C9 不同,VKORC1 的基因多态性突变多不改变蛋白质结构,而是影响酶表达水平。目前发现,VKORC1 的 1173C > T 和-1639G > A 多态性突变位点与华法林抗凝疗效密切相关,不同基因型患者所需华法林剂量差异明显。1173C/C 基因型个体华法林需求剂量(6.2mg/d)比 C/T 或者 T/T 基因型(4.8mg/d)高。在一项临床研究中发现,VKORCl(- 1639G > A)GA + GG 组的华法林平均剂量明显高于 AA 组。

第三节　药物基因组学在临床用药中的应用

根据个体基因变异与药动学、药效差异的关系设计临床个体化用药方案,以充分发挥药物对机体的作用,这样不仅可以增加首剂处方的有效性,还减少了药物的毒副作用。与某一药物个体化治疗有关的基因包括:①与药动学有关的酶及转运体的相关基因及表型;②药物作用的受体或靶点基因及其相关蛋白;③与疾病或疾病危险因素有关的特殊的体内过程;④由遗传多态性造成的体内生理过程的个体差异。

随着科技的不断进步,将会出现应用药物基因组学技术更加准确地选择药物和剂量的方法,依靠这些诊断手段,对每个人的基因组仅需测定一次,就可以绘制出个体化用药的蓝图。对于临床药师而言,应用药物基因组学原理,可以解释用传统药动学、药效学无法预测的药效与不良反应的个体差异;对于临床医生而言,可以借助药物基因组学的知识,合理选择初始剂量确定和维持剂量调整。现以临床应用药物基因组学理论指导个体化用药的两个成功案例进行介绍。

一、氯吡格雷

氯吡格雷(clopidogrel)是临床应用最广泛的抗血小板药物,用于心肌梗死、缺血性卒中、外周动脉性疾病和急性冠脉综合征(ACS)患者动脉粥样硬化血栓形成的预防。但氯吡格雷疗效存在很明显的个体差异,大概有 5% ~ 30% 的患者对氯吡格雷治疗无反应而延误病情。其失败原因除了患者的依从性、药物未达治疗剂量、体重及其他疾病等临床因素外,遗传因素是一个很重要的原因。

氯吡格雷本身是无活性的前体药物,口服吸收后,仅 15% 的原形药物在肝脏经 CYP2C19 代谢为 2-氧-氯吡格雷,再经过代谢水解生成氯吡格雷活性代谢产物,不可逆地与血小板表面二磷酸腺苷受体 P2Y12 结合,从而抑制血小板聚集活化;其余 85% 经酯酶水解为无活性代谢产物排出体外(图 8-4)。

CYP2C19 是氯吡格雷活化过程中的关键酶,其编码基因多态性会对氯吡格雷疗效产生重要影响。研究表明,慢代谢型的 CYP2C19 * 2、* 3 和快代谢型的 CYP2C19 * 17 是导致氯吡格雷个体差异的一个重要因素。已报告的 CYP2C19 慢代谢基因型分布频率分别为白色人种约2%,黑色人种约4%,中国人约14%。美国一项研究发现,CYP2C19 慢代谢型的活性代谢产物 AUC 显著低于野生型个体,并发现 CYP2C19 慢代谢型的心血管事件发生率比快代谢型的高约50%。

笔记

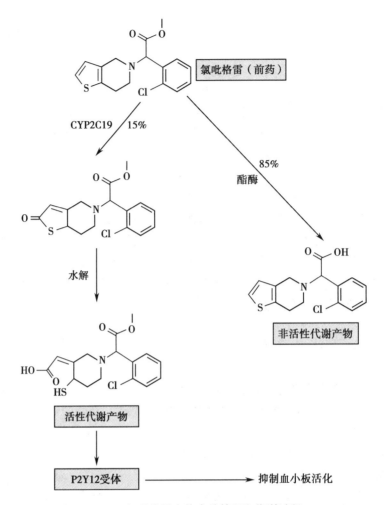

图 8-4 氯吡格雷在体内的转运和代谢过程

对 CYP2C19 慢代谢型患者,即使增加给药剂量,可能仍然难以达到相当的血小板抑制水平。因此,临床药物基因组学应用协会(Clinical Pharmacogenetics Implementation Consortium)推荐可根据 CYP2C19 基因型考虑调整给药方案(图 8-5)。

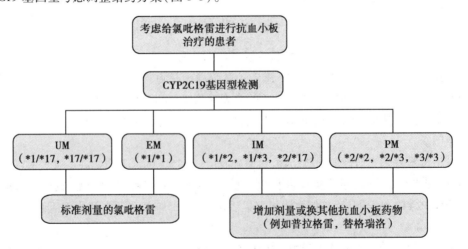

图 8-5 临床药物基因组学应用协会推荐的氯吡格雷药物基因组学应用决策树

此外,P2Y12 受体作为氯吡格雷作用的靶点,其编码基因多态性也可能影响氯吡格雷抗血小板活性的个体差异。目前考察最多的是 *P2Y12* 基因上 4 个常见 SNP(*139C > T,744T > C, ins801A 和 34G > T*)组成的单倍体型:野生型单倍型和突变型单倍型,研究发现,突变型单倍体携带患者在接受氯吡格雷治疗后效果较差,更易导致动脉粥样硬化的形成。

二、吉非替尼

吉非替尼(gefitinib)是一种选择性表皮生长因子受体酪氨酸激酶抑制剂(EGFR-TKI),可以通过竞争性结合受体细胞内的三磷酸腺苷(ATP)结合位点,抑制 EGFR 与相应配体结合形成异二聚体而发生自体交联磷酸化,从而抑制 EGFR 的酪氨酸激酶活性,阻断其下游细胞信号传导通路,抑制肿瘤的发展(图 8-6)。目前适用于治疗既往接受过化学治疗或不适于化疗的局部晚期或转移性非小细胞肺癌(NSCLC),但用药疗效及不良反应存在很大的个体差异。

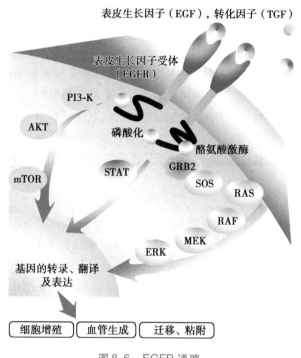

图 8-6　EGFR 通路

吉非替尼的疗效与 *EGFR* 基因的突变情况明显相关,特别是第 19 号外显子上的 E19del 缺失突变和第 21 号外显子上的 L858R 非同义突变。而且 *EGFR* 突变频率存在明显的种族差异,对于 NSCLC,亚裔、女性、非吸烟者、腺癌人群中的突变出现频率约为 30% ~ 40%,而在高加索人中小于 10%。临床数据显示,有 *EGFR* 突变的 NSCLC 患者使用吉非替尼后的有效率大于 90%,而没有此突变的有效率不到 10%。因此,NSCLC 患者(尤其是亚裔患者)在用药前进行 EGFR 基因突变的筛查对于预测吉非替尼的疗效具有十分重要的意义。

大部分对 EGFR-TKI 治疗有效的患者最终都会对 EGFR-TKI 产生耐药性。进一步研究表明,*EGFR* 第 20 号外显子 *T790M* 突变导致甲硫氨酸替换为苏氨酸,产生的空间位置阻碍了 EGFR 与吉非替尼结合,从而导致继发性耐药的发生。这一突变仅见于药物治疗后复发者,使得 NSCLC 患者对吉非替尼出现继发耐药。另外,*K-RAS* 基因第 2 号外显子 12、13 密码子发生突变会导致 EGFR-TKI 原发性耐药。因此,在 NSCLC 患者用药前进行 *EGFR* 及 *K-RAS* 基因突变的检测对于衡量是否产生耐药及调整治疗方案非常重要。

吉非替尼最常见的不良反应有腹泻、皮疹、恶心等,一般出现在用药后 1 ~ 4 周。研究表明,不良反应的发生与 ABCG2 基因突变密切相关。*ABCG2 15622C > T、1143C > T、15622C > T* 突变等位基因携带患者服用吉非替尼后的腹泻发生率显著高于野生型患者;而 *ABCG2 34G > A* 突变与吉非替尼引发的皮疹具有显著相关性,突变型患者(*G/A* 型和 *A/A* 型)在服用吉非替尼后的皮疹发生率显著高于野生型患者(*G/G* 型)。因此,对 *ABCG2* 突变型患者应密切注意不良反应的

笔记

发生。

2013 年,美国食品药品管理局(FDA)已经在其网站(http://www.fda.gov/drugs/sciencere-search/researchareas/pharmacogenetics/ucm083378.htm)上公布了 100 余种药物说明书中涉及的药物基因组学信息,增加的信息内容有黑框警示、禁忌、注意事项、相互作用、患者咨询、用法用量、临床药理学等,并建议应用上述药物时必须或应当检测患者生物标志物(biomarker)的基因多态性,以便将来有可能依据单个患者的药物浓度和基因型来进行剂量调整,确保患者用药安全、有效。但是,目前尚存在如何保护患者基因变异等相关的隐私,以及缺乏大规模随机对照的临床试验以证实药物基因组学测定的成本效益是否合理等问题。

总之,临床药物治疗模式今后将由诊断定向治疗转向基因定向治疗,弥补了目前只根据血药浓度进行 TDM 的不足,为临床个体化给药开辟了一个新的途径。目前,药物基因组学在临床应用的领域主要包括心血管药物、抗肿瘤药物、精神科治疗药物、免疫抑制剂和抗凝血药物等。药师将来在以患者为中心的临床药学服务中,有责任熟悉和了解患者的药物基因组学信息,并根据单个患者的基因型作出药物选择和剂量推荐。未来的药物基因组学团队不仅需要加强与患者的合作,也需要其他卫生专业人员如护士和营养师,更包括从事基因型分析的临床实验室人员的参与,药师将是这一团队的核心人物。将来有可能依据单个患者的药物浓度和基因型来进行剂量调整,为临床提供理想的治疗药物监测,确保患者不仅用上最佳的药物,而且是最为安全、有效的剂量。

【思考题】

1. 区分以下概念间的异同:药物基因组学与遗传药理学;基因型与表现型。

2. 与药物治疗有关的药物基因组学的研究内容包括哪些? 各举一例说明药动学与药效学的遗传变异性。

3. 与氯吡格雷个体化用药最为相关的基因多态性有哪些? 举例说明临床应用的效果与不足。

4. 举例说明合理使用华法林应注意检测哪些药物基因组学生物标志物?

(蔡卫民 王培培)

笔记

第九章

循证医学与药物治疗

1. 掌握 循证医学的基本概念及其在药物治疗中的应用。
2. 熟悉 循证医学的实施步骤和循证医学证据的评价方法。
3. 了解 循证医学与临床实践的关系以及循证医学的发展历程。

循证医学(evidence based medicine,EBM)是现代临床医学诊治决策的科学方法学,是在继承临床传统医学决策模式基础上的创新。循证医学的发展,改变了传统经验医学的认识和实践模式,现已成为临床疾病诊断、药物治疗的重要思想指南和实践工具。

第一节 循证医学的概念和发展历程

在医药科学的发展过程中,循证的思想和方法逐渐成为临床实践中的重要指南。这主要归功于近二十年来诸多临床医学工作者的研究和实践,尤其是临床流行病学专家 Archie Cochrane、Alvan Feinstein、David Sackett 等的开拓性工作,他们对循证医学内涵的定义得到了多数医务工作者的认可。循证医学是审慎、准确和科学地应用目前可获取的最佳研究证据,同时结合临床医师个人的专业技能和临床经验,考虑患者的价值观和意愿,将三者完美地结合在一起,解决所遇到的临床问题的一种临床实践方法。其核心思想是在现有最佳的临床研究证据基础上作出医疗决策(即治疗方案、治疗指南和医疗政策的制定等)。其目的则是解决临床问题,包括寻找疾病的发病与危险因素,正确认识与预防疾病;早期诊断与筛查疾病,提高诊断的准确性;制定疾病的合理治疗方案,提高疾病的治疗质量;判断和改善疾病预后,提高生存质量等。

循证医学的产生是社会和科学技术发展的需要和必然。20 世纪后半叶,心脑血管、肿瘤、自身免疫性等多因性疾病逐渐成为严重危害人类健康的首要疾病群,生命科学的发展也使得新药、新兴诊疗技术不断涌现,这些均增加了临床诊治工作的复杂性,为疾病的诊断和治疗决策带来了新的挑战。同时,人们对自身健康程度的高度关注、对社会医疗资源合理分配并充分利用的愿望,也使得医疗服务的目的不再仅仅是考虑解除病痛、维持生命等短期治疗效果,还需考虑治疗的预后、对患者生命质量的影响以及药物应用的合理性等问题。过去临床医生依据个人经验,或未经严格评价的证据进行临床诊治决策的模式已不能满足新的临床实践的需要。与此同时,临床流行病学等方法学的发展促使针对临床诊治问题、以人体为对象的临床研究证据大量涌现,但这些科学研究却因文献检索方法的限制和人们对结果意义的认识不足而未被充分利用。1972 年,著名的英国流行病学家、内科医生 Archie Cochrane 在其专著《Effectiveness and Efficiency:Random Reflections on Health Care》中指出:"由于资源终将有限,因此应该使用已被证明的、有明显效果的医疗保健措施"。1976 年,荟萃分析(Meta analysis,Meta)与系统评价(systematic review,SR)概念的依次提出对循证医学的发展起了举足轻重的作用,被认为是临床医学研究史上一个重要里程碑。20 世纪 80 年代早期,加拿大 McMaster 大学的 David Sackett 等学者普及了医学文献严格评价的原理,促使研究者们将研究重点从对医学文献的严格评价转向将评价结果应用于具体患者的治疗中。1992 年,基于长期的临床流行病学实践基础,David Sackett 教授首次提出循证医学的基本概念,并于《美国医学会杂志》(JAMA)等杂志上发表一系列循证医学文

笔记

献,受到了广泛关注。1997 年,David Sackett 教授出版了《怎样实践和讲授循证医学》(Evidence-Based Medicine:How to Practice and Teach EBM)一书,明确指出循证医学是最佳证据、临床经验和患者价值观三者的最佳结合,这三者即为循证医学的三要素,为实践循证医学建立了重要的理论体系和方法学。20 世纪末,循证医学对医学发展的贡献已得到了广泛的支持和认可,并以其丰富的科学内涵、系统的理论体系和研究方法渗透到医疗卫生的各个领域,推动了一大批新的分支学科的产生,如循证外科学、循证妇产科学、循证儿科学、循证公共卫生等,其中,循证的思维和方法在药学实践中的应用被称为循证药学。

循证医学实践强调的是将个人临床专业技能与经过系统评价所获得的现有的最佳证据有机地结合起来。其中,个人临床专业技能是指医务工作者个人在临床实践中积累的熟练技术与决策能力。证据则是循证医学的基石,任何医疗决策的确定都要基于临床科研所取得的最佳证据。因此,对临床证据及其质量的认识是理解循证医学的核心。所谓高质量的证据不是传统意义上的权威专家意见、教科书的条文,而是指来自无偏倚、真实可靠的临床研究,包括对病因、预防、诊断、治疗、康复和预后等临床诸多方面研究,如对临床诊断试验的准确性和精确性研究,对预后指标的有效性研究,对治疗、康复和预防措施的有效性和安全性研究等。其中,针对设计良好、前瞻性的随机对照研究所做的系统评价的结论被认为是循证医学目前最佳的证据来源。当然,多个权威专家意见经过系统评价也可能成为最佳证据。

为使系统评价在数量、质量上满足临床实践和医疗决策者的需要,各国临床医学工作者联合起来,于 1992 年在英国成功建立了 Cochrane 中心(Cochrane Center),并于次年成立世界Cochrane协作网(Cochrane Collaboration,CC)。Cochrane 协作网是一个国际性医疗保健学术团体,旨在通过制作、保存、传播和不断更新医疗卫生各领域防治措施的系统评价,提高医疗保健干预措施的效率,帮助人们制定遵循证据的医疗决策。其所提供的系统评价方法严谨,被认为是证据中质量最高者,因此是实践循证医学证据的重要来源之一,也成为了医疗实践、卫生决策、医疗保险、医学教育、临床科研和新药研发的参考依据。

第二节　循证医学的实施步骤和研究方法

一、循证医学的实施步骤

(一) 循证医学实施的基本步骤

临床医学工作者对患者或者公众实施健康服务过程是一个不断提出问题、解决问题的过程。循证医学主要实施步骤包括:

1. **提出问题**　提出明确的临床问题是循证医学实践的起点。循证医学的问题可能与诊断、预后、治疗、医源性伤害、护理质量或卫生经济学有关,大多是围绕患者诊治为中心展开。医疗实践中医务工作者必须准确地采集病史、查体及收集有关检验结果,获得及时、可靠的患者资料,经过仔细分析论证后,准确地找出临床亟待解决的疑难问题。该过程需要医务工作者具备扎实的基本理论和临床技能,同时应具备系统的临床思维和分析判断能力。明确问题的提出,有助于检索策略的制订,同时也有助于同行间的清晰交流,回答并解决该临床问题。

2. **获取证据**　针对相应问题,通过各种方式高效率地寻求解决问题的最佳证据,查询时应尽量做到系统、全面,制定详细的检索策略并确定检索资源。随着医学的飞速发展,医学信息来源也在飞速增加,一些诸如 Cochrane 系统评价资料库(the cochrane database of systematic reviews,CDSR)、疗效评价文摘库(the database of abstracts of review of effectiveness,DARE)、Medline、PubMed 等,都方便医务工作者的信息获取,提供网络服务,实现在线浏览,具有准确性、时效性等特性。

3. **评价证据** 对获取的证据进行正确性和临床使用价值分析评价,从中选取"最佳"者,为临床提供可信指导。根据证据类型、研究设计、方案实施的严谨性和统计学分析的质量等内容,证据强度可进行不同等级划分,以此严格评估证据的真实性、可靠性和临床实用性。目前,国际上已有多种证据强度评价方法,当前应用较多的则为2001年5月英国Cochrane中心制定的证据水平评价标准,其根据研究类型将证据分为5级:Ⅰ级,设计良好的随机对照试验;Ⅱ级,设计较好的队列或者病例对照研究;Ⅲ级,病历报告或者有缺点的临床试验;Ⅳ级,病例分析或者质量差的病例对照研究;Ⅴ级,专家意见或者基于生理、病理生理和基础研究的证据。然而,无论采用何种分级,均将随机对照的临床研究(randomized controlled trial,RCT)的Meta分析或系统评价定为最佳的证据。

不同临床问题证据可靠性的评估有不同的标准,但是确定证据分级之后,仍必须根据自己的专业知识、临床技能、统计学和流行病学知识等对证据的实用性、科学性、可靠性和有效性进行评价。

4. **应用证据** 医务工作者应根据患者的具体病情以及个人意愿,与患者或家属仔细讨论,在知情同意的前提下,决定优先处理的问题,将获得的最佳证据的结论应用到患者的治疗或者预防方案中,并在随后的诊疗中不断评估实施效果。

最佳证据是否可以应用于对个体患者的医疗决策,必须对利、弊关系作客观的评估。常用的评估指标如下:①在病因及危险因素方面有相对危险度(relative risk,RR)、归因危险度(attribute risk,AR)、比值比(odds ratio,OR)等指标;②在鉴别诊断方面有灵敏度(sensitivity)、特异度(specificity)、患病率(prevalence rate,PR)、预测值(predictive value,PV)、似然比(likelihood ratio,LR)等指标;③在治疗方面有治愈率(recovery rate)、有效率(effective rate)、病死率(mortality)、绝对危险降低度(absolute risk reduction,ARR)、相对危险降低度(relative risk reduction,RRR)等指标。药物治疗实践中,还需要关注药品不良反应及其发生频度与程度。医务工作者应结合专业经验和临床实际情况对上述指标进行合理选择,以评价分析利弊的程度来决定采用或不宜采用的有关最新证据。

5. **效果评估** 效果评估主要包括:①临床实践质量是否得到了改善。当有外部证据表明临床实践需要进行改变时,能否克服障碍进行调整后再评价;有没有进行必要环节审查,如对诊断、治疗及其他临床实践方面的审查;②多少临床实践有证可循。随着循证医学发展,应该有越来越多临床实践有证可循。

实际工作中,上述五个步骤并非必须面面俱到。通常有三种模式把证据整合到医疗实践中去:第一种是"完全实施",即所有步骤均实施;第二种是"使用模式",即检索已经被别人严格评价过的证据资源,如证据总结;第三种是"复制模式",即采用医学领域权威的医师做出的决定。

(二)循证医学实践案例

患者,男,65岁,因反复腹痛、腹泻伴黏液血便6月余,复发加重1周入院。经肠镜及病理检查诊断为"溃疡性直乙状结肠炎",给予柳氮磺吡啶(SASP)灌肠及口服5-氨基水杨酸(5-ASA)治疗1周后症状好转出院。出院后虽坚持SASP灌肠及口服5-ASA治疗,但病情仍有反复。1周前患者自觉上述症状较前加重,腹泻平均每天4~5次,为黏液脓血便,伴明显里急后重感,为进一步诊治入院。

针对上述临床问题,具体实施过程如下:

1. **提出问题** 本例患者为老年男性,诊断为轻中度溃疡性直乙状结肠炎,长期给予SASP保留灌肠及口服5-ASA治疗,目前疗效不甚理想,需要提出的临床问题如下:①患者对SASP局部灌肠和口服5-ASA效果较差的原因是什么?单用5-ASA局部灌肠是否能够控制溃疡性结肠炎的活动期?②控制了活动期的病变后,5-ASA局部灌肠能否维持病情的稳定,从而减少复发?

2. **证据检索和评价** 所检索到的证据中绝大部分是高质量的随机对照试验及其系统评价,

混杂因素少,产生偏倚小,因此证据强度高,结论可靠。基础研究认为,SASP要在肠道中转变成5-ASA才能发挥作用,所以SASP保留灌肠的疗效较差;5-ASA要在局部发挥作用,口服时到达病变局部的药量减少,采用保留灌肠的疗效应该较好。关于目前最佳治疗的证据:2000年5-ASA灌肠液治疗溃疡性直乙状结肠炎的Meta分析结果显示,5-ASA灌肠液要优于口服5-ASA及激素灌肠治疗,且5-ASA灌肠液的疗效和副反应无剂量相关性。从卫生经济学角度来看,长期使用5-ASA灌肠液将会降低患者总的医疗费用。病情缓解后,如何稳定病情、预防复发,有4项随机对照研究对5-ASA灌肠液在维持缓解期的疗效做了评价。所有证据均显示5-ASA灌肠液能够有效降低溃疡性结肠炎的复发率,且5-ASA灌肠液无明显副作用,耐受性好。

3. **应用证据**　根据患者目前病情,同时结合高质量临床证据、医生的经验和药物的基础理论,制定出针对该患者的5-ASA灌肠这一最适宜的治疗方案。门诊随访一年此患者未再复发,也无明显副作用发生,患者及家属对治疗感到满意。

二、循证医学常用的证据资源

临床证据从来源和加工深度区分,主要有一级来源证据(原始研究证据)以及二级来源证据(二次研究证据)。二级来源证据满足一定的质量标准,经过整理和质量评估,与临床决策相关性较高。各种文摘型数据库乃至专题文摘数据库属于二次文献,没有经过循证评价,不能视作二次证据。循证医学常用的证据资源如下:

1. **系统评价和实践指南**　系统评价在收集文献的全面程度、质量以及综合资料的定量分析方法等方面均优于传统综述,从而减少了偏倚和错误程度,结论可靠,用于指导临床实践可信度高。这类证据文献主要分布于Cochrane图书馆(Cochrane Library,CL)中的系统评价资料库、疗效评价文摘库以及中外循证医学杂志中。实践指南(practice guideline)多由医药卫生管理部门、学术团体、专业学会等针对具体临床问题,分析评价已有的科学研究证据,提出的标准或推荐意见,可作为临床医师处理临床问题的参考性文件,用于指导临床医师的医疗行为。

2. **概述性循证资源**　医务工作者难以有大量时间用于收集、整理和评估原始研究论文,由此经专家评估撰写的概述性循证资源应运而生,如《美国内科医师学会杂志俱乐部》《循证医学》杂志、《临床证据》杂志等的评估报告,这些评估报告可以针对某一篇文献,或是数篇文献进行概述和总结,一般均包括:①问题性质,评估证据的背景材料和依据;②证据来源,可能是原始研究或综述性二次研究;③评估标准,评估证据的质量、可靠性和适用性标准;④评估结果,形式可以是摘要、评述和特定评估报告。

系统评价、实践指南和概述性循证资源均属于提供最佳证据的资源,一旦在这些资源中没有检索到相关文献,则应进入综合性生物医学文献数据库检索。

3. **综合性生物医学文献数据库**　综合性生物医学文献数据库收录文献范围广、数量大,而且编辑质量参差不齐,因此必须编制合理的检索策略,才能检索到最佳证据。一些数据库为方便医学专业人员检索,设有特定专栏,采用经由专家编制的固定检索策略可以获得符合最佳证据的资源。常用的生物医学数据库有美国国立医学图书馆(MEDLINE数据库)、荷兰医学文摘(EMBASE数据库)、中国生物医学文摘数据库(CBM)、中文生物医学期刊数据库(CMCC)、中文科技期刊数据库、中国期刊全文数据库(CJFD)等。

4. **正在进行的研究**　一旦在这些数据库中仍没有找到所需文献,则应将检索范围扩大至正在进行的科学研究中。近年来,临床试验的公开已逐渐引起医学专业人员的重视,尤其许多国际生物医学期刊都拒绝考虑刊登此类未经登记的临床试验结果。从一些研究注册数据库中可以获得高质量的临床试验资料,如Cochrane对照试验注册目录收录和登记了世界各国正在进行和已经完成的临床试验。卫生服务研究项目收录了由美国政府和私人研究基金会资助的正在

笔记

进行中的卫生服务研究项目,以及卫生技术评估和临床指南的制订和使用方面的研究。

没有一个数据库能包括世界上所有生物医学文献。对收载原始文献的有关文摘或全文数据库的分析表明,不论英文文摘数据库,还是中文文献数据库,即使对同语种生物医学文献也无法收载完全,每一文献数据库都有其地域特点,数据库之间互相交叉、互相补充,因此,对于从部分数据库中获得的证据,应当审慎地对待,不能视作证据的全部。如何整合现有各种文献资源,也是提高检索效率的一个课题。

三、循证医学证据的评价方法

临床研究的证据是循证医学的基石,临床研究评价方法决定证据的正确与否。虽然目前临床随机对照试验广泛开展,但大多数临床试验仍受到人力、物力和时间等条件限制,存在样本量小,随机误差对研究结果影响大,有些试验研究受伦理学限制只有个案报道等问题。因此,应制定统一的质量评价标准,对证据进行合理评价与分析,为临床工作提供可靠和最佳证据。本节简要介绍系统评价和 Meta 分析的方法过程。

(一)系统评价

系统评价是全面收集世界各国有关研究,对所有纳入的研究逐个进行严格评价,联合所有研究结果进行综合分析和评价,必要时进行 Meta 分析,得出定量的综合结论,尽可能提供偏倚少、接近真实的科学证据。系统评价包括定性系统评价(qualitative systematic review)和定量系统评价(quantitative systematic review),后者即包含 Meta 分析。系统性评价与传统的叙述性文献综述(narrative review)存在一定的区别:传统的文献综述在文献选择方面存在一定的局限性和偏倚,仅采用定性分析的方法,不论文献质量好坏、样本含量大小、设计方法的论证强度和效应值的大小,均一视同仁。因此,受原始文献的质量、方法及综述者本人认识水平和观点的制约,叙述性文献综述的重复性一般较差,得出的结论通常因研究者个人观点而存在主观性、片面性以及不准确性等弊端,导致不同的研究者观点各异,甚至结论相左;系统评价则应用预先制定好的系统方案,对相关的研究进行收集、整理、评价和整合,尽可能地减少偏倚和误差,获得较为客观的结论,具有良好的重复性。

系统评价是目前获取循证医学可靠证据的基本方法,实施过程也主要有确定目标,收集和分析有关资料,对结果进行分析解释得到结论等环节。主要步骤和内容有:

1. **确定目标问题** 循证医学的目标问题均源自临床医疗实践需要。目标问题决定系统评价的结构,并影响评价的全过程,如资料的定位、选择、临床相关性和真实性评价及结果分析等,也决定该评价证据的临床实用性。因此,确立目标问题时,应围绕研究问题明确四个要素:研究设计类型、研究对象、干预措施和对照措施、结局指标。这些要素对指导查寻、筛选和评价各个临床研究,收集、分析数据及解释结果的应用价值十分重要。

2. **制订研究计划** 研究计划必须在研究开始之前确定下来,这是保证公正的重要原则。严格遵循这个原则可以避免研究者在评价过程中受到原始文献的数据和结果的影响而更改系统评价的目标或内容,从而出现偏倚。研究计划的主要内容有:研究背景、目的、意义、现状、内容、方法、资料来源与分析、结果解释、撰写报告等。研究计划的制定可以让 Meta 分析流程更加明确。

3. **检索原始研究文献** 根据选题,按照研究计划中制订的检索策略,采用多途径、多渠道、系统无偏的检索方法,结合计算机检索和手工检索为一体,收集相关原始文献。检索过程中应注意通过查阅综述、专著及参考文献等手工检索、联系研究者、检索新药审批文件及临床试验注册登记中心和向专家请教询问的方式广泛收集即将要发表或结果为阴性而未能发表的"灰色文献"资料,只有全面、广泛地对文献进行搜集,才能使结果的偏倚降至最低,提高 Meta 分析的真实性。

4. **筛选文献检索** 收集到所有相关文献后,需对文献进行筛选。筛选时需先制定研究纳入和排除标准,以保证各独立研究的同质性、减少选择性偏倚。纳入和排除标准主要包括 5 个方

笔记

面:①研究类型;②研究对象;③干预措施;④结局指标;⑤研究年限。确定纳入和排除标准后,根据检索结果,由两位研究人员独立筛选文献。筛选文献包括初筛、全文筛选和与作者联系三个步骤。对于难以确定是否真正符合纳入标准的研究,则通过讨论或根据第三位研究人员的意见解决分歧。被排除的文献应说明原因,以便读者判断该系统评价的结论是否客观,能否适用于其临床实践。

5. 评价文献质量　系统评价是二次的综合分析,其整体质量受原始研究个体质量的影响。只有保证原始研究的个体质量,才能保证综合分析的可靠性,实现结果的科学价值。因此,应根据临床流行病学评价文献质量的原则和方法,对入选文献的研究质量进行评价,即对临床试验在设计、实施和分析过程中产生的偏倚和随机误差进行评估。文献的评价应包括三方面的内容:①内在真实性,指单个研究结果接近真值的程度,即受各种偏倚因素的影响情况,如选择偏倚、失访偏倚、测量偏倚等;②外在的真实性,指研究结果是否可以应用于研究对象以外的其他人群,即结果的实用价值与推广应用的条件,主要与研究对象的特征、干预措施、结局指标有关;③影响结果解释的因素。根据不同的研究类型,可以采用不同的清单或量表的形式进行评价文献质量,按照相应的清单、一栏表或量表内所设定的条目严格地对文献的质量进行评分,选取符合质量标准的文献,从而保证结果的真实、可靠。正式实施时,应由多人对同一篇文献的研究质量进行独立评估,以减少操作者的偏倚。

6. 收集数据　根据目标问题确定需要从入选原始文献中收集的信息种类和数量,建立资料提取表。提取的主要内容一般包括:一般资料(试验名称、作者、出处、年份等),纳入研究方法学资料(研究设计方案、研究期限、随机方案的产生、盲法分配隐藏等),基线资料(年龄、性别、疾病严重度、病程、随访时间等),干预措施资料(治疗方法、剂量、疗程,对照措施等),结局资料(死亡、残疾、事件数等)。提取工作由至少两个观察者独立完成,然后交叉核对,避免产生文献选择偏倚。此过程中若出现不一致的情况,则可通过协商或第三方裁定。

7. 分析数据　描述结果采用定性或者定量的方法对收集的数据进行分析,获得相应的结果。定性分析就是对数据表格中每一个原始研究的特征,诸如设计方法、研究对象、干预措施、研究结果和研究质量等进行对比分析,确定纳入研究的情况,对比纳入研究的差异,判断纳入研究是否具备进行定量分析的条件。定量分析主要包括异质性检验、统计分析、敏感性分析等过程。

8. 解释结果　此步骤为系统评价的结论和讨论部分,主要描述该系统评价的局限性、论证强度、实用性、合成效应值大小,以及系统评价的经济学意义和对今后研究的意义等。

9. 改进与更新系统　评价发表以后,定期收集新的原始研究资料,按照上述步骤重新进行分析评价,以及时更新和补充新的信息,获得最新系统评价结论,使系统评价更完善。

虽然系统评价具有统一的纳入和评估标准,但是由于其为二次综合分析,评价对象大多为已完成的原始研究,结论的可靠性取决于原始研究的质量。因此,在应用系统评价的结论指导临床实践时,应仔细评估系统评价的质量和临床意义。

(二) Meta 分析

Meta 分析是一种定量的系统评价方法,其过程与系统评价过程类似。Meta 分析主要包括异质性检验、统计分析、敏感性分析等方面内容,具体步骤则主要为:

1. 确定效应量　效应量(effect size,ES)指临床上有意义或有实际价值的数值或观察指标变量。统计的数据资料可分为数值(计量)资料和分类(计数和等级)资料。目前研究中常用的效应尺度指标包括:结局为分类变量时的 OR、RR 或危险差(rate difference,RD)等;结局为数值变量时的加权均数差(weighted mean difference,WMD)或标准化均数差(standardized mean difference,SMD)等。

2. 异质性检验　研究间异质性检验是评价多项研究结果能否合并分析的重要步骤,所纳入的研究间都或多或少存在不同程度的变异,我们常称这种不同研究间的各种变异为异质性。异质性的探讨贯穿于整个 Meta 的过程,研究过程中尽量消除或降低资料异质性,使其达到同质后再进行 Meta 分析统计量的合并。异质性检验主要有图示法和统计学检验方法两种。图示法以直观可视的方法呈现所纳入文献是否同质,主要包括森林图(forest plot)、星状图(radial plot)、L'Abbe 图(L'Abbe plot)。统计学检验法则可客观定量地验证异质性大小,主要包括 Q 值检验、H 检验、I^2 检验。图示法虽然能清晰、直观,同时还可大致推测出异质性较大的研究,但对同一图表,不同的人可能有不同的解读。因此,尽管图示法对评价异质性有帮助,但解读时须谨慎小心,应与统计学检验法联合使用,以准确评价研究间的异质性程度。目前 Meta 分析常利用 Stata、R 等软件中相应命令语句,实现森林图与统计量检验法相结合,综合评价异质性结果。若存在异质性时,可采用改变结果变量的指标、选用随机效应模型合并效应量、亚组分析、Meta 回归及敏感性分析等方法进行处理。

3. **选择效应模型和统计方法**　合并效应量的估计与统计推断,需要选择合适的效应模型和统计方法。效应模型可分为两类:一是固定效应模型,二是随机效应模型。当研究无异质性时,选择固定效应模型;当研究存在异质性时,改变效应指标无效后,可选择随机效应模型进行合并。两模型主要区别在于总方差组成不同:固定效应模型是指各项研究样本来自同一个总体,具有统一总体真值,研究中变异仅为研究内变异,即随机抽样误差;随机效应模型是指各项研究来自不同总体,各总体真值间相似,但却存在微小差异,其差异既包括随机抽样误差又包括研究间真实差异,即研究中总变异等于研究内变异与研究间变异之和,在该模型下可信区间较大,结果比较保守。两类模型对应的统计方法亦有不同,见表 9-1。

表 9-1　Meta 分析不同效应模型及统计方法

效应模型	统计方法	效应量
固定效应模型	Mentel-Haenszel 法	比值比(OR)、相对危险度(RR)等
	Peto 法	比值比(OR)
	General Variance-Based 法	比值(OR、RR)、差值(SMD、WMD、RD)等
随机效应模型	Der Simonian and Laird 法	比值(OR、RR)、差值(SMD、WMD、RD)等

4. **敏感性分析**　通过改变纳入标准、排除低质量的研究、采用不同统计模型和方法分析同一资料等措施后,重新估计合并效应量,并与先前结果进行比较,探讨该研究或方法对合并效应量的影响程度,判断该系统评价结果的可靠性和稳定性。如果重新计算后的结果未发生较大变化,说明敏感性低,结果稳定。相反,若出现矛盾或相悖结论,则提示敏感性高、稳定低,提示原来分析中可能存在偏倚,须进一步分析偏倚来源,解释结果和下结论时应慎重。

5. **发表偏倚**　发表偏倚指有统计学意义的研究结果比无统计学意义的研究更容易投稿和发表,是 Meta 分析中一种无法回避的问题,绘制漏斗图并对其对称性进行检验,是判断发表偏倚存在与否最常用的方法。Begg 法、Egger 法、Peters 检验、Harbord 检验和 Thompson 检验可以用来检验漏斗图的对称性,但是工作原理各不相同,相对来说 Begg 法检验能力逊于其他几种回归方法,但是回归法受样本量、研究数目以及异质性的影响,其检验效能也会相应降低。

应用 Meta 分析结果作为证据之前应评价其结果的可靠性和真实性,分析评价其原始研究的质量、效应量的尺度、统计学意义与临床意义、纳入研究结果的一致性程度等,尤其应关注效应模型、统计方法的选择是否恰当,以此保证临床 Meta 分析结论的真实、合理、有效、适用。

第三节　循证医学在药物治疗决策中的应用

循证医学提倡医学工作者应尽量采用高质量证据进行系统评价,最终利用其得出的结论指导临床决策。对药物治疗而言,循证医学的应用过程实际上是医师或药师将个人的临床经验与外部所能获得的最佳证据相结合,提出最佳治疗方案的过程。下面的几个事例说明了循证医学

笔记

方法对药物治疗的作用,需要注意的是,目前认为正确的结论也可能是令人质疑的,从一些治疗方案的改进过程可以体会到质疑、验证的循证医学思想对药物治疗方案完善的重要意义。

一、循证医学在心肌梗死治疗决策中的应用

1. 溶栓治疗对心肌梗死病死率影响的循证研究　文献分析表明,即使在同一时期,专家对溶栓治疗心肌梗死的建议亦有所不同。因此,即便已有确定的临床试验研究结果以后,研究者仍要纳入更多的患者进行试验,以至于历时近10年,专家们才对溶栓治疗心肌梗死的方案达成共识。

第一个溶栓治疗的随机试验在20世纪50年代末进行,纳入23例患者。结果表明溶栓治疗OR估计值为0.5,表示能降低50%的死亡可能,但是该OR估计值的95%可信区间(confidence interval,CI)范围接近于2。当第二个42例溶栓治疗试验完成后,两个研究共65例患者治疗的OR估计值仍接近0.5,其95%CI虽然相对缩小,但仍然超过1。随着临床研究数据的逐步增加,治疗结果的OR估计值接近0.75,95%CI开始缩小。当增加到10个随机对照试验、纳入超过2500例患者时,分析结果显示95%CI范围开始小于1,表明溶栓治疗对降低死亡率有确切的效果。截至20世纪80年代早期,临床研究数据已增加至27个随机临床研究、纳入6000多例患者,综合结果的95%CI提示,使溶栓治疗的OR估计值再继续降低0.1的可能性非常低,溶栓治疗效果确切且趋于稳定。此后又有40000例患者的溶栓治疗试验结果加入,其中一半接受安慰剂或标准治疗。至1990年,共70个随机对照试验超过48000例患者纳入累计Meta分析,OR估计值的95%CI相当窄,但OR估计值相比先前没有大的变化,仍然在0.75附近。

综上所述,临床试验研究跨越如此长时间的历史也提示我们,专家间意见常常不一致,建议远远落后于证据。而随着数据的不断积累,溶栓治疗可以降低病死率的证据亦日益明显。最终,循证医学证据建议采用溶栓方案治疗心肌梗死。

2. 利多卡因预防性治疗心肌梗死有效性的循证研究　20世纪70至80年代,尽管不断有小范围、随机对照试验针对利多卡因预防性治疗心肌梗死的有效性进行研究,但无足够证据支持其能预防性治疗心肌梗死,这却并没有影响专家推荐常规使用利多卡因。直到1989年第一个Meta分析的研究结果得以发表,该研究中共纳入14个随机对照试验,9063名心肌梗死患者。根据发病时间将所有RCTs分为两组,即入院前发病组(6个,7656名)和入院后发病组(8个,1407名),分别进行Meta分析。结果提示,针对入院前发病患者来说,利多卡因药物具有降低心室纤维性颤动发生率的预防作用,且并未显示出明显的致死风险[$RD = 0.018$,95%CI(-0.048,$+0.012$)];而对入院后发病患者而言,用药后的死亡率显著增加[$RD = 0.029$,95%CI($+0.004$,$+0.055$)]。因此,在整个20世纪80年代,专家建议的差异一直广泛存在,但大多数专家仍建议预防性使用利多卡因作为心肌梗死的标准治疗方案。循证医学的建议方案在数据累积阶段还难以成立,因为形成这些建议的基本方法即系统评价还不能用于这些尚不确切的数据。随着数据的积累,反对使用利多卡因的证据日益明显。直到1999年,超过20个RCTs被纳入累计Meta分析中,综合结果表明利多卡因可减少心室颤动[$OR = 0.71$,95%CI(0.47,1.09)],但却可能增加急性心肌梗死的死亡率[$OR = 1.12$,95%CI(0.91,1.36)]。最终,循证医学提出建议,不再预防性使用利多卡因治疗心肌梗死。

二、循证医学在心力衰竭治疗决策中的应用

β受体拮抗药在慢性心力衰竭(chronic heart failure,CHF)中的应用经历了整整30年的探索,至今才确立其重要地位。其短期的药理机制是对心脏的"三负"作用(负性变时、变力、变传导),长期治疗则可通过抑制心衰时过度激活的交感神经系统,解除交感神经系统对心肌的恶性驱动,切断呈恶性循环的心血管事件发展链,抑制甚至逆转心室重构和心肌损伤等机制,提高心衰患者的生存质量,延长其生命。1973年瑞典成功应用β受体拮抗药治疗扩张型心肌病,1975

笔记

年发表 β 受体拮抗药用于慢性心力衰竭治疗的文献。1979 年文献证实 β 受体拮抗药对患者生存率有改善。近年来,有 3 个均超过 2 000 例的大规模前瞻性随机双盲对照临床试验,应用三种不同的 β 受体拮抗药治疗心力衰竭,获得了一致结果。1999 年报告的 CIBIS-Ⅱ(cardiac in sufficiency bisoprolol study Ⅱ)研究涉及 2 647 例缺血性或非缺血性心肌病伴中、重度心力衰竭,应用比索洛尔最大剂量为每日 10mg,平均随访 16 个月,总死亡率比安慰剂降低 34%,猝死率降低 44%,差异显著。同年报告的 MERIT-HF(metoprolol CR/XL randomized intervention trial in heart failure)试验是迄今为止最大规模的多中心随机双盲临床试验,涉及欧美 14 个国家 3 991 例缺血性或非缺血性心肌病、心功能 Ⅱ ~ Ⅳ 级慢性心力衰竭患者参加。试验组使用美托洛尔缓释制剂,剂量从初始的每日 12.5mg,在 6 个月内逐渐增至每日 200mg,平均每日 159mg,平均随访 18 个月。相比安慰剂组,治疗组总死亡率下降 34%,猝死率降低 41%,提前 1.5 年结束试验。慢性心力衰竭从 β 受体拮抗药临床应用的禁忌证变为适应证,成为 20 世纪心血管疾病治疗重大进展之一,也是循证医学的重要贡献。但此时 β 受体拮抗药依然被建议在使用血管紧张素转换酶抑制剂和利尿剂的基础上应用,从极小剂量开始,每 2 ~ 4 周剂量加倍,达到最大耐受量或目标剂量。2005 年 CIBIS-Ⅲ临床试验比较了先单用比索洛尔或依那普利治疗 6 个月,随后两药联用 6 ~ 24 个月的不同治疗顺序对病死率和住院率的影响。结果提示先用比索洛尔与先用依那普利治疗慢性心力衰竭同样安全有效,从而解除了关于先用 β 受体拮抗药安全性的顾虑,但本研究未纳入重度心力衰竭患者。直到目前尚没有足够的大样本资料确立慢性心力衰竭药物治疗的最佳顺序,但 β 受体拮抗药在 CHF 治疗中的地位已随着临床研究的积累愈加受到重视。医务工作者应当了解 β 受体拮抗药在 HF 治疗中不可取代的重要作用,临床治疗中掌握 β 受体拮抗药应用的时机,熟悉其应用的适应证、禁忌证及应用原则,对每个 HF 患者都要因人而异地尽早开始应用,同时尽量争取达标并长期应用,最大限度地发挥其生物学效应,以便减少猝死事件发生,改善心脏重构,此即为 HF 治疗指南的精神。

三、循证医学在恶性肿瘤治疗决策中的应用

世界上恶性肿瘤的发病率呈上升趋势,死亡率居首。肿瘤的病因尚不完全清楚,肿瘤药物治疗的标准方案也是随着循证医学证据的积累而不断发展。

1. 结肠癌肝转移术后化疗有效性的循证研究　结肠癌肝转移切除术后最常见的复发部位仍是肝脏。为提高治愈率,临床曾采用结肠癌肝转移切除术后肝动脉化疗。研究发现,术后肝动脉化疗虽可减少肝脏复发危险,但未见总生存率的提高。因此,目前不提倡结肠癌肝转移切除术后肝动脉化疗。

2. 支气管肺泡细胞癌一线治疗方案的循证研究　传统认为支气管肺泡细胞癌对化疗不敏感,回顾性研究和小样本的前瞻性研究结果显示,化疗的总体收益在支气管肺泡细胞癌和其他类型的非小细胞肺癌之间的差异并没有统计学意义。支气管肺泡细胞癌的化疗有效率确实低于其他类型的非小细胞肺癌,但其生存期却长于其他类型的非小细胞肺癌。基于此,化疗对支气管肺泡细胞癌是更为敏感还是更为耐药目前尚无定论。专家共识认为,对完全性切除术后的单纯支气管肺泡细胞癌,不推荐辅助化疗和辅助放射治疗。不能手术切除的晚期支气管肺泡细胞癌,化疗仍是值得考虑的一线治疗方案。

临床试验结果显示,表皮生长因子受体酪氨酸激酶抑制剂(EGFR-TKI)吉非替尼(gefitinib)治疗支气管肺泡细胞癌的有效率为 16%,中位生存时间 12 个月。但另有研究发现,作为二线治疗方案(22 例)其有效率则仅为 9%。目前将表皮生长因子受体酪氨酸激酶抑制剂作为非小细胞肺癌一线治疗方案的文献逐渐增多,但其疗效呈现出东西方人群差异。来自韩国和日本总共有 110 例的非小细胞肺癌接受吉非替尼一线治疗的研究,其中大部分为腺癌(包括支气管肺泡细胞癌),总有效率 26% ~ 69%,1 年生存率 55% ~ 73%。而

欧美175例非小细胞肺癌研究,结果显示稳定率为23%~46%,有效率只有4%~18%。表皮生长因子受体酪氨酸激酶抑制剂疗效与表皮生长因子受体突变明显相关,研究发现中国腺癌患者的表皮生长因子受体突变率为43%,远高于欧美的10%。结合韩国和日本一线治疗的经验,目前的共识认为对晚期的支气管肺泡细胞癌,可采用表皮生长因子受体酪氨酸激酶抑制剂作为一线治疗方案。

第四节　循证医学的局限性和展望

循证医学在临床实践中的普及具有积极意义,充分挖掘、利用现有文献信息、研究成果,使医学决策基于当前最佳证据。循证医学虽然获得了医学工作者的广泛认可和使用,但其本身有一定的局限性。循证医学是一种归纳总结的思维,以既往结论为主,限于对医药学自然规律认识的客观限制,同时又存在语言偏倚、发表偏倚等问题,其结果和结论有一定的局限。

1. 循证医学的结论取决于单个独立研究的质量和数量,若所纳入的研究没有设计良好的或者是小样本的RCT作为基础,则会影响分析的质量;同时又可能因为条件受限或缺乏认识等原因,造成某一课题的临床研究数量甚少,以致循证医学开展困难。

2. 循证医学的最佳证据是基于人为制订的标准,尚无客观指标可以应用,证据质量在人为评价过程中,必然受到评价者潜在文化背景、思维方式的影响,因此,不同的评价者可能得出不同的结论。

3. 由于循证医学研究具有时效性,其研究资料及其数量都需要不断积累,临床中大量的诊疗研究还未纳入分析当中。因此,许多疾病的治疗尚无法定论甚至结论互相矛盾,其结论的权威性和科学性是相对的。

4. 循证医学的发展并没有推翻医学的原本发展、研究模式,仅仅是一种思维方法的完善,是医学科学发展过程中的方法改进,不能解决临床所有问题。循证医学本身不能提高预防和治疗效果,只能使好的预防和治疗措施得以推广,预防或者治疗效果的提高尚有赖于医学科学的突破性进展。

5. 循证医学在获取最佳证据过程中仅强调了论证的强度以及样本量的大小,获得的最终结果为所有研究对象的平均效应,然而在分析过程中往往忽视研究人群、年龄、国家、种属等差异,因此客观证据存在很大的偏倚性。随着药物基因组学的不断发展,人们对药物治疗的传统认识也随即改变,这不仅促进了对人群差异的认同,推动了临床治疗个体化的进程,也对循证医学的效应叠加思路提出了挑战,预示着循证医学与药物基因组学的完美结合将是未来发展的一个新课题。

循证医学提供的最佳证据本身并不能提高医疗效果,但毋容置疑的是,循证医学的思想和方法全面提高了医务工作者的临床技能和整体医疗质量,其实践和发展对临床医疗产生了巨大影响,已形成了系统的循证医学专业群,诸如循证预防、循证诊断、循证护理、循证药学等。而临床药物治疗领域的问题和药物应用的合理性,始终是循证医学的最重要的研究内容之一,两者共同发展,相互推进。可以预见,随着信息技术和逻辑方法的不断成熟,循证医学理论将不断完善,也必将促使现代临床医疗向更高的层次发展。

【思考题】

1. 应用抗血小板药与不用抗血小板药相比能改善缺血性脑卒中患者的临床预后吗?

2. 查阅文献,评价血管紧张素转换酶抑制剂(ACEI)在心室收缩功能障碍和慢性心力衰竭防治方面的应用地位。

3. 循证医学的核心内容是什么?循证医学对医药卫生工作有何重要影响?

（杨静玉　赵明沂　贾书冰）

笔记

第十章 抗菌药物的合理应用

学习要求

1. **掌握** 抗菌药物临床合理应用的基本原则和基于 MPC 理论的临床治疗策略。
2. **熟悉** $AUC/MIC(AUIC)$、C_{max}/MIC 和 $T>MIC$ 等 PK/PD 参数及其意义。
3. **了解** 依据 PK/PD 参数的抗菌药物分类和不同种类抗菌药物的优化给药方案。

感染性疾病是涉及人体各个器官的最常见的疾病,而抗菌药物是临床广泛用于治疗细菌感染的品种最多、研究进展最快的一大类药物。对感染性疾病患者的正确诊断和治疗,不仅对患者的预后至关重要,也对防止耐药菌的产生及传播有深远意义。目前,全球范围内都存在抗菌药物不合理使用的问题,而我国抗菌药物的不合理使用更为严重,由此产生的抗菌药物不良反应和药害事件频繁发生,并且随之而来的细菌对抗菌药物耐药性的产生,是导致临床上治疗感染性疾病失败的一个重要原因。合理应用抗菌药物,是提高疗效、降低不良反应发生率以及减少或减缓细菌耐药性发生的关键。

第一节 抗菌药物临床应用的基本原则

合理使用抗菌药物系指在明确指征下选用适当的抗菌药物,采用适宜的剂量及疗程,使感染部位抗菌药物浓度足够抑制致病微生物的生长或杀灭致病微生物,但又保持在对人体细胞产生毒性的浓度之下,以求达到清除病原微生物,控制感染,又不引发不良反应的目的。抗菌药物临床应用应遵守以下基本原则。

一、抗菌药物治疗性应用基本原则

(一) 诊断为细菌性感染者方有指征应用抗菌药物

根据患者的症状、体征、实验室检查或放射、超声等影像学结果,诊断为细菌、真菌感染者方有指征应用抗菌药物;由结核分枝杆菌、非结核分枝杆菌、支原体、衣原体、螺旋体、立克次体及部分原虫等病原微生物所致的感染亦可应用相应的抗菌药物。缺乏细菌及上述病原微生物感染的临床或实验室证据,诊断不能成立者,以及病毒性感染者,均无应用抗菌药物指征。

(二) 尽早查明感染病原,根据病原种类及药物敏感试验结果选用抗菌药物

抗菌药物品种的选用,原则上应根据病原菌种类及病原菌对抗菌药物敏感性,即细菌药物敏感试验(以下简称药敏试验)的结果而定。因此有条件的医疗机构,对临床诊断为细菌性感染的患者应在开始抗菌治疗前,及时留取相应合格标本(尤其是血液等无菌部位标本)进行病原学检测和药敏试验,以尽早明确病原菌和药敏结果,并据此调整抗菌药物治疗方案。

(三) 抗菌药物的经验治疗

对于临床诊断为细菌性感染患者的起始治疗,在未获知细菌培养及药敏结果前或无法获取培养标本时,可根据患者的感染部位、基础疾病、发病情况、发病场所、既往抗菌药物用药史及其治疗反应等推测可能的病原体,并结合当地细菌耐药性监测数据,先给予抗菌药物经验治疗。待获知病原学检测及药敏结果后,结合先前的治疗反应调整用药方案;对培养结果阴性的患者,应根据经验治疗的效果和患者情况采取进一步诊疗措施。

笔记

（四）按照药物的抗菌作用及其体内过程特点选择用药

各种抗菌药物的药效学和人体药动学特点不同,因此各有不同的临床适应证。临床医师应根据各种抗菌药物的药学特点,按临床适应证正确选用抗菌药物(参见表10-1)。

（五）综合患者病情、病原菌种类及抗菌药物特点制订抗菌治疗方案

根据病原菌、感染部位、感染严重程度和患者的生理、病理情况及抗菌药物药效学和药动学证据制订抗菌治疗方案,包括抗菌药物的选用品种、剂量、给药次数、给药途径、疗程及联合用药等。

表10-1 常见细菌性感染的抗菌药物临床选择

疾病	病原微生物	首选药物	可选药物
急性细菌性咽炎及扁桃体炎	A组溶血性链球菌	青霉素;青霉素过敏患者可口服四环素或氟喹诺酮类,大环内酯类应用须参照当地药敏情况	第一、二代口服头孢菌素
急性细菌性中耳炎、急性细菌性鼻窦炎	肺炎链球菌、流感嗜血杆菌和卡他莫拉菌	阿莫西林或阿莫西林/克拉维酸口服	第一、二代口服头孢菌素
急性细菌性气管-支气管炎	肺炎支原体、肺炎衣原体、百日咳博德特菌	大环内酯类、四环素类或氟喹诺酮类	
慢性阻塞性肺疾病急性加重	流感嗜血杆菌	氨苄西林,阿莫西林,氨苄西林/舒巴坦,阿莫西林/克拉维酸	复方磺胺甲噁唑,第一、二代口服头孢菌素,氟喹诺酮类
	肺炎链球菌		
	青霉素敏感	青霉素	阿莫西林,氨苄西林
	青霉素不敏感	头孢曲松	氟喹诺酮类
	卡他莫拉菌	复方磺胺甲噁唑,第一、二代口服头孢菌素	氟喹诺酮类,阿莫西林/克拉维酸,氨苄西林/舒巴坦
	肺炎衣原体	大环内酯类	多西环素,氟喹诺酮类
	肺炎支原体	大环内酯类,氟喹诺酮类	米诺环素,多西环素
	肺炎克雷伯菌等肠杆菌科细菌	第二、三代头孢菌素	氟喹诺酮类
支气管扩张合并感染	流感嗜血杆菌	阿莫西林,氨苄西林,阿莫西林/克拉维酸,氨苄西林/舒巴坦	第一、二代头孢菌素
	肺炎链球菌		
	青霉素敏感	青霉素	阿莫西林,氨苄西林
	青霉素不敏感	头孢曲松	氟喹诺酮类
	厌氧菌	阿莫西林/克拉维酸,氨苄西林/舒巴坦	克林霉素,甲硝唑
	肺炎克雷伯菌等肠杆菌科细菌	第三代头孢菌素	氟喹诺酮类,第四代头孢菌素

疾病	病原微生物	首选药物	可选药物
支气管扩张合并感染	铜绿假单胞菌	环丙沙星,左氧氟沙星	抗假单胞菌β-内酰胺类(头孢他啶、头孢吡肟、β-内酰胺类/β-内酰胺酶抑制剂、碳青霉烯类等)±氨基糖苷类或环丙沙星,左氧氟沙星
社区获得性肺炎	肺炎链球菌	青霉素,氨苄西林,阿莫西林	第一、二代头孢菌素
	流感嗜血杆菌	氨苄西林,阿莫西林,氨苄西林/舒巴坦,阿莫西林/克拉维酸	第一、二代头孢菌素,呼吸喹诺酮类
	肺炎支原体、肺炎衣原体	红霉素等大环内酯类	呼吸喹诺酮类,多西环素
	军团菌属	红霉素等大环内酯类	呼吸喹诺酮类
	革兰阴性杆菌	第二、三代头孢菌素	呼吸喹诺酮类,β-内酰胺类/β-内酰胺酶抑制剂
	金黄色葡萄球菌	苯唑西林,氯唑西林	第一、二代头孢菌素,克林霉素
医院获得性肺炎	金黄色葡萄球菌		
	甲氧西林敏感	苯唑西林,氯唑西林	第一、二代头孢菌素
	甲氧西林耐药	糖肽类,利奈唑胺	磷霉素,利福平,复方磺胺甲噁唑与糖肽类联合
	肠杆菌科细菌	第二、三代头孢菌素单用或联合氨基糖苷类	氟喹诺酮类,β-内酰胺类/β-内酰胺酶抑制剂,碳青霉烯类
	铜绿假单胞菌	哌拉西林,头孢他啶,头孢吡肟,环丙沙星,左氧氟沙星,联合氨基糖苷类	具有抗铜绿假单胞菌作用的β-内酰胺类/β-内酰胺酶抑制剂或碳青霉烯类+氨基糖苷类
	不动杆菌属	氨苄西林/舒巴坦,头孢哌酮/舒巴坦	碳青霉烯类,多黏菌素,替加环素
	厌氧菌	氨苄西林/舒巴坦,阿莫西林/克拉维酸	甲硝唑,克林霉素
肺脓肿	厌氧菌	青霉素(大剂量),β-内酰胺类/β-内酰胺酶抑制剂	氨苄西林或阿莫西林+甲硝唑,克林霉素
	金黄色葡萄球菌		
	甲氧西林敏感	苯唑西林,氯唑西林	头孢唑林,头孢呋辛
	甲氧西林耐药	糖肽类±磷霉素或利奈唑胺	糖肽类+利福平
	肺炎链球菌		
	青霉素敏感	青霉素	氨苄西林,阿莫西林

续表

疾病	病原微生物	首选药物	可选药物
肺脓肿	青霉素不敏感	头孢噻肟,头孢曲松	左氧氟沙星,莫西沙星
	A 组溶血性链球菌	青霉素或青霉素 V	氨苄西林,阿莫西林,第一代头孢菌素,克林霉素,氟喹诺酮类
	肠杆菌科细菌	第三代头孢菌素 ± 氨基糖苷类	氟喹诺酮类,β - 内酰胺类/β - 内酰胺酶抑制剂,厄他培南
脓胸	厌氧菌	青霉素(大剂量),β - 内酰胺类/β - 内酰胺酶抑制剂	氨苄西林或阿莫西林 + 甲硝唑,克林霉素
	金黄色葡萄球菌		
	甲氧西林敏感	苯唑西林,氯唑西林,	头孢唑林,头孢呋辛
	甲氧西林耐药	糖肽类 ± 磷霉素	糖肽类 + 利福平,利奈唑胺
	肺炎链球菌		
	青霉素敏感	青霉素	氨苄西林,阿莫西林
	青霉素中介及耐药	头孢噻肟,头孢曲松	左氧氟沙星,莫西沙星
	流感嗜血杆菌	氨苄西林,阿莫西林	氨苄西林/舒巴坦,阿莫西林/克拉维酸,第一、二代头孢菌素
	肠杆菌科细菌	第三代头孢菌素 ± 氨基糖苷类	氟喹诺酮类,β - 内酰胺类/β - 内酰胺酶抑制剂,氨基糖苷类(联合用药)
膀胱炎	大肠埃希菌(ESBL 阴性)	呋喃妥因或磷霉素氨丁三醇或 SMZ/TMP	头孢氨苄,头孢拉定
	大肠埃希菌(ESBL 阳性)	阿莫西林/克拉维酸,氨苄西林/舒巴坦	呋喃妥因或磷霉素氨丁三醇
	腐生葡萄球菌	苯唑西林或氯唑西林或 SMZ/TMP	第一、二代头孢菌素或磷霉素
	肠球菌属	氨苄西林或阿莫西林,阿莫西林/克拉维酸	呋喃妥因,糖肽类或磷霉素氨丁三醇
肾盂肾炎	大肠埃希菌等肠杆菌科细菌(ESBL 阴性)	第二、三代头孢菌素	氟喹诺酮类或氨苄西林/舒巴坦或阿莫西林/克拉维酸
	大肠埃希菌、克雷伯菌属等肠杆菌科细菌(ESBL 阳性)	哌拉西林/他唑巴坦或氨苄西林/舒巴坦或阿莫西林/克拉维酸	碳青霉烯类或法罗培南
	腐生葡萄球菌(非 MRS)	苯唑西林,氯唑西林	第一、二代头孢菌素或氟喹诺酮类

续表

疾病	病原微生物	首选药物	可选药物
肾盂肾炎	腐生葡萄球菌（MRS）	糖肽类	
	肠球菌属	氨苄西林，阿莫西林，阿莫西林/克拉维酸	糖肽类
	铜绿假单胞菌	头孢他啶或头孢吡肟 ± 氨基糖苷类	环丙沙星或哌拉西林/他唑巴坦 ± 氨基糖苷类或亚胺培南，美罗培南
	念珠菌属	氟康唑	两性霉素 B
细菌性前列腺炎	大肠埃希菌等肠杆菌科细菌（氟喹诺酮类耐药，ESBL 阴性）	SMZ/TMP，第二、三代头孢菌素	β-内酰胺类/β-内酰胺酶抑制剂
	大肠埃希菌等肠杆菌科细菌（氟喹诺酮类耐药，ESBL 阳性）	哌拉西林/他唑巴坦	碳青霉烯类
	铜绿假单胞菌	环丙沙星，左氧氟沙星，头孢他啶	头孢哌酮/舒巴坦，哌拉西林/他唑巴坦，碳青霉烯类
	肠球菌属	氨苄西林/舒巴坦，阿莫西林/克拉维酸	糖肽类 ± 氨基糖苷类
	葡萄球菌属	SMZ/TMP，苯唑西林，氯唑西林或第一、二代头孢菌素	糖肽类
	淋病奈瑟菌	头孢曲松（单剂）	头孢克肟（单剂）
	沙眼衣原体	多西环素	米诺环素
细菌性痢疾	志贺菌属	环丙沙星	阿奇霉素，头孢曲松
霍乱（包括副霍乱）	霍乱弧菌、El-Tor 霍乱弧菌	阿奇霉素，多西环素或四环素	红霉素
沙门菌属胃肠炎	沙门菌属	环丙沙星或左氧氟沙星	阿奇霉素
致病性大肠埃希菌肠炎	肠毒素性、肠致病性、肠侵袭性	第二、三代头孢菌素	SMZ/TMP
	肠黏附性	抗菌治疗的作用不确定	免疫缺陷可考虑氟喹诺酮类
	肠出血性	不用抗菌药物	
旅游者腹泻	产肠毒素大肠埃希菌、志贺菌属、沙门菌属、弯曲杆菌等	第二、三代头孢菌素，磷霉素	
副溶血弧菌食物中毒	副溶血性弧菌	重症患者：氟喹诺酮，多西环素，第三代头孢菌素	SMZ/TMP
空肠弯曲菌肠炎	空肠弯曲菌	阿奇霉素	红霉素或环丙沙星
抗生素相关性肠炎及假膜性肠炎	艰难梭菌（重症）	甲硝唑	甲硝唑无效或重症时选择万古霉素或去甲万古霉素（口服）

笔记

续表

疾病	病原微生物	首选药物	可选药物
耶尔森菌小肠结肠炎	耶尔森菌属	多西环素 + 妥布霉素或庆大霉素	SMZ/TMP 或环丙沙星
阿米巴肠病	溶组织阿米巴	甲硝唑	双碘喹林,巴龙霉素
隐孢子虫肠炎	隐孢子虫	巴龙霉素	螺旋霉素
蓝氏贾第鞭毛虫肠炎	贾第鞭毛虫	甲硝唑	阿苯达唑,替硝唑
细菌性脑膜炎	脑膜炎奈瑟菌		
	青霉素敏感(MIC ≤ 0.06mg/L)	青霉素,氨苄西林	氯霉素
	青霉素不敏感(MIC 0.1~1.0mg/L)	头孢曲松或头孢噻肟	
	肺炎链球菌		
	青霉素敏感(MIC ≤ 0.06mg/L)	青霉素或氨苄西林	氯霉素
	青霉素中介(MIC 0.12~1.0mg/L)	头孢曲松或头孢噻肟	美罗培南,头孢吡肟,万古霉素 ± 利福平
	青霉素耐药(MIC ≥ 2mg/L)	万古霉素 + 头孢曲松或头孢噻肟 ± 利福平	美罗培南,莫西沙星
	B 组链球菌	氨苄西林或青霉素 + 氨基糖苷类	头孢曲松或头孢噻肟,万古霉素
	葡萄球菌属		
	甲氧西林敏感	苯唑西林或氯唑西林	万古霉素(青霉素过敏者)、利奈唑胺、SMZ/TMP
	甲氧西林耐药	万古霉素 + 磷霉素	
	单核细胞增多性李斯特菌	氨苄西林或青霉素 + 氨基糖苷类	SMZ/TMP(青霉素过敏者),美罗培南
	流感嗜血杆菌		
	非产酶株	氨苄西林	头孢曲松或头孢噻肟
	产酶株	头孢噻肟或头孢曲松	氯霉素(青霉素过敏者),头孢吡肟
	克雷伯菌属、大肠埃希菌	头孢噻肟,头孢曲松	头孢吡肟,美罗培南
	铜绿假单胞菌	头孢他啶 + 氨基糖苷类	环丙沙星 + 氨基糖苷类,美
血流感染	金黄色葡萄球菌、表皮葡萄球菌等凝固酶阴性葡萄球菌		

续表

疾病	病原微生物	首选药物	可选药物
血流感染	甲氧西林敏感株	苯唑西林,氯唑西林	头孢唑林等第一代头孢菌素,头孢呋辛等第二代头孢菌素
	甲氧西林耐药株	糖肽类 ± 磷霉素或利福平	达托霉素
	肠球菌属	氨苄西林或青霉素 + 氨基糖苷类	糖肽类 + 氨基糖苷类,利奈唑胺
	肺炎链球菌	青霉素	阿莫西林,头孢唑林,头孢呋辛
	大肠埃希菌	第三代头孢菌素或 β - 内酰胺类/β - 内酰胺酶抑制剂	无产 ESBLs 菌感染高危因素:头孢噻肟,头孢曲松等第三代头孢菌素,氟喹诺酮类,氨基糖苷类;有产 ESBL 菌感染高危因素:碳青霉烯类,β - 内酰胺类/β - 内酰胺酶抑制剂
	肺炎克雷伯菌等克雷伯菌属	第三代头孢菌素	无产 ESBLs 菌感染高危因素:第三代头孢菌素,氟喹诺酮类,氨基糖苷类;有产 ESBL菌感染高危因素:碳青霉烯类,β - 内酰胺类/β - 内酰胺酶抑制剂
	肠杆菌属、柠檬酸菌属、沙雷菌属	头孢吡肟或氟喹诺酮类	碳青霉烯类,氨基糖苷类
	不动杆菌属	头孢哌酮/舒巴坦,氨苄西林/舒巴坦	碳青霉烯类(厄他培南除外)、氟喹诺酮类,氨基糖苷类,多黏菌素类
	铜绿假单胞菌	头孢他啶、头孢吡肟、哌拉西林等抗假单胞菌 β - 内酰胺类 + 氨基糖苷类	抗假单胞菌 β - 内酰胺类/β - 内酰胺酶抑制剂,碳青霉烯类(厄他培南除外),环丙沙星或左氧氟沙星,氨基糖苷类
	脆弱拟杆菌	甲硝唑	头霉素类, β - 内酰胺类/β - 内酰胺酶抑制剂合剂,克林霉素,碳青霉烯类
	念珠菌属	氟康唑,棘白菌素类	两性霉素 B
感染性心内膜炎	草绿色链球菌	青霉素 + 庆大霉素等氨基糖苷类	头孢曲松、头孢噻肟 + 庆大霉素
	金黄色葡萄球菌或表皮葡萄球菌		

笔记

续表

疾病	病原微生物	首选药物	可选药物
感染性心内膜炎	甲氧西林敏感株	苯唑西林,氯唑西林	头孢唑林,万古霉素
	甲氧西林耐药株	糖肽类+磷霉素	糖肽类+利福平,达托霉素
	肠球菌属	青霉素或氨苄西林+庆大霉素	糖肽类+庆大霉素或磷霉素
	肠杆菌科或铜绿假单胞菌	哌拉西林+氨基糖苷类	第三代头孢菌素或β-内酰胺类/β-内酰胺酶抑制剂+氨基糖苷类
	念珠菌属等真菌	两性霉素B+氟胞嘧啶	棘白菌素类
腹腔感染	大肠埃希菌、变形杆菌属	氨苄西林/舒巴坦,阿莫西林/克拉维酸,第二、三代头孢菌素	头孢哌酮/舒巴坦,哌拉西林/他唑巴坦,替卡西林/克拉维酸,氟喹诺酮类,氨基糖苷类,碳青霉烯类
	克雷伯菌属	第二、三代头孢菌素	β-内酰胺类/β-内酰胺酶抑制剂合剂,氟喹诺酮类,氨基糖苷类,碳青霉烯类
	肠杆菌属	头孢吡肟或氟喹诺酮类	碳青霉烯类
	肠球菌属	氨苄西林或阿莫西林或青霉素+庆大霉素	糖肽类
	拟杆菌属等厌氧菌	甲硝唑	克林霉素,β-内酰胺类/β-内酰胺酶抑制剂,头霉素类,碳青酶烯类
骨、关节感染	金黄色葡萄球菌		
	甲氧西林敏感株	苯唑西林,氯唑西林,阿莫西林/克拉维酸,氨苄西林/舒巴坦	头孢唑林,头孢呋辛
	甲氧西林耐药株	糖肽类±磷霉素或利福平,利奈唑胺	SMZ/TMP,达托霉素,氨基糖苷类
	A组溶血性链球菌	青霉素,阿莫西林或阿莫西林/克拉维酸或氨苄西林/舒巴坦	第一代头孢菌素,红霉素、林可霉素类,头孢曲松
	肠球菌属	氨苄西林或青霉素±氨基糖苷类	糖肽类或利奈唑胺或达托霉素
	肠杆菌科细菌	氟喹诺酮类,氨苄西林/舒巴坦,阿莫西林/克拉维酸	第三代头孢菌素,哌拉西林或哌拉西林/他唑巴坦,氨基糖苷类
	铜绿假单胞菌	环丙沙星或哌拉西林或抗铜绿假单胞菌头孢菌素±氨基糖苷类	抗铜绿假单胞菌β-内酰胺类/β-内酰胺酶抑制剂或碳青霉烯类±氨基糖苷类

续表

疾病	病原微生物	首选药物	可选药物
骨、关节感染	拟杆菌属等厌氧菌	甲硝唑	克林霉素,β-内酰胺类/β-内酰胺酶抑制剂
毛囊炎	金黄色葡萄球菌、念珠菌、铜绿假单胞菌	多可自愈,不需抗菌治疗	金黄色葡萄球菌感染可局部用莫匹罗星;念珠菌感染可局部使用抗真菌药物如克霉唑、咪康唑
疖,痈	金黄色葡萄球菌(病情轻)	局部治疗为主,莫匹罗星软膏,鱼石脂软膏	SMZ/TMP,多西环素,米诺环素;病情复杂可用糖肽类或利奈唑胺
	金黄色葡萄球菌(病情重,伴脓毒症)	耐酶青霉素如苯唑西林或头孢唑林或头孢呋辛,针对 MRSA 可选糖肽类	SMZ/TMP,多西环素,米诺环素;针对 MRSA 感染可用糖肽类或利奈唑胺或替加环素
脓疱病	金黄色葡萄球菌,A 组溶血性链球菌	莫匹罗星软膏局部使用,青霉素,耐酶青霉素如苯唑西林	SMZ/TMP,多西环素,米诺环素;针对 MRSA 感染可用糖肽类或利奈唑胺
淋巴管炎,急性蜂窝织炎	A 组溶血性链球菌	青霉素,阿莫西林	头孢唑林等第一代头孢菌素,红霉素,克林霉素,阿莫西林/克拉维酸,头孢曲松
烧伤创面感染	金黄色葡萄球菌、铜绿假单胞菌、A 组溶血性链球菌、肠杆菌、肠球菌等	根据感染情况选择苯唑西林,或头孢唑林,或哌拉西林/他唑巴坦,或头孢哌酮/舒巴坦	伴脓毒症者,碳青霉烯类+糖肽类或利奈唑胺
手术切口感染(不涉及消化道和女性生殖道的手术)	金黄色葡萄球菌为主	轻症,不伴毒血症状:仅需通畅引流;伴全身毒血症状:须通畅引流,氨苄西林/舒巴坦,或阿莫西林/克拉维酸,或头孢唑林,或头孢呋辛	怀疑 MRSA 感染:糖肽类或利奈唑胺;重症可选碳青霉烯类+糖肽类或利奈唑胺或达托霉素或替加环素
手术切口感染(涉及消化道和女性生殖道的手术)	金黄色葡萄球菌、肠杆菌科细菌、拟杆菌属等	轻症,不伴毒血症状:仅需通畅引流;伴全身毒血症状:哌拉西林/他唑巴坦或第三代头孢或头孢哌酮/舒巴坦+甲硝唑	怀疑 MRSA 感染:万古霉素或去甲万古霉素或替考拉宁;重症可选碳青霉烯类+糖肽类或达托霉素或替加环素
动物咬伤	多杀巴斯德菌、金黄色葡萄球菌等多种细菌	阿莫西林/克拉维酸	多西环素,头孢呋辛,克林霉素
气性坏疽	产气荚膜梭菌等	克林霉素+大剂量青霉素	头孢曲松,红霉素,头霉素类,多西环素

笔记

续表

疾病	病原微生物	首选药物	可选药物
糖尿病足（溃疡，表浅炎症小于 2cm）	金黄色葡萄球菌多见，少数为链球菌	SMZ/TMP 或氟喹诺酮类或米诺环素口服	第二、三代头孢菌素
糖尿病足（溃疡，表浅炎症大于 2cm，且累及筋膜）	常为混合感染，金黄色葡萄球菌、A 组溶血性链球菌、B 组链球菌、大肠埃希菌、厌氧菌	阿莫西林/克拉维酸 + SMZ/TMP，或氟喹诺酮类口服	伴有毒血症状者，静脉使用哌拉西林/他唑巴坦或碳青霉烯类；怀疑 MRSA 时使用糖肽类或利奈唑胺或达托霉素
坏死性筋膜炎	A、C、G 组溶血性链球菌、梭菌属、厌氧菌、MRSA 或混合感染	大剂量青霉素 + 克林霉素	亚胺培南或美罗培南，若怀疑伴有 MRSA 感染加用糖肽类或达托霉素或利奈唑胺
葡萄球菌性烫伤样综合征	产毒素金黄色葡萄球菌	苯唑西林，第一代头孢如头孢唑林	青霉素过敏或针对 MRSA 可选糖肽类或利奈唑胺或达托霉素
颌面部感染	金黄色葡萄球菌		
	甲氧西林敏感	耐酶青霉素	第一代头孢菌素
	甲氧西林耐药	糖肽类 ± 磷霉素或利福平	利奈唑胺，替加环素
	A 组溶血性链球菌	青霉素，氨苄西林，阿莫西林	第一代头孢菌素
	肠杆菌科细菌	第二、三代头孢菌素	氟喹诺酮类，碳青霉烯类
	厌氧菌	克林霉素，甲硝唑	氨苄西林/舒巴坦，阿莫西林/克拉维酸
	铜绿假单胞菌	具有抗铜绿假单胞菌作用的 β - 内酰胺类	环丙沙星 ± 氨基糖苷类，碳青霉烯类
细菌性结膜炎（局部用药）	淋病奈瑟菌	左氧氟沙星，环丙沙星	氧氟沙星，四环素
	流感嗜血杆菌	氧氟沙星，左氧氟沙星	庆大霉素，环丙沙星
	肺炎链球菌	红霉素，氧氟沙星	四环素，左氧氟沙星
	金黄色葡萄球菌	红霉素，氧氟沙星	利福平，左氧氟沙星
	Morax- Axenfeld 双杆菌	氧氟沙星	庆大霉素，环丙沙星
	变形杆菌属	妥布霉素	庆大霉素，环丙沙星
	大肠埃希菌	庆大霉素	妥布霉素，环丙沙星
	假单胞菌属	妥布霉素，环丙沙星	多黏菌素
细菌性角膜炎（局部用药）	金黄色葡萄球菌	左氧氟沙星	氧氟沙星，环丙沙星，糖肽类
	肺炎链球菌	左氧氟沙星	氧氟沙星，环丙沙星
	铜绿假单胞菌	妥布霉素，左氧氟沙星	环丙沙星，氧氟沙星
	肠杆菌科细菌	氧氟沙星，妥布霉素	环丙沙星

续表

疾病	病原微生物	首选药物	可选药物
细菌性眼内炎	凝固酶阴性葡萄球菌	糖肽类	阿米卡星,头孢唑林,利奈唑胺
	草绿色链球菌、肺炎链球菌、流感嗜血杆菌	头孢曲松,苯唑西林	头孢唑林或左氧氟沙星+阿米卡星(联合)
	蜡样芽胞杆菌	糖肽类+阿米卡星	左氧氟沙星
	金黄色葡萄球菌、链球菌、革兰阴性杆菌	糖肽类+头孢他啶或头孢吡肟	环丙沙星±阿米卡星
阴道感染	厌氧菌或阴道加德纳菌	甲硝唑(全身和/或局部),替硝唑(全身),克林霉素(全身或局部)	
	念珠菌	制霉菌素或咪康唑(局部),克霉唑(局部),氟康唑(全身)	
	滴虫	甲硝唑(全身和/或局部),替硝唑(全身)	
淋菌性宫颈炎	淋病奈瑟球菌	第三代头孢菌素	大观霉素
非淋菌性宫颈炎	沙眼衣原体	多西环素,阿奇霉素	红霉素
盆腔炎性疾病	常见需氧菌、厌氧菌、沙眼衣原体及支原体等	第二、三代头孢菌素类+甲硝唑/替硝唑+多西环素/阿奇霉素	青霉素类+甲硝唑/替硝唑+多西环素/阿奇霉素;氧氟沙星/左氧氟沙星+甲硝唑/替硝唑
梅毒	梅毒螺旋体	普鲁卡因青霉素或苄星青霉素	红霉素,多西环素
淋病	淋病奈瑟球菌	头孢曲松	大观霉素
非淋菌尿道炎	衣原体或支原体	多西环素,阿奇霉素	红霉素
侵袭性真菌感染	曲霉属	伏立康唑,两性霉素B及其含脂制剂	伊曲康唑,棘白菌素类,泊沙康唑
	念珠菌属	氟康唑,棘白菌素类	两性霉素B及其含脂制剂,伏立康唑,伊曲康唑,泊沙康唑
	隐球菌属	氟康唑,两性霉素B及其含脂制剂+氟胞嘧啶	伊曲康唑
	毛霉	两性霉素B及其含脂制剂	泊沙康唑
	组织浆胞菌	伊曲康唑	两性霉素B及其含脂制剂
	球孢子菌	氟康唑、伊曲康唑	两性霉素B及其含脂制剂
	皮炎芽生菌	伊曲康唑	两性霉素B及其含脂制剂,氟康唑

笔记

续表

疾病	病原微生物	首选药物	可选药物
侵袭性真菌感染	马尔尼菲青霉	两性霉素 B(2 周),继以伊曲康唑(静脉及口服),然后口服 AIDS 患者长期服用	伊曲康唑
	暗色真菌	伊曲康唑、伏立康唑	泊沙康唑、氟胞嘧啶
	孢子丝菌属	伊曲康唑	两性霉素 B 及其含脂制剂
分枝杆菌感染	结核分枝杆菌	异烟肼,利福平,吡嗪酰胺,乙胺丁醇,链霉素,左氧氟沙星,莫西沙星,阿米卡星,卡那霉素,卷曲霉素,丙硫异烟胺,对氨基水杨酸,环丝氨酸	注:需贯彻抗结核化学药物治疗的"十字方针"(早期、联合、适量、规则、全程),遵守化疗方案的制订与调整用药的基本原则
非结核分枝杆菌病	鸟分枝杆菌复合群、龟分枝杆菌、脓肿分枝杆菌、偶然分枝杆菌、溃疡分枝杆菌等	新大环内酯类,利福霉素,氨基糖苷类,氟喹诺酮类,乙胺丁醇,四环素类,磺胺类,碳青霉烯类和头孢西丁	
麻风病	麻风分枝杆菌		
多菌型		利福平 + 氨苯砜 + 氯法齐明	
少菌型		利福平 + 氨苯砜	
白喉	白喉棒状杆菌	首选青霉素,青霉素过敏的患者可用红霉素;须同时用白喉抗毒素	
百日咳	百日咳博德特菌	红霉素	复方磺胺甲噁唑
猩红热	A 组溶血性链球菌	青霉素	对青霉素过敏的患者可用第一、二代头孢菌素(有青霉素过敏性休克史者除外),或红霉素等大环内酯类
鼠疫	鼠疫耶尔森菌	庆大霉素,链霉素	多西环素,环丙沙星
皮肤炭疽	炭疽芽孢杆菌	环丙沙星或左氧氟沙星	多西环素,阿莫西林
吸入炭疽	炭疽芽孢杆菌	环丙沙星,多西环素或左氧氟沙星 + 克林霉素 ± 利福平	青霉素
破伤风	破伤风梭菌	青霉素或甲硝唑	多西环素(静脉给药)或红霉素
气性坏疽	产气荚膜梭菌	青霉素	克林霉素、甲硝唑、头孢曲松或碳青霉烯类;多西环素,氯霉素

笔记

续表

疾病	病原微生物	首选药物	可选药物
伤寒和副伤寒	沙门菌	氟喹诺酮类(但儿童和妊娠期、哺乳期妇女不宜应用);头孢曲松、头孢噻肟、阿奇霉素(适用于儿童和妊娠期、哺乳期妇女以及耐药菌所致伤寒患者)	阿莫西林,氨苄西林,氯霉素,复方磺胺甲噁唑(新生儿、妊娠期患者及肝功能明显损害的患者避免应用氯霉素)
布鲁菌病	布鲁菌属	多西环素 + 庆大霉素	多西环素 + 利福平,复方磺胺甲噁唑 + 庆大霉素
钩端螺旋体病	致病性钩端螺旋体	轻度:多西环素或阿莫西林;重度:青霉素	轻度:阿莫西林;重度:头孢曲松,氨苄西林
回归热	回归热螺旋体	虱传回归热:四环素;蜱传回归热:多西环素;中枢神经系统感染:青霉素、头孢曲松、头孢噻肟	虱传回归热:红霉素;蜱传回归热:红霉素
流行性斑疹伤寒	普氏立克次体	多西环素	环丙沙星,氯霉素
地方性斑疹伤寒	莫氏立克次体	多西环素	环丙沙星,氯霉素
丛林斑疹伤寒	恙虫病东方体	多西环素	环丙沙星,氯霉素
Q 热	伯纳特立克次体(贝纳柯克斯体)	多西环素	红霉素类,氯霉素

注:

1. 表中"±"是指两种及两种以上药物可联合应用或单用。

2. 呼吸喹诺酮类包括莫西沙星、左氧氟沙星和吉米沙星。

3. 呋喃妥因禁用于足月孕妇(孕 38 周以上)。

4. 我国大肠埃希菌等对氟喹诺酮类耐药率达 50% 以上,选用该类药物治疗应参照药敏结果。

5. 大肠埃希菌、克雷伯菌属、肠杆菌属产生碳青霉烯酶时,可选替加环素。

二、抗菌药物预防性应用基本原则

（一）非手术患者抗菌药物的预防性应用

1. 预防用药目的 预防特定病原菌所致的或特定人群可能发生的感染。

2. 非手术患者预防用药基本原则

(1)用于尚无细菌感染征象但暴露于致病菌感染的高危人群。

(2)预防用药适应证和抗菌药物选择应基于循证医学证据。

(3)应针对一种或二种最可能细菌的感染进行预防用药,不宜盲目地选用广谱抗菌药或多药联合预防多种细菌多部位感染。

(4)应限于针对某一段特定时间内可能发生的感染,而非任何时间可能发生的感染。

(5)应积极纠正导致感染风险增加的原发疾病或基础状况。可以治愈或纠正者,预防用药价值较大;原发疾病不能治愈或纠正者,药物预防效果有限,应权衡利弊决定是否预防用药。

(6)以下情况原则上不应预防使用抗菌药物:普通感冒、麻疹、水痘等病毒性疾病;昏迷、休克、中毒、心力衰竭、肿瘤、应用肾上腺皮质激素等患者;留置导尿管、留置深静脉导管以及建立

笔记

人工气道(包括气管插管或气管切口)患者。

(二) 围手术期抗菌药物的预防性应用

1. 预防用药目的　　主要是预防手术部位感染,包括浅表切口感染、深部切口感染和手术所涉及的器官/腔隙感染,但不包括与手术无直接关系的、术后可能发生的其他部位感染。

2. 围手术期预防用药原则　　围手术期抗菌药物预防用药,应根据手术切口类别(表10-2)、手术创伤程度、可能的污染细菌种类、手术持续时间、感染发生机会和后果严重程度、抗菌药物预防效果的循证医学证据、对细菌耐药性的影响和经济学评估等因素,综合考虑决定是否预防用抗菌药物。但抗菌药物的预防性应用并不能代替严格的消毒、灭菌技术和精细的无菌操作,也不能代替术中保温和血糖控制等其他预防措施。

(1)清洁手术(Ⅰ类切口):手术脏器为人体无菌部位,局部无炎症、无损伤,也不涉及呼吸道、消化道、泌尿生殖道等人体与外界相通的器官。手术部位无污染,通常不需预防用抗菌药物。但在下列情况时可考虑预防用药:①手术范围大、手术时间长、污染机会增加;②手术涉及重要脏器,一旦发生感染将造成严重后果者,如头颅手术、心脏手术等;③异物植入手术,如人工心瓣膜植入、永久性心脏起搏器放置、人工关节置换等;④有感染高危因素如高龄、糖尿病、免疫功能低下(尤其是接受器官移植者)、营养不良等患者。

(2)清洁-污染手术(Ⅱ类切口):手术部位存在大量人体寄殖菌群,手术时可能污染手术部位引致感染,故此类手术通常需预防用抗菌药物。

(3)污染手术(Ⅲ类切口):已造成手术部位严重污染的手术。此类手术需预防用抗菌药物。

(4)污秽-感染手术(Ⅳ类切口):在手术前即已开始治疗性应用抗菌药物,术中、术后继续,此不属预防应用范畴。

表 10-2　手术切口类别

切口类别	定义
Ⅰ类切口(清洁手术)	手术不涉及炎症区,不涉及呼吸道、消化道、泌尿生殖道等人体与外界相通的器官
Ⅱ类切口(清洁-污染手术)	上、下呼吸道,上、下消化道,泌尿生殖道手术,或经以上器官的手术,如经口咽部手术、胆道手术、子宫全切除术、经直肠前列腺手术,以及开放性骨折或创伤手术等
Ⅲ类切口(污染手术)	造成手术部位严重污染的手术,包括:手术涉及急性炎症但未化脓区域;胃肠道内容物有明显溢出污染;新鲜开放性创伤但未经及时扩创;无菌技术有明显缺陷如开胸、心脏按压者
Ⅳ类切口(污秽-感染手术)	有失活组织的陈旧创伤手术;已有临床感染或脏器穿孔的手术

3. 抗菌药物品种选择

(1)根据手术切口类别、可能的污染菌种类及其对抗菌药物敏感性、药物能否在手术部位达到有效浓度等综合考虑。

(2)选用对可能的污染菌针对性强、有充分的预防有效的循证医学证据、安全、使用方便及价格适当的品种。

(3)应尽量选择单一抗菌药物预防用药,避免不必要的联合使用。预防用药应针对手术路径中可能存在的污染菌。如心血管、头颈、胸腹壁、四肢软组织手术和骨科手术等经皮肤的手术,通常选择针对金黄色葡萄球菌的抗菌药物。结肠、直肠和盆腔手术,应选用针对肠道革兰阴性菌和脆弱拟杆菌等厌氧菌的抗菌药物。

(4)头孢菌素过敏者,针对革兰阳性菌可用万古霉素、去甲万古霉素、克林霉素;针对革兰阴性杆菌可用氨曲南、磷霉素或氨基糖苷类。

笔记

（5）对某些手术部位感染会引起严重后果者，如心脏人工瓣膜置换术、人工关节置换术等，若术前发现有耐甲氧西林金黄色葡萄球菌（MRSA）定植的可能或者该机构 MRSA 发生率高，可选用万古霉素、去甲万古霉素预防感染，但应严格控制用药持续时间。

（6）不应随意选用广谱抗菌药物作为围手术期预防用药。鉴于国内大肠埃希菌对氟喹诺酮类药物耐药率高，应严格控制氟喹诺酮类药物作为外科围手术期预防用药。

4. 给药方案

（1）给药方法：给药途径大部分为静脉输注，仅有少数为口服给药。

静脉输注应在皮肤、黏膜切开前 0.5～1 小时内或麻醉开始时给药，在输注完毕后开始手术，保证手术部位暴露时局部组织中抗菌药物已达到足以杀灭手术过程中沾染细菌的药物浓度。万古霉素或氟喹诺酮类等由于需输注较长时间，应在手术前 1～2 小时开始给药。

（2）预防用药维持时间：抗菌药物的有效覆盖时间应包括整个手术过程。手术时间较短（＜2 小时）的清洁手术前给药一次即可。如手术时间超过 3 小时或超过所用药物半衰期的 2 倍以上，或成人出血量超过 1500ml，术中应追加一次。清洁手术的预防用药时间不超过 24 小时，心脏手术可视情况延长至 48 小时。清洁-污染手术和污染手术的预防用药时间亦为 24 小时，污染手术必要时延长至 48 小时。过度延长用药时间并不能进一步提高预防效果，且预防用药时间超过 48 小时，耐药菌感染机会增加。

三、制订抗菌药物治疗方案的原则

根据病原菌、感染部位、感染严重程度和患者的生理、病理情况及抗菌药物的作用特点制订抗菌药物治疗方案，包括抗菌药物的选用品种、剂量、给药次数、给药途径、疗程及联合用药等。在制订治疗方案时应遵循下列原则。

1. **品种选择**　根据病原菌种类及药敏试验结果尽可能选择针对性强、窄谱、安全、价格适当的抗菌药物。进行经验治疗者可根据可能的病原菌及当地耐药状况选用抗菌药物。

2. **给药剂量**　一般按各种抗菌药物的治疗剂量范围给药。治疗重症感染（如血流感染、感染性心内膜炎等）和抗菌药物不易达到的部位的感染（如中枢神经系统感染等），抗菌药物剂量宜较大（治疗剂量范围高限）；而治疗单纯性下尿路感染时，由于多数药物尿药浓度远高于血药浓度，则可应用较小剂量（治疗剂量范围低限）。

3. **给药途径**

（1）对于轻、中度感染的大多数患者，应予口服治疗，选取口服吸收良好的抗菌药物品种，不必采用静脉或肌内注射给药。仅在下列情况下可先予以注射给药：①不能口服或不能耐受口服给药的患者（如吞咽困难者）；②患者存在明显可能影响口服药物吸收的情况（如呕吐、严重腹泻、胃肠道病变或肠道吸收功能障碍等）；③所选药物有合适抗菌谱，但无口服剂型；④须在感染组织或体液中迅速达到高药物浓度以达杀菌作用者（如感染性心内膜炎、化脓性脑膜炎等）；⑤感染严重、病情进展迅速，须给予紧急治疗的情况（如血流感染、重症肺炎患者等）；⑥患者对口服治疗的依从性差。肌内注射给药时难以使用较大剂量，其吸收也受药动学等众多因素影响，因此只适用于不能口服给药的轻、中度感染者，不宜用于重症感染者。接受注射用药的感染患者经初始注射治疗病情好转并能口服时，应及早转为口服给药。

（2）抗菌药物的局部应用宜尽量避免，只限于少数情况，例如：①全身给药后在感染部位难以达到有效治疗浓度时加用局部给药作为辅助治疗（如治疗中枢神经系统感染时某些药物可同时鞘内给药，包裹性厚壁脓肿脓腔内注入抗菌药物等）；②眼部及耳部感染的局部用药等；③某些皮肤表层及口腔、阴道等黏膜表面的感染可采用抗菌药物局部应用或外用，但应避免将主要供全身应用的品种作局部用药。局部用药宜采用刺激性小、不易吸收、不易导致耐药性和过敏反应的抗菌药物。青霉素类、头孢菌素类等较易产生过敏反应的药物不可局部应用。氨基糖苷类等耳毒性药不可局部滴耳。

4. 给药次数　为保证药物在体内能发挥最大药效,杀灭感染灶病原菌,应根据药动学和药效学相结合的原则(PK/PD 参数)给药(参见下节"抗菌药物的 PK/PD 参数与合理用药")。青霉素类、头孢菌素类和其他 β - 内酰胺类、红霉素、克林霉素等时间依赖性抗菌药,应一日多次给药。氟喹诺酮类和氨基糖苷类等浓度依赖性抗菌药可一日给药一次。

5. 疗程　抗菌药物疗程因感染不同而异,一般宜用至体温正常、症状消退后 72 ~ 96 小时。有局部病灶者需用药至感染灶控制或完全消散。但血流感染、感染性心内膜炎、化脓性脑膜炎、伤寒、布鲁菌病、骨髓炎、B 组链球菌咽炎和扁桃体炎、侵袭性真菌病、结核病等需较长的疗程才能彻底治愈,并减少或防止复发。

四、特殊生理、病理状态下抗生素合理应用原则

1. 抗菌药物在不同生理状况患者中的应用

(1)新生儿患者抗菌药物的应用:①新生儿期肝、肾均未发育成熟,肝代谢酶产生不足或缺乏,肾清除功能较差,因此新生儿感染时应避免应用毒性大的抗菌药物,包括主要经肾排泄的氨基糖苷类、万古霉素、去甲万古霉素等,以及主要经肝代谢的氯霉素。确有应用指征时,须进行血药浓度监测,据此调整给药方案,个体化给药,以确保治疗安全、有效。②新生儿期避免应用可能发生严重不良反应的抗菌药物。可影响生长发育的四环素类、喹诺酮类应避免应用,可导致胆红素脑病及溶血性贫血的磺胺类药和呋喃类药应避免应用。③新生儿期由于肾功能尚不完善,须减量应用主要经肾排出的青霉素类、头孢菌素类等 β - 内酰胺类药物,以防止药物在体内蓄积而导致严重中枢神经系统毒性反应的发生。④新生儿的组织器官日益成熟,抗菌药物在新生儿的药动学亦随日龄增长而变化,因此使用抗菌药物时应按日龄调整给药方案。

(2)儿童患者抗菌药物的应用:①氨基糖苷类抗菌药物有明显耳、肾毒性,儿童患者应尽量避免应用。临床有明确应用指征且又无其他毒性低的抗菌药物可供选用时,方可选用该类药物,并在治疗过程中严密观察不良反应。有条件者应进行血药浓度监测,根据监测结果个体化给药。②糖肽类抗菌药物有一定耳、肾毒性,儿童患者仅在有明确指征时方可选用。在治疗过程中应严密观察不良反应,有条件者应进行血药浓度监测,个体化给药。③四环素类可导致牙齿黄染及牙釉质发育不良,不可用于 8 岁以下儿童。④喹诺酮类对骨骼生长发育可能产生不良影响,避免用于 18 岁以下未成年人。

(3)妊娠期患者抗菌药物的应用:①对胎儿有致畸或明显毒性作用的药物禁用。②对母体和胎儿均有毒性作用的药物,如氨基糖苷类、四环素类等应避免应用;确有应用指征时,应权衡利弊,用药时患者的受益大于可能的风险时,也可在严密观察下慎用。氨基糖苷类等抗菌药物有条件时应进行血药浓度监测。③妊娠期感染时可选用毒性低、对胎儿及母体均无明显有害影响的、也无致畸作用的药物,如青霉素类、头孢菌素类等 β - 内酰胺类等。

(4)哺乳期患者抗菌药物的应用:哺乳期患者接受抗菌药物后,某些药物可自乳汁分泌。通常母乳中药物含量不高,不超过哺乳期患者每日用药量的 1% ;少数药物乳汁中分泌量较高,如氟喹诺酮类、四环素类、大环内酯类、氯霉素、磺胺甲噁唑、甲氧苄啶、甲硝唑等。青霉素类、头孢菌素类等 β - 内酰胺类和氨基糖苷类等在乳汁中含量低。然而无论乳汁中药物浓度如何,均存在对乳儿潜在的影响,并可能出现不良反应。如氨基糖苷类可导致乳儿听力减退,氯霉素可致乳儿骨髓抑制,磺胺甲噁唑等可致核黄疸和溶血性贫血,四环素类可致乳齿黄染,青霉素类可致过敏反应等。因此哺乳期患者应避免使用氨基糖苷类、喹诺酮类、四环素类、氯霉素、磺胺类等。哺乳期患者应用任何抗菌药物时,均宜暂停哺乳。

(5)老年患者抗菌药物的应用:由于老年人组织器官呈生理性退行性变,免疫功能下降,一旦罹患感染,在应用抗菌药物时需注意以下事项。①老年人肾功能呈生理性减退,按一般常用

笔记

量接受主要经肾排出的抗菌药物时,由于药物自肾排出减少,导致药物在体内积蓄,血药浓度增高,容易发生不良反应。因此,老年患者尤其是高龄患者接受主要自肾排出的抗菌药物(如青霉素类、头孢菌素类和其他β-内酰胺类的大多数品种)时,可按轻度肾功能减退情况减量给药。②老年患者宜选用毒性低并具杀菌作用的抗菌药物,无用药禁忌者可首选青霉素类、头孢菌素类等β-内酰胺类抗菌药物。氨基糖苷类具有肾、耳毒性,应尽可能避免应用。万古霉素、去甲万古霉素、替考拉宁等药物应在有明确应用指征时慎用,必要时进行血药浓度监测,并据此调整剂量,使给药方案个体化,以达到用药安全、有效的目的。

2. 抗菌药物在不同病理状况患者中的应用

(1)肾功能减退患者抗菌药物的应用:许多抗菌药物在人体内主要经肾排出,某些抗菌药物具有肾毒性,肾功能减退的感染患者应尽量避免使用肾毒性抗菌药物,确有应用指征时,严密监测肾功能情况;根据感染的严重程度、病原菌种类及药敏试验结果等选用无肾毒性或肾毒性较低的抗菌药物;使用主要经肾排泄的药物,须根据患者肾功能减退程度以及抗菌药物在人体内清除途径调整给药剂量及方法。根据抗菌药物体内过程特点及肾毒性,肾功能减退时抗菌药物的选用有以下几种情况:①主要由肝胆系统排泄,或经肾脏和肝胆系统同时排出的抗菌药物用于肾功能减退者,维持原治疗量或剂量略减。②主要经肾排泄,药物本身并无肾毒性,或仅有轻度肾毒性的抗菌药物,肾功能减退者可应用,可按照肾功能减退程度(以内生肌酐清除率为准)调整给药方案。③肾毒性抗菌药物避免用于肾功能减退者,如确有指征使用该类药物时,宜进行血药浓度监测,据以调整给药方案,达到个体化给药,疗程中需严密监测患者肾功能。④接受肾脏替代治疗患者应根据腹膜透析、血液透析和血液滤过对药物的清除情况调整给药方案。

(2)肝功能减退患者抗菌药物的应用:肝功能减退时,抗菌药物的选用及剂量调整需要考虑肝功能减退对该类药物体内过程的影响程度,以及肝功能减退时该类药物及其代谢物发生毒性反应的可能性。由于药物在肝脏代谢过程复杂,不少药物的体内代谢过程尚未完全阐明。根据现有资料,肝功能减退时抗菌药物的应用有以下几种情况:①药物主要经肝脏或有相当量经肝脏清除或代谢,肝功能减退时清除减少,并可导致毒性反应的发生,肝功能减退患者应避免使用此类药物,如氯霉素、利福平、红霉素酯化物等。②药物主要由肝脏清除,肝功能减退时清除明显减少,但药物并无明显毒性反应,如红霉素等大环内酯类(不包括酯化物)、克林霉素、林可霉素等,肝病时仍可正常应用,但须谨慎,必要时减量给药,治疗过程中需严密监测肝功能。③药物经肝、肾两途径清除,肝功能减退时药物清除减少,血药浓度升高。若同时伴有肾功能减退,血药浓度升高尤为明显。但如果药物本身的毒性不大,如某些青霉素类、头孢菌素类等,在使用时可减量应用。④主要由肾排泄的药物(如氨基糖苷类、糖肽类)在肝功能减退者不须调整剂量。

五、抗菌药物联合用药原则

单一药物可有效治疗的感染不须联合用药,仅在下列情况时有指征联合用药:

1. 病原菌尚未查明的严重感染,包括免疫缺陷者的严重感染。

2. 单一抗菌药物不能控制的严重感染,需氧菌及厌氧菌混合感染,2 种及 2 种以上复数菌感染,以及多重耐药菌或泛耐药菌感染。

3. 需长程治疗,但病原菌易对某些抗菌药物产生耐药性的感染,如某些侵袭性真菌病;或病原菌含有不同生长特点的菌群,需要使用不同抗菌机制的药物联合使用,如结核和非结核分枝杆菌。

4. 毒性较大的抗菌药物,联合用药时剂量可适当减少,但需有临床资料证明其同样有效。如两性霉素 B 与氟胞嘧啶联合治疗隐球菌脑膜炎时,前者的剂量可适当减少,以减少其毒性反应。

笔记

联合用药时宜选用具有协同或相加作用的药物联合,如青霉素类、头孢菌素类或其他β-内酰胺类与氨基糖苷类联合。联合用药通常采用2种药物联合,3种及3种以上药物联合仅适用于个别情况,如结核病的治疗。此外,必须注意联合用药后药物不良反应亦可能增多。

六、抗菌药物分级管理原则

根据抗菌药物的特点、临床疗效、细菌耐药、不良反应以及当地社会经济状况、药品价格等因素,将抗菌药物分为非限制使用、限制使用与特殊使用三类进行分级管理。

1. **非限制使用级**　经长期临床应用证明安全、有效,对病原菌耐药性影响较小,价格相对较低的抗菌药物。应是已列入基本药物目录,《国家处方集》和《国家基本医疗保险、工伤保险和生育保险药品目录》收录的抗菌药物品种。

2. **限制使用级**　经长期临床应用证明安全、有效,对病原菌耐药性影响较大,或者价格相对较高的抗菌药物。

3. **特殊使用级**　具有明显或者严重不良反应,不宜随意使用;抗菌作用较强、抗菌谱广,经常或过度使用会使病原菌过快产生耐药的;疗效、安全性方面的临床资料较少,不优于现有药物的;新上市的,在适应证、疗效或安全性方面尚须进一步考证的、价格昂贵的抗菌药物。

临床应用抗菌药物应根据感染部位、严重程度、致病菌种类以及细菌耐药情况、患者病理生理特点、药物价格等因素综合考虑,参照各类细菌性感染的经验性抗菌治疗原则,对轻度与局部感染患者应首先选用非限制使用级抗菌药物进行治疗;严重感染、免疫功能低下者合并感染或病原菌只对限制使用级或特殊使用级抗菌药敏感时,可选用限制使用级或特殊使用级抗菌药物治疗。

第二节　抗菌药物的 PK/PD 参数与合理用药

抗菌药物与其他药物的不同之处在于其靶点是致病菌,而不是机体组织细胞,所以药物、人体、致病菌是决定抗菌药物给药方案的三要素,药动学(pharmacokinetics,PK)与药效学(pharmacodynamics,PD)是决定三要素相互关系的重要依据。

PK 和 PD 是药理学研究的两个重要部分。抗菌药物的疗效取决于药物在靶部位能否达到有效浓度并清除感染灶中的病原菌。一定剂量的药物在血液、体液和组织中达到杀灭细菌或抑制细菌生长的浓度,并维持一定的时间所涉及的一系列体内过程即为 PK 过程;而在感染部位发挥治疗作用同样要求药物达到相应浓度和维持足够时间,就是 PD 的内容,PD 研究药物剂量对药物治疗临床疾病效果的影响。过去对 PK 与 PD 多是分别看待,而 PK/PD 的结合研究旨在研究某一药物剂量相应的时间-效应过程。随着对药物的体内过程和药效相关性的进一步了解,使得 PK/PD 研究已成为现代抗菌药物治疗学的研究热点。

一、抗菌药物的药动学参数

抗菌药物的药动学是研究药物在体内的吸收、分布、代谢和排泄的动力学过程及人体在不同生理病理状态下对这一过程的影响。PK 参数有吸收速率常数(K_a)、生物利用度(F)、血药浓度-时间曲线下面积(AUC)、达峰时间(T_{max})、血药峰浓度(C_{max})、分布半衰期($t_{1/2\alpha}$)、消除半衰期($t_{1/2\beta}$)、消除速率常数(K_e)、药物清除率(clearance,Cl)等(图10-1)。

二、抗菌药物的药效学参数

抗菌药物的药效学参数主要用于描述抗菌药物抑制或杀灭病原微生物的能力及动力学过程,一般可用体外与体内(药物治疗)两种方法来测定。

笔记

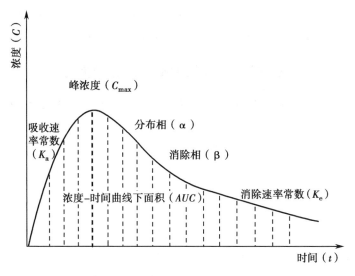

图 10-1　口服给药二室模型药动学曲线

1. **最低抑菌浓度**（minimal inhibitory concentration，*MIC*）　指在体外培养细菌 18～24 小时后能抑制培养基内病原菌生长的最低药物浓度。最低抑菌浓度是测量抗菌药物的抗菌活性大小的重要指标。

2. **最低杀菌浓度**（minimal bactericidal concentration，*MBC*）　指杀死 99.9% 的供试微生物所需的最低药物浓度。

有些药物的 *MBC* 与其 *MIC* 较接近,说明该药可能为杀菌剂,如氨基糖苷类。有些药物的 *MBC* 比 *MIC* 大,如 β-内酰胺类。如果受试药物对供试微生物的 *MBC* ≥32 倍的 *MIC*,可判定该微生物对受试药物产生了耐药性。

3. **累积抑菌百分率曲线**　是以 *MIC* 试验中的药物浓度为横坐标,累积抑菌百分率为纵坐标描记的量效曲线,可用于比较不同抗菌药物的效价强度。

4. **杀菌曲线**（killing curve，KC）　是抗菌药物的药效动力曲线,是以药物作用时间为横坐标,不同时间点细菌计数（lgcfu·ml⁻¹）为纵坐标绘制的时间-菌落数对数曲线（h-lgcfu·ml⁻¹）,一般分延迟期、杀菌期和恢复再生长期 3 个时相。

5. **联合药敏指数**（fractional inhibitory concentration index，FICI）　由于抗菌药物的抗菌活性、抗菌谱不同,临床治疗细菌感染时常需要联合应用两种或两种以上的抗菌药物。联合药敏试验通常以棋盘法设计,采用微量平板稀释法计算 FICI。FICI 指数 = *MIC*ₐ 药联用/*MIC*ₐ 药单用 + *MIC*ᵦ 药联用/*MIC*ᵦ 药单用。当 FICI < 0.5 时提示为协同效应,FICI > 0.5 到 FICI = 1 为相加效应,FICI > 1 到 FICI = 2 为无关效应,FICI > 2 提示拮抗效应。

6. **抗菌药物后效应**（postantibiotic effect，PAE）　PAE 是评价抗菌药物疗效的一个重要指标,指细菌与抗菌药物短暂接触,当药物清除后,细菌生长仍然受到持续抑制的效应。PAE 的机制可能因药物清除后,药物在细菌靶位仍长时间结合,而致细菌非致死性损伤,使恢复再生长时间延迟所致。其影响因素主要有细菌的种类和接种量、抗菌药物种类和浓度、细菌与药物接触时间、联合用药等。由于 PAE 的存在,使血药浓度即使低于 *MIC* 水平仍可持续存在抑菌作用,因而更新了传统的认为抗菌药物血药浓度必须高于 *MIC* 水平的给药模式,为临床合理设计给药方案提供了理论依据。PAE 较长的抗菌药物有氟喹诺酮类、氨基糖苷类、碳青霉烯类、大环内酯类、硝基咪唑类、糖肽类等。多数 β-内酰胺类药物对 G⁺球菌有一定的 PAE,对 G⁻杆菌的 PAE 则很短。目前已将 PAE 作为评价新的抗菌药物药效动力学和设计合理给药方案的重要依据。

7. **首次接触效应**（the first-exposure effect）**和亚 *MIC* 效应**　如氨基糖苷类药物在初次接触细菌时有强大的杀菌活性,但当再次接触或连续接触时,并不再次出现或显著增加这种明显的抗菌效应,而须间隔相当时间后才能再起作用。此效应支持氨基糖苷类药物日剂量单次给药方案。当细菌暴露于低 MIC 水平时,细菌生长受到暂时抑制的现象称为亚 MIC 效应。

三、抗菌药物的 PK/PD 相关参数

抗菌药物治疗传统上以体外药效学数据 MIC、MBC、KC、PAE 等为指导,然而上述参数虽能在一定程度上反映抗菌药物的抗菌活性,但由于其测定方法是将细菌置于固定的抗菌药物浓度中测得的,而体内抗菌药物浓度是处于一个连续变化的状态,因此上述参数不能很好体现抗菌药物的体内动态抗菌过程。抗菌药物 PK/PD 研究将药物代谢动力学与体外药效动力学参数综合,提出了一些新的抗菌药物 PK/PD 相关参数,如 $T > MIC$、AUC_{0-24h}/MIC(AUIC)和 C_{max}/MIC 等。

1. $T > MIC$ （Time above MIC） 指给药后血药浓度大于 MIC 的持续时间。系将该抗菌药物对某特定细菌的 MIC 值叠加到血药浓度-时间曲线图上,高于 MIC 所对应的时间,通常以占一个给药区间的百分比表达,即 $T > MIC\%$。

2. AUC/MIC （AUIC） 即血清抑菌浓度-时间曲线下面积,指血药浓度-时间曲线图中,MIC 以上的 AUC 部分,一般以 0~24 小时 AUC 与 MIC 的比值表示。

3. C_{max}/MIC 即抗菌药物血药峰浓度(C_{max})和 MIC 的比值。

四、依据 PK/PD 参数的抗菌药物分类

依据不同抗菌药物的 PK/PD 参数,即抗菌活性与血药浓度或作用时间的相关性,大致可将其分为时间依赖性及时间依赖性且 PAE 较长者、浓度依赖性三类(表 10-3),该分类为不同种类抗菌药物的给药方案优化设计提供了重要的理论依据。不同种类抗菌药物的药时曲线与抗菌作用模式见图 10-2。

表 10-3   依据 PK/PD 参数的抗菌药物分类

类别	PK/PD 参数	抗菌药物
时间依赖性(短 PAE)	$T > MIC$	青霉素类、头孢菌素类、氨曲南、碳青霉烯类、大环内酯类、克林霉素、氟胞嘧啶
时间依赖性(长 PAE)	$AUC_{0~24}/MIC$	四环素、万古霉素、替考拉宁、氟康唑、阿奇霉素、利奈唑胺
浓度依赖性	$AUC_{0~24}/MIC$ 或 C_{max}/MIC	氨基糖苷类、氟喹诺酮类、两性霉素 B

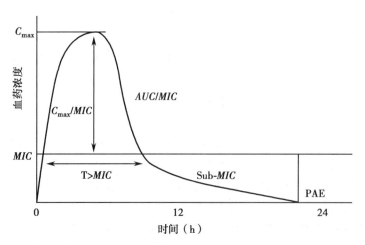

图10-2   抗菌药物 PK/PD 参数与血药浓度-时间曲线的关系模式图

1. **时间依赖性且 PAE 较短的抗菌药物**　包括多数 β-内酰胺类、大环内酯类和林可霉素类等。该类药物的抗菌作用与同细菌接触时间密切相关,而与峰浓度关系较小,主要评价参数为 $T>MIC$ 和 $AUC>MIC$。

2. **时间依赖性且 PAE 较长的抗菌药物**　如阿奇霉素等大环内酯类、糖肽类、以及唑类抗真菌药等。该类药物的主要 PK/PD 评价指标是 AUC/MIC。

3. **浓度依赖性药物**　包括氨基糖苷类、氟喹诺酮类、两性霉素 B 等。其对致病菌的抗菌作用取决于峰浓度,而与作用时间关系不密切。该类药物可以通过提高 C_{max} 来提高临床疗效,但不能超过最低毒性剂量,对于治疗窗比较窄的氨基糖苷类药物尤应注意。目前,用于评价浓度依赖性药物杀菌作用的 PK/PD 参数主要有 $AUC_{0\sim24h}/MIC$($AUIC$)、C_{max}/MIC。

浓度依赖性抗菌药物是在较大的浓度范围内,随着浓度的增加,抗菌速度和程度也增大,并且抗菌药物后效应倾向于被延长。非浓度依赖性抗菌药物的特征是一旦其浓度达到一个阈值,即使再增加浓度,抗菌速度和程度也保持相对稳定。其抗菌活性的饱和状态通常产生于 MIC 的低倍数(4~5 倍)处。

五、抗菌药物的 PK/PD 参数与给药方案优化

临床上抗菌药物给药方案优化设计的目标为:①细菌的清除和症状的痊愈;②耐药菌的出现率降至最低;③减少对人体的不良反应。随着对抗菌药物作用机制、药代动力学、药效动力学以及药物、人体和致病菌之间相互作用的深入了解,依据不同种类抗菌药物的抗菌作用机制、PK/PD 特点,制定合理、安全、有效的给药方案,以达到良好的抗菌作用和临床疗效,降低不良反应的发生率,同时提高患者的依从性,减轻患者的医疗负担。

1. **β-内酰胺类抗菌药物**　β-内酰胺类抗菌药物包括青霉素类、头孢菌素类、碳青霉烯类、氨曲南等,为时间依赖性抗菌药物。当药物浓度达到较高水平后,再增加浓度并不能增加其杀菌作用。在肺炎克雷伯菌引起的的中性粒细胞减少的大鼠肺部感染模型中,采用不同给药剂量和给药间隔的头孢噻肟治疗,计算出各给药方式 24 小时治疗后肺中残留的菌落单位数(cfus),可见肺中残留的菌落单位数与 $AUC_{0\sim24h}/MIC$(AUIC)、C_{max}/MIC 没有相关性,而与 $T>MIC\%$ 有相关性。在头孢唑林治疗金黄色葡萄球菌感染中,当高于 MIC 的时间占 24 小时疗程的 55% 时达到最大细菌清除率。但并不是所有的 β-内酰胺类抗菌药物都需要通过增加给药次数来提高临床疗效,对一些半衰期比较长的 β-内酰胺类抗菌药物,增加给药次数并不增加疗效,如头孢曲松半衰期为 8.5 小时,12~24 小时给药 1 次就能持续维持血浆药物浓度而不降低疗效。一般而言,为达最大抗菌作用,应使 $T>MIC$ 达到给药间隔的 40%~50% 以上。

碳青霉烯类抗菌药物中的亚胺培南、美罗培南等对繁殖期和静止期细菌均有强大杀菌活性,又显示较长的 PAE,因此临床应用该类药物时可适当延长药物给药间隔时间。举例如下:

【病例分析】

病情介绍　男性患者,80 岁,体重 70kg。因"呼吸困难,发热,咳黄色黏痰"一周入院。既往慢性支气管炎、慢性阻塞性肺病(COPD)、肺源性心脏病病史 20 余年。检查:体温 38℃;血白细胞 12×10^9/L;PO_2 56mmHg、PCO_2 62mmHg;血清肌酐 158μmol/L(计算肌酐清除率 39ml/min),肝功未见异常;CT 检查见双肺炎症,右下肺为重。诊断:慢性阻塞性肺病急性加重(AECOPD)、Ⅱ型呼吸衰竭、肺源性心脏病、心力衰竭、肾功能不全。入院后采用头孢哌酮舒巴坦 1.5g,每 12 小时一次和左氧氟沙星 0.5g,每日一次。治疗 5 日后血氧指标有所改善,体温仍未正常,仍有黄白色黏痰,痰菌培养 + 药敏:MRSA + 铜绿假单胞菌(敏感株)。停用左氧氟沙星,加用万古霉素 0.5g,每 12 小时一次(根据肌酐清除率给药)。再 7 天后痰液转为黄绿色,持续低热,痰培养未检出 MRSA;见铜绿假单胞菌 + + + +(ESBLs 株),哌拉西林 MIC 128μg/ml(耐药)、头孢他啶 MIC 32μg/ml(耐药)、头孢哌酮舒巴坦 MIC 32/16μg/ml(中介)、哌拉西林他唑巴坦 MIC

笔记

128/4μg/ml(耐药),美罗培南 $MIC \leq 4\mu g/ml$(敏感)。

用药分析　考察哌拉西林他唑巴坦、头孢哌酮舒巴坦、美罗培南三种临床常用抗铜绿假单胞菌药物药动学参数,可估算出常规剂量及时间间隔条件下敏感株细菌和耐药菌的 $T > MIC\%$(表10-4),可见对于敏感株而言,哌拉西林他唑巴坦和美罗培南 $T > MIC$ 在40%～50%,能满足抗菌要求,均可使用;而对于耐药株,仅美罗培南适用。

表10-4　常用抗菌药物对不同敏感性铜绿假单胞菌的 $T > MIC\%$

药品	铜绿假单胞菌(敏感株)				铜绿假单胞菌(ESBLs 株)			
	MIC (μg/ml)	剂量 (g)	间隔 (h)	$T > MIC\%$	MIC (μg/ml)	剂量 (g)	间隔 (h)	$T > MIC\%$
哌拉西林/他唑巴坦	16	4.5	8	50%	128	4.5	8	13%
头孢哌酮/舒巴坦	16	3	8	23%	32	3	8	1%
美罗培南	4	1	8	44%	4	1	8	44%

该病例考虑头孢哌酮舒巴坦耐药,改用美罗培南。查阅其药动学参数得其 V_d 0.32L/kg,半衰期1.0小时,蛋白结合率2%,肾排泄分数98%。经估算不同剂量和给药间隔条件下美罗培南 $T > MIC\%$,结合其肾功能不全药物半衰期延长量,推测0.5g,每12小时一次给药方式 $T > MIC\%$ 约将达到49%,而0.5g,每8小时一次可达73%,1g,每12小时一次为70%,均能满足治疗要求。故采用0.5g每12小时一次给药方案。

2. 大环内酯类抗菌药物　大环内酯类从分类上基本属于时间依赖性抗菌药物,但由于各药物在体内药动学及药效学特征差异,难以用某一类参数描述。克拉霉素和罗红霉素血药浓度较高时,高于 MIC 的时间与临床药效学评价相关;而当血药浓度较低时还需考虑 AUC 情况,一般高于 MIC 的时间的期望值应为给药间隔的50%。大环内酯类药物在组织和细胞内浓度常较同期血药浓度高,因此在 PK/PD 研究中须加以考虑。如阿奇霉素可积蓄于巨噬细胞并具有从细胞内缓慢外排的特点,在白细胞浓度较高的感染部位可发挥药物定向释放的作用,故作用持久。

3. 糖肽类抗菌药物　万古霉素属于时间依赖性抗菌药物,其对金黄色葡萄球菌的杀菌作用在最初的4小时内最为明显,以后菌量维持在一恒定水平且与药物浓度无关。

4. 噁唑烷酮类抗菌药物　利奈唑胺为具有较长 PAE 的时间依赖性抗菌药物,其对肺炎链球菌的 PAE 约为3～4小时。治疗大鼠肺炎链球菌感染的 PK/PD 参数与细菌学疗效关系的研究表明,利奈唑胺的 $T > MIC\%$ 与细菌学疗效相关系数最高,当 $T > MIC$ 为40%即可达到良好的细菌学疗效。

5. 抗真菌药物　在抗真菌药物中,多烯类、氟胞嘧啶和唑类是最为有效的抗真菌药物。两性霉素 B 为浓度依赖性且有较长 PAE 的药物,氟胞嘧啶属于时间依赖性药物,而咪唑类属于时间依赖性且 PAE 较长的药物。应用氟康唑治疗真菌感染时,应使 AUC/MIC 比值大于20,其对真菌的 $MIC \leq 8mg/L$ 时,只需200mg 的氟康唑即可达到该比值,而当其对真菌的 MIC 在16～32mg/L 时,则需剂量400mg 和(或)800mg 氟康唑才可达到该比值。

6. 氨基糖苷类抗菌药物　氨基糖苷类抗菌药物对治疗细菌引起的严重感染有很好的疗效,其抗菌谱广,抗菌活性强,然而由于其耳、肾毒性较大,限制了其在临床的广泛应用。氨基糖苷类属于浓度依赖性抗菌药物,评价该类药物临床疗效的主要 PK/PD 参数为 C_{max}/MIC。在日剂量不变的情况下,单次给药可以获得较一日多次给药更大的 C_{max},使 C_{max}/MIC 比值增大,从而明显提高抗菌活性和临床疗效。另外,氨基糖苷类药物对致病菌的 PAE 也具有浓度依赖性。日剂量单次给药可降低适应性耐药和耳肾毒性的发生率。耳蜗毛细胞和肾小管上皮细胞摄取氨基糖苷类的过程为饱和过程,若在低浓度时细胞摄取氨基糖苷类已达饱和,则增加药物浓度时摄取不会再增加。一日多次或持续静脉滴注时,尽管血浆药物峰浓度相对较低,但是维持时间长,因而有较高比例的药物被肾皮质所摄取,易造成蓄积中毒。而相同日剂量一次给药时虽 $C_{\max}$ 相对较高,但肾皮质对药物的摄取并无明显增加。

总之,氨基糖苷类药物日剂量单次给药可获得较高的 $C_{\max}/MIC$,取得更好的临床和细菌学疗效,并使 PAE 延长,适应性耐药的发生率降低,耳肾毒性发生率与传统给药方案相比相似或略低。

7. 氟喹诺酮类抗菌药　氟喹诺酮类也属于浓度依赖性药物。$AUC_{0\sim24h}/MIC$ 与细菌学疗效最为相关,当 $AUC_{0\sim24h}/MIC \geqslant 100$ 和(或)$C_{\max}/MIC > 8$ 时可发挥良好的细菌学疗效。其中 $C_{\max}/MIC$ 比值的意义最为重要。给药间隔时间可参考 $t_{1/2}$、PAE、$C_{\max}/MIC$ 和 AUC/MIC,多数为日剂量 1~2 次给药。

六、PAE 对制定给药方案的重要性

PAE 是 PK/PD 研究的重要相关因素,对预测抗菌药物的 PK/PD 参数有很大影响,在设计给药方案时应考虑到 PAE。PAE 较长的药物,如氨基糖苷类、氟喹诺酮类,一般用 AUC/MIC 或 $C_{\max}/MIC$ 作为预测参数,对无 PAE 或 PAE 很短的药物,如 β-内酰胺类药物,要求 $T > MIC$ 较长。对于一些半衰期短、PAE 短或无的抗菌药物,大多采用一日多次或持续静脉滴注给药以维持体内稳定的血药浓度。对于有 PAE 的抗菌药物来说,对免疫功能正常的患者,给药间隔可为药物浓度超过 MIC 的时间加上 PAE 的持续时间。这样既可以使药物的有效性延长,也可延长给药间隔时间,既保证疗效又节约了药物,且可减少药物不良反应。

另外,临床上对严重感染、混合感染或为防止细菌产生耐药常采用联合使用抗菌药物方案。采用合理的联合用药方案时,PAE 可比单独使用时更长,即两药联用后呈协同或相加性作用。原则上应相应减少药物的单剂量,延长给药间隔。如氨基糖苷类药物和 β-内酰胺类药物联合应用时可考虑适当减少氨基糖苷类药物的日剂量并单次给药。磷霉素和环丙沙星对临床分离的致病性金黄色葡萄球菌和大肠埃希菌的 PAE 具有相加作用,尤其是对金黄色葡萄球菌,提示联合应用磷霉素和环丙沙星时,可适当延长给药间隔。对于临床上副作用较大而疗效确切的药物,如氨基糖苷类药物,联合应用氟喹诺酮类药物,可减少其剂量,适当延长给药间隔,将毒副作用降到最低限度。

第三节　MPC 理论与防细菌耐药突变策略

细菌产生耐药性是一种自然的生物学现象,是细菌对抗菌药物的选择性压力的反应。自从抗菌药物使用以来,细菌耐药不断产生,但是当抗菌药物被不合理使用时就会加剧这一过程,而且抗菌药物使用得越多,这种压力也就越大。

20 世纪以来耐药菌的产生和蔓延已经成为世界性问题,由于微生物对许多现有药物产生了耐药性,结核病、肺炎、肠道感染等常见感染性疾病越来越难以治疗,严重危害人类健康。而新药研发周期很长,新的抗菌药物刚刚上市,耐药株随即出现,新药研发速度远远慢于细菌耐药突变的速度,从而出现许多多重耐药菌所致感染无药可医的严峻局面。传统的观念认为药物剂量不足是导致耐药的原因,从而盲目大量滥用抗菌药物,使耐药更加严重。如何预防和解决抗菌药物耐药问题已经成为全球急需解决的重要课题。

1999 年美国 K. Drlica 教授课题组首先提出了防耐药突变浓度(mutant prevention concentration,MPC)和细菌突变选择窗(mutant selection window,MSW)的理论,其核心思想是:将 MPC 作为评价抗菌药物新的药效学指标,MSW 是耐药突变株富集扩增的药物浓度范围。这一理论的

笔记

提出,为抗菌药物临床应用提供了新的思路,即促使抗菌药物的 C_{max} 高于 MPC 方可延缓细菌对抗菌药物产生耐药。

一、MPC 理论的提出背景

美国 K. Drlica 教授课题组在研究环丙沙星对牛结核分枝杆菌和金黄色葡萄球菌的作用中发现,随着琼脂平板中抗菌药物的浓度增加,平板中恢复生长的细菌数量出现两次明显下降,第一次下降发生在 MIC_{99} 时,此时大量敏感性细菌的生长被抑制或杀灭;之后观察到一个相对稳定的平台期,通过 DNA 核酸序列分析,发现平台期生长的菌株是选择出的同源耐药突变菌株(第一步突变菌);随着药物浓度进一步增加,菌落数出现第二次明显下降,直到浓度高至某一限度时琼脂平板中无菌落生长,提示该浓度能阻断一步突变菌株的生长,该浓度即定义为 MPC。显然,当药物浓度在 MIC 和 MPC 之间时,仅耐药突变菌株才能生存并不断扩增。该实验结果首先为 MPC 和 MSW 创新理论的发现提供了初步的实验证据。

二、MPC 理论的基本概念

1. **防耐药突变浓度**(mutant prevention concentration,MPC)　MPC 是指抑制细菌耐药突变株被选择性富集扩增所需的最低抗菌药物浓度,是评价抗菌药物抗菌效能、反映药物抑制耐药突变株生长能力大小的新的指标。

2. **突变选择窗**(mutant selection window,MSW)　以 MPC 为上界,MIC 为下界的这一浓度范围称为突变选择窗。由于 MIC_{99} 能更准确地测定,因而更适合于作为窗的下界。每种抗菌药物对不同致病菌的 MSW 都是不同的。抗菌药物治疗时,当治疗药物浓度高于 MPC 时不仅可以治疗成功,而且不会出现耐药突变;药物浓度如果在突变选择窗内,耐药突变株可以"被选择"留存下来,即使临床治疗成功,也将可能出现耐药突变。T_{MSW} 为血浆药物浓度落在 MSW 内的时间。

3. **选择指数**(selection index,SI)　SI 是 MPC 与最低抑菌浓度 MIC 之比,用于比较抗菌药物诱导耐药突变株产生的能力。SI 越大表明抗菌药物诱导产生耐药突变株的能力越强。

4. **选择性压力**(selective pressure)　即在抗菌药物浓度-时间曲线上,低于 MIC 的曲线下面积。半衰期长而抗菌活性低的抗菌药物,较活性高而半衰期短的抗菌药物的选择性压力要大。

三、MPC 的测定方法与研究概况

研究显示,当接种菌量为 10^{10} cfu 时,耐药突变菌株的突变发生频率是 $10^{-8} \sim 10^{-7}$。采用琼脂扩散法测定 MPC 时,需要接种比常规 MIC 测定所需量更多的细菌(10^{10} cfu/ml)。通常应用倍比稀释法测定,取上述浓度的菌液均匀涂抹在含倍比稀释的抗菌药物平板上,37℃度孵育,以 72 小时后无菌落生长的最低抗菌药物浓度称为暂定的防突变浓度(provisional MPC,MPCpr)。再以 MPCpr 为基准,线性递减(20%)抗菌药物浓度,不出现细菌生长的最低药物浓度即为 MPC。

MPC 概念为抗菌药物防细菌耐药提供了一个更加精确和严格的界值。目前关于 MPC 的研究多集中在氟喹诺酮类药物,因该类药物耐药机制比较明确,主要是拓扑异构酶亚基的氨基酸位点的突变,可通过分子生物学的方法对耐药突变菌株进行筛选确认,实验方法流程也容易控制。对于某特定药物和菌株,不同药物浓度条件下,细菌生长现象是不同的,见图 10-3。利用体外药效学模型已证实,4 种氟喹诺酮类药物(莫西沙星、加替沙星、左氧氟沙星和环丙沙星)对甲氧西林耐药的金黄色葡萄球菌的 AUC/MIC 为 $25 \sim 60$;莫西沙星对肺炎链球菌的 AUC/MIC 在 $24 \sim 47$ 时易筛选出耐药突变株,当 $AUC/MIC < 10$ 或 >100 时则耐药突变株均不会增殖。通过金黄色葡萄球菌感染的家兔体内试验模型证明,药物浓度落在 MSW 时耐药突变株会被选择性富

集扩增。

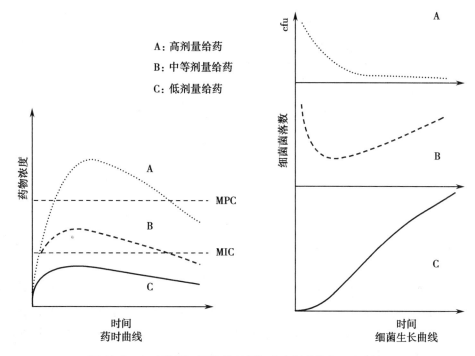

A：高剂量给药
B：中等剂量给药
C：低剂量给药

图 10-3　氟喹诺酮不同给药剂量细菌生长曲线与 MPC 关系

四、基于 MPC 与 MSW 理论的临床治疗策略

1. 选择合适的抗菌药物和剂量，关闭或缩小"突变选择窗"　　MSW 表示可产生耐药菌株的药物浓度范围，MSW 越宽越可能筛选出耐药菌株，MSW 越窄产生耐药菌株的可能性就越小。当药物浓度低于 MIC 时，虽不能杀灭致病菌但也无选择压力，因此无耐药突变株产生；如果药物浓度仅大于 MIC，则容易选择出一步耐药突变菌株；如果药物浓度高于 MPC 则可杀灭一步耐药菌，故细菌只有二次突变才可以产生二步耐药突变株。因此，为防止耐药菌株产生，在选择药物时，应选择药物浓度既高于 MIC 又高于 MPC 的药物，这样就可关闭 MSW，既能杀灭细菌，又能防止细菌产生耐药性。缩小 MSW 有 3 个方法：①选择合适的药物和给予高剂量可以缩短血浆药物浓度在 MSW 内的时间（T_{MSW}），从而减少产生耐药突变的机会（图 10-4）。吸收和消除速度均快的抗菌药物，其血药浓度能快速达到较高浓度，越过 MSW，在治疗结束后抗菌药物的浓度再迅速下降穿过 MSW。若使用吸收消除均较缓慢的抗菌药物则抗菌药物浓度落在 MSW 内的时间就会很长，从而很容易筛选出耐药突变株。②测定致病菌的 MPC，使药物浓度在治疗间隔内高于 MPC 的时间尽量延长，以最大限度地抑制耐药突变株的选择性富集和扩增。③在避免毒性的前提下增大抗菌药物的给药剂量，得到既杀灭敏感菌、又防止耐药菌产生的 AUC/MIC 值。

　　研究证实，氟喹诺酮类的 MPC 一般保持在 MIC 的 7 倍以上就可避免选择出耐药菌。新一代具 C_8-甲氧基结构的喹诺酮药物（莫西沙星、加替沙星）对临床分离的肺炎链球菌的 $C_{max} >$ MPC，且 MSW 较窄，$t_{1/2}$ 长，每日 1 次给药能保证大部分的治疗时间内药物浓度在 MPC 之上，所以单药治疗即能有效杀灭致病菌和有效限制耐药变异菌的选择性生长。如莫西沙星的 AUC/MIC 之比是加替沙星的 2 倍，是左氧氟沙星的 6 倍，所以治疗药物浓度高于 MPC，不仅可以获得成功的治疗，而且不会出现耐药突变。MPC 低、MSW 窄的药物是最理想的抗菌药物，或者药物在 MSW 以上的时间越长越好，如莫西沙星在 MSW 以上的时间长达 24 小时，吉米沙星为 14 小时，加替沙星为 6 小时，左氧氟沙星只有 3 小时。由此可见，不同的氟喹诺酮类药物对革兰

笔记

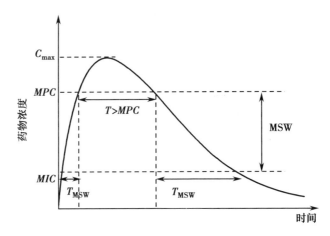

图 10-4　MPC 与 MSW 关系示意图

阴性菌及革兰阳性菌有不同的活性,不仅体外活性指标 MIC 不同,而且体内活性指标 $AUIC$ 也不同。

2. 采取联合用药,关闭或缩小"突变选择窗"　研究发现,临床应用的大多数药物在常规治疗剂量下的 C_{max} 低于 MPC,在应用过程中可能导致耐药突变菌株富集生长。要解决这一问题,应着眼于限制耐药突变株的选择性扩增,阻断第一步耐药突变。除前述选择合适的抗菌药物和剂量外,联合用药在理论上讲也是一条安全、有效的途径。

联合用药一直是临床治疗严重感染的常用方法,MSW 理论认为,两种不同作用机制的抗菌药物联合应用,且其血药浓度同时处于各自的 MIC 之上时,细菌需要同时发生两种耐药突变才能生长。因此,联合应用不同作用机制的药物提供了一种缩小 MSW 的治疗策略,即使这些药物各自都有较高的 MPC,也同样能延缓耐药发生。

联合治疗的关键是选择药动学过程基本一致的两种药物,使其体内过程相似,同步分布于感染部位,此时细菌必须同时发生两步变异才能产生耐药(突变频率低于 10^{-14}),故可缩小 MSW,从而减少耐药突变株的选择性富集扩增,减少耐药的形成和发展。研究证实,与左氧氟沙星、环丙沙星单用相比,其与头孢他啶、美罗培南、阿米卡星联合使用时对铜绿假单胞菌的 MPC/MIC 下降了 2～16 倍,且其耐药突变频率也大幅下降;而当药物 $C_{max} < MPC$ 时,单药治疗将选择出耐药突变菌。另外,传统抗结核药(异烟肼、环丝氨酸等)及老一代喹诺酮类药物环丙沙星等对结核杆菌的 MPC 均明显高于其 C_{max},且选择指数高,表明当单药治疗时将导致结核菌耐药;利福平、链霉素、卡那霉素对结核分枝杆菌,利福平对大肠埃希菌和金黄色葡萄球菌,均有较低的 MIC,MPC 却高达无法测出,治疗后可能迅速杀死敏感菌,但很快产生耐药菌株的蔓延,因而从防止耐药角度来考虑不能采用单药治疗此类致病菌感染。目前抗结核药物标准化疗方案均为三联或四联,可以防止结核菌的耐药突变。

理想的给药方案应是既达到良好的临床疗效,又要避免产生耐药突变株。可参考以下给药方案:①尽量选用同时具有 2 种不同作用靶位的药物,如莫西沙星作用于 DNA 旋转酶和拓扑异构酶Ⅳ,或采用 MPC 值接近 MIC 值的药物,目的是消除突变选择窗以减少耐药突变株的产生;②如采用只有一个作用靶位的抗菌药,宜调整给药方案,使药物浓度高于 MPC 的时间尽量延长,或联合使用不同作用机制的 2 种或 2 种以上的药物。

总之,MPC 和 MSW 是评价抗菌药物防细菌耐药能力的新指标。在应用抗菌药物时,应尽量缩小突变选择窗,力争遏制和延缓细菌耐药突变。除选择更理想的药物、调整药物剂量外,联合用药在理论上讲也是一条安全、有效的用药途径。今后临床上抗感染的目标将是治愈疾病的同时又能阻止耐药产生,为达到这一目标,要求临床医生优化抗菌药物给药方案,结合抗菌药物的 PK/PD 特点和 MSW 理论的治疗策略将有助于延缓细菌耐药的发生。

笔记

【思考题】

1. 查阅文献学习不同病原微生物引起的感染分别适用哪些抗菌药物治疗？

2. 作为"特殊使用级"类别管理的抗菌药物有哪些？在使用时有哪些管理规定？

3. 评价浓度依赖性抗菌药物的 PK/PD 参数主要有哪些？氨基糖苷类药物宜采取何种给药方案？为什么？

（史国兵　党大胜　樊　蓉）

各　论

第十一章 临床常见症状的药物治疗

学习要求

1. 掌握 临床常见症状的药物治疗原则和常用药物治疗方法。
2. 熟悉 临床常见症状的种类、临床表现及其治疗药物种类。
3. 了解 引起临床常见症状的原因和发生机制。

疾病的临床症状多样,表现形式不一。某些是只有主观才能感觉到的,如疼痛、眩晕等;某些是既有主观感觉,又能凭借客观检查发现的,如发热、黄疸、心悸、呼吸困难等;某些是主观无异常感觉,是通过客观检查才发现的,如黏膜出血、肝脾肿大等。许多症状不仅是机体的一种自我保护性反应,如发热、疼痛、咳嗽、呕吐和腹泻等,而且有助于临床对疾病的正确诊断。临床上拟采取对症治疗时,要格外慎重;而且在进行对症治疗的同时,应积极治疗病因。

第一节 发 热

正常人体温一般为36~37℃左右,且受机体内外因素影响稍有波动,但一般波动范围不超过1℃。正常人的体温受下丘脑调控,并通过神经、体液因素使产热和散热过程呈动态平衡,保持体温相对恒定。当机体在致热原(pyrogen)作用下或各种原因引起体温调节中枢功能障碍时,体温升高超出正常范围,称为发热(fever)。

【病因和发病机制】

(一)病因

1. **感染性发热(infective fever)** 各种病原体如细菌、病毒、支原体、立克次体、螺旋体、真菌和寄生虫等感染人体均可引起发热。

2. **非感染性发热(noninfective fever)** 主要有以下几类原因:①无菌性坏死物质的吸收,常见于机械性、物理或化学性损伤,如大手术后组织损伤、大面积烧伤等;因血管栓塞或血栓形成而引起的心肌、肺等内脏梗死或肢体坏死;组织坏死与细胞破坏,如肿瘤、白血病、淋巴瘤、溶血反应等。②抗原-抗体反应,如风湿病、血清病、药物热、结缔组织病等。③内分泌与代谢性疾病,如甲状腺功能亢进、重度脱水等。④皮肤散热减少,如广泛性皮炎、鱼鳞病等。⑤体温调节中枢功能失常,有些致热因素不通过内源性致热原而直接损害体温调节中枢,使体温调定点上移,造成产热大于散热,体温升高,称为中枢性发热,如中暑,重度安眠药中毒,脑出血、脑震荡和颅骨骨折等。⑥自主神经功能紊乱,影响正常体温调节过程,使产热大于散热,体温升高。属功能性发热范畴。

(二)发病机制

下丘脑体温调节中枢通过对产热及散热两个过程的精细调节,使体温维持于相对恒定水平(正常人为37℃左右)。发热是细菌或病毒等感染时,病原体及其毒素或其他致热原(抗原抗体反应、炎症、组织损伤和坏死肿瘤组织等)刺激中性粒细胞或其他细胞,使之产生并释放内热原,如白介素IL-1,后者进入中枢神经系统,作用于体温调节中枢,使该处前列腺素E(PGE)合成与释放增多,将体温调定点提高至37℃以上,这时产热增加,散热减少,因此体温升高,产生发热。

【临床表现】

1. **发热的分度** 临床上按发热的高低可分为四度:低热体温为37.3℃~38℃,中热体温为

38.1℃~39℃,高热体温为39.1℃~41℃,超高热体温在41℃以上。

2. **临床过程及特点**　发热的临床过程一般分为以下三个阶段:

(1)体温上升期　该期体温上升的方式有骤升型和缓升型两种,患者常有疲乏无力、肌肉酸痛、皮肤苍白、畏寒或寒战等症状。

(2)高热期　体温上升达高峰后并保持一定时间,短则数小时,长则数天,甚至数周,持续时间的长短可因病因而异。该期患者表现为皮肤发红并有灼热感、呼吸加深变快、心跳加快、出汗等症状。

(3)体温下降期　体温开始下降并降至正常水平,患者表现为出汗多、皮肤潮湿等。

3. **热型及临床意义**　将发热患者不同时间测得的体温数值分别记录在体温单上,将各体温数值点连接起来成体温曲线,该曲线的不同形状称为热型(fever type)。不同病因所致热型不同,临床上可根据热型的不同进行发热病因的诊断和鉴别诊断。临床上常见的热型有稽留热(continued fever)、弛张热(remittent fever)、间歇热(intermittent fever)、波状热(undulant fever)、回归热(recurrent fever)、不规则热(irregular fever)。

4. **伴随症状**　发热时患者常常伴有其他症状的出现,如寒战、皮疹、关节肿痛、结膜充血、淋巴结肿大、肝脾肿大、出血甚至惊厥昏迷等。伴随症状的不同也有助于发热病因的诊断和鉴别诊断。

【治疗原则】

(一)　一般治疗原则

注意合理休息,适当补充营养物质、水分及维生素。对高热者用冰袋和湿毛巾冷敷,或用50%的酒精擦拭四肢、胸背、头颈部以帮助退热。

(二)　药物治疗原则

1. 在明确病因和进行病因治疗的前提下用药,遇发热患者时不能首先使用解热药,应尽快明确诊断,因为一次小剂量的解热药也会扰乱热型,延误诊断。解热药物属对症治疗药物,不能代替病因治疗,故用药前应明确病因,同时应积极治疗病因。

2. 严格掌握用药指征,只有在明确诊断和积极治疗病因的同时,或遇下列情况时才选用解热药物:①发热39℃以上,危及生命,特别是儿童高热惊厥;②热度虽不高,但伴有明显的头痛、肌肉痛、失眠、意识障碍,影响患者休息和疾病恢复时;③持续高热,影响心肺功能,或患者对高热不能耐受时;④某些未能控制的长期发热,如急性血吸虫病、丝虫病、伤寒、布氏菌病、结核及癌症等;⑤采取物理降温(酒精浴、冰袋冷敷等)无效时。

3. 控制药物剂量(宜小剂量)和给药次数(收效即停药),并注意补充液体,谨防出汗过多致脱水,特别对年老体弱的患者更应该注意。

4. 不宜同时应用两种以上的解热镇痛药,以免引起肝、肾、胃肠道的损伤。注意患者个体差异和药物过敏史,以避免各类药物的不良反应及禁忌证。使用解热药物时,不宜饮酒或饮用含有酒精的饮料。

【药物治疗】

(一)　治疗药物分类

发热常用治疗药物见表11-1。

表11-1　发热常用治疗药物分类

药物分类	作用机制	代表药物	主要特点
非甾体类抗炎药	抑制环氧酶(COX)活性,促进体温调定点复原,发挥解热作用	对乙酰氨基酚(扑热息痛)	解热作用缓和持久,抗炎作用极弱,无明显胃肠刺激

笔记

续表

药物分类	作用机制	代表药物	主要特点
非甾体类抗炎药		阿司匹林	退热作用较强,较大剂量或长期应用时,胃肠道不良反应比较明显
		布洛芬	退热速度快,效果显著,胃肠道反应发生率低于阿司匹林
		尼美舒利	较高的选择性抑制 COX-2,退热作用强于布洛芬,副作用主要是对肝脏的损害
甾体类抗炎药	抑制体温中枢对致热原的反应,稳定溶酶体膜,减少内源性致热原	糖皮质激素	有迅速而良好地退热作用,可用于严重中毒性感染所致的发热
其他类	抑制下丘脑体温调节中枢	氯丙嗪	降温作用随外界温度而变化,既降低发热者的体温,又可降低正常人体温,可与哌替啶、异丙嗪组成冬眠合剂

(二)治疗药物的选用

解热药属于对症治疗药物,一般来说,非感染性疾病或感染已被控制,患者如果热度不高(在38℃以下),通常不主张使用。患者只要注意合理休息,补充足够的营养物质、水分和维生素,就可能有效地促使体温恢复正常。只有当热度较高(39℃以上),或者发热时间过长,且采取其他适当措施未能退热时,在对因治疗的同时,及早合理使用解热药。

1. 儿童高热的治疗　对体温过高或高热持续不退的患儿,尤其是既往有高热惊厥史和高热伴极度烦躁的患儿,为避免引起脑细胞损伤和由于体温过高而可能造成的不良影响,及时采取降温措施还是很必要的。临床常用的降温措施主要有两种,一种是物理降温,一种是药物降温。具体选用哪一种降温方法,应该根据患儿的年龄、体质和发热程度来决定。新生儿期发热不宜采用药物降温,因为新生儿体温调节功能尚未发育完善。一般感染所致的婴幼儿发热最好先采用适当的物理降温措施,可用50%乙醇擦浴、擦背部、胸部和四肢,或用冷水、冰块、冰袋置于大血管、前额处,但对麻疹等出疹性疾病的患儿不宜采用冷敷和酒精擦浴降温,以免刺激皮肤,影响皮疹透发。药物降温需注意剂量不要太大,以免使患儿出汗过多引起虚脱或电解质紊乱。儿科常用的解热药物种类很多,一般可选择对乙酰氨基酚。对乙酰氨基酚退热效果迅速可靠,不良反应较少,对胃肠道无明显刺激性,也不会引起凝血障碍。但偶见过敏反应,出现皮疹。大量或长期服用可能会引起溶血性贫血及肾脏损害。阿司匹林解热作用迅速,但长期使用可引起胃肠道反应,并能抑制血小板聚集而致出血,少数患儿可出现过敏反应。对轻中度发热的患儿也可选用发汗解表,清热镇惊解毒的中药或天然药物,可使患儿体温下降。

2. 老年人发热的治疗　老年发热患者,当体温超过38℃时,应考虑药物降温,以防止出现其他并发症。降温药物有:①柴胡注射液4ml 或复方氨林巴比妥注射液(安痛定)2ml 肌内注射,临床多用于高热的临时处理;②吲哚美辛(indomethacin)栓 1/4 ~ 1/2 枚,放入肛内;③阿司匹林(aspirin)0.3 ~ 0.6 克,每日3次或发热时服用,哮喘患者及有出血倾向、活动性出血患者禁用;④对乙酰氨基酚(paracetamol)0.25 ~ 0.5g,每日3次或发热时服用,肝肾功能受损者慎用。因药物是通过全身大量出汗而达到降温目的,所以应缓慢降温,不宜太快过强,以免汗出过多引起虚脱和血压下降,尤以老年患者心功能较差时为甚。若汗出过多,轻者可自行喝淡盐水或糖水,重者应立即静脉输液,补充电解质(尤其是钾),以维持体液平衡。

笔记

3. **顽固性发热的治疗** 严重感染、神经系统损伤、晚期癌症等都可引起顽固性发热,应根据引起发热的不同病因采取不同的对因治疗。细菌性感染引发的高热应通过实验室病原学检查,并进行药物敏感试验,选取最敏感的抗生素进行治疗。一般说来,通过合理的抗菌治疗,患者的热度会下降并恢复正常。若患者体温过高,在选用合适抗菌药的同时,可联合使用对乙酰氨基酚或阿司匹林,一旦体温低于 38℃ 时,可考虑停用解热药。使用一般治疗后,退热效果仍不好时,可采用类冬眠疗法,即用氯丙嗪(冬眠灵)25～50mg,哌替啶(度冷丁)100mg,异丙嗪(非那根)25～50mg 组成冬眠合剂,加入 5% 葡萄糖注射液或生理盐水中静脉滴注。也可以短期使用皮质激素类药,但有感染时必须与大剂量抗生素一起用,常用的有:①泼尼松龙片:每次 5～10mg,每日 3～4 次,或注射剂 10～20mg,加入葡萄糖溶液、生理盐水中静脉滴注。②氢化可的松片:每次 20mg,每日 2～3 次,或注射剂 100～200mg/d,静脉滴注。③地塞米松:每次 0.75～1.5mg,每日 2～3 次,或注射剂每次 4～20mg,静脉滴注。④氢化可的松:100～200mg 稀释后静脉滴注。

【思考题】

请查阅相关文献,尝试制定治疗儿童高热惊厥合理的药物治疗方案。

第二节 疼 痛

疼痛(pain)是机体对伤害性刺激所引起的反应(躯体运动性反应和(或)内脏自主性反应),常伴有不愉快的情绪体验。它是一种复杂的生理心理活动,是临床上最常见的症状之一。疼痛一方面可作为机体受到伤害的一种警示,可引起机体一系列防御性保护反应,也是疾病诊断的重要依据。但另一方面,疼痛作为一种警示也有其局限性,如癌症等出现疼痛时,已为时太晚。某些长期的剧烈疼痛,能影响机体正常功能的发挥,引发不良的情绪和心理活动,是一种难以忍受的折磨。因此,必须合理应用镇痛药,缓解疼痛和减轻患者痛苦。

【病因和发生机制】

(一)病因

疼痛通常由导致组织损伤的各种伤害性刺激引起,包括物理性刺激,如刀割、棒击、电流和高温等,化学性刺激,如强酸、强碱等和生物性刺激,如蚊虫、蜂类叮蛰等。此外,组织细胞炎症或损伤时释入细胞外液中的钾离子、5-羟色胺、乙酰胆碱、缓激肽、前列腺素和组胺等生物活性物质亦可引起疼痛或痛觉过敏。

(二)发生机制

关于疼痛的发生机制,早在 1965 年人们就提出了疼痛的闸门控制学说。该学说认为脊髓后角胶质中的某些神经细胞对痛信息的传递具有闸门作用,控制着痛信息向中枢传递,其本身也受周围神经粗、细传入纤维活动和高级中枢下行控制作用的影响。因而,任何使细纤维活动增强和(或)粗纤维活动减弱的因素均可导致疼痛。1970 年,人们又进一步发现轻度电刺激中脑导水管周围灰质或向该处注射微量吗啡,可引起极明显的镇痛效果,并据此提出内源性疼痛抑制系统的概念。随后又发现导水管周围灰质中的神经细胞含有丰富的阿片肽受体,其周围存在大量的阿片肽(opioid peptides)。现在认为,阿片受体和阿片肽共同组成了机体的抗痛系统。内源性阿片肽(如 enkephalin)可激动感觉神经突触前、后膜上的阿片受体,通过 G-蛋白偶联机制,抑制腺苷酸环化酶、促进 K^+ 外流、减少 Ca^{2+} 内流,使突触前膜递质释放减少、突触后膜超极化,最终减弱或阻滞痛觉信号的传递,产生镇痛作用。除内源性阿片肽及其受体外,5-羟色胺、前列腺素等递质及其相应的受体也参与下行控制或内源性疼痛控制系统。在成人,疼痛还可由心理原因引起,而无明显直接的物质基础。一般说,疼痛易受注意、暗示和期待等心情的影响,一个人的既往经历和当时的情境均可给疼痛感受带来很大影响。

笔记

【临床表现和分类】

（一）分类

1. 按起病缓急、病程长短分类

（1）急性疼痛:有明确的开始时间,持续时间较短,常用的止痛方法可控制疼痛,如软组织及关节急性损伤性疼痛,手术后疼痛,产科疼痛,痛风等。

（2）慢性疼痛:通常由慢性病理过程造成,逐渐发生,开始时间不很明确,并可能持续加重。如软组织及关节劳损性或退变性疼痛,椎间盘源性疼痛,神经源性疼痛等。

2. 按疼痛程度分类　微痛或似痛非痛常与其他感觉复合出现,如痒、酸麻、沉重、不适感等。轻度疼痛的痛反应较轻,常不影响正常的工作和生活。中度疼痛的痛反应较强烈,能影响机体的正常活动和功能发挥。剧痛的痛反应剧烈,难以忍受,可导致昏厥,应采取紧急救治措施。

3. 按疼痛性质分类　可有钝痛、酸痛、胀痛、闷痛、锐痛、刺痛、切割痛、灼痛和绞痛等。也可有钻顶样痛、暴裂样痛、跳动样痛、撕裂样痛、牵拉样痛和压扎样痛等。按疼痛来源可分为:①躯体疼痛,疼痛部位明确,如临床上手术后疼痛或躯体损伤后疼痛。②内脏疼痛,胸腹部脏器受肿瘤浸润、压迫或牵引引起的疼痛,定位不明确,表现为挤压痛、胀痛或牵拉痛等。③神经疼痛,肿瘤浸润或治疗引起的神经末梢或中枢神经系统受损所致,表现为烧灼样、钳夹样的阵发性疼痛,往往伴有感觉或运动功能丧失。

（二）临床表现

疼痛的表现是复杂的,这与疼痛发生部位、影响因素和体位等均有关系。一般来说疼痛部位多为病变或损伤所在部位,如胸痛、腹痛、腰背痛或关节痛等。疼痛性质有胀痛、闷痛、刺痛、切割痛、灼痛和绞痛等;疼痛程度有轻微疼痛至剧烈疼痛;持续时间有阵发性（1~5分钟）疼痛,也有持续性（数小时或更长）疼痛;某些体位可使疼痛加剧或减轻,有可能成为诊断的线索;疼痛的伴发症状可有发热、寒战、恶心、呕吐甚至休克等。

【治疗原则】

（一）一般治疗原则

任何减弱细纤维传入和（或）加强粗纤维传入的措施均有助于治疗或缓解疼痛。除用传统局麻药封闭或阻断传入通路的细纤维活动外,推拿、按摩、热疗、电疗等物理疗法也可缓解疼痛。针灸和轻度电刺激神经等疗法,在慢性疼痛治疗上已被广泛应用。

（二）药物治疗原则

应在明确病因和对因治疗的前提下使用镇痛药,本类药物属对症治疗药物,不能代替病因治疗,故用药前应明确病因,同时应积极治疗病因。原因不明的疼痛慎用镇痛药,以免掩盖症状,延误诊治。严禁滥用麻醉性镇痛药,只有在明确诊断,严格掌握指征的前提下,经授权医师开写处方才能使用。避免长期反复使用镇痛药,麻醉性镇痛药易产生药物依赖性和成瘾性,连续使用数日即可发生,应尽量先用非麻醉性镇痛药,麻醉性镇痛药不可长期使用。使用中注意个体差异,呼吸功能不全或老年人、婴幼儿较敏感,应尽量避免使用。严格掌握剂量,防止过量中毒。

【药物治疗】

（一）常用药物分类

镇痛药按作用机制可分为非甾体类镇痛药、阿片类镇痛药、抗抑郁药、镇静催眠抗焦虑药、激素和其他类。①非甾体类镇痛药作用部位在外周,主要是通过抑制环氧化酶（COX）,从而抑制局部前列腺素（PGs）的生成而发挥镇痛作用。非甾体类镇痛药主要有阿司匹林、对乙酰氨基酚、吲哚美辛和高选择性 COX-2 抑制药如塞来昔布（celecoxib）和尼美舒利（nimesulide）等。该类药物仅有中等程度的镇痛作用,对慢性钝痛有效,对急性锐痛、严重创伤的剧痛、平滑肌绞痛无效,长期应用不产生欣快感和成瘾性。②阿片类镇痛药作用部位在中枢,通过激动脊髓胶质

笔记

区、丘脑内侧、脑室及导水管周围灰质等部位的阿片受体,模拟内源性阿片肽对痛觉的调制功能而产生镇痛作用。阿片类药物分为强阿片类和弱阿片类药物,根据其内在活性又可以分为完全性激动剂(吗啡、氢吗啡酮、美沙酮、芬太尼、哌替啶和曲马多);部分激动剂(丁丙诺啡、喷他佐辛和布托啡诺)或激动-拮抗剂(纳布啡和纳诺啡)。该类药物镇痛作用强,对急性锐痛、严重创伤的剧痛、平滑肌绞痛等效果好,但反复应用,多数易于成瘾,故又称成瘾性镇痛药或麻醉性镇痛药。③抗抑郁药除了有抗抑郁效应外还有镇痛作用,可用于治疗各种慢性疼痛综合征。已经证明阿米替林(amitriptyline)、去甲替林(nortriptyline)和地昔帕明(desipramine)对带状疱疹后遗神经痛有效,去甲替林对糖尿病外周神经痛很少有副作用,阿米替林与地昔帕明疗效相当,而氯米帕明(clomipramine)比地昔帕明更优越。三环类抗抑郁药通过阻止去甲肾上腺素和5-HT的再摄取(去甲肾上腺素和5-HT可以作用于中枢和脊髓水平),影响内啡肽介导的疼痛调节通路产生镇痛作用。④临床一般将镇静催眠抗焦虑药分为镇静类药,即苯二氮䓬类药物,如地西泮和硝西泮等,该类药物具有镇静、抗焦虑及肌松作用,故常用于急性疼痛伴焦虑、肌痉挛或失眠患者,或在慢性疼痛治疗中作为辅助用药,但反复应用后,可引起药物依赖和耐药性,故不应滥用;吩噻嗪和丁酰苯类药物,如氯丙嗪、异丙嗪及氟哌利多等,它们具有较明显的中枢神经系统抑制作用,并能增强催眠、镇痛及麻醉药物的作用,临床可用于慢性疼痛、癌性疼痛和神经性疼痛的治疗。疼痛患者大都伴有抑郁、焦虑、失眠等症状,适时增加抗抑郁、抗焦虑、镇静催眠药物的治疗,可改善患者的精神症状,以达到镇痛目的。⑤糖皮质激素在炎症反应引起的疼痛治疗中也常应用,临床上常用的糖皮质激素包括泼尼松、地塞米松和泼尼松龙等。⑥其他类镇痛药包括曲马多(tramadol),其作用机制包括对阿片μ受体和胺类受体(α₂肾上腺素能受体,5-HT受体)作用,还通过其代谢产物(共发现21种以上代谢产物)发挥作用;美沙酮(methadone),除激动阿片μ受体外,还对兴奋性氨基酸受体有阻滞作用;阿托品和山莨菪碱是常用的平滑肌解痉药,用于缓解胃肠道、胆道、尿道平滑肌绞痛;卡马西平属细胞膜稳定药,对外周神经痛效果好等。

（二）治疗药物的选用

1. 癌性疼痛的药物治疗　以药品来控制癌症疼痛是最常使用的治疗方式,根据《精神药品临床应用指导原则》《麻醉药品临床应用指导原则》、世界卫生组织(World Health Organization,WHO)三阶梯止痛原则、NCCN成人癌痛指南和癌痛治疗规范,准确评估患者病情,制定个体化治疗方案,因病施治,实现癌痛个体化治疗。临床上常用的止痛药物分为非阿片类、阿片类及辅助性止痛药3类。

（1）非阿片类止痛药:原则上优先使用口服剂型,若无禁忌证,如患者无出血性疾患、过敏史及血小板低下等,轻至中度疼痛患者首选阿司匹林、对乙酰氨基酚等非甾体类镇痛药物(WHO第1阶段)。

对乙酰氨基酚建议650mg/4h或1g/6h,最大剂量不要超过4g/d,此类药物对肝脏有损害,应尽量避免剂量过大导致的肝毒性;布洛芬建议最大剂量不要超过3200mg/d。若有需要可短期使用酮洛酸氨丁三醇(ketorolac)注射15～30mg/6h,切勿连续使用超过5天。使用非甾体类镇痛药物要小心评估可能发生的副作用,如胃肠道出血、溃疡、肾功能低下等,一旦出现应考虑停用。并且,非甾体类镇痛药物都有天花板效应(在最大剂量的基础上继续增加剂量也不会增加止痛效果,反而增加其副作用),所以若使用至最大剂量仍无法达到良好的止痛效果,则应改用其他药物或联合其他辅助用药或阿片类制剂。

（2）阿片类止痛药:通过活化中枢神经系统的阿片受体μ、δ、κ、ε、σ(主要在μ、δ、κ)产生包括镇痛在内的多种药理作用。主要分为2类,一类为天然的阿片生物碱,包括吗啡(morphine)、可待因(codeine)等,另一类为人工合成的阿片类镇痛药,包括美沙酮(methadone)、羟甲左吗喃(levophanol)、哌替啶(pethidine)、喷他佐辛(pentazocine)。

非阿片类止痛药如果镇痛效果不佳或疼痛程度加剧,可考虑加用弱阿片类药物如可待因、羟考酮（oxycodone）、二氢可待因酮（hydrocodone）或曲马多（tramadol）（WHO 第 2 阶段）。当可待因使用剂量达到 60mg/4 小时或曲马多使用剂量达到 100mg/4h 时，已达到最大剂量，如仍无法理想止痛，则应该转换成吗啡（无天花板效应）。疼痛转为中度至严重程度应使用强效阿片类药物如吗啡或芬太尼贴片（fentanyl）等（WHO 第 3 阶段）。对于晚期癌症患者，为改善患者的生活质量，一般可不限制吗啡的用量。多数癌痛患者经规范的三阶梯方案治疗后，疼痛可得到缓解，但约有 15% 左右的癌症患者表现为顽固性癌痛。顽固性癌痛系指应用 WHO 的"三阶梯"癌痛治疗方案，不能有效控制的癌痛，如神经病理性疼痛、内脏疼痛、骨转移疼痛、交感神经参与的疼痛综合征等。当长期应用一种阿片类制剂出现了耐受时，可考虑更换另一种制剂来增加药物的镇痛效果，减少药物的副作用。一般来说，对一种阿片类药物耐受，经过更换其他药物后，仍然会有镇痛效果。阿片类药物彼此间的效力转换是依据其相当于吗啡的效力（表 11-2）。计算患者最近 24 小时内所使用的阿片类药物有效控制总量，若患者最近的控制效果良好，则转换其他药物时可先降低 25%～30% 的剂量，以允许彼此药物之间可能存在相互干扰的耐受性，若先前的药物对疼痛的控制效果不良，转换其他药物时可直接给予 100%～125% 的剂量。

表 11-2 阿片类药物效力换算比较表

药品	注射剂量（mg）*	口服剂量（mg）*	作用期（h）
可待因	–	200	3～5
羟考酮	–	15～20	3～5
二氢可待因酮	–	30～45	3～5
吗啡	10	30	3～4
氢吗啡酮	1.5	7.5	2～3
羟甲左吗喃	2	4	3～6
芬太尼	0.1	–	1～3
美沙酮	–	–	–
羟吗啡酮	1	10	3～6
曲马朵	–	50～100	3～7

注：* 相当于注射 10mg 吗啡的效力。

（3）辅助性止痛药：适时加上辅助性止痛药，将有助于减轻癌症患者的痛苦，增加患者对癌症治疗的顺从性（表 11-3）

表 11-3 常用于癌症疼痛的辅助性止痛药

药品分类	药品名称	适应证	常见副作用
抗抑郁药（antidepressants）	阿米替林、去甲替林、地昔帕明	神经病变性疼痛	镇静、口干、便秘、姿势性低血压、尿滞留
抗惊厥药（anticonvulsants）	苯妥英钠、卡马西平、丙戊酸、氯硝西泮、加巴喷丁	神经病变性疼痛、肌阵挛反射	嗜睡、晕眩、恶心、皮疹、骨髓生成抑制
精神振奋药（psychostimulants）	右旋安非他命、哌甲酯、莫达非尼	阿片类药物引起的镇静	精神紧张、易怒、失眠、晕眩、口干

续表

药品分类	药品名称	适应证	常见副作用
皮质类固醇（corticosteroids）	地塞米松、甲泼尼龙、强的松	脊髓压迫、颅内压上升	胃炎、失眠、体液滞留、食欲增加
肌肉松弛剂（muscle relaxant）	地西泮、氯苯氨丁酸、美索巴莫、环苯扎林	肌肉痉挛	镇静、晕眩、恶心、虚弱
苯二氮䓬类（benzodiazepines）	地西泮、劳拉西泮、阿普唑仑、咪达唑仑、替马西泮	肌肉痉挛、肌阵挛、焦虑、失眠	镇静、谵妄、低血压、头痛、呼吸抑制
解痉药（antispasmodics）	苯乙哌啶、阿托品、洛哌丁胺、东莨菪碱贴片	胃肠或膀胱痉挛	镇痛、口干、便秘
神经松弛剂（neuroleptics）	马来酸左美丙嗪、氟哌啶醇、丙氯拉嗪、氯丙嗪	谵妄、激动、恶心、呕吐、打嗝	镇静、姿势性低血压、意识混乱、锥体外症候群
二磷酸盐（bisphosphonates）	帕米膦酸二钠、唑来膦酸	骨头痛	低血钙、发烧、肠胃不适、贫血

2. 其他疾病所致疼痛的药物治疗　对炎症反应所致头痛、牙痛、神经痛、肌肉痛和关节痛多选用非甾体类镇痛药如阿司匹林、对乙酰氨基酚、吲哚美辛等。对胆结石、尿路结石导致内脏平滑肌痉挛引起的内脏绞痛常选用哌替啶和阿托品联合或单用阿托品治疗。对外周神经性疼痛如三叉神经痛、舌咽神经痛等多选用卡马西平或苯妥英钠等细胞膜稳定药。三环抗抑郁药物与阿片类药物及抗惊厥药物加巴喷丁（gabapentin）和普瑞巴林（pregabalin）相比，治疗周围神经病理性疼痛有较好的疗效。如果只是为了单纯镇痛，推荐的药物顺序为三环类抗抑郁药 > 阿片类 > 曲马多 > 加巴喷丁/普瑞巴林，如果既考虑镇痛又考虑生活质量推荐顺序为加巴喷丁/普瑞巴林 > 曲马多 > 阿片类 > 三环类抗抑郁药，加巴喷丁为一线药物，曲马多和阿片类作为第二线或第三线药物。偏头痛治疗的药物可分为偏头痛特异性和非特异性药物。非特异性药物如阿司匹林、对乙酰氨基酚或其他非甾体类抗炎药、阿片制剂等；特异性药物包括麦角胺、二氢麦角胺和曲坦类，它们能够有效地治疗偏头痛和丛集性头痛，但不用于治疗其他类型的疼痛。

【思考题】

1. 试述吗啡、阿司匹林和阿托品止痛作用区别，并分别说明其作用机制和止痛的适应证。
2. 假设患者最近使用吗啡注射剂量为8mg/h，要转换成氢吗啡酮注射剂量应如何转换？

第三节　咳嗽、咳痰

咳嗽和咳痰是呼吸道疾病最常见的一种症状，它是人体清除呼吸道分泌物和有害因子的正常生理反射，但若咳嗽次数频繁，会造成胸痛、腹痛，严重者影响休息和睡眠，剧烈咳嗽还可能会造成晕厥，或者引起肺大泡破裂导致气胸而危及生命。临床治疗药物可分为两大类：一是针对病因治疗的药物，如抗菌药、抗病毒药等；另一类是在对因治疗的同时，为消除或缓解呼吸道症状，减轻患者痛苦及减少并发症的药物，主要有镇咳药和祛痰药。由于咳嗽、咳痰是人体的一种保护性生理功能，通过咳嗽、咳痰能有效清除呼吸道内的分泌物或进入气道的异物，因此，在对因治疗的同时，要合理使用镇咳药和祛痰药。

【病因和发生机制】

（一）病因

呼吸道感染是引起咳嗽、咳痰最常见的原因。各种原因所致的胸膜炎、胸膜间皮瘤、自发性气胸或胸腔穿刺等均可引起咳嗽和咳痰。急性左心衰竭所致肺水肿时,因肺泡及支气管内有浆液性或血性渗出物,也可引起咳嗽和咳痰。神经精神因素如皮肤受冷刺激、鼻黏膜或咽峡部黏膜受刺激时均可因反射引起咳嗽。慢性咳嗽既可由明显的器质性病变如慢性阻塞性肺病、肺癌、肺结核等引起,也可由下列疾病引起,如鼻后滴流综合征(PNDS)、咳嗽变异型哮喘(CVA)、胃-食管反流综合征(GERD)和嗜酸细胞性支气管炎(EB),还可能是某些药物(如血管紧张素转换酶抑制剂)的不良反应。

（二）发生机制

来自呼吸系统以及呼吸系统以外器官(如脑、耳、内脏)的刺激经迷走神经、舌咽神经和三叉神经与皮肤的感觉神经纤维传入,再经喉下神经,膈神经和脊神经分别传到咽肌,声门,膈和其他呼吸肌,引起咳嗽动作。咳嗽动作首先是快速短促吸气,膈下降,声门迅速关闭,随即呼吸肌与腹肌快速收缩,使肺内压迅速上升,然后声门突然开放,肺内高压气流喷射而出,冲击声门裂缝而发生咳嗽动作声音。

咳痰是一种病态现象,正常气管、支气管腺体和杯状细胞只分泌少量黏液,以保持呼吸道的湿润。当呼吸道反复受到感染、异物、过热过冷的空气、刺激性气体、香烟或过敏因素的刺激时,黏膜充血、水肿,黏液分泌增多,毛细血管壁通透性增加,浆液渗出。此时含红细胞、白细胞、巨噬细胞和纤维蛋白等的渗出物与黏液、吸入的尘埃和某些组织坏死物等混合成痰,随咳嗽动作排出。

【临床表现】

咳嗽和咳痰的下列表现有助于疾病的诊断及鉴别诊断。

1. **咳嗽的性质**　咳嗽无痰或痰量极少,称为干性咳嗽或干咳。干咳或刺激性咳嗽常见于急性或慢性咽喉炎、喉癌、支气管异物、支气管肿瘤、胸膜疾病以及原发性肺动脉高压和二尖瓣狭窄等。咳嗽伴有咳痰称为湿性咳嗽,常见于慢性支气管炎、支气管扩张、肺炎、肺脓肿和肺结核等。

2. **咳嗽的时间与规律**　突发性咳嗽常由于吸入刺激性气体或异物、淋巴结或肿瘤压迫气管或支气管所引起;发作性咳嗽可见于百日咳以及以咳嗽为主要症状的支气管哮喘等;长期慢性咳嗽,多见于慢性支气管炎、支气管扩张症、肺脓肿及肺结核。夜间咳嗽常见于左心衰竭和肺结核患者。

3. **咳嗽的音色**　指咳嗽声音的特点,如嘶哑性咳嗽,多为声带炎症或肿瘤压迫喉返神经所致;鸡鸣样咳嗽,多见于百日咳、会厌、喉部疾患或气管受压;金属音咳嗽,常见于纵隔肿瘤、主动脉瘤或支气管癌直接压迫气管所致;低微无力咳嗽,见于严重肺气肿、声带麻痹或极度衰弱患者等。

4. **痰的性质和痰量**　痰的性质可分为黏液性、浆液性、脓性和血性等。痰量多,多见于支气管扩张及肺脓肿等。黄色或淡黄色的痰多提示呼吸道有细菌性感染,多见于肺炎、慢性支气管炎症;痰中带血,多见于肺结核、支气管扩张、肺癌;铁锈色痰,多见于大叶性肺炎;黑色痰则见于煤炭工人和烧锅炉的工人。

5. **咳嗽伴随症状**　有伴发热、胸痛、呼吸困难、咯血或哮鸣音等。

【治疗原则】

（一）一般治疗原则

咳嗽咳痰是秋冬季节的常见病症,平时多进行户外活动,提高机体抗病能力;适时增减衣服,防止过冷或过热;注意适当休息,加强饮食调护,注意食补养肺等。应用祛痰药时应注意痰的排出,结合湿化气道、体位引流,鼓励患者排痰,特别是在应用反射性引起呼吸道分泌增多的稀释性祛痰药时,更应注意有效的咳嗽以排出痰液。术后患者要注意止痛,防止因伤口疼痛而不敢咳嗽影响排痰。对痰液难于咳出者,必要时可用吸引器或纤维支气管镜吸出痰液。

笔记

（二）药物治疗原则

镇咳药和祛痰药仅为对症治疗，应注重对因治疗。病因明确时，要设法去除病因；病因不明，只用镇咳药，不仅效果不好，还会延误病情；只有在病因明确的基础上，为减轻患者痛苦和防止剧咳并发症（咯血、气胸、晕厥、肺气肿和支气管扩张等）而适当应用；镇咳祛痰兼顾，痰多者慎用。多数咳嗽者同时有咳痰，有痰咳嗽时，应以祛痰为主，只用镇咳药，不仅效果不佳，反而对痰多虚弱患者易引起痰液壅塞气道，重者窒息死亡。

【药物治疗】

（一）常用药物分类

1. 镇咳药分类　分为中枢性镇咳药、外周性镇咳药和具有镇咳祛痰效果的中成药。中枢性镇咳药主要通过抑制延髓的咳嗽中枢而发挥强大的镇咳作用。中枢性镇咳药又分为成瘾性和非成瘾性镇咳药。成瘾性镇咳药主要有可待因（codeine）和福尔可定（pholcodine）。可待因镇咳作用持续 4～6 小时，久用可成瘾，应控制使用，可用于各种原因所致的剧烈干咳和刺激性咳嗽，尤其是伴有胸痛的干咳，口服或皮下注射，每次 15～30mg，每天 30～90mg。福尔可定（pholcodine）作用与可待因相似，但成瘾性较之为弱，口服每次 5～10mg。

非成瘾性镇咳药有喷托维林（pentoxyverine）、右美沙芬（dextromethorphan）和福米诺苯（fominoben）等，该类药物共同特点是治疗量无镇痛和呼吸抑制作用，无成瘾性。右美沙芬主要用于干咳，适用于感冒、急性或慢性支气管炎、支气管哮喘、咽喉炎、肺结核以及其他上呼吸道感染时的咳嗽，多种非处方复方镇咳药物均含有本品。口服每次 15～30mg，每天 3～4 次。口服吸收良好，服药 10～30 分钟起效。喷托维林（pentoxyverine）是国内使用较久的镇咳药，作用强度为可待因的 1/3，同时具有抗惊厥和解痉作用，青光眼及心功能不全者应慎用，口服每次 25mg，每天 3次。右啡烷（dextrophan）为右美沙芬的代谢产物，患者的耐受性好。

外周性镇咳药主要通过抑制咳嗽反射弧中的某一环节如抑制肺牵张感受器，阻断肺-迷走神经反射，抑制咳嗽冲动的传导，而产生镇咳作用。常用药物有苯佐那酯（benzonatate）、苯丙哌林（benproperine）和二氧丙嗪（dioxopromethazine）等，临床主要用于刺激性干咳和阵咳。具有镇咳祛痰效果的中成药主要有蛇胆川贝液、复方枇杷膏、鲜竹沥液和伤风止咳糖浆等。苯丙派林作用为可待因的 2～4 倍，可抑制外周传入神经，亦可抑制咳嗽中枢，口服每次 20～40mg，每天 3次。莫吉司坦（moguisteine）为非麻醉性镇咳药，口服每次 100mg，每天 3 次。那可丁（narcotine）为阿片所含的异喹啉类生物碱，作用与可待因相当，口服每次 15～30mg，每天 3～4 次。

2. 祛痰药分类　按祛痰药的作用方式可将其分为三类：①恶心性祛痰药，如氯化铵、愈创甘油醚等；②黏痰溶解药，如乙酰半胱氨酸、溴己新、氨溴索等；③黏液稀释剂，如羧甲司坦等。

（二）治疗药物的选用

1. 儿童咳嗽咳痰的治疗　儿童咳嗽一般不适合使用中枢性镇咳药，如可待因、喷托维林（咳必清）、咳美芬等。婴幼儿的呼吸系统发育尚不成熟，咳嗽反射较差，气道管腔狭窄，血管丰富，纤毛运动功能较差，痰液不易排出，如果一咳嗽，便给予较强的止咳药，咳嗽虽暂时得以停止，但气管黏膜上的纤毛上皮细胞的运痰功能和支气管平滑肌的收缩蠕动功能受到了抑制，痰液不能顺利排出，大量痰液蓄积在气管和支气管内，影响呼吸功能。一般较剧烈的刺激性干咳可选用这类止咳药。但要在治疗原发病的基础上使用。儿童咳嗽适合选用兼有祛痰，化痰作用的止咳药，糖浆优于片剂，糖浆服用后附着在咽部黏膜上，减弱了对黏膜的刺激作用。

2. 支气管扩张的治疗　支气管扩张的典型症状为慢性咳嗽伴大量脓痰和反复咯血，因此其治疗原则是消除病因，促进痰液排出，控制感染等内科保守治疗，必要时行外科手术。保持呼吸通畅，排除气管内分泌物，减少痰液在气道及肺支气管内的积聚，除去细菌生长繁殖的场所，并合理应用抗生素，是控制感染的主要环节。在积极控制感染的同时，进行支气管引流，首先应给予祛痰剂，使痰液变稀薄容易咳出，以减轻支气管感染和全身毒性反应。指导患者根据病变的

笔记

部位使患侧向上,开口向下,作深呼吸、咳嗽,并辅助拍背,使分泌物在气管内振荡,借助重力作用排出体外,必要时还可以进行雾化吸入,效果更好。患者作体位引流应在空腹时,每日可作 2 ~ 4 次,每次 15 ~ 20 分钟。作引流时要观察患者的呼吸、脉搏等变化,如有呼吸困难、心慌、出冷汗等症状时应停止引流,给予半卧位或平卧位吸氧。引流完毕应协助患者清洁口腔分泌物。对于咯血患者,若少量咯血经休息,应用镇静药和止血药,一般都能止住。大量咯血可行支气管动脉栓塞术。

3. 咳嗽的特异性病因治疗　对呼吸道感染引起的咳嗽应积极使用抗菌药物治疗。鼻后滴流综合征(PNDS)在成人中是引起慢性咳嗽最常见的原因,在儿童中是引起慢性咳嗽的第二常见的原因,局部使用皮质激素以及采用第一代抗组胺药联合减充血剂治疗有效。治疗 GERD 则需要采用制酸及胃动力药进行药物治疗,包括盐酸甲氧氯普胺、H_2 受体拮抗剂和质子泵抑制剂等。CVA 的治疗原则与支气管哮喘相同,可吸入 β_2 受体激动剂,口服茶碱控释制剂或口服 β_2 受体激动剂。吸入或口服肾上腺皮质激素可有效地改善 CVA 的症状,并有可能阻止其日后发展成典型的哮喘。也可采用异丙托溴胺(溴化异丙托品)雾化吸入治疗。治疗时间不少于 6 ~ 8 周。EB 患者仅对糖皮质激素治疗反应良好,而支气管扩张剂如 β 受体激动剂治疗无效,可吸入二丙酸倍氯米松(500 ~ 1000μg/d)等糖皮质激素,持续应用 4 周以上,初始治疗可联合应用泼尼松口服每天 10 ~ 20mg,持续 3 ~ 7 天。也可应用糖皮质激素的雾化溶液吸入,每天 1 ~ 2mg,持续 7 天。

【思考题】

试比较中枢镇咳药与外周镇咳药的区别。

第四节　呕吐、腹泻

呕吐和腹泻是临床常见的消化道症状。呕吐是指胃内容物或一部分小肠内容物通过食管逆流出口腔的一种复杂的反射动作;腹泻是指排便次数明显超过平日习惯的频率,粪质稀薄,水分增加,或含未消化食物或脓血、黏液。呕吐和腹泻均有利于清除胃肠道内有害物质或异物而起保护作用,但过度的呕吐和腹泻也可引起脱水及酸碱、水电解质紊乱,因此须合理应用止吐药和止泻药。

【病因和发生机制】

(一)病因

1. 呕吐的常见病因　反射性呕吐常见于咽部刺激、胃肠道疾病、肝胆胰疾病、腹膜及肠系膜疾病以及泌尿系统疾病等。中枢性呕吐常见于神经系统疾病(如偏头痛、脑膜炎、脑出血、脑栓塞、高血压脑病、脑肿瘤、脑震荡、颅内血肿、癫痫持续状态等)、内分泌与代谢性疾病(如尿毒症、肝性昏迷、糖尿病酮症、甲亢危象、肾上腺皮质功能减退等)、感染性疾病(如急性病毒、支原体、立克次体、细菌、螺旋体或寄生虫感染)、药物(抗生素、抗癌药、吗啡等)、中毒(酒精、重金属、一氧化碳和有机磷等)和神经精神因素等。

2. 腹泻的常见病因　急性腹泻常见于肠道感染引起的肠炎、变态反应性肠炎、急性中毒和全身性感染(如败血症、伤寒或副伤寒等)。慢性腹泻常见于消化系统疾病(如慢性萎缩性胃炎、肠道感染、肠道肿瘤、胰腺疾病和肝胆疾病等)、内分泌与代谢性疾病(如尿毒症、肝性脑病、糖尿病酮症、甲亢危象、肾上腺皮质功能减退等)、药物(洋地黄类、抗生素等)和神经精神因素等(肠易激综合征等)。

(二)发生机制

呕吐是一种极其复杂的反射过程,延脑催吐化学感受区(CTZ)、前庭器官、内脏等传入冲动作用于延脑呕吐中枢,使呕吐中枢发出传出冲动到达效应部位引起呕吐。呕吐时胃窦与幽门区收缩关闭,胃逆蠕动,胃体与胃底张力减低至贲门开放,最后膈肌和腹肌的突然收缩,腹压骤增,使得胃甚至小肠的食糜通过食道、咽部而排出。腹泻的发生机制也相当复杂,从病理生理角度可归纳为分泌性腹泻、渗透性腹泻、渗出性腹泻、动力性腹泻和吸收不良性腹泻。

【临床表现】

1. **呕吐的临床表现**

(1)呕吐发生时间:晨间呕吐在育龄女性应考虑早孕反应,有时也见于尿毒症或慢性酒精中毒。有些鼻窦炎因分泌物刺激咽部,也有晨起恶心和干呕。夜间呕吐多见于幽门梗阻。

(2)呕吐与进食的关系:餐后近期内出现呕吐,并有骤起的集体发病情况,先应考虑食物中毒。活动期消化性溃疡位于幽门,因该处水肿、充血、痉挛,也常导致餐后呕吐;神经性呕吐多在餐后即刻发生。在餐后较久或积数餐之后才出现呕吐的,多见于消化性溃疡、胃癌等引起的幽门、十二指肠慢性不全梗阻。

(3)呕吐的特点:一般呕吐常先有明显恶心,然后出现呕吐。但神经性呕吐可不伴有恶心或仅有轻微恶心,呕吐并不费力,甚至可以随心所欲地呕吐。高血压脑病或颅内病变引起颅内压增高时,也常常没有恶心而突然出现喷射状呕吐。

(4)呕吐物的性质:幽门梗阻的呕吐物含有隔餐或隔日食物,有腐酵酸臭气味。呕吐物中含有多量黄色苦味胆汁,多见于频繁剧烈呕吐或十二指肠乳头以下的肠梗阻。大量呕吐多见于幽门梗阻或急性胃扩张,一次呕吐可超过1000ml。呕吐物有大便臭味的可能是低位肠梗阻。呕吐物呈咖啡样或鲜红色,可考虑上消化道出血。

(5)呕吐伴随症状:伴有腹痛者,首先应考虑急腹症,要及时就诊。慢性腹痛可在呕吐之后获得暂时缓解,可能是消化性溃疡、急性胃炎或高位肠梗阻;但在胆囊炎、胆石症、胆道蛔虫病、急性胰脏炎等,则呕吐一般不能使腹痛得到缓解。呕吐伴有头痛,应考虑高血压脑病、偏头痛、鼻窦炎、青光眼、屈光不正等。伴有眩晕者可能是梅尼埃病、迷路炎等,还需要了解是否由硫酸链霉素、卡那霉素、新霉素或庆大霉素等药物引起。

2. **腹泻的临床表现**

(1)起病及病程:急性腹泻起病急,病程短,多为感染或食物中毒所致。慢性腹泻起病缓慢,病程较长,多见于慢性感染、非特异性炎症、吸收不良、肠道肿瘤或神经功能紊乱等。

(2)腹泻次数及粪便性质:急性感染性腹泻,每天排便次数可多达10次以上,如为细菌感染,常为黏液血便或脓血便。慢性腹泻,可为稀便,也可带黏液或脓血。

(3)腹泻与腹痛关系:急性腹泻常有腹痛,尤其以感染性腹泻较为明显。分泌性腹泻往往无明显腹痛。小肠疾病的腹泻疼痛常在脐周,便后腹痛缓解不明显;而结肠疾病疼痛多在下腹,且便后腹痛常可缓解。

(4)腹泻伴随症状:伴有发热、腹痛、呕吐等常提示急性感染;伴大便带血、贫血、消瘦等需警惕肠癌;伴腹胀、食欲差等需警惕肝癌;伴水样便则须警惕霍乱弧菌感染。

【治疗原则】

呕吐应禁食禁饮水4~6小时,以防误入气管,呕吐停止后逐渐进食。昏迷患者头侧位,及时擦净口腔内呕吐物,禁止用毛巾堵住鼻、口腔,警惕呕吐物呛入气管。

腹泻急性期须暂时禁食,使肠道完全休息,必要时由静脉输液,以防失水过多而脱水。慢性腹泻患者应根据病情调整饮食结构和次数。胃肠道感染应根据病原体选择抗生素治疗。在进行病因治疗的同时应积极对症治疗,加强支持治疗,纠正水电解质紊乱。

【药物治疗】

(一)呕吐

1. **止吐药分类**　已知5-HT$_3$受体、多巴胺(D$_2$)受体、胆碱能M$_1$受体和组胺H$_1$受体的阻断剂均有不同程度的抗吐作用。胃肠促动药是增加胃肠蠕动力和胃肠物质转运的药物。

笔记

（1）H$_1$受体拮抗药：如苯海拉明（diphenhydramine）、茶苯海明（dimenhydrinate，乘晕宁）、异丙嗪（promethazine）、美克洛嗪（meclozine）和桂利嗪（cinnarizine）等有中枢镇静作用和止吐作用，可以用于治疗晕动病、内耳眩晕症等。

（2）M胆碱受体拮抗药：如东莨菪碱（scopolamine），通过降低迷路感受器的敏感性和抑制前庭小脑通路的传导，产生抗晕动病作用，用于预防和治疗恶心、呕吐。

（3）多巴胺（D$_2$）受体拮抗药：具有阻断中枢化学感受区（CTZ）的多巴胺（D$_2$）受体作用，降低呕吐中枢的神经活动。有些多巴胺受体拮抗药还能阻断外周胃肠道的多巴胺受体，促进胃肠排空，常作为胃肠促动药（prokinetics）用于临床。如甲氧氯普胺（metoclopramide），主要用于治疗胃轻瘫及慢性消化不良引起的恶心、呕吐，口服可预防各种原因包括妊娠引起的呕吐，大剂量静脉或长期应用可引起明显的锥体外系症状。多潘立酮（domperidone）又称吗丁啉（motilium）为苯咪唑类衍生物，对胃肠运动障碍性疾病有效；对偏头痛、颅外伤、放射治疗引起的恶心、呕吐也有效；对左旋多巴、溴隐亭治疗帕金森病引起的恶心、呕吐有特效；不良反应轻，可引起溢乳、男性乳房发育，不易通过血脑屏障，罕见锥体外系反应。莫沙必利（mosapride）为选择性5-羟色胺4（5-HT4）受体激动药，能促进乙酰胆碱的释放，刺激胃肠道发挥促动力作用，改善功能性消化不良患者的胃肠道症状，但不影响胃酸的分泌。本药与多巴胺D2受体、肾上腺素α1受体、5-HT1及5-HT2受体无亲和力，故不会引起锥体外系及心血管不良反应。

（4）5-HT$_3$受体拮抗药：5-HT$_3$受体拮抗药是新型止吐药，5-HT$_3$受体广泛分布于脑内孤束核、CTZ和外周组织中，5-HT$_3$受体拮抗药对肿瘤化疗药物治疗或放射治疗引起的呕吐具有很好的止吐作用。如昂丹司琼（ondansetron）、阿洛司琼（alosetron）和格拉司琼（granisetron），可选择性阻断中枢及迷走神经传入纤维5-HT$_3$受体，产生明显止吐作用。昂丹司琼口服吸收迅速，吸收率为60%，0.5~1小时达有效血药浓度，血浆蛋白结合率为70%~75%，血浆$t_{1/2}$约3.5小时。主要在肝脏羟化代谢，约10%以原形经肾脏排出。对抗肿瘤药如顺铂、环磷酰胺、阿霉素等引起的呕吐，作用迅速、强大、持久。还可用于外科手术后呕吐。但对晕动病及多巴胺受体激动药如去水吗啡引起的呕吐无效。不良反应少，仅有短时和轻度头痛、头晕、便秘、腹泻等。由于锥体外系反应少，更适用于30岁以下的年轻患者。

2. 治疗药物的选用

（1）急性胃肠炎呕吐：急性期患者应卧床休息，呕吐腹泻严重者暂时禁食。因失水较多，须静脉补充平衡盐液体。应积极针对病因进行治疗，如根据不同的细菌感染选用不同的抗生素，成人可选用新霉素、庆大霉素、诺氟沙星、氨苄西林，甚至头孢菌素类抗生素，但儿童不宜选用新霉素、庆大霉素、诺氟沙星等抗菌药。适当进行对症治疗，如剧烈呕吐时可肌内注射给予甲氧氯普胺，每次10mg，一日2~3次；腹痛时，可口服山莨菪碱（654-2），每次10mg，一日3次，或口服阿托品，每次0.3mg，一日3次，或口服溴丙胺太林，每次15mg，一日3次。

（2）化疗呕吐：化疗药物所致恶心、呕吐不仅使患者产生对化疗的惧怕，影响疗程，更因丢失体液等而严重削弱机体自身的抵抗力，不利于预后，因此有效的止吐对化疗是必不可少的。5-HT$_3$受体拮抗剂主要通过竞争性地阻断消化道黏膜释放出的5-HT与5-HT$_3$受体结合，从而产生抗呕吐的作用。现在临床中广泛应用的5-HT$_3$受体拮抗剂主要包括昂丹司琼、格拉司琼、托烷司琼等。5-HT$_3$受体拮抗剂耐受性好，是现阶段治疗化疗呕吐最有效的药物。5-HT$_3$受体拮抗剂对中度、重度致吐性药物所引起的恶心、呕吐均明确有效。

（3）妊娠呕吐：轻度的妊娠呕吐一般不须特殊治疗，给予安慰和支持，解除孕妇思想顾虑，保证充分的休息和睡眠，并注意进食方法，饮食宜少量多餐，忌油腻，多清淡，多数孕妇到怀孕12周以后，这些症状可以自行消失。对于少数孕妇反应严重，恶心呕吐频繁，不能进食，以致影响身体健康，甚至威胁其生命，可小剂量短期应用镇静止吐药物及维生素类药物进行治疗。

笔记

（二）腹泻

1. 止泻药分类及常用药物

（1）阿片制剂（opium preparation）：如复方樟脑酊（tincture camphor compound）和阿片酊（opium tincture），为有效的止泻药而被广泛应用。多用于较严重的非细菌感染性腹泻。

（2）地芬诺酯（diphenoxylate）：又称苯乙哌啶，是哌替啶同类物。对胃肠道的影响类似于阿片类，具有收敛及减少肠蠕动作用。可用于急、慢性功能性腹泻。不良反应轻，有厌食、恶心、呕吐、皮肤变态反应等，长期大量应用可成瘾。

（3）洛哌丁胺（loperamide）：为氧哌啶醇衍生物，除直接抑制肠蠕动，还减少肠壁神经末梢释放 ACh，也可作用于胃肠道阿片受体，减少胃肠分泌。本品的止泻作用比吗啡强 40～50 倍，但不易进入中枢神经系统。止泻作用快、强、持久，用于治疗非细菌感染的急、慢性腹泻。不良反应常见腹绞痛、口干、皮疹、大剂量时对中枢神经系统有抑制作用。对儿童更敏感，2 岁以下儿童不宜应用。过量时可用纳洛酮治疗。

（4）鞣酸蛋白（tannalbin）：收敛药，在肠道中释放出鞣酸与肠黏膜表面蛋白质形成沉淀，附着在肠黏膜上，形成保护膜，减少炎性渗出物，发挥收敛止泻作用。用于急性胃肠炎及各种非细菌性腹泻、儿童消化不良等。

（5）碱式碳酸铋（bismuth subcarbonate）：能与肠道中的毒素结合，保护肠道免受刺激，达到收敛止泻作用。常用于腹泻、慢性胃炎的治疗，近年来多用于治疗幽门螺杆菌感染的胃、十二指肠溃疡。

（6）吸附药（absorbants）和药用炭（medical charcoal）：因其颗粒小，总面积大，能吸附肠内液体、毒物等，起止泻和阻止毒物吸收的作用。

2. 治疗药物的选用

（1）急慢性胃肠炎腹泻：如果患者大便次数不太多，腹痛也不太明显，不急于应用止泻药物治疗，这样有利于引起腹泻的致病菌的排出，腹泻就会很快好转，然后逐渐食用一些易消化、清淡的食物。对于大便次数一天在 5 次以上的急性腹泻或慢性腹泻急性发作，一方面要适当补液以纠正脱水和电解质紊乱，另一方面要进行病因治疗和对症治疗。治疗药物包括控制肠道内外感染药物、胃肠黏膜保护剂和肠道微生态制剂。根据不同的细菌感染选用不同的抗生素，成人可选用庆大霉素、诺氟沙星、氨苄西林，甚至头孢类抗生素。但儿童不宜选用新霉素、庆大霉素、诺氟沙星等抗生素。胃肠黏膜保护剂可选用蒙脱石散，以保护胃肠黏膜，凝固杀死肠道的细菌与病毒，起到止泻作用。微生态制剂，主要为肠道活菌制剂，以双歧杆菌和嗜酸乳杆菌为主，这类活菌均为正常人类肠道中固有的有益菌群，服入后可直接在肠道定植，恢复微生态平衡，对肠道起重要的保护和营养作用，起抑制肠道有害细菌生长，达到止泻作用。

腹泻次数多时应及时补充生理盐水和葡萄糖，可静脉滴注碳酸氢钠和林格液纠正酸碱及水电解质平衡，同时加服抗生素如：小檗碱 0.2～0.4g，每日 3～4 次；庆大霉素（欣他咀嚼片等）每次 40～80mg，一日 3～4 次。24～48 小时仍未见明显改善者可服用诺氟沙星或氧氟沙星，每次 0.2g，每日 3～4 次。不能口服者可静脉给药，一般用药 3～8 天。腹痛者用山莨菪碱 10～20mg 或颠茄片（8～16mg）口服，腹痛剧烈者可皮下注射阿托品 0.5mg 或山莨菪碱 10mg 缓解疼痛。可口服蒙脱石散，每次 3g，一日 3 次；首次剂量应加倍，用温开水调成糊状后口服。如果发病急，腹泻次数大于 10 次以上，或引起急性脱水、酸中毒者，可短期服用复方地芬诺酯，每次 1 片或洛哌丁胺（易蒙停）2mg，一天 1～3 次，一般不超过 1 周。

（2）肠易激综合征腹泻：肠易激综合征又称结肠功能紊乱，是一种功能性的疾病，主要表现为腹痛、腹部不适、腹胀、腹泻或患者可间歇性地出现腹泻，腹泻时可伴有腹痛，便意急，排便后腹痛减轻等表现。本病患者的一般情况良好，预后较好，并有自动缓解的表现。经过胃肠调理与治疗，可以好转或痊愈。轻症患者可选用吸附剂蒙脱石散，严重腹泻伴腹痛，其他药物效果不佳时可选用吗啡衍生物如地芬诺酯、咯哌丁胺。部分患者可能存在菌群失调,可应用调整肠道菌群的微生态制剂等。

【思考题】

1. 试根据腹泻的病因进行选药并叙述各药特点。

2. 请到医院消化科门诊收集 20 例因腹泻来就诊的患者,结合其检查结果,评估临床用药的合理性。

（刘　丹　黄起壬　何　欢）

第十二章 神经系统疾病的药物治疗

学习要求

1. 掌握 缺血性脑血管疾病、出血性脑血管疾病、癫痫、帕金森病和阿尔茨海默病的药物治疗原则和治疗方法。

2. 熟悉 治疗神经系统疾病常用药物的种类、作用特点和注意事项。

3. 了解 神经系统常见疾病的病因、发病机制及主要临床表现。

常见的神经系统疾病包括脑血管病(脑缺血、脑出血)、癫痫及神经退行性疾病(帕金森病、阿尔茨海默病)等。脑血管意外发生时,常伴有神经系统症状,肢体偏瘫,失语,精神症状,眩晕,共济失调,呛咳,严重者昏迷或死亡;癫痫是由于大脑神经元突发性异常放电,导致短暂的大脑功能障碍的一种慢性疾病;神经退行性疾病是由神经元或其髓鞘的丧失所致,随着时间的推移而恶化,导致运动、记忆或认知等功能障碍。近年来,随着医疗模式的逐渐转化,神经系统疾病的药物治疗也越来越规范化、科学化、个体化,药物的治疗效果有了很大的提高。

第一节　缺血性脑血管病

缺血性脑血管病是由于脑动脉硬化等原因,使脑动脉管腔狭窄或完全阻塞,血流减少,脑部血液循环障碍,脑组织受损而发生的一系列症状,主要包括短暂性脑缺血发作(transient ischemic attacks,TIA)、脑血栓形成(cerebral thrombosis)和脑栓塞(cerebral embolism)等。

【病因和发病机制】

1. **短暂性脑缺血发作**　是指伴有局部症状的短暂脑循环障碍。症状突然发生又迅即消失,一般持续数秒、半小时或1~2小时不等;可一天发作数次,也可数周发作一次,数月发作一次,但不到24小时就自行缓解,不留任何后遗症。此病多在清醒状态下,突发病,无先兆。短暂性脑缺血发作是一种多病因的综合征;其主要病因是主动脉-颅脑动脉系统的粥样硬化。

2. **脑血栓形成**　是发病率最高的一种缺血性中风,约占中风的70%~80%。脑血栓形成主要与以下3方面因素有关:

(1)动脉管壁病变:最常见的是动脉粥样硬化,常伴有高血压。高血压与动脉硬化相互促进。高脂血症、糖尿病可加速脑动脉硬化等血管病损的发展。

(2)血液成分改变:血液中脂蛋白、胆固醇、纤维蛋白原等含量的增加,可使血液黏度增高,红细胞表面负电荷降低,血流速度减慢。血液病如白血病、红细胞增多症、严重贫血等各种引起血液凝固性增高的因素也容易导致血栓形成。

(3)血流动力学异常:血压改变是影响脑局部血流量的重要因素,当平均动脉压低于70mmHg或高于180mmHg时,加上血管管腔狭窄,自动调节功能减弱,局部脑组织血供可发生障碍。

3. **脑栓塞**　是指来自身体各部的栓子,通过颈动脉或椎动脉,阻塞脑血管,使其供血区缺血、坏死,导致脑功能障碍,又称栓塞性脑梗死。各种不能溶解于血液中的固体、液体或气体,如血凝块、脂肪滴、空气泡等均可形成栓子。栓塞以大脑中动脉及其分支最多见。

笔记

【临床表现】

1. **短暂性脑缺血发作** 本病好发于中老年人，男性多于女性。发作突然，症状在1分钟内达高峰，少数于数分钟内进行性发展，一般持续时间不超过15分钟，个别可达2小时。发作停止后，神经症状完全消失，但常有反复发作的趋势。临床上将短暂性脑缺血发作分为两类。

（1）颈内动脉系统短暂性脑缺血发作：最常见的症状为对侧上肢或下肢无力，也可只限于一只手无力，很少累及面部。感觉障碍多为部分肢体麻木，感觉很少完全丧失。可产生感觉性或运动性失语。单侧视力丧失为其特有症状，发作时，在眼底可见到动脉栓子。

（2）椎-基动脉系统短暂性脑缺血发作：最常见的症状为眩晕，伴视野缺损和复视，很少有耳鸣。可出现言语不清、单侧共济失调、双眼视物模糊、声音嘶哑、呃逆、呕吐。一侧脑神经麻痹伴对侧肢体瘫痪或感觉障碍为典型表现。跌倒发作为特有表现，患者突然跌倒在地，而无可觉察的意识障碍，虽有很短暂的四肢无力，但患者可以立即自行站起。

2. **脑血栓形成** 本病多发生于中老年人，多伴有高血压、动脉粥样硬化病史。起病突然，但症状体征进展较缓慢，常需数小时，甚至1~2日达高峰。不少患者在睡眠中发病，清晨醒来时发现偏瘫或单瘫，以及失语等。部分患者发病前有短暂性脑缺血发作病史。多数患者意识清醒，如果起病时即意识不清，要考虑椎-基底动脉系统脑梗死可能。大脑半球较大区域梗死，缺血、水肿影响间脑和脑干功能，可于起病后不久出现意识障碍。

3. **脑栓塞** 脑栓塞的起病年龄不一，因多数与心脏病有关，所以发病年龄以中青年居多。起病前无征兆，起病急骤，数秒或数分钟内症状发展到高峰，在所有脑血管病中起病最急。个别患者可在数日内呈阶梯式进行性恶化，系由反复栓塞所致。半数患者起病时有意识丧失，但意识丧失的时间远比脑出血短。常有突发的面瘫、上肢瘫、偏瘫、失语、偏盲、局限性癫痫发作，或偏身感觉障碍等局部脑病症状。多数抽搐为局限性，如为全身性大发作，提示栓塞范围广泛，病情较重。

【治疗原则】

（一）一般治疗原则

急性缺血性脑血管病分为超早期（指发病1~6小时以内），急性期（发病48小时内），恢复期3个阶段。应重视超早期和急性期的处理，注意整体综合治疗，加强监护和护理，预防和治疗并发症，加强对致病危险因素的治疗，预防复发。恢复期应积极开展康复治疗，促进功能恢复。具体治疗原则如下：

1. 严格卧床，保持安静，避免情绪激动，头高位但不超过30°。

2. 严密观察生命体征，注意瞳孔大小和意识状态等变化。

3. 保持呼吸通畅，必要时吸痰，低氧血症患者应给予吸氧。

4. 积极控制高热和抽搐。

5. 适当调控血压、血糖。

6. 防治继发感染（呼吸道、泌尿道），加强护理。

7. 维持营养和水电解质平衡。

8. 心脏监护与心脏病处置。

（二）药物治疗原则

早期进行溶栓治疗，恢复血氧供应；改善脑循环，降低脑组织代谢，减轻脑水肿；全身治疗要纠正高血糖，降低血黏度，维持水电解质平衡；预防脑栓塞再发，稳定病情，阻止脑梗死进一步加重，尽可能恢复神经功能，预防并发症的发生。

【药物治疗】

（一）治疗药物分类

缺血性脑血管病治疗药物分类表见表12-1。

笔记

表 12-1　缺血性脑血管病治疗药物分类

药物分类	代表药	作用机制
溶栓药	组织型纤溶酶原激活剂（tissue-type plasminogen activator，tPA）	通过其赖氨酸残基与纤维蛋白结合，激活与纤维蛋白结合的纤溶酶原，使其转变为纤溶酶，使纤维蛋白血块溶解
	尿激酶（urokinase）	直接使纤维蛋白溶酶原转变为纤维蛋白溶酶
抗凝药	肝素钠（heparin sodium）	含有大量负电荷，能与抗凝血酶Ⅲ（ATⅢ）分子上带正电的赖氨酸结合，激活 ATⅢ，ATⅢ使凝血因子失活，发挥抗凝血作用。可延长凝血时间、凝血酶原时间和凝血酶时间
降纤药	巴曲酶（batroxobin，BTX）	分解纤维蛋白原，促使血中组织型纤溶酶原激活剂释放，降低血黏度，抑制红细胞凝集，增强红细胞的变形能力，改善微循环
脱水药	甘露醇（mannitol）	使组织间液水分向血浆转移，引起脑组织脱水
血容量扩充药	右旋糖酐 40（dextran 40）	增加血容量，稀释血液，降低血黏度，抑制血小板聚集，增加脑血流量，改善脑微循环
抗血小板药	阿司匹林（aspirin）	抑制环氧化酶，从而减少 PGG_2、PGH_2 及 TXA_2 的生成，抑制血小板的聚集和释放反应
钙通道阻滞剂	尼莫地平（nimodipine）	易于通过血脑屏障，选择性地扩张脑血管，改善脑血循环，保护脑功能
抗氧化剂	维生素 E、维生素 C、银杏叶制剂	清除自由基
其他	神经节苷脂（ganglioside）	通过血脑屏障，拮抗兴奋性氨基酸受体，增强内源性神经营养因子的作用，对急性缺血性脑损害有保护作用

（二）治疗药物的选用

1. 超早期（指发病 1~6 小时以内）　多数脑缺血是由血栓堵塞动脉所致，理想的治疗方法是早期使堵塞的脑血管再通，在缺血组织出现坏死之前，尽早清除栓子，使缺血区的供血重建，减轻神经组织的损害。超早期使用溶栓制剂，可使脑组织尽早恢复血流畅通，最大程度保护脑功能。

病例选择标准：①头颅 CT 扫描能排除颅内出血和大面积脑梗死。②无出血素质和出血性疾病。③年龄小于 75 岁。④脑细胞对缺氧耐受性差，溶栓时机要求严格，一般要在发病 6 小时内。⑤患者家属签署同意书。

常用药物有组织型纤溶酶原激活剂，必须在发病 4.5 小时内应用，国内推荐剂量为 0.7 ~ 0.9mg/kg，总量的 10% 在最初 1 分钟内静脉推注，其余 90% 静脉滴注，60 分钟滴完，最大剂量不超过 90mg。发病 6 小时内的缺血性脑卒中患者，如不能运用重组组织型纤溶酶原激活剂（recombinant tissue plasminogen activator，rtPA）可考虑静脉给予尿激酶。使用方法：尿激酶 100 万 ~ 150 万 IU，溶于 100 ~ 200ml 生理盐水，持续静脉滴注 30 分钟。注意事项：①溶栓治疗应同时给予胃黏膜保护剂，防止胃出血。②溶栓前可静脉滴注右旋糖酐 40，也可静脉滴注 20% 甘

笔记

露醇注射液以提高脑灌注压。③监测治疗前、中、后的血压变化,定期进行临床神经功能缺损评分,复查头颅 CT,注意有无出血倾向,检查出、凝血时间及血小板计数等。④一般出血均发生于溶栓后 24 小时。

2. 急性期（发病 48 小时内） 这一时期梗死周边区血供亦受影响,因此改善该区域的血液供应和微循环十分重要。由于该区域脑组织水肿,微血管将在不同程度上受到挤压,这种挤压可使血流速度进一步减慢,再加上红细胞变形能力降低,血管内皮细胞肿胀,白细胞在内皮细胞上的黏附和炎症介质释放,又可进一步加重血液的淤滞和缺血周边区的脑组织水肿,形成恶性循环。

应用血液稀释疗法,如降低纤维蛋白原、抑制血小板聚集性、输入高渗液体可以预防血液的淤滞。常用药物为右旋糖酐 40,相对分子量在 40kD 左右的右旋糖酐,既属于高渗液体又可扩充血容量,若无心脏特殊疾病,每日成人用量可为 500 ~ 1000ml,缓慢静脉滴注,10 ~ 14 天为 1 个疗程。注意事项:①对老年患者,同时患有冠心病和高血压心脏病的患者,有引起心力衰竭和肺水肿的危险;②对伴有明显高颅内压者慎用;③偶可发生面色青紫,血压降低等过敏反应,一旦发生及时停用,并用肾上腺素和地塞米松 5mg 静脉注射。

抗凝治疗常用肝素,每日 2 万 ~4 万 U,加入 0.9% 氯化钠注射液中滴注。治疗中应测定凝血时间,正常为 7 ~ 10 分钟,一般控制在 20 分钟左右。每 1 ~ 2 小时作 1 次凝血酶原时间和凝血酶原活度测定,使凝血酶原时间控制在正常对照的 2 ~ 2.5 倍,凝血酶原活度为正常对照的 20% ~ 30%。3 ~ 5 天后可同时口服华法林,首次剂量 6 ~ 12mg,同时给予肝素与华法林至少 5 天,然后单用华法林,维持量 2 ~ 6mg,每晚 1 次,病情稳定后逐渐减量,减量过程 4 ~ 6 周,不能突然停药,否则可引起"反跳"现象。那屈肝素钙(nadroparin calcium)是一种由普通肝素通过分解纯化而得的低分子肝素钙盐,其平均分子量 4500D。那屈肝素钙主要是通过抑制凝血酶发挥作用,另外还可溶解血栓和改善血流动力学。对血小板功能的影响明显小于肝素,很少引起出血并发症,是一种比较安全的抗凝药物,每次 0.4ml(10000AXaICU)皮下注射,每天 1 次,连用 7 天。注意不能用于肌内注射。肝素抗凝治疗适应证:短暂性脑缺血发作、脑血栓形成和脑栓塞。尤以短暂性脑缺血发作效果最佳。注意事项:①治疗前进行头颅 CT 扫描,排除脑出血。②应注意排除胃溃疡、凝血时间异常等情况。③应注意有无肝病、尿毒症、活动性肺结核等。④治疗过程中应注意有无皮肤和黏膜出血等情况;⑤血压不宜过高,超过 180/110mmHg 者不用。⑥有出血者可用维生素 K_1 或输新鲜血浆治疗,鱼精蛋白 1mg 可中和 100U 肝素。

血小板在血栓形成中起重要作用,抗血小板聚集药在预防和治疗缺血性脑血管病方面愈来愈受重视。急性缺血性卒中 48 小时内阿司匹林(aspirin)用量至少 150mg,疗程一般 2 周,2 周后按照二级预防进行抗栓治疗,常用小剂量阿司匹林,每天 50 ~ 100mg,疗程为半年,既能预防和治疗脑缺血,又能避免发生副作用,剂量过大会引起上腹痛、恶心、呕吐,甚至上消化道出血。用肠溶阿司匹林片剂,消化道副反应会更少。双嘧达莫(dipyridamole)能抑制血小板磷酸二酯酶,升高血小板内 cAMP 水平,抑制血小板聚集,每日 200 ~ 400mg,分 3 次服用,也可与阿司匹林合用,此时剂量减半,每日 100 ~ 200mg。本品可引起头痛、头晕、恶心和轻度胃肠道不适,减量可缓解。急性心肌梗死时不宜使用。噻氯匹定(ticlopidine)适用于短暂性脑缺血发作和脑梗死,常用剂量 250mg,一日 1 次,进餐时服用。噻氯匹定的不良反应较多,价格昂贵,除非患者对阿司匹林不能耐受,一般不作首选。

应用降纤药巴曲酶(batroxobin,BTX)治疗时间越早越好,同时并发脑出血的可能性将会越小,该药对长病程的患者也有效。成人首次剂量通常为 10BU,维持量可视患者情况酌情给予,一般为 5BU,隔日 1 次,药液使用前用 100ml 以上的生理盐水稀释,静脉滴注 1 小时以上。下列情况首次使用量应为 20BU,以后维持量可减为 5BU:①给药前血纤维蛋白原浓度达 400mg/dl 以上时。②突发性耳聋的重症患者。通常疗程为 1 周,必要时可增至 3 周;慢性治疗可增至 6 周,但在延长期间内每次用量减至5BU,隔日静脉滴注。不良反应多为轻度,主要为出血。对不适合溶栓并经过严格筛选的脑梗死患者,特别是高纤维蛋白血症者可选用降纤治疗。

血管扩张剂能改善侧支循环,增加缺血区域的血氧供给。常用药物有银杏叶制剂,其主要成分黄酮类有清除自由基的作用,银杏苦内酯(ginkgolide)可选择性拮抗血小板活化因子(plate-let-activating factor,PAF)对血小板的活化作用,对缺血性脑血管病有良好的治疗效果。每次口服80mg,3次/天,可连用3~6个月。注意事项:①不良反应有胃肠不适,头痛,血压降低,过敏反应等,一般不须特殊处理即可自行缓解。②长期静脉注射时,应常更换注射部位以减少静脉炎的发生。③对银杏有过敏体质者禁用。血管扩张剂罂粟碱作用于血管平滑肌,直接扩张脑血管,常用罂粟碱60mg加入5%葡萄糖注射液250ml中静脉滴注,1次/天,7~14天为1个疗程。脑动脉中CO_2是极强的脑血管扩张剂,可用5%CO_2加上85%~90%O_2的混合气体吸入,1次/天,每次10~15分钟,10~15次为1个疗程。

脑梗死区周围常伴有脑水肿(半暗带),尽早缓解此区域神经细胞的损伤对缩小梗死面积、预防病残具有重要的作用。常用脱水药物有20%甘露醇注射液,使用剂量为0.5~1g/kg,有人提出以0.25g/kg为宜,并强调应尽可能小剂量用药。用药后20分钟起效,2小时作用最明显,作用维持6小时。静脉滴注过快,可引起一过性头痛,视力模糊、眩晕、畏寒、发热,注射部位疼痛,肺水肿等;个别患者有过敏反应,于滴注药物3~6分钟后开始出现喷嚏、流涕、呼吸困难、发绀、神志丧失等;本品有轻微反跳现象;可引起水电解质紊乱、肾功能衰竭、酸中毒等,剂量过大,可发生惊厥。复方甘油制剂系无毒、安全的高渗性脱水剂,降颅内压作用起效较甘露醇缓慢,但持续时间较长,无反跳,不引起水电解质紊乱,对肾功能影响较小。常用甘油果糖注射液(10%甘油加果糖和氯化钠组成),成人250~500ml/次,滴注时间为1~1.5小时,1~2次/天。与甘露醇注射液交替使用效果更好。本品无不良反应,滴注过快偶可出现溶血现象。

常用的钙通道阻滞剂:①尼莫地平为选择性扩张脑血管作用最强的钙通道阻滞剂,口服每次40mg,每日3~4次。注射时每次10mg加入5%葡萄糖注射液中静脉滴注,10~14天为1个疗程,显效后可改为口服。毒副反应比较轻微,口服时可有一过性消化道不适、头晕、嗜睡和皮肤瘙痒等。静脉给药可有血压下降(尤其是治疗前有高血压者)、头痛、头晕、皮肤潮红、多汗、心率减慢或心率加快等。②尼卡地平(nicardipine)对脑血管的扩张作用强于对外周血管的作用。每次口服20mg,每日3~4次,连用1~2个月。③其他钙通道阻滞剂还有氟桂利嗪(flunari-zine),每次5~10mg睡前服。桂利嗪(cinnarizine)每次口服25mg,每日3次。维拉帕米(vera-pamil),口服每次40~80mg,每日3次。维拉帕米注射液每次10~20mg加入5%葡萄糖250ml中静脉滴注,每日1次,10天为一疗程。

使用脑代谢活化剂如胞磷胆碱0.5~1.0g加入5%葡萄糖注射液500ml静脉滴注,1次/天。神经节苷脂能拮抗兴奋性氨基酸受体,对脑缺血损伤有保护作用,肌内注射,每次60~100mg,每日1次,15~30天为1疗程。阿片受体拮抗剂纳洛酮能稳定溶酶体膜,减少炎症介质的释放,保护脑组织,用0.4~2.0mg加入5%葡萄糖液250ml静脉滴注,1次/天。

3. 急性期并发症的处理

脑水肿与颅内压增高:严重脑水肿和颅内压增高是急性重症脑梗死的罕见并发症。推荐意见:①卧床,避免和处理引起颅内压增高的因素,如头颈部过度歪曲、冲动、用力、发热、癫痫、呼吸道不通畅、咳嗽、便秘等。②可用甘露醇静脉滴注;必要时也可用甘油果糖或呋塞米等。③对于发病48小时内,60岁以下的恶性大脑中动脉梗死伴严重颅内压增高、内科治疗不满意且无禁忌证者,可请脑外科会诊考虑是否行减压术。④对压迫脑干的大面积小脑梗死患者可请脑外科会诊协助处置。

出血转化:脑梗死出血转化发生率为8.5%~30%,其中有症状的为1.5%~5%。心源性脑栓塞、大面积脑梗死、占位效应、早期低密度征、年龄大于70岁、使用抗栓药物(尤其是抗凝药

笔记

物)或溶栓药物等会增加出血转化的风险。推荐意见:①停用抗栓治疗等致出血药物。②暂停抗凝和抗血小板治疗,对需要抗栓治疗的患者,可于出血转化病情稳定后 7～10 天开始抗栓治疗;对于血栓再发风险相对较低或全身情况较差者,可用抗血小板药物替代华法林。

癫痫:缺血性脑卒中后癫痫的早期发生率为 2%～33%,晚期发生率为 3%～67%。推荐意见:①不推荐预防性使用抗癫痫药物。②孤立发作 1 次或急性期痫性发作控制后,不建议长期使用抗癫痫药物。③脑卒中后 2～3 个月再发的癫痫,建议按癫痫常规治疗,即进行长期药物治疗。④脑卒中后癫痫持续状态,建议按癫痫持续状态治疗原则处理。

吞咽困难:约 50% 的脑卒中患者入院时存在吞咽困难,3 个月时降为 15% 左右。推荐意见:①建议于患者进食前采用饮水试验进行吞咽功能评估。②吞咽困难短期内不能恢复者早期可插鼻胃管进食,吞咽困难长期不能恢复者可行经皮内镜下乙状结肠造口(percuta-neous endo-scopic sigmoid colostomy,PEC)进食。

肺炎:约 56% 脑卒中患者合并肺炎,误吸是主要原因。意识障碍、吞咽困难是导致误吸的主要危险因素,其他包括呕吐、不活动等。肺炎是脑卒中患者死亡的主要原因之一,15%～25% 脑卒中患者死于细菌性肺炎。推荐意见:①早期评估和处理吞咽困难和误吸问题,对意识障碍患者应特别注意预防肺炎。②疑有肺炎的发热患者应给予抗生素治疗,但不推荐预防性使用抗生素。

排尿障碍与尿路感染:排尿障碍在脑卒中早期很常见,主要包括尿失禁与尿潴留。住院时期 40%～60% 中重度脑卒中患者发生尿失禁,29% 发生尿潴留。尿路感染主要继发于因尿失禁或尿潴留留置导尿管的患者,约 5% 出现败血症,与脑卒中预后不良有关。推荐意见:①建议对排尿障碍进行早期评价和康复治疗,记载排尿日记。②尿失禁者应尽量避免留置导尿管,可定时运用便盆或便壶,白天每 2 小时 1 次,晚上每 4 小时 1 次。③尿潴留者应测定膀胱残余尿,排尿时可在耻骨上施压增强排尿。必要时可间歇性导尿或留置导尿。④有尿路感染者应给予抗生素治疗,但不推荐预防性使用抗生素。

4. **恢复期**　度过急性期后,患者病情趋于稳定,此时治疗的主要目的是改善受损神经细胞的功能,防止受累肌肉萎缩,防止反复发作。可口服维生素 E、维生素 C、银杏叶制剂等抗氧化剂,活血化淤中药制剂,小剂量阿司匹林等达到恢复期治疗的目的。坚持主动或被动活动受累肢体,有利于防止肌肉萎缩,促进功能恢复。

【病例分析】

病情介绍　患者李某,女,80 岁,16 小时前洗澡后突发左侧肢体无力,上下肢完全不能活动,伴言语不利,但可与家人言语交流,并逐渐出现睡眠增多,叫醒时可正常应答。无头晕、头痛、恶心、呕吐、视物不清、饮水呛咳。家属给予速效救心丸、安宫牛黄丸服用后未见好转。14 小时后前去医院急诊就诊,当时查体:BP 140/80mmHg,言语不利,左侧凝视麻痹,左侧鼻唇沟浅,左侧肢体肌力差,左侧病理征(-)。头颅 CT 检查提示两颞顶枕叶、左侧额叶多发软化灶;双侧放射冠腔隙性脑梗;脑白质变性。给予长春西汀、醒脑静治疗,症状无明显变化,为求进一步诊治,以"急性脑梗死、心房纤维性颤动、高血压 3 级"收入 NICU。发病以来患者未进食,睡眠增多,二便正常,体重无明显变化。

治疗方案及效果　医生给予患者降颅压,脑保护,抗凝,改善脑循环等治疗。给予甘油果糖氯化钠注射液脱水,一次 250ml,每 12 小时 1 次;醒脑静开窍,一次 20ml,一日 1 次;达肝素钠注射液抗凝治疗,一次 0.2ml,一日 1 次;前列地尔改善循环,一次 2ml,一日 1 次。目前患者未进食,白蛋白低,营养状况差,故同时给予营养支持治疗,口服水解蛋白,一次 30g,一日 1 次;肠内营养乳剂(TPF),一次 500ml,一日 1 次;肠内营养乳剂(TPF-T),一次 500ml,一日 1 次。患者按上述用药方案治疗一周后,病情稳定后转入普通病房继续治疗。患者出院时营养及一般状况较入院时有所改善,低蛋白血症逐渐好转。转出后继续原发病的治疗,关注肺部感染情况,注意电解质,肝肾功能,凝血,白蛋白,营养状况等。

合理用药分析　因患者入院时暂无头晕,头痛,恶心,呕吐等颅压高的表现,但患者目前嗜睡,仍需头颅 CT 明确病变,不能排除颅内压升高的可能,故给予甘油果糖氯化钠注射液平稳缓慢的脱水降颅压。同时给予醒脑静,用于清热解毒,凉血活血,开窍醒脑。该类患者血液通常处于高凝、高黏、高聚状态,抗凝治疗能降低缺血性脑卒中的复发率、降低肺栓塞和深静脉血栓形成发生率,在一般支持治疗基础上进行溶栓和抗凝治疗是治疗脑梗死行之有效的治疗措施。此外,给予前列地尔注射液,可以扩张血管、抑制血小板聚集以改善心脑血管微循环障碍,还可以稳定肝细胞膜及改善肝功能。

急性脑梗死明确诊断后早期应用脱水、抗凝、降纤以及营养支持等治疗,可以降低致残致死率,最大程度的恢复各项机体功能。

【思考题】

1. 阿司匹林在预防短暂性脑缺血发作发展为缺血性脑血管病的过程中起什么作用?

2. 在缺血性脑血管病急性期如何给予药物治疗?在治疗中患者可能出现的不良反应有哪些?应采取何种处理方式?

第二节　出血性脑血管病

脑出血(cerebral hemorrhage)是指原发于脑实质内的、非创伤性出血。常形成大小不等的脑内血肿,有时穿破脑实质形成继发性脑室内及(或)蛛网膜下腔出血。主要发生于高血压或脑动脉硬化的患者,是死亡或致残率极高的一种常见病。

【病因与发病机制】

高血压是脑出血的主要原因,故又称高血压性脑出血,其他原因包括脑血管畸形、动脉瘤、脑动脉炎、血液病、应用溶栓抗凝药后、淀粉样血管病等。长期高血压可出现小动脉平滑肌透明性变,小动脉壁变薄,局部可在高血流压力下膨出成微小动脉瘤,在血压突然升高时发生破裂,这是引起脑出血最常见的原因。

出血部位常见于大脑中动脉系统,该动脉为颈内动脉的延续,管腔内压力高,易发生动脉硬化。大脑中动脉血流较大,常超过大脑前动脉和大脑后动脉的总和。豆纹动脉由大脑中动脉垂直发出,管径较细,最易破裂,故出血多发生于基底节处。

【临床表现】

患者大多在活动和情绪激动状态下急性发病,也可无明显诱因,一般情况下均有明显的全脑症状,如头痛、呕吐、意识障碍,同时有偏瘫、偏身感觉障碍、偏盲、失语、癫痫发作等神经功能障碍,进行性加重,发病时血压升高。临床表现取决于出血量和出血部位,其中意识变化是判断病情轻重的主要依据,多有神经系统的定位体征,部分患者可有脑膜刺激征。

基底节区出血最多见,约占 60% ~ 70%,壳核出血(putaminal hemorrhage)是高血压脑出血最常见的部位,多有外侧豆纹动脉破裂引起,血肿压迫内囊可引起典型的三偏征、两眼可向病灶侧凝视、优势半球可有失语。丘脑出血(thalamic hemorrhage)由丘脑膝状体动脉或丘脑穿通动脉破裂引起,典型症状是偏身感觉障碍,瘫痪较轻,可出现失语或失语综合征;出血量大,破入脑室时意识障碍重,两眼常向内或内下方凝视,双侧瞳孔不等大,一般为出血侧散大,指示已有小脑幕疝形成,去脑强直,中枢性高热、呕吐咖啡样胃内容物。尾状核头部出血多为 Heubner 返动脉破裂引起,临床症状轻。

脑叶出血(lobar hemorrhage)约占脑出血的 10%,年轻人多由血管畸形如动静脉畸形、Moyamoya 病、肿瘤等引起,老年人常见于高血压动脉硬化,其次为类淀粉样血管病等。脑叶出血以顶叶最多见,依次为颞、枕、额叶,临床症状大致可分为三组:①无瘫痪及躯体感觉障碍者,可有头痛、呕吐、脑膜刺激征及血性脑脊液,需与蛛网膜下腔出血鉴别;②有瘫痪和(或)躯体感觉障碍者;③发病即昏迷者。出血量较大时可出现各脑叶功能受损的征象,额叶有精神症状、强握摸索等;颞叶有幻觉、感觉性失语等;顶叶有感觉运动障碍(多为单肢),失用,体向障碍;枕叶出现皮质盲等。出血易破入蛛网膜下腔时,应予以鉴别。

脑桥出血(pontine hemorrhage)占脑出血10%左右,小量出血(轻型):意识清楚,面、展神经交叉瘫,双眼向病灶对侧凝视;大量出血(>5ml,重型):昏迷早且重,四肢弛缓性瘫,双侧瞳孔呈针尖样,中枢性高热,呼吸不规则,多于24~48小时内死亡。

小脑出血(cerebellar hemorrhage)约占脑出血的10%,发病突然,眩晕明显,频繁呕吐,枕部疼痛,病变侧共济失调,可见眼球震颤,同侧周围性面瘫,颈项强直,颅内压增高明显,昏迷加深,枕大孔疝死亡。小量出血症状轻、恢复快。

脑室出血(cerebral ventricle hemorrhage),原发性脑室出血指脉络丛血管出血及室管膜下1.5cm内动脉破裂出血破入脑室者,以前认为罕见,现已证实占脑出血的3%~5%。轻型:头痛,呕吐,颈项强直,Kernig征(+),酷似蛛网膜下腔出血;重型:全部脑室均被血液充满,发病即深度昏迷,呕吐,瞳孔极度缩小,两眼分离斜视或眼球浮动,四肢弛缓性瘫,可有去脑强直,呼吸深,鼾声明显,体温明显升高,面部充血多汗,预后严重,多迅速死亡。

原发性脑室出血症状个体差异较大,脑室铸形、脑脊液循环不畅者大多预后不良,小量出血预后较好。

【治疗原则】

脑内血肿压迫脑组织引起脑水肿和颅内高压导致脑疝是主要死因,脑组织损伤导致长期昏迷并发呼吸道和泌尿道感染也是早期死亡的主要原因。急性期主要治疗原则是防止进一步出血,降低颅内压;保持安静,尽量减少不必要的活动;保持呼吸道通畅;吸氧,防止脑缺氧加重,如痰液分泌较多,应早作气管切开;纠正水、电解质平衡紊乱,并结合对症治疗,如烦躁者给予镇静药。

【药物治疗】

(一)治疗药物分类

甘露醇通过渗透性脱水作用减少脑组织的含水量,也能减少脑脊液分泌,使脑脊液容量减少,从而降低颅内压。甘露醇还是一种较强的自由基清除剂,能清除毒性强、作用广泛的羟自由基,减轻迟发性脑损伤。

尼莫地平是选择性作用于颅内血管的钙通道阻滞剂,能调节钙流入血管平滑肌内,逆转血管痉挛,改善脑血流,且对灌注不足部位的血流量增加高于正常部位,同时也减少钙离子进入脑细胞内,降低钙超载,保护脑组织。

大剂量维生素C可明显增强血浆超氧化物歧化酶的活力,有效清除自由基,减轻脑水肿。

N-乙酰肝素作为一种没有抗凝活性的肝素同型体,可抑制补体的激活,减轻脑出血后的脑水肿。

(二)治疗药物的选用

1. 控制脑水肿,降低颅内压　高血压脑出血急性期患者的死亡原因,主要是脑水肿引起脑疝。及时应用脱水药物,控制脑水肿,是抢救患者的关键。有颅内高压症状时可用脱水药如20%甘露醇注射液,每次125~250ml,静脉滴注,必要时4~6小时重复使用一次。短期内反复用药,要防止心脏负荷过重,有严重心功能不全患者,可先静脉注射呋塞米,能防止心脏负担过重,但易引起电解质紊乱。对血压偏低的患者,反复应用脱水药,最终会引起循环血容量的减少,血压维持困难,加重脑缺氧和脑水肿。甘露醇注射液治疗脑水肿疗效快,效果肯定,但剂量大、用药时间长,可引起心、肾功能损害和电解质紊乱。复方甘油注射液或甘油果糖注射液是一种高渗性降低颅内压、治疗脑水肿的药物,可弥补甘露醇注射液的以上缺陷。甘露醇注射液与复方甘油注射液可同时或交替使用,复方甘油注射液或甘油果糖注射液 500ml 静脉滴注,每日 1～2 次,可以降低颅内压并减少甘露醇注射液的用量。七叶皂苷钠治疗脑出血和颅内血肿有明显效果,此药有抗渗出、消水肿、改善微循环和促进脑功能恢复的作用。每次 25mg 加至 250～500ml 葡萄糖氯化钠注射液中静脉滴注,1 次/天,10～14 天为一疗程。

2. 适度降低血压,防止进一步出血 高血压脑动脉硬化合并脑出血,血压很高且有波动,对止血不利,有促发再出血和血肿破入脑室的危险。可肌内注射利血平(reserpine),静脉滴注硝普钠(sodium nitroprusside)或硝苯地平(nifedipine)等。血压最好控制在略高于正常血压的水平,如果血压降得太低会造成脑组织缺血、缺氧,脑水肿会进一步加重,必要时可静脉滴注多巴胺等药物以调整血压至正常或病前水平。为了防止动脉瘤周围的血块溶解引起再度出血,可用抗纤维蛋白溶解剂,以抑制纤溶酶原的形成。常用 6- 氨基己酸(EACA),初次剂量 4～6g 溶于 100ml 生理盐水或者 5% 葡萄糖中静脉滴注(15～30 分钟)后一般维持静脉滴注 1g/h,12～24g/天,使用 2～3 周或到手术前,也可用氨甲苯酸(止血芳酸,PAMBA)或氨甲环酸(止血环酸)。抗纤溶治疗可降低再出血的发生率,但同时也增加脑血管痉挛和脑梗死的发生率,建议与钙离子通道阻滞剂同时使用。

3. 人工冬眠头部降温疗法 人工冬眠头部降温疗法可以降低脑组织的基础代谢率,提高脑组织对缺氧的耐受力,减轻脑水肿,降低颅内压,对脑组织有保护作用,还有利于保持患者安静,减少或避免发生再出血,减轻由于颅内出血所致的后遗症状。如体温在 34℃ 以下容易并发肺部感染,有肝、肾功能损害者不宜应用人工冬眠疗法。方法:头置于冰帽中,采用 1 号冬眠合剂,即氯丙嗪(chlorpromazine)50mg、异丙嗪(promethazine)50mg、哌替啶(pethidine)100mg,第一次用上述冬眠合剂的 1/3 量,肌内注射。如无特殊反应,则每次 1/4 量,4～6 小时一次。对轻症患者可口服氯丙嗪和异丙嗪每次各 25mg,每日 3～4 次。每次注射冬眠合剂前要观察血压、呼吸、体温和意识。

4. 应激性上消化道出血的处理 如果脑出血累及脑干或丘脑下部自主神经中枢,则容易引起应激性溃疡。可放置胃管密切观察出血量,治疗选用奥美拉唑(omeprazole)、西咪替丁(cimetidine)或雷尼替丁(ranitidine),也可以从胃管注入凝血酶(thrombin),能显著降低上消化道出血的发生率及其严重程度。

5. 抗癫痫药物使用 脑叶出血及有癫痫发作者可用苯妥英钠(phenytoin sodium)或卡马西平(carbamazepine),缓慢静脉注射。尽量不用地西泮类和巴比妥类,以免影响意识观察。

【病例分析】

病情介绍 患者颜某,男,50 岁,3 天前晨起后突然出现头晕,视物旋转,独立行走至厕所后突然意识丧失,倒地,家属发现时患者意识转清,但不能独立行走,并出现言语不清,无头痛、恶心呕吐,无视物模糊、视物成双,无耳鸣、听力下降,至医院急诊,测血压 210/110mmHg。急诊治疗期间,患者突发意识丧失,头眼向左侧偏转,双上肢屈曲,双下肢伸直,无舌咬伤、尿便失禁,持续 1 分钟缓解。在急诊期间患者上述症状发作 3 次,每次持续约 1～2 分钟后自行缓解。为进一步诊疗,以"脑出血、高血压病"收入院。

发病以来患者一般状态差,未进食,小便正常,无大便,体重无明显改变。

治疗方案及效果 医生给予醒脑静醒脑开窍,1 次 20ml,一日 1 次;甘露醇降颅压,1 次 125ml,每 8 小时 1 次;麻仁软胶囊通便,1 次 1.8g,一日 3 次,预防排便不畅引起的血压增高;由于患者出现癫痫部分性发作,因此给予抗癫痫药物卡马西平,1 次 0.1g,每 8 小时 1 次。第 2 天增加乌拉地尔降血压,100mg 配成 50ml,根据血压调整用量,2～12ml/h;第 9 天改用七叶皂苷钠降颅内压,1 次 20mg,静脉滴注,一日 1 次。患者经以上方案系统治疗 2 周后,目前神志清,言语欠流利,较前好转,四肢活动较前灵活。

合理用药分析 患者入院时已 3 天无大便,脑出血的患者应保持大便通畅,避免因大便不畅造成的血压升高,再次发生出血事件,及时给予导泻药物麻仁软胶囊有利于减少患者病情反复。因该患者脑出血急性期出现嗜睡,血压高,给予醒脑静以清热解毒,凉血活血,开窍醒脑。

颅内压升高是脑出血患者死亡的主要原因,因此降低颅内压为治疗脑出血的重要任务。脑出血的降颅压治疗首先以高渗脱水药为主,如甘露醇或甘油果糖、甘油氯化钠等,注意尿量、血钾及心肾功能。该患者应用20%甘露醇注射液125ml,每8小时一次降颅压治疗,应用甘露醇8天后,脑水肿已减轻,改用药效缓和的七叶皂苷钠进行脑水肿的治疗。

脑出血时根据血压增高的程度,进行不同的处理。对于该患者的处理应该个体化,患者脑出血急性期,降压速度不应过快,且理想的目标值为160/100mmHg,选择乌拉地尔静脉泵入治疗,同时加用奥氮平镇静治疗。

【思考题】

1. 出血性脑血管病会出现哪些并发症? 该如何处理?

2. 分析脑缺血急性期抗凝治疗的利与弊,在治疗中患者可能出现哪些不良反应,应采取什么预防措施?

第三节　癫　痫

癫痫(epilepsy)是一组反复发作的脑神经元异常放电所致的暂时性中枢神经系统功能失常的慢性疾病。癫痫发作不仅有可能使患者遭到意外伤害,影响日程工作,而且长期反复频繁地发作,也可能使患者智能减退,精神产生障碍。癫痫的治疗包括病因治疗、药物治疗、手术治疗、物理治疗和心理治疗。无论是何种病因或何种类型的癫痫发作,药物治疗都是目前最常用、最重要的手段。

【病因和发病机制】

按有无明确病因将癫痫分为原发性癫痫和继发性癫痫两大类。

1. **原发性癫痫**　又称"特发性"或"隐源性"癫痫,指无脑部器质性或代谢性疾病表现,是致病原因不明的一类癫痫,可能与遗传因素密切相关。起病多在儿童期和青春期(5~20岁)。其发作形式多为全身性发作,如全身强直阵挛性发作、失神发作和肌阵挛性发作等。

2. **继发性癫痫**　又称症状性癫痫或获得性癫痫,占癫痫的大多数。此类癫痫是指根据病史或检查,癫痫发作有明确的病因可寻,有局限性或弥散性中枢神经系统病变,相当一部分患者有神经影像学方面的异常所见或有相应的神经系统阳性体征,部分患者还有智力智能的障碍。其年龄的相关性并不强,可见于各个年龄组,脑电图除有癫痫样放电以外还有背景活动的异常。一小部分患者病因可能非常隐蔽,称为隐源性癫痫。比起原发性癫痫来说,这一组癫痫治疗比较复杂,有些成为难治性癫痫。引起继发性癫痫的病因有以下几种:

(1)脑先天性疾病:如神经元异位症、巨脑症、脑小症、脑积水、透明隔缺损或囊肿、各种遗传性代谢病等。

(2)颅脑外伤:产伤是新生儿、婴儿和儿童期继发性癫痫最常见的原因。成人常见的颅脑外伤有脑挫裂伤、硬膜撕裂伤、颅内出血、硬膜外或下血肿、颅内异物、外伤后瘢痕等。

(3)脑部感染:各种脑炎、脑膜炎及脑脓肿的急性期可有癫痫发作,恢复期因愈合后瘢痕和粘连,亦可诱发癫痫。脑寄生虫病可导致癫痫发作,尤以脑囊虫病多见且顽固。

(4)脑血管病:脑血管畸形致癫痫多为青壮年,脑血管意外、脑动脉硬化导致癫痫则多见于中、老年期。急性脑血管病中以蛛网膜下腔出血、脑出血、脑栓塞等引起癫痫较多见;脑梗死中又以颈内动脉所致的癫痫发生率较高。

(5)其他:脑内肿瘤、脑部变性疾病等。

【临床表现和分类】

(一) 癫痫发作的分类

国际上将癫痫发作主要分为两大类,即部分性发作和全面性发作。其中部分性发作主要有

笔记

单纯部分性发作和复杂性部分性发作,全面性发作则主要包括失神发作、全身强直-阵挛发作等。

（二）临床表现

癫痫的表现形式多种多样,有的患者只有一种发作形式,有的可以有多种发作形式,如有时为大发作,有时为失神发作;也有的白天为精神运动性发作,晚上睡眠中则为大发作。临床上最常见的发作形式为大发作、小发作、局限性发作和精神运动性发作。

1. 全身-强直阵挛发作（大发作）症状发展可分以下三个阶段:

（1）先兆期:约50%的患者在发作开始前有某种先兆,如"麻木""触电感""恐惧感"等难以形容的感觉,先兆持续的时间可以极短,亦可有足够的时间使患者能先躺下,以免跌伤。

（2）痉挛发作期:患者突然尖叫一声,跌倒在地,意识丧失,并立即发生四肢抽搐。肌肉抽搐分为两期,即强直期和阵挛期。强直期除了四肢肌肉强直外呼吸肌也强直收缩,无法进行正常换气,面部与皮肤呈青紫色,舌头有时被咬破,强直期持续20秒左右随即进入阵挛期。阵挛期全身肌肉由持续收缩转变为一弛一张的交替抽动,形成阵挛。由于胸部的阵挛活动,气体反复从口中进出,形成白沫,若舌尖咬破则口吐血沫,阵挛期持续1分钟左右即停止。

（3）痉挛后精神模糊期或昏迷期:患者抽搐停止后即进入昏迷或昏睡状态,昏睡3～4小时或经一段精神错乱或精神模糊时期后,才逐渐清醒。醒后对发作经过不能回忆,往往感到头痛、头昏、全身酸痛和乏力。有些患者可连续发生大发作,患者在两次发作的间歇期意识也一直不恢复,称为癫痫持续状态。

2. 失神发作（小发作） 可分为单纯失神发作、复杂失神发作、肌阵挛性发作、不典型小发作。

（1）单纯失神发作:最多见,多在6～12岁发病,表现为突然发生和突然停止的意识障碍（神志丧失）,持续5～20秒,很少超过30秒。患者无任何先兆,突然中止正在进行的动作,呆立不动,呼之不应,手持物件可能跌落,但从不跌倒,对发作不能回忆。诊断标准为:①反复发生的短暂失神,深呼吸很易诱发。②脑电图上有阵发性对称、同步的3Hz棘-慢波发放。

（2）复杂性失神发作:患者除神志丧失外,还可有咀嚼、双手摩擦、吞咽等无意识动作。

（3）肌阵挛性发作:表现为短暂的局部如面部、单侧或双侧、或躯干的肌肉抽动。

（4）不典型小发作:与典型失神发作很相似,但发作的开始和恢复均较缓慢,不易由深呼吸诱发,脑电图上没有双侧同步的3Hz棘-慢波发放。

3. 部分性发作 又称为局限性发作,发作常局限在身体的某一部分,主要见于继发性癫痫,如继发于颅内肿瘤、脑血管病变等。部分性发作大多短促,自数秒到数十秒,发作时抽搐常自一侧肢体的远端,如手指或足趾开始,按大脑皮质运动区的分布顺序扩展,如一侧手指开始,随即传到腕、前臂、上臂、面部,随后至同侧下肢,患者意识不丧失。局限性发作,除运动性发作外,尚可表现为感觉性发作,可以有麻感、针刺感、冷感、触电感等,亦按大脑皮质感觉区的分布顺序扩散。

4. 复杂部分性发作 也称精神运动性发作,主要见于继发性癫痫,是有意识障碍的部分性发作。发作多以颞叶病变引起,又称颞叶癫痫。发作常有嗅幻觉,如不愉快的臭味;视幻觉如闪光或视物变大、变小、变形;听幻觉如噪音、音乐声等。发作时还常有心悸、腹痛、记忆障碍、思维障碍、情感障碍等。患者常先表现为一些自主神经症状,如面色潮红或苍白,然后做出无意识的动作如咀嚼、流涎、吞咽等进食性动作。有时表现为兴奋,如无理吵闹、爬墙跳楼等,每次持续数分钟或更长时间后逐渐清醒,醒后对发作毫无所知。

【治疗原则】

（一）病因治疗

目前认识到大部分的癫痫属于症状性的。针对病因积极治疗原发性疾病是关键,如低血

笔记

糖、低血钙等代谢紊乱应予纠正,维生素 B_6 缺乏者予以补充,颅内占位性病变和脑血管畸形者则首先考虑手术治疗。

（二）药物治疗原则

1. 早期治疗　一旦癫痫诊断成立,就应给予治疗,治疗越早越好,但对以下情况可暂缓给药:①首次发作,有明显环境因素,脑电图正常;②每次发作间隔大于 12 个月以上者。

2. 药物的选择　原则上应根据发作类型来选择疗效高、毒性小、价格低廉的药物。常以单一用药为主,单药治疗疗效可靠,便于观察副作用,又能减少慢性中毒。当单药治疗增量后效果不满意时,或确认为难治性癫痫、非典型小发作、婴儿痉挛以及混合性发作,可考虑联合用药。联合用药一般限于两种,最好不超过 3 种药物。要避免合用化学结构相近、作用机制相似(如苯巴比妥和扑米酮)、毒副作用相似的药物(如氯硝西泮和苯巴比妥)。

3. 药物剂量的调整及使用方法　从低剂量开始,耐受后再缓慢加量,直至完全控制发作或产生毒性反应。药物显效时间一般为 1~2 周,常需监测血药浓度,当药量增至有效浓度上限仍无效时,应更换新药。如有发热、疲劳、睡眠不足、月经期等诱发因素时,可暂时适当增加剂量。

4. 药物更换原则　一种抗癫痫药经过一定时间应用(不少于 1~2 个月)确认无效,或毒性反应明显而需要换用另一种药物时,宜逐步替换,过渡时间一般 5~7 倍于药物的半衰期,至少要 3~7 天。切忌突然停药和更换药物,否则会使癫痫发作加频,甚至诱发癫痫持续状态。

5. 减量或停药原则　①原发性大发作和简单部分性发作,在完全控制 2~5 年后,失神发作在完全控制 1 年后可考虑停药。而复杂部分性发作多需长期或终生服药。②脑电图异常无改善或脑部病变处于活跃期不停药。③青春期应持续至青春期以后再考虑停药。有明确的脑部疾病、神经系统有阳性体征、有精神障碍或持续存在的脑电图阵发性异常均影响停药时间。有器质性病因的癫痫患者,则需终生服药。停药前应缓慢减量,病程越长,剂量越大,用药越多,减量越要缓慢。也可参考脑电图变化,全身强直-阵挛性发作停药过程不少于 1 年,失神发作不少于 6 个月,如有复发,则需恢复原药量。

6. 长期坚持,定期复查　让患者及家属了解规律性服药和长期治疗的重要性,随意停药或换药是造成难治性癫痫持续状态的原因之一。服药应定时、定量,用药期间应定期做血、尿常规及肝、肾功能检查,有条件可做血药浓度监测,防止药量过大引起毒性反应。

【药物治疗】

（一）常用的治疗药物

苯妥英(phenytoin)有膜稳定作用,可降低细胞膜对 Na^+ 和 Ca^{2+} 的通透性,抑制 Na^+ 和 Ca^{2+} 的内流,导致动作电位不易产生。苯妥英不能抑制癫痫病灶异常放电,但可阻止异常放电向正常脑组织扩散,这一作用可能与其抑制突触传递的强直后增强(posttetanic potentiation,PTP)有关。苯妥英还可增加脑内抑制性递质 γ-氨基丁酸浓度,起抗惊厥作用。

苯巴比妥(phenobarbital)能增强 γ-氨基丁酸介导的 Cl^- 内流,导致膜超极化,降低膜兴奋性。阻断突触前膜钙离子的摄取,减少 Ca^{2+} 依赖性神经递质(如 NE、Ach)释放。苯巴比妥既能抑制病灶的异常放电,又能抑制异常放电的扩散,主要用于治疗癫痫大发作和癫痫持续状态。

扑米酮(primidone)的分子结构及抗癫痫作用与苯巴比妥相似,与苯妥英或卡马西平合用有协同作用。

卡马西平(carbamazepine)作用机制类似苯妥英,能降低神经细胞膜的 Na^+ 通透性,恢复膜的稳定性,抑制癫痫灶及其周围神经元放电,增强 γ-氨基丁酸在突触后的作用,降低神经元的过度兴奋。

丙戊酸(valproic acid)能增加谷氨酸脱羧酶的活性,促进 γ-氨基丁酸的合成;能抑制 γ-氨基丁酸转氨酶和琥珀酸半醛脱氢酶的活性,减少 γ-氨基丁酸降解;能防止 γ-氨基丁酸的再摄取,增加脑内 γ-氨基丁酸含量。丙戊酸还能增强 γ-氨基丁酸能神经突触后抑制作用,阻止病灶异

笔记

常放电的扩散。

乙琥胺(ethosuximide)能使低阈值钙电流降低,抑制丘脑皮质兴奋性。乙琥胺还可能增强抑制性神经递质的作用,耗竭兴奋性神经递质的贮备。

地西泮(diazepam)能促进 γ-氨基丁酸诱导的 Cl^- 内流,导致细胞膜超极化,加强 γ-氨基丁酸对中枢神经系统的抑制效应。地西泮静脉注射是目前治疗癫痫持续状态的首选药。

（二）治疗药物的选用

癫痫治疗药物选用见表12-2。

表 12-2　癫痫治疗药物选用

发作分类	首选药物	其他药物
部分性发作		
(1)单纯部分性发作	卡马西平、苯巴比妥	丙戊酸钠、苯妥英钠、扑米酮
(2)复杂部分性发作(精神运动性发作)	卡马西平	苯妥英钠、扑米酮、苯巴比妥
全面性发作		
(1)强直-阵挛发作(大发作)	苯妥英钠、苯巴比妥、扑米酮、卡马西平	丙戊酸钠
(2)失神发作(小发作)	丙戊酸、乙琥胺	氯硝西泮、拉莫三嗪(避免使用苯巴比妥和卡马西平)
(3)癫痫持续状态	地西泮、劳拉西泮	氯硝西泮、咪达唑仑、异戊巴比妥、苯妥英、丙戊酸钠、苯巴比妥
难治性癫痫	大剂量抗癫痫药物或联合用药	非尔氨酯、加巴喷丁、拉莫三嗪、氨己烯酸、奥卡西平、托吡酯

1. 全身性强直-阵挛发作（大发作）　主要代表药物是苯妥英钠、苯巴比妥和扑米酮。

苯妥英钠抗癫痫效果明显,而镇静作用轻微。苯妥英钠的用量须因人而异,成人口服通常 200~300mg/d,1 次顿服(入睡前),或分 2 次服,必要时应做血药浓度监测。儿童开始服药每日 3~5mg/kg,最大量为 7mg/kg,总量不超过 300mg/d,分 2~3 次服,以免血药浓度波动太大。新生儿及婴儿对本药的代谢慢而不稳定,有人不主张在此年龄段服用。苯妥英钠的有效血药浓度范围是 40~80μmol/L,即 10~20mg/L。血药浓度大于 20mg/L 可出现眼球震颤,大于 30mg/L 可出现共济失调,大于 40mg/L 则可有精神活动障碍。不良反应有:①神经系统反应有眼球震颤、共济失调,构音不清,甚至意识模糊,剂量减少时,这些症状可在 1~2 周内可消失。临床上癫痫发作加频也是苯妥英钠中毒的一种表现。②与剂量无关的不良反应有牙龈结缔组织增生,多毛,痤疮,鼻、唇变粗厚等。③巨幼细胞性贫血可能与叶酸缺乏有关。④加速维生素 D 分解代谢,引起钙磷代谢紊乱和骨质软化,但很少引起明显的佝偻病。⑤开始服药数周内可有皮疹,可伴发热及淋巴结肿,停药后消失。

苯巴比妥是一种有效、低毒、价廉的抗癫痫药,成人维持量为每日 1~3mg/kg,开始先用小剂量,每次 15~30mg,3 次/天,最大剂量每次 60mg,3 次/天。老年人应减量,儿童用量为每日 2~4mg/kg。苯巴比妥的半衰期较长,连续规律服用后达稳态血浓度时间在成人需 2~3 周,儿童为 8~15 天。儿童频繁发作时,可将一般口服量加倍,持续服 3~4 天,然后按一般维持量用药。治疗癫痫持续状态时,每次静脉缓慢注射 0.1~0.2g。有效血药浓度为 15~40mg/L,大于 40mg/L 时可出现毒性反应。不良反应有:①神经精神系统反应,如头晕、共济失调、眼震、构音障碍等。儿童可见反常反应,出现如多动、兴奋,注意力涣散、冲动、行为异常。②过敏性皮疹多轻微,停药后消失,也可出现罕见剥脱性皮炎等严重不良反应。③对钙、磷、维生素 D 代谢的影响主要见于多年用药、饮食不当、日光照射不足者,可补充维生素D。④有精神依赖性,长期大量用药而突然停用时会出现失眠、焦虑、发作加频甚至癫痫持续状态,故应逐渐撤药。

扑米酮的抗癫谱同苯巴比妥,特别是对苯巴比妥和苯妥英钠不能控制的发作有效。扑米酮的治疗血药浓度个体差异很大,在儿童尤为明显,一般是 8 ~ 12mg/L。成人口服,起始剂量每次 50mg,1 周后逐渐增至每次 250mg,每日 2 ~ 3 次。儿童口服,每日 12.5 ~ 25mg/kg,分 2 ~ 3 次。应用扑米酮初期有镇静作用,继续服用自然消失,血药浓度 12mg/L 时,可出现共济失调。

2. 复杂部分性发作（精神运动性发作）　卡马西平是安全、有效、广谱的抗癫痫药。成人口服每次 100 ~ 200mg,1 ~ 2 次/天,逐渐增加至每次 400mg,2 ~ 3 次/天。儿童每日 10 ~ 20mg/kg,分 2 ~ 3 次服用。卡马西平的优点是较少有精神、行为功能方面的不良反应。可有胃肠反应（腹痛、腹泻、口干）和皮肤反应（瘙痒、光敏、脱发、多汗、皮疹）,偶见心律失常、肝功能损害。用药过程中应定期检查血、尿常规和肝、肾功能等。

3. 失神发作（小发作）　丙戊酸对小发作疗效优于乙琥胺,但因其肝脏毒性较大,常不作为首选药物。成人口服丙戊酸,每次 200 ~ 400mg,每日 600 ~ 1200mg,将全日药量分为 3 ~ 4 次,在饭后和入睡前服用。儿童每日 5 ~ 15mg/kg 开始,以减少镇静作用和胃肠反应,以后每周增加 5 ~ 10mg/kg,直到疗效满意,儿童最高用量可达到每日 50 ~ 60mg/kg。丙戊酸与剂量有关的不良反应是可逆的,其有效血药浓度为 30 ~ 100mg/L,血药浓度达 120mg/L 以上则不良反应增多,如嗜睡、共济失调、易激惹等,减量后可消失;胃肠道刺激症状有恶心、呕吐、胃部不适等,小剂量开始和餐后服药可使症状减轻;严重的不良反应为肝脏受损,常与年龄小（2 岁以下）、多种抗癫痫药合用、家族易感性等有关,肝毒性多在用药后 3 ~ 6 个月内发生。用丙戊酸 6 个月以内应每月检查肝功能及血象,肝病患者禁用,肾病和血液病患者慎用,孕妇慎用。

乙琥胺是治疗失神发作的首选药物。成人开始口服 500mg/d,必要时每周增加 250mg/d,维持量每日 15 ~ 30mg/kg,最大用量 1.5g/d。3 ~ 6 岁儿童开始量 250mg/d,必要时逐渐增量,维持量每日 5 ~ 40mg/kg,分 2 ~ 4 次服。主要的不良反应是胃肠道症状,偶见嗜睡、头痛、共济失调、头晕。有效血药浓度为 40 ~ 100mg/L,血药浓度过高可有行为改变、欣快感;剂量过大可致失神发作的频率增加。

4. 癫痫持续状态　癫痫持续状态是指癫痫发作频繁,间歇期意识障碍不恢复,或 1 次发作持续 30 分钟以上者。癫痫持续状态威胁生命,尽快控制抽搐是抢救成功的关键;减轻脑水肿,维护呼吸循环功能,防治肺部感染,纠正水、电解质及酸碱失衡,降低高热等,也都与抢救成败密切相关。控制抽搐的原则:先用抗癫痫药物静脉注射,以迅速控制抽搐,再给予静脉滴注,使血药浓度维持在有效水平,以防止抽搐再发。首先选择快速有效的抗癫痫药物静脉注射,如苯二氮䓬类的地西泮、劳拉西泮（lorazepam）、咪达唑仑（midazolam）和氯硝西泮（clonazepam）,必要时可用异戊巴比妥（amobarbital）,以上药物缺乏时可以选用利多卡因（lidocaine）。为防止出现呼吸抑制,静脉注射速度不宜过快。当抽搐控制后,立即静脉滴注或鼻饲长效抗癫痫药物,如苯妥英、丙戊酸钠、苯巴比妥等,以维持疗效。待癫痫持续状态被完全控制并稳定后,再酌情过渡到患者以往使用的有效治疗药物。

地西泮控制癫痫持续状态 1 ~ 3 分钟内即可生效,成人用 10 ~ 20mg 不稀释做静脉注射,速度每分钟不超过 2mg,直到发作终止或总量达 30mg。儿童静脉注射用量:出生 30 天至 5 岁每 2 ~ 5 分钟 0.2 ~ 0.5mg,最大限量 5mg;5 岁以上每 2 ~ 5 分钟静脉注射 1.0mg,最大限量 10mg,必要时在 2 ~ 4 小时内可重复使用。地西泮半衰期短,注射 20 分钟后其血药浓度下降 50% 以上,停药后常有复发,为维持疗效可用地西泮 50 ~ 100mg 加至 5% 葡萄糖注射液 500ml 中,以每小时 40ml 的速度滴注,24 小时内总量不超过 100mg。也可用苯巴比妥钠 0.1 ~ 0.2g 肌内注射,以后酌情每 6 ~ 8 小时重复 0.2g 肌内注射;或苯妥英钠 250 ~ 500mg 稀释成 5% 溶液静脉注射,速度不超过 50mg/min。使用地西泮时要密切观察呼吸、心率、血压,注意翻身和吸痰。

笔记

5. 难治性癫痫　难治性癫痫又称顽固性癫痫,目前国内外还没有统一确切的定义。有学者定义为频繁的癫痫发作,至少每月 4 次以上,应用适当的一线抗癫痫药物正规治疗且药物的血浓度在有效范围内,至少观察 2 年,仍不能控制发作且影响日常生活;无进行性中枢神经系统疾病或占位性病变。难治性癫痫的药物治疗策略是应用大剂量抗癫痫药物或联合用药。先按发作类型,选用一种抗癫痫药,逐渐增加剂量至发作控制或出现药物副作用,此时血药浓度往往高于一般治疗有效水平。此外,可应用新型抗癫痫药物,主要包括非尔氨酯(felbamate)、加巴喷丁(gabapentin)、拉莫三嗪(lamotrigine)、氨己烯酸(vigabatrin)、奥卡西平(oxcarbazepine)、托吡酯(topiramate)等。

非尔氨酯为甲丙氨酯的衍生物,对多种癫痫有效,安全范围大,能抑制 N-甲基-D-天门冬氨酸诱导的癫痫发作,增强 γ-氨基丁酸的抑制性作用。非尔氨酯口服吸收 90% 以上,组织分布广泛,40% 从肝脏代谢,40% 左右以原形从肾脏排出。成人口服 1.2g/d,分 3～4 次服,可逐渐增至 3.6g/d,老年及肾功能不全者酌减,14 岁以下儿童每天 45mg/kg,分 3～4 次服用。主要用于治疗难治性癫痫的部分性与全身性发作。常见不良反应为恶心、厌食、困倦、头痛,还可出现感冒样症状,心悸、心动过速等,偶有再生障碍性贫血或继发性肝功能损害。

加巴喷丁结构类似 γ-氨基丁酸,可控制各种癫痫发作,优点是与其他抗癫痫药合用时无相加副作用。口服吸收迅速,不影响肝药酶,易达稳定血浓度,单独使用疗效不优于传统抗癫痫药,对许多未能控制的癫痫患者,加用该药可使治疗取得成功。副作用有嗜睡、头晕、共济失调、疲劳、眼球震颤、复视、恶心、呕吐等,长期应用耐受良好。有肾功能减退的患者要减量,撤药时可于 1 周内逐渐减量至停药。

拉莫三嗪属叶酸拮抗剂,为强效抗癫痫药,对难治性癫痫有显著疗效。其作用机制是通过调控钠通道,稳定膜电位,抑制以谷氨酸盐为主的兴奋性神经递质的释放而发挥抗癫痫作用。一般不单用,常在原用药基础上加用。成人口服 50mg/d,2 周后增加为每次 50～100mg,每日 2 次;儿童 2 岁以上,开始每日 2mg/kg,维持量 5～15mg/kg。常见副作用为皮疹、头晕、头痛、复视及恶心等,大多数不需要特殊处理或停药。

氨己烯酸是 γ-氨基丁酸转氨酶不可逆性抑制剂,可使脑内 γ-氨基丁酸浓度成倍增加,口服吸收迅速,治疗难治性癫痫可使发作频率明显减少。一般剂量为每天 30～50mg/kg,分 2 次服用。

奥卡西平为卡马西平的衍生物,吸收迅速且安全,其作用机制是通过阻滞电压敏感性钠通道而发挥抗癫痫作用。不良反应有皮肤过敏、头晕、发音困难、复视、疲劳、嗜睡、恶心等,多与高剂量和长时间用药有关。

托吡酯是一种新型口服抗癫痫药,口服吸收迅速,对癫痫部分性发作有很好的疗效。其抗癫痫作用机制为,一是对电压依赖性钠或钙离子通道起调节作用,二是加强 γ-氨基丁酸介导的氯内流。托吡酯作为治疗顽固性部分性癫痫的辅助药物取得良好的效果。成人开始每晚口服 50mg,一周后每周增加剂量 50～100mg,一般维持剂量为 200～400mg/d,分 2 次给药。副作用有感觉异常,共济失调、眩晕、嗜睡、眼球震颤、复视、头痛、思维异常、体重下降以及恶心、腹泻、腹痛、口干等。

治疗药物监测(therapeutic drug monitoring,TDM)是近代临床药物治疗学最重大的进展之一,过去 40 年里 TDM 对临床常用抗癫痫药的合理应用起了至关重要的指导作用,而新型抗癫痫药物的合理应用也需要开展 TDM。

【病例分析】

病情介绍　患儿陈某,男,6 岁。入院前 4 年余,患儿在发热 39.1℃ 时出现抽搐,表现为双眼右斜,右侧口角及右侧肢体抖动,伴有二便失禁,持续二十多分钟自行缓解,缓解后入睡,醒后仍有右侧肢体抖动,至外院就诊。行脑电图检查提示异常,未服药。间隔 2 年(入院前 2 年余),再

笔记

次出现发热,体温39℃以上再次出现抽搐,表现与上次相仿,至外院就诊,头颅CT提示双侧额顶枕叶脑软化,脑萎缩样改变,头颅MRI提示双侧额顶枕叶脑软化伴胶质增生,脑萎缩样改变,胼胝体变细,确诊"癫痫",但仍未用药。入院前患儿再次出现抽搐,体温38.5℃,表现同前,为进一步诊治,门诊以癫痫收入院。入院诊断为症状性癫痫,发作类型为局灶性发作伴意识障碍。

既往病史:出生后一天有缺氧窒息抽搐1次,诊断"缺血缺氧性脑病"。治疗半月好转。

治疗方案及效果 医生给予奥卡西平片治疗,0.15g/晚,治疗5天。该患儿既往抽搐均为高热引起,为预防患者入院后癫痫发作,必须严格控制患儿体温。患儿住院期间体温出现升高,且波动较大,给予冰袋物理降温,以及布洛芬口服液7ml,对症治疗。经过住院治疗,患儿体温正常,无抽搐发作,无咳嗽、咳痰等不适,饮食睡眠可,二便正常,病情平稳,予以出院。出院后继续规律服用抗癫痫药并监测不良反应,2周后儿科神经内科门诊复诊。

合理用药分析 该患儿目前症状性癫痫诊断明确,表现为局灶性发作伴意识障碍。症状性部分性癫痫一线治疗药物为卡马西平、奥卡西平、托吡酯、左乙拉西坦,其中奥卡西平为学龄期儿童部分性发作的首选药物。且奥卡西平对比卡马西平也有其相对的优势,奥卡西平是卡马西平的10-酮衍生物,适应证与卡马西平相同,但稍有肝药酶诱导作用,无药物代谢的自身诱导作用,及极少的药物代谢动力学相互作用。在体内不转化为卡马西平或其衍生物。2岁以上的儿童在单药治疗中,治疗起始剂量为 $8 \sim 10mg/(kg \cdot d)$,根据临床需要,调整剂量的间隔不小于1周,每次增加剂量不要超过 $10mg/(kg \cdot d)$,为达到理想的临床疗效,可增加至最大剂量 $60mg/(kg \cdot d)$。该患者6岁,体重18kg,使用奥卡西平片0.15g/d,符合用药规范。

70%～80%新诊断的癫痫患者可以通过服用单一抗癫痫药物使发作得以控制,所以初始治疗的药物选择非常重要,选药正确可以增加治疗的成功率。根据发作类型和综合征分类选择药物是癫痫治疗的基本原则,同时还需要考虑以下因素:禁忌证、可能的副作用、达到治疗剂量的时间、服药次数及恰当的剂型、特殊治疗人群(如育龄妇女、儿童、老人等)的需要、药物之间的相互作用以及药物来源和费用等。

【思考题】

1. 对应各类抗癫痫病药的作用特点及主要不良反应,在癫痫的长期药物治疗过程中,应让患者及其家属了解哪些注意事项?

2. 针对癫痫的不同发作类型,如何选择治疗药物?

第四节 帕 金 森 病

帕金森病(Parkinson disease,PD)是一种神经系统退行性疾病,也称为震颤麻痹(paralysis agitans),多见于中老年人,是一种较常见的锥体外系疾病,临床表现为缓慢发展的静止性震颤、肌肉强直、运动迟缓和姿势步态异常。其主要病变部位是黑质-纹状体多巴胺神经通路,黑质多巴胺能神经元变性,导致纹状体内的多巴胺含量不足,而乙酰胆碱相对占优势,胆碱能神经元功能相对亢进造成多巴胺能神经功能和胆碱能神经功能失衡,则产生帕金森病症状。

【病因和发病机制】

PD的病因与发病机制至今尚未完全明了,目前认为与遗传因素、环境因素、氧化应激、兴奋性神经毒素等密切相关。

1. **遗传因素** 流行病学、病例对照、双生子研究均提示PD可能存在某些遗传倾向,不同个体对PD的易感性(遗传易感性)可不相同。研究发现双生子同患PD的比率很高,其中单卵双生子比双卵双生子更高。PD在一些家族中有聚集现象,但对散发性PD来说,多数学者仍认为是遗传易感性和环境因素共同作用的结果。

2. **环境因素** 环境因素与PD发病机制密切相关。神经毒素MPTP(1-甲基-4-苯基-1,2,

笔记

3,6-四氢吡啶)制备的动物模型或误用 MPTP 造成的 PD 患者,在许多方面如行为症状、生化改变、药物治疗反应和某些病理变化与原发性 PD 患者的改变十分相似。MPTP 造成的慢性损害使细胞线粒体呼吸链中复合物 I、III 含量减少,ATP 合成受到抑制,还原型辅酶 I(NADH)及乳酸堆积,细胞内游离钙急剧增加,谷胱甘肽形成减少。这些改变使氧自由基生成过度,导致细胞凋亡和坏死。与 MPTP 结构类似的化合物有除草剂百草枯、异喹啉等,这些物质都有可能是 PD 发病的危险因素。长期接触锰尘、一氧化碳中毒均可引起帕金森综合征。

3. 氧化应激增强和线粒体功能障碍 自由基可使不饱和脂肪酸发生脂质过氧化(LPO)反应,对蛋白质和 DNA 产生氧化损伤,导致细胞变性死亡。正常情况下,机体存在自由基清除系统,在脑内主要有谷胱甘肽(GSH)、谷胱甘肽过氧化物酶(GSH-PX)、超氧化物歧化酶(SOD)等,保护机体免遭自由基的损害。PD 患者黑质部位的自由基清除能力下降,谷胱甘肽(GSH)含量明显下降,较正常减少达 50%。PD 患者脑黑质中铁含量较正常增高 50%,而铁蛋白(有结合铁的能力)含量减少,铁能造成细胞内钙的聚集和脂质过氧化反应加剧。PD 患者黑质线粒体呼吸链中复合物 I 功能缺损,使黑质细胞对自由基损伤更加敏感。

4. 兴奋性神经毒作用 在丘脑和基底神经节传出核团中,多巴胺减少可增加兴奋性氨基酸能神经元(主要是谷氨酸能神经元)的活性,这些核团的过度兴奋导致 PD 发生。动物研究表明,向苍白球内侧部或黑质网状结构内注射竞争性 N-甲基天冬氨酸(N-Methyl-D-aspartic acid,NMDA)受体拮抗剂,可明显改善运动功能等 PD 样症状。

【临床表现】

多见于 50~60 岁起病,男性略多于女性。起病缓慢,症状逐渐加重,主要症状有震颤、肌强直、运动迟缓和姿势反射减少。

1. 震颤(tremor) 是由于相互拮抗的肌群发生节律性的交替收缩所致,多从一侧上肢的远端开始,逐渐扩展至同侧下肢及对侧上、下肢,最后累及舌、唇、腭及头部。典型的震颤为手指呈"搓丸样",安静或休息时出现静止性震颤,情绪紧张时加重,睡眠时消失。

2. 肌强直(muscular rigidity) 四肢、躯干、颈部、面部的肌肉均可发生强直,患者表现出一种特殊姿势:头部前倾,躯干俯屈,前臂内收,下肢髋及膝关节略为弯曲,手指内收,腕关节和指间关节伸直,拇指对掌,称"帕金森手"。

3. 运动徐缓(bradykinesia) 随意运动缓慢、减少,加上肌张力增高、姿势反射障碍等而表现出一系列的运动障碍:患者的面肌活动减少,双眼常凝视,瞬目少,面部表情呆板,称"面具脸";患者手指进行精细动作如扣钮、穿鞋袜比较困难,书写也困难,字愈写愈小,称"写字过小症";讲话慢,语音低沉且单调,口、咽部的肌肉活动障碍而致唾液难于咽下,大量流涎,严重时吞咽食物也困难。

4. 姿势反射减少 走路时双上肢前后摆动的"联合动作"减少,甚至不摆动。步态障碍表现为起步较难,一旦迈步,即以碎步向前冲,不能及时停步,称"慌张步态"。姿势转变也有障碍,如患者正在走路时令其立即转身,头部及躯干往往同时转动。久坐后站起来也感困难,久卧于一个姿势也难转身。

【治疗原则】

PD 的运动症状和非运动症状都会影响患者的工作和日常生活能力,因此,用药原则应该以达到有效改善症状、提高工作能力和生活质量为目标。早期诊断、早期治疗,不仅可以更好地改善症状,而且可能会达到延缓疾病进展的效果。应坚持"剂量滴定"以避免产生药物的急性副作用,力求实现"尽可能以小剂量达到满意临床效果"的用药原则,避免或降低运动并发症尤其是异动症的发生率。治疗应遵循循证医学的证据,也应强调个体化用药,不同患者的用药选择需要综合考虑患者的疾病特点(是以震颤为主,还是以强直少动为主)和疾病严重程度、有无认知障碍、发病年龄、就业状况、有无共患病、药物可能的副作用、患者的意愿、经济承受能力等因素,

笔记

尽可能避免、推迟或减少药物的副作用和运动并发症。进行抗帕金森病药物治疗时,特别是使用左旋多巴时不能突然停药,以免发生撤药恶性综合征。

【药物治疗】

（一）治疗药物分类

帕金森病治疗药物分类见表12-3。

表 12-3   帕金森病治疗药物分类

药物分类	代表药	作用机制
抗胆碱能药	苯海索（trihexyphenidyl）、苯扎托品（benzatropine）、丙环定（procyclidine）	拮抗胆碱受体,减弱黑质纹状体通路中乙酰胆碱的作用。此类药抗震颤和强直效果较好,可用于少数不能接受 L-DOPA 或多巴胺受体激动药的患者
拟多巴胺类药		
1. 多巴胺前体药	左旋多巴（L-DOPA）	直接增加脑内多巴胺浓度,至今仍是治疗 PD 最有效、最基本的药物
2. 促多巴胺释放药	金刚烷胺（amantadine）	能促进 L-DOPA 进入脑循环,增加多巴胺的合成、释放,使突触间隙多巴胺的浓度增加;还能拮抗兴奋性氨基酸受体（NMDA 受体）发挥抗 PD 作用
3. 多巴胺受体激动剂	溴隐亭（bromocriptine）、吡贝地尔（piribedil）	可直接选择性作用于多巴胺受体,提高多巴胺功能
4. 左旋多巴增效剂		
（1）外周氨基酸脱羧酶抑制剂	卡比多巴（carbidopa）、苄丝肼（benserazide）	使 L-DOPA 在外周的脱羧反应被抑制,进入中枢的量增加
（2）单胺氧化酶 B 抑制剂	司来吉兰（selegiline）	可选择性抑制中枢神经系统单胺氧化酶,降低脑内 DA 降解代谢,使 DA 浓度增加
（3）儿茶酚胺氧位甲基转移酶抑制药	托卡朋（tolcapone）、恩他卡朋（entacapone）	抑制外周 L-DOPA 的降解,使更多的 L-DOPA 进入脑组织发挥作用

（二）治疗药物的选用

根据临床症状严重度的不同,可以将 PD 的病程分为早期和中晚期,即将 Hoehn-Yahr 1 ～ 2.5 级定义为早期,Hoehn-Yahr 3 ～ 5 级定义为中晚期。

1. 早期帕金森病的治疗   PD 一旦发生将随着时间的推移而渐进性加重,有证据提示在疾病早期阶段的病程进展较后期阶段要快。因此,一旦早期诊断,即应早治疗,争取掌握疾病的修饰时机。早期的药物治疗,一般多予单药治疗,但也可采用优化的小剂量多种药物（体现多靶点）的联合应用,力求达到疗效最佳、维持时间更长而运动并发症发生率最低的目标。

（1）早期轻度的帕金森病,只有轻度动作徐缓或轻度震颤,如不影响日常活动则暂缓治疗。此时主要治疗措施为物理治疗及功能锻炼,尽量维持日常生活和工作能力。

（2）近来有人提倡用司来吉兰（selegiline）加维生素 E（vitamin E）预防性治疗早期帕金森患

者,这是一种抗自由基治疗。MAO-B 抑制剂司来吉兰可阻滞多巴胺的氧化反应,从而减少自由基的产生,维生素 E 是天然的自由基清除剂。口服司来吉兰 2.5mg,1 次/天,渐加至 2.5mg,2 次/天,再加至 5mg,2 次/天。同时每日服用维生素 E 2000U,可以推迟帕金森患者使用左旋多巴 (levodopa,L-DOPA)的时间,提高帕金森病患者的生存年限,改善长期使用左旋多巴所致的症状波动现象。司来吉兰不良反应是由于增强脑内多巴胺作用所致,与复方左旋多巴合用时多动症状发生率增高,还可出现精神障碍、意识模糊、智能减退、幻觉等;减少复方左旋多巴用量后不良反应减轻或消失。其他还有恶心、口干、失眠、头晕、体位性低血压等,因其有兴奋作用,应避免晚间服用。

(3)以震颤为主的早期 PD 患者,年龄在 65 岁以下可用抗胆碱能药物或小剂量的多巴胺受体激动剂,常用苯海索口服,开始 1~2mg/d,逐渐增至 5~10mg/d,分 3~4 次服用,苯海索单用或合并金刚烷胺应用曾为早期轻症 PD 的首选药物。也可口服苯扎托品(benzatropine),开始每日睡前服 0.5~1mg,可逐渐增至 2~6mg/d,分 3 次服用,此药还有抗组胺及肌肉松弛作用,可减轻肌强直。丙环定(procyclidine)2.5mg,3 次/天,渐增至 20~30mg/d,分 3 次服,该药有较强的兴奋大脑作用,可用于伴有迟钝、抑郁的帕金森患者。应用抗胆碱药物应注意:①前列腺肥大及青光眼者禁用。②70 岁以上老年人易引起记忆及认知功能减退最好不用。③主要副作用为口干、视物模糊、便秘、排尿困难。其他还有妄想、幻觉、情绪改变、瞳孔散大、眼压增高、心律失常等。

(4)早期 PD 以行动困难或僵硬为主的患者应选用金刚烷胺或与抗胆碱药合用,金刚烷胺可增加突触前多巴胺合成和释放,减少多巴胺的再摄取。成人口服每次 100mg,每日 1~2 次,每日最大量为 400mg。使用中应注意:①有癫痫病史、心力衰竭、肾功能不全者禁用,高龄患者应适当减少剂量。②副作用有头晕、失眠、抑郁、小腿及踝部浮肿、下肢网状青斑。③服用 1 周无效应停药,不应盲目加量或长期应用。

2. 中晚期帕金森病的治疗

(1)L-DOPA 类制剂:L-DOPA 对运动减少和强直的疗效最佳,但对震颤的治疗效果不肯定。现在临床常用的复方左旋多巴制剂有左旋多巴与苄丝肼按 4:1 比例混合的制剂,有多巴丝肼 125(左旋多巴 100mg 加苄丝肼 25mg),多巴丝肼 250(左旋多巴 200mg 加苄丝肼 50mg)。左旋多巴与卡比多巴按 10:1 比例混合的制剂称卡比多巴,有 10/100 和 25/250 等规格,分别含卡比多巴 10mg、25mg,加左旋多巴 100mg、250mg。L-DOPA 的起始剂量每日不超过 250mg,服药间隔不得少于 6 小时,老年人剂量宜小。以后每周增加,直至最适剂量,平均维持量 L-DOPA 约 375~500mg/d,分 3~4 次服用。

(2)使用左旋多巴应注意的问题:①禁忌证:严重失代偿的内分泌、肾脏、肝脏和心脏病、精神病、青光眼、胃溃疡、体位性低血压、癫痫、血液病患者,已知对本品过敏者、孕妇等;②外周性副作用:主要为近期的,有胃肠道症状、心血管症状、体位性低血压、短暂性转氨酶升高等;③中枢性副作用:主要为远期的,有运动功能波动(剂末恶化、开关现象、剂量高峰多动、晨僵等),睡眠障碍、精神症状等;④需要进行全身麻醉的手术患者(除急诊外),应手术前 2~3 天停药。在紧急手术中,应避免使用环丙烷或氟烷麻醉;⑤禁止与非选择性单胺氧化酶抑制剂合用,禁止与氯丙嗪、三氟拉嗪(trifluoperazine)、氟哌啶醇(haloperidol)、氯普噻吨(chlorprothixene)等合用;⑥服药时间:餐前 0.5 小时或餐后 1.5 小时服用,餐前服用比餐后用药疗效好。

(3)症状波动及其处理:长期服用左旋多巴或复方左旋多巴后,一些患者出现症状波动,常见的有:①剂末恶化现象:每次服药后有效时间缩短,在下一次服药前 1~2 小时症状恶化,再服药则恶化症状消失,常因清晨症状加重而被患者首先注意,应将每日左旋多巴的剂量分成多次小剂量服用。②开关现象:"开"的时相 PD 症状减弱,伴有多动;"关"的时相症状加重。此现象不能预知,与药物剂量无关,可能与受体敏感性有关。一旦产生,则左旋多巴制剂应减量或停用

7 ~ 10 天,使多巴胺受体复敏后再从小剂量开始服用,亦可改用多巴胺受体激动剂、抗胆碱能药、MAO-B 抑制剂、COMT 抑制剂等。要注意改善左旋多巴吸收、转运,减少蛋白摄入(每日小于 1g/kg),促进胃肠运动(西沙必利等),稳定左旋多巴血浆浓度,增加用药次数,使用控释制剂等。

(4)运动障碍及其处理:①剂量高峰多动症,表现为剂量高峰期躯干和肢体的舞蹈样动作。常出现在用药 2 ~ 3 小时后,可能与用药过量或受体超敏有关,不能预知,减量或停药可改善或消失,也可用舒必利(sulpiride)或硫必利(tiapride)治疗。②晨僵,表现为清晨不能运动,以腿、足痉挛多见,与左旋多巴浓度有关,可睡前改用左旋多巴控释片或多巴胺受体激动剂,也可使用巴氯芬(baclofen)、锂剂治疗。③双相多动,有些患者的不随意运动与左旋多巴作用出现和消退相关联,这种双相多动常表现为较突出的肌张力障碍,并与肢体抽动、投掷样动作混合在一起。双相多动主要见于起病年龄较轻的患者,较剂量高峰多动少见,但比剂峰多动严重,处理起来极为棘手。有报道氯氮平(clozapine)能改善 PD 的不随意运动和开关现象,对静止性震颤有一定疗效,开始每日 25mg,逐渐增量,每日剂量最高可达 200 ~ 300mg。

(5)PD 治疗药引起精神症状的处理:①减少 PD 治疗药物用量;②减少或停用抗胆碱药物或金刚烷胺,减少或停用多巴胺受体激动剂,将左旋多巴减至最低有效剂量;③给予抗精神病药物,如氯氮平等。

(6)使用复方左旋多巴制剂,能减低血浆左旋多巴峰浓度,延长血浆药物浓度在治疗窗内的时间,减少用药次数,消除运动功能波动。但缓释剂或控释剂的平均生物利用度比普通片低约 25%,故其用量需比普通片增加约 30%。缓释剂或控释剂起效亦较慢,普通片 15 ~ 30 分钟起效,而控释片在 1.5 小时左右起效,故首剂仍多用普通片。若要从普通片改为缓释片或控释片,应逐渐过渡。

(7)水溶液型左旋多巴制剂吸收快、起效迅速,比固体型制剂更快到血浆峰浓度。临床常用于:晨僵和餐后不能运动,吞咽困难,疗效减退,"关"期延长,不能运动危象的治疗。注意水溶液型制剂不能用果汁、牛奶或热液体溶解。

3. 其他辅助治疗　多巴胺受体激动剂的适应证包括:①左旋多巴禁忌者。②早期单用于未经左旋多巴治疗的 PD,以延迟左旋多巴的使用。③晚期 PD 患者长期使用左旋多巴,出现疗效减退,并发异常不自主运动,可减轻并发症的程度,减少每日左旋多巴的用量。

常用药物有:①溴隐亭(bromocriptine):每次 1.25 ~ 2.5mg,每天 2 次,2 ~ 4 周内,每周增加 2.5mg/d,直到 10 ~ 20mg/d 的最合适剂量。不良反应有食欲不振、恶心、呕吐、头昏、口干、便秘或腹泻、幻觉、心律失常、肢端红痛症等,皮肤网状红斑、体位性低血压见于长期服药者,有精神病史、心肌梗死病史者禁用,消化性溃疡、末梢血管病者应慎用。②吡贝地尔(piribedil):为抗胆碱药物,口服开始 50mg/d,每周增加 50mg/d,维持量为每日 150 ~ 250mg,与左旋多巴类药物联合应用时,每日维持量为 50 ~ 150mg。不良反应有轻度胃肠道不适、恶心、呕吐、腹胀等,可用多潘立酮缓解。其他还有嗜睡、体位性低血压等。妊娠妇女慎用,循环功能衰竭、急性心肌梗死或对本药过敏者禁用。

COMT 抑制剂有托卡朋(tolcapone)和恩他卡朋(entacapone),前者是可逆性的外周及中枢 COMT 抑制剂,能通过血脑屏障;后者不易通过血脑屏障。托卡朋口服每次 100 ~ 200mg,3 次/天,用于长期使用复方左旋多巴制剂后疗效减退、开关现象明显的 PD 患者。用药后"开"期明显延长,副作用主要是运动障碍,恶心、肌痉挛、失眠、转氨酶升高等。

氯氮平能改善 PD 的不随意运动和开关现象,对静止性震颤也有一定效果。现已作为治疗 PD 精神症状的首选药物。成人口服开始一次 25mg,一日 1 ~ 2 次,然后每日增加 25 ~ 50mg,如耐受良好,在开始治疗的两周末将一日总量增至 300 ~ 450mg。12 岁以下儿童不宜应用。副作用包括粒细胞减少,嗜睡、精神混乱、口涎过多及体位性低血压等。

还原型烟酰胺腺嘌呤二核苷酸(reduced B-nicotinamide adenine dinucleotide,NADH)为一种

笔记

辅酶,可间接提高酪氨酸羟化酶活性,增加内源性多巴胺的合成。它可减轻外源性左旋多巴在自身氧化代谢过程中产生的氧自由基对神经系统的损伤。当应用大剂量左旋多巴治疗也无效时,空腹服用本品可能有效。

【病例分析】

病情介绍　患者王某,男,53岁。患者2008年无明显诱因开始出现双手无力,左侧下肢肢体震颤,僵直,一个月后出现左侧上肢肢体震颤,僵直。意识清楚,回答切题,言语含糊,反应较迟钝。帕金森步态,行走困难,步幅小,行走前冲,走路双上肢无前后摆动。粗测嗅觉,视觉,听觉正常,构音正常,语言较连贯。双侧眼球活动不受限,双侧瞳孔等大等圆,直径约为3mm,对光反应灵敏。面部表情较少,讲话声低而单调。口角无歪斜,示齿困难,鼓腮正常。伸舌居中,震颤明显,无吞咽困难。双侧肢体肌力Ⅴ级,右侧肢体肌张力齿轮样增高,左侧肢体肌张力高,但较右侧轻。双侧指鼻,轮替试验慢,右侧明显。右侧肢体震颤明显,直立试验阳性。双侧髌阵挛,踝阵挛阴性,双侧巴彬斯基氏征阴性,双下肢深浅感觉正常存在。初步诊断:帕金森病。

治疗方案及效果　口服多巴丝肼片(每片含左旋多巴200mg,苄丝肼50mg),1/4片/次,3次/日,半小时后起效,维持约2个小时,效果较好。随后药物疗效逐渐下降,加大剂量到半片,4～5次/日,一年前出现右侧下肢肢体震颤、僵直,加服苯海索2mg,早晚各一次,后苯海索有药物副作用,改为口服左旋多巴250mg,2次/日。

经治疗后,患者病情明显改善:治疗后患者每次服药后45～80分钟症状即完全缓解,每天约有10～13小时完全无症状;有症状时仅表现为轻微四肢末端静止性震颤,无僵硬及启动障碍,且可缓慢进行日常活动。

合理用药分析　在PD发病的第1年,使用左旋多巴疗效最为显著,有人称这段时间为左旋多巴的"蜜月期"。多巴丝肼是增加左旋多巴利用度的复合药物,也是目前临床上最常用的治疗帕金森病药物。左旋多巴类药物能显著改善帕金森病的肌肉僵直和运动困难,但对静止性震颤效果不佳,对改善姿势不稳、步态不良、跌倒等(这些统称为"多巴胺抵抗性运动特征")无效;对改善低血压、便秘、抑郁、认知这类非运动特征也无效,且不能阻止该病的进展。用药时间过久,还可引发一些不良反应,如恶心、呕吐、低血压和心律失常,也有患者出现精神症状。使用这类药物5年的患者,约50%可出现运动障碍和运动功能波动如"开-关现象"等并发症。

苯海索是乙酰胆碱抑制药。乙酰胆碱抑制药是通过降低乙酰胆碱能神经的兴奋性,使乙酰胆碱和多巴胺在病理状态下实现平衡,从而达到治疗目的。苯海索对震颤的效果较好,是左旋多巴类药物不可替代的。大约有30%的帕金森病患者合并有记忆障碍,苯海索有影响记忆力的副作用,所以有学者主张无明显震颤的患者,或年龄超过70岁以上伴有记忆障碍者,最好不要服用苯海索。苯海索的副作用还有视力模糊、口干、便秘、尿潴留,故合并有青光眼和前列腺肥大的患者不要用。苯海索也可引起幻觉、躁狂、意识混浊等精神症状。由于此患者病程进展出现明显震颤症状,且患者自身不存在用药禁忌证,因此在使用多巴丝肼基础上加用苯海索是合理的。

如病情加重,可考虑在左旋多巴基础上加用多巴胺受体激动药(溴隐亭、培高利特、吡贝地尔)这类药物通过兴奋多巴胺受体而改善帕金森病的临床表现,与左旋多巴类药物合用,不但可以减少后者的用量,还能控制和预防后者引起的运动障碍并发症,缩短开-关现象中的"关"时相。在帕金森病的晚期,左旋多巴类药物在脑内已不能被充分利用,这时再加上多巴胺受体激动药则更为合理。所以有学者主张,这类药物最好是在帕金森病的晚期,或左旋多巴类药物疗效不佳时使用。

随着帕金森病病程的发展,服药时间应与症状发作时间相一致。对症状发作及单剂药物作用时间进行评估,并同时做出相应剂量调整。应根据患者症状变化及时调整用药方案,避免耐药性和不良反应的发生,使病情恶化。

笔记

【思考题】

1. 临床应用抗帕金森病药需要注意哪些用药原则？哪些监护参数对于评估患者药物疗效和不良反应是必须的？

2. 治疗帕金森病最常用的抗胆碱药物有哪些？怎样应用？它们的不良反应有哪些？

3. 在临床治疗帕金森病过程中发现，在因手术或其他原因暂时停用左旋多巴的患者，症状出现好转，称"药物假日"。你如何看待这一问题？

第五节　痴　呆

痴呆是大脑皮质功能衰退的一种临床综合征，主要表现为进行性记忆，认知和行为障碍。根据痴呆的病因不同，可分为以下几种类型：阿尔茨海默病（Alzheimer disease，AD）、血管性痴呆（vascular dementias，VD），以及其他神经系统疾病引起的痴呆等。

【病因和发病机制】

1. **阿尔茨海默病**　AD 患者大脑表现出脑萎缩，中枢神经系统内神经元和神经突触明显减少或消失，这种改变在与认知能力相关区域如海马及相关皮质部位尤为明显。脑组织布满神经元内纤维缠结（neurofibrillary tangles）、老年斑（senile plaque）并沉积大量 β 淀粉样蛋白（amyloid beta-protein，Aβ）。神经元内纤维缠结由处于超磷酸化状态的微管相关 τ 蛋白（tau protein）组成的双螺旋纤维丝（paired helical filaments）组成，衰老斑存在于细胞外基质部分，β 淀粉样蛋白主要沉积于细胞外。许多神经递质，如乙酰胆碱、5-羟色胺（5-HT）、去甲肾上腺素（norepinephrine）、多巴胺、P 物质（substance P）等减少也与 AD 发病关。在复杂的 AD 病因学研究中，发现高龄老化及遗传因素明确与 AD 发病有关。

2. **血管性痴呆**　血管性痴呆是在脑动脉硬化的基础上，伴有多发性脑梗死所导致的痴呆综合征，又名多发梗死性痴呆（multi infarct dementia）。另一种情况是有慢性脑缺血但不一定伴有明显脑梗死，如皮质下动脉硬化性脑病。

VD 的根本原因是脑动脉硬化引起脑组织长期供血不足，高血压脑动脉硬化和糖尿病性脑动脉硬化最为常见。VD 中以多发梗死性痴呆最常见，尤其是多发性皮质或皮质下梗死，痴呆的发生与梗死的容积和部位都有密切关系。脑血流降低也是引起 VD 的重要因素，造成脑血流下降的原因，一是脑动脉狭窄或闭塞导致脑组织灌流量降低，二是脑组织的兴奋性降低，导致脑代谢率的降低和脑血流量的下降。

3. **其他痴呆**　神经系统许多疾病均可出现痴呆，最常见的有：

（1）正常颅压性脑积水：临床主要特征为进行性痴呆，伴共济失调、步态不稳和尿失禁。颅脑影像显示，两侧脑室扩大，两前角交叉在 120° 以上。腰穿脑脊液压力正常，侧脑室引流可改善症状。

（2）克罗伊茨费尔-雅各布病（Creutzfeldt-Jakob disease）：是由朊病毒感染引起的慢性进行性疾病。主要临床特点除痴呆外，还表现四肢肌张力升高，手肌萎缩，肌阵挛发作，脑电图出现正向棘波及三相波，目前无特殊治疗方法。

（3）锥体外系疾病伴发痴呆：如帕金森病晚期、慢性进行性舞蹈病（亨廷顿病，Huntington disease）等都可伴发痴呆。这类伴发痴呆诊断没有困难，但是否伴发阿尔茨海默症至今不能回答。这类伴发痴呆均以治疗本身原发疾病为主，痴呆治疗为辅。

【临床表现】

1. **记忆障碍**　记忆力减退，是痴呆的最早表现，尤其是近事记忆减退更明显。经常遗失东西，忘记约会，无法学习新鲜事物。随着记忆障碍的明显加重，常会出现定向障碍，离家后找不到回家的道路。

笔记

2. **认知障碍** 表现出对时间、地点的认知错误,对社会、家庭人员关系的认知错误,如将儿子当兄弟等。有些患者还可出现语言障碍,不能准确表达意思,亦不能理解别人的讲话等。疾病严重时,可出现一般的常识性认知困难,直至完全丧失生活能力。

3. **行为障碍** 轻者表现出性格改变,或是夸夸其谈、言过其实,或是退缩孤独、自言自语。常有无目的动作如独自房内行走、外出不能回家、不能睡到自己床上等表现。部分患者可有精神症状,如幻觉、躁狂、兴奋、冲动。后期患者常有衣衫褴褛、不修边幅、言语不能、行为退缩或冲动等表现,但一般无昏迷。

【治疗原则】

1. **阿尔茨海默病** 阿尔茨海默病的治疗主要从以下几个方面着手:①治疗行为症状和心理症状,应治疗的靶症状包括:躁动、攻击、压抑、焦虑、冷漠、睡眠或食欲改变、记忆减退、语言障碍、注意力分散、定向错误、智能减退等。常针对特定的靶症状采用相应的抗精神病药物治疗。②采用中枢胆碱酯酶抑制剂改善患者的记忆功能和认知功能。③采用脑血管扩张药或钙离子拮抗剂,改善脑循环,减轻脑缺血损伤,保护神经功能。④采用改善脑代谢剂如胞磷胆碱、脑蛋白水解物(脑活素)等,改善脑组织的营养和能量供给,促进脑内葡萄糖和氨基酸的代谢利用。⑤采用 β 分泌酶、γ 分泌酶抑制剂能减少兴奋性氨基酸含量,改善关键病理蛋白代谢。

2. **血管性痴呆** 对 VD 的治疗类似于 AD,但更重视改善脑循环,增加脑血流量,改善脑缺血缺氧,既有利防治衰老,又利于促进记忆和智能的康复。脑细胞代谢活化剂和钙离子拮抗剂的应用也受到重视,有提高智能、增强记忆和抗衰老作用。

【药物治疗】

(一) 治疗药物分类

老年性痴呆治疗药物分类见表 12-4。

表 12-4　老年性痴呆治疗药物分类

药物分类	代表药	作用机制
中枢乙酰胆碱酯酶抑制剂	多奈哌齐(donepezil)、卡巴拉汀(rivastigmine)、石杉碱甲(huperzine A)	抑制乙酰胆碱酯酶,延缓 Ach 代谢,增加 Ach 功能
M_1 受体激动剂	呫诺美林(xanomeline)	选择性激动胆碱能 M_1 受体发挥作用
NMDA 受体拮抗剂	美金刚(memantine)	是兴奋性 N-甲基天冬氨酸(NMDA)受体拮抗剂
促脑功能恢复药	双氢麦角毒碱(Co-dergocrine)、尼麦角林(nicergoline)、茴拉西坦(aniracetam)、银杏叶制剂	刺激尚存活的脑细胞充分发挥代偿功能,扩张脑血管,改善大脑血液循环,增加脑血流量和对葡萄糖的利用,促进脑组织代谢
分泌酶抑制剂	β 分泌酶抑制剂、γ 分泌酶抑制剂	抑制水解淀粉样前体蛋白(amyloid precursor protein)的 β 分泌酶、γ 分泌酶的活性,减少淀粉样 β 蛋白的产生
钙通道阻滞药	尼莫地平	清除自由基,降低脂质过氧化反应。选择性作用于脑血管,改善脑血管痉挛

(二) 治疗药物的选用

1. **痴呆行为和心理症状用药** 痴呆行为和心理症状的治疗应包括环境治疗、行为治疗、护

笔记

理和药物治疗。

（1）环境治疗：指医护人员和照料者在内的一切环境因素对痴呆行为和心理症状的治疗作用。要求医务人员或照料者尊重患者，保持一种始终如一的、宽容大度的关心体贴。

（2）行为治疗：主要针对的靶症状包括徘徊倾向、暴力倾向、睡眠日夜颠倒、进食障碍等。

（3）精神药物治疗：痴呆精神行为的治疗药物包括替沃噻吨（tiotixene）、氟哌啶醇、硫利达嗪（thioridazine）、利培酮、奥兰扎平、喹硫平（quetiapine）、丙戊酸钠、卡马西平、舍曲林（sertraline）、氟西汀（fluoxetine）、丁螺环酮等。应该承认痴呆行为和心理症状虽可治疗，但有很大的难度。首先，要根据患者的靶症状来选择药物。其次，还要考虑到治疗药物的副作用对患者可能造成的影响，如传统抗精神病药的锥体外系副反应，要用抗胆碱能药物治疗，而抗胆碱能药物会影响患者的意识水平并加重认知功能障碍。

抑郁症状在痴呆患者的出现率可高达 80%，所幸这是一组可治疗的症状。痴呆患者伴发抑郁症状时，应首选选择性 5-羟色胺再提取抑制剂（SSIR）类药物如舍曲林、氟西汀、帕罗西汀（paroxetine）等。新一代的单胺氧化酶抑制剂，可选择性的抑制 MAO-A（如吗氯贝胺，moclobemide），或 MAO-B（如司来吉兰），对 AD 患者伴发的抑郁症状有效。

AD 患者伴发轻度焦虑与夜间失眠时，可应用苯二氮䓬类药物，如奥沙西泮（oxazepam）、劳拉西泮、阿普唑仑（alprazolam）等，详见焦虑症的药物治疗。

经典抗精神病药物如氯丙嗪、氟哌啶醇和硫利达嗪等一直是治疗老年痴呆行为和心理症状的主要药物，经典抗精神病药物的主要缺点是易产生锥体外系副作用且严重。

新型抗精神病药物包括利培酮（risperidone）、奥氮平（olanzapine）、舍吲哚（sertindole）等，这些药物对多种行为和心理症状的疗效要优于经典抗精神病药物，而且其锥体外系反应轻微，对老年患者更为合适。

丙戊酸钠（sodium valproate）和卡马西平对痴呆患者躁狂样症状、攻击行为有一定的治疗作用。不恰当的性行为多发生于男性老年痴呆患者，使用雌激素可以减少生理方面和性方面的攻击行为。

2. 改善智能障碍用药

（1）AD 治疗药物的选用：轻到中度 AD 患者可使用双氢麦角毒碱、茴拉西坦、银杏叶制剂等，它们能够促进脑代谢，对提高患者注意力、稳定情绪有一定的作用，对部分轻度记忆力减退有一定的改善作用。盐酸多奈哌齐和盐酸他克林都是可逆性胆碱酯酶抑制剂，区别在于多奈哌齐对中枢胆碱酯酶，如乙酰胆碱酯酶，有高度特异性，可明显改善患者记忆和认知功能。多奈哌齐的有效剂量是 5mg 或 10mg，每日 1 次，连服 14 天达稳态血药浓度。多奈哌齐可引起失眠，应在白天服用。本品口服吸收良好，饮食不影响对其吸收，老年或肝、肾病患者不需要调整剂量。不良反应是胆碱能兴奋症状，包括恶心、腹泻、失眠、呕吐、肌痉挛、疲乏和厌食，经常是轻度且一过性的，没有肝毒性。多奈哌齐与同时应用的拟胆碱药或其他胆碱酯酶抑制剂（如琥珀胆碱）有协同作用，与抗胆碱药有拮抗作用。

中度到重度 AD 患者可使用卡巴拉汀（利瓦斯的明，rivastigmine）治疗。研究表明，AD 患者日常生活能力、行为（behaviour）和认知功能（cognitive）的损害与脑中乙酰胆碱不足有关。人脑中乙酰胆碱的水平由两种酶即乙酰胆碱酯酶（AChE）和丁酰胆碱酯酶（BuChE）共同调节，卡巴拉汀的独特之处在于既能抑制乙酰胆碱酯酶，也抑制丁酰胆碱酯酶，升高脑内 Ach 作用明显。本品采用阶梯渐进式服药法，先每日服用 3mg（1.5mg，2 次/天），四周后增到每日 6mg，如能耐受，隔四周后可再加到每日 9mg，甚至达到每日 12mg，应针对患者的具体反应，缓慢增加。早晚各一次服药，与食物同服效果更好。恶心、呕吐、食欲不振等不良反应一般为轻至中度，持续时间短，可自行消失。卡巴拉汀能影响抗胆碱药物的活性，所以它不应与其他抗胆碱药合用。

咕诺美林（xanomeline）是毒蕈碱 M_1 受体选择性激动剂，对 M_2、M_3、M_4、M_5 受体作用很弱，易透过血脑屏障,且皮质和纹状体的摄取率较高,是目前发现的选择性最高的 M_1 受体激动剂之一。服用本品后,AD 患者的认知功能和动作行为有明显改善。但因胃肠不适以及心血管方面的不良反应,部分患者中断治疗。

美金刚(memantine)为 NMDA 受体的非竞争性拮抗药,可与 NMDA 受体上的苯环利定结合位点结合。谷氨酸以病理量释放时,美金刚可减少谷氨酸的神经毒性作用,当谷氨酸释放过少时,美金刚可改善记忆过程所需谷氨酸的传递。它是第一个用于晚期阿尔茨海默病的 NMDA 受体的非竞争性拮抗药,将美金刚与 AchE 抑制药合用效果更好。口服,第 1 周剂量为每日 5mg(晨服),第 2 周每日 10mg(每次 5mg,每日 2 次),第 3 周每日 15mg(早上服 10mg,下午服 5mg),第 4 周开始以后服用推荐的维持剂量每日 20mg(每次 10mg,每日 2 次)。服后有轻微眩晕、不安、头重、口干等。饮酒可加重不良反应。

(2)VD 治疗药物的选用:尼莫地平口服吸收快,1 小时达血药浓度峰值,但肝脏首过效应明显,口服生物利用度仅 13% 左右。VD 患者口服每次 40mg,3～4 次/天,连续使用 1 个月。尼莫地平注射剂每天 10～20mg 加入 5% 葡萄糖注射液中静脉滴注,开始宜缓慢滴注,如果耐受性良好,尤其无明显血压下降时,2 小时后可酌情加快滴速,使用 5～14 天后改为口服。口服可有一过性消化道不适、头晕、嗜睡和皮肤瘙痒等反应,静脉给药可致血压轻微下降,头痛、头晕等。

尼麦角林(nicergoline)能阻断 α_1 受体,增加脑血流供应,改善脑细胞能量代谢,促进脑细胞蛋白质合成。治疗缺血性脑血管病,改善短期及长期记忆,促进记忆和智能的恢复。口服易吸收,生物利用度高,每次 5～10mg,3 次/天。本品能提高普萘洛尔对心脏的抑制作用,应避免合用。

双氢麦角碱(dihydroergotoxine)能阻断交感神经 α 受体,兴奋多巴胺和 5-羟色胺受体,增加脑血流量和脑细胞对氧的利用,适用于治疗慢性脑血管病后期的脑功能减退、轻中度血管性痴呆、预防偏头痛和血管性头痛。本品口服吸收不完全,肝脏首过效应明显,生物利用度仅 10% 左右。成人口服或含服,每次 1～2mg,3 次/天,餐前用,12 周为 1 个疗程。

【思考题】

1. 哪些药物对阿尔茨海默病患者的认知障碍治疗有效?最佳治疗方案是什么?

2. 阿尔茨海默病治疗中,为什么要应用胆碱能神经功能增强药?本类常用的药物有哪些(列举 2 个药物)?

(蒲小平 孙懿 赵欣)

第十三章 精神障碍的药物治疗

精神障碍(mental disorder)是一类具有诊断意义的精神方面的疾病,特征为认知、情绪、行为等方面的改变,伴有痛苦体验和(或)功能损害。根据中国精神疾病分类方案和诊断标准第三版(Chinese classification and diagnostic criteria of mental disorders,CCMD-3),精神障碍分为10类,其中精神分裂症、情感性精神障碍、焦虑症和失眠症等为常见的功能性精神障碍。大多数功能性精神障碍没有明确的病因,发病机制不详,也无明显的体征和实验室指标异常。治疗上以药物为主,同时辅以心理治疗和工娱治疗。

第一节 精神分裂症

精神分裂症(schizophrenia)是一组病因未明的精神疾病,具有知觉、思维、情感和行为等方面的障碍,以精神活动和环境不协调为特征。通常意识清晰,智能尚好,部分患者可出现认知功能损害。多起病于青壮年,常缓慢起病,病程迁延,有慢性化倾向,但部分患者经合理治疗能痊愈或基本痊愈。抗精神病药(antipsychotic agent)主要用于治疗精神分裂症和其他具有精神病症状的精神障碍。这类药物在通常的治疗剂量并不影响患者的智力和意识,却能有效地控制患者的精神运动性兴奋、幻觉妄想、敌对情绪、思维障碍和行为紊乱等精神症状。新一代抗精神病药还可以改善动力低下和社会退缩等精神分裂症的阴性症状。

【病因和发病机制】

精神分裂症的病因还不清楚。许多基础研究中的新发现应用于解释分裂症的病因、发病机制和临床表现,提出了一系列理论和假设,如分子遗传理论、神经生化假说、大脑病理和结构改变、神经发育异常等生物学因素方面的假说。目前临床上使用的抗精神分裂症药物主要以神经生化假说为基础,这些假说主要有多巴胺(dopamine,DA)假说、5-羟色胺(serotonin,5-HT)假说、谷氨酸(glutamic acid,Glu)假说和γ-氨基丁酸(gamma-aminobutyric acid,GABA)假说。近年来的研究发现心理社会因素不仅对这些精神障碍的发生有影响,而且对复发也有重要的作用。因此,生物学因素(内在因素)和心理社会因素(外在因素)在精神障碍发生发展过程中均起着重要作用。

【临床表现和分型】

(一)临床表现

1. 感知觉障碍 表现为错觉、幻觉、感知综合障碍等。最突出的是幻觉,以言语性幻听最为常见。

2. 思维障碍 ①思维内容障碍,主要指妄想,很常见,以被害妄想和关系妄想最多见,可见于各个年龄层。②思维形式障碍,主要表现为思维联想过程缺乏连贯性和逻辑性,这是精神分裂症最具有特征性的症状。患者可出现思维散漫、思维破裂、病理性象征性思维、词语新作、逻辑倒错性思维、内向性思维、思维贫乏等。

3. 情感障碍 主要表现为情感迟钝或平淡。对客观刺激内心体验做出不相称或截然相反的情绪反应,即情感不协调或情感倒错。

4. 意志与行为障碍 ①意志减退,较发病前显得明显孤僻、懒散,常闭门不出、社交退缩。②行为障碍,可表现为行为怪异、愚蠢幼稚,也可表现为紧张症状群,如刻板、模仿动作、违拗、作态,甚至木僵或突然兴奋冲动。

(二)临床分型

1. 根据精神分裂症的临床特征 分为以下亚型:

(1)偏执型:最为常见,多在青壮年或中年起病,起病形式缓慢。以相对稳定的妄想为主要临床表现,常伴有幻觉(特别是幻听)。预后多较好。

(2)青春型:多在青春期发病,起病较急,病情进展快,多在2周之内达到高峰。以联想障碍为主,突出表现为精神活动的全面紊乱。思维破裂或明显松弛,行为不可预测,缺乏目的。病情较易恶化,预后欠佳。

(3)紧张型:常急性发作,以明显的精神运动紊乱为主,外观呆板。可交替出现紧张性木僵与紧张性兴奋,或被动性顺从与违拗,预后较好。

(4)单纯型:不多见,起病隐匿,缓慢发展,病程至少2年,以思维贫乏、情感淡漠、意志缺乏和社会性退缩等阴性症状为主要表现,预后较差。

(5)未定型(混合型或未分化型):通常指符合精神分裂症诊断标准,具有明显的阳性精神病症状,如妄想、幻觉等,但又不符合上述各型诊断标准或为其混合形式者。

(6)其他:如儿童或晚发性精神分裂症,或残留型、慢性衰退型等。

2. 以生物学和现象学相统一的观点 将精神分裂症按阳性症状(positive symptoms)和阴性症状(negative symptoms)进行分型。阳性症状指精神功能的异常亢进,包括幻觉、妄想、明显的思维障碍、反复的行为紊乱和失控。阴性症状指精神功能的减退或缺失,包括情感平淡、言语贫乏、意志缺乏、无快感体验、注意障碍。

Ⅰ型精神分裂症:以阳性症状为主,对抗精神病药物反应良好,无认知功能改变,预后良好,生物学基础是多巴胺功能亢进。

Ⅱ型精神分裂症:以阴性症状为主,对抗精神病药物反应差,伴有认知功能改变,预后差,生物学基础是脑细胞丧失、退化(额叶萎缩),多巴胺功能没有特别变化。

【治疗原则】

精神分裂症的治疗主要包括三个方面,即药物治疗、心理治疗和社会康复治疗。另外,还可以采取其他躯体治疗方式,包括电休克治疗(electroconvulsive therapy, ECT),胰岛素昏迷疗法或精神外科疗法等。一般说来应坚持以下原则:

1. 早期发现、早期诊断、早期治疗 患者首次治疗时患精神病时间的长短与疗效及远期预后之间有密切相关性,发现越早,治疗针对性越强,预后越好。"三早"是本病预后的关键。

2. 药物治疗原则

(1)单一药物治疗:一般从小剂量开始,缓慢加量,2周内加至治疗量。如已达治疗剂量仍无效者,酌情加量或考虑换用另一种化学结构的抗精神病药。

(2)足剂量治疗:只要病情未达临床治愈,就应坚决加量,若加至最高治疗量仍无效,再考虑换药。高剂量时应密切注意不良反应。一般情况下不能突然停药。

(3)足疗程治疗:每种药物至少用足疗程,若仍无效才考虑换药。①急性期治疗:经治疗量系统治疗4~6周无效可考虑换药;②恢复期治疗:以原有效药物、原有效剂量坚持继续巩固治

笔记

疗,疗程至少 3～6 个月;③维持期治疗:有研究表明,首次发作的精神分裂症患者,5 年内的复发率超过 80%,中断药物治疗者的复发风险是持续药物治疗者的 5 倍。因此,抗精神病药在维持治疗中起重要作用。应根据个体及所用药物情况,确定是否减少剂量,把握预防复发所需剂量。第 1 次发作维持治疗 2～5 年,第 2 次或多次复发者维持治疗时间应更长一些,甚至是终生服药。

(4)个体化治疗:根据患者对药物的反应,摸索个体化的用药剂量。

3. 心理治疗　可以帮助患者改善精神症状,增强治疗依从性,改善患者人际关系,特别是恢复期给予心理解释,可改变其病态认知,提高重返社会的适应能力。

4. 社会康复治疗　对临床痊愈的患者,应当鼓励其参加社会活动和从事力所能及的工作。对慢性精神分裂症有退缩表现的患者,可进行日常生活能力、人际交往技能的训练和职业劳动训练,使患者尽可能保留一部分社会生活功能,减轻残疾程度。同时还要对患者亲属进行健康教育,让他们多给患者一些关爱和理解,还应向公众普及精神卫生知识,使全社会的人尽可能给精神分裂症患者更多的帮助和理解,少一些歧视和指责。总之,对精神分裂症要进行系统的综合治疗和持续治疗。

【药物治疗】

(一)治疗药物分类

抗精神病药主要用于精神分裂症和其他具有精神病性症状的精神障碍。根据药物的药理作用特点及开发上市的先后,世界精神病协会于 2000 年提出了以下分类:

1. 第一代抗精神病药　又称典型抗精神病药、传统抗精神病药、神经阻滞药、多巴胺受体拮抗剂。主要为脑内多巴胺 D_2 受体拮抗剂,还对 α_1、α_2 肾上腺素能受体、胆碱能 M_1 受体、组胺 H_1 受体等有拮抗作用。临床上治疗幻觉、妄想、思维障碍、行为紊乱、兴奋、激越、紧张症候群具有明显疗效。对阴性症状及伴发抑郁症状疗效不确切。不良反应以锥体外系反应(extrapyramidal symptoms,EPS)和催乳素水平升高为主。代表药有氯丙嗪、奋乃静、氟哌啶醇等,详见表 13-1。

表 13-1　常用抗精神病药的分类、半衰期、用药途径、给药剂量及主要不良反应

分类及药名	半衰期均值(范围,h)	用药途径	起始剂量(mg/d)	常用治疗剂量(mg/d)	镇静作用	直立性低血压	抗胆碱作用	锥体外系反应	体重增加
第一代抗精神病药									
氯丙嗪(chlorpromazine)	24(8～35)	注射	25～50	150～200	+++	+++	+++	++	++
氯丙嗪(chlorpromazine)	24(8～35)	口服	25～50	300～600	+++	+++	+++	++	++
硫利达嗪(thioridazine)	24(6～40)	口服	25～50	200～600	+++	+++	+++	+	++
奋乃静(perphenazine)	12(8～21)	口服	4～6	20～60	++	+	+	++	+
三氟拉嗪(trifluoperazine)	18(14～24)	口服	5	20～40	+	+	+	+++	+
氟哌啶醇(haloperidol)	24(12～24)	注射	5～10	20	+	+	+	++++	+
氟哌啶醇(haloperidol)	24(12～24)	口服	2～4	10～20	+	+	+	++++	+
舒必利(sulpiride)	6～9	注射	100～200	800～1000	+	+	+	++	++
舒必利(sulpiride)	6～9	口服	100～200	800～1400	+	+	+	++	++
第一代长效抗精神病药									
五氟利多(penfluridol)	65～70	口服		20～80mg/w	+	+	+	+++	+
癸氟奋乃静(fluphenazine decanoate)	*	注射		12.5～50mg/2～3w	+	+	+	++++	+

续表

分类及药名	半衰期均值（范围,h)	用药途径	起始剂量（mg/d）	常用治疗剂量（mg/d）	镇静作用	直立性低血压	抗胆碱作用	锥体外系反应	体重增加
癸氟哌啶醇（haloperidol decanoate）	*	注射	50~100mg/2w		+	+	+	++++	+
第二代抗精神病病药									
利培酮（risperidone）	20~24#	口服	1~2	4~6	++	+++	0	++	++
利培酮（risperidone）	20~24#	肌注	25~50mg/2w		++	+++	0	++	++
氯氮平（clozapine）	12(4~66)	口服	25~50	200~600	+++	+++	+++	0	+++
奥氮平（olanzapine）	30(20~54)	口服	5~10	10~20	+	++	++	+	+++
喹硫平（quetiapine）	6	口服	50~100	400~750	++	++	+	0	++
阿立哌唑（aripiprazole）	75	口服	10~15	10~30	0/+	0/+	0/+	0	0
齐拉西酮（ziprasidone）	7.5	口服、肌注	40~80	80~160	+/++	+	+	0/+	0

注:0,无;+,轻度;++,中等;+++,较严重;++++,严重。*:一次注射可在体内维持2~4周或更长。#:利培酮活性代谢物半衰期。

2. 第二代抗精神病药　又称非典型抗精神病药、非传统抗精神病药。非典型抗精神病药除与典型抗精神病药共同作用在皮质下结构的靶点（D_2受体）外，还作用在大脑皮质前额叶和边缘叶，主要阻断5-HT_{2A}受体和多巴胺D_3受体，激动多巴胺D_1受体等。具有5-HT_{2A}受体与多巴胺D_2受体的高阻滞比是非经典抗精神病药的重要特征。与典型抗精神病药相比，非经典抗精神病药具有以下几个特点：①对精神分裂症阳性和阴性症状都有效；②能够明显改善患者的认知功能；③不引起或者较少引起EPS；④不导致催乳素水平升高等不良反应。代表药有利培酮、氯氮平、奥氮平、喹硫平、阿立哌唑等，详见表13-1。

（二）治疗药物的选用

目前，精神分裂症还不能彻底治愈，药物治疗的目的是降低发作频率、减轻症状的严重程度、减少对社会心理功能的不良影响，最大限度地维持缓解期的社会功能，使患者能够良好地回归社会。治疗上以抗精神病药为主，部分情况下可合并使用心境稳定剂、抗抑郁药和其他药物。

选用治疗药物时，应考虑到药物的作用特点和不良反应，精神分裂症的临床特点、临床类型、病程、病期（急性或慢性阶段），以及患者的躯体状况、年龄、经济情况等。根据当今国内外包括美国、欧洲、世界精神卫生协会治疗规则系统的建议，一般推荐第二代抗精神病药作为一线药物选用，第一代及第二代抗精神病药的氯氮平作为二线药物使用。根据我国目前实际用药情况调查，第一代抗精神病药物氯丙嗪、奋乃静、氟哌啶醇和舒必利也可作为首选药物使用。氯氮平在国内应用比较广泛，医生有一定的临床用药经验，但考虑氯氮平引起不良反应（EPS除外）较其他抗精神病药多见，特别是粒细胞缺乏症及致痉挛发作，建议谨慎使用。

1. 急性期（首次发作）用药　宜采用积极的强化性药物治疗，争取最大限度地缓解精神症状，防止病情波动。

（1）以幻觉妄想为主要临床表现的患者

对于不合作患者：选择第一代抗精神病药物氯丙嗪或与等量异丙嗪混合注射，或齐拉西酮肌内注射，或氟哌啶醇5~10mg，肌内注射，每4~6小时一次，疗程最多3天，详细药物剂量参考表13-1；对于伴有躁动、兴奋的患者，可采用氯丙嗪、异丙嗪等量溶于生理盐水中，缓慢静脉注射或静脉滴注。或者口服第二代抗精神病药物，合并注射苯二氮䓬类药物如氯硝西泮、劳拉西泮

笔记

或地西泮等。小剂量开始快速增加至治疗剂量,维持治疗 7~10 天。如果治疗有效,可选择相应药物继续口服治疗,药物治疗过程同合作患者。

对于合作患者:①第一步治疗:口服一种第二代抗精神病药物如利培酮、奥氮平、喹硫平、齐拉西酮、阿立哌唑或第一代抗精神病药物如氯丙嗪、氟哌啶醇、奋乃静或舒必利治疗。小剂量起始,1~2 周逐渐增加至治疗剂量,剂量增加速度过快易出现不良反应。并向患者及家属交代可能会出现的不良反应,如何预防和处理,保证药物疗效和降低药物不良反应的发生。达治疗剂量后,持续治疗 6~8 周,定期评定疗效,根据疗效和不良反应对剂量进行适当调整,进行个体化治疗。如治疗无效,换用另一种第二代抗精神病药物或另一种第一代抗精神病药物,也可谨慎使用氯氮平。②第二步治疗:第一步治疗无效,进行第二步治疗。采用合并治疗如第二代抗精神病药物合并第一代抗精神病药物,或合并第一代抗精神病药长效制剂,如氟奋乃静癸酸酯、氟哌啶醇癸酸酯,或氯氮平。③第三步治疗:如第二步治疗无效,考虑进行 ECT 治疗。根据临床表现,如果是 ECT 治疗适应证,可用在各个治疗步骤。

(2)以兴奋、激越为主要临床相的患者:宜选用控制兴奋和躁动作用较强的药物,首选第一代抗精神病药如氯丙嗪或氟哌啶醇肌内注射;或口服第二代抗精神病药合并注射苯二氮䓬类药物。治疗有效,继续口服药物治疗,同幻觉妄想症状合作者。如上述治疗无效,换用氯氮平或合并心境稳定剂如丙戊酸钠。如上述治疗仍无效,考虑进行 ECT 治疗。

(3)以紧张症状群为主要表现的患者:在进行治疗前,需要明确诊断,排除器质性脑病、恶性综合征或药源性紧张症。首选注射舒必利,3~5 天内增加至治疗剂量(200~600mg/d),持续 1~2 周。治疗有效,继续口服舒必利,或第二代抗精神病药。治疗过程同幻觉妄想症状合作患者。对于紧张症患者应重视躯体营养状况及水、电解质平衡,应合并躯体支持治疗。根据临床表现,可在各个治疗步骤采用 ECT 治疗。

(4)以阴性症状为主要表现的患者:首选第二代抗精神病药物或者谨慎使用氯氮平。如果无效,考虑换用另一种第二代抗精神病药物或选用氯氮平。如上述治疗无效,采用联合治疗,如合并使用氯氮平和其他第二代抗精神病药物。

(5)以阳性症状为主要表现,同时伴有情感症状的患者

伴有抑郁症状的患者:首选一种第二代抗精神病药如利培酮、奥氮平或喹硫平,或第一代抗精神病药如舒必利、硫利达嗪,有自杀倾向者谨慎使用氯氮平。如果治疗无效,换用另一种抗精神病药或第二代抗精神病药。如上述治疗无效,可在此基础上合并抗抑郁药(详见本章第 2 节)。根据临床表现,可在各个治疗步骤采用 ECT 治疗。

伴有躁狂症状的患者:首选第二代抗精神病或第一代抗精神病药物。如治疗无效,在此基础上,加心境稳定剂如碳酸锂、丙戊酸钠或卡马西平,或者换用另一种第一代或第二代抗精神病药物。如果上述治疗仍无效,考虑第一代和第二代抗精神病药物合并使用。根据临床表现,可在各个治疗步骤采用 ECT 治疗。

2. 慢性精神分裂症患者急性恶化的用药　治疗过程同首次发作患者,但是在药物选择上要参考患者以往的用药史,首选患者过去反应最好的药物和有效剂量,可适当增加药物剂量,如果治疗有效,继续治疗;同时进行家庭教育,提高患者的服药依从性。如治疗无效,根据患者的临床表现和用药史,接受首次发作患者的第二步和第三步治疗。

3. 恢复期治疗和维持治疗

(1)恢复期治疗:急性期患者经上述治疗有效,继续以该有效药物和有效剂量治疗,合并适当的心理治疗,促进患者对疾病的认识,增强患者对治疗的依从性,促进社会功能的恢复。疗程至少 3~6 个月,慢性患者疗程可适当延长,6 个月~1 年。难治性精神分裂症患者以最有效药物有效剂量继续治疗,以稳定疗效,疗程 1~2 年。

(2)维持治疗:患者精神症状消失 3 个月(慢性复发性患者,精神症状消失 6 个月)以上,患

笔记

者自知力恢复,对自己精神状态认识客观,对将来有适当的计划,可以考虑降低药物剂量。减药过程需缓慢,维持剂量为最小有效剂量,继续治疗 1~2 年(多次复发患者可能需要更长时间)。对长期治疗依从性不好者,或难以保证按医嘱服药者可选用第一代抗精神病药长效制剂。

4. 难治性精神分裂症的用药　首选第二代抗精神病药物氯氮平(可试选用利培酮、奥氮平、喹硫平或注射第一代长效抗精神病药物如氟奋乃静癸酸酯等,目前这些药物治疗难治性精神分裂症还在临床试验中),或合并使用抗精神病药和增效剂,如苯二氮䓬类药、心境稳定剂或抗抑郁药,上述治疗无效,采用 ECT 治疗。

5. 药物更换　对疗效不满意或不良反应不能耐受者需要更换药物。换药方法:①骤停原药换药法:适用于出现严重不良反应的情况。立即停用原来的治疗药物,待缓解后再开始新的药物治疗。这种换药方法建议住院换药。但氯氮平不宜骤停,因可能出现疗效空档致复发或撤药综合征。②骤停原药骤加新药:适用于有较严重的 EPS 者,二药重叠短时间,氯氮平不宜骤减。③缓减原药、缓加新药:可减少撤药反应及症状复燃,但可能增加二药合用引发的不良反应。

（三）常见不良反应及处理

1. 锥体外系反应　与药物阻断多巴胺受体作用有关,为第一代抗精神病药治疗最常见的副作用,其中又以含氟化合物的发生较多,如氟奋乃静、三氟拉嗪、五氟利多等,发生率为 25% ~ 60% 之间,多在用药后 3~4 周发生,最早可在 0.5~48 小时发生。锥体外系反应有 4 种表现形式:

（1）急性肌张力障碍:机制未知,治疗 1~5 天发生,表现为舌、面、颈、背部肌肉痉挛,类似癫痫发作。治疗:肌内注射东莨菪碱 0.3mg 或异丙嗪 25~50mg,可迅速缓解。有时须减少药物剂量,加服抗胆碱能药苯海索,或换服锥体外系反应低的药物。

（2）类帕金森症:可能与多巴胺的阻断作用有关,最常见。治疗的最初 1~2 个月发生,发生率高达 56%。最初表现为运动过缓,体征上主要为手足震颤和肌张力增高,严重者有协调运动的丧失、僵硬、佝偻姿势、拖行步态、面具脸、震颤、流涎和皮脂溢出。治疗给予抗胆碱药物如苯海索 2~12mg/d,应在使用 2~3 个月后逐渐停用。抗精神病药的使用应缓慢加药或使用最低有效量。

（3）静坐不能:机制未知,治疗 1~2 周出现,发生率约为 20%。表现为无法控制的激越不安、不能静坐、反复走动或原地踏步。苯二氮䓬类药和普萘洛尔(20~80mg/d)有效,而抗胆碱能药通常无效。同时减少抗精神病药剂量或选用锥体外系反应低的药。

（4）迟发性运动障碍(tardive dyskinesia,TD):可能与多巴胺活动增强有关,持续治疗数月或数年后(停药后加重)出现,特点为口-面部运动障碍,舞蹈手足徐动症或肌张力障碍。TD 最早体征常是舌或口唇周围的轻微震颤。口部运动在老年患者中最具特征,肢体运动在年轻患者中较常见。尚无有效治疗药物,关键在于预防、使用最低有效量或换用锥体外系反应低的药物。抗胆碱能药物会促进和加重 TD,应避免使用。早期发现、早期处理有可能逆转 TD。

2. 精神方面的不良反应　①过度镇静:抗精神病药治疗早期最常见的不良反应是镇静、乏力、头晕,发生率超过 10%。氯丙嗪、氯氮平和硫利达嗪等多见,与药物阻断组胺 H_1 等受体作用有关。多见于治疗开始或增加剂量时,治疗几天或几周后常可耐受,也有不少长期服用氯丙嗪、硫利达嗪和氯氮平者表现多睡和白天嗜睡。将每日剂量的大部分在睡前服用,可以避免或减轻白天的过度镇静。严重者应该减药,并告诫患者勿驾车、操纵机器或从事高空作业。②焦虑、激越作用:吩噻嗪类如氯丙嗪、苯甲酰胺类如舒必利和利培酮有轻度振奋作用,可以产生焦虑、激越。③认知缺陷:镇静作用较强的吩噻嗪类倾向于抑制精神运动和注意,但一般不影响高级认知功能。如果加上抗胆碱能药物,记忆功能可能暂时受影响。④抗胆碱能作用强的药物如氯氮平、氯丙嗪等较易出现撤药反应,如失眠、焦虑和不安,应予注意。

3. 自主神经系统不良反应　①抗胆碱能的不良反应:表现为口干、视力模糊、排尿困难和便秘等。硫利达嗪、氯丙嗪和氯氮平等多见。严重反应包括尿潴留、麻痹性肠梗阻和口腔感染,尤其是抗精神病药物合并抗胆碱能药物及三环类抗抑郁药物治疗时更易发生。②抗肾上腺素能的不良反应:表现为体位性低血压、反射性心动过速以及射精的延迟或抑制。体位性低血压在治疗的头几天最为常见,氯丙嗪肌内注射时最容易出现,有心血管疾病的患者,剂量增加应缓慢。应让患者头低脚高位卧床,严重病例应输液并给予去甲肾上腺素、间羟胺(阿拉明)等升压,禁用肾上腺素。

4. 内分泌和代谢不良反应　①第一代抗精神病药常引起催乳素水平升高及高催乳素血症相关的功能障碍如闭经和溢乳、性功能改变。舒必利多见,第一代高效价抗精神病药物较常见。第二代抗精神病药物利培酮也可导致催乳素水平增高及相关的功能障碍。奥氮平也有暂时性催乳素水平升高(呈剂量依赖性)的报道。氯氮平、喹硫平对血浆催乳素水平无明显影响。该不良反应发生与药物阻断下丘脑-垂体结节漏斗区 DA 受体有关。目前尚无有效治疗方法,可通过减药、停药和(或)应用中药、DA 激动剂和激素治疗。②体重增加及其相关并发症(2 型糖尿病、高血压和高脂血症)一般与抗精神病药的长期应用相关,氯氮平和奥氮平明显增加体重,目前尚无有效方法预防和治疗抗精神病药诱发的体重增加。建议患者应节制饮食,酌情增加活动。

5. 药物过量中毒　临床常见于误服或自杀等原因引起的急性中毒,抗精神病药的毒性比巴比妥和三环类抗抑郁药低,死亡率低。过量的最早征象是激越或意识混浊。可见肌张力障碍、抽搐和癫痫发作,脑电图显示突出的慢波。常有严重低血压以及心律失常、低体温。采用对症治疗,大量输液,注意维持正常体温,应用抗癫痫药物控制癫痫。由于多数抗精神病药物蛋白结合率较高,血液透析用处不大。抗胆碱能作用使胃排空延迟,所以即使过量用药数小时后都应洗胃。由于低血压是 α 和 β 肾上腺素能受体的同时阻断,只能用作用于 α 受体的升压药如间羟胺和去甲肾上腺素等升压,禁用肾上腺素。

【病例分析】

病情介绍　患者李某,男,29 岁,因首次缓起言行怪异半年入院。患者半年前无明显诱因逐渐出现言行怪异,声称自己可以看见天上有神仙下凡,还可以用手势和他们交流,和他们一起做文体活动;听见神仙和自己讲话,称神仙教他"制作宇宙中的天体";对大街上的来往车辆挥手,说这些司机都认识自己,而且是保护自己的。并时有自言自语、自笑。半年来与外界交流逐渐减少,不再参加以往感兴趣的活动,也不愿意工作。起病以来,无高热、抽搐、昏迷病史,夜眠差,食欲一般。患者既往无精神疾病,无酒精滥用史,也没有使用精神活性物质和中毒物质;性格偏内向、急躁;家族史无异常。体格检查及神经系统检查无异常。

治疗方案及效果　根据 CCMD-3 精神分裂症的诊断标准,该患者诊断为精神分裂症,偏执型。选用利培酮治疗,起始剂量 1mg/d,每隔 2~3 天增加剂量 1mg,直至 4mg/d。在治疗早期,患者入睡较困难,加用阿普唑仑 0.4mg,睡前服用,睡眠状况好转。在治疗第 2 周时出现静坐不能,表现为焦虑不安,不能静坐,在病房来回走动,加用普萘洛尔 10mg,每天 3 次,阿普唑仑加量至每晚睡前服 0.8mg,此症状逐渐消失。治疗 1 月后,出现类帕金森症,表现为面具脸,四肢肌张力增高,运动迟缓,加用苯海索 2mg,每天 2 次。同时,精神病性症状逐渐减少,自知力部分恢复,出院继续治疗。

合理用药分析　选用抗精神病药系统治疗,首选副作用相对较小,对精神分裂症的阳性症状和阴性症状均有疗效的非典型抗精神病药,如利培酮、喹硫平等,如经济状况不允许可选用奋乃静、舒必利、氯氮平等。最好单一用药,要足量足疗程。

在治疗早期,有焦虑或睡眠障碍者,可合并苯二氮䓬类药,晚间短期间歇性使用苯二氮䓬类药物可用于治疗严重的睡眠障碍,使用时间一般不可超过 1 个月,停药时应当缓慢减量,经数周才完全停掉,否则可能出现停药综合征。

抗精神病药治疗常见的神经系统副作用为锥体外系反应,出现静坐不能反应者,可用苯二

氮䓬类药和 β 受体拮抗剂治疗。出现类帕金森症时可合并抗胆碱能药物苯海索治疗,但不预防性使用,也不能长期使用。

用药期间注意监测血象、肝肾功能等。精神症状控制出院后至少维持 2～3 年,如病情稳定,可在医生的指导下试着减量直至停药,如在此过程中出现病情反复,则立即恢复治疗量。

【思考题】

1. 精神分裂症的急性期为什么可用多巴胺受体拮抗剂进行治疗?

2. 简述第 2 代抗精神病药的特点及其在治疗精神分裂症中的作用。

第二节 心 境 障 碍

心境障碍(mood disorders),又称情感性精神障碍(affective disorders),是以显著而持久的情感或心境改变为主要特征的一组疾病。临床上主要表现为情感高涨或低落,伴有相应的认知和行为改变,可有精神病性症状,如幻觉、妄想。大多数患者有反复发作的倾向,部分可有残留症状或转为慢性。根据 CCMD-3,心境障碍包括抑郁症(depressive disorder)、躁狂症(mania)和双相障碍(bipolar disorder)等几个类型。抑郁症或躁狂症是指仅有抑郁或躁狂发作,习惯上称为单相抑郁或单相躁狂。双相情感障碍指既有躁狂或轻躁狂发作,又有抑郁发作的一类心境障碍。临床上单纯的躁狂症极为少见,故躁狂发作应视为双相情感障碍。双相 I 型的患者交替出现明显且严重躁狂和严重抑郁,常以抑郁形式起病。双相 II 型障碍中,严重抑郁和轻度躁狂交替发作。多数人认为心境障碍的发病与遗传因素、神经生物学因素和心理社会因素等有关。

【病因和发病机制】

1. 神经递质假说

(1)去甲肾上腺素(norepinephrine,NE)假说:单胺氧化酶抑制剂和三环类抗抑郁药通过增加大脑内的 NE 而逆转利血平的致抑郁效应。儿茶酚胺假说认为抑郁症是因为大脑去甲肾上腺素过少所致,而躁狂症则相反。

(2)5-羟色胺(serotonin,5-HT)假说:5-HT 功能活动降低与抑郁症患者的抑郁心境、食欲减退、失眠、昼夜节律紊乱、内分泌功能紊乱、性功能障碍、焦虑不安、不能对付应激、活动减少等密切相关。

5-HT 受体包括 $5-HT_1 \sim 5-HT_7$ 及亚型达 14 种,具有明显临床意义的主要是 $5-HT_1 \sim 5-HT_4$ 受体。与抑郁和焦虑有关的受体亚型主要是 $5-HT_{1A}$ 和 $5-HT_{2A}$ 受体,$5-HT_{1A}$ 受体激动剂可抗抑郁、焦虑,促进性唤醒,是选择性 5-HT 再摄取抑制药的作用靶点。$5-HT_{2A}$ 受体激动剂可引起失眠、焦虑、抑郁、抑制性功能。若激动 DA 能神经突触前膜的 $5-HT_{2A}$ 受体可抑制多巴胺释放。

(3)多巴胺(dopamine,DA)假说:神经化学和药理学研究发现抑郁症脑内 DA 功能降低,躁狂症 DA 功能增高。其主要依据是:多巴胺前体左旋多巴可以改善部分单相抑郁症患者的症状,使双相抑郁转为躁狂;多巴胺激动剂如吡贝地尔和溴隐亭等有抗抑郁作用,可使部分双相抑郁转为躁狂。多巴胺的主要降解产物是高香草酸,抑郁发作时尿中高香草酸水平降低。

(4)γ-氨基丁酸(gamma-aminobutyric acid,GABA)假说:GABA 是中枢神经系统主要的抑制性神经递质,临床研究发现很多抗癫痫药如卡马西平、丙戊酸钠具有抗躁狂和抗抑郁作用,其药理作用与升高脑内GABA浓度有关。有研究发现双相障碍患者血浆和脑脊液中 GABA 水平下降。

2. 心理社会因素

抑郁症发作具有"应激-心理"模式,其中心理因素的作用很明显,该模式主要包括三个方面的作用:个体内在因素(心理动力学和认知假说,病前人格)、人际交往因素(与他人的相互作用,社会支持网)、社会环境因素(早期不幸,近期生活事件)。这些因素可以促发抑郁或使个体的抑郁易感性增加,如早期丧母或近期失业会影响个体自尊或自信的保持和发展。

另外,还有遗传因素、神经内分泌功能异常、脑电生理变化和神经影像变化也对心境障碍的

笔记

发生有明显影响。

一、抑　郁　症

【临床表现】

1. **情绪低落**　是抑郁的中心症状,表现为显著而持久的情感低落、悲观失望,对日常活动丧失兴趣和愉快感,精力明显减退,无明显原因的持续疲乏感。

2. **思维迟钝**　表现为主动言语明显减少,语速减慢,声音低沉,患者感到大脑不能用了,思考问题困难,工作和学习能力下降。

3. **意志活动减退**　表现为动作缓慢,严重者可达木僵程度;生活被动、懒散。伴有焦虑的患者可有坐立不安等症。严重者甚至反复出现自杀念头或行为。

4. **其他症状**　主要有睡眠障碍、食欲减退、体重下降、性欲减退、便秘、身体任何部位的疼痛、阳痿、闭经、乏力等。抑郁发作时也可出现人格解体、现实解体及强迫症状。

病程及严重标准:以情绪抑郁为主要特征,持续至少2周,并达到社会功能受损或给患者造成痛苦、不良后果的严重程度。

【治疗原则】

抑郁症为高复发性疾病,目前倡导全程治疗。抑郁的全程治疗分为:急性期治疗、恢复期(巩固期)治疗和维持期治疗三期。单次发作的抑郁症50%~85%会有第2次发作,因此常需维持治疗以防复发。①临床痊愈:指症状完全消失(汉密尔顿抑郁量表评分HAMD≤7);②复燃:急性治疗症状部分缓解(HAMD减分率≥50%)或达到临床痊愈,因过早减药或停药后症状的再现,故常需巩固治疗和维持治疗以免复燃。③复发:指临床痊愈后一次新的抑郁发作,维持治疗可有效预防复发。抑郁症的治疗方法有药物治疗、心理治疗及康复治疗。药物治疗是抑郁症治疗的主要手段,药物主要用来改善脑部神经递质的不平衡。抑郁症的治疗原则与精神分裂症的治疗原则基本相同:包括早期发现、早期诊断、早期治疗;一般采用单一药物治疗,足剂量、足疗程治疗,个体化治疗。

(1)急性期治疗:推荐6~8周,控制症状,尽量达到临床痊愈。治疗抑郁症时,一般药物治疗2~4周开始起效。如果患者用药治疗4~6周无效,可改用同类其他药物或作用机制不同的药物可能有效。

(2)恢复期(巩固期):治疗至少4~6个月,在此期间患者病情不稳,复燃风险较大,原则上应继续使用急性期治疗有效的药物且剂量不变。

(3)维持期治疗:抑郁症为高复发性疾病,因此需要维持治疗以防止复发。维持治疗结束后,病情稳定,可缓慢减药直至终止治疗,但应密切监测复发的早期征象,一旦发现有复发的早期征象,迅速恢复原治疗。维持治疗期抗抑郁药剂量可适当减低,维持治疗时间长短则可因人而异,短者半年左右,一般来说,发作次数越多,则维持治疗时间应越长,发作一次,至少要维持治疗6个月~1年,发作2次,至少要维持治疗2~3年,病情多次复发者甚至需要终生治疗。

抑郁症既是生理性也是心理性疾病,药物治疗和心理治疗相结合的综合治疗会使效果更好。心理治疗一般建议选择轻度至中度的患者,且在治疗过程中密切观察,防止自杀。以下几种情况比较适用心理治疗:①患者自愿首选心理治疗或坚决排斥药物治疗者;②有明显的抗抑郁药使用禁忌;③发病有明显的心理社会原因。

【药物治疗】

抗抑郁药(antidepressant agents)是指治疗各种抑郁障碍和能够预防抑郁症复发的一类药物。但抗抑郁药不是中枢神经兴奋剂,不会提高正常人的情绪。此类药物的品种、特点及不良反应等详见表13-2。

表 13-2　常用抗抑郁药的分类、半衰期、用药剂量、特点及主要不良反应

分类及药名	半衰期[1] (h)	常用治疗剂量 (mg/d)	最高剂量 (mg/d)	血浓度 (ng/ml)	抗抑郁	抗焦虑	特点	禁忌证	不良反应						
									镇静作用	直立性低血压	抗胆碱作用	胃肠道作用	体重增加	性功能影响	心脏作用
1. 三环类抗抑郁药 (TCAs)															
丙米嗪 (imipramine)	12(30)	50~250,分2次服	300	200~300	++	++	不良反应较多。过量危险	严重心肝肾胃病	++	++	++	0/+	++	++	+++
氯米帕明 (clomipramine)	32(70)	50~250,分2~3次服	300	150~500	++	++	同上,抽搐	同上,癫痫	++	++	+++	0/+	++	+++	+++
阿米替林 (amitriptyline)	16(30)	50~250,分3次服	300	100~250	++	++	同上	同上	+++	+++	+++	0/+	++	++	+++
多塞平 (doxepin)	16(30)	50~250,分2~3次服	300	150~250	++	++	同上	同上	+++	++	++	0/+	++	++	+++
2. 单胺氧化酶抑制药 (MAOIs)															
吗氯贝胺 (moclobemide)	1~4	150~450, 分2~3次饭后服	600	—	+	+	无镇静作用;无性功能障碍;注意药物相互作用	禁与交感胺,SSRIs,SNRIs等药联用	0/+	0	0	++	0	0	0
3. 选择性 5-HT 再摄取抑制药 (SSRIs)															
氟西汀 (fluoxetine)	50(240)	20~40,早餐后顿服, 剂量大可分2次服	60	100~500	++	+	停药反应少;$t_{1/2}$长,清洗期长;注意药物相互作用(抑制2D6,3A4)	禁与MAOIs,氯米帕明等联用	0/+	0	0	+++	0	+++	0/+
帕罗西汀 (paroxetine)	20	20~40,同上	60	30~100	++	++	停药反应少;注意药物相互作用(抑制2D6)	同上	++	0	++	+++	0/+	+++	0
舍曲林 (sertraline)	25(65)	50~100,同上	200	25~50	++	++	药物相互作用少;消化道症状较明显	同上	0/+	0	0	+++	0	+++	0
西酞普兰 (citalopram)	35	20~60,同上	60	75~150	++	++	消化道作用少;价廉	同上	0/+	0	0	+++	0	+++	0
艾司西酞普兰 (esitalopram)	27~32	10~20,同上	40	—	++++	+++	药物相互作用少;价廉;镇静作用强;注意药物相互作用	同上	+	0	0	+++	0	+++	0
氟伏沙明 (fluvoxamine)	15~20	50~200,晚顿服 或午、晚分次服	300	100~200	++	++	相互作用(抑制1A2,3A4)	同上	++	0	0	++++	0	+++	0

笔记

续表

分类及药名	半衰期[1] (h)	常用治疗剂量 (mg/d)	最高剂量 (mg/d)	血浓度 (ng/ml)	抗抑郁	抗焦虑	特点	禁忌证	不良反应						
									镇静作用	直立性低血压	抗胆碱作用	胃肠道作用	体重增加	性功能影响	心脏作用
4. 选择性5-HT及NE再摄取抑制药（SNRIs）															
文拉法辛（venlafaxine）	5（11）	75~300,速释剂分2次服,缓释剂早餐后顿服	375	—	+++	++	重度抑郁疗效较好；药物相互作用少	禁与MAOIs联用	0	0	0	+++	0	+++	0/+
度洛西丁（duloxetine）	12	40~60,分1~2次服	120	—	+++	++	对抑郁障碍躯体症状有明确的疗效。注意药物相互作用（抑制2D6）	闭角型青光眼患者禁用；禁与MAOIs联用	0/+	0	+	+++	0	+++	0/+
米那普仑（milnacipran）	8	30~200,分2次服	300	—	++	−	对抑郁障碍假躯体症状疗效较好	同上	++	0	+	+++	0/+	+++	+
5. 选择性NE再摄取抑制药（NRIs）															
瑞波西汀（reboxetine）	12	8~10,分2次服	10	—	++	+	可预防抑郁症复发	同上	0	++	++	0/+	0	+++	0/+
6. 去甲肾上腺素能及特异性5-HT能抗抑郁药（NaSSAs）															
米氮平（mirtazapine）	16~30	15~45,分1~2次服	45	—	++	++	胃肠道副反应少；性功能障碍得少	禁与MAOIs联用,出现感染症状应查血象	++++	0/+	0	0/+	0/+	0	0
7. α2受体拮抗和5-HT1、5-HT2受体拮抗药															
米安色林（mianserin）	14~33	30~90,晚顿服	120	—	+++	+++	适用于有焦虑、失眠的抑郁患者	低血压,白细胞计数低者禁用	+++	0/+	0	0/+	0	0	0/+
8. 5-HT受体拮抗和再摄取抑制药（SARIs）															

续表

分类及药名	半衰期[1] (h)	常用治疗剂量 (mg/d)	最高剂量 (mg/d)	血浓度 (ng/ml)	抗抑郁	抗焦虑	特点	禁忌证	不良反应						
									镇静作用	直立性低血压	抗胆碱作用	胃肠道作用	体重增加	性功能影响	心脏作用
曲唑酮（trazodone）	6	50～300,分2～3次服	600	800～1600	+	++	可改善睡眠,抗焦虑	低血压,室性心律失常。禁与MAOIs联用	+++	0	0	+++/+	+	+	0/+
萘法唑酮（nefazodone）	3	50～300,分2次服	600	–	+++	+++	可改善睡眠,抗焦虑;性功能障碍少;注意药物相互作用（抑制3A4）	禁与地高辛,特非那定联用	+++	0	0	+++/+	0/+	0/+	0/+
9. 去甲肾上腺素及多巴胺再摄取抑制药（NDRIs）															
安非他酮（amfebutamone）	12(24)	150～300,分3次服	450	–	++	–	转躁少;性功能障碍少;注意药物相互作用（抑制2D6）	癫痫,精神病,禁与MAOIs,氟西汀,帕罗西汀,文拉法辛,锂盐联用	0	0	0	++	0	0	+
10. 其他															
阿莫沙平（amoxapine）	8(30)	50～500,分3次服	600	200～500	++	++	重度或难治性抑郁障碍;难治性精神病性障碍。引起EPS,抽搐	同上,癫痫	++	+	++	0/+	++	++	++
噻奈普汀（tianeptine）	3	25～37.5,分3次餐前服	50	–	++	++	抗焦虑,无镇静作用;性功能障碍少	孕妇,哺乳期妇女;禁与MAOIs药联用	0/+	0	+	+	0	0	0
圣·约翰草提取物（extract of St. John's wort）	24～48	600～900,分2～3次服	1800	100～150	++	++	皮肤光敏反应;注意药物相互作用（对多种代谢酶如3A4,1A2等有诱导作用）	12岁以下儿童禁用	++	0	0	++	0	0	0

注:0,可忽略不计;0/+,很少;+,轻微;++,中度;+++,较严重;++++,严重。1为消除半衰期,括号内为有活性代谢物半衰期;-,资料有限。

笔记

（一）治疗药物分类

1. 三环类抗抑郁药（tricyclic antidepressants，TCAs） 为突触前摄取抑制剂,使突触间隙中 NE 和 5-HT 浓度增高从而达到治疗目的。阻断突触后 α_1、H_1、M_1 受体,分别导致低血压、镇静、口干和便秘等不良反应。此类药疗效好,适用于各种类型及不同严重程度的抑郁障碍,但不良反应大,现已少用。代表药有丙米嗪、氯米帕明、阿米替林、多塞平。

2. 单胺氧化酶抑制药（monoamine oxidase inhibitors，MAOIs） 抑制 DA、5-HT、NE 的代谢酶,使单胺类神经递质的浓度升高。新一代 MAOIs 为可逆性单胺氧化酶抑制剂（reversible inhibitor of monoamine oxidase A，RIMA）,主要抑制单胺氧化酶 A,对酶的抑制半衰期少于 8 小时,因此,不良反应少于老一代 MAOIs,适用于各类抑郁。代表药有吗氯贝胺。

3. 选择性 5-HT 再摄取抑制药（selective serotonin reuptake inhibitors，SSRIs） 选择性抑制 5-HT 再摄取,使突触间隙 5-HT 浓度增高而达到治疗目的。适用各种类型和不同严重程度的抑郁障碍。抗胆碱能不良反应和心血管不良反应比 TCAs 轻,是近年临床上应用广泛的抗抑郁药。主要有 5 种:氟西汀、帕罗西汀、舍曲林、氟伏沙明、西酞普兰和艾司西酞普兰。SSRIs 的疗效与 TCAs 无显著差异,其 5 个品种对抑郁症患者疗效大体相当,但不同品种对细胞色素 CYP450 酶作用不同,因而要注意药物间的相互作用。

4. 选择性 5-HT 及 NE 再摄取抑制药（serotonin and norepinephrine reuptake inhibitors，SNRIs） 主要抑制突触前膜对 5-HT 和 NE 的再摄取,对 DA 再摄取也有轻度抑制作用。疗效与丙米嗪相当或更优,起效时间较快,对难治性抑郁也有较好治疗作用。不良反应较少。代表药文拉法辛、度洛西丁、米那普仑。文拉法辛和度洛西丁在低剂量时与 SSRIs 疗效相当,在高剂量时疗效优于 SSRIs。米那普仑在普通剂量时疗效与 TCAs 相当,优于 SSRIs。

5. 选择性 NE 再摄取抑制药（norepinephrine reuptake inhibitors，NRIs） 主要抑制突触前膜对 NE 的重摄取与 α_2 受体,升高突触间隙的 NE 浓度而发挥抗抑郁作用。抗抑郁疗效与氟西汀相似,但对严重抑郁症似乎更有效,对社会功能、动力缺乏及负性自我感觉的改善更好。代表药为瑞波西汀。

6. 去甲肾上腺素能及特异性 5-HT 能抗抑郁药（noradrenergic and specific serotoninergic antidepressants，NaSSAs） 阻断中枢去甲肾上腺素能神经元突触前膜 α_2 自身受体,增加 NE 和 5-HT 的释放;既能激活突触后的 5-HT$_1$ 受体而介导 5-羟色胺能神经元的传导,又通过阻断突触后的 5-HT$_2$ 受体和 5-HT$_3$ 受体而较少引起焦虑、激越、性功能障碍和恶心等消化道不良反应。此外,对 H$_1$ 受体也有一定的亲和力,对外周去甲肾上腺素能神经元突触 α_1 受体有中等拮抗作用,与引起的体位性低血压有关。有镇静作用,而抗胆碱能作用小。适用于各种抑郁,尤其适用于重度抑郁和明显焦虑、激越及失眠的患者。代表药为米氮平。

7. α_2 受体拮抗和 5-HT$_1$、5-HT$_2$ 受体拮抗药 能选择性抑制突触前膜上的 α_2 受体,促进 NE 释放,并拮抗脑内 5-HT$_1$、5-HT$_2$ 受体。在外周,可对抗组胺和 5-HT 的作用,但无抗胆碱作用。抗抑郁疗效与 TCAs 相近或稍逊。特别适用于有焦虑、失眠的抑郁患者。代表药为米安色林。

8. 5-HT 受体拮抗和再摄取抑制药（serotoninergic antagonist and reuptake inhibitors，SARIs） 阻断 5-HT$_{2A}$ 受体,从而兴奋其他受体特别是 5-HT$_{1A}$ 受体对 5-HT 的反应,也抑制突触前 5-HT 的再摄取。同时具有抗组胺作用和阻断 α_1 受体的作用,故镇静作用较强,并能引起体位性低血压。适用于伴焦虑、失眠的轻、中度抑郁,重度抑郁效果稍差。代表药为曲唑酮和奈法唑酮。

9. 去甲肾上腺素及多巴胺再摄取抑制药（norepinephrine and dopamine reuptake inhibitors，NDRIs） 如安非他酮,其本身对 NE 和 DA 的再摄取抑制作用很弱,但它的活性代谢物是很强的再摄取抑制剂,且在脑内浓度很高。适用于对其他抗抑郁药疗效不明显或不耐受

笔记

的抑郁患者的治疗。

10. 其他

（1）阿莫沙平：为苯二氮䓬类衍生物，对 NE 摄取抑制作用强，5-HT 摄取抑制作用弱，代谢产物对 D_2 受体有较强抑制作用。适用于精神病性抑郁。

（2）噻奈普汀：可增加突触前 5-HT 递质的再摄取，增加囊泡中 5-HT 的储存，且改变其活性；在大脑皮质水平，增加海马锥体细胞的活性，增加皮质及海马神经元再摄取 5-HT。长期服药可减少抑郁的复发；对老年抑郁症具有较好的疗效；能改善抑郁伴发的焦虑症状。

（3）圣·约翰草提取物：主要成分为金丝桃素，从植物圣·约翰草中提取而得。对 5-HT、NE、DA 的再摄取有抑制作用。不良反应少，适用于轻、中度抑郁症，同时能改善患者的失眠和焦虑。

（4）氟哌噻吨美利曲辛（flupentixol and melitracen）：每片含 0.5mg 氟哌噻吨和 10mg 美利曲辛。适用于轻、中度抑郁症，尤其是心因性抑郁，躯体疾病伴发抑郁，更年期抑郁，酒依赖及药瘾伴发的抑郁。

（5）阿戈美拉汀（agomelatine）：为褪黑素受体激动剂和 $5-HT_{2C}$ 受体拮抗剂，能特异性地增加前额皮质去甲肾上腺素和多巴胺的释放，而对细胞外 5-HT 水平未见明显影响。适用于治疗成人抑郁症。

（二）治疗药物的选用

抗抑郁药的疗效和不良反应均存在个体差异，这种差异在治疗前很难预测。一般而言，几种主要抗抑郁药疗效大体相当，又各具特点，药物选择主要取决于患者躯体状况、疾病类型和药物不良反应。抗抑郁药的选用，要综合考虑下列因素：①既往用药史：如有效仍可用原药，除非有禁忌证。②药物遗传学：近亲中使用某种抗抑郁药有效，该患者也可能有效。③药物的药理学特征：如有的药镇静作用较强，对明显焦虑激越的患者可能较好。④药物-药物相互作用：无药效学或药动学相互作用。⑤患者躯体状况和耐受性：如非典型抑郁可选用 SSRIs 或 MAOIs，精神病性抑郁可选用阿莫沙平。⑥药物的可获得性及药物的价格和成本问题。

1. 伴有明显激越的抑郁症的治疗　抑郁症患者可伴有明显激越，激越是女性更年期抑郁症的特征。在治疗中可考虑选用有镇静作用的抗抑郁药，如 SSRIs 中的氟伏沙明、帕罗西汀，NaS-SAs 中的米氮平，SARIs 中的曲唑酮，以及 TCAs 中的阿米替林、氯米帕明等，也可选用 SNRIs 中的文拉法辛。在治疗的早期，可考虑抗抑郁药合并苯二氮䓬类的劳拉西泮（1~4mg/d）或氯硝西泮（2~4mg/d）。当激越焦虑的症状缓解后可逐渐停用苯二氮䓬类药物，继续用抗抑郁药治疗。

2. 伴有强迫症状的抑郁症的治疗　抑郁症患者可伴有强迫症状，强迫症的患者也可伴有抑郁，两者相互影响。有人认为伴有强迫症状的抑郁症患者预后较差。药物治疗常使用 TCAs 中的氯米帕明，以及 SSRIs 的氟伏沙明、舍曲林、帕罗西汀和氟西汀。通常使用的剂量较大，如氟伏沙明可用至 200~300mg/d，舍曲林 150~250mg/d，氯米帕明 150~300mg/d。

3. 伴有精神病性症状的抑郁症的治疗　精神病一词传统上强调患者检验现实的能力丧失，伴有幻觉、妄想、阳性思维形式障碍或木僵等精神病性症状。精神障碍程度严重，属于精神病范畴。使用抗抑郁药治疗的同时，可合并第二代抗精神病药或第一代抗精神病药物，如利培酮、奋乃静、舒必利等，剂量可根据精神病性症状的严重程度适当进行调整，当精神病性症状消失后，继续治疗 1~2 个月，若症状未再出现，可考虑减药，直至停药，减药速度不宜过快，避免出现撤药综合征。

4. 伴有躯体疾病的抑郁症的治疗　伴有躯体疾病的抑郁症，其抑郁症状可为脑部疾病的症状之一，如脑卒中，尤其是左额叶、额颞侧的卒中；抑郁症状也可能是躯体疾病的一种心因性反应，也可能是躯体疾病诱发的抑郁障碍。躯体疾病与抑郁症状同时存在，相互影响。抑郁症常常会加重躯体疾病，甚至使躯体疾病恶化，导致死亡，如冠心病、脑卒中等。躯体疾病也会引起抑郁症状的加重,故须有效地控制躯体疾病,并积极地治疗抑郁。抑郁症的治疗可选用不良反应少,安全性高的 SSRIs 或 SNRIs 药物。如有肝肾功能障碍者,抗抑郁药的剂量不宜过大。若是躯体疾病伴发抑郁症,经治疗抑郁症状缓解,可考虑逐渐停用抗抑郁药。若是躯体疾病诱发的抑郁症,抑郁症状缓解后仍须继续治疗至足疗程。

5. 难治性抑郁症的药物治疗 难治性抑郁症约占抑郁症患者的 10% ~20%。治疗策略如下:

(1)增加抗抑郁药的剂量:增加原用的抗抑郁药的剂量至最大治疗剂量。在加药过程中应注意药物的不良反应,有条件的应监测血药浓度。但对 TCAs 的加量,应持慎重态度,严密观察心血管的不良反应,避免过量中毒。

(2)抗抑郁药物与其他类别的药物联用:抗抑郁药与锂盐合用,锂盐的剂量不宜太大,通常在 750 ~1000mg/d。一般在合用治疗后的 7 ~14 天见效,抑郁症状可获缓解。三环类抗抑郁药与甲状腺素联用:加服三碘甲状腺素(T3)25μg/d,1 周后加至 37.5 ~50μg/d。可在 1 ~2 周显效,有效率约 20% ~50%,疗程 1 ~2 个月。不良反应小,但可能有心动过速、血压升高、焦虑、面红。抗抑郁药与丁螺环酮联用:丁螺环酮的剂量逐渐增加至 20 ~40mg/d,分 3 次口服。抗抑郁药与苯二氮䓬类联用:可缓解焦虑,改善睡眠,有利于疾病康复。抗抑郁药与新型抗精神病药联用:如利培酮(1 ~2mg/d)、奥氮平(5 ~10mg/d),主要用于精神病性的难治性抑郁。抗抑郁药与抗癫痫药联用:如卡马西平(0.2 ~0.6g/d)、丙戊酸钠(0.4 ~0.8g/d)。

(3)两种不同类型或不同药理机制的抗抑郁药的联用:①TCAs 与 SSRIs 联用:如白天用 SSRIs,晚上服多塞平、阿米替林。SSRIs 和 TCAs 联用因药动学的相互作用,可引起 TCAs 血药浓度升高,可能会诱发中毒,联用时 TCAs 的剂量应适当减小。②TCAs 和 MAOIs 联用:一般不主张将两药联用,因为有发生严重并发症的可能。但有报道,两药联用对部分难治性抑郁症患者有效,剂量都应比常用的剂量为小,加量的速度也应较慢,通常在三环类治疗无效的基础上加用 MAOIs,同时严密观察药物的不良反应。③TCAs 和安非他酮联用。④抗抑郁药合并电休克治疗,或采取生物心理社会综合干预措施。

6. 联合用药 一般不推荐两种以上抗抑郁药联用,但对难治性病例在足量、足疗程、同类型和不同类型抗抑郁药治疗无效或部分有效时才考虑联合用药,以增强疗效,弥补某些单药治疗的不足和减少不良反应。联合用药的方法详见难治性抑郁症的药物治疗建议。

7. 药物过量中毒的处理 抗抑郁药中以 TCAs 过量中毒危害最大,一次吞服 2.5g 即可致死,尤其是老人和儿童。其他抗抑郁药的危险性相对较小。

TCAs 过量中毒的临床表现主要为神经、心血管和外周抗胆碱能症状(阿托品中毒症状)、昏迷、痉挛发作、心律失常,还可有兴奋、谵妄、躁动、高热、肠麻痹、瞳孔扩大、肌阵挛和强直,反射亢进、低血压、呼吸抑制、心跳骤停而死亡。处理方法包括支持疗法和对症疗法。如发生中毒,可试用毒扁豆碱缓解抗胆碱能作用,每 0.5 ~1 小时重复给药 1 ~2mg。及时洗胃、输液、利尿、保持呼吸道通畅、吸氧等支持疗法。积极处理心律失常,可用利多卡因、普萘洛尔和苯妥英钠等。控制癫痫发作,可用苯妥英钠 0.25g 肌内注射或地西泮 10 ~20mg 缓慢静脉注射。由于三环类药物在胃内排空迟缓,故即使服入 6 小时以后,洗胃措施仍有必要。

【病例分析】

病情介绍 郭某,男,65 岁,因消瘦、睡眠差伴情绪低落 3 月入院。患者有高血压、心脏病 10 余年,难以胜任工作,1 年前办理病退。6 个月前,患者逐渐出现情绪低落,缺乏兴趣,认为自己没有用,感到悲观,常说自己"快要死了",食欲下降,体重减轻 8kg,乏力,不愿出门和活动,夜间常醒来且不能再入睡。家族史无异常。体格检查体质指数(BMI)20.5kg/m^2,心肺腹部查体未见异常,双下肢无水肿,神经系统检查未见异常。

治疗方案及效果 根据 CCMD-3 抑郁症的诊断标准,该患者诊断为抑郁症。选用文拉法辛

笔记

75mg,每天 1 次和阿普唑仑 0.8mg,每晚 1 次治疗。2 周后,患者睡眠改善,面部表情稍显轻松,但仍然担心身体状况,并有自责感,在家人的陪伴下可每天出门走动半小时。将文拉法辛加量至每天 150mg。4 周后,患者自觉乏力好转,心情改善,可独自出门,体重增加 2kg。8 周后,患者认为自己基本上好了,承认患有抑郁症,目前在规律随访中。

合理用药分析　治疗时尽可能单一用药,应足剂量、足疗程治疗,包括急性期、恢复期、维持期。小剂量疗效不佳时,根据不良反应和耐受情况,逐渐增至足量(不超过药物有效剂量的上限)。根据每个患者的性别、年龄、精神症状特征、药物的耐受程度、药物过敏史、躯体状况以及病程长短等情况选择药物,确定适宜剂量与给药方法。

抑郁症的一线治疗药物为 5-羟色胺再摄取抑制剂(SSRI)。尽管 SSRI 对于老年患者相对较安全,仍应注意多重用药带来的风险,尤其应注意经 CYP450 酶代谢的药物相互作用。本例选择在联合用药方面具优势的药物文拉法辛,且不会引起体位性低血压,不会引起尿潴留和便秘等抗胆碱能副作用及心脏副作用。因患者失眠,加用镇静催眠药阿普唑仑。

要告诉患者及家属,不能突然停药,否则可能出现恶心、呕吐、头痛、感觉异常、心情低落、失眠、焦虑及激越等戒断反应。此外,老年人情感脆弱,自杀风险较高,应给予适当陪护、心理支持及自杀风险评估。

二、躁　狂　症

【临床表现】

1. 情绪高涨　是躁狂症的主要症状,常表现为自我感觉良好,自我评价过高,有夸大,可达妄想程度。有的以易激惹、发怒为主要症状。

2. 思维奔逸　表现为联想迅速,意念飘忽,言语明显增多,注意力不集中,可有音联、意联或随境转移表现。

3. 活动增多　表现为整日忙碌不停,好管闲事,行为轻率,甚至不顾后果或冒险。

4. 其他症状　常有睡眠需求减少,且不感到疲乏;性欲亢进;也可出现妄想、幻觉等精神病性症状,但一般与思维、情感相一致。

病程及严重标准:以情绪高涨或易激惹为主要症状持续至少 1 周,并达到严重损害社会功能,或给别人造成危险或不良后果的程度。

【治疗原则】

治疗原则是减少发作频率,减轻发作程度,改善发作间期的心理功能。①综合治疗原则:包括药物治疗、躯体治疗、物理治疗、心理治疗和危机干预等措施综合运用。②长期治疗原则:一般急性期治疗 6～8 周,巩固期治疗 2～3 个月,维持期治疗 2～3 年或更长。③患者和家属共同参与治疗。

【药物治疗】

（一）治疗药物分类

心境稳定剂(mood stabilizer)也称抗躁狂药(anti-mania agents),是指对躁狂发作具有治疗作用,并对躁狂或抑郁发作具有预防复发的作用,且不会引起躁狂与抑郁互相转相或导致频繁快速循环发作的药物。目前,比较公认的心境稳定剂包括碳酸锂及抗惊厥药丙戊酸盐、卡马西平;已有临床证据显示,其他一些抗惊厥药也具有抗躁狂作用,如拉莫三嗪、托吡酯、加巴喷丁。此类药物的品种、特点及禁忌证等详见表 13-3。某些抗精神病药物,如氯氮平、奥氮平、利培酮与喹硫平等,可能也具有一定的心境稳定剂作用,可列为候选的心境稳定剂。

1. 常用心境稳定剂

(1)碳酸锂:以锂离子形式发挥作用,其抗躁狂发作的机制是能抑制神经末梢钙离子依赖性的去甲肾上腺素和多巴胺释放,促进神经细胞对突触间隙中去甲肾上腺素的再摄取,增加其转

笔记

表 13-3　心境稳定剂的分类、半衰期、用药途径、给药剂量及主要不良反应

分类及药名	半衰期（h）	常用治疗剂量（mg/d）	说明	禁忌证
1. 常用心境稳定剂				
碳酸锂（lithium carbonate）	12~24	600~2000，分2~3次饭后服	急性治疗血锂浓度维持在0.8~1.2mmol/L，维持治疗0.4~0.8mmol/L，老年患者不超过1.0mmol/L为宜。孕妇禁用，排钠利尿剂及大量出汗可增加锂盐的毒性，严重锂中毒可引起昏迷和死亡	肾功能不全者、严重心脏疾病患者禁用。12岁以下儿童、怀孕头3个月禁用。可能引起胎儿畸形。哺乳期妇女使用本品期间应停止母乳，改用人工哺乳
丙戊酸盐（valproates）	5~20	600~1200，分2~3次空腹服	肝肾疾病患者慎用，监测肝功能，治疗血药浓度为50~100μg/ml	白细胞减少，严重肝脏疾病患者；6岁以下幼儿，孕妇，哺乳期妇女使用本品期间应停止哺乳
卡马西平（carbamazepine）	25	600~1200，分2~3次饭后服	治疗量600~1200mg/d，治疗血药浓度为6~12μg/ml；维持量为300~600mg/d，血药浓度为6μg/ml；应监测肝脏、血象、心脏情况，本身有酶诱导作用，可发生药物相互作用	孕妇，哺乳期妇女，有骨髓抑制病史，过敏性皮疹者，心、肝、肾功能损害者
2. 候选心境稳定剂				
拉莫三嗪（lamotrigine）	24	50~500，分2次服	小剂量开始缓慢加量，丙戊酸可抑制其代谢，卡马西平、苯妥英钠等可加速其代谢。用于治疗难治性抑郁和快速循环发作	对拉莫三嗪过敏的患者禁用。在用本药治疗的前8周，如果出现皮疹和发热症状，应立即停药，确诊与此药无关才能继续使用
托吡酯（topiramate）	21	25~400，分2~3次服	在其他药物引起体重增加不良反应时常作为辅助用药	已知对本品过敏者禁用。肾功能损害者，妊娠及哺乳妇女慎用
加巴喷丁（gabapentin）	5	800~2400，分3次服	可用于疼痛，焦虑，失眠	对本药过敏者禁用

化和灭活，从而使去甲肾上腺素浓度降低；还可促进 5-HT 的合成和释放，有助于情绪稳定。为治疗躁狂发作的首选药物，既可用于躁狂的急性发作，也可用于缓解期的维持治疗，总有效率约 70%。锂盐对躁狂的复发也有预防作用，一般锂盐对轻症躁狂比重症躁狂效果好。

　　(2)丙戊酸盐：主要药物有丙戊酸钠和丙戊酸镁。能促使 γ-氨基丁酸的合成并阻止其分

解,使脑内抑制性递质 γ- 氨基丁酸的含量增加,神经肌肉兴奋性下降,对部分躁狂症有效。用于治疗双相情感障碍的躁狂发作,特别是快速循环发作及混合性发作效果较好,对双相情感障碍有预防复发的作用。疗效与碳酸锂相仿,对碳酸锂反应不佳或不能耐受者是较为理想的替换药物。常见不良反应有消化道反应,如恶心、呕吐、腹泻等;少数患者可出现嗜睡、震颤、共济失调、脱发、异常兴奋与烦躁不安等症状。药物过量出现肌无力、四肢震颤、共济失调、嗜睡、意识模糊或昏迷。一旦发现中毒征象,应立即停药,并依病情给予对症治疗及支持疗法。

(3)卡马西平:用于急性躁狂发作的治疗,适用于碳酸锂治疗无效或快速循环发作或混合发作患者,对双相情感障碍有预防复发的作用。最常见的副作用是恶心、眩晕、共济失调和复视。严重的中毒反应有粒细胞减少症、再生障碍性贫血、Stevens- Johnson 综合征(多形糜烂性红斑)和水中毒。卡马西平可使抗利尿激素减少,继发低钠血症和水中毒,严重者可致昏迷、痉挛等。应定期做血常规和电解质检查,如发生低钠血症,或白细胞总数低于 3000 个/mm^3,应停用卡马西平。卡马西平诱导肝药酶,用药 3 周后,不仅能引起自身血药浓度下降,还可以加速其他药物如氟哌啶醇、甲状腺激素等的代谢。卡马西平和锂盐合用时,易引起甲状腺功能减退症。血药浓度监测有助于调整卡马西平的治疗剂量,但根据临床表现来调整剂量更具价值,血药浓度与抗躁狂疗效之间没有明确的联系。

2. 候选心境稳定剂　在常规心境稳定剂疗效不好时,可以考虑换用或加用以下候选药物。

(1)拉莫三嗪:为兴奋性氨基酸谷氨酸受体拮抗剂,可抑制谷氨酸与天门冬氨酸的释放。可与其他心境稳定剂合用治疗双相快速循环型及双相抑郁发作。也可作为难治性抑郁的增效剂。主要不良反应有皮疹、共济失调、抑郁、复视、困倦、无力、呕吐及眼球震颤。

(2)托吡酯:为电压门控钠通道调节剂。可与其他心境稳定剂合用治疗双相障碍患者。常见不良反应有食欲减退、认知损害、乏力、嗜睡等。

(3)加巴喷丁:可与其他心境稳定剂合用治疗双相躁狂发作。不良反应主要有嗜睡、眩晕、共济失调。

(4)第二代抗精神病药:氯氮平、利培酮、奥氮平与喹硫平也可能具有抗躁狂与抗抑郁的心境稳定作用,在双相障碍躁狂发作的急性期治疗阶段,可作为补充或辅助治疗措施与常规心境稳定剂联合使用。

(二) 治疗药物的选用

药物治疗之前或用药初期,应进行全面体格检查,并检查血液和尿液常规、肝肾功能和甲状腺功能等。药物选择应结合临床症状特点、双相障碍的发作类型、躯体状态、年龄、过去治疗反应、药物相互作用及经济状况来考虑。躁狂发作的治疗方案如下:

第一步:以心境稳定剂单药治疗为主,有以下 3 种治疗方案。

方案 1:首选锂盐治疗。碳酸锂的剂量为 600 ～ 2 000mg/d,一般从小剂量开始,3 ～ 5 天内逐渐增加至治疗剂量,分 2 ～ 3 次服用,一般 1 周见效。维持治疗剂量为 500 ～ 1 500mg/d。老年及体弱者剂量适当减少,与抗抑郁药或抗精神病药合用时剂量也应减少。血锂的有效浓度与中毒浓度非常接近,要对血锂的浓度进行动态监测,并根据病情、治疗反应和血锂浓度调整剂量。急性期治疗血锂浓度应维持在 0.8 ～ 1.2mmol/L,维持治疗时为 0.4 ～ 0.8mmol/L,血锂浓度的上限不宜超过 1.4mmol/L,以防锂盐中毒。许多中毒症状反映的是细胞内而非细胞外锂盐浓度过高,因此在评价毒性和疗效时,临床判断比血药水平重要得多。早期中毒表现为频发的呕吐和腹泻,无力,淡漠,肢体震颤由细小变得粗大,反射亢进。血锂浓度 2.0mmol/L 以上可出现严重中毒,表现为意识模糊、共济失调、吐字不清、癫痫发作乃至昏迷、休克、肾功能损害。血锂浓度 3.0mmol/L 以上可危及生命。一旦发现中重度的锂中毒征象,应立即停药,注意水电解质平衡,用氨茶碱碱化尿液,以甘露醇渗透性利尿排锂,不宜使用排钠利尿剂。严重病例必要时行血液透析,并给予对症治疗及支持疗法。

方案 2:混合性发作对锂盐反应差,可选用丙戊酸盐、卡马西平或奥氮平中的一种治疗。丙戊酸盐应从小剂量开始,每次 200mg,每日 2～3 次,有效血药浓度范围为 50～100μg/ml。卡马西平治疗剂量为 600～1200mg/d,分 2～3 次口服,治疗血药浓度为 6～12μg/ml;维持剂量为 300～600mg/d,血药浓度 6μg/ml。

方案 3:对躁狂及混合性发作伴严重兴奋、行为紊乱及精神病性症状,采用一种第二代抗精神病药治疗。若兴奋性症状突出,也可在方案 1、2 或 3 中临时加用苯二氮䓬类,如氯硝西泮口服或肌内注射,控制症状后逐渐减量后停用。

一般情况下,各方案中所有药物均应在患者可以耐受的条件下尽快达到有效治疗剂量。如经 2～3 周治疗无明显效果,应将该药加至最大治疗剂量。经上述治疗,多数患者可逐渐缓解,尤其是轻躁狂患者。若加大剂量 1～2 周后仍无明显效果,经检查如无治疗方案以外因素影响疗效,则应转入第二步骤,选择适当方案继续治疗。

第二步:联合治疗方案。一般继续沿用第一步所选择的方案加用另一种药物(包括第一代抗精神病药)进行联合治疗。因第一代抗精神病药不良反应多,且可能促转抑郁,因此原则上以合用第二代抗精神病药物为宜,建议在症状缓解后逐渐停用,然后以心境稳定剂维持治疗。联合用药时应注意药物相互作用对药效和安全性的影响。绝大多数患者经联合治疗可以充分缓解,但也有极少数患者联合治疗 2 周后仍无效或仅部分缓解,此时应采用更积极的手段加强治疗。

第三步:加用 ECT 或 MECT(Modlfied ECT,无抽搐电痉挛)强化治疗,可每周治疗 3 次,一般多在 6 次以内可达到完全缓解。以后可用第二步中的药物进行维持治疗。临床上严重兴奋状态可能导致严重后果,为尽快控制症状,也可以在治疗的第一、二步便施行 ECT。在合并电休克治疗时,由于锂盐具有加强肌肉松弛的作用,使呼吸恢复缓慢,故剂量宜小。

躁狂症复发的预防:经药物治疗病情缓解者,应继续原治疗方案 2～3 个月,以防复燃,然后给予维持治疗以防复发。此期间可在密切观察下适当减少药量或种类。在躁狂相痊愈的至少数月内,锂盐或其他可供选择的抗躁狂药通常需持续使用,因为在 12 个月内复发和转为抑郁症的风险很高。在预防躁狂症复发的长期治疗中,锂一直是已确定的治疗措施中最安全的,但锂盐维持治疗间断数月后,躁狂症状极易复发,可通过合理减少锂盐用量来降低复发风险。卡马西平和丙戊酸盐也用作双相障碍的预防剂,当双相障碍患者经过单药治疗后还不能完全预防复发时,常将锂盐和具有心境稳定作用的抗惊厥药物联合使用。

【病例分析】

病情介绍 患者孙某,女,32 岁,因间歇出现兴奋,话多,语言夸大,活动多 10 年余,近 1 个月复发。近 1 个月来无明显诱因病情复发,兴奋、话多,言语夸大,活动多,爱找人聊天,花钱大手大脚,到处游玩,喜欢与异性交往,无法坚持工作。门诊以"躁狂发作"收入院。患者意识清晰,定向力完整,接触主动。未引出感觉障碍、幻觉、错觉及感知综合障碍。注意力、记忆力、智能未受损害,自知力缺乏。情感高涨,情感反应与内心体验协调,情绪不稳,交谈过程中表情丰富,说到自己有能力、效率高时洋洋自得,谈到不愿住院时泪流满面,易激惹,稍不如意便大喊大叫。据患者回忆,在其 20 余岁时发作过一次抑郁心境。家族史无异常。神经系统检查未见异常。

治疗过程及疗效 根据 CCMD-3 抑郁症的诊断标准,该患者诊断为双相情感障碍,目前为不伴有精神病性症状的躁狂发作。丙戊酸钠缓释片治疗,起始 10mg/(kg·d),随后递增至最高剂量 20mg/(kg·d),治疗 2 周后,病情稍有改善。继续治疗至 1 个月时,患者主、被动接触好,语量稍多,语速中等,语调适中,自我评价客观真实,认为自己本次住院为"躁狂复发",愿意配合治疗,情感活跃,情绪较平稳,喜欢参加各种活动,乐于助人,与病友关系融洽,朋友较多。

用药分析 双相障碍的治疗,首先应用心境稳定剂治疗,然后再考虑其他药物治疗。心境稳定剂是对躁狂或抑郁发作均具有治疗和预防复发的作用,且不会引起躁狂与抑郁转相,或导致频繁发作的药物。目前比较公认的心境稳定剂包括锂盐、卡马西平和丙戊酸盐,常作为一线

笔记

药物使用。其他如拉莫三嗪,以及第二代抗精神病药物,如氯氮平、奥氮平、利培酮与喹硫平等,可能也具有一定的心境稳定剂作用。

应遵循长期治疗的原则,其治疗目标除缓解急性期症状外,还应坚持长期治疗原则以阻断反复发作。急性治疗期的治疗目的是控制症状、缩短病程。注意治疗应充分,并达到完全缓解,以免症状复燃或恶化(如非难治性病例),一般情况下68周可达到此目的。巩固治疗期主要治疗药物(如心境稳定剂)剂量应维持急性期水平不变;时间长短原则上是按发作的自然病程,一般巩固治疗时间为:躁狂混合性发作23个月。如无复燃,即可转入维持治疗期。在维持治疗期,对原治疗措施可以在密切观察下进行适当调整,或小心减去联合治疗的非心境稳定剂药物,或相应减少剂量。但经验说明,使用接近治疗剂量者比低于治疗剂量者的预防复发效果要好。此期配合心理治疗十分必要,以防止患者自行减药或停药,促进其社会功能恢复。

【思考题】

1. 查阅文献,学习三环类抗抑郁药的作用机制和临床使用注意事项。

2. 躁狂症用治疗药物碳酸锂、卡马西平和丙戊酸盐作用特点是什么? 各在什么情况下使用?

第三节　焦　虑　症

焦虑症(anxiety disorders)是一组以焦虑为主要临床相的精神障碍,包括惊恐障碍和广泛性焦虑两种。焦虑症的焦虑症状是原发的,凡继发于高血压、冠心病、甲状腺功能亢进等躯体疾病的焦虑应诊断为焦虑综合征。由其他精神病理状态如幻觉、妄想、强迫症、抑郁症、恐惧症等伴发的焦虑,不应诊断为焦虑症。

【病因和发病机制】

焦虑症的发生发展是生物-心理-社会因素综合作用的结果。研究表明,焦虑症与遗传因素明显有关,如单卵双生的焦虑症和焦虑素质的一致性高于双卵双生,焦虑症患者一级亲属中焦虑障碍的患病率很高,其中女性亲属的焦虑症患病危险率最高,这可能因为焦虑症在女性的患病率本来就比较高。

惊恐发作是能够通过实验来诱发的少见几种精神障碍之一,乳酸盐和咖啡因对易感个体可以诱发焦虑发作。儿茶酚胺(肾上腺素和去甲肾上腺素)能够诱发出相似于焦虑的感觉,氢化麦角新碱为 α_2 肾上腺素受体拮抗剂,能够引起惊恐发作,估计可能通过中枢的蓝斑核发挥作用。地西泮和可乐定均能够阻断氢化麦角新碱诱发的焦虑。

焦虑症状与一些具有威胁或伤害的事件有较大的相关性。在患病人群中,焦虑症的发生与生活事件的联系非常紧密。惊恐症与疾病方面的生活事件有特别紧密的关系,例如,自己患严重疾病,或者近亲患严重疾病和(或)死亡等,生活事件常出现在惊恐症发病前的1个月之内。

在焦虑症发病机制的研究中,各种神经递质(GABA、5-HT、NE、DA等)的功能和代谢异常已日益成为研究的焦点。目前临床研究认为,抗焦虑药物及5-HT再摄取抑制药是治疗焦虑症最有效的措施,脑内 GABA 和5-HT递质系统的功能异常可能在焦虑症的发病机制中起关键作用。

【临床表现】

焦虑症起病可急可缓,精神性焦虑是核心症状,包括担忧、紧张、不安全感、焦虑不安和害怕等不同程度的焦虑情绪的表现,常伴有容易激惹、注意力集中困难和对声、光敏感等表现。

1. 惊恐障碍(panic disorders,PD)

(1)症状标准:符合神经症的诊断标准,发作时须符合以下4项,①发作无明显诱因、无相关的特定情境,发作不可预测;②在发作间歇期,除害怕再发作外,无明显症状;③发作时表现强烈的恐惧、焦虑,及明显的自主神经症状,并常有人格解体、现实解体、濒死恐惧,或失控感等痛苦体验。④发作突然开始,迅速达到高峰,发作时意识清晰,事后能回忆。

(2)严重程度标准:患者因难以忍受又无法解脱而感到痛苦。

(3)病程标准:1 个月内至少发作 3 次,或在首次发作后继发害怕再发作的焦虑持续 1 个月。

(4)排除标准:①排除其他精神障碍,如恐惧症、抑郁症,或躯体障碍等继发的惊恐发作;②排除躯体疾病如癫痫、心脏病发作、嗜铬细胞瘤、甲亢或自发性低血糖等继发的惊恐发作。

2. 广泛性焦虑障碍(generalized anxiety disorders,GAD)　是一种以缺乏明确对象和具体内容的提心吊胆,及紧张不安为主的焦虑障碍,并有显著的自主神经功能紊乱、肌肉紧张及运动性不安。患者因难以忍受又无法解脱而感到痛苦。

(1)症状标准:符合神经症的诊断标准,以持续的原发性焦虑症状为主,并符合下列 2 项:①经常或持续的无明确对象和固定内容的恐惧或提心吊胆;②伴自主神经症状或运动性不安。

(2)严重程度标准:社会功能受损,患者因难以忍受又无法解脱而感到痛苦。

(3)病程标准:符合症状标准至少已 6 个月。

(4)排除标准:①排除甲状腺功能亢进、高血压、冠心病等躯体疾病的继发性焦虑。②排除兴奋药物过量、镇静催眠药物或抗焦虑药的戒断反应,强迫症、恐惧症、神经衰弱、躁狂症、抑郁症,或精神分裂症等伴发的焦虑。

【治疗原则】

(一)一般治疗原则

一旦确诊后,可以根据患者年龄、既往治疗反应、自杀自伤风险、耐受性、患者对治疗药物的偏好、就诊环境、药物的可获得性、药物治疗费用等因素,选择适当的治疗药物,及早开始药物治疗和心理治疗。

心理治疗是焦虑症的主要治疗方法之一。其方法的选择,一方面要考虑患者的受教育水平、人格特点、领悟能力、对心理治疗的了解程度以及个人喜好和治疗期望;另一方面,心理治疗师受训的背景不同,能够提供的心理治疗方法也会有所不同。这需要在开始心理治疗之前,有一个对患者的充分评估和协商性讨论,做到因人而异,灵活应用。

(二)药物治疗原则

明确诊断,尽早治疗,应根据焦虑症的不同亚型和临床特点选择用药。考虑患者生理情况如妊娠和哺乳期,注意潜在风险,同时考虑病理情况如可能合并躯体疾病,以及药物相互作用、药物耐受、有无并发症等情况,施以个体化治疗。药物治疗前,应告知患者及其家属的药物起效时间、疗程和可能的不良反应,教育患者需要遵医嘱服药,不可突然停药,否则可能出现停药反应。一般不主张联用两种以上的抗焦虑药,应尽可能单一用药,足剂量和足疗程治疗。单一药物治疗无效时,可联用两种作用机制不同的抗焦虑药。急性期治疗 12 周,如果有效,继续巩固和维持治疗 6 ~ 12 个月。如果一线药物治疗效果差,选择二线药物或其他药物治疗。治疗过程中,监测疗效、耐受性,评估患者对治疗方案的依从性。药物治疗合并心理治疗的疗效优于单一治疗。

【药物治疗】

抗焦虑药(anti-anxiety agent)是指在不明显或不严重影响中枢神经其他功能的前提下,能选择性地消除焦虑症状的一类药物。临床上分为抗焦虑药物和有抗焦虑作用的药物,目前使用最多的抗焦虑药物有苯二氮䓬类和 5-HT_{1A} 受体部分激动剂,有抗焦虑作用的药物包括化学结构不同的抗抑郁药等。苯二氮䓬类药由于有依赖性、镇静作用和认知损害,故仅限于短期应用,但在严密监控下使用是安全有效的。

(一)治疗药物分类

1. 苯二氮䓬类药　苯二氮䓬类药可促进主要的抑制性神经递质 γ-氨基丁酸(GABA)与 $GABA_A$ 受体的结合,从而增强这些受体介导的离子流,产生抑制中枢神经系统的作用。小剂量苯二氮䓬类药有抗焦虑作用,可以使患者的焦虑、恐惧、紧张、烦躁等症状缓解,其机制可能与药物作用于大脑边缘系统如海马、杏仁核等有关。当苯二氮䓬类药物剂量加大时,可引起镇静、催眠,与药物抑制脑干网状结构的上行激活系统,使大脑皮质的兴奋性下降有关,也与该系统 GA-BA 能神经传导增强有关。

苯二氮䓬类药从小剂量开始使用,1~2 周后加量,在治疗 1 周时评价患者的耐受性、对医嘱的依从性和治疗效果,疗程一般不宜超过 6 周。一般为口服,短效类 2~3 次/天,长效类 1 次/天。睡前服用,既有抗焦虑作用,又有催眠作用。停药时应当缓慢减量,经数周才完全停掉,否则可能出现停药综合征。

苯二氮䓬类药的最大缺点是容易产生耐受性,最常见和最突出的不良反应是中枢性不良反应,如镇静、白天困倦、药物过量时出现共济失调或言语不清。对有药物依赖的患者应首先考虑选用其他类的抗焦虑药,对此类药物过敏者、孕妇和哺乳期妇女禁用。

中毒的处理:一般处理为催吐,服用温开水 500ml 后刺激咽后壁催吐,有明显意识障碍者不宜催吐。洗胃,以服药后 6 小时内为佳,洗胃后从胃管注入 10~20g 的药用炭可减少药物吸收量。导泻,常用的导泻药有甘露醇、硫酸钠。促药物排泄的措施有补充血容量、碱化尿液、用利尿药等方法。解毒剂可用纳洛酮静脉注射,但高血压和心功能障碍患者慎用。其他包括对症和支持治疗。

2. 非苯二氮䓬类药 目前临床常用的药有丁螺环酮和坦度螺酮。它们与 5-HT$_{1A}$ 受体具有较强的亲和力,能够激活突触前 5-HT$_{1A}$ 受体,抑制神经元放电,减少 5-HT 的合成与释放,同时对突触后 5-HT$_{1A}$ 受体具有部分激动作用,产生抗焦虑作用。适用于急、慢性焦虑状态,对焦虑伴有轻度抑郁者也有效。这类药的优点是镇静作用轻,不易引起运动障碍,无呼吸抑制作用,对认知功能影响小;但起效慢,需要 2~4 周,个别需要 6~7 周。常见不良反应有头晕、头痛、恶心、不安等,孕妇及哺乳期妇女不宜使用,心、肝、肾功能不全者慎用,禁止与 MAOI 联用。

3. 其他药物

(1)抗抑郁药(详见本章第 2 节):研究资料显示,各种抗抑郁药包括 SSRIs、SNRIs、NaSSAs、TCAs 和 RIMAs 对焦虑障碍均有不同程度的治疗效果,其中前 3 种目前应用较多。

(2)抗精神病药(详见本章第 1 节):经典和非经典抗精神病药用于治疗焦虑障碍时,仅作二线或三线药物使用,且最好和一线抗抑郁药合并使用。

(3)β 受体拮抗剂:以普萘洛尔为代表,该药单独用于治疗广泛性焦虑障碍的作用有限,常用剂量为 10~60mg/d,分 2~3 次服用。

抗焦虑药的用法用量和不良反应等详见表 13-4。

(二)治疗药物的选用

1. 惊恐障碍 根据《焦虑障碍防治指南》,一线药物选择帕罗西汀、艾司西酞普兰;二线药物选择氯米帕明,早期可以合并苯二氮䓬类药。如上述治疗无效,换用其他抗抑郁药如 SSRIs、SNRIs、TCAs,联合心理治疗。

帕罗西汀的剂量一般为 40mg/d,从小剂量 10mg/d 开始,逐渐加量,每周增加幅度为 10mg/d,最大剂量为 50mg/d。艾司西酞普兰起始剂量为 5mg/d,持续 1 周后增加至 10mg/d,最大剂量 20mg/d,治疗约 3 个月可取得最佳疗效,疗程一般持续数月。舍曲林起始剂量 50mg/d,平均治疗剂量 100mg/d,最大剂量 200mg/d。氟西汀起始剂量 5~10mg/d,根据患者反应逐渐增加至 20mg/d,最大剂量 60mg/d。氟伏沙明起始剂量 50mg/d,平均治疗量 100~150mg/d,最大剂量可达 300mg/d。氯米帕明可显著降低惊恐发作频率和焦虑程度,起始剂量为 10mg/d,剂量范围为 25~150mg/d。治疗至少持续 6 个月。非苯二氮䓬类药通常起效较慢,但是处于惊恐发作期的患者由于对疗效的迫切需要,常在发作期或治疗初期需要合并使用苯二氮䓬类药(详见表 13-4)。苯二氮䓬类药的使用不应超过 3~4 周,应及早减量,直至停药。对使用苯二氮䓬类药时间长剂量大者,减量需要 8~24 周。

笔记

表 13-4 抗焦虑药的分类、半衰期、用药途径、给药剂量及主要不良反应

分类及药名	半衰期（h）	常用治疗剂量（mg/d）	最高剂量（mg/d）	用法	起效	优势	说明
1. 苯二氮䓬类药							
阿普唑仑（alprazolam）	12~18	0.4~2	6	起始剂量 0.4mg/d，一日 2~3 次，每 3~4 天增加 0.4mg/d，直至达到期望的疗效，最大剂量为 6mg/d	迅速	起效迅速，镇静作用较弱	由 CYP3A4 代谢。产生欣快感或导致滥用。闭角型青光眼患者禁用
艾司唑仑（estazolam）	10~24	2~6	6	一次 1~2mg，一日 3 次	1h		
氯硝西泮（clonazepam）	20~38	2~6	6	起始剂量 1mg，每日 2 次；剂量以 1~2mg/w 递增，最大剂量为 6mg/d	迅速	起效迅速，镇静作用较弱，作用时间更长	闭角型青光眼患者，严重肝损害患者禁用
地西泮（diazepam）	20~50	2~10	30	2~10mg/d，分 2~4 次服	迅速	起效迅速	产生欣快感严重需患者治疗较大剂量可能产生镇静作用。闭角型青光眼患者禁用
劳拉西泮（lorazepam）	10~20	1~4	6	起始剂量 1mg，每日 2 次；剂量以 1~2mg/w 递增，最大剂量为 6mg/d	迅速	起效迅速，不需经肝代谢，尤适用于肝病和老年患者	部分患者服用后有情绪欣快感，可能导致滥用；比其他常用于焦虑治疗的苯二氮䓬类更具镇静作用。闭角型青光眼患者禁用

笔记

续表

分类及药名	半衰期（h）	常用治疗剂量（mg/d）	最高剂量（mg/d）	用法	起效	优势	说明
奥沙西泮（oxazepam）	4～15	45～90	120	轻度至中度焦虑：30～60mg/d，分3～4次服；重度焦虑：45～120mg/d，分3～4次服	迅速	起效迅速，不需经肝代谢，尤适用于肝病和老年患者	服用后的欣快感可能导致药物的滥用。闭角型青光眼患者禁用
2. 非苯二氮䓬类药							
丁螺环酮（buspirone）	2～3	20～40	60	起始剂量10～15mg/d，第二周增至20～30mg/d，分2～3次服	2～4周	安全，无依赖性，无撤药反应；无性功能障碍或体重增加	起效慢。由CYP3A4代谢。可进行长程维持治疗以控制症状。禁与MAOIs同服
坦度螺酮（tandospirone）	1.2～1.4	30	60	一次10mg，一日3次。可根据年龄、症状等适当增减剂量，一日最大剂量不得超过60mg	2～4周	安全，无依赖性，无撤药反应；无性功能障碍或体重增加	起效慢。一般不作抗焦虑的首选药，且不得随意长期应用

笔记

2. **广泛性焦虑障碍**　治疗广泛性焦虑障碍的主要药物有抗焦虑药、5-HT_{1A}受体部分激动剂、具有抗焦虑作用的抗抑郁药以及其他药物。与 TCAs 类药物相比，SSRIs、SNRIs 类药物不良反应较轻，常被推荐为治疗广泛性焦虑障碍的一线药物。

《焦虑障碍防治指南》指出：一线药物选择文拉法辛、帕罗西汀、艾司西酞普兰，二线药物选择度洛西汀。急性期坚持治疗 12 周，定期评价疗效；早期可以合并苯二氮䓬类药。如无效，换用其他 SSRIs、TCAs。如仍无效，采用联合治疗的方法，用药物治疗加心理治疗，药物治疗为 SSRIs/SNRIs 加苯二氮䓬类，或 SSRIs 加非典型抗精神病药。

文拉法辛的起始剂量为 75mg/d，单次服药最大剂量可达 225mg/d，需要增加剂量者，建议加药间隔最短 4 天。度洛西汀起始剂量为 60mg/d，治疗剂量 60~120mg/d。

【病例分析】

病情介绍　患者季某，女，30 岁，主诉其肌肉紧张。她声称自己生活中肌肉紧张次数较多，但过去 7 个月里情况日益恶化。患者称自己焦虑，自从去年她的第一个孩子出生后，焦虑加重了。即便她积极努力控制焦虑，但仍无法停止。患者焦虑所有事——中国与美国的关系、患者与其丈夫能否负担孩子读完大学、患者丈夫的健康及股票市场。患者还报告有失眠症，可正常入睡，但会半夜醒来且不能再入睡。患者描述其情绪"正常"，除周末偶尔喝一杯酒以外否认使用其他物质。患者与其丈夫均为老师，自从孩子出生后其难以集中精力工作。

治疗过程及疗效　根据 CCMD-3 焦虑症的诊断标准，该患者诊断为广泛性焦虑症。选择艾司西酞普兰，起始剂量每天 5mg，每天 1 次，持续一周后增加至每天 10mg；艾司唑仑每天 3mg。治疗 3 周后，病情有改善。逐渐停用艾司唑仑，继续艾司西酞普兰治疗 3 个月后，患者的焦虑症状明显改善。在药物治疗的同时合并心理治疗（如认知行为治疗），改变了患者的不合理的认知，缓解了焦虑症状。

用药分析　广泛性焦虑症的治疗主要包括药物治疗、心理治疗。最常用的药物主要有苯二氮䓬类、丁螺环酮、选择性 5-HT 再摄取抑制剂（SSRIs）等。苯二氮䓬类药物应用最广泛，作用强、起效快、安全。基本药理作用是缓解焦虑、松弛肌肉、镇静、镇痛及催眠，并对抗抑郁药有增效作用。一般从小剂量开始，逐渐加大到最佳有效治疗量，维持 2~6 周后逐渐停药，停药过程不应短于 2 周，以防症状反跳。长期使用时应关注依赖的产生。丁螺环酮因无依赖性，也常用于广泛性焦虑症的治疗，对 60%~80% 的广泛性焦虑症患者有效。缺点是起效慢，需要 2~3 周起效，治疗初期一般合用苯二氮䓬类药物。SSRIs 治疗 GAD 也有效，但也需要 2~3 周起效，治疗初期也需合用苯二氮䓬类药物。其他的如 β 受体拮抗剂和三环类抗抑郁剂也常用来治疗广泛性焦虑症。在药物治疗的同时合并心理治疗，以缓解焦虑。

【思考题】

1. 苯二氮䓬类药具有抗焦虑作用强、起效快等特点，为什么仅用于焦虑障碍的早期辅助用药？其主要不良反应有哪些？为什么在撤药过程中应当对患者进行随访监督？

2. 新型抗焦虑药丁螺环酮与苯二氮䓬类比较，其作用特点和不良反应各有哪些？

（左笑丛）

笔记

第十四章 心血管系统疾病的药物治疗

学习要求

1. **掌握** 原发性高血压、心绞痛、心肌梗死、心力衰竭、心律失常、高脂蛋白血症的药物治疗原则和药物治疗方法。
2. **熟悉** 心血管系统疾病常用治疗药物的分类及其代表药。
3. **了解** 心血管系统疾病的病因、发病机制、临床表现和分类分层。

心血管疾病是现代社会严重危害人类健康的常见疾病,无论是在发达国家还是在我国,其在所有死亡病因构成中均居首位。近 30 多年来,很多心血管疾病的发病机制和危险因素被一一阐明,新的诊疗技术或新的治疗药物被不断应用于临床。根据循证医学原则,正确地选择防治心血管疾病的有效药物及其治疗方法是心血管疾病治疗的重要原则。

第一节 原发性高血压

成年人高血压定义为在未使用降压药物的情况下,非同日 3 次测量血压,收缩压 ≥ 140mmHg 和(或)舒张压≥90mmHg。收缩压 ≥140mmHg 和舒张压 <90mmHg 为单纯收缩期高血压。若患者既往有高血压史,目前正在使用降压药物,血压虽然低于 140/90mmHg,亦诊断为高血压。人群中的血压水平呈连续正态分布,血压升高的划分并无明确界线,因此高血压的临床诊断标准是根据流行病学数据来确定的。

高血压(hypertension)是以体循环动脉压升高、周围小动脉阻力增高的同时伴有不同程度的心排血量和血容量增加为主要表现的临床综合征,分为原发性高血压(essential hypertension)及继发性高血压(secondary hypertension)。原发性高血压又称为高血压病,占高血压的 95% 以上。

对于约 5% 的高血压患者,高血压是某种明确疾病的一种临床表现,称为继发性高血压,常见原因有:①肾实质病变是继发性高血压最常见的原因,如急、慢性肾小球肾炎,肾结核,多囊肾,糖尿病肾病等;②肾动脉狭窄是继发性高血压的第二位原因,然而我国年轻人肾动脉狭窄的主要原因是大动脉炎,在国外则主要由动脉粥样硬化所致;③原发醛固酮增多症所致的高血压是临床最易误诊的继发性高血压,多为肾上腺皮质肿瘤或增生致醛固酮分泌过多,可有低血钾伴周期性瘫痪;④嗜铬细胞瘤所致的高血压多为阵发性发作,其瘤体 90% 以上位于肾上腺髓质,间歇或持续释放大量儿茶酚胺,引起血压升高和代谢紊乱;⑤其他如主动脉缩窄、脑肿瘤、长期应用肾上腺皮质激素、皮质醇增多症(又称 Cushing 综合征)等所致的高血压均有其相应表现。

高血压病是最常见的心血管疾病之一,其发病率在不同国家、地区或种族之间有明显差异。西方发达国家的高血压患病率多在 20% 以上,我国流行病学调查资料显示 1959 年全国成人高血压患病率仅为 5%,据最新统计显示,该比例已上升至 24%,估计每年新增加 1000 万例高血压患者。但高血压的知晓率、治疗率和控制率均很低。心脑血管病目前居于中国人死亡原因的首位,而高血压是引发其发生的第一危险因素,所以尽早控制高血压病是预防心脑血管病的主要措施。

【病因和发病机制】

(一)病因

原发性高血压的病因尚不明确,一般认为至少与遗传和环境因素有关,是遗传易感性与环

笔记

207

境因素长期相互作用的结果。在比例上,遗传因素约占40%,环境因素约占60%。

1. 遗传因素　高血压发病有明显的家族性,若父母均有高血压者,则其子女的患病率约为46%,可能与遗传性基因的突变、缺失、重排和表达的差异有关。

2. 饮食　高钠饮食与血压升高明显相关,钠盐的生理需要量仅为0.5g/d,若食盐少于2g/d,几乎不发生高血压;钾摄入量与血压呈负相关;钠/钾比值与高血压的相关性更强;饮酒量与血压升高呈线性相关,每日超过50g乙醇者的高血压发病率明显增加。

3. 体重　超重或肥胖是血压升高的危险因素,常以体重指数(body mass index,BMI)表示,其计算公式为BMI=体重/身高^2(kg/m^2),中国人的平均BMI指数为20~22;尤其腹型肥胖者,高血压发病率明显增加。我国24万成人随访资料的汇总分析显示,BMI≥24kg/m^{2}者发生高血压的风险是体重正常者的3~4倍。

4. 精神紧张　长期精神过度紧张也是高血压发病的危险因素,长期从事高度精神紧张工作的人群高血压患病率增加。

5. 其他危险因素　高血压发病的其他危险因素包括缺乏体力活动、使用避孕药物、睡眠呼吸暂停低通气综合征等。

（二）发病机制

原发性高血压的发病机制目前尚没有共识。从血流动力学角度,血压的形成取决于心排血量和外周血管阻力。高血压的血流动力学特征主要是总外周血管阻力直接或间接增高。对其发病机制的解释有以下几个方面。

1. 交感神经活性亢进　交感神经活性亢进是高血压形成和维持过程中的最重要的机制。长期精神紧张、焦虑等可促使多种神经介质释放,如去甲肾上腺素、肾上腺素、多巴胺、抗利尿激素等,导致交感神经兴奋性增强,引起阻力小血管收缩,血压升高。

2. 肾素-血管紧张素-醛固酮系统（renin-angiotensin-aldosterone system，RAAS）激活　肾小球入球动脉的球旁细胞分泌肾素,激活肝脏产生的血管紧张素原,生成血管紧张素Ⅰ(ATⅠ),再经血管紧张素转化酶(ACE)作用,使ATⅠ转化成ATⅡ,后者具有强大的血管活性,使血管收缩,醛固酮分泌增加,交感神经兴奋性增强,此均可使血压升高。

3. 肾性水钠潴留　当某些因素如肾脏排钠激素分泌减少时,引起肾性水钠潴留,血压升高。但不同个体对钠盐的敏感性不同,有遗传性排钠障碍者则对钠盐高敏感。

4. 血管内皮功能损伤及细胞膜离子转运异常　当血管内皮损伤时,前列环素(prostaglandin I$_2$,PGI$_2$)、一氧化氮(nitrogen monoxide,NO)等血管舒张物质合成减少,内皮素(endothelin,ET)、血栓素A$_2$(thromboxane A$_2$,TXA$_2$)等缩血管物质释放增加,导致血管收缩,血压升高。正常的血管平滑肌有许多特异的离子通道,维持细胞内外的离子浓度平衡。当细胞膜离子转运异常,细胞内的钠、钙离子浓度升高,易致高血压。

5. 胰岛素抵抗（insulin resistance，IR）　机体对胰岛素的敏感性及反应性降低,继发高胰岛素血症。后者使肾小管钠重吸收增加,交感神经活性亢进,Na$^+$、K$^+$-ATP酶和Ca^{2+}-ATP酶活性降低等,导致血压升高,诱发动脉粥样硬化。

【分类和临床表现】

1. 高血压的分类与分层

（1）按血压水平分类:目前我国采用正常血压(收缩压<120mmHg和舒张压<80mmHg)、正常高值[收缩压120~139mmHg和(或)舒张压80~89mmHg]和高血压[收缩压≥140mmHg和(或)舒张压≥90mmHg]进行血压水平分类。以上分类适用于男、女性,18岁以上任何年龄的成人。根据血压升高水平,又进一步将高血压分为1、2和3级(表14-1)。

急进型或恶性高血压:少数患者病情急剧发展,舒张压持续≥130mmHg,伴剧烈头痛,视力迅速下降,眼底出血、渗出,伴或不伴视神经乳头水肿(眼底Ⅲ~Ⅳ级),常迅速出现肾衰竭,亦可有心、脑功能障碍。病理改变是以肾小动脉纤维样坏死为特征。

表 14-1　血压水平的定义和分类

	收缩压(mmHg)		舒张压(mmHg)
正常血压	<120	和	<80
正常高值	120 ~ 139	和(或)	80 ~ 89
高血压	≥140	和(或)	≥90
1 级高血压	140 ~ 159	和(或)	90 ~ 99
2 级高血压	160 ~ 179	和(或)	100 ~ 109
3 级高血压	≥180	和(或)	≥110
单纯收缩期高血压	≥140	和	<90

注:当收缩压和舒张压分属于不同级别时,以较高的分级为准。

(2)按心血管风险分层:脑卒中、心肌梗死等严重心脑血管事件是否发生、何时发生难以预测,应当对发生心脑血管事件的风险水平进行评估。高血压及血压水平是影响心血管事件发生和预后的独立危险因素,但是并非唯一的决定因素,大部分高血压患者还有血压升高以外的心血管危险因素。因此,高血压患者的诊断和治疗不能只根据血压水平,必须对患者进行心血管风险的评估并分层。高血压患者的心血管风险分层有利于确定启动降压治疗的时机、选择优化的降压治疗方案、确立合适的血压控制目标和实施危险因素的综合管理。心血管风险分层根据血压水平、心血管危险因素、靶器官损害、临床并发症和糖尿病,分为低危、中危、高危和很高危 4个层次,见表 14-2。

表 14-2　高血压患者心血管风险水平分层

其他危险因素和病史	血压		
	1 级高血压	2 级高血压	3 级高血压
无	低危	中危	高危
1 ~ 2 个其他危险因素	中危	中危	很高危
≥3 个其他危险因素,或靶器官损害	高危	高危	很高危
临床并发症或合并糖尿病	很高危	很高危	很高危

2. **症状及体征**　高血压按起病缓急和病程进展分为缓进型和急进型两类。绝大多数高血压均为缓进型,其起病隐匿,早期多无症状,体检时偶然发现,有些患者可有头痛、头晕、失眠、乏力等症状,类似于自主神经功能失调的表现。体征表现为主动脉瓣第二心音亢进,甚至呈金属调,可伴有主动脉瓣收缩期杂音。长期高血压引起心、脑、肾等重要脏器并发症。

3. **眼底改变**　高血压的不同时期,其眼底改变不同,分为 4 级:Ⅰ级,视网膜动脉变细,反光增强,呈银丝样改变;Ⅱ级,动静脉交叉异常,可见静脉受压现象;Ⅲ级,眼底出血或渗出;Ⅳ级,出血或渗出伴有视神经乳头水肿。其分级与高血压的严重程度相关。

4. **高血压并发症**　①高血压危象:主要是由于紧张、劳累等因素致全身小动脉强烈痉挛,血压急剧升高,重要脏器供血不足而产生危急症状,表现为头痛、烦躁、恶心、呕吐、心悸、视力模糊等;②高血压脑病:主要是由于血压过高,脑组织血流灌注过多引起脑水肿所致,表现为血压在短期内急剧升高,伴剧烈头痛、呕吐、烦躁、意识模糊,甚至抽搐、意识丧失等;③主动脉夹层:主要是由于长期高血压导致主动脉壁破裂,血液进入主动脉中层,并沿主动脉延伸,表现为突发剧烈而持续的胸痛或腰背部疼痛,夹层破裂可引起猝死,是严重的心血管急症;④其他:如短暂性脑缺血发作(transient ischemic attack,TIA)、脑血栓形成、脑出血、心力衰竭和肾衰竭等。

笔记

【治疗原则】

继发性高血压要及时针对病因治疗。原发性高血压目前尚无根治方法,但大规模临床试验证明,收缩压下降 10~20mmHg 或舒张压下降 5~6mmHg,脑卒中、心脑血管病死亡率、冠心病事件、心力衰竭显著下降。坚持健康的生活方式和服用降压药是治疗高血压的主要方法,两者缺一不可。改善生活方式是基础,合理用药是血压达标的关键。

降压治疗的最终目的是减少高血压患者心脑血管病的发生率和死亡率。降压治疗应该确立血压控制的目标值。一般高血压患者应将血压(收缩压/舒张压)降至 140/90mmHg 以下;65 岁及 65 岁以上的老年人的收缩压应控制在 150mmHg 以下,如能耐受还可进一步降低;伴有慢性肾脏疾病、糖尿病,或病情稳定的冠心病或脑血管病的高血压患者一般可以将血压降至 130/80mmHg 以下;伴有严重的肾脏疾病或糖尿病,或有严重血管狭窄的冠心病或脑血管病患者,应根据个人的耐受性谨慎地逐步降压,舒张压一般不宜低于 60mmHg。

（一）一般治疗原则

1. 适度运动及控制体重　体重指数(kg/m²)应控制在 24 以下。平均体重下降 5~10kg,收缩压可下降 5~20mmHg。高血压患者的体重减少 10%,则可使胰岛素抵抗、糖尿病、高脂蛋白血症和左心室肥厚改善。减少总热量摄入,强调减少脂肪并限制过多的碳水化合物摄入。适度运动,使运动时的最大心率达到 180(或 170)次/分减去年龄;运动频度一般要求每周 3~5 次,每次持续 20~60 分钟。运动可使体重下降,有助于血压控制和各种并发症的预防。

2. 合理膳食　减少钠盐摄入,每日食盐量不超过 6g;多食含钾和钙盐丰富的水果、蔬菜和牛奶;减少含脂肪高的猪肉等,增加含蛋白质较高而脂肪较少的禽类及鱼类等。

3. 戒烟限酒　饮酒和血压水平及高血压患病率之间呈线性相关,大量饮酒可诱发心脑血管事件,每日饮酒量应不超过 25~50g 乙醇,即葡萄酒小于 100~150ml、啤酒小于 250~500ml、低度白酒小于 50ml。

4. 保持良好心态　长期精神压力和心情抑郁是引起高血压和其他一些慢性病的重要原因之一,这种精神状态常使他们采取不健康的生活方式,如酗酒、吸烟等,并降低对治疗的依从性。应正确对待自己、他人和社会,积极参加社会和集体活动,保持良好心态。

5. 关注睡眠　睡眠差者 24 小时动态血压监测发现大多数无昼夜节律,夜间血压未低于白天,夜间血压高使全身得不到充分休息,靶器官易受损。高血压患者失眠后,次日血压升高、心率增快。睡眠是最好的养生,良好的睡眠有助于降压。睡眠差者应找医师帮助调理,服用催眠药或助眠药,提高睡眠质量。

6. 其他　应尽量避免需暂时屏气一蹴而就的运动,如搬重物等,因为这些运动可使血压瞬间剧烈上升,引发危险;排便时用力过度会引起血压的巨大波动,引发心肌梗死或脑卒中;平时要注意食含粗纤维的食物,预防便秘;急剧的温度变化会引起血压的剧烈波动,甚至有致命的危险;寒冷的日子洗脸不要用凉水,尽可能用温水;洗澡前后及洗澡时环境和水温的差别太大,会使血压波动太大;浴盆较深,水压升高会造成血压上升,建议只浸泡到胸部以下。

（二）药物治疗原则

1. 降压药物应用指征　高血压 2 级或 2 级以上患者;高血压合并糖尿病,或者已经有心、脑、肾靶器官损害和并发症的患者;凡血压持续升高 6 个月以上,调整生活行为后血压仍未获得有效控制的患者;从心血管危险分层的角度,高危和很高危患者必须使用降压药物治疗。

2. 降压药物应用的基本原则　降压治疗药物的应用应遵循以下 4 项原则:①小剂量开始:初始治疗时通常应采用较小的有效治疗剂量,并根据需要,逐步增加剂量,达到血压目标水平后尽可能用相对小而有效的维持量。小剂量开始有助于观察治疗效果和减少不良反应。②优先应用长效制剂:尽可能使用具有 24 小时持续降压作用、一天只需给药 1 次的长效制剂,以有效控制夜间血压与晨峰血压,更有效地预防猝死、脑卒中和心肌梗死等心血管并发症的发生。③联

笔记

合用药:约有70%的患者需联合应用2种或2种以上作用机制不同的降压药才能降压达标。降压药物小剂量联合,具有降压机制互补、降压疗效叠加、互相抵消或减轻不良反应的优点。联合用药既可以服用多种降压药,也可服用单片复方制剂。④个体化治疗:患者的体质各有差异,高血压的发病原因不同。因此,应根据患者的具体情况(如年龄、血压升高的类型与幅度、有无并发症或并存的疾病等)制订适宜的个体化降压方案。

【药物治疗】

(一)治疗药物分类

目前常用的降压药物有五大类,即利尿药(diuretic agent)、β受体拮抗药(β receptor blocker)、钙通道阻滞药(calcium channel blocker,CCB)、血管紧张素转化酶抑制剂(angiotensin converting enzyme inhibitor,ACEI)、血管紧张素Ⅱ受体拮抗剂(angiotensin receptor blocker,ARB),详见表14-3。以及由上述药物组成的固定配比复方制剂,详见表14-4。此外,α受体拮抗药或其他种类的降压药有时亦可应用于某些高血压人群。

表14-3　常用的降压药物

口服降压药物	每天剂量(mg)	分服次数	主要不良反应
钙拮抗剂			
二氢吡啶类:			踝部水肿,头痛,潮红
氨氯地平	2.5~10	1	
硝苯地平	10~30	2~3	
缓释片	10~20	2	
控释片	30~60	1	
左旋氨氯地平	1.25~5	1	
非洛地平缓释片	2.5~10	1	
拉西地平	4~8	1	
尼卡地平	40~80	2	
尼群地平	20~60	2~3	
贝尼地平	4~8	1	
乐卡地平	10~20	1	
非二氢吡啶类:			房室传导阻滞,心功能抑制
维拉帕米	40~120	2~3	
维拉帕米缓释片	120~240	1	
地尔硫䓬缓释片	90~360	1~2	
利尿药			
噻嗪类利尿药:			血钾减低,血钠减低,血尿酸升高
氢氯噻嗪	6.25~25	1	
氯噻酮	12.5~25	1	
吲达帕胺	0.625~2.5	1	
吲达帕胺缓释片	1.5	1	
袢利尿药:			血钾减低
呋塞米	20~80	2	
保钾利尿药:			血钾增高
阿米洛利	5~10	1~2	
氨苯蝶啶	25~100	1~2	
醛固酮拮抗剂:			
螺内酯	20~40	1~3	血钾增高,男性乳房发育
依普利酮	50~100	1~2	血钾增高

续表

口服降压药物	每天剂量（mg）	分服次数	主要不良反应
β受体拮抗药			支气管痉挛,心功能抑制
比索洛尔	2.5 ~ 10	1	
美托洛尔平片	50 ~ 100	2	
美托洛尔缓释片	47.5 ~ 190	1	
阿替洛尔	12.5 ~ 50	1 ~ 2	
普萘洛尔	30 ~ 90	2 ~ 3	
倍他洛尔	5 ~ 20	1	
α、β受体拮抗药			直立性低血压,支气管痉挛
拉贝洛尔	200 ~ 600	2	
卡维地洛	12.5 ~ 50	2	
阿罗洛尔	10 ~ 20	1 ~ 2	
血管紧张素转化酶抑制剂			咳嗽,血钾升高,血管性水肿
卡托普利	25 ~ 300	2 ~ 3	
依那普利	2.5 ~ 40	2	
贝那普利	5 ~ 40	1 ~ 2	
赖诺普利	2.5 ~ 40	1	
雷米普利	1.25 ~ 20	1	
福辛普利	10 ~ 40	1	
西拉普利	1.25 ~ 5	1	
培哚普利	4 ~ 8	1	
咪达普利	2.5 ~ 10	1	
血管紧张素Ⅱ受体拮抗剂			血钾升高,血管性水肿(罕见)
氯沙坦	25 ~ 100	1	
缬沙坦	80 ~ 160	1	
厄贝沙坦	150 ~ 300	1	
替米沙坦	20 ~ 80	1	
坎地沙坦	4 ~ 32	1	
奥美沙坦	20 ~ 40	1	
α受体拮抗药			直立性低血压
多沙唑嗪	1 ~ 16	1	
哌唑嗪	1 ~ 10	2 ~ 3	
特拉唑嗪	1 ~ 20	1 ~ 2	
中枢作用药物			
利血平	0.05 ~ 0.25	1	鼻充血,抑郁,心动过缓,消化性溃疡
可乐定	0.1 ~ 0.8	2 ~ 3	低血压,口干,嗜睡
可乐定贴片	0.25	1(每周)	皮肤过敏
甲基多巴	250 ~ 1000	2 ~ 3	肝功能损害,免疫失调
直接血管扩张药			
米诺地尔	5 ~ 100	1	多毛症
肼屈嗪	25 ~ 100	2	狼疮综合征
肾素抑制剂			血钾升高,血管性水肿(罕见)
阿利吉仑	150 ~ 300	1	

表 14-4　固定配比复方制剂

主要组分与每片剂量	每日剂量	每日次数	不良反应
复方利血平片 (利血平 0.032mg 或氢氯噻嗪 3.1mg/双肼屈嗪 4.2mg/异丙嗪 2.1mg)	1~3 片	2~3	消化性溃疡,困倦
复方利血平氨苯蝶啶片 (利血平 0.1mg/氨苯蝶啶 12.5mg/氢氯噻嗪 12.5mg/双肼屈嗪 12.5mg)	1~2 片	1	消化性溃疡,头痛,血钾异常
珍菊降压片 (可乐定 0.03mg/氢氯噻嗪 5mg)	1~2 片	2~3	低血压,血钾异常
氯沙坦钾/氢氯噻嗪 (氯沙坦钾 50mg/氢氯噻嗪 12.5mg) (氯沙坦钾 100mg/氢氯噻嗪 12.5mg)	1 片 1 片	1 1	偶见血管神经性水肿,血钾异常
缬沙坦/氢氯噻嗪 (缬沙坦 80mg/氢氯噻嗪 12.5mg)	1~2 片	1	偶见血管神经性水肿,血钾异常
厄贝沙坦/氢氯噻嗪 (厄贝沙坦 150mg/氢氯噻嗪 12.5mg)	1 片	1	偶见血管神经性水肿,血钾异常
替米沙坦/氢氯噻嗪 (替米沙坦 40mg/氢氯噻嗪 12.5mg)	1 片	1	偶见血管神经性水肿,血钾异常
卡托普利/氢氯噻嗪 (卡托普利 10mg/氢氯噻嗪 6mg)	1~2 片	1~2	咳嗽,偶见血管神经性水肿,血钾异常
复方阿米洛利 (阿米洛利 2.5mg/氢氯噻嗪 25mg)	1 片	1	血钾异常,尿酸升高
贝那普利/氢氯噻嗪 (贝那普利 10mg/氢氯噻嗪 12.5mg)	1 片	1	咳嗽,偶见血管神经性水肿,血钾异常
培哚普利/吲达帕胺 (培哚普利 4mg/吲达帕胺 1.25mg)	1 片	1	咳嗽,偶见血管神经性水肿,血钾异常
氨氯地平/缬沙坦 (氨氯地平 5mg/缬沙坦 80mg)	1 片	1	头痛,踝部水肿,偶见血管神经性水肿
氨氯地平/贝那普利 (氨氯地平 5mg/贝那普利 10mg)	1 片	1	头痛,踝部水肿,偶见血管神经性水肿
赖诺普利/氢氯噻嗪片 (赖诺普利 10mg/氢氯噻嗪 12.5mg)	1 片	1	咳嗽,血钾异常
复方依那普利片 (依那普利 5mg/氢氯噻嗪 12.5mg)	1 片	1	咳嗽,偶见血管神经性水肿,血钾异常
尼群地平/阿替洛尔 (尼群地平 10mg/阿替洛尔 20mg) (尼群地平 5mg/阿替洛尔 10mg)	1 片 1~2 片	1~2 1~2	头痛,踝部水肿,支气管痉挛,心动过缓
降压药与非降压药组成的多效固定复方制剂:			
依那普利/叶酸片 (依那普利 10mg/叶酸 0.8mg)	1~2 片	1~2	咳嗽,恶心,偶见血管神经性水肿
氨氯地平/阿托伐他汀 (氨氯地平 5mg/阿托伐他汀 10mg)	1 片	1	头痛,踝部水肿,肌肉疼痛,氨基转移酶升高

笔记

（二）降压药物的联合应用

1. 联合用药的意义 联合应用降压药物已成为降压治疗的基本方法,许多高血压患者为了达到目标血压水平需要应用2种或2种以上的降压药物。

2. 联合用药的适应证 2级高血压和(或)伴有多种危险因素、靶器官损害或临床疾患的高危人群,往往初始治疗即需要应用2种小剂量降压药物,如仍不能达到目标水平,可在原药基础上加量或可能需要3种,甚至4种以上的降压药物。

3. 联合用药的方法 两药联合时,降压作用机制应具有互补性,具有相加的降压,并可互相抵消或减轻不良反应。例如在应用ACEI或ARB的基础上加用小剂量噻嗪类利尿药,降压效果可以达到甚至超过将原有的ACEI或ARB剂量翻倍的降压幅度。同样,加用二氢吡啶类钙通道阻滞药也有相似效果。联合用药方案见表14-5。

表14-5 联合治疗方案推荐参考

优先推荐	一般推荐	不常规推荐,必要时慎用
D-CCB + ARB	利尿药 + β受体拮抗药	ACEI + β受体拮抗药
D-CCB + ACEI	α受体拮抗药 + β受体拮抗药	ARB + β受体拮抗药
ARB + 噻嗪类利尿药	D-CCB + 保钾利尿药	中枢作用药 + β受体拮抗药
ACEI + 噻嗪类利尿药	噻嗪类利尿药 + 保钾利尿药	
D-CCB + 噻嗪类利尿药		
D-CCB + β受体拮抗药		

注:D-CCB:二氢吡啶类钙通道阻滞药;ACEI:血管紧张素转化酶抑制剂;ARB:血管紧张素受体拮抗剂。

在上述各种两药联合方案中加上另一种降压药物便构成三药联合方案,其中二氢砒啶类钙通道阻滞药 + ACEI(或ARB) + 噻嗪类利尿药组成的联合方案最为常用。对于难治性高血压患者,可以在上述三药联合方案的基础上加用第四种药物,如β受体拮抗药、螺内酯、可乐定或α受体拮抗药等,形成四药联合方案。

（三）降压药物的选择使用

1. 轻度高血压 经正确的生活方式调整之后血压仍超过正常者,需开始药物治疗。轻度高血压无并发症或合并症者,一般先单独选用1种降压药物即可有效控制血压。根据患者的不同情况,如患者年轻、心率偏快、交感神经较兴奋,可首选β受体拮抗药、ACEI或ARB类;如患者为中老年人,合并有冠心病或糖尿病,或肾功能有轻度损伤,可首选ACEI或ARB类,亦可选用CCB类;如患者体质较肥胖,或有轻度心力衰竭,可首选利尿药。要尽量选用长效制剂,既可以减少血压波动、防止凌晨事件的发生,又可提高用药的依从性。强调长期有规律的抗高血压治疗,达到平稳、有效控制的目的。在用药过程中,要及时进行血压监测,根据患者的治疗反应,及时调整治疗方案。

2. 中、重度高血压 常需要2种或2种以上的降压药物联合治疗,根据不同药物的特点和个体情况决定联合方案。①利尿药与ACEI或ARB联合:前者由于利尿而激发RAS,更增强了后2种药物对RAS的阻滞作用,使其降压效果更好;同时后2种药物由于间接拮抗醛固酮作用,可能使血钾水平升高,从而防止前者的低血钾副作用。②CCB与ACEI或ARB联合:前者主要扩张动脉,后两者兼具有扩张静脉的作用,降低过高的毛细血管压力,避免液体外渗所致的水肿;且通过对RAS的阻滞作用,消除CCB所致的交感神经激活的不良反应。③CCB与β受体拮抗药联合:后者有缩血管和降低心排血量的作用,可被前者的扩血管和轻度增加心排血量作用所抵消,其心率保持不变。④其他联合:CCB和利尿药联合、α_1受体拮抗药和β受体拮抗药联合等,均可根据不同的个体选用。近年来一些新的复方制剂问世,按不同类别、不同剂量配比制成,既有不同作用机制的药物对降压的协同作用,也可使剂量依赖性不良反应最小化,有望提高患者的依从性。

3. **特殊人群高血压** ①合并冠心病:合并稳定型心绞痛者首选β受体拮抗药和CCB;既往有心肌梗死者,应选择ACEI、ARB和β受体拮抗药,预防心室重塑;急性冠状动脉综合征(包括不稳定型心绞痛和心肌梗死)者选择β受体拮抗药和ACEI。②心功能不全:高血压合并心功能不全多为舒张功能不全,由于心室肥厚和(或)合并冠心病,使左室舒张功能减退,ACEI、ARB均有助于逆转左室肥厚或阻止肥厚加重。轻、中度心功能不全者推荐使用ACEI或ARB,以及β受体拮抗药;重度心功能不全或终末期心脏病患者另可加用醛固酮拮抗剂或袢利尿药。③合并糖尿病:我国高血压在糖尿病人群中的患病率为40%~55%,高血压患者常有"代谢综合征"(metabolic syndrome)的表现,如高血压、糖耐量减低、高胰岛素血症、中心性肥胖及血脂异常,这些患者更易发展成为糖尿病。合并糖尿病的高血压患者多伴有较严重的靶器官损害,常需要联合应用2种以上的降压药物,可选用ACEI(或ARB)及CCB,必要时亦可选用小剂量利尿药。④慢性肾衰竭:选用ACEI或ARB,可延缓糖尿病肾病进展;但晚期(血肌酐≥265μmol/L)需慎用,必要时严密监测;同时增加袢利尿药的剂量。⑤老年人:常有较多危险因素、靶器官损害和心血管病,血压控制较困难,常需多种药物联合;自小剂量开始,密切观察,避免直立性低血压;其收缩压水平可略高,控制在150mmHg以下;合并前列腺肥大者优选α受体拮抗药。⑥其他:妊娠高血压患者,母亲与胎儿的危险性均增加,甲基多巴、β受体拮抗药、血管扩张剂对胎儿相对安全;ACEI和ARB有潜在的胎儿致畸作用,禁用于孕妇和准备怀孕的妇女;利尿药可进一步减少血容量,使胎儿缺氧加重。先兆子痫妇女的血容量减少,除非存在少尿情况,否则不宜使用利尿药。

(四)高血压急症的治疗

高血压急症是指血压在短时间内(数小时或数天)明显升高,舒张压≥130mmHg和(或)收缩压≥200mmHg,伴重要脏器如心脏、脑、肾脏、眼底大动脉的严重功能障碍或不可逆性损害。高血压急症可以发生在高血压患者中,主要表现为高血压危象(hypertensive crisis)或高血压脑病(hypertensive encephalopathy);也可以在其他许多疾病过程中发生,如在脑出血(cerebral hemorrhage)、急性冠状动脉综合征、急性左心衰竭、主动脉夹层(dissection of aorta)等情况时发生,需立即进行降压治疗,以阻止靶器官进一步损害。

1. **降压目标** 静脉输注降压药,1小时内使平均动脉血压迅速下降但不超过25%,在以后的2~6小时内血压降至约160/100mmHg。注意血压过度降低可引起肾、脑或冠状动脉缺血。如果临床情况稳定,在随后的24~48小时内逐步使血压降低至正常水平。对于急性缺血性卒中患者,尚没有明确临床试验证据要求立即抗高血压治疗,血压以控制在160/100mmHg为宜。静脉用药的同时加用口服药物,之后渐停用静脉制剂,保持血压长期稳定。

2. **常用药物** ①硝普钠(sodium nitroprusside):直接扩张动、静脉,起效快,作用强。开始以20μg/min静脉滴注,严密监测血压,根据需要逐渐增加剂量,使血压控制在满意水平,停药后3~5分钟作用消失。由于该药遇光易分解,故应避光输注。副作用轻微,如恶心、呕吐、肌肉颤动,长期大量时可发生硫氰酸盐中毒,尤其在肾功能受损时。②硝酸甘油(nitroglycerin):以扩张静脉及冠状动脉血管为主,轻度扩张动脉,减轻心脏前后负荷,增加冠状动脉供血,故特别适合伴有急性左心衰竭、急性冠状动脉功能不全及手术过程中的高血压。开始以5~10μg/min静脉滴注,根据需要逐渐增加剂量,停药后数分钟作用消失。不良反应有心悸、面红、头痛等,多可耐受。③其他:如尼卡地平(nicardipine)、地尔硫䓬、拉贝洛尔(labetalol)等临床均较少应用。

3. **高血压急症的药物选择** ①高血压脑病:首选硝普钠,一旦血压控制满意,其临床情况将逐渐好转,亦可选用硝酸甘油、拉贝洛尔等。②脑出血:原则上应密切监护,暂不予以降压治疗,避免血压过低而引起脑组织血流灌注减少,加重脑缺血和脑水肿;当血压极度升高达200/

120mmHg 以上时,可选用静脉降压药,如硝普钠、拉贝洛尔等。③急性冠状动脉综合征:急性大面积心肌梗死患者其血压常明显下降,故不急于快速强力降压,常选硝酸甘油,使血压控制在130/90mmHg 左右,过低血压常由于冠状动脉灌注不足而诱发心室颤动。④急性左心衰竭:若血压明显增高,选硝普钠;若轻度增高,选硝酸甘油,必要时静脉注射袢利尿药。⑤主动脉夹层:应将收缩压迅速降至 100mmHg 左右(如能耐受)、心率控制在 60 次/分左右,以尽量减慢和停止夹层进展,稳定病情;同时加用口服药物,之后渐停用静脉制剂,维持口服药物,保持血压长期稳定。

【病例分析】

病情介绍　患者,男,75 岁。因劳力性气促半年就诊。近半年来患者走平路 300m 气促,无夜间阵发性呼吸困难和咳痰症状。既往高血压病史 20 余年,脉压较大。5 年前曾患前间壁心肌梗死。体格检查:血压 170/60mmHg,呼吸 26 次/分;呼吸稍促,两肺闻及散在细湿啰音;心音弱、律齐,心率 90 次/分;心尖区闻及收缩期Ⅲ期杂音;腹软,肝、脾未及;无双下肢水肿。心电图Ⅱ、Ⅲ、aVF 可见 Q 波;心脏彩超示 LVEF 52%。诊断为:高血压病 2 级(很高危);陈旧性心肌梗死;心功能 3 级;慢性肾功能不全。

治疗方案及效果　阿司匹林肠溶片 100mg,口服,每日一次;雷米普利 5mg,口服,每日一次;呋塞米 10mg,口服,每日一次。该患者经处理 2 周后,血压 150/64mmHg,心力衰竭症状减轻,此时停用呋塞米,雷米普利片的剂量加至 10mg。

合理用药分析　此例患者是高血压合并缺血性心脏病所导致的心力衰竭。老年人由于大动脉弹性的降低,脉压较大的现象在老年高血压患者中较为常见。冠状动脉血流受血压的影响较大,低血压时冠状动脉血流量降低,而高血压时心肌耗氧量增加。因此血压控制应遵循个体化治疗原则,使得患者的降压幅度依据其心血管危险水平和参考相应的循证医学证据而定,以患者可耐受,不出现心、脑、肾等脏器灌注不足的表现来作为降压的底线。冠状动脉血流与舒张压呈正相关,当舒张压低于 60mmHg 时,冠状动脉血流明显降低。

该患者有心肌缺血病史,收缩压升高而舒张压为 60mmHg,降压有可能导致心肌缺血进一步加重。但该患者有左心衰竭,若不适当降低收缩压不利于心力衰竭的纠正。所以,使用雷米普利 5mg、呋塞米 10mg 的剂量谨慎治疗。

【思考题】

1. 常用的降压药物有哪几类? 并列举各类代表药物。如何根据患者的不同情况进行个体化药物治疗?

2. 查阅文献,了解高血压药物治疗的最新进展,特别是高血压急症该如何选用降压药物?

第二节　冠状动脉粥样硬化性心脏病

冠状动脉粥样硬化性心脏病(coronary atherosclerotic heart disease)是指冠状动脉发生粥样硬化导致管腔狭窄或阻塞和(或)因冠状动脉痉挛(coronary artery spasm)所引起的心肌缺血缺氧或坏死的心脏病,统称为冠状动脉性心脏病(coronary heart disease,CHD),简称冠心病,亦称缺血性心脏病(ischemic heart disease)。本病是严重危害人类健康的常见病,多发生于中老年人,男性多于女性。欧美发达国家更常见,美国约有 700 万患者,每年约有 50 万人死于该病,占死亡人数的 1/3～1/2。我国的发病率相对较低,但近年来有上升趋势。

(一)病因

冠状动脉粥样硬化是动脉粥样硬化(atherosclerosis)中最重要的一种类型。动脉粥样硬化的病因目前尚未完全清楚,大量研究表明本病是多种因素作用所致,这些因素称为危险因素(risk factors)。主要包括:①血脂异常:脂代谢异常是动脉粥样硬化最重要的危险因素,总胆固醇(to-

笔记

tal cholesterol,TC)、甘油三酯(triglyceride,TG)、低密度脂蛋白胆固醇(low density lipoproteincholesterol,LDL-C)、极低密度脂蛋白胆固醇(very low density lipoprotein-cholesterol,VLDL-C)和载脂蛋白 B(apoprotein-B,ApoB)的异常升高,高密度脂蛋白胆固醇(high density lipoprotein-cholesterol,HDL-C)和载脂蛋白 A(apoprotein-A,ApoA)的降低,均使动脉粥样硬化的危险性增加。②高血压:高血压患者的冠心病患病率较血压正常者高 3～4 倍。流行病学资料显示,血压在 115/75mmHg～185/115mmHg 的个体,收缩压每增加 20mmHg 或舒张压每增加 10mmHg,其心血管事件的危险将增加 1 倍。③糖尿病:冠心病是糖尿病的重要并发症,冠心病、脑血管病和周围血管病在成年糖尿病患者的死亡原因中占 70%～80%。④其他因素:中老年男性及绝经后女性常见;有家族聚集倾向,为多基因相关性疾病,家族性高脂蛋白血症与一定的基因缺陷有关;吸烟者的发病率和死亡率是不吸烟者的 2～6 倍,且与吸烟的数量成正比;肥胖、体力活动较少、性格急躁、血中的同型半胱氨酸及尿酸升高等均可促使其发生。

（二）发病机制

动脉粥样硬化发病机制的解释较多,如脂质浸润学说、血栓形成学说、平滑肌细胞增生学说等,目前多支持损伤-反应学说,其认为是由于多种因素造成血管内膜损伤,内膜通透性增加,异常血脂(主要是 LDL-C)进入内膜,氧化修饰成为氧化 LDL(oxidized LDL,ox-LDL),后者被进入内膜的单核细胞(进入内膜后转化为巨噬细胞)所吞噬,吞噬了大量脂质后的巨噬细胞变为泡沫细胞,形成脂质条纹。因氧化修饰的脂质有细胞毒性作用,使单核细胞变性、坏死、崩解,以致局部产生脂质的分解产物,这些物质与局部载脂蛋白等共同形成粥样斑块并诱发局部炎症反应,最终形成动脉粥样硬化。

正常情况下,巨噬细胞合成和分泌大量物质能杀灭吞入的微生物和灭活毒性物质;巨噬细胞吞噬脂质后能产生大量氧化代谢产物,如过氧化物和超氧化阴离子,造成内皮细胞进一步损伤;活化的巨噬细胞还能分泌多种生长因子,刺激平滑肌细胞和成纤维细胞增生和迁移,进一步参与病变进展。

（三）冠心病分型

1979 年 WHO 将冠心病分为 5 种类型。

1. **隐匿型（无症状性心肌缺血）**　患者自我感觉无症状,但静息、动态或负荷试验发现有心肌缺血的证据。心电图、放射性核素检查、超声心肌造影负荷检查及正电子发射计算机断层摄影等均可发现这类患者。

2. **心绞痛**　有发作性胸骨后疼痛,同时有心肌缺血的客观证据。

3. **心肌梗死**　由于冠状动脉严重狭窄或长时间痉挛使其灌注的心肌长时间处于缺血缺氧状态而坏死。

4. **缺血性心肌病**　为长期心肌缺血或坏死导致心肌纤维化,表现为心脏扩大、心力衰竭和心律失常,临床表现与扩张型心肌病类似。

5. **猝死型**　因原发心脏骤停而猝然死亡,多为缺血心肌局部电生理紊乱,引起严重室性心律失常所致。世界卫生组织规定发病后 6 小时内死亡者为猝死(sudden death)。

近年来,临床趋向于将本病分为急性冠状动脉综合征(acute coronary syndrome,ACS)和慢性冠心病(chronic coronary disease)两大类。前者指的是由于急性心肌严重缺血甚至坏死所导致的一系列疾病,包括不稳定型心绞痛(unstable angina pectoris,UAP)、非 ST 段抬高型心肌梗死(non-ST-segment elevation myocardial infarction,NSTEMI)和 ST 段抬高型心肌梗死(ST-segment elevation myocardial infarction,STEMI)以及心源性猝死,上述疾病均是由于斑块破裂等不稳定状态,导致血栓栓塞及(或)冠状动脉痉挛,管腔不完全或完全闭塞所致;后者包括稳定型心绞痛、无症状性心肌缺血、缺血性心肌病和冠状动脉正常的心绞痛(如 X 综合征)。

上述 5 种类型的冠心病中,以心绞痛最为常见、心肌梗死最为严重,是本章重点讨论的

笔记

内容。

一、心 绞 痛

心绞痛(angina pectoris)是由于冠状动脉供应心肌的血液绝对或相对不足,引起心肌急剧、暂时的缺血缺氧的临床综合征。表现为阵发性胸骨后压榨样疼痛,多发生于体力负荷增加时,每次持续数分钟,休息或含化硝酸甘油后可迅速缓解,此为稳定型心绞痛(stable angina pectoris,SAP);部分患者其疼痛发生与体力负荷无关,疼痛持续时间长,程度重,不易被硝酸甘油缓解等,则称为不稳定型心绞痛。

【发病机制】

正常心肌细胞对血氧的摄取达60%~75%,而其他组织则仅摄取10%~25%,故心肌平时对氧的摄取量已接近于极限;当需氧量增多时,只能通过增加血流量来满足需要;正常冠状动脉循环的储备能力极大,当剧烈运动时,其血流量可增加6~7倍;当冠状动脉粥样硬化致管腔狭窄、部分血管闭塞或冠状动脉痉挛时,其扩张性减弱,当心脏负荷过重耗氧量增加时,冠状动脉血流不能相应增加,则引起心肌急剧短暂的缺血缺氧,诱发心绞痛。心肌缺血缺氧时,酸性代谢产物如乳酸、丙酮酸等聚集,刺激心脏传入神经,引起疼痛感觉,这种痛觉反映在进入相同髓段(胸1~5交感神经节)的皮肤浅表神经所分布的区域,故其疼痛部位多不在心脏部位,而是在胸骨后、左上肢尺侧等。稳定型心绞痛多为一支或多支冠状动脉固定狭窄≥70%,不稳定型心绞痛则是由于斑块不稳定及(或)冠状动脉痉挛,导致缺血性胸痛发作。病变的冠状动脉易发生痉挛,无病变的冠状动脉亦可因α受体兴奋引起痉挛。

【分型和临床表现】

(一)劳力性心绞痛

常由体力劳动或情绪激动等因素使心肌需氧量增加所诱发,主要原因为器质性冠状动脉狭窄使血流不能满足需要的增加。临床上又可分以下亚型:①初发型:心绞痛在最近1个月内出现,且日趋发作频繁和加重;②稳定型:病情稳定在1个月以上,即心绞痛发作频数、诱因及发作时间大致相同;③恶化型:原为稳定型心绞痛,而新近心绞痛发作频数增加,程度加重,持续时间增长,可由越来越轻的活动所引起,甚至休息时亦发作,含用硝酸甘油不易缓解;④中间型:发生在一次或几次持续15分钟以上的休息时的胸痛,但无急性心肌梗死的证据,为介于不稳定型心绞痛与心肌梗死之间的中间型心肌缺血的表现;⑤心肌梗死后心绞痛:指急性心肌梗死后反复发作的心绞痛。

(二)自发性心绞痛

自发性心绞痛或休息时心绞痛发生于静息状态而无明显的心肌需氧量增加,心绞痛的发作主要由于冠状动脉较大的分支痉挛所致。临床上可有以下几种类型:

1. **变异型心绞痛** 特点有:①心绞痛有定时发作倾向,常在下半夜或凌晨发作,无明确诱因;②心绞痛发作较重,持续时间较长,可达15~20分钟;③发作时某些导联心电图出现ST段抬高伴有相关对应非缺血区部位的导联ST段压低,常伴有室性期前收缩或室性心动过速。

2. **严重的劳力性心绞痛** 在休息时可能由于很轻微的活动或情绪激动而诱发心绞痛,此也有可能同时伴有冠状动脉痉挛。

3. **卧位性心绞痛** 指平卧时发生的心绞痛,因卧位时心脏静脉回流增多、心脏容积及心肌需氧量增大而诱发心绞痛。

除劳力性稳定型心绞痛外,其余各型心绞痛均属不稳定型心绞痛。

【治疗原则】

(一)一般治疗原则

积极预防和治疗冠心病危险因素,如高血压、糖尿病、高脂蛋白血症等,合理膳食、适当运动、保持良好生活习惯。尽量避免引起心绞痛发作的诱因,如劳累、精神刺激、饱餐、寒冷、烟酒等。急性发作期时应立即休息,同时给予吸氧及适当的镇静药物。稳定型心绞痛患者常在活动停止后症状随即消失,较重发作时应给予药物治疗。

（二）药物治疗原则

扩张冠状血管,增加冠状动脉供血,从而增加心肌供氧量;扩张周围血管,减轻心脏前后负荷,减慢心率,从而减少心肌耗氧量;有效调整血脂,及时给予抗血小板聚集及抗凝药物,从而稳定斑块,减轻炎症,防止血栓形成;尽快终止发作,预防心绞痛再发;积极控制冠心病危险因素,防止动脉粥样硬化进展。

（三）介入及手术治疗

对于药物不能控制的心绞痛,或胸痛性质不明确者应进行冠状动脉造影,明确病变部位及特点;若冠状动脉狭窄超过管腔的75%,且伴有心肌缺血证据者,可行经皮冠状动脉介入治疗（percutaneous coronary intervention,PCI）,包括经皮冠状动脉球囊成形术（percutaneous transluminal coronary angioplasty,PTCA）及冠状动脉内支架植入术（intracoronary stenting）等,使明显狭窄或闭塞的血管再通。该疗法目前在国内已较普遍开展,是治疗冠心病的重要手段,尤其是近年来药物涂层支架的问世,极大地降低了支架术后再狭窄的发生率,使冠心病的治疗进入了一个新的阶段。对于弥漫性病变不适合介入治疗的患者,可行冠状动脉旁路移植术（coronary artery bypass graft,CABG）。

【药物治疗】

（一）治疗药物分类

1. **硝酸酯类**　进入体内后可在血管平滑肌细胞内生成一氧化氮,后者可活化鸟苷酸环化酶,使 cGMP 生成增多,从而扩张小动脉和小静脉,降低心脏前后负荷,使心肌耗氧量减少。该类药物还可使冠状动脉血管扩张,血流重新分布,改善缺血区供血。

2. **β 受体拮抗药**　通过阻断心脏 β_1 受体,使心率减慢、心肌收缩力减弱、血压降低,从而减少心肌耗氧量,缓解心绞痛发作。

3. **钙通道阻滞药**　抑制钙离子进入细胞内,使心率减慢、心肌收缩力减弱、心肌耗氧量降低;扩张冠状动脉,解除冠状动脉痉挛,增加冠状动脉血流;扩张周围血管,降低血压,减轻心脏负荷,减少心肌耗氧量。

4. **血管紧张素转化酶抑制剂（ACEI）**　通过抑制血管紧张素转化酶,减少血管紧张素 II 生成,并可抑制激肽降解,使前列环素生成增加,从而扩张血管,降低外周阻力,减轻心脏负荷,降低心肌耗氧量,同时扩张冠状动脉,改善侧支循环,增加缺血心肌的血流量。

5. **抗血小板药物及抗凝剂**　阿司匹林通过抑制血小板环氧化酶,抑制动脉粥样斑块上血小板的聚集,同时抑制血栓素 A_2（TXA_2）合成,防止血管痉挛;二磷酸腺苷（ADP）受体拮抗剂通过阻断纤维蛋白原与血小板糖蛋白 IIb 或 IIIa 受体结合,抑制 ADP 诱导的血小板聚集,从而抑制血栓形成,抗凝药物主要通过激活抗凝血酶 III 发挥抗凝作用。

6. **羟甲基戊二酸单酰辅酶 A（hydroxymethylglutaryl coenzyme A，HMG-CoA）还原酶抑制剂**　又称他汀类（statins）药物,通过抑制胆固醇合成,可进一步改善内皮细胞功能,稳定斑块,延缓病变进展,从而起到抗心肌缺血作用。

（二）治疗药物选用

1. **发作期**　发作时应立刻休息。①硝酸甘油（nitroglycerin）片剂:舌下含服,每次 0.3 ~ 0.6mg,1 ~ 2 分钟起效,约 0.5 小时后作用消失。必要时可间隔 5 分钟再用,重复 3 ~ 5 次。延迟见效或完全无效时提示患者并非患冠心病或为更严重的冠心病。反复应用易产生耐药性,停药10 小时以上可恢复敏感性。②硝酸甘油注射剂:对于发作较频繁的患者,静脉滴注硝酸甘油,剂量为 10 ~ 50μg/min,自小剂量开始,逐渐增加,直至症状得到有效控制或血压下降。③硝酸异山梨酯(isosorbide dinitrate):5~10mg,舌下含服,2~5分钟有效,维持2~3小时,主要不良反应有头胀痛、面红、心率加快,偶有血压下降。

2. **缓解期**　调整生活方式,避免各种诱因。

(1)抗心肌缺血药物的应用:①硝酸酯类:适用于各类心绞痛。硝酸异山梨酯片剂5~10mg,每日3次,服后0.5小时起作用,持续3~5小时;其缓释制剂20mg,每日2次。单硝酸异山梨酯(isosorbide 5-mononitrate)为20~50mg,每日1~2次,为长效制剂,无肝脏首关代谢效应,生物利用度好。②β受体拮抗药:用于与劳累有关的心绞痛,禁用于变异型心绞痛,因后者与冠状动脉痉挛有关。因其与硝酸酯类药物间存在协同作用,且可避免后者增快心率的副作用,故两者临床上常联用。常用美托洛尔片剂25~100mg,每日2次;其缓释片23.75~190mg,每日1次。比索洛尔片剂2.5~10mg,每日1次。卡维地洛片剂6.25~25mg,每日1~2次;若血压正常,其用量应偏小,以避免低血压等不良反应,靶剂量为控制清晨心率为60次/分左右、血压在正常范围内时的药物剂量。有严重心动过缓、高度房室传导阻滞及支气管哮喘急性发作的患者禁用β受体拮抗药。外周血管疾病及严重抑郁是相对禁忌证。慢性肺源性心脏病患者可小心使用高度选择性的$β_1$受体拮抗药,如比索洛尔等。③钙通道阻滞药:临床常选用地尔硫䓬普通片30~60mg,每日3次;地尔硫䓬缓释制剂90mg,每日1次。硝苯地平控释片30mg,每日1次。维拉帕米普通片40~80mg,每日3次;维拉帕米缓释片240mg,每日1次。氨氯地平5~10mg,每日1次;左旋氨氯地平2.5mg,每日1次。该类药物对各类心绞痛均适用,变异型心绞痛优先选用。常见不良反应有外周水肿、便秘、心悸、面部潮红、低血压、头痛、头晕、无力等。地尔硫䓬和维拉帕米能减慢房室传导,常用于伴有房颤或房扑的心绞痛患者,禁用于已有严重心动过缓、高度房室传导阻滞和病态窦房结综合征的患者。④血管紧张素转化酶抑制剂(ACEI):适用于所有冠心病同时伴糖尿病和(或)左室功能不全的患者,血压较低者应自小剂量开始服用。常用有卡托普利、依那普利、雷米普利、培哚普利等。ACEI类可引起干咳,不能耐受者可使用ARB类药物。必要时可联用上述4类抗心肌缺血药物,但值得注意的是,维拉帕米应避免与β受体拮抗药联用,因两者对心肌的抑制作用均较强,联合时可适当减少两者的剂量。

(2)抗血小板聚集及抗凝治疗:若无明显的用药禁忌,所有患者均应采用。①阿司匹林(aspirin)75~300mg,每日1次,终身应用。该药的主要不良反应是胃肠道症状,与剂量有关,故应选用肠溶剂以减少胃肠道刺激,绝大多数患者可耐受;禁忌证包括过敏、活动性消化性溃疡、出血性疾病等。②二磷酸腺苷(ADP)受体拮抗剂:对于准备行介入治疗的患者,术前需用氯吡格雷(clopidogrel)75mg,每日2次,连用3~5日;紧急情况下应给予首剂负荷量300~600mg,术后继续应用。噻氯吡啶(ticlopidine)250mg,每日2次,1~2周后改为每日1次。若冠状动脉内植入裸支架,维持用药3~6个月;若为药物洗脱支架(drug eluting stent,DES),用药9~12个月。该类药物起效快,副作用低,主要副作用为中性粒细胞及血小板减少,氯吡格雷发生率极低。由于价格较贵,目前主要用于对阿司匹林不能耐受的患者、UAP或冠状动脉内支架植入者。③血小板糖蛋白Ⅱb或Ⅲa受体拮抗药:替罗非班(tirofiban)目前主要用于UA、NSTEMI患者,冠状动脉内支架植入术前、后的负荷量为10μg/kg,3分钟内静脉注入,继以0.15μg/(kg·min)持续静脉泵入,维持36小时;不稳定型心绞痛的负荷剂量为0.4μg/(kg·min),30分钟内静脉注入,继以维持剂量0.1μg/(kg·min)输注2~5日。④抗凝治疗:肝素主要通过激活抗凝血酶Ⅲ发挥抗凝作用,已成为UAP的常规用药。其用量为70IU/kg,静脉注射,继以15IU/(kg·h)持续静脉滴注,监测活化部分凝血活酶时间(activated partial thromboplastin time,APTT),使其维持在45~70秒(为对照组的1.5~2.0倍)。目前常选用低分子量肝素(low molecular weight heparin,LMWH),如依诺肝素(enoxaparin)60mg,腹部皮下注射,每12小时1次;无需实验室监测,半衰期较长,生物利用度较好,疗效较佳。根据临床试验的证据和指南,肝素的应用时间常为7日;但若患者症状持续不缓解,同时无法进行血运重建,则可适当延长使用时间。

笔记

（3）改善代谢治疗：他汀类药物有阿托伐他汀（atorvastatin）、洛伐他汀（lovastatin）、普伐他汀（pravastatin）、辛伐他汀（simvastatin）、氟伐他汀（fluvastatin）、瑞舒伐他汀（rosuvastatin）等，睡前服用，控制 LDL <100mg/dl。本类药物安全性较高，耐受性好，少数可有肝毒性和肌毒性，故用药期间注意相关症状，监测肝功能和肌酶。代谢调节剂曲美他嗪（trimetazidine）20mg，每日 3 次。目前，已发现在缺血心肌中脂肪酸氧化增强，葡萄糖氧化受抑制；曲美他嗪通过抑制缺血心肌中的脂肪酸氧化，增加葡萄糖代谢，改善心肌的氧供需平衡，发挥心肌细胞的保护作用。

3. 不同类型心绞痛的药物选择

（1）稳定型心绞痛：发作期首选硝酸甘油，舌下含服，必要时可重复应用；亦可选用硝酸异山梨酯，舌下含服；预防复发可选用长效硝酸酯、钙通道阻滞药和 β 受体拮抗药。血压正常者选用长效硝酸酯类，高血压病患者可与长效钙通道阻滞药或 β 受体拮抗药联用；若窦房结或房室结功能障碍者，选用长效二氢吡啶类；其他心绞痛缓解期的治疗方案均适用。

（2）不稳定型心绞痛：此类患者常因粥样硬化斑块不稳定和血小板聚集，随时有心肌梗死的可能性，故应住院进行心电监护；除稳定型心绞痛的治疗方案以外，常需要静脉滴注硝酸甘油或硝酸异山梨酯；阿司匹林及肝素是治疗 UA 的重要措施，如依诺肝素 60mg，腹部皮下注射，每 12 小时 1 次，连用 7 日，常可较好地缓解症状；若症状不缓解，又不能进行血运重建者，需延长使用时间，必要时联用血小板糖蛋白 Ⅱb/Ⅲa 受体拮抗药。对于变异型心绞痛，首选钙通道阻滞药，或联合应用硝酸酯类，常能有效缓解心绞痛发作；禁用 β 受体拮抗药，因其可致冠状动脉痉挛。

心绞痛患者经治疗病情稳定后，仍须强调坚持全面治疗的重要性，包括易患因素的有效控制、抗血小板及降脂治疗等。如果条件允许，应尽早行冠状动脉造影及进一步处理，对于提高患者的生活质量及延长寿命至关重要。

二、心 肌 梗 死

心肌梗死（myocardial infarction）是在冠状动脉粥样硬化的基础上，冠状动脉内继发血栓形成，冠状动脉完全或几乎完全闭塞，血流中断，导致急性心肌缺血性坏死。表现为剧烈胸痛、发热、白细胞升高、心肌酶学改变以及一系列心电图改变和演变；可发生心律失常、休克或心力衰竭等，是冠心病最严重的类型。

【发病机制】

1. 冠状动脉病变与心肌病变的对应关系　绝大多数心肌梗死患者粥样硬化病变的冠状动脉内有血栓形成，导致管腔闭塞；少数是由于冠状动脉痉挛，其冠状动脉内可无明显的粥样硬化病变。①左冠状动脉前降支闭塞，引起左心室前壁、心尖部、下外侧壁、前间隔部和二尖瓣前乳头肌梗死；②左冠状动脉回旋支闭塞，引起左心室高外侧壁、下后壁和左心房梗死，病变可能累及房室结；③右冠状动脉闭塞，引起左心室下后壁、后间隔和右心室梗死，病变可能累及窦房结和房室结；④左冠状动脉主干闭塞，引起左心室广泛梗死。

2. 心肌病变和功能改变　冠状动脉闭塞后 30 分钟已有部分心肌开始坏死，2 小时以后绝大多数心肌呈凝固性坏死，心肌间质充血、水肿，伴多量炎症细胞浸润；之后坏死心肌逐渐溶解，渐有肉芽组织形成；1~2 周后开始吸收，逐渐纤维化；6~8 周瘢痕形成，称为陈旧性心肌梗死。

大块心肌坏死累及心脏全层，形成心电图上的 ST 段抬高、病理性 Q 波及 T 波倒置，波及心包形成心包炎症、波及心内膜可有继发附壁血栓形成。若小块心肌坏死，或心肌坏死未达室壁厚度的一半，心电图上不出现病理性 Q 波，仅有 ST 段压低或 T 波倒置。在心肌梗死早期阶段仅有 ST 段抬高，此时冠状动脉已完全闭塞，若能早期干预，将可能保护更多的心肌。

根据心肌坏死面积不同，心肌收缩及舒张功能有不同程度的下降，射血分数降低，心率增快，心肌兴奋性增加，诱发心律失常、心力衰竭及心源性休克。急性心肌梗死引起的心力衰竭称为泵衰竭(pump failure),按 Killip 分级如下:Ⅰ级无明显的心力衰竭;Ⅱ级有左心衰竭,肺部啰音 <50% 的肺野;Ⅲ级有急性肺水肿,肺部啰音 >50% 的肺野;Ⅳ级有心源性休克,是泵衰竭的极型表现。

【临床表现】

1. **先兆**　50% ~81.2% 的患者在病前数日有先兆表现,如新近出现的心绞痛(初发型心绞痛),原有疼痛性质发生了变化(恶化型心绞痛),疼痛伴恶心、呕吐、心动过缓或明显的 ST-T 改变等。对于这些改变若能及时处理,可使部分患者免于心肌梗死。

2. **症状**

(1)疼痛:疼痛是最突出的症状,发作多无明显诱因,且常发生于安静时,其性质和部位与心绞痛相类似,但程度更重,持续时间更长,可达数小时,休息或含服硝酸甘油不能缓解。患者常烦躁不安、大汗、有濒死感,有时有恶心、呕吐,这与迷走神经受坏死心肌刺激和心排血量减少有关。

(2)心律失常:见于 75% ~95% 的患者,多发生于病后 1 ~2 日内;主要为频发或多源性室性期前收缩、短阵性室性心动过速等,严重者可出现心室颤动,此为心肌梗死早期尤其是住院前死亡的主要原因。下壁心肌梗死易出现房室传导阻滞,前壁心肌梗死易出现左束支传导阻滞;若前壁心肌梗死合并房室传导阻滞,提示梗死范围广泛。

(3)泵衰竭:包括心力衰竭和休克。心力衰竭主要是左心衰竭,表现为呼吸困难、咳嗽、烦躁、不能平卧等症状。休克表现为血压下降,收缩压 <80mmHg,伴周围循环灌注不足的表现,如神志淡漠、烦躁不安、面色苍白、冷汗淋漓、脉搏细速、尿量减少(<20ml/h)等;此常提示心肌坏死面积已超过 40% ,其死亡率极高。

3. **体征**　常缺乏特异性。于病后次日可出现发热,此为坏死物质吸收的表现,体温多在 38℃左右,持续 1 周。心界可正常亦可扩大,后者可能与合并高血压或陈旧性心肌梗死有关;心率多增快,少数减慢,也可出现短暂的心包摩擦音,提示透壁性心肌梗死。血压于起病早期可增高,但多降低。

4. **并发症**　急性心肌梗死最常见的并发症是乳头肌功能失调或断裂(dysfunction or rupture of papillary muscle),引起二尖瓣脱垂伴关闭不全;其他有心脏破裂(rupture of the heart)、周围动脉栓塞(arterial embolism)、室壁瘤(ventricular aneurysm)、梗死后综合征(postinfarction syndrome)等。心脏破裂可以是游离壁,亦可是间隔部穿孔(perforation of ventricular septum)。室壁瘤是由于大面积心肌梗死,坏死心肌局部反常运动形成的;梗死后综合征发生于梗死后数周至数月,表现为心包炎、胸膜炎、肺炎等,可能为机体对坏死物质的过敏反应。

【实验室及其他检查】

1. **心电图**　心电图对急性心肌梗死的诊断及定位具有极重要的价值。其特征性改变包括在面向坏死区的导联上 ST 段抬高、弓背向上、病理性 Q 波及 T 波倒置(图14-1);在背向坏死区的导联上可出现相反的改变,即 R 波增高、ST 段压低、T 波直立并增高,此型为 ST 段抬高型心肌梗死。其心电图改变于心肌梗死的不同时期有动态演变。特征性改变出现的导联不同,代表心肌坏死的部位不同,如出现在 V_1 ~ V_5 导联,代表广泛前壁心肌梗死,提示左前降支开口闭塞;出现在Ⅱ、Ⅲ、aVF 导联,代表下壁心肌梗死,提示右冠状动脉闭塞;出现在Ⅰ、aVL 导联,代表左心室高侧壁心肌梗死,提示左回旋支冠状动脉闭塞。较少数患者为非 ST 段抬高型心肌梗死,表现为多导联 ST 段压低≥0.1mV 及(或)T 波倒置较深,此改变持续数日或数周恢复,但始终不出现病理性 Q 波。

2. **实验室检查**　心肌坏死标记物是诊断急性心肌梗死的重要指标,主要包括以下几种:①肌钙蛋白 I(cardiac troponin I,cTnI)和肌钙蛋白 T(cardiac troponin T,cTnT):cTnI 于起病 3 ~4 小时后开始升高,11 ~24 小时达到高峰,持续 7 ~10 天后降至正常;cTnT 在发病后 3 小时开始上

笔记

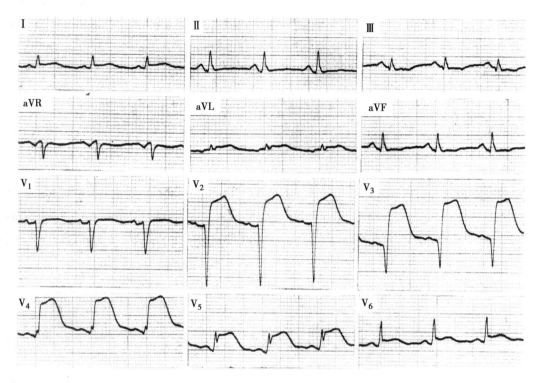

图 14-1　急性广泛前壁心肌梗死（急性期）

QRS 波于 V_3 导联呈 QS 型，V_1、V_2 导联呈 rS 型，V_4 导联 R 波极小；$V_1 \sim V_6$ 导联 ST 段抬高，最高
达 1.0mV，弓背向上，与 T 波融合，呈单相曲线；心电图诊断：急性广泛前壁心肌梗死（急性期）

升，24～48 小时达高峰，10～14 天降至正常。②心肌酶测定：包括肌酸激酶（creatine kinase，
CK）、天冬酸氨基转移酶（aspartate aminotransferase，AST）及乳酸脱氢酶（lactate dehydrogenase，
LDH），三者按顺序于起病后 6 小时、6～8 小时及 8～12 小时内升高，12～24 小时、24～48 小时
及 2～3 天达高峰，3～4 天、3～6 天及 1～2 周降至正常。心肌坏死标记物增高的程度与梗死面
积有关，其升高对于非 ST 段抬高型心肌梗死的诊断价值更大，其中肌钙蛋白 I 或 T 的特异性和
敏感性均最强。③其他：尚有白细胞增高、血沉增快、C 反应蛋白（CRP）增高等，此为坏死物质吸
收的表现；血肌红蛋白在心肌梗死 2 小时内升高，12 小时达到高峰，持续 24～48 小时恢复正常，
非常敏感，但特异性稍差。

【治疗原则】

急性期卧床休息，一切活动均在家属及医护人员陪同下进行，后根据病情渐增加活动量；心
电监测，及时发现心律失常和血流动力学异常；持续高流量吸氧（4～6L/min），注意饮食及大便
通畅；应用止痛药物，缓解疼痛，减少心肌耗氧量；尽快恢复缺血心肌再灌注，增加心肌供氧量及
供能，以挽救濒危心肌，保护心脏功能；及时处理各种并发症，防止猝死。

【药物治疗】

（一）治疗药物分类

急性 ST 段抬高型心肌梗死治疗的首要目标是尽快开通闭塞的冠状动脉血管，恢复缺血心
肌再灌注。其方法包括静脉溶栓或冠状动脉介入治疗。

1. **溶栓药物**　溶栓药物（thrombolytic drug）又称为纤溶药物（fibrinolytic drug），通过激活纤
溶酶原，使后者变为纤溶酶，从而使纤维蛋白降解、血栓溶解，但对血小板血栓不能溶解，甚至还
可能激活血小板。①第一代溶栓药物为非特异性纤溶酶原激活剂，常用的有尿激酶（urokinase，
UK）和链激酶（streptokinase，SK）。尿激酶是一种双链丝氨酸蛋白酶，可直接将纤溶酶原转变为

笔记

纤溶酶,无抗原性和过敏反应。链激酶进入机体后与纤溶酶原结合成链激酶-纤溶酶原复合物,使纤维蛋白降解,可引起过敏反应,应避免再次应用。该类药物对纤维蛋白不具有选择性,可导致全身纤溶活性增高。②第二代溶栓药物为特异性纤溶酶原激活剂,最常用的为重组组织型纤溶酶原激活剂(recombinant tissue-type plasminogen activator,rt-PA),代表药为阿替普酶(alteplase),具有快速、简便、安全性高、无抗原性的特点(半衰期为4~5分钟),可选择性地激活血栓中与纤维蛋白结合的纤溶酶原,对全身纤溶活性影响较小,故溶栓效果更好、出血发生率低。③第三代溶栓药物均为t-PA变异体,主要优点是纤维蛋白选择性更强,半衰期延长,药物剂量和不良反应均减少,使用方便。如瑞替普酶(reteplase),其半衰期(18分钟)较t-PA延长,溶栓作用强5.3倍。

2. 其他药物　如硝酸酯类、β受体拮抗药、ACEI类、他汀类、抗血小板及抗凝药物等均有助于改善心肌供血、抗炎、稳定斑块、改善内皮功能、阻止血栓形成、保护更多具有存活力的心肌等;根据不同情况选用抗心律失常药物、纠正心力衰竭药物及心源性休克药物等,减少AMI的病死率。

（二）治疗药物选用

1. 止痛药物　选用哌替啶(pethidine)50~100mg肌内注射,或吗啡(morphine)3~5mg静脉注射,必要时可重复应用;注意呼吸功能的抑制。

2. 溶栓药物　早期静脉内应用溶栓药物能提高急性心肌梗死患者的生存率,尤其症状出现1~2小时内开始用药,效果更佳。

（1）适应证:①相邻2个或更多导联ST段抬高≥0.2mV(肢导联≥0.1mV)。②提示AMI病史,伴左束支传导阻滞(LBBB)(影响ST段分析)。③起病时间<12小时;④年龄<75岁(以上ACC或AHA指南列为Ⅰ类适应证),前壁AMI、低血压(BP<100mmHg)或心率快者治疗意义更大;年龄>75岁,其他符合,仍可权衡利弊行溶栓治疗(Ⅱa类适应证)。如果患者仍有严重胸痛,ST段明显抬高或ST段抬高导联有R波者,虽发病时间达12~24小时,仍可考虑溶栓治疗(Ⅱb类适应证)。ST段抬高,但胸痛已消失,时间>24小时;或仅有ST段压低,不主张溶栓治疗(Ⅲ类适应证)。

（2）禁忌证:①出血性疾病或近期内出血史、手术史,或1年内脑梗死史;②可疑主动脉夹层;③严重且未控制的高血压(>180/110mmHg)或慢性严重高血压病史;④其他:如颅内肿瘤患者,或目前正在使用治疗剂量的抗凝药(国际标准化比值INR 2~3),已有出血倾向者等。

（3）常用药物:①尿激酶150万~200万U+5%葡萄糖液100ml,30分钟内静脉滴注。②链激酶皮试阴性后,用150万U+5%葡萄糖液100ml,60分钟内静脉滴注。③阿替普酶:目前国内采用50mg给药方法(TUCC临床试验结论;TUCC:rt-PA and urokinase comparison in China),即8mg静脉注射,随后42mg静脉滴注,共90分钟。用药前需肝素5000U静脉注射,继之700~1000U/h静脉持续滴注48小时,随后皮下注射7500U,每12小时1次,连用2~3天或低分子量肝素5000U,皮下注射每12小时1次,连用1周。④瑞替普酶10MU溶于注射用水5~10ml内,静脉推注时间大于2分钟,30分钟后再重复上述剂量1次。

（4）溶栓疗效评价:溶栓是否再通可根据冠状动脉造影直接判断,亦可间接判断,指标为:①胸痛迅速缓解(2小时内基本消失);②ST段迅速下降,2小时内下降>50%;③心肌酶学检测峰值前移,CK-MB峰值<14小时;④出现再灌注心律失常,此为再灌注损伤的表现,主要为非阵发性室速。具备上述2项(除外2、3项组合)或2项以上者可判定为再通。再通后1周内再闭塞,若无禁忌可再次溶栓,但链激酶不能重复应用,可改用其他溶栓剂。

3. 抗心律失常药物的应用

（1）快速性室性心律失常:偶发室性期前收缩或加速的心室自律可不做特殊处理。频发、多形性室性期前收缩或短阵室速可选用胺碘酮(amiodarone)150mg,静脉注射10分钟,必要时重

笔记

复，继以 1mg/min 静脉滴注 6 小时，再以 0.5mg/min 静脉滴注维持；或利多卡因（lidocaine）50mg，静脉注射，每 15～20 分钟重复，至期前收缩消失或总量已达 300mg，必要时继以 2～4mg/min 静脉滴注维持。若症状较重，药物无效，应尽早同步直流电复律；室扑或室颤时迅速采用非同步直流电除颤。

（2）快速性室上性心律失常：常为心功能不全性心律失常。偶发房性期前收缩无需特殊处理；阵发性室上速可选用维拉帕米 5mg、地尔硫草 10mg、美托洛尔 5mg 等其中任一种，缓慢静脉注射；若合并心力衰竭，处理同心房扑动、颤动；心房扑动、颤动伴快速心室率者，可选用少量毛花苷丙（lanatoside C）0.1～0.2mg，稀释后缓慢静脉注射；由于此时主要是坏死心肌的间质充血、水肿致心肌顺应性下降，对洋地黄耐受性差，易诱发室性心律失常，故如果病情允许，应尽量于梗死 24 小时后选用；亦可选用胺碘酮（用法同上）；有明显的血流动力学异常，药物无效时选用直流同步电复律。

（3）严重缓慢性心律失常：可用阿托品（atropine）0.5mg 稀释后缓慢静脉注射，必要时每 3～5 分钟重复，后 2mg 加入 500ml 极化液中静脉滴注维持。二度 Ⅱ 型和三度房室传导阻滞者，必要时选用地塞米松 10mg/d，静脉滴注，一旦房室传导阻滞得以控制，尽早减量至停用，必要时起搏治疗。

4. 心源性休克药物的选用　经止痛及适当补液后血压仍不能纠正者，诊断为心源性休克，常见于广泛前壁 AMI，心肌坏死面积超过左室面积的 40% 以上。有条件者尽早行血运重建，如 PCI 或 CABG。条件不具备或不宜手术者处理如下：①适当补液，严密监测心率、血压、呼吸及肺部啰音情况，有条件应监测肺毛细血管楔嵌压（pulmonary capillary wedge pressure，PCWP），使其控制在 ≤15～18mmHg；若为右心室心肌梗死，补液量应加大，以保证充足的左室灌注压。②选用血管活性药物，首选多巴胺 3～5μg/（kg·min），使收缩压 ≥90mmHg；若血压控制不满意、四肢末梢循环差、冷汗淋漓，必要时可加用硝普钠 10～30μg/min，从小剂量开始应用。③经上述治疗，休克仍不能纠正者，可考虑短期应用糖皮质激素。④其他如纠正酸中毒，可少量应用碱性药物，因大剂量有可能加重心功能不全；亦可应用中药生脉饮、参附汤等；有条件者行主动脉内气囊反搏术（intra-aortic balloon pumping，IABP）进行辅助循环，为 PCI 或 CABG 创造条件。

5. 急性左心衰竭药物的选用　选用利尿药和血管扩张剂。静脉应用硝普钠 10～30μg/min，以减轻心脏前后负荷，根据血压调整剂量；若血压低时加用多巴胺，使血流动力学渐趋稳定，于梗死 24 小时后可谨慎少量应用洋地黄。右室梗死患者慎用利尿药。

6. 其他药物的应用　以下药物治疗可能有助于挽救濒危心肌，防止梗死扩大，降低病死率。①硝酸甘油 10～50μg/min，静脉滴注，扩张冠状动脉及周围血管，以静脉为主，减轻心脏前后负荷，增加心肌供氧，减少心肌耗氧量；注意监测血压。②β 受体拮抗药适用于前壁 AMI 伴交感神经亢进者，如无禁忌证，选用美托洛尔静脉注射，每次 5mg，间隔 5 分钟可再给予 1～2 次；继之口服维持 25～50mg，每日 2 次。通过减慢心率，抑制心肌收缩力，减少心肌耗氧量。若心率 <60 次/分，收缩压 <100mmHg，中、重度左心衰竭，P-R 间期 >0.24 秒及以上的房室传导阻滞，严重肺疾患，末梢循环差等患者避免应用。③抗血小板及抗凝药物：肠溶阿司匹林 0.3g/d，共 3 日，首次应嚼服，后 75～150mg/d 维持；氯吡格雷、噻氯匹定、替罗非班及肝素等的用法见本节心绞痛的治疗。④极化液及硫酸镁的应用：10% 葡萄糖液 500ml 加入氯化钾 1g、胰岛素 8～12IU、硫酸镁 2.5g，静脉滴注，每日 1～2 次，7～14 日为一个疗程。极化液可促进心肌细胞摄取和代谢葡萄糖，促使 K^+ 进入细胞内，恢复细胞极化状态；Mg^{2+} 是各种酶的激活剂，是天然的 Ca^{2+} 阻滞药，可纠正心肌细胞内钙超载，并使 Na^+，K^+-ATP 酶及 Ca^{2+}-ATP 酶的活性得以恢复。⑤ACEI 类：AMI 患者伴胸前导联 ST 段抬高，或有临床心力衰竭，而血压稳定（SBP ≥100mmHg），无其他 ACEI 禁忌证者，可于溶栓结束后血压稳定时开始应用，通常自小剂量开始，严密监测血压。对前壁 AMI 或既往有心肌梗死史、心力衰竭及心动过速等高危患者受益更大；有助于防止和改善

笔记

心肌重塑,减少 AMI 的病死率和心力衰竭的发生率。⑥他汀类药物:抗炎、稳定斑块、改善内皮功能等,应早期应用。

7. 并发症处理及介入治疗 出现乳头肌功能不全、室间隔穿孔或室壁瘤形成等并发症时,选用硝普钠,减轻心脏负担,血压低时加用多巴胺,以使血流动力学渐趋稳定、心功能改善,有条件者于 3~6 周后行介入或外科手术。梗死后综合征可用阿司匹林对症治疗,必要时应用泼尼松 30~40mg/d。

有条件者 AMI 尽早行介入治疗,若发病 6 小时以上或溶栓已再通者暂不进行 PCI 术;针对急性期非梗死相关动脉不进行 PCI 术。溶栓后 90 分钟内如胸痛不缓解或心电图 ST 段下降 <50%,提示溶栓失败,应尽早行补救性 PCI(rescue PCI),尤其对于发病 12 小时内、广泛前壁、再梗死及血流动力学不稳定的高危患者。若溶栓成功者 7~10 日后行 CABG 术及进一步处理;若介入治疗失败,有手术指征者可行 CABG 术。

目前冠心病预防与治疗的 ABCDE 方案有助于记忆,其内容为:

A------	aspirin 阿司匹林	antianginal therapy	抗心绞痛治疗
B------	beta blocker β 受体拮抗药	blood pressure control	控制血压
C------	cholesterol lowing 降脂治疗	cigarette quiting	戒烟
D------	diet control 控制饮食	diabetes treatment	治疗糖尿病
E------	education 医学教育	exercise	适当运动

【病例分析】

病情介绍 患者,男,69 岁。以发作性胸痛 2 年,加重 4 天,持续胸痛 3 小时为主诉入院。其疼痛位于胸骨后,呈闷压性,多于登楼或快步行走时出现,每次持续 3~5 分钟,休息或含服硝酸甘油后可迅速缓解;近 4 天加重,发作频繁,稍活动即诱发;3 小时前于休息时疼痛再现,呈压榨性,有濒死感,持续不缓解,先后含服硝酸甘油 5 片均无效,伴大汗、恶心、呕吐;既往高血压病史 10 多年,最高 180/100mmHg;血脂异常、血糖偏高,均未坚持治疗。无出血史,吸烟 40 余年,每日 20 支。查体:T 36.8℃,P 126 次/分,R 23 次/分,BP 100/66mmHg,急性痛苦病容;心界稍大,律不整,期前收缩 3 次/分,心尖部 S_1 减弱,闻及 S_4,肺可闻少量湿啰音。心电图示 ST 段 V_1~V_5 抬高,弓背向上,QRS 波 V_1~V_5 呈 qR 型,T 波倒置和偶发室性期前收缩。肌钙蛋白及心肌酶测定均正常,总胆固醇 8.0mmol/L,甘油三酯 1.5mmol/L,LDL-C 4.3mmol/L,HDL-C 0.6mmol/L,血糖 10.2μmol/L。该患者被诊断为冠心病、急性广泛前壁心肌梗死(急性期)、偶发室性期前收缩、心功能 Ⅱ 级(Killip 分级)。

治疗方案和效果 ①一般治疗:高流量吸氧、心电监护、应用吗啡或哌替啶止痛药物。②尽快使闭塞的冠状动脉再通:由于某些原因患者未能直接 PCI,故给予溶栓治疗,尿激酶 150 万 U 加入 5% 葡萄糖液 100ml 中,静脉滴注 30 分钟。③抗血小板与抗凝:立即嚼服阿司匹林肠溶片 0.3g,后改为每日 1 次口服;氯吡格雷 75mg,每日 2 次;低分子量肝素 5000U,皮下注射,每日 2 次。④改善心功能:硝普钠 12.5mg、多巴胺 60mg 共同加入 500ml 极化液(由于血糖较高,其中胰岛素为 14U 中),缓慢滴注;呋噻米 20mg,静脉注射。⑤其他:硝酸酯类(硝酸甘油静脉滴注)、他汀类(口服瑞舒伐他汀)、曲美他嗪等选用,定期复查心肌坏死标记物。

经以上治疗,病情缓解欠佳,多次复查心肌酶及肌钙蛋白均明显升高,ST 段回降不满意,仍有胸痛,加用替罗非班后渐稳定;于病后 14 天行冠状动脉造影,显示前降支近端严重狭窄达 95%,于此处植入支架 1 枚,术后血压 120/80mmHg,3 天后病情恢复满意出院。

合理用药分析 该患者急性广泛前壁心肌梗死,尽快开通闭塞的冠状动脉是治疗的关键;但由于不能行急诊 PCI 术,而完全符合静脉溶栓条件,故给予尿激酶;同时抗血小板与抗凝治疗,以及应用他汀类等;由于溶栓效果不满意,故加用血小板膜蛋白 Ⅱb/Ⅲa 受体拮抗剂,使病情渐趋稳定;由于心率快、房性奔马律、肺内有啰音,显示患者的心功能差,但由于梗死未超过 24

小时,故首选血管活性药物,既减轻心脏前后负荷,又未使血压降低过多;应用少量利尿药,忌用洋地黄类(对其敏感,易引起室性心律失常),亦暂不用 β 受体拮抗药;室性期前收缩偶发,故可动态观察,必要时选用抗心律失常药物;待病情稳定后行介入治疗,结果满意。

【思考题】

1. 根据不稳定型心绞痛的发病机制应如何选择药物治疗?

2. 试述急性心肌梗死溶栓治疗的适应证及常用药物治疗方法。

3. 急性心肌梗死引起的心律失常有哪些表现?应分别采用什么药物治疗?

第三节　心　力　衰　竭

心力衰竭(heart failure)简称心衰,是由于各种原因引起的心脏结构和功能变化,最终导致心肌舒缩功能障碍,心排血量减少,不能满足全身组织代谢需要,同时伴有肺循环和(或)体循环淤血的临床综合征。

【病因和发病机制】

(一)病因

1. 基本病因　几乎所有类型的心脏、大血管病均可引起心力衰竭。从病理生理的角度看,心肌舒缩功能障碍大致可分为由原发性心肌损害和心脏长期容量及(或)压力负荷过重,导致心肌功能由代偿最终发展为失代偿。①原发心肌损害:心肌梗死、心肌缺血、弥漫性心肌炎、原发性及继发性心肌病以及糖尿病心肌病等均可引起心力衰竭,其中以心肌梗死、扩张型心肌病最常见。②心脏负荷过重:高血压、主动脉瓣狭窄、肺动脉高压及肺动脉瓣狭窄等疾病导致心室后负荷过重;主动脉瓣关闭不全、二尖瓣关闭不全、室间隔缺损及动脉导管未闭等疾病导致心室前负荷过重;长期负荷过重,代偿性心肌肥厚和扩大,导致心力衰竭。

2. 诱因　心力衰竭发作常在心脏负担增加时诱发,最常见的为感染和劳累,尤其肺部感染和过度体力活动;其他如过多过快的静脉输液、各种快速性心律失常、妊娠、分娩及情绪激动、治疗不当如洋地黄中毒或量不足、原有心脏病加重或并发其他疾病如甲状腺功能亢进或贫血等均可诱发心力衰竭。

(二)发病机制

心肌收缩力下降,代偿机制启动,神经内分泌系统激活,心室重塑,心功能进一步恶化,形成恶性循环。

1. Frank-Starling 机制　前负荷增加反映心脏舒张末期容量增多,心室做功增加。根据Frank-Starling 机制,在一定范围内,随着心脏前负荷增加,心室充盈压升高,舒张末期心肌纤维拉长,心搏量可相应增加;但当舒张压超过 18mmHg 时,心搏量不但不增加反而下降,当达到一定程度时则出现低排及静脉系统淤血的症状和体征。

2. 心肌肥厚　心脏后负荷持续增加,代偿性心肌肥厚,收缩力加强,以维持心排血量;但随着疾病进展,心肌顺应性下降,舒张功能减退,更加使心肌能量供应不足,心肌细胞结构破坏,心功能进一步恶化。

3. 神经体液代偿　当心脏排血量不足或心室舒张末压升高时,机体启动以下神经体液机制进行代偿:①交感-肾上腺素系统(sympatheticoadrenal system,SAS)活性增强,去甲肾上腺素(NE)及肾上腺素水平升高,作用于心脏 β_1 受体,心肌收缩力增强,心率加快,以增加心排血量;但此时心肌耗氧量增加,且 NE 具有细胞毒性作用,促使心肌细胞凋亡。②肾素-血管紧张素-醛固酮系统(renin-angiotensin-aldosterone system,RAAS)激活,此与心排血量降低,导致肾血流量减少有关。RAS 激活后使血管紧张素 Ⅱ(AT Ⅱ)生成增多,醛固酮分泌增加,从而维持血压,保证心、脑、肾等重要脏器的血液供应。但 ATⅡ促使血管强烈收缩,加重心脏后负荷;RAS 亦可使血管平滑肌细胞增生,管腔变窄,血管内皮细胞分泌 NO 减少。以上均更进一步促使心力衰竭加重,形成恶性循环。③其他体液因子如心钠素(atrial natriuretic peptide,ANP)和脑钠素(brain natriuretic peptide,BNP)分泌增多,内皮素(endothelin,ET)及精氨酸加压素(arginine vasopressin,AVP)水平升高。ANP 和 BNP 均具有扩张血管、排钠利尿等生理作用,目前临床常用于评价心力衰竭的严重程度。ET 和 AVP 均具有较强的血管收缩作用,使心脏后负荷增加,心功能进一步恶化。

4. 心肌损害和心室重塑　心肌损害时的神经体液代偿机制导致心肌的结构、功能改变,包括心肌细胞肥大、凋亡,细胞外基质增加等,即称为心室重塑。心室重塑使心功能进一步恶化。

5. 心脏舒张功能不全　当高血压及肥厚型心肌病时,心肌纤维化,导致心室肌顺应性减退及充盈障碍,心室舒张末压增高,引起心脏舒张功能不全。心肌缺血、贫血及维生素 B_1 缺乏等的情况下,心肌能量生成不足,钙泵功能障碍,使细胞内钙潴留也会影响主动舒张功能。

【临床表现和分类】

心力衰竭分为左心衰竭、右心衰竭和全心衰竭,左心衰竭常表现为急性心力衰竭,其他常为慢性心力衰竭。慢性心力衰竭是临床极为常见的危重症,是各种器质性心脏病的终末阶段。

1. 左心衰竭　由于心排血量减少,导致肺循环淤血,出现呼吸困难,表现为劳力性呼吸困难、阵发性夜间呼吸困难、端坐呼吸、急性肺水肿等;夜间阵发性呼吸困难又称为心源性哮喘。急性肺水肿是左心衰竭最严重的表现,是由于肺毛细血管楔嵌压 >25～30mmHg,血浆、红细胞外渗至肺泡内所致,表现为极端呼吸困难、面色苍白、烦躁不安、皮肤湿冷、冷汗淋漓、频频咳嗽、咳粉红色泡沫血痰,严重者可合并心源性休克。轻度肺淤血还可表现为咳嗽、咳痰、咯血等。其他尚有乏力、少尿、头晕、心悸等与心排血量减少、组织灌注不足有关。主要体征除了基础心脏病的原有体征外,可有心脏扩大、肺部湿性啰音,严重时两肺满布湿性啰音及哮鸣音、肺动脉瓣区第二心音亢进及舒张期奔马律。

2. 右心衰竭　以体循环淤血为主,可有恶心、呕吐、腹胀和食欲缺乏等,与肝脏及胃肠道淤血有关;以及继发于左心衰竭的劳力性呼吸困难。单纯右心衰竭主要见于肺部疾患、肺栓塞或先天性心脏病继发肺动脉高压者,主要体征有体位性水肿、肝大和触痛、颈静脉怒张、肝-颈静脉反流征阳性;晚期可出现腹水,常与心源性肝硬化有关。

3. 全心衰竭　同时具有左、右心衰竭的表现。一旦右心衰竭出现时,与左心衰竭有关的呼吸困难等肺淤血症状常减轻。

目前心力衰竭患者的心功能评价仍按纽约心脏病学会(NYHA)制定的标准分级,根据患者主观感觉的活动能力分为 4 级。

Ⅰ级:有器质性心脏病,但活动量不受限制,一般活动不引起乏力、心悸、呼吸困难或心绞痛。

Ⅱ级:活动量轻度受限。休息时无自觉症状,一般活动时可有疲乏、心悸、呼吸困难或心绞痛。

Ⅲ级:活动量明显受限。小于日常活动时即可出现上述症状。

Ⅳ级:休息状态下也有心力衰竭症状。

为了更好地减少和延缓心力衰竭的发生,近年来提出将心力衰竭分为 4 期:A 期为仅有发展为心力衰竭的高危因素,如高血压、糖尿病等,尚无心脏结构改变;B 期为心脏结构已发生改变,但尚无功能改变;C 期为既有心脏结构改变,又出现或曾出现过心力衰竭症状;D 期为严重心脏结构改变伴难以控制的心力衰竭,需要进行特殊治疗如机械循环装置、心脏移植等。此种分类方法强调了早期干预的重要性。

【治疗原则】

(一) 一般治疗原则

包括:①积极治疗原发病:由于心力衰竭是各种器质性心脏病发展的终末阶段,故及时进行

笔记

原发病治疗甚为重要，如高血压、糖尿病及甲状腺功能亢进的药物治疗，冠心病的介入治疗，风湿性心脏瓣膜病及先天性心血管病的介入或手术治疗等。②去除诱因：如控制感染、纠正心律失常等。③调整生活方式：避免过度劳累及情绪激动是减轻心脏负荷的重要方法，待症状好转后适当活动，以避免下肢静脉血栓形成；控制水、钠摄入有利于减轻水肿，一般轻度心力衰竭食盐摄入量应限制在 5g/d 以内、中度 2.5g/d 以内、重度 1g/d 以内，水量摄入在 1.5~2L/d；其他如戒烟、限酒及控制体重均对心力衰竭的防治有利。

（二）药物治疗原则

神经内分泌紊乱在心室重塑和心力衰竭的发生发展中扮演最重要的角色。体内循环或组织中的儿茶酚胺、血管紧张素Ⅱ、醛固酮、内皮素、血管加压素等水平增高，加重血流动力学紊乱，且对心肌细胞有直接毒性作用，并刺激心肌纤维化，进一步损害心脏结构和功能。故神经内分泌拮抗剂是治疗心力衰竭的基石，可预防进一步心血管事件的发生。强心药物增强心肌收缩力，扩血管药物及利尿药减轻心脏前后负荷、减少血容量，在改善症状、降低心力衰竭住院率、提高生活质量方面至关重要，临床须根据患者的具体情况选用药物。

【药物治疗】

（一）治疗药物分类

1. 利尿药　利尿药是心力衰竭治疗中改善症状的基石，是心力衰竭治疗中唯一能够控制体液潴留的药物，但不能作为单一治疗；原则上在慢性心力衰竭急性发作和明显的体液潴留时应用。常用的有：①噻嗪类：氢氯噻嗪 25~50mg 口服，每日 1~2 次；其他如氯噻酮（chlortalidone）的剂量及用法同上。适用于轻、中度心力衰竭。②袢利尿药：如呋塞米（furosemide）20~100mg 静脉注射，每日 1~2 次，适用于急性心力衰竭或慢性心力衰竭加重期；布美他尼（bumetanide）1~3mg 口服或静脉注射，每日 1~2 次，其利尿作用为呋塞米的 20~60 倍，排钾作用小于呋塞米，使肾血流量尤其肾皮质深部血流量增加；托拉塞米（torasemide）是新一代高效袢利尿药，利尿作用强大且持久，具有醛固酮拮抗作用，耳毒性低，长期应用不易产生利尿抵抗，为顽固性心力衰竭的一线用药。③保钾利尿药：螺内酯（spironolactone）20~40mg 口服，每日 2~4 次；氨苯蝶啶（triamterene）50~100mg 口服，每日 2 次，常与排钾利尿药合用以加强利尿效果并预防低血钾；阿米洛利（amiloride）5~20mg 口服，每日 1 次，其利尿作用较弱而保钾作用较弱。

2. 血管紧张素转化酶抑制剂与血管紧张素Ⅱ受体拮抗药　目前已有大规模临床试验证实 ACEI、ARB 药物可明显减少心血管事件的发生，已被列为心力衰竭治疗的必选药物。ACEI 通过改善血流动力学，降低心力衰竭患者神经-体液代偿机制的不利影响，改善心室重塑。但心力衰竭未合并高血压时，其用量应从小剂量开始，如依那普利 2.5mg/d，渐增加至目标剂量。开始用药 1~2 周内监测肾功能与血钾，后定期复查，长期维持用药。ACEI 的不良反应主要包括低血压、肾功能一过性恶化、高血钾、干咳和血管性水肿等。有威胁生命的不良反应（血管性水肿和无尿性肾衰竭）、孕妇及对 ACEI 过敏者应禁用；低血压、双侧肾动脉狭窄、血肌酐明显升高（＞265μmol/L）、高血钾（＞5.5mmol/L）者慎用。非甾体抗炎药（nonsteroidal antiinflammatory drugs，NSAIDs）会阻断 ACEI 的疗效并加重其不良反应，避免联合使用。当 ACEI 引起干咳、血管性水肿不能耐受时，可改用 ARB，已使用 ARB 且症状控制良好者无需换为 ACEI。RAAS 抑制剂还包括醛固酮受体拮抗剂和肾素抑制剂。醛固酮拮抗剂通过抗醛固酮效应，起到抑制心血管重塑、改善心力衰竭远期预后、降低总死亡率的作用。利尿药螺内酯属于非选择性醛固酮受体拮抗剂，使用时必须注意血钾的监测，近期有肾功能不全、血肌酐升高或高钾血症者不宜使用。依普利酮（eplerenone）是一种新型选择性醛固酮受体拮抗剂，适用于老年、糖尿病、肾功能不全患者。血浆肾素活性是动脉粥样硬化、糖尿病和心力衰竭等患者发生心血管事件和预测死亡率的独立危险因素。阿利吉仑（aliskiren）是新一代口服肾素抑制剂，但其对心力衰竭治疗的有效性有待于进一步研究。

笔记

3. β 受体拮抗药　可抑制交感神经激活对心力衰竭代偿的不利作用,长期应用能减轻症状、提高运动耐量、改善预后、降低死亡率和住院率。临床自小剂量开始(如美托洛尔 6.25mg/d),渐达目标剂量,即心率控制在 55 ~ 60 次/分、血压无明显降低。在已接受 ACEI 治疗的患者中仍能观察到 β 受体拮抗药的上述益处,说明此两种药物联合应用具有叠加效应。使用时应避免过快或突然撤药,以防引起病情恶化;同时亦要避免发生低血压、心动过缓及房室传导阻滞。

4. 血管扩张剂　①硝酸甘油 10 ~ 50μg/min 静脉滴注或 0.5mg 舌下含服,必要时可反复应用;或长期口服硝酸异山梨酯等。适用于急性左心衰竭或慢性心力衰竭肺动脉高压者。②硝普钠 10 ~ 25μg/min 静脉滴注,最大量为 100μg/min,监测血压,必要时与多巴胺联用。适用于急性左心衰竭或慢性心力衰竭加重。③酚妥拉明(phentolamine)10mg,静脉注射,根据血压调整滴速为 10 ~ 25μg/min。当患者肾功能差不适用硝普钠时,可联合应用硝酸酯类与酚妥拉明。

5. 正性肌力药物

(1)洋地黄类:①适应证:适用于各种原因引起的心力衰竭,尤其伴心脏扩大、快速性室上性心律失常者。②常用制剂及用法:口服地高辛 0.25mg,每日 1 ~ 2 次,连用 7 天即可达稳态有效血药浓度,0.125 ~ 0.25mg/d 维持;毛花苷丙每次 0.2 ~ 0.4mg,稀释后缓慢静脉注射,必要时重复;毒毛花苷 K 每次 0.125 ~ 0.25mg,稀释后缓慢静脉注射。③中毒表现及处理:洋地黄应用的安全窗小,其中毒量为有效治疗量的 2 倍。低钾、低镁、肾功能减退、心肌缺氧及严重的心肌病变等更易出现中毒,此时可有恶心、呕吐等胃肠道症状,头痛、黄绿视等神经症状以及各种心律失常。洋地黄的血药浓度测定可供参考,治疗量时为 1 ~ 2ng/ml。一旦怀疑洋地黄中毒,立即停用洋地黄及排钾利尿药,密切观察,若为快速性心律失常时补充钾盐、镁盐,选用利多卡因 50 ~ 100mg 稀释后静脉注射,必要时重复,禁忌电复律;缓慢性心律失常可用阿托品 1 ~ 2mg 静脉滴注。使用该类药物可以减轻轻、中度收缩性心力衰竭患者的临床症状,改善生活质量,提高运动耐量,减少住院率,但对生存率无明显改变。

(2)非洋地黄类:①肾上腺素能受体激动剂:其作用与剂量相关,多巴胺 2 ~ 5μg/(kg·min)维持静脉滴注;多巴酚丁胺对心率及血压的影响较小,常用剂量同多巴胺。②磷酸二酯酶抑制剂:氨力农静脉注射,2 分钟内生效,一般为 50mg(0.5 ~ 1mg/kg)加入生理盐水 20ml 中缓慢静脉注射,之后以 150mg 溶于生理盐水 250ml 中缓慢静脉滴注(忌用含有右旋糖酐或葡萄糖的液体稀释)。米力农增加心肌收缩力的作用较氨力农强 10 ~ 20 倍,其用法为 50μg/kg 加入生理盐水 20ml 中静脉注射 10 分钟,后以 0.25 ~ 1.0μg/(kg·min)维持静脉滴注;不宜与呋塞米混合应用。该类药物主要用于经洋地黄、利尿药及血管扩张剂治疗无效的慢性难治性心力衰竭。

(二)治疗药物选用

1. 慢性心力衰竭　①轻度心力衰竭(NYHA Ⅰ ~ Ⅱ级):可选用 ACEI 类、β 受体拮抗药、醛固酮拮抗剂、小剂量利尿药(氢氯噻嗪 25mg/d)、静脉血管扩张剂等,根据不同个体的具体情况选用;ACEI 类及 β 受体拮抗药均自小剂量开始,避免对血压或心率的严重影响。②中、重度心力衰竭(NYHA Ⅲ ~ Ⅳ级):上述药物仍可选用,但 β 受体拮抗药必须在充分利尿后开始应用,利尿药的剂量应加大,氢氯噻嗪 50mg,每日 2 次;与保钾利尿药螺内酯合用,40mg,每日 2 次。地高辛 0.125 ~ 0.25mg/d,尤其是合并房颤患者需选用。重度心力衰竭时常需静脉应用呋塞米每次 20 ~ 100mg,静脉滴注硝普钠 10 ~ 25μg/min,血压低者加用多巴胺 2 ~ 10μg/(kg·min),静脉注射毛花苷丙每次 0.2 ~ 0.4mg。③单纯二尖瓣狭窄所致的左房衰竭:若为窦性心律时,首选静脉血管扩张剂硝酸酯类,不选扩张动脉或动、静脉均衡扩张的血管扩张剂,亦禁用洋地黄类强心剂。硝酸甘油 0.5mg 舌下含化,可反复应用达 5 次,每次间隔 5 分钟;或静脉滴注硝酸甘油 10 ~ 50μg/min,同时口服或静脉应用利尿药,如呋塞米每次 20 ~ 40mg;若合并快速性房颤,可静脉注射毛花苷丙,每次 0.2 ~ 0.4mg。

笔记

2. **急性左心衰竭**　严重者表现为急性肺水肿,伴或不伴心源性休克。对其的处理为:①一般治疗:患者取坐位,双腿下垂,以减少静脉回流,高流量吸氧 6~8L/min,吗啡 3~5mg 静脉注射,以达到镇静和减少静脉回流的作用,老年患者可酌情减量应用。②利尿药:选用强效利尿药呋塞米 20~40mg 静脉注射,必要时重复;该药通过强大的利尿作用降低血容量,同时还具有扩张静脉血管、减少回心血量、减轻肺水肿的作用,故其肺水肿的缓解常在利尿作用发生之前;但在急性心肌梗死出现的急性左心衰竭时应慎用,因为可能诱发心源性休克。③血管扩张剂:首选硝普钠静脉滴注从 10μg/min 开始,血压低者加用多巴胺 2~10μg/(kg·min),以使血压维持在 100/60mmHg 为宜;硝酸甘油静脉滴注从 5~10μg/min 开始,根据治疗反应调整剂量。④洋地黄类:若近 1 周内未用过洋地黄类强心剂,可用毛花苷丙 0.4mg 缓慢静脉注射,必要时 4~6 小时后可重复给予 0.2~0.4mg;若既往病史不清楚,可试探用毛花苷丙 0.2mg,严密观察;急性心肌梗死 24 小时内避免应用洋地黄类药物,若合并快速性房颤时,可谨慎小量选用;对二尖瓣狭窄所致的肺水肿禁用洋地黄类药物,因为右室收缩力增强,可使肺水肿加重,但若伴有快速性房颤者可用之。⑤氨茶碱:通过解除支气管痉挛使呼吸困难减轻,还有正性肌力作用,以及扩张外周血管和利尿作用。常用剂量为 0.125~0.25g,以葡萄糖液 20ml 稀释后缓慢静脉注射,必要时可重复。⑥其他:糖皮质激素可降低外周血管阻力,解除支气管痉挛;若经过以上处理心力衰竭仍未能缓解者,可选用地塞米松;若血压低难以纠正,选用主动脉内气囊反搏(intra-aortic ballon pump,IABP)可取得较好效果。

3. **顽固性心力衰竭**　顽固性心力衰竭又称难治性心力衰竭(intractable heart failure),是指经合理的最佳治疗,心力衰竭仍不能控制甚至继续恶化。对此应做以下处理:①重新评价心脏病病因诊断的正确性,积极寻找并纠正可能引起顽固性心力衰竭的原因,如风湿活动、感染性心内膜炎、贫血、甲状腺功能亢进、电解质紊乱、洋地黄类过量、反复发生的小面积肺栓塞等。②重新分析治疗措施的合理性,如血压太低不能耐受 ACEI 和 β 受体拮抗药,或体液潴留不能使用 β 受体拮抗药等。③积极纠正体液潴留,更严格控制钠盐摄入(每日 2g 以下),进一步加强利尿,必要时进行血液超滤。④加强血管扩张剂和正性肌力药物的应用,如连续静脉滴注硝普钠或硝酸甘油,多巴胺、多巴酚丁胺或米力农等可改善心功能,稳定病情。⑤其他:扩张性心肌病伴 QRS 时间≥0.12 秒的患者植入三腔心脏起搏器,恢复心脏同步收缩功能,可取得明显疗效;对于心力衰竭终末状态可行心脏移植,但目前条件限制,国内尚未普遍开展。

4. **舒张性心力衰竭**　对其治疗如下:①积极控制原发病:如高血压和冠心病的有效治疗、缩窄性心包炎的心包剥脱术、梗阻性肥厚型心肌病的介入性化学消融术等。②改善舒张功能:如钙通道阻滞药地尔硫䓬或维拉帕米可降低心肌细胞内的钙浓度,改善心肌的主动舒张功能;β 受体拮抗药改善心肌顺应性,使舒张功能改善;ACEI 可改善心肌重塑,有利于舒张功能的改善。③维持窦性心律以保持房室同步,控制心室率以增加心室充盈。④对肺淤血较重者,给予硝酸酯类降低静脉压,给予利尿药减少血容量、减轻心脏前负荷;但用量不宜过大,因前负荷过度减少,使心排血量下降。⑤无收缩功能障碍时,禁用正性肌力药物。

总之,心力衰竭的治疗要根据不同患者原发性心脏病的病因、心力衰竭的类型、心力衰竭的不同阶段、合并存在的情况等进行个体化治疗,要严密观察治疗反应,及时调整治疗方案;同时要注意患者的合并用药情况,如抗心律失常药维拉帕米、胺碘酮和普罗帕酮(propafenone)等与地高辛联用时使地高辛的肾清除率下降、血药浓度增高,故联用以上药物时应调整地高辛的剂量。

【思考题】

1. 治疗心力衰竭的药物有哪几类?各有哪些作用特点和不良反应?

2. 根据急性肺水肿的发病机制应采取哪些治疗措施?

3. 试述 β 受体拮抗药、洋地黄、利尿药在治疗心力衰竭时应注意些什么。

笔记

第四节　心律失常

心脏的节律失去正常活动的规律即为心律失常（cardiac arrhythmia），包括冲动起源异常和冲动传导异常两大类。

【病因和发病机制】

生理情况下可出现心律失常，如窦性心动过速、窦性心动过缓、期前收缩等，各种心脏病如心肌缺血缺氧、炎症损伤、原发性离子通道病等，电解质紊乱、药物毒性作用以及全身其他系统疾病等也可直接或间接地诱发心律失常。其发生机制包括以下4个方面。

1. **自律性增强**　正常情况下窦房结的自律性最高，规律地发放冲动，其他组织的自律性均被抑制，形成正常窦性心律；当窦房结的自律性过高、过低或冲动发放不规律时，则形成窦性心动过速、过缓、心律不齐，甚至窦性停搏等窦性心律失常；若其他心肌细胞的自律性超过窦房结时，则形成异位心律失常，如期前收缩、室上性或室性心动过速、心房扑动或颤动等。

2. **触发活动**　触发活动（triggered activity）是指由一次动作电位所触发的后除极，常见于低血钾、高血钙、洋地黄中毒及儿茶酚胺浓度增高时。后除极若发生于动作电位第2或第3相时，称为早期后除极（early after depolarization），是由于 Ca^{2+} 内流所触发；若发生于动作电位第4位相时，称为延迟后除极（delayed after depolarization），是细胞内 Ca^{2+} 过多诱发 Na^+ 内流所引起。

3. **折返激动**　折返（reentry）是所有快速性心律失常最常见的发生机制。折返的基本条件为：①心脏内有两个或多个部位的不应期与传导性不一致；②其中一条通道存在单向阻滞；③另一条通道传导缓慢，使阻滞侧有足够的时间恢复兴奋性；④原阻滞侧再激动，形成一次折返；单次折返引起一次期前收缩，连续折返则形成心动过速。

4. **传导阻滞**　当冲动下传适逢心肌的相对不应期或绝对不应期时，则冲动传导延缓或中断，此为不完全或完全性传导阻滞。此不应期若为生理性不应期，则为生理性传导阻滞；若为病理性延长的不应期，则为病理性传导阻滞。

【临床表现和分类】

1. **窦性心律失常**

（1）窦性心动过速：正常窦性心律（图14-2）的冲动起源于窦房结，频率为60～100次/分。若成人安静时窦性心律的频率超过100次/分，便可诊断为窦性心动过速（sinus tachycardia）。可见于正常人饮酒、情绪激动和体力活动时，亦见于发热、甲状腺功能亢进、贫血、心力衰竭等疾病，以及肾上腺素、阿托品等药物应用时。

（2）窦性心动过缓：刺激迷走神经可使窦房结频率逐渐减慢，停止刺激后又可逐渐加快至原水平，若频率低于60次/分，称为窦性心动过缓（sinus bradycardia）。正常情况下，青少年并不少见，尤其是运动员、睡眠状态、迷走神经张力增高等；部分老年人即便无器质性心脏病，亦可随年龄增高而出现心率过缓；病理状态时，如黄疸、黏液性水肿、颅内压增高、急性下壁心肌梗死、病态窦房结综合征等；药物影响，如应用拟胆碱药、β 受体拮抗药、胺碘酮、非二氢吡啶类钙通道阻滞药以及洋地黄类药物等。

（3）窦性停搏：窦房结在一段时间内停止发放冲动，表现为规则的 P-P 间距之间突然出现一长 P-P 间距，该长 P-P 间距与短 P-P 间距之间不呈倍数关系，则称为窦性停搏（sinus pause）或窦性静止（sinus arrest）。可见于迷走神经张力增高、颈动脉窦过敏等；各种器质性心脏病、窦房结病变、纤维化、脑血管意外等；应用洋地黄类或乙酰胆碱类药物及钾盐等。可表现为偶发短暂的窦性静止，患者可无症状；频发长时间的窦性停搏如无逸搏发生，可致患者出现黑蒙、短暂意识丧失或晕厥，严重者可发生阿-斯综合征（Adams-Stokes syndrome），甚至死亡。

（4）窦房阻滞：若窦房结冲动传导至心房的途中发生延缓或中断，则称为窦房传导阻滞（sinoatrial block),表现为长 P-P 间距是短 P-P 间距的整倍数。可见于迷走神经张力增高、颈动脉窦过敏等;各种器质性心脏病、脑血管意外等;应用洋地黄类或乙酰胆碱类药物等。临床上可无症状,或有心悸、心跳停搏感等;阻滞次数多、间歇长者可有黑蒙、晕厥等严重症状。

(5)病态窦房结综合征(sick sinus syndrome,SSS):简称病窦综合征,表现为严重的窦性心动过缓,心率 <45 次/分,频频窦房阻滞或窦性静止;或过缓型窦性心律与阵发性房颤、房扑、室上速交替出现,即为慢-快综合征(bradycardia-tachycardia syndrome)。SSS 是一种缓慢进展的疾病,常见于各种器质性心脏病、手术、创伤等引起的窦房结局部及周围缺血、变性、坏死、纤维化等,更多见于特发性窦房结退行性变。临床主要表现为脑、心、肾等重要脏器供血不足,如头晕、失眠、记忆力减退、黑蒙等,严重者出现心源性晕厥,称为阿-斯综合征,甚至猝死。

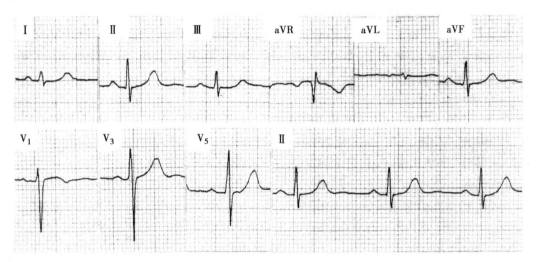

图 14-2　正常窦性心律

每个 QRS 波之前均有一相关 P 波,P-R 间期 0.16 秒(>0.12 秒),P 波于Ⅰ、Ⅱ、aVF、V₃、

V₅ 导联直立,aVR 导联倒置,符合窦性 P 波规律,心率 68 次/分;心电图诊断:正常窦性心律

2. 房性心律失常

(1)房性期前收缩:　房性期前收缩(atrial premature beats)又称房性过早搏动(premature atrial contraction,PAC),简称房性早搏,指起源于窦房结以外的心房任何部位提前出现的激动。心电图表现为提前出现一 P 波,其形态与窦性 P 波不同,QRS 波为正常型。房性期前收缩的发生率低于室性期前收缩,且临床意义也不如室性期前收缩重要。情绪变化、吸烟、饮酒、饮茶或咖啡等可能诱发;某些心外疾病或病理状态以及药物影响等也可引发房性期前收缩;各种器质性心脏病患者均可发生房性期前收缩,并可能是快速性房性心律失常的先兆。患者可无症状或有心悸不适感,听诊可有心律不齐等。

(2)房性心动过速:房性心动过速(atrial tachycardia,AT)简称房速,是指起源于心房的心动过速。根据房速的发生机制和心电图表现,可分为自律性、折返性及紊乱性房速。

1)自律性房性心动过速(automatic atrial tachycardia):是房速中最常见的一种,与自律性增高有关,可呈慢性持续性或短暂性发作。其发生可由许多因素参与,在儿童患者多无明显的器质性心脏病;在成人多由器质性心脏病变引起,如急性心肌梗死、心肌病、慢性阻塞性肺疾病等,尤其是在有心肌缺血缺氧、洋地黄中毒、代谢紊乱等诱因时更易发生;偶也可见于正常人。发作呈短暂性、间歇或持续性,患者有心悸等相关症状,听诊心率规整或不恒定并有相应的心率变化等。心电图表现包括心房率通常为 150~200 次/分;异常 P 波形态与窦性者不同;可出现二度Ⅰ或Ⅱ型房室传导阻滞,但心动过速不受影响;异常 P 波之间的等电线仍存在;刺激迷走神经不能

笔记

终止心动过速,但可加重房室传导阻滞;发作开始时心率逐渐加速。

2)折返性房性心动过速(reentrant atrial tachycardia,RAT):是房性心动过速中较为少见的类型,发生与折返机制有关。多发生在伴有心脏病的患者,也可见于正常人。患者多有突然发作的心悸症状,且可突然停止,若不伴有房室传导阻滞,听诊心律规整。心电图除符合房速的有关标准外,房速发作开始时心率无逐渐加速的表现。

3)紊乱性房性心动过速(chaotic atrial tachycardia,CAT):也称为多源性房性心动过速(multi-focal atrial tachycardia,CAT),常发生于患慢性阻塞性肺疾病或充血性心力衰竭的老年人,也见于洋地黄中毒与低血钾患者等。心房内多部位的异常自律性可能是其发生的机制,此类心律失常最终可发展为心房颤动。心电图表现为通常有≥3种形态各异的异常P波,P-R间期各不相同;心房率为100～130次/分(多＞120次/分);P波之间有等电位线;大多数P波能下传心室,但部分P波因过早发生而受阻,致P-R间期不规整。

(3)心房扑动:心房扑动(atrial flutter,AFL)简称房扑,是一种频率比阵发性房性心动过速更快而规则的快速性房性异位心律失常,多为阵发性,较心房颤动少见。绝大多数房扑为器质性心脏病引起,包括肺源性心脏病、二尖瓣及三尖瓣病变和任何原因引起的心房扩大者;其他原因有甲状腺功能亢进、酒精中毒、心包炎等;亦可发生于无器质性心脏病的健康人。患者的症状和体征主要取决于潜在的心脏病变以及房扑时心室率的快慢。心电图表现为正常P波消失,代之以大小及形态相同、间距一致的锯齿形扑动波(f波),f波的频率为240～340次/分,QRS波为正常型,其节律和频率与房室传导比例相关,最常见的为2:1下传,此时心室率为150次/分左右,快而整齐。

(4)心房颤动:心房颤动(atrial fibrillation,AF)简称房颤,是一种常见的心律失常,发生率随年龄增加而增加。绝大多数房颤见于器质性心脏病或其他器质性疾病患者,亦可见于正常人,可在情绪激动、运动或饮酒时发生。发生在无心脏病变的青年中的房颤称为孤立性房颤,约占房颤的5%。房颤症状的轻重受心室率快慢及心脏基础状态的影响。最常见的症状是心悸,但有些患者尤其是心室率不快时可无症状。房颤最显著的体征是心脏听诊第一心音强弱不等、心律极不规则;另一特征是脉搏短绌,即听诊的心率多于触诊的脉率,是因许多心室波动过弱以至于未能开启主动脉瓣,或因动脉血压波动太小,未能传导至外周动脉所致。心电图表现见图14-3:正常P波消失,代之以大小不等、形态不同、间距不一致的极不规则的颤动波(f波),f波的频率为350～600次/分,心室律绝对不整,QRS波为正常型。

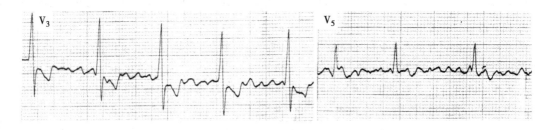

图 14-3　心房颤动

正常P波消失,代之以极不规则的颤动波(f波),f波的频率平均为440次/分,
QRS波形态正常,R-R间距绝对不等,平均心室率为80次/分;心电图诊断:心房颤动

3. 房室交界性心律失常

(1)房室交界性期前收缩及交界性心律:房室交界性期前收缩简称交界性期前收缩(premature atrioventricular junctional beats),也称交界性早搏,其冲动起源于房室交界区。连续3次或3次以上的交界性期前收缩,其频率在70～130次/分时为非阵发性房室交界性心动过速,简称非阵发性交接区性心动过速(nonparoxysmal atrioventricular junctional tachycardia),最常见的病因

是洋地黄中毒,亦见于下壁心肌梗死、心肌炎、急性风湿热或心瓣膜手术。当窦房结自律性低下或窦性冲动不能下传时,出现交界性逸搏(atrioventricular junctional escape beats),其连续发生形成交界性逸搏心律(atrioventricular junctional escape rhythm)。交界性逸搏及逸搏心律本身是一种生理性代偿机制,可见于迷走神经对窦房结的抑制作用或洋地黄中毒等;持续存在的交界性心律多见于器质性心脏病引起的窦房结功能衰竭,常是病窦综合征的一种表现。

(2)房室结折返性心动过速:阵发性室上性心动过速(paroxysmal supraventricular tachycardia,PSVT)简称室上速,90%以上为房室结折返心动过速(atrioventricular nodal reentrant tachycardia,AVNRT)或房室折返心动过速(atrioventricular reentrant tachycardia,AVRT)2种类型,患者常无明显的器质性心脏病,发作时可有心悸、头晕等,严重者可有血流动力学影响,甚至晕厥。心电图表现为:①心率为150~200次/分,节律规则;②QRS波呈室上性;③P波与QRS波常重叠,或出现于QRS波之末尾。

(3)预激综合征: 在房室正常传导途径以外,尚存在由普通心肌组成的异常房室旁道(anomalous pathway)或Kent束,当室上性激动下传时,部分激动沿旁道快速下传,使部分心室肌提前激动,其余心室肌仍接受正常途径下传的激动。心电图表现为P-R间期缩短<0.12秒,QRS时间加宽≥0.12秒,QRS波初始顿挫,形成δ波。常伴有阵发性室上速或阵发性房颤发作,此类患者称为预激综合征(preexcitation syndrome),又称Wolff-Parkinson-White综合征(Wolff-Parkinson-White syndrome,WPW综合征)。由于房室间存在双通道,易形成反复发作的房室折返性心动过速(atrioventricular reentrant tachycardia,AVRT)。

4. 室性心律失常

(1)室性期前收缩:异位起搏点来自于心室的期前收缩称为室性期前收缩(ventricular premature beats),简称室性早搏,是希氏束分叉以下部位的心肌提前激动,使心室提前除极引起的。折返是室性期前收缩的主要机制,自律性异常及触发活动也是室性期前收缩的常见机制。室性期前收缩是最常见的一种心律失常,既可见于器质性心脏病患者,也可见于无器质性心脏病的正常人。其他如缺氧、缺血、麻醉、手术可使心肌受机械、电、化学性刺激而发生室性期前收缩;洋地黄、奎尼丁、三环类抗抑郁药中毒发生严重心律失常之前常先有室性期前收缩出现;电解质紊乱、精神不安、过量烟酒、咖啡等也可能诱发室性期前收缩。心悸是室性期前收缩最常见的症状,但每一位患者是否有症状或症状的轻重程度与期前收缩的频发次数都不直接相关。听诊时发现节律不齐,有提前出现的心脏搏动,其后有较长的间歇;室性期前收缩第二心音强度减弱,有时竟能听到第一心音。桡动脉搏动减弱或消失。颈静脉可见正常或巨大的α波。心电图表现为提前出现的宽大畸形QRS波,其前无相关P波,QRS时间≥0.12秒,代偿间隙完全。若QRS波形态不同、联律间期不等,则为多源性室性期前收缩;若与窦性搏动形成联律形式,如1个窦性搏动后出现1个室性期前收缩称之为二联律(bigeminy)、2个窦性搏动后出现1个室性期前收缩称之为三联律(trigeminy)(图14-4)。

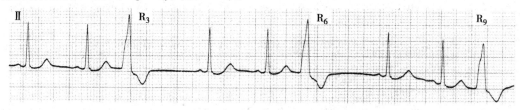

图14-4 室性期前收缩三联律

R_3、R_6、R_9为提前出现的宽大畸形的QRS波,其前无相关P波,QRS时间≥0.12秒,T波与QRS波主波方向相反,代偿间期完全,符合室性期前收缩的特点。每2个窦性搏动之后可见1个室性期前收缩,两者之间形成三联律;心电图诊断:频发室性期前收缩三联律

(2)室性心动过速:连续 3 次或 3 次以上的室性期前收缩即为室性心动过速(ventricular tachycardia),简称室速。心电图表现为:①QRS 波宽大畸形。②房室分离(atrial ventricular dissociation)、心室夺获(ventricular capture)及室性融合波(ventricular fusion beats)。室速发作时,有 2 个节律点分别控制心房和心室活动,当窦性激动下传,恰遇房室交界区(或心室)正处于前一激动不应期时,此激动被干扰而中断,出现 P 波与 QRS 波无关的"房室分离"现象;当窦性激动下传,恰遇非不应期时,激动下传,P 波后有一相关正常形态的 QRS 波,此称为"心室夺获";若窦性激动下传到心室时,心室内异位节律点已经开始激动,形成室性融合波,此为部分心室夺获。③心室率为 150～200 次/分。

(3)特殊类型的室速:尖端扭转型室速(torsade de pointes ventricular tachycardia,Tdp)是一种特殊类型的室速,多由于电解质紊乱(血钾、血镁降低)、药物如胺碘酮中毒、弥散性心肌病变等引起。此类室速常短阵发作,QRS 波的形态、振幅均不相同,围绕基线上下扭转;但易复发,可恶化为室扑、室颤。

(4)心室扑动与心室颤动: 分别简称室扑(ventricular flutter,VF)与室颤(ventricular fibrillation,Vf),是最严重的心律失常,两者的血流动力学均相当于心室停搏。室扑为心室快而微弱无效的收缩,室颤为心室极快而无规则的乱颤。心电图表现为正常 P-QRS-T 波消失,若代之以较规则的正弦曲线样扑动波,则为心室扑动;若为小而极不规则的颤动波,则为心室颤动。

5. **心脏传导阻滞** 当激动在心肌的任何部位传导受阻,使得传导延缓或中断时,称为心脏传导阻滞(heart block)。临床最常见的是房室传导阻滞,其次是室内传导阻滞。当激动自心房到心室的传导过程中受到障碍,使得传导延缓或中断,称为房室传导阻滞(atrio-ventricular block,AVB),简称房室阻滞。根据阻滞程度不同,分为 3 度。常见于器质性心脏病,亦见于原发传导束退化症(Lenegre 病)、手术损伤、高血钾、洋地黄中毒等。一及二度 Ⅰ 型可见于正常人、迷走神经张力增高者,临床常无症状;二度 Ⅱ 型房室阻滞可有头晕、乏力、气促,甚至晕厥,出现阿-斯综合征。症状轻重与房室间传导比例有关。

(1)一度房室阻滞(Ⅰ°AVB):由于相对不应期延长致传导延缓,但心房激动均可下传心室,称为一度房室阻滞。

(2)二度房室阻滞(Ⅱ°AVB):房性冲动不能完全传导至心室,出现心室漏搏时称为二度房室阻滞。分为:①二度 Ⅰ 型房室阻滞(Ⅱ°-Ⅰ 型 AVB)又称文氏现象(Wenckebach phenomenon)或莫氏 Ⅰ 型(Mobitz Ⅰ 型)。心电图表现为 P-R 间期逐渐延长,直至 P 波后无 QRS 波的心室漏搏现象,此称为一个文氏周期,如此周而复始。②二度 Ⅱ 型房室阻滞(Ⅱ°-Ⅱ 型 AVB)(莫氏 Ⅱ 型):周期性出现 QRS 波脱漏,房室间呈一定比例下传,如 4:3 下传、3:2 下传等,亦可传导比例不固定;当传导比例≥3:1 时称为高度房室阻滞。

(3)三度房室阻滞(Ⅲ°AVB):又称为完全性房室阻滞,心房激动完全不能下传心室,P 波与 QRS 波无关,各按自身的规律出现,心房率快于心室率。心室逸搏点在 His 束分叉以上,QRS 波形态正常,心室率在 40～60 次/分;若在 His 束分叉以下,QRS 波宽大畸形,心室率在 40 次/分以下(图 14-5)。

(4)室内传导阻滞:室内传导阻滞(intraventricular block)又称室内阻滞,是指 His 束分叉以下的传导阻滞,包括左、右束支阻滞,左束支分支(左前分支、左后分支及左间隔分支)阻滞等。室内传导阻滞多见于器质性心脏病,冠心病在室内阻滞中居第二位,由于冠状动脉供血不足、束支缺血受损所致。病毒性心肌炎、风湿性心脏病、房间隔缺损、心脏手术等均可引起室内阻滞。右束支阻滞亦可见于部分正常人。

【治疗原则】

抗心律失常的治疗主要有兴奋迷走神经、应用抗心律失常药物、心脏电复律术、人工心脏起搏、射频消融和外科手术等方法。不同的心律失常所选择的治疗方法不同,即使同一种心律失

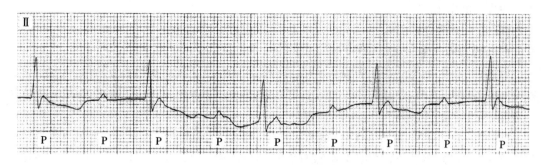

图 14-5　三度房室传导阻滞

P 波与 QRS 波无关,各按自身的规律出现,心房率为 88 次/分,心室率为 52 次/分,QRS 时间为 0.12 秒,异位起搏点位于 HIS 束分叉以下;心电图诊断:三度房室传导阻滞(异位起搏点位于 HIS 束分叉以下)

常病因不同,治疗原则也不同。

1. **明确心律失常的病因**　要明确基础心脏病及其严重程度,对于无明显器质性心脏病且无症状的偶发期前收缩、一度及二度 I 型房室阻滞等,一般不需要抗心律失常治疗;频发期前收缩且症状明显者,尤其对于器质性心脏病如心肌梗死伴室性期前收缩、阵发性室速等需积极选用抗心律失常药物。

2. **消除诱因**　有些心律失常仅靠消除诱因和进行病因治疗就可以达到治疗目的,如低血钾、药物中毒等,及时纠正低血钾及停用所用药物,可能使心律失常消失。对症状明显、持续发作和威胁生命的心律失常,应积极治疗。

3. **制订合理的治疗方案**　通过去除病因或诱因仍不能消除的心律失常,伴有明显的临床症状者,需根据心律失常类型和药物作用特点选药。在抗心律失常治疗中,应注意药物对心功能的影响、致心律失常作用(arrhythmogenic effect)等。致心律失常作用是指在抗心律失常药物应用过程中所导致的新的心律失常,或使原有的心律失常加重;故在治疗中应密切观察,及时调整治疗方案,进行合理治疗。对于反复发作的某些心律失常如阵发性室上速,药物疗效差时,则选用介入方法,以达到根治目的。

【药物治疗】

(一) 治疗药物分类

目前临床常用的抗心律失常药物以药物的电生理效应为依据,共分为四大类。

1. I 类　为钠通道阻滞药,其又分为 3 个亚类:

(1) I A 类:通过减慢动作电位 0 相上升速度(V_{max}),延长动作电位时程(action potential duration,APD),包括奎尼丁(quinidine)、普鲁卡因胺(procainamide)等,对房性、室性心律失常以及正道、旁道折返性心律失常均有效,但因其副作用较大,目前极少应用。

(2) I B 类:不减慢 V_{max},缩短 APD,包括利多卡因、美西律(mexiletine)、苯妥英钠(phenytoin sodium)等,主要对室性心律失常有效。

(3) I C 类:减慢 V_{max},轻度延长动作电位时程(APD),包括普罗帕酮、莫雷西嗪(moracizine)等,其作用与 I A 类雷同,对房性、室性及正道、旁道均有效。

2. II 类　为 β 受体拮抗药,主要对室上性心律失常有效,对交感神经兴奋所致的室性心律失常亦有效。

3. III 类　为动作电位延迟剂,包括胺碘酮、索他洛尔(sotalol)等;胺碘酮是目前临床应用较多的广谱抗心律失常药,尤其合并心肌梗死或心力衰竭的患者可选用。

4. IV 类　为钙通道阻滞药,通过抑制钙内流发挥抗心律失常作用,包括维拉帕米、地尔硫䓬等,对室上性心律失常疗效较好。

I A、I C 及 III 类药物均同时延长房室结与旁路的不应期,能有效终止预激综合征合并室上

笔记

性心律失常的发作。

（二）治疗药物选用

1. 窦性心律失常

（1）窦性心动过速：一般无需特殊治疗，部分患者的治疗应针对病因和去除诱发因素，如治疗心力衰竭、纠正贫血、控制甲状腺功能亢进等。少数患者必要时可应用镇静剂、选用 β 受体拮抗药等。

（2）窦性心动过缓：无症状者不必治疗。对因心率过慢、出现心排血量不足相关症状者针对病因治疗，并可选用阿托品、茶碱或 β$_1$ 受体激动剂等药物。但长期应用效果不确定，且易发生严重不良反应。

（3）窦性停搏：偶然出现的窦性停搏可恢复正常，一般不需治疗，应注意随访观察；有症状的窦性停搏针对病因治疗，如停用有关药物、纠正高血钾等；有晕厥发作且病因不能去除者应予以起搏治疗。

（4）窦房阻滞：偶见的、无症状的窦房阻滞可由短暂的迷走神经张力增高所致，一般无需处理。对于病因不能去除而频繁发作的、有症状的窦房阻滞，多需心脏起搏治疗。

（5）病态窦房结综合征（病窦综合征）：如患者无心动过缓有关的症状，不必治疗，仅需定期随访观察；有症状者应接受心脏起搏治疗。慢-快综合征患者发作心动过速，单用抗心律失常药物时可能加重心动过缓，应用起搏治疗后，若仍有心动过速发作，可同时应用抗心律失常药物。

2. 房性心律失常

（1）房性期前收缩：偶发者一般不需药物治疗；当频繁发作、有明显的症状或因房性期前收缩触发室上性心动过速或其他类型的快速性室上性心律失常时，应给予治疗，主要包括避免诱因、消除症状、控制房性期前收缩或室上性心动过速发作等。患者应注意休息，避免精神紧张、情绪激动、过度烟酒、浓茶、咖啡等，可适当给予镇静剂；有器质性心脏病或其他心外疾病等因素者因积极治疗原发病及控制相关因素，可使用 β 受体拮抗药、普罗帕酮（propafenone）及莫雷西嗪（moracizine）等药物。

（2）房性心动过速：①自律性房性心动过速患者的治疗应根据房速发作有无症状、发作特点，选择是否治疗及治疗药物。对于短暂性发作且无明显症状者可不必治疗，若需用药，如无禁忌证，β 受体拮抗药应为一线治疗药物。对于心室率过快（≥140 次/分）、由洋地黄中毒所致或临床上有严重充血性心力衰竭或休克征象的房性心动过速患者，应进行紧急治疗。

（3）房扑与房颤：治疗包括：①病因治疗：如甲亢性心脏病及二尖瓣狭窄，必须于甲亢控制或二尖瓣狭窄已解除后，方考虑房颤的处理，否则房颤不易纠正或纠正后亦难以维持。②转复房颤：对于较年轻、房颤时间在 1 年内、左房内径 <50mm、心胸比 <55%、其窦房结功能良好（未用洋地黄时心室率在 80 次/分左右）者，基本病因去除后可行复律治疗。复律方法可选用毛花苷丙 0.4mg 稀释后缓慢静脉注射，必要时 2 小时后重复应用 0.2mg；一旦转复，改用地高辛片 0.125 ~ 0.25mg/d，维持一段时间，以防复发。对于伴有器质性心脏病尤其心力衰竭者更为适合；多数快速房颤经该药治疗后，可在 24 ~ 48 小时内自行转复，对仍未能转复者，可应用抗心律失常药物或电复律；若合并预激综合征，尤其 QRS 波增宽型（旁道下传）者，则禁忌洋地黄、β 受体拮抗药与钙通道阻滞药，因此这些药物均可加快旁道传导，诱发室颤。慢性房颤发作频繁或伴有明显症状者可口服胺碘酮，以减少发作次数与持续时间，用量为 0.6g/d，连用 7 ~ 14 天，一旦转复，减为 0.2g/d 维持；副作用有角膜微粒沉积、干扰甲状腺功能、肺间质纤维化、Q-T 间期延长致尖端扭转型室速等。奎尼丁虽可有效转复房颤，但因诱发致命性室性心律失常，目前已基本不用。普罗帕酮等药物可致室性心律失常，对有严重器质性心脏病的患者不宜使用。药物复律无效时可选用电复律（cardioversion），电复律是转复房扑、房颤疗效最好的一种方法，对于房扑转复的成

笔记

功率几乎达100%,且需电能量小,50~75J即可转复;对房颤转复的成功率达95%左右,电能量需150~200J。电复律前几日亦应给予抗心律失常药,以防复律后房颤复发;一旦转复,继续药物维持。③控制心室率:慢性房颤经复律与维持窦性心律治疗无效者,称为永久性房颤。对其治疗以控制心室率为主,可选地高辛0.125~0.25mg/d,长期服用,控制心室率于休息时70次/分左右,轻微活动后不超过90次/分;若控制不满意,可加用β受体拮抗药或钙通道阻滞药。④抗凝治疗:慢性房颤有发生体循环栓塞的可能性,故需复律前抗凝3周,复律后继续抗凝4周;抗凝治疗应选用华法林口服,使凝血酶原时间国际标准比值(INR)维持在2.0~3.0。对不适宜华法林治疗者,可改用阿司匹林100~300mg/d,紧急复律者可改用静脉注射肝素或皮下注射低分子量肝素抗凝;对于慢性房颤既往有栓塞史、左房扩大、瓣膜病、高血压、糖尿病、老年等高危患者,均应接受长期抗凝治疗,尤其需要选用华法林。对于药物治疗无效者可考虑选用房颤射频消融术。

3. 房室交界性心律失常

(1)交界性期前收缩与交界性心律:交界性期前收缩一般无需治疗,交界性逸搏及逸搏心律的治疗主要包括病因治疗及其原发性心律失常的治疗,必要时可起搏治疗。非阵发性交界速多能自行消失,故可动态观察;除病因治疗外,对洋地黄中毒者可给予钾盐、利多卡因或苯妥英钠;对其他引起者亦可选用ⅠA、ⅠC与Ⅲ类抗心律失常药物。

(2)阵发性室上速:对其处理主要是控制发作及预防复发。由于房室结是其折返环路的必需部分,故对减慢房室结前传导有效的药物和方法对此均有效。①机械刺激:反射性迷走神经兴奋,使PSVT转复,如刺激咽喉、压迫眼球等方法。②药物治疗:对于反复发作者,可选用毛花苷丙、升压药物、三磷酸腺苷(ATP)等,通过不同机制,反射性迷走神经兴奋,使心律转复;若仍无效可选用抗心律失常药物普罗帕酮、维拉帕米、普萘洛尔、胺碘酮等;预激合并旁道下传的室上速禁用毛花苷丙、普萘洛尔及维拉帕米。③电治疗:发作期经食管心房调搏超速或亚超速抑制,可使大部分患者心律转复;预激合并房扑、房颤或室上速,且出现明显的血流动力学影响时,可紧急行电复律;射频消蚀术(radiofrequency catheter ablation,RFCA)是目前治疗PSVT的一种安全、有效的根治措施,它利用可控制的高频电流(频率在100kHZ~1.5MHZ)所产生的热度(50~70℃)使靶点组织产生凝固性坏死,从而阻断折返途径的通道,彻底治愈。该措施主要用于折返机制参与的心动过速。近年来,该方法在临床已广泛开展,其成功率已达95%以上。

4. 室性心律失常

(1)室性期前收缩:①无器质性心脏病者:室性期前收缩多为功能性的,如果为偶发或无症状者可不处理,频发且症状明显者可选用β受体拮抗药或ⅠB类美西律,ⅠC类普罗帕酮、莫雷西嗪等。②器质性心脏病者:除积极治疗原发病外,基本心率缓慢伴室性期前收缩者可选用阿托品对抗迷走神经作用,亦可选用氨茶碱(aminophylline)对抗腺苷作用,使基础心率增快,室性期前收缩可能随之消失。基本心率较快伴频发室性期前收缩者常有交感神经兴奋性增强,可优先选用β受体拮抗药,尤其合并心绞痛或心肌梗死者,可降低猝死发生率;亦可选用胺碘酮。其他尚有美西律、普罗帕酮、莫雷西嗪等,其剂量均为口服100~200mg,每日3~4次,期前收缩控制后渐减量,每日100~300mg。③心功能差者:可选用低剂量的胺碘酮。

(2)室性心动过速:①单形性室速:发作时首选利多卡因静脉注射1~2mg/kg,必要时每3~5分钟可重复,总量半小时内不超过300mg;亦可选用普罗帕酮静脉注射;合并心力衰竭或心肌梗死时首选胺碘酮;若病情危急,药物无效,应尽早选用直流同步电复律,电功率选择150~200J;若为洋地黄中毒者,需补充钾盐、镁盐,同时选用苯妥英钠或利多卡因,禁忌电复律,因电击致心肌损伤,对洋地黄更敏感,导致心室扑动(室扑)和心室颤动(室颤)。②尖端扭转型室速:临床发作前多有先兆,以心悸、头晕开始,继之黑蒙(发作时间<4秒);若发作时间较长(>10秒),则出现晕厥,甚至抽搐。发作时补充钾盐、镁盐,必要时静脉注射硫酸镁,若无效选用异丙基肾上腺素,用量为 0.5mg/500ml,缓慢静脉滴注,通过增快心率,使心肌复极缩短、复极均一;对于冠心病、老年人应慎用,必要时联合应用利多卡因,禁用延迟复极药物。先天性 Q-T 间期延长综合征者应避免紧张、噪声等,坚持服用 β 受体拮抗药,若有晕厥史者,加用苯妥英钠每日 0.3g,后者可减少星状神经节传出功能;若反复发作,药物无效者,可行左侧胸 1~5 交感神经节切除术。一般不主张电复律,因其具有反复发作、自动终止倾向,且往往伴低钾、传导阻滞,而电击造成心肌损伤,可使病情恶化。但若恶化为室扑、室颤,可电击除颤。③预防复发:若室速有复发倾向时,应根据情况适当选用抗心律失常药物,一般选择转复心律时所用的同类药物。

(3)心室扑动与心室颤动:临床表现为突然意识丧失、心脏停搏、抽搐等时,需紧急非同步电复律,电功率选择300J;原发性室扑与室颤对电除颤一般反应较好,必要时可静脉注射利多卡因,后者可保持心脏电生理稳定性,协助电除颤;若为细颤波,可静脉注射肾上腺素,使细颤变为粗颤,再次行非同步电复律;也可用多巴胺或多巴酚丁胺等正性肌力作用较强的药物代替肾上腺素。一旦复律成功,应持续静脉滴注利多卡因或胺碘酮,降低室颤阈值。其他治疗包括维持有效循环和呼吸功能,维持水、电解质和酸碱平衡,防治脑水肿、急性肾衰竭和继发性感染等。

5. 心脏传导阻滞

(1)房室传导阻滞:治疗有以下 3 个方面:①病因治疗:解除迷走神经张力过高,若为急性心肌炎、心脏手术损伤或急性心肌梗死引起的二度 II 型以上者,必要时选用糖皮质激素地塞米松每日 10mg,短期应用。②增快心率,促进传导药物:阿托品对 His 束以上的传导阻滞有一定作用,必要时2mg/500ml 静脉滴注;异丙肾上腺素 0.5mg/500ml 缓慢滴注,严密监护心率,调整用量,使心室率维持在 50 次/分左右。③起搏治疗:适用于二度 II 型及三度房室阻滞,尤其对于器质性心脏病、原发传导系统退行性变等,起搏治疗是目前治疗房室阻滞最有效的方法。

(2)室内传导阻滞:本身不需特殊处理,主要治疗原发病。对于双分支病变伴有晕厥史者,经治疗不能恢复时,宜早期安装人工心脏起搏器。

【思考题】

1. 抗心律失常药物有哪些种类?其各自代表药的作用特点和不良反应是什么?

2. 查阅文献和深入临床相结合,学习各种心律失常的药物治疗方法和注意事项。

第五节　高脂蛋白血症

人体内的中性脂肪包括甘油三酯(triglyceride,TG)和胆固醇(cholesterol,CH),类脂包括磷脂(phospholipid,PL)、糖脂(glucolipide)、固醇(sterin)、类固醇(steroid),这些统称为脂质。脂质不溶或微溶于水,必须与蛋白质结合成为水溶性脂蛋白,才能在血液中溶解和转运,故高脂血症常为高脂蛋白血症(hyperlipoproteinemia)的反映;其中与脂质结合的蛋白质称为载脂蛋白(apolipoprotein,Apo)。临床上血脂主要指血浆中的 CH 和 TG。脂蛋白是由蛋白质与 TG、CH 和 PL 共同组成的大分子复合体,利用超速离心法将其分类如下。

1. **乳糜微粒(chylomicrons,CM)**　颗粒最大,密度最低,富含 TG。食物中的脂类在肠壁中合成 TG、CH 和 PL,与同时合成的 ApoA 和 ApoB 等载脂蛋白结合形成 CM,其作用是将外源性 TG 运送至肝外组织供利用。由于颗粒大,不能进入动脉壁,一般不致动脉粥样硬化,但易诱发胰腺炎。CM 过高的血浆置4℃冰箱过夜后,可在表面形成乳白色奶油状层。

2. **极低密度脂蛋白(very low density lipoprotein,VLDL)**　VLDL 颗粒较 CM 小,密度较 CM 高,主要成分是 TG(TG 主要在 CM 和 VLDL 中),在肝和小肠内合成,其主要作用是将内源性 TG 运送至肝外组织。血浆中的 VLDL 含量增高时,因其分子不能上浮,血浆呈均匀浑浊。VLDL 水平升高是冠心病的危险因素。

笔记

3. **低密度脂蛋白（low density lipoprotein，LDL）**　LDL 是 VLDL 的降解产物，故颗粒较 VLDL 小、密度较 VLDL 高，主要含内源性胆固醇，ApoB 为其主要的载脂蛋白（占95%），其作用是将胆固醇从肝内转运到肝外组织。甲状腺素和雌激素可增加 LDL 受体，故甲状腺功能低下及绝经期女性 LDL 分解代谢降低，LDL 胆固醇（LDL-C）升高。纯合子家族性高胆固醇血症患者亦因缺乏 LDL 受体，导致 LDL 升高。LDL 进入动脉壁并氧化修饰，是致动脉粥样硬化的最重要的脂蛋白。

4. **高密度脂蛋白（high density lipoprotein，HDL）**　HDL 是颗粒最小的脂蛋白，蛋白质和脂肪含量各一半，其载脂蛋白主要是 ApoA I 和 ApoA II。HDL 主要在肝内合成，其作用是将肝外组织中的 CH 转运至肝脏，然后被肝分解代谢，阻止游离的 CH 在动脉壁和其他组织中的积聚。高碳水化合物饮食引起 VLDL 升高，HDL 降低。烟酸可抑制 VLDL 合成，使 HDL 升高。总之，HDL 可以促进 CH 自周围组织向肝脏转移，从而发挥抗动脉硬化作用。

高脂蛋白血症可表现为高胆固醇血症、高甘油三酯血症或两者兼有。

【临床表现和分类】

（一）表型分类

WHO 修订的分类系统是根据各种脂蛋白升高的程度不同进行分型，不包括病因学，故称为表型分类，如表 14-6 所示。

表 14-6　高脂蛋白血症的 WHO 表型分类

表型	外观	TC	TG	CM	VLDL	LDL	备注
I	上层奶油，下层透明	↑	↑↑	↑↑	→	→	临床罕见
IIa	透明	↑↑	→	→	→	↑↑	易患冠心病
IIb	透明	↑↑	↑↑	→	↑	↑	易患冠心病
III	上层奶油，下层浑浊	↑↑	↑↑	↑	↑	↓	易患冠心病
IV	浑浊	↑→	↑↑	→	↑↑	→	易患冠心病
V	上层奶油，下层浑浊	↑	↑↑	↑	↑	↓	易患胰腺炎

注：外观为4℃冰箱过夜后所见；↑浓度升高，↓浓度降低，→浓度正常。

该分型有助于高脂蛋白血症的诊断和治疗，但较烦琐；临床上常采用简易的分型方法，即将高脂蛋白血症分为高胆固醇血症、高甘油三酯血症和混合型高脂蛋白血症（表14-7）。当血清高密度脂蛋白胆固醇含量降低 <0.9mmol/L 时，则为低高密度脂蛋白血症。

表 14-7　高脂蛋白血症临床分型

分型	TC	TG	相当于 WHO 表型
高胆固醇血症	↑↑		IIa
高甘油三酯血症		↑↑	IV、I
混合型高脂蛋白血症	↑↑	↑↑	IIb、III、IV、V

（二）临床表现及实验室检查

1. **临床表现**　异常脂质在真皮内沉积可引起黄色瘤，多表现为两眼睑内眦扁平黄色斑块；在血管内沉积可引起动脉粥样硬化以及继发的冠心病、脑血管病及周围血管病。高脂蛋白血症是心血管疾病的主要危险因素之一，其中 TC、TG、LDL、VLDL 升高，HDL 降低尤为重要。调整血脂使其达到理想水平是防治心血管疾病的重要内容。

2. **实验室检查**　血脂异常是通过血液生化检查发现的。中国人的血脂水平分层标准见表14-8。

表 14-8　血脂水平分层标准

分层	TC mmol/L（mg/dl）	LDL-C mmol/L（mg/dl）	HDL-C mmol/L（mg/dl）	TG mmol/L（mg/dl）
合适范围	<5.18（200）	<3.37（130）	≥1.04（40）	<1.70（150）
边缘升高	5.18~6.19 （200~239）	3.37~4.12 （130~159）		1.70~2.25 （150~199）
升高	≥6.22（240）	≥4.14（160）	≥1.55（60）	≥2.26（200）
降低			<1.04（40）	

【治疗原则】

对高脂蛋白血症的治疗,应首先注重生活方式的调整,如控制饮食和适当锻炼。饮食治疗是首要的基本措施,应长期坚持。对于原发性高脂蛋白血症,若为高胆固醇血症者,应限制胆固醇食物如动物内脏、肥肉、蛋黄、奶油、鱼子、全脂牛奶等的摄入,宜多食植物油等不饱和脂肪酸含量丰富的食品;对内源性高甘油三酯血症者,应限制总热量和糖的摄入,加强体育锻炼,控制体重。在此基础上,血脂仍不能控制于理想水平,尤其并存有多种危险因素时,应开始药物治疗。根据高脂蛋白血症的分型、危险因素、血脂水平等选择适宜药物。用药期间应注意监测血脂水平及其可能的不良反应,调整血脂至理想水平。对于继发性高脂蛋白血症,如继发于糖尿病、甲状腺功能减退等疾病者,要积极治疗原发病。

【药物治疗】

（一）开始治疗标准值及目标值

2001 年美国国家胆固醇教育计划（National Cholesterol Education Program,NCEP）公布了治疗专家组第三次报告（The Third Report in Adult Treatment Panel,ATPⅢ）,主张对高危患者要采取更为积极的措施,其开始治疗标准值及目标值见表 14-9。

表 14-9　NCEP ATPⅢ LDL-C 开始治疗标准值及目标值表

	LDL-C 开始治疗标准值 mmol/L（mg/dl）	LDL-C 靶目标值 mmol/L（mg/dl）
冠心病或冠心病等危症	2.6~3.4（100~130）	1.8（70）
2 种以上危险因素	3.4~4.2（130~160）	2.6（100）
0~1 种危险因素	4.2~4.9（160~190）	3.4（130）

注:冠心病等危症指无冠心病者 10 年内发生主要冠心病事件（如 MI 或冠心病死亡）的绝对风险与已有冠心病者等同的状态。

冠心病及冠心病等危症患者（CHD risk equivalent）是强化降脂的主要对象,后者是指 10 年内发生主要冠状动脉事件（心肌梗死和因冠状动脉病变死亡）超过 20% 的疾病,包括有症状的周围动脉粥样硬化症、腹主动脉瘤、颈动脉病、缺血性脑卒中、糖尿病等。危险因素有长期吸烟,高血压,低 HDL-C（<40mg/dl）,早发冠心病家族史（一级亲属男性<55 岁、女性<65 岁）,患者的年龄男性≥45 岁、女性≥55 岁等。

ATP-Ⅲ报告的核心思想是把 LDL-C 作为降脂治疗的首要目标。这是由于 LDL-C 富含胆固醇,易进入动脉壁内皮下,是冠心病的重要致病因素。全球大规模临床试验证实,将 LDL-C 降至低于 2.6mmol/L（100mg/dl）时可显著获益。2007 年“中国成人血脂异常防治指南”将极高危人群（急性冠状动脉综合征或缺血性心血管病合并糖尿病者）LDL 治疗的目标定位在 2.07mmol/L（80mg/dl）以下。

笔记

（二）治疗药物分类

1. **他汀类（statins）**　亦称羟甲基戊二酸单酰辅酶A（hydroxymethylglutaryl coenzyme A，HMG-CoA）还原酶抑制剂，是一类以降低胆固醇为主的调脂药物。HMG-CoA还原酶是肝脏合成胆固醇的限速酶，该酶受抑制后，肝脏合成胆固醇显著减少，反馈性上调肝细胞表面LDL受体数目，使循环中的LDL和VLDL残粒被肝细胞摄取增多，血浆TC和LDL-C下降。该类药物降低TC和LDL-C作用明显，还具有改善内皮功能、稳定斑块、抗脂质过氧化等作用，在减少心血管事件方面独具优势。

2. **贝特类（fibrates）**　亦称苯氧芳酸类、氯贝丁酯类、贝丁酸类或纤维酸类，该类药物通过增强脂蛋白酯酶活性，促进VLDL中的TG水解，减少肝内VLDL和TG的合成和分泌，导致血浆VLDL和TG减少。主要降低TG，轻度降低TC和升高HDL-C。

3. **烟酸类**　烟酸（nicotinic acid）类药物属B族维生素，当用量超过其作为维生素作用的剂量时，可有明显的降脂作用。该类药物是脂肪组织中的脂酶抑制剂，可抑制脂肪分解，抑制肝脏合成VLDL和LDL，使TG和TC水平下降，可升高HDL-C和ApoA I水平。

4. **胆酸螯合剂**　胆酸螯合剂为阴离子交换树脂，在肠道内不溶于水，与胆酸结合形成络合物排出体外，故能阻止胆酸及TC的重吸收。肝中的TC水平下降后，上调肝细胞表面LDL受体数目，加速LDL分解，使LDL-C和TC降低。

5. **胆固醇吸收抑制剂**　依折麦布（ezetimibe）是目前已经上市的唯一一种胆固醇吸收抑制剂，主要在小肠和肝脏与葡萄糖苷酸结合，然后由胆汁及肾脏排出。此药几乎不经细胞色素P450酶系代谢，很少与其他药物相互影响；常规剂量口服时其生物利用度不受食物影响。初步研究显示，该药能使小肠吸收胆固醇的数量降低50%以上。

6. **其他调脂药物**　①普罗布考（probucol）：降脂作用弱，但具有较强的抗氧化作用；有较高的脂溶性，能结合到脂蛋白之中，从而抑制LDL的氧化修饰，进而抑制动脉粥样硬化斑块的形成，并使病变消退。②多不饱和脂肪酸：主要有二十碳五烯酸（eicosapentaenoic acid，EPA）和二十二碳六烯酸（docosahexaenoic acid，DHA）等长链多不饱和脂肪酸。此类药物可能通过抑制肝脏合成VLDL而发挥作用，主要降低TG和轻度升高HDL-C，对TC及LDL-C无影响。

（三）治疗药物选用

1. **高胆固醇血症**　该类患者可首选他汀类，同时辅以胆酸螯合树脂或贝特类。①他汀类：原发性高胆固醇血症（高脂蛋白血症Ⅱ、Ⅲ、Ⅴ型，其中包括纯合子型家族性高胆固醇血症）、继发性高脂蛋白血症、混合型高脂蛋白血症和低高密度脂蛋白血症等患者，均表现为以胆固醇增高为主的血脂代谢异常，对此类患者首选他汀类；冠心病、脑血管疾病、周围动脉粥样硬化、黄色瘤等疾病均为血脂代谢异常所引起，故该类药物是目前临床应用最广的以降胆固醇为主的调脂药物。目前有研究显示，强化他汀降脂治疗较中度他汀治疗可获益更大。该类药物是治疗各种原因所致的高胆固醇血症的首选药物，如能耐受，应长期服用，尤其对于高危人群。常用药物有瑞舒伐他汀每日5~10mg、阿托伐他汀每日10~20mg、洛伐他汀每日40~80mg、普伐他汀每日40~80mg、辛伐他汀每日20~40mg、氟伐他汀每日40~80mg等，均为睡前1次服用；服用时，应定期监测肝、肾功能及肌酸磷酸激酶。一般常规剂量可使TC下降30%~40%、LDL-C下降20%~50%，TG亦有轻、中度下降，HDL-C轻度上升。该类药物的主要副作用有胃肠道症状、可逆性氨基转移酶升高、肌痛、血清肌酸激酶（CK）升高等，严重者可引起横纹肌溶解（西立伐他汀因发生肌溶解现象而在2001年撤市）。一般情况下副作用较少见，目前常用的他汀类药物中，横纹肌溶解和持续肝功能异常非常罕见，但与其他调脂药物合用时应特别警惕。此类药物不宜用于孕妇、哺乳期妇女及儿童。②胆酸螯合剂：考来替泊（colestipol）和考来烯胺（cholestyramine），用量均为每次2~5g，每日1~3次，其副作用主要是便秘，近年来微粒型制剂副作用少，易被患者接受。目前该类药物临床极少选用。③胆固醇吸收抑制剂：依折麦布每日10mg，与他

笔记

汀类联用可使其调脂作用进一步增强,其副作用有头痛、恶心,偶有肌酶和氨基转移酶升高。④普罗布考:尤其家族性高胆固醇血症患者首选,用法为每次 250~500mg,每日 2 次口服,偶有肝功能损伤、肌酶一过性升高。

2. **高甘油三酯血症**　该类患者首选贝特类,同时辅以烟酸类或海鱼油制剂。①贝特类:高 TG 血症(高脂蛋白血症Ⅳ、Ⅰ型)或以 TG 升高为主的混合型高脂蛋白血症(Ⅲ、Ⅴ型)首选贝特类,如非诺贝特(fenofibrate)100mg,每日 3 次;微粒型非诺贝特 200mg,每日 1 次;吉非贝齐(gemfibrozil)600mg,每日 2 次;苯扎贝特(benzafibrate)200mg,每日 3 次;均饭后服用。副作用有胃肠道症状、一过性氨基转移酶升高和肾功能改变,亦可引起肌酶升高等,因此应定期监测肝、肾功能及肌酶。②多不饱和脂肪酸:多烯康胶丸为多不饱和脂肪酸制剂,每粒 300mg,每次 2~4 粒,每日 3 次,有轻度降低 TG 和升高 HDL-C 的作用。③烟酸类:烟酸的常用量由每次 0.1g 渐增加到 1.0g,每日 3 次。其同类药物有阿昔莫司(acipimox),为人工合成的烟酸衍生物,每次 0.25g,每日 2~3 次,适用于 TG 明显升高、HDL-C 明显降低者,但一般不单独应用,可与他汀类联用。主要副作用有皮肤潮红、胃部不适等,长期应用亦可能影响肝功能。其中效缓释型副作用较少,临床推荐。

3. **混合型高脂蛋白血症**　对于此类型患者,需根据胆固醇和甘油三酯水平高低决定治疗方案。常优先选用一种降脂药物,而后再选用另一种。若胆固醇升高更明显,则首选他汀类,同时辅以烟酸类或贝特类;当胆固醇有明显降低而甘油三酯仍较高时,改用贝特类;若以甘油三酯升高为主,可首选贝特类,同时辅以烟酸类或他汀类。如果单一种药物疗效差,必须同时选用两种药物时,则均自小剂量开始,采取早晨用贝特类、晚上用他汀类,避免血药浓度升高,同时更严密监测肝功能及肌酶。

血清甘油三酯水平增高的患者不宜饮酒和应用雌激素治疗。当合并糖尿病时,应针对糖尿病加以治疗。合并有糖尿病的家族性混合型高脂血症患者不宜使用烟酸降血脂,因为烟酸可能加重糖尿病。胆酸分离剂因为会加重高甘油三酯血症,因而不适用于这类患者的治疗。血液透析方法可加速降低 LDL,改善皮肤的黄色瘤及心血管病变,但儿童接受长期血液透析有困难。

4. **低高密度脂蛋白血症**　对于该类患者,首要目标是降低 LDL-C 并达目标值;单纯低 HDL-C 时,以增加体力活动为主,必要时可考虑采用烟酸、他汀类或贝特类等升高 HDL-C 的药物,但主要是针对合并冠心病或冠心病等危症者。另外应治疗引起 HDL-C 水平降低的原发性疾病,如肾病综合征、糖尿病等。

为了提高血脂达标率,少部分患者需要联合应用调脂药物,其中多由他汀类与其他调脂药物联用。如小剂量他汀类与依折麦布联用,其降脂达标率提高,副作用不增加,患者的耐受性良好;他汀类与小剂量烟酸缓释剂联用可明显提高 HDL-C,但个别患者因面部潮红不能耐受,同时有增加肌病和肝毒性的可能性(烟酸增加他汀类药物的利用度);他汀类与胆酸螯合剂联用可增加各自的降 LDL-C 作用,但由于后者服用不方便,故此联合仅用于其他治疗无效的患者;他汀类与多不饱和脂肪酸联合用于混合型高脂血症的治疗;一般情况下,他汀类与贝特类不联合应用,因其副作用有可能明显增加。

【思考题】

1. 查阅文献,学习 HMG-CoA 还原酶抑制剂在心血管疾病中的应用和注意事项。

2. 各种高脂血症应分别采用哪些药物治疗措施? 用药过程中都应注意些什么问题?

(赵　维　党瑜华)

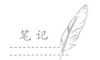

笔记

第十五章 呼吸系统疾病的药物治疗

学习要求

1. 掌握 呼吸系统常见疾病的治疗原则和药物治疗方法。
2. 熟悉 呼吸系统常见疾病的常用治疗药物。
3. 了解 呼吸系统常见疾病的病因、发病机制和主要临床表现。

近年来,空气污染、吸烟、人口老龄化等原因使肺癌、支气管哮喘的发病率明显上升;呼吸道感染、慢性阻塞性肺疾病的发病率居高不下;肺结核的发病率虽有所控制,但近年又有增高趋势;由各种职业粉尘、药物或病毒感染引起的肺部弥漫性间质纤维化的发病也日渐增多。有些病原体引起的呼吸系统感染性疾病有很强的传染性,容易引起暴发流行。呼吸系统疾病的防治任务仍很艰巨。

第一节 急性上呼吸道感染

急性上呼吸道感染(acute upper respiratory tract infection)是指病毒或细菌引起的鼻腔、咽或喉部急性炎症,包括普通感冒(common cold)、流行性感冒(influenza,流感)。发病率没有性别和种族差异,且全年皆可发病,以冬、春季节多发。多数为散发性,但流感有传染性,可在局部地区或广大区域流行。

【病因和发病机制】

普通感冒大部分是由病毒引起的,鼻病毒是引起普通感冒的最常见的病原体,其他病毒包括冠状病毒、副流感病毒、呼吸道合胞病毒、腺病毒等。流行性感冒由流感病毒(甲、乙、丙型)引起,其中甲型流感病毒的致病力最强,常以流行形式出现,能引起世界性流感大流行。乙型流感病毒常引起局部暴发,丙型流感病毒主要以散在形式出现。根据感染发生的部位可分为鼻炎、咽喉炎及扁桃体炎等,但感染部位常不易界定,因此统称为上呼吸道感染。上呼吸道感染是一种常见的传染病,主要通过空气飞沫传播,也可通过口腔、鼻腔、眼睛等处的黏膜直接或间接接触传播。接触患者的呼吸道分泌物、体液和污染病毒的物品也可能引起感染。

病毒侵入呼吸道上皮细胞及局部淋巴组织并在其中复制,引起细胞病变并释放激肽、白三烯、白介素和 TNF-α 等炎性介质,使血管通透性增加,鼻腔腺体分泌增加,出现流清涕、鼻塞等症状,也可产生发热、全身疼痛等全身症状。

感冒的危险因素包括季节变化、人群拥挤的环境、老幼体弱、吸烟、营养不良、应激、过度疲劳、失眠、免疫力低下等。

【临床表现】

普通感冒患者早期见鼻塞、流涕、打喷嚏、流泪等局部症状,严重可出现发热、咳嗽、头痛、全身乏力等全身症状。流感通常起病急骤,有畏寒、高热、头痛、头晕、全身肌肉关节酸痛、乏力等症状,可伴有咽痛、流涕、流泪、咳嗽等症状,也可出现食欲减退、呕吐、腹痛、腹泻等症状。

普通感冒为自限性疾病,一般预后良好;一般流感也具有自限性,重症者或有基础疾病者可引起继发性感染,或可致流感病毒性肺炎,或出现心脏损害或神经系统损伤等肺外表现,甚至导致死亡。

笔记

【治疗原则】

轻度无并发症的上呼吸道感染者包括单纯性流感病毒感染者可自行恢复,无需进行特殊治疗,注意休息,多饮水,避免受凉和劳累。

对于普通感冒引起的不适的治疗目标是改善症状,以对症治疗为主。流感的治疗目的主要是改善症状、缩短病程、减少并发症,对确诊或者高度疑似病例存在并发症危险者,应予抗病毒治疗。症状严重,提示细菌感染者,给予抗菌治疗,但不要预防性或无适应证使用抗菌药物。

对于流感确诊者应及时进行隔离治疗。预防流感的有效手段是接种流感疫苗,但须与本地区、当前流行毒株的型别基本相同。

【药物治疗】

（一）治疗药物分类

急性上呼吸道感染的常用治疗药物见表 15-1。

表 15-1　急性上呼吸道感染的治疗药物分类

药物分类	代表药	作用和作用机制
非甾体抗炎药	对乙酰氨基酚 阿司匹林	抑制环加氧酶（COX）,减少前列腺素的生成,产生解热镇痛和抗炎作用
抗组胺药	氯苯那敏 苯海拉明	阻断组胺 H_1 受体,降低血管通透性,缓解鼻痒、打喷嚏、流鼻涕、眼鼻刺激等症状
黏膜减充血药	伪麻黄碱	刺激交感神经末梢释放去甲肾上腺素,使鼻黏膜和鼻窦的血管收缩,缓解感冒引起的鼻塞、流鼻涕和打喷嚏等症状
止咳药	可待因 右美沙芬	中枢性镇咳药,直接抑制咳嗽中枢,缓解剧烈干咳和刺激性咳嗽。治疗剂量不抑制呼吸
抗病毒药	奥司他韦 扎那米韦 帕拉米韦	抑制神经氨酸酶,阻止病毒由被感染细胞释放和入侵邻近细胞,减少病毒在体内的复制
	金刚烷胺 金刚乙胺	M_2 离子通道阻滞药,能阻滞流感病毒 M_2 蛋白的离子通道,从而抑制病毒复制,仅对甲型流感病毒有抑制作用
	利巴韦林	干扰病毒的三磷酸鸟苷合成,抑制病毒 mRNA 合成,抑制病毒依赖 RNA 的 RNA 聚合酶,具有广谱抗病毒活性

（二）治疗药物选用

1. **对症治疗**　对抗发热、头痛、肌肉酸痛等症状可选用解热镇痛药,如对乙酰氨基酚（paracetamol）、布洛芬（ibuprofen）、阿司匹林（aspirin）等。对抗剧烈干咳可以选择成瘾性低的中枢性镇咳药,如右美沙芬（dextromethorphan）、可待因（codeine）或含有镇咳药的复方制剂。对抗鼻塞等症状可选择黏膜减充血药物,常用伪麻黄碱（pseudoephedrine）。对抗鼻痒、打喷嚏、流泪、流涕等症状可选择抗组胺药,如氯苯那敏（chlorphenamine）、苯海拉明（diphenhydramine）等。

多数感冒患者服用盐酸伪麻黄碱和马来酸氯苯那敏（扑尔敏）后,鼻塞、流涕、打喷嚏、流眼泪等症状即有明显缓解,因此,伪麻黄碱和氯苯那敏常作为经典复方组合推荐用于治疗轻度感冒。当出现发热时,可以选用含对乙酰氨基酚等解热镇痛药的复方制剂;而出现难以忍受的干咳时可应用含有中枢性镇咳药如右美沙芬在内的复方制剂。治疗感冒的各种复方制剂其成分有相同处又有不同处,患者使用前有必要充分了解其成分和特性,避免同时服用 2 种或 2 种以上的抗感冒复方制剂。重复使用复方制剂可能导致某些药物成分的过量摄入,引起严重的药物不

笔记

良反应。

感冒的对症治疗药多较安全,但患流感的儿童禁用阿司匹林或水杨酸类制剂,据认为此类药物与流感的肝脏和神经系统并发症即 Reye 综合征有关。年老体弱者要避免大剂量使用非甾体抗炎药,以免出汗过多造成体内失水。有高血压、心脏病、糖尿病、甲状腺功能亢进、肺气肿的患者慎用含盐酸伪麻黄碱的抗感冒药。从事驾驶、高空作业或精密操作者避免服用含有氯苯那敏等具有中枢抑制作用的传统抗组胺药。氯苯那敏具有抗 M 胆碱受体作用,幽门十二指肠梗阻、前列腺肥大、青光眼、甲状腺功能亢进症状明显者慎用。

2. 抗病毒治疗 下列情况推荐使用抗病毒药物:①凡实验室病原学确认或高度怀疑流感、且有发生并发症高危因素的成人和儿童患者,不论基础疾病、流感疫苗免疫状态以及流感病情严重程度如何,都应当在发病后的 48 小时内给予抗病毒治疗;②实验室确认或高度怀疑流感以及需要住院的成人和儿童患者,不论基础疾病、流感疫苗免疫状态如何,如果发病 48 小时后样本流感病毒检测阳性,亦推荐应用抗病毒药物治疗。常用抗流感病毒药的用法用量见表 15-2。

表 15-2 流感的治疗和预防用药与口服参考剂量

药物	患者	治疗	预防
奥司他韦	成人	75mg,bid	75mg,qd
(oseltamivir)	儿童(>40kg)	75mg,bid	75mg,qd
	儿童(24~40kg)	60mg,bid	60mg,qd
	儿童(16~24kg)	45mg,bid	45mg,qd
	儿童(<16kg,1岁以上)	30mg,bid	30mg,qd
扎那米韦	成人	10mg,bid	10mg,qd
(zanamivir)	儿童(7岁以上)	10mg,bid	10mg,qd
金刚烷胺	成人	0.1g,bid	0.1g,bid
(amantadine)	儿童(10岁以上)	0.1g,bid	0.1g,bid
	儿童(1~9岁)	每日5mg/kg (不超过0.15g),分2次	每日5mg/kg (不超过0.15g),分2次
金刚乙胺	成人	0.1g,bid	0.1g,bid
(rimantadine)	儿童(12岁以上)	0.1g,bid	0.1g,bid

3. 抗菌治疗 普通感冒是一种自限性疾病,多由病毒感染引起,故不建议用抗菌药物治疗,抗菌药物预防细菌感染也弊大于利。抗菌药物应用会产生多种副作用,滥用抗菌药物还易诱导细菌耐药发生。只有当感冒合并细菌感染时如鼻窦炎、中耳炎、肺炎、化脓性扁桃体炎等,才考虑应用抗菌药物治疗。经验性治疗常应用青霉素、阿莫西林(或阿莫西林/克拉维酸钾)、头孢拉定(cefradine)、或喹诺酮类(如氧氟沙星、环丙沙星)药物,也可使用红霉素、螺旋霉素(spiramycin)等。

4. 支持治疗 重症病例在积极治疗原发病的同时,还要注意防治并发症,并进行有效的器官功能支持。重症肺炎是流行性感冒最常见的严重并发症,低氧血症患者应及时给予氧疗,保证脉搏血氧饱和度(SpO$_2$)>90%。在一些特殊情况下,比如孕妇,SpO$_2$ 维持在 92%~95% 以上。若氧疗后患者的氧饱和度未得到预期改善、呼吸困难加重或肺部病变进展迅速,应及时评估并给予机械通气,视情况给无创通气或有创通气。有感染性休克或肾衰竭表现时,要进行抗休克治疗或肾脏支持治疗。其他还要重视营养支持,注意预防和治疗胃肠功能衰竭,纠正体内水、电解质和酸碱平衡紊乱。

笔记

5. **预防**　坚持锻炼身体或冷水浴能提高机体的抗病能力及适应能力;勤洗手也是减少患感冒的有效方法。对易患人群,在疾病流行季节可注射病毒疫苗,或用卡介苗皮上划痕法接种,每周 1~2 次,可以提高机体的防御能力,减少或避免发病。注意呼吸道感染患者的隔离,防止交叉感染。

【思考题】

1. 请查阅文献,学习常用于控制普通感冒症状的非处方药物的组成成分及使用注意事项。
2. 重症流行性感冒的临床药物治疗应注意些什么?

第二节　肺　炎

肺炎(pneumonia)是由病原微生物或其他因素引起的肺实质炎症。细菌性肺炎是最常见的肺炎,也是最常见的感染性疾病之一,在儿童和老年人群中多见。

【病因和发病机制】

引起肺炎的病原体主要有细菌、病毒、衣原体、支原体、真菌等微生物,其中细菌性肺炎占全部肺炎的半数左右,在我国成人肺炎中约占 80%。

现在肺炎非但没有被消灭,反而由于病原体的变迁、人口老龄化、特定高危人群的增加(如机械通气、器官移植、肿瘤放化疗及 AIDS 患者等),以及抗生素的不合理应用、耐药菌株的不断增加等因素而更加难治。肺炎的发病取决于宿主和病原体两个方面的因素。

1. **宿主防御功能减弱**　任何原因造成全身免疫功能和呼吸道局部防御功能受损都是发生肺炎的高危因素。在院外肺炎的发病中上呼吸道感染、受凉、疲劳、醉酒等都是常见的诱因;儿童和老年人的机体防御功能弱,是细菌性肺炎的好发人群;一些慢性疾病患者,如癌症、慢性阻塞性肺疾病、心力衰竭、高血压、糖尿病、肾病等好发肺炎;久住 ICU,应用广谱抗菌药、糖皮质激素、免疫抑制剂、细胞毒性药物时可引起机体内菌群失调、免疫功能低下,也易发生肺炎;建立人工气道和机械通气可破坏呼吸道的局部防御功能,可促发通气相关性肺炎。

2. **病原体侵入下呼吸道**

(1)吸入污染的空气:患者咳嗽、喷嚏、说话时口鼻溅出飞沫,将呼吸道中的病原体播散到空气中,携带病原体的空气飞沫经他人呼吸进入呼吸道中可引起感染。支原体肺炎常流行于学校等集体或家庭中,空气飞沫是主要传播途径。

(2)误吸上呼吸道病原菌:健康人熟睡时可能不同程度地吸入咽喉部分泌物,但通常不至于发生感染性疾病。当上呼吸道有病原体大量繁殖,再加上昏迷、多痰、气管插管、雾化吸入治疗等因素,易使病原体侵入下呼吸道,这是院内肺炎发病的重要途径。

(3)血道播散或直接蔓延:病原体亦可从身体其他部位的感染病灶,通过血源播散或直接蔓延而浸入肺部。

【临床表现和分类】

(一) 分类

1. **按解剖分类**

(1)大叶性肺炎:炎症起始于肺泡,并经肺泡间孔向其他肺泡扩散,引起肺段或肺叶广泛实变,支气管一般不受累,故又称肺泡性肺炎。X 线显示呈叶、段或片状分布阴影,伴或不伴有空洞。

(2)小叶性肺炎:炎症起始于支气管或细支气管,继而累及肺腺泡或肺泡,又称为支气管肺炎。X 线显示沿肺纹理分布的不规则斑片阴影。

(3)间质性肺炎:炎症主要侵犯肺间质,多由于病毒、支原体感染或非感染因素引起。X 线显示肺内网状条索样分布阴影。

笔记

2. **按病因分类**

（1）细菌性肺炎：①需氧革兰阳性球菌：常见的有肺炎链球菌、金黄色葡萄球菌、甲型溶血性链球菌等；②需氧革兰阴性杆菌：常见的有肺炎克雷伯杆菌、铜绿假单胞菌、大肠埃希菌、变形杆菌、军团杆菌、嗜血流感杆菌等；③厌氧菌：如棒状杆菌、梭状杆菌等。

（2）真菌性肺炎：致病真菌如组织胞浆菌、皮炎芽生菌等，条件致病真菌如念珠菌属、隐球菌属、曲霉菌属等。卡氏肺孢子虫也是一种真菌，常在免疫力低下的宿主中引起肺炎，是获得性免疫缺陷综合征（AIDS）患者最常见的致死原因。

（3）病毒性肺炎：病毒性肺炎多为病毒性上呼吸道感染向下蔓延所致，在非细菌性肺炎中占25%～50%，好发于冬、春季节，儿童多见，其中以流感病毒最为常见。

（4）非典型病原体肺炎：由嗜肺军团菌、肺炎支原体和肺炎衣原体等感染引起。

3. **按获病方式分类**

（1）社区获得性肺炎（community acquired pneumonia，CAP）：是指在社会环境中患的感染性肺实质炎症，包括病原体在院外感染而在入院后发病的肺炎。肺炎链球菌感染占40%～70%，其次为金黄色葡萄球菌等。

（2）医院获得性肺炎（hospital acquired pneumonia，HAP）：是指患者入院时不存在、也不处于感染潜伏期，而是入院48小时后在医院内发生的肺炎。我国的医院获得性肺炎发病率为1.3%～3.4%，是第一位的医院内感染。需氧革兰阴性杆菌感染占70%，其次为金黄色葡萄球菌等。

（3）免疫低下宿主肺炎（immunocompromised host pneumonia，IHP）：在社会人口中不断增加的免疫低下宿主作为一组特殊人群对病原微生物非常敏感，易罹患肺炎。免疫低下宿主肺炎可以是HAP，也可以是CAP，但其诊治有特殊性，有必要单独列为一种类型。

（二）临床表现

新近出现的咳嗽、咳痰，或原有呼吸道疾病症状加重，并出现脓性痰，伴或不伴有胸痛；发热，血白细胞计数增多；肺实变体征和湿性啰音；胸部X线检查显示片状、斑片状浸润性阴影或间质性改变，伴或不伴有胸腔积液。上述系肺炎的典型表现，但是医院获得性肺炎的临床表现往往不典型，如粒细胞缺乏、严重脱水患者并发医院获得性肺炎时X线检查可以阴性，卡氏肺孢子虫肺炎有10%～20%的患者X线检查完全正常。

【治疗原则】

肺炎的治疗主要包括抗感染治疗、支持治疗和并发症治疗。抗感染治疗又按是否根据病原学诊断及体外药敏试验结果选用抗菌药物而分为经验性治疗和特异性病原学治疗。由于肺炎的病原学检查通常需要一定时间，而肺炎的治疗应尽早，不允许等待病原学检查结果，因此，肺炎的初始治疗常是经验性治疗，即根据本地区的流行病学资料并结合患者的临床表现、年龄、获得方式、病情严重程度、肝肾功能状态等因素综合分析而采取的治疗措施。经验性抗菌治疗要求所选药物对可能的病原体有一定的覆盖面，同时应尽量减少或避免抗菌药物的毒副作用，避免诱导耐药及诱发二重感染。

经验性治疗的成功率达60%～90%，但这绝不意味着可以忽视或放弃病原学检查，尤其对院内获得性肺炎、免疫低下宿主肺炎以及经验性治疗失败的病例，病原学检查更显得重要。应在经验性治疗前留取诊断标本，一旦确定病原体时，应参考体外药敏试验结果，选用高效抗菌药物进行特异性病原学治疗。

【药物治疗】

（一）治疗药物分类

国内目前CAP的常见病原体仍是肺炎链球菌，HAP的常见病原体是革兰阴性杆菌，有时也存在细菌和非典型病原体混合感染的情况。肺炎常用的抗细菌药物见表15-3。

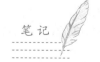
笔记

表 15-3   肺炎常用的抗病原体治疗药物分类

药物分类	代表药	作用和作用机制
β-内酰胺类抗生素	青霉素类 头孢菌素类 碳青霉烯类	作用于细菌菌体内的青霉素结合蛋白,抑制细菌细胞壁合成,菌体因失去渗透屏障而膨胀裂解,属繁殖期杀菌剂,主要对革兰阳性菌有效,有些药物对革兰阳性及革兰阴性菌都有效
多肽类抗生素	万古霉素 去甲万古霉素 替考拉宁 多黏菌素类	前三者与细胞壁前体肽聚糖结合,阻断细胞壁合成,属繁殖期杀菌剂,对革兰阳性菌包括 MRSA 有强大的杀菌作用。多黏菌素的作用像去垢剂,能解聚细胞膜结构,使膜通透性增加,对革兰阴性菌有强大的抗菌活性
氨基糖苷类抗生素	链霉素 庆大霉素 阿米卡星 依替米星	能与 30S 亚基结合影响蛋白质合成,还能破坏细菌细胞膜的完整性,呈杀菌作用,主要对革兰阴性杆菌有效
大环内酯类抗生素	红霉素 克拉霉素 阿奇霉素	作用于细菌 50S 核糖体亚单位,影响核糖体的移位过程,妨碍肽链延长,对革兰阳性菌的作用较强,对军团菌、衣原体和支原体也有作用
四环素类	四环素 多西环素 米诺环素	与细菌核糖体 30S 亚单位特异性结合,抑制肽链延长,对革兰阳性菌、革兰阴性菌有抑制作用,对立克次体、支原体、衣原体等亦有作用
喹诺酮类	环丙沙星 左氧氟沙星 莫西沙星 加替沙星	抑制 DNA 回旋酶和拓扑异构酶 IV,也能抑制细菌 RNA 和蛋白质的合成,属广谱杀菌药,对革兰阴性菌、革兰阳性菌、结核杆菌、军团菌、支原体、衣原体及厌氧菌都有杀灭作用

（二）治疗药物选用

1. **经验性治疗**　肺炎病情发展迅速,及时、正确的治疗是影响预后的关键,患者经常需要在未获得病原学诊断资料前即开始经验性治疗。抗菌药物治疗期间,应定期做细菌培养和药敏试验。

（1）社区获得性肺炎:应根据有无基础疾病、年龄、是否需住院,以及病情轻重选择相应的方案,见表 15-4。支气管扩张症并发肺炎,铜绿假单胞菌是常见病原体,经验性治疗应兼顾到此;疑有吸入因素时,应优选有抗厌氧菌作用的药物如阿莫西林/克拉维酸(amoxicillin/clavulanate)、氨苄西林/舒巴坦(ampicillin/sulbactam),或联合应用甲硝唑(metronidazole)、克林霉素(clindamycin)等。经验性治疗不满意者,应按病原体检查和药物敏感试验结果调整抗菌用药。

表 15-4   社区获得性肺炎的初始经验性治疗参考方案

患者情况	常见病原体	抗菌药物选择
青壮年,无基础疾病,不需住院	肺炎链球菌,肺炎支原体,嗜肺军团菌,流感嗜血杆菌	①青霉素类(青霉素、阿莫西林等);②多西环素(强力霉素);③大环内酯类;④第一或第二代头孢菌素;⑤呼吸喹诺酮类(左氧氟沙星、莫西沙星等)

患者情况	常见病原体	抗菌药物选择
老年或有基础疾病,不需住院	肺炎链球菌,肺炎支原体,嗜肺军团菌,流感嗜血杆菌,革兰阴性杆菌,金黄色葡萄球菌	①第二代头孢菌素(头孢呋辛、头孢丙烯、头孢克洛等)±大环内酯类;②β-内酰胺类/β-内酰胺酶抑制剂(阿莫西林/克拉维酸、氨苄西林/舒巴坦)±大环内酯类;③呼吸喹诺酮类
需住院,不需入住 ICU	肺炎链球菌,肺炎支原体,嗜肺军团菌,流感嗜血杆菌,革兰阴性杆菌,金黄色葡萄球菌,混合感染(包括厌氧菌),肺炎衣原体	①静脉给药第二代头孢菌素类±静脉给药大环内酯类;②静脉给药呼吸喹诺酮类;③静脉给药 β-内酰胺类/β-内酰胺酶抑制剂±静脉给药大环内酯类;④头孢噻肟或头孢曲松±静脉给药大环内酯类
需入住 ICU,无铜绿假单胞菌感染的危险因素	肺炎链球菌,革兰阴性杆菌,嗜肺军团菌,肺炎支原体,流感嗜血杆菌,金黄色葡萄球菌	①头孢噻肟或头孢曲松±静脉给药大环内酯类;②静脉给药呼吸喹诺酮类联合氨基糖苷类;③静脉给药 β-内酰胺类/β-内酰胺酶抑制剂联合静脉给药大环内酯类;④厄他培南联合静脉给药大环内酯类
需入住 ICU,有铜绿假单胞菌感染的危险因素	上述常见病原体+铜绿假单胞菌	①抗铜绿假单胞菌 β-内酰胺类(头孢他啶、头孢吡肟、哌拉西林/他唑巴坦、头孢哌酮/舒巴坦、亚胺培南、美罗培南等)联合静脉给药大环内酯类,必要时再联合氨基糖苷类;②抗铜绿假单胞菌 β-内酰胺类联合静脉给药喹诺酮类;③静脉给药环丙沙星或左氧氟沙星联合氨基糖苷类

注:"±"指两组药品可以联合应用,也可以单独使用前者。

(2)医院获得性肺炎:多数医院获得性肺炎为细菌感染引起,混合感染亦较常见。初始经验性治疗需要考虑患者是否存在多重耐药(MDR)菌感染的危险。无 MDR 菌感染的危险因素、早发的医院获得性肺炎的病原菌主要为肺炎链球菌、流感嗜血杆菌、甲氧西林敏感的金黄色葡萄球菌、抗菌药敏感的革兰阴性杆菌(大肠埃希菌、肺炎克雷伯菌、肠杆菌属、变形杆菌、黏质沙雷菌等),可选用广谱青霉素类/β-内酰胺酶抑制剂,如阿莫西林/克拉维酸钾、氨苄西林/舒巴坦;或第二/第三代头孢菌素类(cephalosporins),如头孢曲松(ceftriaxone)、头孢呋辛(cefuroxime)、头孢噻肟(cefotaxime);或喹诺酮类,如左氧氟沙星(levofloxacin)、莫西沙星(moxifloxacin)、环丙沙星(ciprofloxacin, CPFX)、加替沙星(gatifloxacin);或窄谱碳青霉烯类(carbopenems)如厄他培南(ertapenem)等。

晚发的医院获得性肺炎(≥5 天)、有 MDR 菌感染的危险因素(如 90 天内曾使用抗菌药物、居住在耐药菌高发的社区或特殊医疗机构、正在接受免疫抑制剂治疗或存在免疫功能缺陷)时,感染的病原菌主要为多重耐药菌,包括铜绿假单胞菌、产超广谱 β-内酰胺酶(ESBL)的肺炎克雷伯菌、不动杆菌属、耐甲氧西林金黄色葡萄球菌(MRSA)及嗜肺军团菌等。可选用有抗铜绿假单胞菌活性的头孢菌素类,如头孢吡肟(cefepime)、头孢他啶(ceftazidime)、头孢哌酮(cefoperazone);或有抗铜绿假单胞菌活性的碳青霉烯类,如亚胺培南(imipenem)、美罗培南(meropenem);或含 β-内酰胺酶抑制剂的复方制剂,如哌拉西林/他唑巴坦(piperacillin/tazobactam)、头孢哌酮/舒巴坦(cefoperazone/sulbactam),联合有抗铜绿假单胞菌活性的氟喹诺酮类,如环丙沙星、左氧氟沙星,或氨基糖苷类,如链霉素(streptomycin)、阿米卡星(amikacin, AKM)、庆大霉素(gentamicin)、依替米星(etimicin)。有 MRSA 危险因素或当地发生率较高,尚需联合利奈唑胺(linezolid)或万古霉素或替考拉宁。如疑为嗜肺军团菌感染,联合用药方案中应包括大环内酯类或氟喹诺酮类,不用氨基糖苷类。近期曾接受抗菌药治疗的患者,在选择用药时,应使用与此前

笔记

不同种类的抗菌药,因近期使用过的抗菌药可能使病原菌对同类药物耐药,致使经验性治疗失败。

若经上述经验性治疗后,临床好转,继续原方案治疗;若经治疗3天以上无好转或转恶化,应进一步检查治疗无效的原因并根据细菌培养及药敏试验结果重新选择治疗药物。

2. **特异性病原学治疗**　下列针对特定细菌的抗菌药物选择,依然是根据流行病学经验介绍的,临床上应该针对具体病例的细菌培养及药敏试验结果选择相应药物。

(1)肺炎链球菌:若为青霉素类(penicillins)敏感菌株,青霉素为首选,也可选用阿莫西林、氨苄西林等,剂量及给药途径视病情轻重、有无并发症而定。其他药物如头孢菌素类、氟喹诺酮类可作为替代。对成年轻症患者,可用80万U青霉素,每日肌内注射2次;稍重者,宜用青霉素每日240万~480万U,分2次静脉滴注;重症可用至每日1000万~3000万U,分次静脉滴注。对青霉素过敏者可用大环内酯类或克林霉素或喹诺酮类替代。若为青霉素耐药菌株感染者,应选用氟喹诺酮类、头孢曲松、头孢噻肟、头孢呋辛、碳青霉烯类或万古霉素。注意约10%的患者对青霉素和头孢菌素类有交叉过敏反应,故对青霉素过敏者应慎用头孢菌素。

中毒性肺炎病情严重,可选用强力有效的抗生素联合静脉给药,同时静脉滴注低分子右旋糖酐和平衡盐液补充血容量,必要时在输液中加入适量的血管活性药物维持血压。病情严重时,在用强有力抗生素的前提下,可用氢化可的松100~200mg或地塞米松5~10mg静脉滴注,一般在24小时内可用氢化可的松500~600mg或相当剂量的其他激素类药物,病情好转迅速停用糖皮质激素类药物。

抗菌药物可在退热后3天停用。一般病例经抗菌药物治疗,24~48小时内体温下降,病情较重者可能需4天以上才见改善。但若仍未见好转,应考虑调整治疗方案,并重复做病原学检查。

(2)葡萄球菌:主要病原菌为金黄色葡萄球菌和表皮葡萄球菌。应早期清除原发病灶,同时选用敏感抗菌药物。对青霉素敏感菌仍可使用青霉素,剂量往往大于常规量,每日1000万~2000万U静脉滴注。对青霉素耐药者,若对甲氧西林敏感,可选用耐酶青霉素类,如苯唑西林(oxacillin)、甲氧西林(methicillin)、氯唑西林(cloxacillin)或双氯西林、第一代头孢菌素类如头孢唑林(cefazolin);若对甲氧西林耐药,应选用万古霉素(vancomycin)、去甲万古霉素(norvancomycin)、替考拉宁(teicoplanin)、噁唑烷酮类利奈唑胺(linezolid)等,必要时联合利福平或氟喹诺酮类治疗。

(3)肺炎克雷伯杆菌:第三代头孢菌素、氟喹诺酮类为治疗肺炎克雷伯杆菌肺炎的首选药物,重症患者需联合氨基糖苷类药。在第三代头孢菌素广泛使用的地区,产ESBL菌株流行,需要选择复方制剂如哌拉西林/他唑巴坦,也可选用碳青霉烯类如亚胺培南、氨曲南等。疗程宜长,通常为3~4周。

(4)其他革兰阴性杆菌:对铜绿假单胞菌,首选有抗铜绿假单胞菌活性的青霉素类如哌拉西林或哌拉西林/他唑巴坦,也可选用有抗铜绿假单胞菌活性的头孢菌素类、碳青霉烯类、氟喹诺酮类或多黏菌素类(polymyxins)抗菌药。对流感嗜血杆菌肺炎,宜用第二或第三代头孢菌素治疗,也可选用β-内酰胺类/β-内酰胺酶抑制剂、碳青霉烯类或氟喹诺酮类药。对大肠埃希菌等肠杆菌引起的肺炎,应根据体外药敏试验结果选用第三代头孢菌素、亚胺培南、美罗培南、氟喹诺酮类等药物。

(5)军团菌:首选药物为大环内酯类,重症患者加用利福平。氟喹诺酮类、多西环素等也可选用。轻症患者可口服红霉素(erythromycin)、克拉霉素(clarithromycin)、罗红霉素(roxithromycin)或阿奇霉素(azithromycin),较重病例可静脉滴注红霉素或同时联合利福平口服;临床缓解2~4天后改为口服红霉素。对红霉素不能耐受或治疗失败(2~3天发热不退)者,可选用环丙沙星、左氧氟沙星口服或静脉滴注。

(6)肺炎支原体:红霉素是首选药物,罗红霉素、克拉霉素、阿奇霉素等也可用。也可选择四环素(tetracycline)、多西环素(doxycycline)或米诺环素(minocycline)、氟喹诺酮类药物。疗程为

2~3周。

（7）肺炎衣原体：衣原体是在细胞内生长缓慢的病原体，抗衣原体药物必须具有良好的细胞穿透性。首选药物为多西环素或红霉素口服，疗程为2周。也可选用罗红霉素、克拉霉素、阿奇霉素，以及氧氟沙星等氟喹诺酮类药。

（8）肺真菌病：根据疑似病原菌和病情轻重选用不同药物，白念珠菌感染一般首选氟康唑（fluconazole）、隐球菌感染首选两性霉素 B（amphotericin B）、曲霉菌感染首选伏立康唑（voriconazole）。两性霉素 B 的用法：一般首剂 1~5mg，缓慢避光静脉滴注，以后每日或隔日增加 5~10mg，每日最大剂量为 25~40mg，静脉滴注；总剂量为 1.5~2.5g。同时应用氢化可的松 100mg，静脉滴注，可减少寒战、发热反应，还要注意其肝、肾毒性反应。两性霉素 B 脂质体可减轻其不良反应。应用两性霉素 B 控制病情后，可改用氟康唑口服维持。抗真菌治疗强调先强化治疗，后巩固治疗，再视病情维持治疗，总疗程可长达数周到数月。其他可供选择的抗真菌药物有伊曲康唑（itraconazole）、卡泊芬净（caspofungin）、米卡芬净（micafungin）、阿尼芬净（anidulafungin）等。

（9）病毒性肺炎：多由上呼吸道病毒感染向下蔓延所致。抗病毒疗效常不确切，以对症治疗为主。须卧床休息，保持居室空气流通，注意消毒隔离。保持呼吸道通畅，及时清除呼吸道分泌物，酌情静脉输液和吸氧。抗病毒药物利巴韦林（ribavirin，RBV）对呼吸道合胞病毒、腺病毒、副流感病毒和流感病毒感染有效；阿昔洛韦（aciclovir）等对疱疹病毒、水痘病毒感染有效；更昔洛韦（ganciclovir）主要用于巨细胞病毒感染；奥司他韦（oseltamivir）、扎那米韦（zanamivir）、帕拉米韦（peramivir）早期使用对甲、乙型流感病毒感染有效；金刚烷胺（amantadine）和金刚乙胺（rimantadine）仅对甲型流感病毒有抑制作用；阿糖腺苷（vidarabine）具有广谱的抗病毒作用，多用于治疗免疫缺陷者的疱疹病毒与水痘病毒感染。

3. **疗程**　根据病情轻重、感染获得来源、病原体种类和宿主免疫功能状态等确定疗程，但不宜将肺部阴影完全吸收作为停用抗菌药物的指征。轻、中度肺炎可在症状控制后 3~7 天停药；金黄色葡萄球菌所致的肺炎、免疫抑制宿主、老年人肺炎疗程适当延长；吸入性肺炎或伴肺脓肿形成、真菌性肺炎时，总疗程须为数周至数月。抗感染治疗 2~3 天后，若临床表现无改善甚至恶化，应调换抗感染药物，若已有病原学检查结果，则根据病原菌体外药敏试验结果选用敏感的抗菌药物。以下是一般的建议疗程：流感嗜血杆菌 10~14 天，肠杆菌科细菌、不动杆菌 14~21 天，铜绿假单胞菌 21~28 天，金黄色葡萄球菌 21~42 天，其中 MRSA 可适当延长疗程；卡氏肺孢子虫、军团菌、支原体及衣原体 14~21 天。

4. **对症支持治疗**　患者应卧床休息，高热患者宜用物理降温，必要时可用药物退热，同时注意补充水分，维持水、电解质和酸碱平衡。一般不用镇咳剂，但可用祛痰止咳药。老年人或慢性阻塞性肺疾病患者应注意呼吸道通畅，必要时配合用平喘药。有缺氧表现者给予吸氧。严重病例应注意保护心、脑、肾功能，防止多器官功能衰竭。

（三）治疗药物的相互作用

抗感染治疗过程中各种抗菌药物之间、抗菌药物与其他药物之间均可能发生相互作用，甚至有配伍禁忌，应特别引起重视。

1. **抗菌药物的抗菌特性**　第一类为繁殖期杀菌剂（如青霉素类、头孢菌素类、碳青霉烯类等）；第二类为静止杀菌剂（如氨基糖苷类、多黏菌素类）；第三类为快效抑菌剂（如四环素类、大环内酯类等）；第四类为慢效抑菌剂（如磺胺类、环丝氨酸等）。第一和第二类合用常可获得协同作用，故临床常用 β-内酰胺类抗生素与氨基糖苷类联合使用。第三类药物可使细菌基本处于静止状态，理论上与第一类合用时有导致后者活性减弱的可能性。第三与第二类合用、第三和第四类合用可获得累加或协同作用。

2. **抗菌药的肝药酶诱导或抑制作用**　大环内酯类、四环素类、磺胺药、氯霉素、氟喹诺酮类等具有"酶抑"作用，可提高地高辛、氨茶碱等药物的血药浓度，易出现中毒反应。氟喹诺酮类药

笔记

物以依诺沙星对茶碱类的影响最突出,可使茶碱的血药浓度增高而有癫痫发作的危险。利福平具有"酶促"作用。

3. 氨基糖苷类药物的耳、肾毒性　当与多肽抗生素(万古霉素、多黏菌素)、两性霉素 B、第一代头孢菌素(头孢噻吩、头孢唑林)及髓袢利尿药(如呋塞米、依他尼酸等)合用时可加重耳、肾毒性。氨基糖苷类、多黏菌素类与麻醉剂、神经肌肉阻滞药(箭毒)、高剂量的镁盐合用易发生肌肉麻痹性呼吸抑制。

【病例分析】

病情介绍　患者,女,62 岁。右上肺癌化疗后并发肺部感染。患者对青霉素、头孢菌素类药物过敏,医嘱使用氯化钠注射液 100ml + 克林霉素 1.2g,静脉滴注,每日 2 次;氯化钠注射液 100ml + 氨曲南 2g,静脉滴注,每日 2 次,联用抗感染治疗。静脉滴注克林霉素的过程中患者感恶心、口苦、心慌不适,测血压 100/60mmHg。

用药分析　克林霉素静脉滴注时,每 0.6g 至少需用 100ml 氯化钠注射液释成小于 6mg/ml 浓度的药液,缓慢滴注,通常每分钟不超过 20mg。本例患者静脉滴注克林霉素采用大剂量(日剂量 2.4g,达到重度感染的使用剂量)、高浓度(12mg/ml)滴注,易超过每分钟 20mg 的给药速度,故出现恶心、口苦、血压下降、心慌不适等不良反应。另繁殖期杀菌剂与速效抑菌剂联用时应参考下列原则:①繁殖期杀菌剂氨曲南宜用大剂量,速效抑菌剂克林霉素宜用小剂量。②先静脉滴注繁殖期杀菌剂氨曲南 1 小时后再静脉滴注速效抑菌剂克林霉素,效果好。而医嘱中克林霉素日剂量 2.4g,达到重度感染的使用剂量,且先用,对繁殖期杀菌剂有干扰作用。建议用药先后顺序调整,先静脉滴注氨曲南,1 小时后再静脉滴注克林霉素。克林霉素的剂量宜改为 0.6g,静脉滴注,每日 2 次,每次静脉滴注时间不少于 1 小时。调整后患者未出现不适,1 周后患者的肺部感染得到控制。

【思考题】

临床调研 20 例入院治疗的社区获得性肺炎或医院获得性肺炎患者的细菌培养、药敏试验结果和药物治疗情况,结合药物经济学原理,评估肺炎经验性治疗方案及其调整方案的合理性。

第三节　支气管哮喘

支气管哮喘(bronchial asthma)简称哮喘,是一种以慢性气道炎症为特征的变态反应性疾病,具有喘息、气促、胸闷和咳嗽等呼吸道症状,伴有可变的呼气气流受限,呼吸道症状和强度可随时间而变化。我国的患病率为 1%～4%,儿童的患病率高于青壮年,发达国家高于发展中国家,城市高于农村。

【病因和发病机制】

(一)病因

哮喘的病理学基础是:①支气管平滑肌收缩(痉挛);②过多的黏液分泌并黏附在支气管壁上;③支气管黏膜炎症水肿。哮喘的病因复杂,受遗传和环境因素的双重影响。

1. 遗传因素　支气管哮喘存在家族聚集现象,亲缘关系越近,发病率越高。目前认为哮喘为多基因遗传病,遗传度在 70%～80%。特应性(atopy)被确认为导致哮喘发生的危险因素。特应性是指机体接触环境中的变应原后,产生异常数量 IgE 的倾向。

2. 激发因素　支气管哮喘大多在遗传因素的基础上受到体内外多种因素的激发而发病,其中重要的有:

(1)吸入特异性或非特异性物质,如植物花粉、真菌孢子、屋尘、螨、动物毛屑及排泄物、枯草、工业粉尘、油漆、染料等。

(2)呼吸道感染,尤其是病毒性呼吸道感染能损伤支气管黏膜上皮、刺激特异性 IgE 抗体的产生、促进炎性递质释放，引起气道高反应性及哮喘发作。

（3）气候如气温、湿度、气压、空气离子等改变时，有过敏体质的儿童易诱发哮喘。

（4）精神因素如情绪波动，长期的精神压抑、焦虑和紧张等均可通过某种神经机制诱发哮喘。

（5）70%～80% 的哮喘患者在剧烈运动后诱发哮喘，故称运动性哮喘。剧烈运动后因过度通气，刺激气道黏膜层内的肥大细胞释放过敏递质，从而导致支气管痉挛。

（6）一些药物可引起哮喘发作，如解热镇静药阿司匹林、吲哚美辛，心血管药物如普萘洛尔、普罗帕酮，抗生素中青霉素、磺胺类药物等。其中以阿司匹林引起者最为多见，据统计有 4%～20% 的哮喘发作是因服用阿司匹林而诱发，称为"阿司匹林哮喘"。

（二）发病机制

1. **变态反应**　支气管哮喘主要与 I 型变态反应有关。当患者在受到变应原刺激后，淋巴细胞便合成高滴度的 IgE，IgE 结合于肥大细胞表面，使机体处于致敏状态；变应原再次进入体内，即可与细胞表面的 IgE 交联，促使肥大细胞合成和释放组胺、细胞因子、白三烯、前列腺素等炎性递质，致使呼吸道平滑肌收缩、黏膜血管通透性增加及各种炎性细胞浸润。

2. **神经因素**　支气管哮喘的发作与 β 受体功能低下、迷走神经张力亢进、胆碱能神经乙酰胆碱释放增多等有关。一些非特异性刺激可刺激气道的感觉神经而激发反射性支气管收缩。

3. **炎症反应**　哮喘患者的支气管黏膜都有炎症反应，肥大细胞是主要的原发效应细胞，肥大细胞激活后释放的多种炎性介质能使气道黏膜的血管通透性增加，黏膜充血水肿，渗出和黏液分泌增多，导致气道管腔狭窄和阻塞。

4. **气道高反应性**　指气道对各种特异性或非特异性刺激的收缩反应增强，气道炎症和气道损伤起重要作用。气道高反应性与 β 受体功能低下以及胆碱能神经兴奋性增强有关。

【临床表现】

（一）症状和体征

反复发作喘息、气急、胸闷、咳嗽等，多与接触变应原、冷空气、物理、化学性刺激以及上呼吸道感染、运动等有关；双肺可闻及散在或弥漫性、以呼气相为主的哮鸣音；上述症状和体征可经治疗缓解或自行缓解；简易峰流速（PEF）仪测定最大呼气流量的日内变异率 ≥20%；支气管舒张试验阳性[吸入 200～400μg 沙丁胺醇或其他速效 $β_2$ 受体激动剂后 15～20 分钟，测 1 秒钟用力呼气容积（FEV_1）增加 ≥12%，且 FEV_1 增加绝对值 ≥200ml]；过敏性哮喘可有嗜酸性粒细胞增高及 IgE 升高。哮喘轻度发作时两肺可闻及散在哮鸣音；中、重度发作者可出现胸廓饱满，两肺叩诊过清音；重度者可有口唇、指（趾）发绀，大汗，极度呼吸困难。

（二）哮喘的分期和分级

1. **急性发作期**　是指喘息、气急、胸闷、咳嗽等症状突然发生，或原有症状急剧加重，常有呼吸困难，以呼气流量降低为其特征，常因接触变应原、刺激物或呼吸道感染诱发。发作程度轻重不一，从轻度发作至一般药物治疗无效的重度发作，发作持续时间短者几十分钟、长者可达数日。哮喘急性发作时的病情严重程度可分为轻度、中度、重度和危重 4 级。严重哮喘发作经支气管扩张剂治疗无效，持续 24 小时以上者，称为哮喘持续状态。

2. **慢性持续期**　许多哮喘患者即使没有发作，但在相当长的时间内仍不同频度和不同程度地出现喘息、咳嗽、胸闷等症状，称为慢性持续期。根据临床表现和肺功能可将慢性持续期的病情程度分为 4 级：间歇、轻度持续、中度持续、严重持续。

3. **缓解期**　急性发作的间歇期，该期多无明显的症状及体征，肺功能一般恢复到急性发作前水平，并维持 4 周以上。一般病程越久，缓解期越短。缓解期患者仍需密切观察，及时制订合理的治疗方案和措施预防急性发作。

【治疗原则】

全球哮喘防治创议（Global Initiative for Asthma，GINA）委员会一直致力于在全球范围内推广

笔记

哮喘的防治策略。GINA 提出的哮喘总体控制的概念主要有两个方面的含义：①达到当前控制：无或很少有症状（每周≤2 次）、不需要或很少需要（每周≤2 次）使用缓解症状的药物（如吸入短效 β_2 受体激动剂）、肺功能正常或接近正常、正常活动不受影响等；②降低未来风险：无病情不稳定或恶化、无急性发作、无肺功能的持续下降、无因长期用药引起的不良反应等。

哮喘急性发作期药物治疗的目的是通过平喘及抗炎治疗，尽快缓解症状，改善肺功能，纠正缺氧。长期控制目标是预防复发及巩固疗效。治疗哮喘的药物可分为控制药物和缓解药物两大类：①控制药物：通过抑制气道炎症而预防哮喘发作，需要长期每天使用。首选吸入性糖皮质激素（ICS），还可用白三烯拮抗剂、长效 β_2 受体激动剂（需与 ICS 联合应用）、缓释茶碱、色甘酸钠等。②缓解药物：能迅速解除支气管平滑肌痉挛而缓解气喘症状，通常按需使用。首选速效吸入性 β_2 受体激动剂，还可用吸入性短效抗胆碱药物、全身用糖皮质激素、茶碱及 β_2 受体激动剂等。GINA 2014 版将哮喘的长期管理方案进一步细化成"基于哮喘控制的循环管理"，即"评估-调整治疗-监测治疗反应"的循环往复，目的是既达到哮喘的有效控制，又使用了最低有效剂量，减少了有关药物副作用的发生。

哮喘的药物治疗应坚持对因治疗、对症治疗以及预防复发相结合，最终达到症状消失或减轻、发作次数明显减少、最大呼气流速峰值（PEF）接近正常的目标。在给药途径方面以吸入疗法优于全身注射或口服治疗，前者的优点是气道内局部药物浓度高、用药量少、无或极少有全身不良反应。在吸入疗法中，有定量型气雾剂、干粉剂和雾化溶液等给药方法。

【药物治疗】

（一）治疗药物分类

哮喘的治疗药物分类见表 15-5。

表 15-5　支气管哮喘的治疗药物分类

药物分类	代表药	作用和作用机制
吸入用糖皮质激素	丙酸倍氯米松 布地奈德 丙酸氟替卡松 环索奈德	抑制过敏反应，抑制气道炎症，降低气道反应性，抑制白细胞趋化黏附，抑制炎性介质释放，降低局部血管通透性，局部抗炎作用强，全身不良反应较小
全身用糖皮质激素	泼尼松 甲泼尼龙 氢化可的松 地塞米松	药理作用同上，通过多个环节产生抗炎作用，用于重度哮喘的急救治疗，全身不良反应比吸入用激素多而严重，尽量短疗程使用
β_2 受体激动剂	沙丁胺醇 特布他林 福莫特罗 沙美特罗	选择性 β_2 受体激动剂，能激活腺苷酸环化酶，催化 cAMP 的合成，激活 cAMP 依赖的蛋白激酶，舒张支气管平滑肌，稳定肥大细胞膜，减少炎性介质释放，缓解哮喘
抗胆碱药物	异丙托溴铵 噻托溴铵	拮抗 M 胆碱受体作用，舒张支气管平滑肌，抑制黏膜下腺体分泌
茶碱	氨茶碱 多索茶碱	抑制磷酸二酯酶，升高细胞内的 cAMP 水平，阻断腺苷受体，舒张支气管平滑肌，阻止过敏介质释放，有平喘、强心、利尿的作用
细胞膜稳定剂	色甘酸钠 酮替芬	稳定肥大细胞膜，阻止肥大细胞脱颗粒和释放炎性介质，具有抗组胺和抗过敏作用
白三烯受体拮抗剂	孟鲁司特 扎鲁司特	为口服有效的白三烯受体拮抗剂，能减轻气道炎症，控制哮喘症状，为轻度哮喘的替代治疗药物和中、重度哮喘的联合治疗用药

（二）治疗药物选用

1. 急性发作期用药

（1）哮喘轻度发作用药：轻度急性发作者可以在家庭或社区中治疗。治疗措施主要为重复吸入速效 β_2 受体激动剂，在第 1 小时每 20 分吸入 2~4 喷；随后根据治疗反应，可调整为每 3~4 小时吸入 2~4 喷。如果对吸入性 β_2 受体激动剂反应良好（呼吸困难显著缓解，PEF 占预计值或个人最佳值 >80%），且疗效维持 3~4 小时，通常不需要使用其他药物。如果治疗反应不良，尤其是在控制性治疗的基础上发生急性发作，应口服激素（泼尼松龙 0.5~1mg/kg 或等效剂量的其他激素），必要时去医院就诊；也可口服茶碱类药物，尤其适用于控制夜间发作，茶碱类药物与 β_2 受体激动剂、吸入糖皮质激素、吸入抗胆碱药物如异丙托溴铵（ipratropium bromide）、噻托溴铵（tiotropium bromide）等合用有增效作用。一般病例可用氨茶碱片 0.2g，每日 3 次口服；也可采用茶碱缓释片 400mg，每日 1 片。

常用的吸入性 β_2 受体激动剂有特布他林（terbutaline）、沙丁胺醇（salbutamol）、克仑特罗（clenbuterol）、沙美特罗（salmeterol）、福莫特罗（formoterol）、妥洛特罗（tulobuterol）等。前两种属第二代短效药物，作用持续时间为 4~6 小时；后四种是第三代长效 β_2 受体激动剂，作用持续时间为 8~12 小时，有利于夜间及清晨防治哮喘发作。喷雾时应立即用口慢慢吸气，屏息 10 秒再慢慢呼气，使药物能充分到达远端支气管。每天使用短效 β_2 受体激动剂的次数、剂量需不断增加方能控制病情时，提示哮喘加重，此时切忌过分或盲目地增加吸入次数，需要合用吸入糖皮质激素或口服茶碱类。

（2）哮喘中度发作用药：中度急性发作的患者应去医院治疗。除氧疗外，应重复使用速效 β_2 受体激动剂，在初始治疗时间段每 20 分钟或连续雾化给药，随后根据需要间断给药（每 3~4 小时 1 次）。联合吸入性 β_2 受体激动剂和抗胆碱能制剂（如短效异丙托溴铵、长效噻托溴铵）能够取得更好的支气管舒张作用。茶碱能增强短效 β_2 受体激动剂（SABA）的作用，可口服氨茶碱（aminophylline）缓释制剂或多索茶碱（doxofylline），也可静脉使用茶碱，应监测茶碱的血药浓度。也可全身使用激素，特别是对速效 β_2 受体激动剂初始治疗反应不良或疗效不能维持，推荐使用泼尼松（prednisone）每日 10~40mg 或等效的其他激素；口服激素不能耐受时，可采用静脉注射或滴注，如甲泼尼龙（methylprednisolone，MP）80~160mg 或氢化可的松（hydrocortisone）400~1000mg 分 2~3 次给药。地塞米松（dexamethasone）因半衰期较长，对肾上腺皮质功能抑制较强，一般不推荐使用。静脉给药和口服给药的序贯疗法可减少激素用量和不良反应，如静脉使用激素 2~3 天，继之以口服激素 3~5 天。

（3）哮喘重度或危重度发作用药：应采用多种药物联合治疗，常是静脉给用茶碱类、全身用糖皮质激素，结合吸入性 β_2 受体激动剂和抗胆碱能药。①如患者近期未使用过茶碱类药物，可首先使用负荷量的氨茶碱（4~6mg/kg），用 5% 葡萄糖溶液 40ml 稀释后缓慢静脉注射，注射时间应 >20 分钟；然后给予维持量 [0.6~0.8mg/(kg·h)] 静脉滴注，24 小时内的总量不超过 1.2~1.5g。茶碱的有效安全血药浓度应保持在 5~15μg/ml，如血药浓度超过 20μg/ml 则不良反应明显增多。多索茶碱的不良反应少，可选用静脉注射（0.2g/12h）或静脉滴注（0.3g/d）。②氢化可的松琥珀酸钠、泼尼松、泼尼松龙和甲泼尼龙为推荐全身使用的糖皮质激素，应及早采用短程给药。可口服泼尼松或泼尼松龙 0.5~1mg/(kg·d)，对正在使用或最近刚刚停用口服糖皮质激素者应改为静脉使用，氢化可的松琥珀酸钠（按游离型氢化可的松计算）10mg/(kg·d) 或甲泼尼龙 40~80mg/d，分 2~3 次给予。③联合吸入性 β_2 受体激动剂和抗胆碱能药物能够取得更好的支气管舒张作用。一般推荐每次沙丁胺醇 0.5mg（或特布他林 5mg）联合异丙托溴铵 0.1mg，每 6~8 小时 1 次。抗 IgE 单克隆抗体（omalizumab）可用于血清 IgE 水平增高的哮喘患者，目前主要用于经过吸入激素和 LABA 联合治疗后症状仍未控制的严重哮喘患者。④其他治疗措施：如并发有肺部感染，应根据细菌培养及药敏试验结果选择有效抗生素控制肺部感染；给

笔记

予氧疗,纠正缺氧;补充液体,纠正水、电解质及酸碱平衡紊乱;若痰多而黏稠不易咳出或有严重缺氧及 CO_2 潴留者,应及时行气管插管吸出痰液,必要时行机械通气。

2. 慢性持续期治疗　按照病情严重程度(间歇发作、轻度持续、中度持续、重度持续)进行分级治疗(1、2、3、4 和 5 级治疗),见表 15-6。在治疗过程中需反复评估哮喘控制水平,根据控制水平的满意程度调整(升级或降级)治疗方案。除了间歇状态外的哮喘患者,均需给予以吸入激素为主的控制性药物长期治疗,病情较重的患者需给予吸入激素联合其他药物如白三烯受体拮抗剂孟鲁司特(montelukast)或扎鲁司特(zafirlukast)的联合治疗方案。常用的吸入激素有丙酸倍氯米松(beclomethasone dipropionate,BDP)、布地奈德(budesonide)、丙酸氟替卡松(fluticasone propionate)、环索奈德(ciclesonide)等。丙酸氟替卡松的作用最强,布地奈德次之,布地奈德比丙酸倍氯米松强 1 倍以上。临床证实,吸入激素以一般治疗量长期吸入,无明显的全身副作用。症状明显的患者应从 3 级方案开始治疗,对未控制且肺功能较差的患者(支气管舒张剂之后 FEV_1 占预计值的百分比 <80%)可从 4 级方案开始治疗。"吸入糖皮质激素(ICS) + 长效 β_2 受体激动剂(LABA)"是指南推荐的中、重度哮喘患者起始治疗的首选方案。目前常用的 ICS + LABA 如布地奈德/福莫特罗或氟替卡松/沙美特罗对中、重度哮喘患者的起始治疗日剂量分别为 640/18μg 或 500/100μg。

达到并维持哮喘控制至少 3 个月才可考虑降级治疗,如未达到哮喘控制或急性发作,则升级治疗直至达到哮喘控制。建议降级方案:①单独使用中至高剂量吸入激素的患者,将吸入激素的剂量减少 50%,见表 15-7;②单独使用低剂量激素的患者,可改为每日 1 次用药;③联合 ICS 加 LABA 的患者,将吸入激素的剂量减少约 50%,仍继续使用 LABA 联合治疗。当达到低剂量联合治疗时,可选择改为每日 1 次联合用药或停用 LABA,单用吸入激素治疗。若患者使用最低剂量的控制药物达到哮喘控制 1 年,可考虑停用药物治疗。

表 15-6　根据哮喘控制水平制订治疗方案

降级←———	治疗级别	———→升级		
哮喘控制 1 级	哮喘控制 2 级	哮喘控制 3 级	哮喘控制 4 级	哮喘控制 5 级
哮 喘 教 育、环 境 控 制				
按 需 使 用 短 效 β_2 受 体 激 动 剂				
仅以上措施	以下选用 1 种 ①低剂量 ICS ②白三烯拮抗剂	以下选用 1 种 ① 低 剂 量 ICS加 LABA ②中、高剂量 ICS ③低剂量 ICS 加白三烯拮抗剂 ④低剂量 ICS 加缓释茶碱	中、高剂量 ICS 加以下 1 或 2 种 ①LABA ②白三烯拮抗剂 ③缓释茶碱	4 级方案加以下 1或 2 种 ①口服小剂量糖皮质激素 ②抗 IgE 治疗

注:ICS:吸入用糖皮质激素;LABA:吸入性长效 β_2 受体激动剂;抗 IgE 治疗:用抗 IgE 单抗。

表 15-7　常用吸入用糖皮质激素的每日剂量(μg)

药物	低剂量	中剂量	高剂量
二丙酸倍氯米松	200～500	500～1000	1000～2000
布地奈德	200～400	400～800	800～1600
丙酸氟替卡松	100～250	250～500	500～1000
环索奈德	80～160	160～320	320～1280

笔记

3. **缓解期用药**　哮喘缓解期治疗的目的是防止哮喘急性发作,提高生活质量。应尽量找出变应原和各种非特异性诱因,进行病因治疗。用可疑的抗原进行皮肤试验,找出变应原后,再用有关特异性抗原从小剂量开始注射,并逐渐增大剂量,以改变机体的反应性,称为减敏(或脱敏)治疗。对反复呼吸道感染诱发哮喘者可用免疫调节剂,如哮喘菌苗、卡介苗、胸腺肽、转移因子等,提高机体免疫力,增强抗感染、抗过敏能力。

药物预防可用色甘酸钠(cromolyn sodium)、酮替酚(ketotifen)等。色甘酸钠宜在好发季节前2周开始用药,吸入20mg,每日3~4次,一般对外源性哮喘效果较好,用4~6周无效者可停药。酮替酚具有很强的抗过敏作用,一般在发病季节前2周开始用药,每次1~2mg,每日2次,口服6周无效可停用。

4. **特殊患者用药**

(1)怀孕期哮喘:轻度发作者可吸入 β₂ 受体激动剂沙丁胺醇或特布他林,一般剂量下对胎儿没有损害作用。β_2 受体激动剂可抑制子宫收缩,故在分娩前应停用为好。中度发作者需加吸入用糖皮质激素。重度发作的哮喘孕妇,在保护好胎儿的前提下,应全身用氨茶碱及糖皮质激素,以求尽快控制哮喘发作。血清茶碱浓度应限制在 $12\mu g/ml$ 以下。

(2)儿童哮喘:对于哮喘发作期患儿应早期使用 β_2 受体激动剂及糖皮质激素吸入制剂,找到能控制发作的最低有效剂量。色甘酸钠吸入粉剂具有预防哮喘发作的作用,宜在哮喘发病季节前1~2个月开始用药。酮替酚是一种抗过敏药物,也常用于预防,对过敏性哮喘儿童尤其有效,口服量为每天1~2mg。

(3)老年哮喘:老年患者如并发有冠心病、高血压、心功能不全及心律失常时应慎用茶碱类药物,β_2 受体激动剂亦应减量应用并加强临床观察。

【病例分析】

病情介绍　患者,女,29岁。诊断为支气管哮喘(重度)伴右肺感染、慢性胃炎。有青霉素过敏史、蛋白质(食物)过敏史。入院后各项检查指标如下:血常规示白细胞计数升高;胸部影像示右肺片状阴影;肺功能检查示肺通气功能中度障碍,弥散功能轻度减退,肺总量下降,FEV₁ 占预计值的70%。

用药方案　①抗感染:头孢他啶2.0g,每日2次,静脉滴注。②解痉平喘:氨茶碱0.5g,每日1次,静脉滴注;沙丁胺醇0.5mg + 异丙托溴铵0.2mg + 0.9%生理盐水2ml,每日1次,雾化吸入;沙美特罗/氟替卡松50μg/250μg,每日2次,吸入。③抗变态反应:酮替芬1mg,每日2次,口服。④全身性糖皮质激素:泼尼松30mg,每日1次,口服。患者经上述治疗10天后,症状好转,血常规、血气和肺功能等指标恢复正常,予以出院。

用药分析　该病例未做痰菌培养或药敏试验,使用第三代头孢菌素头孢他啶无依据。头孢他啶对铜绿假单胞菌等革兰阴性菌有效,有铜绿假单胞菌存在的可能性才考虑选用头孢他啶。宜选用其他头孢菌素类如头孢拉定或第二代头孢菌素类,应密切关注有无过敏反应;该患者不宜用喹诺酮类或大环内酯类,因为它们能抑制氨茶碱的代谢。在平喘方面,在哮喘发作期使用短效 β₂ 受体激动剂 + 抗胆碱药物联合雾化吸入,使哮喘症状得以快速缓解;症状缓解后使用吸入用糖皮质激素 + 长效 β₂ 受体激动剂的联合吸入剂型作为长期用药,使哮喘维持临床控制;全身用药方面,要根据患者的治疗反应作出升降级调整,可不用氨茶碱和糖皮质激素或仅用氨茶碱即可,本病例有慢性胃炎病史,全身性使用糖皮质激素更应密切注意胃损伤的可能性,建议不用糖皮质激素。

【思考题】

1. 请到医院呼吸内科住院病房调查一位哮喘持续状态或重症哮喘患者的病史和近1周内的用药史,根据你所学的理论知识,分析其药物选用的合理性、存在的问题及应采取的对策。

2. 请与呼吸内科医师做一次交谈,请他谈谈药物治疗哮喘患者的经验和体会,根据课堂上

笔记

你所学的知识和查阅有关文献获得的信息,分析这些经验和体会的合理性和存在的不足。

第四节 慢性阻塞性肺疾病

慢性阻塞性肺疾病(chronic obstructive pulmonary disease,COPD)简称慢阻肺,是指具有气流阻塞特点的慢性支气管炎和肺气肿。气流阻塞呈反复、进行性发展,可伴有气道高反应性。已知病因或有特异性病理表现的气流阻塞性疾病如囊性纤维化、闭塞性细支气管炎及哮喘等不属于慢性阻塞性肺疾病。慢性气流受限是指缓解期吸入支气管扩张剂后肺功能检查显示气流受限[第 1 秒用力呼气容积(FEV_1)/用力肺活量(FVC) < 70%],且不能完全逆转。

慢性支气管炎(chromic bronchitis)简称慢支,是气管、支气管黏膜及其周围组织的慢性非特异性炎症,以小气道的炎性变化最为突出。临床上有长期反复发作的咳嗽、咳痰等呼吸道疾病表现,部分患者伴有喘息、气促。肺气肿(pulmonary emphysema)是在慢性小气道阻塞的基础上,终末细支气管远端气腔出现持续性过度膨胀,肺泡壁破坏,但无明显的纤维化。它是慢支最常见的并发症,患者可继发肺动脉高压及肺源性心脏病。

【病因和发病机制】

(一) 病因

病因尚未完全弄清,一般认为与长期反复的理化刺激或感染有关,少数与过敏及遗传因素有关。呼吸道防御功能下降及免疫力降低,呼吸道易感性增高是发病的内在因素。

1. **外因**

(1)感染:感染至少是引起慢性阻塞性肺疾病急性发作和加重的重要因素。引起感染的微生物主要有病毒、细菌、肺炎支原体等。在病毒或支原体感染,损伤气道黏膜的基础上可继发细菌感染,流感嗜血杆菌、肺炎球菌、甲型链球菌及奈瑟球菌较多见。

(2)理化因素:如刺激性烟雾(氯、碳氧化物、氮氧化物、硫氧化物等)、职业粉尘(二氧化硅、煤尘、棉尘等)等的慢性刺激可损害呼吸道黏膜,为慢支的诱发因素。吸烟时间愈长,烟量愈大,患病率也愈高。戒烟后可使病情缓解,甚至痊愈。接触工业刺激性粉尘和有害气体的人慢阻肺的患病率高。大气中直径 ≤ 2.5μm 的细颗粒物,即 PM(particulate matter)2.5 细颗粒物与慢阻肺的发生也有一定关系。

(3)过敏因素:尘螨、花粉、细菌、真菌、寄生虫等都可成为过敏因素而致病,喘息性支气管炎与其密切有关。

(4)气候环境:寒冷尤其是气候突变常为慢支发作的诱因。寒冷空气刺激呼吸道,能减弱上呼吸道黏膜的防御功能,易于继发感染。我国北方农村慢阻肺的发病率较南方要高。此外,营养状况差、体重指数低也易患慢阻肺。

2. **内因**

(1)呼吸道局部防御及免疫功能减低:呼吸道本身具有完善的防御功能,使下呼吸道保持无菌状态。老年多病者因呼吸道的免疫功能减退,患病率较高。

(2)自主神经功能失调:副交感神经功能亢进,易引起支气管收缩、黏膜腺体增生、血管通透性增加、分泌物增多等,产生咳嗽、咳痰、气喘等症状。

(3)内分泌功能减退:慢支患者尿中的 17-羟及 17-酮类固醇含量较正常人显著降低,提示垂体-肾上腺储备功能下降。摘除肾上腺的大鼠,其支气管黏膜萎缩,呼吸道清除细菌的能力下降,半数出现呼吸道症状。可见,慢支可能与内分泌功能减退有关。

(二) 发病机制

1. **支气管不完全阻塞** 机体抵抗力低下,呼吸道防御功能减弱,加上各种外界致病因子的长期刺激,反复病毒或细菌性感染,引起支气管黏膜充血、水肿、分泌增加,甚至平滑肌痉挛、管壁增厚。炎症反复迁延可使支气管软骨破坏,造成管腔狭窄,产生不完全阻塞。这样吸气时胸内压减低,支气管舒张,气体尚可进入肺泡;但呼气时胸内压升高,支气管腔塌陷,气体排出受阻,肺泡内压力升高。肺泡内高压可压迫毛细血管,使肺泡血供减少,组织营养障碍,肺泡壁弹力减弱甚至破裂,肺泡因而融合扩大形成阻塞性肺气肿。

2. 弹性蛋白酶及其抑制因子的失衡　体内存在着弹性蛋白酶和弹性蛋白酶抑制因子,后者主要为 α_1-抗胰蛋白酶(α_1-antitrypsin,α_1-AT)。弹性蛋白酶能够分解肺内弹力纤维,导致肺气肿病变。在肺部急性感染时,大量中性粒细胞浸润,释放弹性蛋白酶,与此同时 α_1-AT 等也相应增加,但不至于造成肺损伤。若反复感染或长期吸烟,可使弹性蛋白酶增加,若同时存在先天性缺乏 α_1-AT,可导致肺组织损伤和肺气肿形成。

【临床表现】

（一）症状和体征

慢性阻塞性肺疾病多缓慢起病,病程较长,反复急性发作而加重。主要症状有慢性咳嗽、咳痰、喘息。咳嗽严重程度不一,一般晨间或晚睡前咳嗽较重;痰液一般为白色黏液,若反复咯血,提示有严重的肺部疾病如肿瘤,伴有细菌感染时则变为黏液脓性,咳嗽和痰量亦随之增加。喘息型慢支有支气管痉挛,可听到哮鸣音及呼气延长,伴有轻重程度不等的气急。开始时症状轻微,如吸烟、过度劳累、气候变冷、感冒后,可引起急性发作或加重,气候转暖时可减轻或缓解。合并感染时肺底可听到湿性啰音,并发肺气肿时可出现桶状胸、肋间隙增宽,叩诊呈过清音,听诊心音遥远等。如剑突下出现心脏搏动并且心音较心尖部位明显增强时,提示并发早期肺源性心脏病。

（二）临床分级和分期

1. 慢阻肺分期　慢阻肺可分为:①急性加重期:患者的呼吸道症状急性加重,并需改变原药物治疗方案。患者常有短期内咳嗽、咳痰、气促和(或)喘息加重,痰量增多,脓性或黏液脓性痰,可伴有发热等表现。②稳定期:患者的咳嗽、咳痰和气促等症状稳定或症状轻微,病情基本恢复到急性加重前的状态。

2. 慢阻肺呼吸困难分级　慢阻肺呼吸困难的严重程度分级见表15-8。

表15-8　慢阻肺呼吸困难的严重程度分级

呼吸困难等级	呼吸困难严重程度描述
0 级	只有在剧烈活动时感到呼吸困难
1 级	在平地快步行走或步行爬小坡时出现气促
2 级	由于气促,平地行走时比同龄人慢或需要停下来休息
3 级	在平地行走约 100m 或数分钟后需要停下来喘气
4 级	因严重呼吸困难不能离开家,或在穿脱衣服时出现呼吸困难

3. 慢阻肺肺功能分级　应用气流受限程度进行肺功能分级见表15-9。

表15-9　气流受限严重程度的肺功能分级

肺功能分级	气流受限程度	指标特征
Ⅰ级	轻度	$FEV_1/FVC < 70\%$,$FEV_1 \geq 80\%$ 的预计值
Ⅱ级	中度	$FEV_1/FVC < 70\%$,$50\% \leq FEV_1 < 80\%$ 的预计值
Ⅲ级	重度	$FEV_1/FVC < 70\%$,$30\% \leq FEV_1 < 50\%$ 的预计值
Ⅳ级	极重度	$FEV_1/FVC < 70\%$,$FEV_1 < 30\%$ 的预计值

4. 慢阻肺的综合评估　对慢阻肺患者的症状评估、肺功能分级和急性加重风险进行综合评估(表15-10),有助于改善慢阻肺的疾病管理。

表 15-10　慢阻肺的综合评估分组

组别	特征		肺功能分级	急性加重	呼吸困难分级	CAT 评分
	风险	症状	(级)	(次/年)	(级)	(分)
A 组	低	少	Ⅰ～Ⅱ	< 2	< 2	< 10
B 组	低	多	Ⅰ～Ⅱ	< 2	≥2	≥10
C 组	高	少	Ⅲ～Ⅳ	≥2	< 2	< 10
D 组	高	多	Ⅲ～Ⅳ	≥2	≥2	≥10

注:CAT:COPD assessment test,慢阻肺自我评估测试;肺功能分级:依气流受限程度分为Ⅰ、Ⅱ、Ⅲ和Ⅳ级;呼吸困难分级:依呼吸困难严重程度分0、1、2、3和4级。

【治疗原则】

慢阻肺发作期的治疗主要为控制感染、祛痰止咳、解痉平喘,防止反复感染或感染迁延不愈。缓解期治疗主要为扶正固本,增强体质,提高机体抗病能力和预防急性发作。阻塞性肺气肿一旦形成,肺组织的破坏是不可逆的,难以修复,治疗的目的主要是延缓肺气肿的发展,发挥机体代偿能力,改善呼吸功能,提高生活质量,防止呼吸衰竭和心力衰竭的发生。治疗应围绕以下几个方面进行:①戒烟,避免或防止粉尘、烟雾和有害气体的吸入;②解除气道阻塞中的可逆因素,减缓肺功能下降的进程;③控制咳嗽和痰液的生成;④预防和消除呼吸道感染;⑤控制各种并发症,慢性阻塞性肺疾病急性发作往往出现一些并发症,如呼吸衰竭,右心衰竭,水、电解质和酸碱平衡紊乱,心律失常,肝、肾功能障碍等,应采取措施处理上述并发症。

【药物治疗】

(一) 治疗药物分类

治疗慢阻肺的常用药物有止咳祛痰药、支气管扩张药和糖皮质激素(表15-5)、抗菌药物(表15-3)和疫苗等。现介绍表15-3和表15-5之外的药物。

1. **止咳祛痰药**　对慢阻肺患者一般不单独使用止咳药,宜用祛痰药以利于痰液咳出。但过于剧烈和频繁的咳嗽,可适当应用含止咳和祛痰成分的复方制剂。止咳药中能直接抑制咳嗽中枢者为中枢性止咳药,如可待因(codeine)等;能抑制咳嗽反射弧中其他环节的药物为末梢性止咳药,如苯佐那酯(benzonatate)。祛痰药分为两大类,一类是恶心性祛痰药,口服后可刺激胃黏膜的迷走神经末梢,反射性促进支气管腺体分泌,使积痰稀释,易于咳出,如氯化铵(ammonium chloride);另一类是黏痰溶解药,能分解痰液中的酸性黏多糖和脱氧核糖核酸等黏性成分,降低痰液黏滞性,使痰液易于咳出,如盐酸氨溴索(ambroxol)、乙酰半胱氨酸(acetylcysteine)等。

2. **磷酸二酯酶4(phosphodiesterase-4,PDE-4)抑制剂**　PDE-4抑制剂的主要作用是通过抑制细胞内的环腺苷酸降解来减轻炎症。该类药物中罗氟司特(roflumilast)已在某些国家被批准使用,每日1次口服罗氟司特虽无直接舒张支气管的作用,但能够改善应用沙美特罗或噻托溴铵治疗的患者的FEV_1。罗氟司特还可使需用激素治疗的中、重度急性加重的发生率下降15%～20%。罗氟司特与茶碱类都是磷酸二酯酶抑制剂,两者不应同时使用。

3. **疫苗(vaccine)**　流感疫苗可减轻慢阻肺的严重程度,可每年给予1次(秋季)或2次(秋、冬)。菌苗是采用慢支感染的常见菌(如肺炎球菌、甲型链球菌及奈瑟球菌等)减毒制成的,可促使机体产生特异性主动免疫,并可提高白细胞吞噬能力及溶菌酶的非特异性免疫作用,从而减少和防止呼吸道感染。

(二) 治疗药物选用

1. **急性发作期治疗**

(1)控制感染:当慢阻肺患者出现发热、咳嗽咳痰增多、痰转脓性、需有创或无创机械通气治疗时,应根据当地的流行病学资料进行抗菌治疗。其痰菌培养常见流感嗜血杆菌、肺炎球菌、甲型链球菌及奈瑟球菌等。初始抗菌治疗的建议:①对无铜绿假单胞菌危险因素者,主要依据急性加重的严重程度、当地的耐药状况和潜在的依从性选择药物。病情较轻者推荐使用青霉素、阿莫西林加或不加用克拉维酸、大环内酯类、氟喹诺酮类、第一或第二代头孢菌素类抗生素,一般可口服给药;病情较重者可用 β- 内酰胺类/酶抑制剂、第二代头孢菌素类、氟喹诺酮类和第三代头孢菌素类。②有铜绿假单胞菌危险因素者如能口服,则可选用环丙沙星,需要静脉用药时可选择环丙沙星、抗铜绿假单胞菌的 β- 内酰胺类,不加或加用酶抑制剂,同时可加用氨基糖苷类药物。③应根据患者病情的严重程度和临床状况是否稳定选择使用口服或静脉用药,静脉用药3 天以上,如病情稳定可以改为口服,抗菌药物的推荐治疗疗程为5 ~ 10 天。

（2）解痉平喘:轻度喘息可使用 β_2 受体激动剂气雾剂,如沙丁胺醇气雾剂每 4 ~ 6 小时喷1 ~ 2 下。与支气管哮喘患者比较,慢阻肺患者应用 β_2 受体激动剂治疗,其支气管扩张作用稍差。症状持续者使用异丙托溴铵气雾剂,或联合使用 β_2 受体激动剂气雾剂。若疗效不满意或症状较明显,特别是有夜间支气管痉挛者,可加用缓释茶碱口服 200 ~ 400mg,每日 1 ~ 2 次。β_2 受体激动剂、抗胆碱能药物及茶碱类药物联合使用,其支气管舒张作用更强。如症状控制仍不理想,在上述治疗的基础上可加用口服糖皮质激素,如泼尼松（强的松）每日 40mg,用 1 ~ 2 周,如有效可减量至维持剂量或改为吸入激素治疗。

（3）改善缺氧:显著的低氧血症须给予氧疗,使动脉氧分压（PaO_2）维持在 55mmHg 以上,一般主张采用 1 ~ 2L/min 的流量吸氧。对于稳定期 $PaO_2 < 55mmHg$ 或 PaO_2 为 55 ~ 60mmHg,但血细胞比容≥55% ,右心功能衰竭者需接受家庭氧疗。长期家庭氧疗可改善患者的症状,延缓病情进展,延长患者的生存时间。

（4）祛痰止咳:慢支应以祛痰为主,以利于痰液排出,畅通气道。可口服溴己新（bromhexine）8 ~ 16mg,每日 3 次;氨溴索 30mg,每日 3 次。对一些轻度的慢阻肺患者可以服用一些具有祛痰效果的中成药,如复方甘草合剂 10ml,每日 3 次;蛇胆川贝枇杷膏 10ml,每日 3 次;半夏露糖浆10ml,每日 3 次。除刺激性干咳影响休息睡眠外,一般不宜单用止咳药物,以防痰液不能排出而加重病情。

2. **缓解期治疗**　慢阻肺稳定期应根据病情的严重程度不同,选择不同的治疗方法。慢阻肺稳定期的起始治疗药物推荐方案见表 15-11。

表 15-11　慢阻肺稳定期的起始治疗药物推荐方案

组别	首选方案	次选方案	替代方案
A 组	需要时 SAMA 或 SABA	LAMA 或 LABA 或 SAMA 和 SABA	茶碱
B 组	LAMA 或 LABA	LAMA 和 LABA	SABA 和（或）SAMA 茶碱
C 组	ICS + LABA 或 LAMA	LAMA 和 LABA	PDE-4 抑制剂 SABA 和（或） SAMA 茶碱
D 组	ICS + LABA 或 LAMA	ICS 和 LAMA 或 ICS + LABA 和 LAMA 或 ICS + LABA 和 PDE-4 抑制剂 或 LAMA 和 LABA 或 LAMA 和 PDE-4 抑制剂	羧甲司坦 SABA 和（或）SAMA 茶碱

注:SAMA:吸入性短效抗胆碱药;SABA:吸入性短效 β_2 受体激动剂;LAMA:吸入性长效抗胆碱药;LABA:吸入性长效 β_2 受体激动剂;ICS:吸入用糖皮质激素;PDE-4:磷酸二酯酶-4;替代方案中的药物可单独应用或与首选方案或次选方案中的药物联合应用。

笔记

3. 预防　戒烟、避免或防止粉尘、烟雾及有害气体的吸入。加强体育活动,进行耐寒锻炼,提高机体抗病能力。积极防治感冒,及时治疗呼吸道感染。腹式呼吸锻炼有利于改善通气功能。高蛋白、高营养饮食有利于改善患者的一般情况。对稳定期慢阻肺患者,一般不主张使用抗菌药物治疗或用于预防感染。

【病例分析】

病情介绍　患者,男,72 岁。因"咳嗽气喘反复发作 20 余年,加重伴发热 3 天"入院。患者有 50 年的吸烟史、20 多年的慢阻肺病史、10 多年的胃溃疡病史。查体:体温 38.8℃,咳脓性黏痰,两肺有湿性啰音。胸片示肺透明度增加、纹理增多,心脏狭长;肺功能检查示以阻塞为主的混合型通气功能障碍、轻度低氧血症。诊断为慢阻肺伴感染。

用药方案　头孢哌酮钠/他唑巴坦钠 4g 静脉滴注,每日 1 次;泼尼松龙 10mg 口服,每日 2 次;班布特罗 10mg 口服,每日 1 次;氨茶碱 0.2g 口服,每日 2 次。入院治疗 2 天后患者体温恢复正常,咳嗽减轻,查体发现两肺仍有干性啰音。上级医师指示每日加用氨茶碱 0.5g、地塞米松 10mg 静脉滴注;接受新治疗方案后患者感觉有严重的胸闷、腹胀,被迫停用氨茶碱。1 周后患者感觉上腹疼痛明显,胃镜检查见食管、胃底、十二指肠球部均有活动性溃疡。

用药分析　患者为慢阻肺合并感染且体温升高,应该使用抗菌药物控制感染,但该患者没有铜绿假单胞菌感染的危险因素,没有必要使用头孢哌酮钠/他唑巴坦钠,可使用第二代头孢菌素类不加或加用酶抑制剂即可。在平喘方面,应以吸入性 β_2 受体激动剂、吸入性抗胆碱药物、吸入性皮质激素为主,视治疗反应酌情增减,没有必要同时全身使用糖皮质激素、β_2 受体激动剂和茶碱类。该患者过去有胃溃疡病史,治疗过程中有胃肠道反应,治疗后出现活动性消化溃疡,可能与口服氨茶碱和糖皮质激素有关。

【思考题】

1. 请查阅文献,寻找治疗慢阻肺有效的中药或中药制剂,并说明其可能的作用机制和使用方法。

2. 列表说明肺源性心脏病和充血性心力衰竭在发病机制和药物治疗上的相同处和不同处。

第五节　肺　结　核

肺结核(pulmonary tuberculosis)是由结核杆菌引起的慢性呼吸道传染病,其他脏器的结核菌感染均称肺外结核。全世界约有 2000 万结核患者,全国约有 500 万结核患者,其中传染性肺结核患者约 200 万,耐药性结核杆菌检出率高达 46%。

【病因和发病机制】

(一)病因

1. 结核杆菌　结核杆菌是引起肺结核的病原菌,属分枝杆菌,其中人型、牛型为人类结核病的主要致病菌。结核杆菌对外界的抵抗力较强,在阴湿处能生存 5 个月以上,在阳光曝晒下 1~2 小时或经紫外线照射 10 分钟才能死亡。对热的耐受力弱,煮沸 1 分钟或湿热 65~70℃ 10~15 分钟就死亡。

病灶中的结核杆菌按生长速度可分为 4 种菌群。A 群:代谢旺盛,繁殖快,致病力强,传染性大,易被抗结核药所杀灭;B 群:在吞噬细胞的酸性环境中生长受到抑制,代谢缓慢;C 群:半休眠菌,偶尔能突然迅速生长繁殖,只对小数药物敏感;D 群:全休眠菌,逐渐被吞噬细胞所消灭,一般耐药,可引起久治不愈。B、C 菌群为顽固菌,可为日后复发的根源。

耐药性特别是多重耐药结核杆菌(multiple-drug resistant tuberculosis,MDR-Tb)感染已成为结核疫情回升的主要原因。单用一种抗结核药物时可杀灭敏感菌,耐药菌却不受影响而继续生长繁殖,最终耐药菌占优势,导致抗结核治疗失败。联合用药可最大限度地减少耐药菌优势生长的机会和耐药性的产生。

2. **感染途径**　呼吸道传播最为常见,消化道、泌尿生殖道和皮肤黏膜感染较少。排菌患者咳嗽、打喷嚏、大声说话时能把带菌飞沫播于空气中,并能漂浮相当长的时间,健康人将其吸入肺泡内能引起感染。患者将带菌痰液吐在地上,干燥后随尘土被吸入亦可致病。

3. **易感人群**　自然抵抗力降低是结核病易感的重要因素,自然抵抗力主要受遗传、营养等因素影响,遗传缺陷、营养不良、慢性疾病(如糖尿病、癌症等)、使用免疫抑制剂等通过影响自然抵抗力能导致对结核病易感。婴幼儿、老年人的自然抵抗力也较低。获得性抵抗力是指接种卡介苗或感染结核杆菌后获得的免疫力,由 T 辅助淋巴细胞介导。使用损害免疫功能的药物,能增加对结核病的易感性和发病机会。

（二）发病机制

结核菌感染后是否发病,取决于机体反应性和入侵的结核杆菌的数量与毒力。

1. **变态反应**　结核杆菌侵入人体后 4～8 周,身体组织对结核菌及其代谢产物所产生的变态反应属迟发型(即Ⅳ型)变态反应,可通过结核菌素试验来测定。结核杆菌感染机体后被吞噬细胞吞噬,经加工处理将抗原信息传递给 T 淋巴细胞,使之致敏,再次接触结核杆菌或其代谢产物(如结核菌素)时,致敏淋巴细胞产生并释放多种细胞因子,使巨噬细胞聚积在细菌周围,吞噬并杀灭细菌,使病变局限化,表现为再接触后 1～2 天发生局部炎症和坏死,为结核菌素试验阳性。其他表现还有多发性关节炎、皮肤结节性红斑等。

2. **Koch 现象**　1890 年 Koch 给未受过感染的豚鼠注入一定量的结核菌,10～14 天后注射局部出现红肿、溃疡并经久不愈,同时结核菌大量繁殖,并沿淋巴及血液循环向全身播散,甚至造成死亡。但用同量的结核菌注入 3～6 周前已受少量结核菌感染的豚鼠体内情况就很不相同,2～3天后局部出现剧烈反应,组织红肿、溃疡、坏死,但不久可以愈合,无淋巴结肿大和全身播散,也不死亡。这种机体对结核菌初次和再次感染出现不同反应的现象称为 Koch 现象。前者表示初次感染,机体无变态反应;后者为再次感染,机体有变态反应,局部反应剧烈,但病灶趋于局限,不播散,表明机体获得了细胞免疫性。

3. **结核病变的转归**　当人体抵抗力占优势或在有效抗结核药物作用下,渗出性病变可以完全吸收而不留痕迹,或表现为纤维组织增生,形成条索状瘢痕,干酪样病变可固缩脱水,钙盐沉着,形成大小不等的钙化灶;当人体免疫力处于劣势时,病变容易恶化,可引起渗出、坏死、空洞等改变,病变可直接累及邻近组织,也可经支气管或循淋巴道或血道进行播散,导致结核病的发生发展。

【临床表现】

（一）症状和体征

肺结核临床多表现为慢性过程,呈多样性,如病变轻,病灶局限或呈纤维增生型,可无任何症状。待各种临床表现出现,病变已达较重程度。全身中毒症状可有不适、长时间午后低热、乏力、食欲缺乏、体重减轻、盗汗等,呼吸道症状有咳嗽、咳痰、咯血、胸痛等。病灶较大时,病灶区叩诊可有浊音,听诊闻及细湿啰音。胸部 X 线检查有助于本病的诊断,痰内找到结核菌可以确诊。结核菌素试验阳性反应仅表示曾有结核感染,但并不一定患病。诊断记录应包括结核病分类、病变范围及部位、痰菌检查、化疗史。如右上肺继发性肺结核,涂（+）,初治。

（二）结核病分型

我国于 1999 年对原肺结核分类方法进行了修改,将结核病分为 5 型:①原发型肺结核（Ⅰ型）,为原发结核感染所致,包括原发综合征及胸内淋巴结结核;②血行播散型肺结核（Ⅱ型）,包括急性血行播散型(急性粟粒型肺结核)及亚急性、慢性血行播散型肺结核;③继发性肺结核（Ⅲ型）,是肺结核中的一个主要类型,可出现增殖病变、浸润病变、干酪样病变或纤维空洞等多种病理改变;④结核性胸膜炎（Ⅳ型）,在病情的不同阶段,有结核性干性胸膜炎、结核性渗出性胸膜炎、结核性脓胸;⑤其他肺外结核(Ⅴ型),按部位及脏器命名,如骨结核、结核性脑膜炎、肾结核、肠结核等。

【治疗原则】

化疗是控制结核病的最重要的手段,但高效化疗药物并不能替代机体免疫力在治愈中的作用,故近来有人主张在化疗的同时辅以免疫治疗并加强营养,以提高疗效及减少复发。结核病传染的危险主要在诊断前,对家庭不能隔离的排菌者应住院隔离治疗。在不住院的条件下要取得化疗的成功,关键在于对肺结核患者实施有效治疗管理,即目前推行的在医务人员直接面视下短程督导化疗(directly observed treatment short course,DOTS),确保肺结核患者在全疗程中规律、联合、足量和不间断地实施规范化疗,减少耐药性的产生,最终获得治愈。

血药浓度影响疗效,一过性高血药峰浓度比低浓度持续作用疗效好。将一日剂量1次顿服,比分次口服可达到较高的血药峰浓度,增加疗效,且服药方便。若患者不能耐受顿服,可分次口服。对氨基水杨酸可干扰利福平的吸收,两者合用时,其服药应间隔8~12小时。异烟肼、利福平、乙胺丁醇能透入空洞壁,在空洞内的药物浓度较高;链霉素、卡那霉素、卷曲霉素穿过空洞壁时,易与其中的核酸结合沉淀下来,降低空洞内的药物浓度。

结核病化疗的原则是早期、联用、适量、规律、全程。①早期:病灶中的结核菌以A群菌为主,对药物敏感,加之病灶的血液循环丰富,局部药物浓度高,可以发挥最大的杀菌或抑菌作用。对新发病例和复治排菌者,都必须及早抓紧治疗。②联用:是选择2种或2种以上不同作用机制的抗结核药联合使用,可起协同增效和交叉杀灭耐药菌的作用,防止或延缓耐药性。③适量:是指能发挥最大疗效而不良反应最小的治疗剂量,要避免因剂量过大或不足产生毒副作用和耐药性的弊端,保证疗效。④规律:即严格按照化疗方案,有计划、不间断地定期用药。随意中断或更换药物,或不按规定的程序用药常导致耐药和化疗失败。⑤全程:即按规定完成疗程,避免过早停药造成治疗失败或复发。结核病是慢性病,需长期治疗。坚持合理的全程用药,一般可使痰菌阴转率达到95%以上,停药后复发率低于2%。

【药物治疗】

(一)治疗药物分类

1. **第一线药物**　抗结核药物中异烟肼(isoniazid,INH)、链霉素(streptomycin,SM)、利福平(rifampicin,RFP)、吡嗪酰胺(pyrazinamide,PZA)、乙胺丁醇(ethambutol,EMB)等疗效好而副作用少,是治疗各种结核病的首选药,所以被称作为第一线药物。

2. **第二线药物**　其他抗结核药物如对氨基水杨酸钠(sodium para-aminosalicylate,PAS)、阿米卡星(amikacin,AKM)、紫霉素(viomycin,VM)、卷曲霉素(capreomycin,CPM)、环丝氨酸(cycloserine,CS)、氨硫脲(thioacetazone,TB1)、乙硫异烟胺(ethionamide,1314Th)、丙硫异烟胺(protionamide,1321Th)等相对疗效较差,副作用大,多用于对第一线药物出现耐药的复治患者,故称为第二线药物。近年来发现利福霉素类药物利福定(rifandin,RFD)、利福喷丁(rifapentine,RPT)等,氟喹诺酮类药物如氧氟沙星(ofloxacin,OFLX)、环丙沙星(ciprofloxacin,CPFX)、司帕沙星(sparfloxacin,SPFX)等,大环内酯类罗红霉素(roxithromycin,RXM)等亦有较强的抗结核作用。

异烟肼(INH)、利福平(RFP)、吡嗪酰胺(PZA)、乙胺丁醇(EMB)、环丝氨酸(CS)等可透入细胞内,对细胞内外结核菌的作用相仿。链霉素(SM)、卷曲霉素(CPM)等仅少量进入细胞内,所以细胞外的抗菌作用大于细胞内。INH、RFP、SM、PZA具有杀菌作用,其余抗结核药物只起抑菌作用。

(二)治疗药物选用

1. **常用抗结核药物的不良反应**　抗结核药物的严重不良反应常造成治疗中断或不规则用药,甚至危及生命。

(1)肝功能损害:最常见,异烟肼、利福平、吡嗪酰胺、对氨基水杨酸均可引起肝损害,主要表现为血清氨基转移酶升高,利福平还可引起胆汁潴留出现黄疸。老年、营养不良、嗜酒、慢乙酰化型、乙肝病毒携带者及既往有肝病史者易出现肝损害。抗结核药治疗期间,应至少每月 1 次复查肝功能,肝损害多发生于用药后的 2~3 个月内,发现氨基转移酶明显升高或伴黄疸时应立即停药。

(2)神经系统副作用:可见于异烟肼、乙胺丁醇、链霉素、卡那霉素等。异烟肼可与体内的吡哆醛结合而使之缺乏,用量过大可引起周围神经炎,可加用维生素 B_6 30~60mg/d 预防。乙胺丁醇可引起球后视神经炎,早期表现为视觉模糊、红绿色盲,一般为可逆性,严重者可丧失视觉。链霉素、卡那霉素、阿米卡星、卷曲霉素均可引起前庭障碍及耳聋,并使肾功能损害。

(3)胃肠道反应:常见于口服对氨基水杨酸、吡嗪酰胺、利福平,表现为胃肠不适、恶心、呕吐、食欲减退,甚至腹泻,一般不必停药。

(4)过敏反应:近年报道增多,可表现为皮疹、剥脱性皮炎、血小板减少性紫癜、流感样综合征、腹部综合征(腹绞痛、恶心、畏食)、皮肤水肿、过敏性休克等。常用抗结核药物的用法用量及主要不良反应见表 15-12。

表 15-12　常用抗结核药物的用法用量及主要不良反应

药名	成人每日剂量 (g)	间隔疗法一日量 (g)	主要不良反应
异烟肼(INH,H)	0.3~0.4	0.6~0.8	周围神经炎、肝损害、过敏反应
利福平(RFP,R)	0.45~0.6	0.6~0.9	肝炎、黄疸、流感样症状、血小板减少
链霉素(SM,S)	0.75~1.0	0.75~1.0	前庭障碍、耳聋、肾功能损害
吡嗪酰胺(PZA,Z)	1.5~2.0	2.0~3.0	高尿酸血症、肝炎、关节痛
乙胺丁醇(EMB,E)	0.75~1.0	1.5~2.0	视神经炎、感觉异常
对氨基水杨酸(PAS,P)	8.0~12.0	10~12	胃肠道反应、皮疹、肝炎

2. **化疗方法**　目前临床常用的化疗方法有标准疗法、短程疗法、间歇疗法及两阶段疗法。

(1)标准疗法(常规疗法、传统疗法):是过去常用的治疗方法,使用 INH、SM 和 PAS,每日用药,疗程为 12~18 个月。如能严格执行,疗效好、复发率低,但由于用药时间长,患者常不能很好坚持,过早停药或不规则服药,造成治疗失败。

(2)短程疗法:使用高效抗结核药物,将疗程缩短为 6~9 个月。INH、RFP、PZA、SM 是短程疗法的主药,它们合用不仅可以杀死生长繁殖的 A 型菌,对顽固的 B、C 型菌也起杀灭作用,其疗效、复发率与标准疗法相仿,且便于督导用药,痰菌阴转比标准疗法快,治疗 9 个月的复发率比 6 个月低。方案中最好应包括 RFP 及 PZA,一般为 INH + RFP + PZA。

(3)间歇疗法和两阶段疗法:结核菌与药物接触数小时后,可以延缓生长达数天之久,这为间歇疗法提供了理论依据。实践也证明,临床上有规律地每周 2~3 次用药(间歇用药),能够达到每天用药同样的效果,且具有毒性小、费用低、患者服药方便、耐受性好、易于监督执行等优点。两阶段疗法是指在疗程开始的前 2~3 月为强化治疗阶段,每日用药;此后为巩固治疗阶段,改为每周给药 2~3 次,直至完成全疗程。由于高血药峰浓度可提高疗效,故间歇用药可适当加大剂量(表 15-12),但毒副作用大的药物不宜加量,如 SM、KM、PAS 等。

(4)督导用药:抗结核治疗疗程长,患者往往不能坚持全程,常中断治疗或不规则用药,这成为控制结核病的主要障碍。医护人员按时督促用药,做到亲眼目睹患者服药入口,能大大提高治疗成功率。世界卫生组织提出,督导下(即直视下)的短程化疗(DOTS)是当今结核病控制的首要策略。

3. **化疗方案**　选择化疗方法及制订化疗方案应根据病情轻重、痰菌检查情况、细菌耐药情

笔记

况、初治或复治、安全性和药源供应等因素进行全面考量。

(1)初治病例:指未经抗结核药治疗或用药时间少于1个月的新发病例。可采用一线药物治疗,容易达到杀菌或抑菌作用。痰菌阴性的轻型病例,短程化疗6个月,常规化疗12个月;痰菌阳性的重症病例,短程化疗9个月,常规化疗18个月。具体方案举例如下:①痰菌涂阳或培养阳性的病例:可进行短程、标准或两阶段治疗,如2HRZS(E)/4(或7)HR、2S(E)HRZ/4(或7)H_3R_3、2HRZ(E)/10HR、2HRZ(E)/10H_2R_2。方案中药物前的数字代表用药月数,药物右下角的数字代表每周给药次数,S(E)表示用S或用E代替S,"/"前为强化治疗阶段,"/"后为巩固治疗阶段。②痰菌涂阴或培养阴性的病例:仅临床及X线表现提示为活动性肺结核者,WHO推荐方案为病变广泛或有空洞,可用2HRZ(S)/4HR、2HRZ(E)/6HE;病变局限,可用2HRZ/2HR、2HRZ/2H_3R_3、2$H_3R_3Z_3$/2H_3R_3、1HS/11HE。

为改善结核病患者治疗的依从性,减少恶化复发和耐药,现大力推荐抗结核药固定复合剂。固定复合剂必须符合WHO、国际防结核和肺病联合会严格要求的生物利用度,又适合抗结核治疗的序贯疗法,最理想者当推卫非特(Rifater)与卫非宁(Rifinah),其处方和用法如下:①卫非特(Rifater)每片含R 120mg,H 80mg,Z 250mg。用量如下:体重30~39kg,用3片;体重40~49kg,用4片;超过50kg,用5片。以上均为每日1次,强化期应连续治疗2个月。②卫非宁150(Rifinah 150)每片含R 150mg、H 100mg,用于体重低于50kg者,每日服3片。③卫非宁300(Rifinah 300)每片含R 300mg、H 150mg,用于体重在50kg以上者,每日服2片。两者均用于巩固阶段,应连续治疗4个月。

(2)复治病例:复治病例的结核菌常产生继发性耐药,病变迁延反复,故应根据药物敏感试验结果选择3种以上的敏感抗结核药物联合使用。未获得药敏试验结果前或无药敏试验条件时,要根据患者的既往用药情况及本地区的耐药菌情况选择过去未用或可能敏感的药物组成新方案。初治失败的病例(初治规则化疗6个月痰菌仍阳性或病变扩大),应选取未用过的药物为主组成化疗方案,常保留INH(或其他敏感的一线药),加上2种以上的未用过的药物,多为二线药,如KM、CPM、丙硫异烟胺(1321Th)、喹诺酮类药等,疗程一般需1年。经合理化疗获得临床痊愈后复发者,或不规则化疗连续3个月无恶化者,复治时仍可采用原治疗方案,或用2SHRZE/1HRZE/5HRE或2SHRZE/1HRZE/5$H_3R_3E_3$。如耐异烟肼、乙胺丁醇或链霉素可用方案3RTH(O)ZS(KM/AK/CPM)/6RTH(O),方案中的TH为丙硫异烟胺、O为氧氟沙星、CPM为卷曲霉素、KM为卡那霉素、AK即AMK。耐SM者用KM或AK替代,耐SM、KM者用CPM替代。

4. 耐多药结核病的治疗　耐多药结核病是指排出菌至少对INH及RFP耐药,或排出菌至少对5种基本药(H、R、E、Z、S)中的2种或2种以上耐药。长期不合理用药,通过淘汰诱导机制筛选出的继发性多重耐药菌在临床上常见。MDR-Tb感染的难治性病例,痰菌可长期持续阳性或断续反复阳性,其治愈率低、治疗费用及病死率高,特别是人免疫缺陷病毒(HIV)感染者,MDR-Tb发生率更高,并可引起难以控制的暴发流行。据统计耐INH及RFP者的病死率可达37%,治疗有效率仅56%。

对MDR-Tb感染,强调早期住院隔离治疗,以利于毒副作用的观察和方案的调整,防止耐药范围扩大及MDR-Tb的传播。WHO建议采用"三线方案",即含有3种新药或3种敏感药的5种组成药物,强化期至少3个月或直至菌阴,总疗程为24个月。耐INH+RFP(±SM)者用PZA+EMB+TH+OFIX+AMK,治疗18~24个月;耐INH+SM者用RFP+PZA+EMB+AMK治疗。MDR-Tb经积极治疗4个月,痰菌无阴转或病情加重者,若病灶局限,应行手术切除治疗;对耐所有一线药者,亦应考虑手术治疗。

5. 化学药物预防　化学药物预防一般采用异烟肼300mg/d顿服,时间为1年;或异烟肼300mg每日顿服加利福喷丁600mg每周1次顿服,时间为半年。预防对象包括:①开放性肺结核患者家庭中结核菌素试验阳性且与患者密切接触的成员;②结核菌素试验新近转为阳性的儿

笔记

童;③非活动性肺结核正在接受长期糖皮质激素或免疫抑制剂治疗者。

6. **对症治疗**　重症肺结核或结核性渗出性胸膜炎伴有高热等严重中毒症状时,可在有效抗结核治疗的基础上短期使用糖皮质激素如泼尼松,每日 15~30mg,一般疗程为 4~6 周,以改善中毒症状、促进渗液吸收、防止胸膜粘连。有小量咯血时,可用小量镇静剂、止咳剂,禁用吗啡。大量咯血时应采取患侧卧位,用脑垂体后叶素 5U 加入 50% 葡萄糖液 40ml 中缓慢(15 分钟)静脉推注;以后根据情况静脉滴注维持治疗,一般 24 小时内的用量不超过 20~30U。冠心病、高血压、心力衰竭、孕妇及以往用药有严重反应者禁用。

7. **免疫治疗**　合理的饮食营养、充分的休息和睡眠、良好的心理状态等均对机体的抗病能力有积极的影响。有人试用卡介苗少量多次皮上划痕法治疗肺结核,取得一定效果;有人利用卡介苗提取多糖核酸制成卡介苗多糖核酸注射剂(BCG-PSN,简称 PSN),配合化疗治疗肺结核,发现无论初治或复治病例,PSN 可促使痰菌阴转及病灶消散;胸腺肽、干扰素、IL-2、GM-CSF 等对有免疫缺陷或免疫抑制的结核病有益。

【病例分析】

病情介绍　患者,男,58 岁,体重 50kg。糖尿病 10 年,咳嗽月余。2 周前患感冒,此后患者一直感周身无力发热,下午体温偏高,有时发现痰中带血,胸 X 线片显示左上肺有边缘模糊的云雾状阴影,痰结核菌检查阴性。诊断:左上肺继发性肺结核,涂(-),初治;糖尿病。

用药方案　利福平 600mg,每日 1 次,共 14 天;异烟肼 300mg,每日 1 次,共 14 天;格列齐特 80mg,每日 3 次,共 14 天。经 2 周抗结核治疗后,原有症状如咳嗽、低热开始好转,但患者出现食欲减退、饭后恶心、肝区疼痛、肝大等症状,氨基转移酶升高,空腹血糖从 7.2mmol/L 升至 8.5mmol/L。

用药分析　患者有糖尿病病史 15 年,年龄偏大,结核病变较局限,初治,建议采用规范的抗结核治疗方案,推荐 2HRE/6HE 方案。该患者仅采用利福平和异烟肼治疗,不够规范,且根据患者的体重判断,利福平的剂量偏大。根据临床症状,如食欲减退、恶心、肝区疼痛及氨基转移酶升高,提示肝脏受损害,考虑用药方案中有异烟肼、利福平,两者都能造成肝脏损害,患者的体重偏低,建议适度降低利福平和异烟肼的用量并继续观察。利福平可通过诱导肝药酶加速格列齐特的肝脏代谢,但异烟肼有肝药酶抑制作用,两药合用对该患者的肝药酶可能以诱导为主,因而应用格列齐特未能达到预期的降糖效果,建议加用二甲双胍加强降血糖治疗。

【思考题】

根据常用抗结核药物的药效学、药动学、不良反应特点,分析比较两个肺结核初治方案,说明其优缺点和使用注意事项,并简述理由。

(姜远英　孙华君)

第十六章 消化系统疾病的药物治疗

学习要求

1. **掌握** 消化系统常见病的药物治疗原则和药物治疗方法。
2. **熟悉** 消化系统常见病的常用治疗药物。
3. **了解** 消化系统常见病的病因、发病机制、分类和临床表现。

消化系统主要包括食管、胃、肠、肝、胆、胰腺等脏器,对人体的消化、吸收、代谢、排泄功能至关重要,消化系统各脏器的器质性和功能性疾病十分常见,严重危害身体健康。本章特别选取消化性溃疡、胃食管反流病、炎症性肠病、上消化道出血等临床常见疾病,重点介绍其药物治疗的理论和方法,以期指导临床安全、有效、合理、个体化治疗。

第一节 消化性溃疡

消化性溃疡(peptic ulcer)是指胃肠道黏膜被胃酸和胃蛋白酶等自身消化而发生的溃疡,其深度达到或超过黏膜肌层。好发于胃、十二指肠,可见于食管下段、小肠、胃肠吻合口及其附近肠袢,也见于异位胃黏膜,如 Meckel 憩室等。95% 的消化性溃疡发生于胃、十二指肠,故通常所说的消化性溃疡多指胃溃疡(gastric ulcer)和十二指肠溃疡(duodenal ulcer)。消化性溃疡是一种常见病,约 10% 的人曾在一生的某一时间患过此病,十二指肠溃疡和胃溃疡之比约为 3:1。青壮年多发,男女之比为 5:1 ~ 6:1。胃溃疡的发病年龄一般较十二指肠溃疡迟 10 年。

【病因和发病机制】

近年来的实验与临床研究表明,胃酸分泌过多、幽门螺杆菌感染和胃黏膜保护作用减弱等因素是引起消化性溃疡的主要环节。胃排空延缓、胆汁反流、胃肠肽的作用、遗传因素、药物因素、环境因素和精神因素等都与消化性溃疡的发生有关。目前认为该病主要与黏膜的损伤因素和保护因素失衡有关;胃溃疡以保护因素减弱为主,十二指肠溃疡以损伤因素增强为主。

1. 损伤因素增强

(1)胃酸/胃蛋白酶分泌增加:胃液的消化作用是消化性溃疡形成的基本条件。胃酸由胃内壁细胞分泌,可激活胃蛋白酶原成为有活性的胃蛋白酶,加重对黏膜的侵袭作用。壁细胞基底膜上有 3 种受体:组胺、胆碱和促胃液素受体,可与相应配体结合,通过壁细胞内的第二信使 cAMP 和钙,进一步激活壁细胞顶端分泌性膜结构即质子泵 H^+,K^+-ATP 酶,促进胃酸分泌。壁细胞总量增加导致泌酸量增加、局部胃酸消化作用增强或促胃酸分泌的激素分泌增加,均可能引起胃酸/胃蛋白酶的侵袭作用增强,导致溃疡形成。

(2)幽门螺杆菌感染:幽门螺杆菌(*Helicobacter pylori*,Hp)感染是消化性溃疡形成的主要病因之一。Hp 致溃疡可能与以下因素有关:通过外形(鞭毛)、运动和黏附作用直接损伤黏膜;酶(尿素酶等)、细胞毒素(空泡毒素、细胞毒素相关蛋白质等)、毒力因子(胃型黏膜定植因子和诱发组织损害因子)等诱发局部炎症和免疫反应,损害局部黏膜的防御修复机制;刺激促胃液素和胃酸分泌。

(3)服用非甾体抗炎药:长期服用非甾体抗炎药(nonsteroidal antiinflammatory drugs,NSAIDs)可诱发消化性溃疡,发生率约 20%。其损伤机制包括:①直接损伤胃黏膜;②抑制环氧合酶

（COX-1）活性,减少内源性前列腺素的合成和分泌。

2. **保护因素减弱**　胃十二指肠保护因素主要包括黏液/碳酸氢盐屏障、黏膜屏障、黏膜血流、上皮再生能力以及前列腺素等,上述因素可中和胃酸、阻滞 H^+ 逆弥散、提供营养、促进黏膜上皮更新修复。胃溃疡发生常与各种原因导致保护因素减弱有关。

3. **其他因素**　胃十二指肠运动异常、应激、精神心理因素和疾病因素均可通过影响损伤因素和保护因素之间的平衡导致消化性溃疡。此外,吸烟、饮酒、饮食、药物、遗传等因素均与消化性溃疡的产生有关。

【临床表现】

1. **消化性溃疡的疼痛特点**

（1）长期性:由于溃疡发生后可自行愈合,但每于愈合后又好复发,故常有上腹疼痛长期反复发作的特点。整个病程平均6~7年,有的可长达一二十年,甚至更长。

（2）周期性:上腹疼痛呈反复周期性发作乃为本病的特征之一,尤以十二指肠溃疡更为突出。中、上腹疼痛发作可持续几天、几周或更长,继以较长时间的缓解。全年都可发作,但以春、秋季节发作者多见。

（3）节律性:溃疡疼痛与饮食之间的关系具有明显的相关性和节律性。在一天中,凌晨3点至早餐胃酸分泌最低,故在此时间内很少发生疼痛。十二指肠溃疡的疼痛好发于两餐之间,持续不减直至下餐进食或服制酸药物后缓解。部分十二指肠溃疡患者由于夜间的胃酸较高,尤其在睡前曾进餐者,可发生半夜疼痛。胃溃疡疼痛的发生较不规则,常在餐后1小时内发生,经1~2小时后逐渐缓解,直至下餐进食后再出现上述节律。

（4）疼痛部位:十二指肠溃疡的疼痛多出现于中、上腹部,或在脐上方,或在脐上方偏右处;胃溃疡疼痛的位置也多在中、上腹,但稍偏高处,或在剑突下和剑突下偏左处。疼痛范围为数厘米直径大小。因为空腔内脏的疼痛在体表上的定位一般不十分确切,所以疼痛的部位也不一定准确反映溃疡所在的解剖位置。

（5）疼痛性质:多呈钝痛、灼痛或饥饿样痛,一般较轻而能耐受,持续性剧痛往往提示溃疡出血或穿孔。

（6）影响因素:疼痛常因精神刺激、过度疲劳、饮食不慎、药物影响、气候变化等因素诱发或加重;可因休息、进食、服制酸药、以手按压疼痛部位、呕吐等方法而减轻或缓解。

2. **消化性溃疡的其他症状与体征**　本病除中、上腹疼痛外,还有唾液分泌增多、胃灼热感、反胃、嗳酸、嗳气、恶心、呕吐等胃肠道症状。食欲多保持正常,但偶可因食后疼痛发作而惧食,以致体重减轻。全身症状可有失眠等神经症的表现,或有缓脉、多汗等自主神经系统功能紊乱的症状。溃疡发作期中、上腹部可有局限性压痛,程度不重,其压痛部位多与溃疡的位置基本相符。

【治疗原则】

（一）一般治疗原则

生活要有规律,工作宜劳逸结合,避免过度劳累和精神紧张。饮食原则是强调进餐要定时,避免辛辣、浓茶等刺激性食物和饮料。服用非甾体类药物者,应立即停用,以消除病因。活动期患者休息是必要的,严重者应住院卧床休息,有紧张、焦虑、失眠等症状者可短期给予镇静剂。

（二）药物治疗原则

消化性溃疡活动期的治疗首选组胺 H_2 受体拮抗剂（histamine type-2 receptor antagonist, H_2RA）或质子泵抑制剂（proton pump inhibitor, PPI）等抑制胃酸分泌的药物。合并出血等并发症以及其他治疗失败的病例应优先使用PPI治疗。胃溃疡患者可考虑抑酸剂和胃黏膜保护剂（铋剂、硫糖铝、铝碳酸镁）联合应用。对腹痛症状明显的患者,在治疗开始阶段加用抗酸药,有助于迅速缓解疼痛。消化性溃疡合并十二指肠胃反流或腹胀症状明显时可联合使用胃动力药。为预防溃疡复发,对部分反复发作或必须长期服用 NSAIDs 的患者可采用"维持治疗"。前列腺素衍生物对防治 NSAIDs 导致的溃疡有一定疗效,可作为长期服用 NSAIDs 患者的二线用药。消化性溃疡伴有 Hp 感染时必须用抗菌药物根治 Hp。

【药物治疗】

（一）治疗药物分类

1. **抑酸药** 抑酸药是目前治疗消化性溃疡最主要的药物,包括组胺 H_2 受体拮抗剂、质子泵抑制剂、抗胆碱能药和促胃液素受体拮抗剂。

（1）组胺 H_2 受体拮抗剂:能选择性地竞争结合胃壁细胞膜上的 H_2 受体,使组胺不能与受体结合,从而抑制食物、组胺及促胃液素引起的胃酸分泌。目前在临床广泛应用的有第一代产品西咪替丁（cimetidine）,第二代的雷尼替丁（ranitidine）,第三代的法莫替丁（famotidine）、尼扎替丁（nizatidine）、罗沙替丁（roxatidine）等。几种 H_2 受体拮抗剂的比较见表 16-1。

表 16-1　常用的 H_2 受体拮抗剂

药名	生物利用度(%)	达血药峰值时间(h)	半衰期(h)	有效血药浓度维持时间(h)	相对抑酸活力	剂量	对肝药酶的抑制
西咪替丁	60~70	0.75~1.5	2	5	1.0	0.4g bid 或每餐 0.2g 加临睡前 0.4g(0.8g/qn)*	+
雷尼替丁	50~60	1~2	2~3	8~12	5.0	150mg bid(75mg/qn)	+/-
法莫替丁	43	1~3.5	2.5~4	12	40.0	20mg bid(20mg/qn)	-
尼扎替丁	90	1~3	2	8	5.0	150mg bid(150mg/qn)	-
罗沙替丁	85	1~3	4	8~12	6.0	75mg bid(75mg/qn)	-

注: * 括号内为维持剂量。

（2）质子泵抑制剂:PPI 吸收入血后转运至胃黏膜壁细胞,在分泌管的酸性环境中被质子化,转化为具有生物活性的次磺酸和次磺酰胺后,与 H^+,K^+-ATP 酶的巯基脱水偶联形成不可逆的共价二硫键,使 H^+,K^+-ATP 酶不可逆性失活,阻滞 H^+ 分泌的最后共同通道,达到较强和较长时间抑制胃酸分泌的效果。表 16-2 为几种常见 PPI 的药动学参数。

表 16-2　常见的质子泵抑制剂

	生物利用度(%)	达血药峰值时间(h)	半衰期(h)	食物与生物利用度的关系	主要代谢途径(代谢比率%)	肾清除(%)
奥美拉唑	60	0.5~7	0.5~1.0	延迟吸收,总量无影响	CYP2C19(R87,S40)	70~81
泮托拉唑	77	2.5	1.0	无影响	CYP2C19(N/A)	80
雷贝拉唑	52	3.1	1~2	无影响	非酶	90
埃索美拉唑	89	1~2	1.3	减小(餐前 1 小时服用)	CYP3A4(57)	80

（3）其他药物:抗胆碱能药物和促胃液素受体拮抗剂可分别通过竞争性阻断壁细胞上的 M 胆碱受体和促胃液素受体而减少胃酸分泌。抗胆碱能代表药物哌仑西平（pirenzepine）的抑酸作用比 H_2 受体拮抗剂稍弱,可使空腹和进餐刺激的胃酸分泌分别减少 50% 和 30%。促胃液素受

笔记

体拮抗剂代表药物丙谷胺(proglumide)除抑制胃酸分泌外,还可抗平滑肌痉挛,促进胃黏膜上皮再生。这两类药物由于疗效相对不佳,临床很少单独使用。

2. 抗酸药　主要是一些无机弱碱,可中和胃酸,抑制胃蛋白酶活性,降低胃液 pH。此类药物起效快,能迅速缓解溃疡疼痛,促进溃疡愈合;但单用能否使溃疡愈合尚有争议。常用制剂有铝碳酸镁(hydrotalcite)、氧化镁(magnesium oxide)、氢氧化铝(aluminium hydroxide)、碳酸钙(calcium carbonate)等。

3. 胃黏膜保护剂　主要通过增加碳酸氢盐分泌、改善黏膜血流或在黏膜表面形成保护层增强黏膜抵抗力。常用药物有铋剂、前列腺素(prostaglandin,PG)衍生物、硫糖铝(sucralfate)等。铋剂中临床常用枸橼酸铋钾(bismuth potassium citrate)、枸橼酸铋(bismuth citrate)等。前列腺素衍生物的代表药物为米索前列醇。硫糖铝是硫酸蔗糖和氢氧化铝的复合物,无抗酸作用。

4. 治疗 Hp 感染的药物　常用的抗 Hp 感染药物有抗生素、铋剂等。用于抗 Hp 感染的抗生素多在酸性环境中较稳定,主要包括阿莫西林、四环素、甲硝唑、克拉霉素、呋喃唑酮、左氧氟沙星等。铋剂可通过破坏细菌细胞壁、阻止 Hp 黏附于胃黏膜上皮和抑制 Hp 尿素酶、磷脂酶、蛋白酶活性发挥抗 Hp 作用。铋剂与抗生素合用有协同效应。

(二)治疗药物选用

1. 活动期溃疡的治疗

(1)抑制胃酸分泌:消化性溃疡的愈合与抑制胃酸分泌药物治疗的强度和时间呈正相关。治疗消化性溃疡时,应力争使一天中胃液 pH > 3 的时间超过 18 小时。PPI 由于抑酸作用强、疗效肯定、使用方便、安全性好,目前已作为活动期消化性溃疡治疗的首选药物,尤其是疼痛严重、合并出血或其他治疗失败的患者应首先应用 PPI。PPI 治疗十二指肠溃疡的疗程一般为 2 ~ 4 周、胃溃疡为 4 ~ 8 周,以溃疡是否愈合为标准。临床也可用 H_2 受体拮抗剂替代 PPI 用于活动期消化性溃疡的一线治疗。H_2 受体拮抗剂治疗十二指肠溃疡的疗程一般为 4 ~ 6 周,胃溃疡为 6 ~ 8 周。

1)质子泵抑制剂:PPI 抑制胃酸分泌的效果较 H_2 受体拮抗剂更强,作用持久,能更快地促进溃疡愈合,不易产生耐药性,是目前治疗消化性溃疡最常用的药物。使用标准剂量的 PPI(奥美拉唑 20mg/d、泮托拉唑 40mg/d、兰索拉唑 30mg/d、雷贝拉唑 10mg/d 和埃索美拉唑 20mg/d)治疗 2 ~ 4 周,十二指肠溃疡的愈合率可达 80% ~ 100%;治疗 4 ~ 8 周,胃溃疡的愈合率达 70% ~ 90%。在同样的疗程下,应用 PPI 治疗较 H_2 受体拮抗剂治疗溃疡的愈合率提高 10% ~ 25%;对 H_2 受体拮抗剂无效的消化性溃疡患者,PPI 治疗 8 周治愈率超过 90%,12 周可达 99%。一项超过 1000 例患者的双盲、安慰剂对照研究证实,短期、大剂量奥美拉唑治疗对促进消化性溃疡急性出血时胃黏膜愈合和预防再出血有良好疗效。NSAIDs 相关的消化性溃疡和糜烂,无论是否继续使用 NSAIDs,采用奥美拉唑 20mg/d 口服 4 ~ 8 周通常可使溃疡愈合。对其他药物治疗无效的患者,可将剂量加倍为 40mg,每日 1 次;或 20mg,每日 2 次。治疗卓-艾综合征的初始剂量为 60mg,每日 1 次,视病情调整剂量至 20 ~ 120mg/d;每日剂量超过 80mg 时,应分 2 次服用。奥美拉唑对细胞色素 P450 有抑制作用,与地西泮、双香豆素、苯妥英钠等合用时,需注意必要时调整上述药物的剂量。不良反应少见,可有头痛、皮疹和腹泻等胃肠道反应(均 < 5%)。老年人用药不需调整剂量。兰索拉唑和泮托拉唑的疗效和不良反应发生率与奥美拉唑相当。雷贝拉唑、埃索美拉唑等新一代 PPI 起效更快,能迅速缓解症状;24 小时持续抑酸,抑酸效果更好、更彻底。主要不良反应为乏力、恶心、腹泻、头痛、头晕和皮疹,发生率为 0.7% ~ 2.2%。

2)组胺 H_2 受体拮抗剂:H_2 受体拮抗剂的出现曾开创了消化性溃疡药物治疗的新时代。目前临床应用 H_2 受体拮抗剂的常规剂量分别为西咪替丁 800mg,每日 1 次,临睡前服用;或 400mg,每日 2 次,早餐时及临睡前服用;或 200mg,每日 3 次,进餐时服用;或 400mg,临睡前服

笔记

用。肾功能不全者应根据肌酐清除率调整用量：肌酐清除率为 0 ~ 15ml/min 者 400mg/d,肌酐清除率为 15 ~ 30ml/min 者 600mg/d,肌酐清除率为 30 ~ 50ml/min 者 800mg/d。注意避免与硫糖铝或氢氧化铝合用。雷尼替丁 150mg,每日 2 次或临睡前服用 300mg,肌酐清除率 <50ml/min 者剂量减半。法莫替丁 20mg,每日 2 次,早餐和晚餐后服用;或 40mg,临睡前服用。尼扎替丁 300mg,每日 1 次,临睡前服用。研究表明,4 种 H$_2$ 受体拮抗剂疗效相当,分次给药和临睡前单剂给药疗效并无差异。H$_2$ 受体拮抗剂治疗 4 和 8 周,十二指肠溃疡的愈合率分别为 70% ~ 80% 和 87% ~ 94%。

(2)保护胃黏膜:由于胃溃疡患者多数胃酸分泌正常,而黏膜屏障功能下降,故胃溃疡单用抑酸剂治疗的疗效不如十二指肠溃疡,可考虑抑酸剂和胃黏膜保护剂联合应用。铋剂特别适合于合并 Hp 感染的消化性溃疡患者。硫糖铝的常用剂量为 1g,每日 4 次,口嚼成糊状后温开水吞服,餐前 1 小时服用。铋剂中以枸橼酸铋钾最为常用,使用方法为 240mg,每日 2 次,早、晚餐前 30 分钟服用;或 120mg,每日 4 次,三餐前及临睡前 30 分钟服用;疗程为 4 ~ 8 周。前列腺素衍生物米索前列醇的副作用较多,不宜常规应用,目前主要作为二线用药,对于防治 NSAIDs 导致的溃疡有一定价值。用法为 200mg,每日 4 次,餐前及临睡前服用,疗程为 4 ~ 8 周;孕妇及心脑血管疾病者禁用。

(3)抗酸剂:主要用于症状严重患者的早期联合治疗,可迅速控制疼痛症状。传统抗酸剂包括碳酸氢钠、氧化镁、氢氧化铝、碳酸钙等。由于传统抗酸剂有便秘、腹泻或酸碱平衡紊乱等副作用,临床应用已明显减少。新一代抗酸剂铝碳酸镁兼具抗酸剂和黏膜保护剂的优点,其网状晶格结构可在损伤或溃疡表面形成保护层,持续阻止胆酸及胃蛋白酶的损伤,刺激内源性前列腺素合成,迅速缓解溃疡症状,并可提高溃疡愈合质量。常用剂量为 1g,每日 3 次,疗程为 6 ~ 8 周。促进溃疡愈合的疗效与 H$_2$ 受体拮抗剂相当,无明显的副作用。

2. **抗 Hp 治疗**　无论消化性溃疡初发还是复发、活动与否、有无并发症,Hp 阳性的消化性溃疡患者均应抗 Hp 治疗。根除 Hp 可使消化性溃疡患者的复发率明显降低,一项 Meta 分析显示,成功根除 Hp 后,十二指肠溃疡和胃溃疡的年复发率分别下降至 6% 和 4% 以下,明显低于未根治者(95% 和 74%)。在多数国家,约 95% 以上的十二指肠溃疡和 70% 以上的胃溃疡患者伴有 Hp 感染,而目前采用的 Hp 检测方法有一定的假阴性率,因而有部分学者提出对所有十二指肠溃疡患者均可行抗 Hp 治疗。

根除 Hp 可使多数 Hp 相关性消化性溃疡患者完全治愈。一项包括 446 例 Hp 阳性十二指肠溃疡患者的研究,分别接受 1 周埃索美拉唑三联疗法(埃索美拉唑 + 阿莫西林 + 克拉霉素)或 1 周奥美拉唑三联疗法(奥美拉唑 + 阿莫西林 + 克拉霉素)加 3 周奥美拉唑标准剂量治疗,结果发现 4 周时两组的十二指肠溃疡愈合率均超过 95%、Hp 根治率均超过 90%,认为埃索美拉唑 1 周三联疗法能有效治愈十二指肠溃疡并缓解症状,除非十二指肠溃疡为巨大溃疡或出现出血等并发症,否则无需后续的 3 周维持抑酸治疗。若患者为胃溃疡、巨大溃疡或出现出血等并发症,可考虑在抗 Hp 治疗结束后,给予 PPI 或 H$_2$ 受体拮抗剂治疗 2 ~ 4 周。

常用根除 Hp 感染的一线方案大体上可分为以 PPI 为基础的方案和以铋剂为基础的方案两大类,在 PPI 或铋剂的基础上加用两个抗生素联合组成三联方案,抗生素可选择阿莫西林、克拉霉素、四环素、甲硝唑(或替硝唑)等,国内用呋喃唑酮代替甲硝唑,也取得较好疗效。常用的根除 Hp 方案有:

(1)含 PPI 的根除 Hp 方案:PPI(标准剂量) + 克拉霉素(0.5g) + 阿莫西林(1.0g),每日 2 次;PPI(标准剂量) + 克拉霉素(0.5g) + 甲硝唑(0.4g),每日 2 次;PPI(标准剂量) + 阿莫西林(1.0g) + 甲硝唑(0.4g),每日 2 次;PPI(标准剂量) + 阿莫西林(1.0g) + 呋喃唑酮(0.1g),每日 2 次。

标准剂量的 PPI 包括埃索美拉唑 20mg、雷贝拉唑 10mg、兰索拉唑 30mg 和奥美拉唑 20mg。

Hp 根除率为 80% ~98% 报道不一。含 PPI 的根除 Hp 方案疗程为 10 ~14 天。10 和 14 天方案均有效,但 14 天方案可将根除率提高 12% 。考虑到经济因素,可使用 H$_2$ 受体拮抗剂替代 PPI。

(2)含铋剂的根除 Hp 方案:铋剂(标准剂量) + 呋喃唑酮(0.1g) + 克拉霉素(0.5g),每日 2 次;铋剂(标准剂量) + 甲硝唑(0.4g) + 克拉霉素(0.5g),每日 2 次;铋剂(标准剂量) + 甲硝唑(0.4g) + 四环素(0.5g),每日 2 次。

标准剂量的铋剂包括枸橼酸铋钾 220 或 240mg、果胶铋 240mg。含铋剂的根除 Hp 方案疗程为 14 天。Hp 根除率为 78% ~90% 。尽管目前甲硝唑、克拉霉素耐药菌株有所增长,含铋剂的根除 Hp 方案仍能取得较满意的疗效。

根除 Hp 感染的二线治疗方案主要为含 PPI、铋剂和两个抗生素的四联疗法,疗程为 10 ~14 天。该方案可在一定程度上克服甲硝唑和克拉霉素耐药的影响,并可能防止继发性耐药,故也有学者推荐作为一线方案使用。此外,含四环素、左氧氟沙星、利福平等的方案都可用于根治 Hp 感染的二线治疗。一项对 PPI + 四环素 + 甲硝唑根除 Hp 感染疗效的研究表明,使用该方案,Hp 根除率可达 91% 。

根除 Hp 疗效判断:用于明确 Hp 是否被根除的复查应在根除治疗结束至少 4 周后进行,可选用非侵入性的尿素呼气试验或粪便抗原检查。如临床疾病有必要进行内镜复查,也可用胃黏膜活检标本检测 Hp,此时应同时取胃窦、胃体黏膜检测。

近年来,随着抗 Hp 药物的广泛使用,克拉霉素、甲硝唑等耐药菌株呈现逐年增多的趋势,使 Hp 根除率有所下降。为避免耐药菌株产生,提高 Hp 根除疗效,应注意严格掌握 Hp 根除的适应证;选用正规、有效的治疗方案;联合用药,避免使用单一抗生素或抗菌药;对根除治疗失败的患者,再次治疗前应先做药物敏感试验;对一线治疗失败者,改用补救疗法时,尽量避免使用克拉霉素。

3. **维持治疗**　维持治疗曾是预防消化性溃疡复发的主要措施之一。但随着对根除 Hp 治疗的重视,维持治疗的地位明显下降。对于 Hp 阴性或根除 Hp 后仍反复发作、伴出血或穿孔等严重并发症的消化性溃疡、重度吸烟或伴随其他疾病必须长期服用 NSAIDs 或抗凝药物的消化性溃疡患者应给予维持治疗。目前维持治疗的常用药物为 H$_2$ 受体拮抗剂或 PPI。方案为标准剂量的半量睡前服用,即西咪替丁 400mg/d,临睡前;雷尼替丁 150mg/d,临睡前;或法莫替丁 20mg/d,临睡前。奥美拉唑 10 ~20mg/d,维持治疗。疗程根据病情需要定,可长达半年到 1 年。

【病例分析】

病情介绍　患者,男,52 岁。因"间断黑便 5 天"入院。患者自 5 天前无明显诱因开始解黑便,1 ~2 次/天,每次量约 50ml,排便后自觉头晕、乏力不适,无恶心、呕吐、呕血,不伴腹痛、腹胀等不适。辅助检查:血常规:WBC 6.07×10^9/L[正常值为(4 ~10)×10^9/L],NEUT% 74.6%(正常值为 50% ~70%),RBC 2.09×10^{12}/L[正常值为(3.5 ~5.5)×10^{12}/L],Hb 65g/L(正常值为 110 ~160g/L),HCT 21.2%(正常值为 37% ~50%),PLT 126×10^9/L[正常值为(100 ~300)×10^9/L]。胃镜示:十二指肠球部溃疡(A2 期);慢性非萎缩性胃窦炎伴糜烂。诊断:上消化道出血;十二指肠球部溃疡(A2 期)。

治疗方案和效果　埃索美拉唑 80mg 静脉推注后,以 8mg/h 的速度微泵输注;20g 丙氨酰谷氨酰胺注射液 +500ml 复方氨基酸注射液(20AA)静脉滴注;输注红细胞悬液 400ml,纠正失血性贫血,改善微循环缺血缺氧状态。

合理用药分析　该患者诊断为上消化道出血、十二指肠球部溃疡(A2 期)。对于上消化道出血,指南建议静脉使用大剂量 PPI 进行经验性治疗,而埃索美拉唑是起效较快的 PPI 类药物,推荐埃索美拉唑 80mg 静脉推注后,以 8mg/h 的速度持续静脉泵入(滴注)。故该患者给予埃索美拉唑 80mg 静脉推注后,以 8mg/h 的速度微泵输注合理。

消化性溃疡的发病机制主要与胃十二指肠黏膜的损害因素和黏膜自身防御修复因素之间

笔记

失去平衡有关。丙氨酰谷氨酰胺可在体内分解为谷氨酰胺和丙氨酸。谷氨酰胺不仅能为肠道黏膜细胞提供增殖分化需要的能源和氮源,还能修复各种原因导致的肠道黏膜损害,有重建肠道功能的作用,有利于维护患者的肠黏膜屏障功能。丙氨酰谷氨酰胺注射液是一种高浓度溶液,不可直接输注,在输注前,必须与可配伍的氨基酸溶液或含有氨基酸的输液相混合,然后与载体溶液一起输注。故该患者20g丙氨酰谷氨酰胺注射液 + 500ml复方氨基酸注射液20AA静脉滴注合理。

患者入院时血红蛋白 < 70g/L、血细胞比容 < 25%,系中度失血性贫血,因此输注红细胞悬液400ml,纠正失血性贫血,改善微循环缺血缺氧状态。出血后引起血容量不足和营养不良,故需要补充能量、体液、电解质、维生素,扩容的同时给予营养支持。

【思考题】

1. 44岁男性,反复上腹痛7周,疼痛常进食后2小时发生,胃镜检查提示"胃体溃疡",Hp阴性,试给出其治疗方案。

2. 一例35岁男性患者,反复上腹痛4周,多于空腹发生,胃镜检查提示"十二指肠球部溃疡",Hp阳性,试给出其治疗方案。

第二节　胃食管反流病

胃食管反流病(gastroesophageal reflux disease,GERD)是胃、十二指肠内容物反流入食管引起不适症状和(或)并发症的一种疾病。根据内镜下有无食管黏膜损害可将胃食管反流病分为糜烂性食管炎(erosive esophagitis)和非糜烂性反流病(non- erosive reflux disease)两类。调查发现,非糜烂性反流病占胃食管反流病的50%～70%,6%～10%为Barrett食管,其余属于糜烂性食管炎。我国的胃食管反流病发病率为2.77%～5.80%,反流性食管炎发病率为1.92%,发病率随年龄增长而增加,男性多于女性(2∶1～3∶1)。

【病因和发病机制】

目前认为胃食管反流病是由多因素促成的上消化道动力障碍性疾病,又是一种酸相关性疾病。反流物包括胃酸、胃蛋白酶以及十二指肠的胆汁和胰酶等,但是胃酸是引起症状和并发症的主要因素。24小时食管pH监测显示,正常人群均有胃食管反流现象,常发生在白天、进餐时或餐后,24小时内的反流总时间 < 1小时,称为生理性胃食管反流。在一定情况下生理性胃食管反流可转变为病理性胃食管反流,甚至胃食管反流病。胃食管反流病的发病机制是抗反流防御机制下降和反流物对食管黏膜攻击作用的结果,与下列因素有关。

1. **解剖及生理抗反流结构功能破坏**　食管胃底连接处是第一抗反流屏障,最重要的结构是下食管括约肌,位于食管与胃交界线之上3～5cm的高压区。胃食管反流病患者尤其糜烂性食管炎患者,下食管括约肌静息张力明显低于正常,迷走神经反射无法引起有力的下食管括约肌收缩,抵抗病理性胃食管反流的发生。下食管括约肌功能受损或减退,尤其是一过性下食管括约肌松弛是引起胃食管反流最主要的因素。此外,胃食管连接部位的其他解剖结构包括膈肌脚、膈食管韧带、食管与胃之间的锐角(His角)等异常均与食管抗反流功能破坏有关,例如食管裂孔疝患者常有异常胃食管反流。

2. **食管清除能力降低**　食管蠕动排空、唾液中和以及食团自身重力产生的食管酸廓清功能可缩短食管黏膜在反流物中浸泡的时间,其中食管蠕动收缩在防止反流物导致的食管炎中更为重要。研究表明,糜烂性食管炎患者食管收缩幅度降低、无蠕动性收缩发生率增加,且随着食管炎的程度加重而更加明显,这种食管蠕动功能障碍并不随食管炎的治愈而改善,可能参与了疾病的发生。

3. **食管黏膜防御作用减退**　食管黏膜表面的黏液层、上皮细胞膜、细胞间连接结构、细胞内

笔记

缓冲液、细胞代谢等上皮因素以及组织内的基础酸状态、血液供应等共同组成食管黏膜防御屏障。屏障受损时,即使正常胃食管反流亦可引发食管炎。

4. 胃十二指肠功能异常 各种原因导致的胃、十二指肠运动和功能异常均可导致反流物的损伤性增加。比如胃排空功能障碍导致胃内压力增加,超过食管内压引起反流。据报道,40%以上的胃食管反流病患者伴有餐后胃排空延迟;十二指肠胃反流所致的碱反流性食管炎可能与糜烂性食管炎的并发症之一食管癌的发生有关。

5. 食管感觉异常 食管敏感性与患者对症状的感觉有关。胃食管反流病患者,特别是非糜烂性反流病患者的食管对球囊扩张感知阈和痛阈下降、酸敏感增加,可用于疾病诊断。

6. 其他因素 某些特殊人群例如婴儿、孕妇、肥胖者,某些不良生活习惯例如吸烟、高脂饮食、睡前进食、衣带过紧、习惯性吞气、精神紧张和焦虑情绪等,以及某种特定的疾病状态例如硬皮病、糖尿病、大量腹水均易发生胃食管反流。国内外大量研究资料表明,年龄增加、男性、吸烟、体重指数(BMI)增加、过度饮酒、阿司匹林等非甾体抗炎药和抗胆碱能药物的使用、体力劳动及家族史是胃食管反流病发病的相关危险因素。幽门螺杆菌感染与胃食管反流病的关系仍存在争议。

【临床表现】

胃食管反流病的临床表现多样,与内镜检查所见的损害程度无明显关联。糜烂性食管炎和非糜烂性反流病两组患者的症状、严重程度、频率或伴随症状相似,包括食管和食管外的一系列症状。胃灼热感和反流是典型反流相关症状群的特征性表现,而胸痛、上腹痛、上腹灼烧感等是反流相关症状群的不典型症状。

1. 食管症状 胃灼烧或胃灼热感是胸骨后区烧灼样感觉,可向颈部放射,多于餐后出现。胃食管反流是引起胃灼热感的最主要的原因。反流是胃内容物反流入咽部或向口腔方向流动的感觉。夜间胃灼热感和反流可使部分胃食管反流病患者伴有睡眠障碍。胃食管反流还可产生胸痛,引起与缺血性心脏病类似的胸痛发作,有时甚至不易与之相鉴别,可不伴有胃灼热感和反流。上腹痛也是胃食管反流病的主要症状,与胃灼热感相关,约69%的非糜烂性反流病患者除了胃灼热感之外还有上腹痛。部分患者感吞咽困难,可能由于反流损害所致的食管狭窄或者蠕动功能障碍造成。体育运动可诱发胃食管反流病患者的不适症状发作,可能与运动时食管收缩的时间缩短、幅度和频率下降有关。其他少见或不典型的相关症状还包括嗳气、腹胀、上腹不适、咽部异物感、吞咽痛等。

2. 食管外症状 食管反流病除了引起食管症状,还可以引起食管外症状。研究资料表明,32.8%的胃食管反流病患者具有食管外症状。胃食管反流病患者可出现咳嗽、哮喘、反复发生的肺炎、肺纤维化、婴幼儿胃食管反流病可发生窒息,甚至有部分胃食管反流病患者有呼吸道症状而无食管症状。与胃食管反流病相关的咽喉部症状有咽喉部异物感、间歇性声嘶、发声困难、持久咽痛等,尤其在夜间反流更易出现。反流性喉炎和反流性哮喘综合征患者通常都有食管症状,但可不伴有胃灼热感和反流。此外,胃食管反流病患者中龋齿尤其是发生于舌齿和腭齿表面的发生率增高。胃食管反流病的并发症包括出血、狭窄、Barrett 食管和腺癌等。

【治疗原则】

胃食管反流病的治疗目的是缓解症状、治愈食管炎、提高生活质量、防治并发症及预防复发,包括一般治疗、药物治疗、内镜或手术治疗。

(一) 一般治疗原则

首先应改变日常生活方式,纠正不良生活习惯。睡眠时抬高床头 10~20cm,睡前不进食,白天进餐后 3 小时内不卧床,可减少卧位及夜间反流;不系紧身腰带、不穿紧身衣服,保持大便通畅,保持心情舒畅;戒烟、禁酒,控制体重,减少腹壁脂肪堆积;调整饮食结构,以高蛋白、高纤维素、低脂饮食为宜,避免睡前进食;避免过多进食刺激胃酸分泌的食物,如巧克力、薄荷、含咖啡

笔记

因的饮料等辛辣刺激的食品等；避免使用抗胆碱能药、三环类抗抑郁药、钙离子抑制剂、茶碱、黄体酮类药物、地西泮等麻醉药及多巴胺、β_2 肾上腺素能受体激动剂等降低下食管括约肌压力或影响食管动力的药物。嚼口香糖可促进唾液分泌，改善部分患者的胃灼热感症状。

（二）药物治疗原则

药物是治疗胃食管反流病的最主要的方法。药物治疗旨在增强抗反流屏障作用，提高食管清除能力，改善胃排空和幽门括约肌功能，防止十二指肠反流，抑制酸分泌，降低反流损害，保护食管黏膜、促进修复，以达到解除症状、治愈炎症、预防并发症、防止复发的目标。目前胃食管反流病的药物治疗以抑酸为中心，分为控制发作和维持治疗两个阶段。症状发作时，治疗药物应足量、足疗程，必要时多种药物联合使用，根据不同病情采用递增疗法或降阶疗法。维持治疗包括按需治疗和长期治疗，但是维持期则以按需为主要策略。非糜烂性反流病和轻度食管炎患者都采取按需治疗的方法。

（三）内镜或手术治疗

手术或内镜治疗应综合考虑后慎重决定。需要大剂量药物维持、药物治疗无效或不愿接受长期药物治疗的患者可以考虑进行内镜治疗，常用的内镜治疗方法包括内镜下射频治疗、局部注射治疗、贲门黏膜缝合皱褶成形术等。经严格的内科治疗后仍有严重的反流症状或并发症、经常发生反流性吸入性肺炎或哮喘、不愿意接受终身药物治疗或病情重、需要长期大剂量抗酸药维持治疗的年轻患者也可以考虑手术。手术前应进行食管 24 小时 pH 监测及食管测压，了解下食管括约肌及食管体部的运动功能，指导选择手术方式。抗反流手术缓解症状及愈合食管炎的效果与药物治疗相似，但手术存在腹胀、吞咽困难等并发症，甚至可以导致死亡。值得注意的是，相当一部分患者（11% ~ 60%）术后仍需要规则用药。研究表明抗反流手术并不能降低食管腺癌的风险。

【药物治疗】

（一）治疗药物分类

目前有效治疗药物主要包括抑酸剂、胃肠动力药、黏膜保护剂和抗酸剂。

1. **抑酸剂**　抑酸是最重要的治疗措施，酸度下降，H^+ 的反渗透有利于食管炎的愈合，并减少酸对食管黏膜的刺激，减轻或消除症状。酸分泌受抑制时，胃内容物量减少，反流也相应减少。pH 上升时，结合胆盐活化降低，酸抑制剂本身能减少胆盐作用，对部分混合反流引起的胃灼热感也有效果。抑酸剂主要包括 PPI 和 H_2 受体拮抗剂两大类。PPI 可长时间、高效抑制基础胃酸以及刺激后胃酸分泌，明显降低反流物的酸度和数量。H_2 受体拮抗剂与组胺竞争结合胃壁细胞 H_2 受体，抑制食物、组胺及五肽促胃液素刺激壁细胞引起的胃酸分泌，尤其能减少夜间泌酸。

2. **胃肠动力药**　这类药可增加下食管括约肌压力、改善食管蠕动、促进胃排空，从而减少胃内容物食管反流及食管在反流物的暴露时间。胃肠动力药一般不单独治疗食管反流病，仅仅作为辅助用药。当抑酸药治疗效果不好时，胃肠动力药与抑酸药联合应用，特别适用于伴有胃肠排空延缓的患者。常用的胃肠动力药有以下几种：

（1）多巴胺受体拮抗剂：代表药物为甲氧氯普胺和多潘立酮，可拮抗食管、胃、肠道的多巴胺受体，使胆碱能受体功能相对亢进，增加食管、胃平滑肌动力，促进食管清除，加快胃排空，阻止胃内容物反流；其对十二指肠、空肠、回肠蠕动的促进可减少十二指肠反流；另外甲氧氯普胺具有拮抗 5-HT$_3$、激动 5-HT$_4$ 及拟胆碱作用，作用于脑干化学感受器的多巴胺（D$_2$）受体还可产生强大的中枢性止吐作用。

（2）5-HT$_4$ 受体激动剂：临床常用的莫沙必利（mosapride）、西沙必利（cisapride）均为选择性 5-HT$_4$ 受体激动剂，作用于肠肌间神经丛，促进神经末梢释放乙酰胆碱，使下食管括约肌压力升高，食管蠕动增强，胃排空加快，可有效减少反流次数和缩短反流时间，是新型全胃肠道动力药。

笔记

(3)抗胆碱药:包括阿托品(atropine)、哌仑西平(pirenzepine)和替仑西平(telenzepine)等,可阻断乙酰胆碱的功能,抑制胃酸和胃蛋白酶分泌,解除内脏平滑肌和血管痉挛,降低胃肠运动性,可增加下食管括约肌压力,加速胃排空。

3. 抗酸剂 常用药物有氢氧化铝、氧化镁、三硅酸镁、碳酸钙等,具有弱碱性,可迅速中和胃酸,提高胃内及食管下段 pH,降低反流物的酸度和胃蛋白酶活性,减轻酸性反流物对食管黏膜的损伤,并轻度增加下食管括约肌张力。

4. 黏膜保护剂 可覆盖病变表面,形成保护膜,减轻症状,促进食管炎愈合。常用药物有硫糖铝、胶体铋剂。属藻酸盐制剂的藻脘酸泡沫剂如盖胃平可与胃液作用形成浮游于胃液上的泡沫状物,隔绝胃内的酸性或碱性物与食管下端接触,有利于食管炎症修复。部分黏膜保护剂如考来烯胺、铝碳酸镁有一定的吸附作用,通过吸附并结合胃蛋白酶直接抑制其活性,还可通过结合胆汁酸、吸附溶血卵磷脂,避免或减少其对胃黏膜的损伤。此外,黏膜保护剂还具有抗酸剂样作用,中和胃酸能力强,可使胃液 pH 长时间维持在 3 ~ 5,临床应用广泛。

(二)治疗药物选用

1. 控制发作的治疗 患者的症状轻重及内镜所见是选用药物的基础。一般来说,症状轻、食管黏膜损害不严重的患者可选用常规剂量的 PPI 或 H_2 受体拮抗剂;而对症状重、食管黏膜损害严重的患者则应选用强效的抑酸药 PPI,必要时加用胃肠动力药,以达到迅速缓解症状、快速治愈食管炎的目的。胃食管反流病具有慢性复发性,目前发作期的治疗方法主要分为降阶疗法和递增疗法两大类。

(1)降阶疗法(step down):又称递减疗法,即药物种类和剂量逐渐递减,初始治疗首选 PPI,迅速控制症状,治愈炎症后再减量维持。此疗法适用中、重度胃食管反流病患者尤其是内镜检查有糜烂性食管炎者。初始治疗可选用 1 种标准剂量的 PPI 制剂,每日 2 次,餐前口服;必要时加用胃肠动力药,如多潘立酮10mg,每日 3 次,餐前口服。

糜烂性食管炎患者需正规治疗 8 ~ 12 周,炎症愈合后可逐步减少药物的剂量和种类。内镜检查无食管糜烂、溃疡的中、重度胃食管反流病患者亦需在临床症状完全消失数天至数周后逐步减少 PPI 的用量,一般先减至原治疗剂量的一半,数天至数周后再减量一半并逐步过渡至隔天 1 次或与 H_2 受体拮抗剂交替使用,症状缓解后胃肠动力药也可逐渐减量。目前普遍认为,降阶疗法优于传统的递增治疗方法,控制胃食管反流病更有效、更经济。

(2)递增疗法(step up):即逐步增加抑酸强度,逐渐采用联合用药的分期治疗方法。基础治疗主要为改变生活方式,症状发作时可加用抗酸药或小剂量的 H_2 受体拮抗剂。无缓解的患者可在上述治疗的基础上加用标准剂量的 H_2 受体拮抗剂或胃肠动力药。当反流症状治疗无效或食管炎不愈合时,应进行强化治疗,即联合使用 H_2 受体拮抗剂和胃肠动力药;也可加大 H_2 受体拮抗剂的用量或选用 PPI,当大剂量的 H_2 受体拮抗剂或 PPI 无效时再加用胃肠动力药。虽然该法可使部分患者避免使用过强的抑酸药或过多药物联合治疗,但治疗过程中部分患者症状控制不满意,达到理想疗效常需摸索,临床操作时患者的满意率较低,从药物经济学角度反而不如降阶疗法优越。

2. 维持治疗 胃食管反流病是一种慢性复发性疾病,停用抑酸剂 6 个月复发率达80%,因而许多患者需长期使用抑酸剂以避免或减少胃食管反流病复发,维持治疗时间遵循个体化原则,一般应在正规治疗、复查胃镜食管炎已愈合后维持治疗 6 ~ 12 个月,重症者时间应延长,甚至终身维持。

维持治疗包括按需治疗和长期治疗。维持治疗有 3 种方法:原剂量维持或剂量减半维持(每天 1 次),停药后很快复发且症状持续者往往需要长期用药,使症状持续缓解,防止食管炎复发;间隙治疗,基于 PPI 的药动学,以隔日治疗为宜;按需治疗,主要是对非糜烂性反流病患者,症状出现时服药,症状控制后停药,由患者自己调控。

笔记

有效的维持治疗应能完全缓解症状并防止食管炎复发及并发症发生。20% 的患者通过改变生活方式联合抗酸剂使用可获得良好控制。其他约 50% 的慢性反流患者即使经过正规治疗仍可反复发作,治疗上首选 PPI 制剂,但常需使用全量或更大剂量才有效。奥美拉唑 10mg/d 维持优于标准剂量雷尼替丁或奥美拉唑隔日治疗或周末疗法(每周五、六各 1 次),值得肯定的是全量 PPI 可延长相邻发作的间期,减少食管狭窄的复发。由 PPI 改用 H_2 受体拮抗剂维持治疗时常需全量分次口服,若改药后症状复发,仍应再给予 PPI。

非糜烂性反流病及轻度食管炎患者可以按需治疗,按需治疗是近年来提倡的、区别于降阶疗法的维持治疗策略,属于间歇治疗的一种。即在出现胃灼热感、反酸等胃食管反流症状时,持续用药至症状缓解。按需维持治疗是胃食管反流病患者长期治疗的有效策略,可以使患者的生活质量持续改善及黏膜愈合,且按需治疗的依从性较高。按需治疗仍首选 PPI 制剂,抗酸剂也是可选药物,可根据每个患者的不同情况调整药物剂量、种类和持续时间。有研究认为胃食管反流病复发与下食管括约肌张力下降有相关性,因此,除抑酸剂外,可联合使用胃肠动力药。非糜烂性反流病及无严重并发症的胃食管反流病患者通过按需治疗或间歇治疗能很好地控制症状。但是,按需治疗不适用于重度食管炎患者,对于重度食管炎患者,停药后食管炎更容易复发,重度食管炎患者通常需要 PPI 长期维持治疗。

尽管大量临床应用表明 PPI 疗效卓越,且无明显的副作用,但其长期使用的安全性仍值得关注。长期使用 PPI 可使胃窦 G 细胞产生促胃液素增加,血清促胃液素浓度升高。尽管到目前为止还未见使用 PPI 出现胃窦肿瘤的病例,但国外有致萎缩性胃炎的报道,国内有随访 5 年出现十二指肠息肉的报道,因而需警惕长期抑酸对上消化道肿瘤发生的影响。

在治疗胃食管反流病时有部分患者即使经正规、足量长期维持治疗,症状和炎症仍不能控制,称为难治性患者。部分患者可加大药物剂量,如奥美拉唑可用至 60mg/d、雷尼替丁可用至 1200~3000mg/d,并可结合使用其他治疗药物。此外还需考虑可能误诊为胃食管反流病,或者是胃食管反流病症状但为非胃食管反流病引起,抑或确为胃食管反流病但对治疗药物不敏感。

3. **难治性胃食管反流病**　PPI 对难治性胃食管反流病治疗效果不佳,症状控制后容易复发,即便双倍剂量的 PPI 治疗 8~12 周,对难治性胃食管反流病的症状也无明显改善。当 PPI 治疗失败,胃食管反流病的症状仍然存在时,换用埃索拉唑仍然有效。当 PPI 治疗难治性胃食管反流病疗效欠佳者,可以考虑抗反流手术。

4. **并发症的药物处理**　Barrett 食管被认为是食管腺癌的癌前病变,当内镜疑诊 Barrett 食管且由两名病理科医师进行组织学检查确诊后,可行 3 个月的 PPI 治疗。但降低或清除酸暴露能否阻止 Barrett 食管向腺癌进展目前仍无有力的临床试验结果支持。相对于药物治疗,内镜下激光治疗、双极电凝、抗反流手术显示出更良好的治疗前景。

【病例分析】

病情介绍　患者,男,49 岁。以间断性反酸和胃灼热感 1 年余,加重 1 个月来诊。患者进食甜食、辛辣食物后出现反酸、胃灼热感,进食后可缓解,空腹和夜间症状明显。症状间断出现,时轻时重,口服奥美拉唑可以缓解。1 个月前症状加重,夜间伴有反流和胸骨后烧灼和隐痛,影响睡眠。查体:心、肺、腹均无异常发现。查胃镜、查肿瘤标志物正常,排除上消化道恶性病变。明确诊断:反流性食管炎。

治疗方案和效果　给予泮托拉唑 40mg,口服,每天 1 次,抑酸治疗,建议 8 周;给予枸橼酸莫沙必利片 5mg,口服,每天 3 次,增强胃肠动力;复方消化酶胶囊 1 粒,口服,每天 3 次,改善消化功能。

合理用药分析　PPI 标准剂量晨服 1 次可以维持胃内 pH >4 达 16 小时,作用时间长于标准剂量的 H_2RA(pH >4 达 6 小时)。有夜间反流者,如需要可在 PPI 日间治疗的基础上睡前加服 H_2RA,但其有可能在服用几周后出现快速耐药,因此患者给予泮托拉唑钠 40mg 每日 1 次。

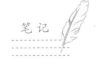

枸橼酸莫沙必利片为选择性 5-HT$_4$ 受体激动药,能促进乙酰胆碱的释放,刺激胃肠道而发挥促动力作用,从而改善功能性消化不良患者的胃肠道症状,但不影响胃酸分泌。复方消化酶胶囊由胃蛋白酶、胰蛋白酶、胰淀粉酶和胰脂肪酶组成,具有促进食物消化、驱除肠内气体和利胆的作用,可用于消化不良,包括腹部不适、早饱、餐后腹胀,也可用于胆囊炎和胆结石以及胆囊切除患者的消化不良。患者近期进食较少,给予枸橼酸莫沙必利片及复方消化酶胶囊可增强胃肠动力,提高其食欲,改善消化功能。

【思考题】

1. 轻、中、重度胃食管反流病发作期应分别采用哪些药物治疗方案?
2. 查阅文献学习胃食管反流病药物治疗的最新进展。

第三节　炎症性肠病

炎症性肠病(inflammatory bowel disease)是一种病因尚不十分清楚的慢性非特异性肠道炎性疾病,主要包括溃疡性结肠炎(ulcerative colitis)和克罗恩病(Crohn disease)。溃疡性结肠炎是发生于结肠的一种弥漫性、连续性、浅表且局限于黏膜层的炎症,常见于直肠和乙状结肠。溃疡性结肠炎最常发生于青壮年期,根据我国的统计资料,发病的高峰年龄为 20 ~ 49 岁。克罗恩病是可以发生于消化道任何部位的一种慢性、反复发作性的肠壁全层性炎症,常见于回肠末端和结肠,多呈节段性、非对称性分布。克罗恩病最常发生于青年期,发病高峰年龄为 18 ~ 35 岁,男性略多于女性(男女比约为 1.5∶1)。这两种疾病在病因、发病机制、流行病学等方面均有一些共同点,两者是同一疾病的不同亚类,组织损伤的基本病理过程相似,但可能由于致病因素不同,导致其组织损伤的表现不同。

【病因和发病机制】

炎症性肠病的确切病因和发病机制尚不清楚,可能与下列因素有关。

1. 免疫机制异常　由于本病常并发关节炎、结节性红斑等自身免疫性疾病,用肾上腺皮质激素或其他免疫抑制药物治疗有一定疗效;许多患者血清中可检测出自身抗体和循环免疫复合物,阳性率达 60% ~ 85%,提示该病可能与自身免疫有关。认为其发病机制可能为回肠末端及结肠的细菌产物慢性刺激黏膜免疫系统,引起肠道免疫炎症反应过度亢进,使黏膜细胞破损,局部炎症细胞浸润,细胞因子释放,从而形成炎症和溃疡。

2. 遗传因素　炎症性肠病的发病率在种族间有明显差异。克罗恩病在北欧和北美白色人种中的发病率较高,亚洲人的发病率最低。一级亲属的发病率高于普通人群 4 ~ 20 倍,单卵双胞胎的发病率明显高于双卵双胞胎,均提示炎症性肠病与遗传因素有关。近年欧美国家对炎症性肠病患者进行全基因组扫描发现,位于 16 号染色体上的 CARD15/NOD2 基因、5 号染色体上的 OCTN 基因和 10 号染色体上的 GLD5 基因突变与炎症性肠病有关。

3. 环境因素　高糖饮食、人造奶油、长期口服泻药等诱因可能参与致病。可以肯定的是吸烟与克罗恩病恶化有关,相反吸烟对溃疡性结肠炎可能有保护作用。

近年来一些研究表明,肠黏膜细胞、炎症介质及免疫反应异常都是炎症性肠病发病机制中的关键因素。某些遗传易感的个体由于感染因子、毒素等启动因子的作用,导致了黏膜免疫紊乱而引起组织损伤并发生疾病。

【临床表现和分类】

(一) 临床表现

1. 消化系统表现

(1)腹泻:是炎症性肠病的常见症状,轻者每日 2 ~ 4 次,严重者可达 10 次以上。可为软便、糊状便、稀水样便、黏液便或血便等;病变在左半结肠,尤其是直肠乙状结肠多有黏液脓血便及

笔记

里急后重感。有黏液血便往往表示疾病有活动。

（2）腹痛：溃疡性结肠炎腹痛多在左下腹或下腹部，而克罗恩病多在脐周或右下腹，常为隐痛或阵发性痉挛性绞痛，多为间歇性发作。便后疼痛可缓解，严重者腹痛持续存在。

（3）腹部包块：约1/3的克罗恩病患者出现腹块，以右下腹和脐周多见，多因粘连而较固定。肠粘连、肠壁和肠系膜增厚、肠系膜淋巴结肿大、内瘘形成和腹内脓肿均可引起腹部包块，易与腹腔结核和肿瘤等相混淆。

（4）瘘管形成：是克罗恩的临床特征之一，可为内瘘或外瘘，而溃疡性结肠炎则罕有瘘管形成。

2. 全身表现

（1）发热：约1/3的患者可有中等度热或低热，呈间歇性；急性重症者或伴有化脓性并发症时可出现高热、畏寒等毒血症状。

（2）营养及代谢障碍：因肠道吸引障碍和消耗过多，常有体重减轻、电解质紊乱、低蛋白血症、贫血等。

（3）肠外表现：皮肤和黏膜表现以坏疽性脓皮病、结节性红斑为常见。黏膜病变主要位于口腔，包括阿弗他溃疡、牙龈炎、口面部肉芽肿病、肉芽肿性腮腺炎等，其中以阿弗他溃疡最常见。循环系统表现包括血栓形成、血栓栓塞性病变、心肌炎、心内膜炎等。

（二）分类

溃疡性结肠炎根据病变范围，可分为直肠炎、左半结肠炎以及广泛性结肠炎。根据症状和实验室检查，可分为活动期和缓解期，活动期的疾病严重程度分轻度、中度和重度3度。轻度最常见，起病缓慢，大便每日4次以下，便血轻或无，无发热、脉搏增快或贫血，血沉正常；重度起病急骤，腹泻每日6次以上，明显的黏液血便，体温>37.8℃，脉搏>90次/分，血红蛋白<105g/L，血沉>30mm/h；中度介于轻、重度之间。

克罗恩病的病变范围参考影像学和内镜检查结果确定，可发生在小肠、结肠、回结肠及其他部位；根据病情严重程度可分为轻度、中度及重度。轻度指无全身症状、无腹部压痛、无包块及梗阻者；重度指有明显的腹痛、腹泻、全身症状及并发症者；中度介于两者之间。

【治疗原则】

（一）一般治疗原则

慢性疾病常伴有营养不良，应食用富含营养、少渣、易消化的食物，避免牛奶和乳制品。适当补充维生素、叶酸和微量元素，同时要纠正低蛋白血症，必要时禁食给予静脉高营养。在急性发作期或病情严重时均应卧床休息，病情较轻的患者也应适当休息；病情严重时忌用止泻剂、解痉剂、阿片制剂、NSAID等，以避免诱发结肠扩张；精神过度紧张者可适当给予镇静剂。所有克罗恩病患者必须强调戒烟。

（二）药物治疗原则

由于对致炎物质的性质、炎症的特点及患者的特点如基因、年龄、疾病相关进程及变化尚不完全了解，故炎症性肠病的治疗是复杂的。目前药物治疗主要是通过调节免疫反应和阻断炎症反应进行的。治疗前，应对病情进行综合评估，包括病变累及范围、部位，病程长短，疾病严重程度及全身情况，根据病情制订个体化、综合化的治疗方案。腹泻等可采用乳酸菌素、双八面体蒙脱石等治疗，一般不用复方地芬诺酯（苯乙哌啶）等止泻药，对于长期腹泻和严重病例应适当补充水和电解质，特别是注意补钾；腹痛可用阿托品、匹维溴铵，中毒性巨结肠不宜用阿托品，尽量避免用麻醉剂止痛；对有明显贫血的患者则应输血。药物治疗的目的在于控制急性炎症的发作，缓解或消除症状，预防复发，防止并发症发生，改善患者的生活质量。

【药物治疗】

（一）治疗药物分类

1. 5-氨基水杨酸　临床上常用的有柳氮磺吡啶和5-氨基水杨酸（5-ASA）。柳氮磺吡啶

（sulfasalazine，SASP）是 5-氨基水杨酸和磺胺吡啶以偶氮键方式连接的化合物，口服后大部分到达结肠，在结肠细菌作用下分解为 5-ASA 和磺胺吡啶。前者被认为是产生疗效的主要有效成分，其可与肠壁结缔组织络合后较长时间停留在肠壁组织中起到抗菌消炎和免疫抑制作用，如减少大肠埃希菌和梭状芽胞杆菌，同时抑制前列腺素以及炎症介质白三烯的合成；后者有弱的抗菌作用，磺胺吡啶及其代谢产物可大部分被吸收，经肝脏代谢，由肾脏排出。SASP 适用于轻、中型患者或重型经糖皮质激素治疗已有缓解者。SASP 的不良反应主要有两类：一类是剂量相关的不良反应，如恶心、呕吐、畏食、上腹不适、头痛、皮肤青蓝色和精子减少；另一类为特异性过敏反应，主要有皮疹、肝细胞中毒、粒细胞减少或全血细胞减少、再生障碍性贫血和自身免疫性溶血等，在治疗过程中要定期检查血常规和肝功能。

5-ASA 的作用机制与 SASP 相似，直接口服因在小肠近段已大部分被吸收，到达结肠内的剂量已不足，目前已有各种 5-ASA 的特殊制剂，使其能到达远端回肠和结肠发挥药效。这类制剂有美沙拉秦（mesalazine）肠溶片、奥沙拉秦（olsalazine）和巴柳氮（balsalazide）。5-ASA 新型制剂的疗效与 SASP 相近，不良反应与 SASP 类似，但发生率和严重程度明显降低。

2. 肾上腺皮质激素 其作用机制为非特异性抗炎和抑制免疫反应。通过抑制磷酸酯酶及环氧化酶，减少白三烯和前列腺素的释放，抑制中性粒细胞趋化作用，并抑制免疫反应。适用于对氨基水杨酸制剂疗效不佳的轻、中型患者，尤其在重症和暴发型溃疡性结肠炎及克罗恩病病情活动性强时应作为首选药物。糖皮质激素没有维持效果，不易长期维持治疗，症状改善后应改为 SASP 继续治疗。常用的有氢化可的松、泼尼松、地塞米松和甲泼尼龙。新型糖皮质激素制剂布地奈德（丁地去炎松）经肝脏首关效应后迅速灭活，局部药物浓度明显高于血药浓度，全身不良反应小，临床多用于病变主要局限于远端回肠和右侧结肠的克罗恩病患者。

3. 免疫抑制剂 通过阻断淋巴细胞增殖、活化或效应机制而发挥作用。适用于激素依赖或无效及激素诱导缓解后的维持治疗，若有效在维持症状缓解下减少激素用量。常用药物有硫唑嘌呤（AZA）、巯嘌呤（6-MP）、甲氨蝶呤和环孢素。他克莫司（tacrolimus）为新型免疫抑制剂，可抑制 T 细胞反应，阻断巨噬细胞与 T 细胞间的相互作用，使辅助性 T 细胞对 IL-1 的刺激失去应答，从而丧失产生 IL-2 的能力。免疫抑制剂主要用于克罗恩病的治疗，也用于顽固性即用水杨酸制剂和肾上腺皮质激素无效的溃疡性结肠炎的治疗。这些药物起效慢、毒性大，最主要的副作用是骨髓抑制，应用受到限制，在治疗过程中应严密观察血常规、肝功能变化。

4. 生物制剂 适用于对传统药物如皮质激素、免疫抑制剂治疗无效的顽固性克罗恩病。英夫利昔单抗（infliximab）、阿达木单抗（adalimumab）和赛妥珠单抗（certolizumab）是抗肿瘤坏死因子（TNF-α）的单克隆抗体，多用于常规保守治疗无效的中、重度溃疡性结肠炎和克罗恩病以及有活动性瘘管形成的克罗恩病患者。英夫利昔可与多种免疫反应细胞中的 TNF-α 结合，抑制炎症反应，促进炎性细胞凋亡，发挥抗炎作用。一般在第 0、2 和 6 周每次静脉注射 5~10mg/kg，此后每 8 周注射 1 次。常见不良反应有输液反应、诱发和加重感染、诱发自身免疫、增加恶性肿瘤风险、脱髓鞘疾病和神经系统疾病、心功能衰竭等。因此英夫利昔禁用于活动性感染，结核病，中、重度充血性心功能衰竭，脱髓鞘疾病及恶性肿瘤患者。

5. 抗菌药物 主要用于重症或有中毒性巨结肠的溃疡性结肠炎或克罗恩病，特别有高热及腹膜刺激征时。甲硝唑和环丙沙星是最常用的一线治疗抗生素，其他可选用的抗菌药物有氨基糖苷类、第三代头孢菌素类和喹诺酮类。

6. 微生态制剂 考虑到肠道菌群失调和肠腔内抗原刺激是炎症性肠病触发和复发的重要原因，应用微生态制剂改善肠道微环境，恢复机体正常菌群，下调免疫反应，可以达到控制肠道炎症及维持缓解的目的。

（二）治疗药物选用

对于炎症性肠病治疗方案的选择主要取决于病变的范围、部位，病程的长短、严重程度，给

笔记

予个体化、综合化的治疗。原则上应尽早控制疾病的症状,促进黏膜愈合,防止复发。无论是急性发作期还是缓解期的维持治疗,溃疡性结肠炎和克罗恩病均有一定的差异。

1. 溃疡性结肠炎的治疗

(1)诱导缓解:轻度溃疡性结肠炎可选用 SASP,成人初始剂量为一日 2 ~ 3g,无明显不适可渐增至每日 4 ~ 6g;也可选用相当剂量的 5- ASA 制剂,如美沙拉秦每次 1g,一日 4 次口服给药。对氨基水杨酸制剂治疗无效者,特别是病变较广泛者,可改用口服激素。

中度溃疡性结肠炎可用上述剂量的 5- ASA 制剂治疗。反应不佳者尤其是病变较广泛者,应及时改用糖皮质激素,常用泼尼松 30 ~ 40mg/d,分 2 ~ 3 次口服,用药 10 ~ 14 天,病情稳定后逐渐减量至停用。①远段溃疡性结肠炎病变长度不超过 25cm,局部使用 5- ASA 栓剂或相同剂量的 SASP 保留灌肠作为一线治疗方案,如无效可改用皮质激素保留灌肠,剂量为琥珀酸氢化可的松 100 ~ 150mg,溶于 60 ~ 100ml 生理盐水(或甲硝唑)中保留灌肠,每晚 1 次,15 天为 1 个疗程,间隔 15 天再灌肠 1 个疗程,坚持半年到 1 年复发率明显降低。②结直肠炎症病变长度超过 25cm,但未超过脾曲,口服加局部应用 5- ASA 联合治疗优于单一治疗。病变长度超过脾曲到达盲肠(广泛性结肠炎),根据直肠症状,最好选择口服 5- ASA 联合局部使用 5- ASA 或糖皮质激素(GCS)。如果患者经 2 ~ 4 周的 5- ASA 治疗无反应,则应开始口服糖皮质激素治疗,可采用口服泼尼松 40 ~ 60mg/d,2 ~ 3 周起效,症状控制后逐渐减量,通常每 7 ~ 10 天减 2.5 ~ 5mg;每日 20mg 后,减量要缓慢,减至 10mg/d 后,通常维持治疗 4 ~ 8 周后停用;不要突然停药,以免引起反跳,减量或停用激素后加用 SASP 或 5- ASA 制剂进行维持治疗。

重度溃疡性结肠炎一开始应使用较大剂量的激素,尚未使用过口服糖皮质激素者可口服泼尼松 40 ~ 60mg/d,也可直接静脉给药。已使用过口服激素者,静脉滴注甲泼尼龙 48mg/d 或氢化可的松 300 ~ 400mg/d,疗程一般为 10 ~ 14 天;病情控制后改为口服泼尼松 40mg/d,而后逐渐减量至停药,疗程为半年。如大剂量激素治疗 7 ~ 10 天无效,可考虑使用环孢素(每天 2 ~ 4mg/kg),持续静脉滴注,用药期间严密监测血药浓度,维持血药浓度于 300 ~ 400ng/ml 水平。也可选用英夫利昔治疗,一般在第 0、2 和 6 周每次静脉注射 5 ~ 10mg/kg,此后每 8 周注射 1 次。对合并有高热、白细胞增多、腹膜炎体征或中毒性巨结肠的患者,可给予广谱抗生素治疗,多选用第三代头孢菌素和甲硝唑。

激素依赖型溃疡性结肠炎是指激素开始治疗 3 个月内用量减少至相当于泼尼松 10mg/d 时疾病经常活动或激素停用 3 个月内复发的病例。对于慢性活动性或激素依赖型溃疡性结肠炎患者,免疫抑制剂往往有效,长期治疗的有效率为 60% ~ 70%;AZA 和 6- MP 可交替使用,开始剂量为 50mg/d,逐渐增至最大量 [AZA 2.5mg/(kg·d)、6- MP 1.5 ~ 2mg/(kg·d)]。该类药物发挥作用的时间在 3 ~ 6 周,最大作用在 3 个月,治疗时间一般不超过 1 ~ 2 年;加用后可逐渐减少皮质激素的用量至停药。

加强对症支持,监测脉率、排便频率、C 反应蛋白、腹部平片等,静脉补充液体和电解质,纠正和预防脱水或电解质紊乱,必要时皮下注射低分子量肝素,以降低血栓栓塞的危险。对于有中毒性巨结肠的患者,如大剂量皮质激素治疗 3 天后症状无任何改善者,则应考虑急诊手术或加用环孢素治疗。暴发型结肠炎的治疗方案与之相似,但应密切观察病情变化,7 ~ 14 天内根据治疗效果考虑是否进行手术治疗。

总之,轻、中度溃疡性结肠炎患者选用 SASP 或 5- ASA 治疗,如有磺胺过敏或 SASP 有毒副作用者则应选用 5- ASA;疗效不佳者改为口服糖皮质激素。位于左半结肠患者,可给予 5- ASA 或激素灌肠治疗,病变广泛累及全结肠亦可一开始即予口服激素治疗;重症患者常先静脉使用激素后改口服,足量治疗 7 ~ 10 天症状无改善需考虑环孢素静脉滴注或手术治疗。激素疗效不佳或激素依赖的慢性持续型患者,加用免疫抑制剂如 AZA 或英夫利昔治疗;病史超过 10 年者,癌变机会较多,因而倾向于手术治疗。

笔记

（2）维持缓解：除初次轻度发作或病变局限，且经初始治疗获得完全缓解的患者外，推荐所有患者接受维持治疗，尤其是左半结肠或广泛性溃疡性结肠炎和 1 年复发 1 次以上的远段结肠炎患者。缓解期患者以 SASP 或 5- ASA 制剂维持治疗为主，用原诱导缓解剂量的全量或半量。口服 SASP 2g/d 对维持缓解有效，但其副作用较大；推荐美沙拉秦 1～2g/d 作为一线维持治疗；局部美沙拉秦 1g/d 可用于远段结肠炎患者。口服联合局部应用美沙拉秦优于单一治疗。激素不推荐用于维持治疗。

维持治疗时间尚无定论。2012 年中华医学会消化病学分会炎症性肠病学组推荐氨基水杨酸制剂维持治疗的疗程为 3～5 年或更长。对硫嘌呤类药物及英夫利昔维持治疗的疗程未有共识，视患者的具体情况而定。英国胃肠病学会炎症性肠病组推荐所有患者终身维持治疗，因为维持治疗可降低结直肠癌的危险性；对不愿服药且已缓解 2 年的远段结肠炎患者可以停药。

2. 克罗恩病的治疗

（1）活动期的治疗：轻度克罗恩病的发病部位在结肠时，可以用 SASP 4～6g/d 或 5- ASA 制剂 4g/d，分 3～4 次服用；病变局限在回肠末段、回盲部或升结肠者，可选肾上腺皮质激素布地奈德治疗。对上述治疗无效的轻度活动性克罗恩病患者按中度处理。

中度克罗恩病的治疗首选糖皮质激素，常用泼尼松 40～60mg/d，分 2～3 次口服，用药 10～14 天，病情稳定后逐渐减量至停用。当激素无效或激素依赖时加用硫嘌呤类药物或甲氨蝶呤，这类免疫抑制剂对诱导活动性克罗恩病缓解与激素有协同作用，但起效慢，因此其作用主要是在激素诱导症状缓解后继续维持撤离激素的缓解。AZA 与 6- MP 同为硫嘌呤类药物，两药疗效相似，对该类药物无效或不能耐受者可考虑换用 MTX。AZA 每日的剂量范围在 1～3mg/kg，根据疗效和不良反应进行剂量调整，从低剂量开始，每 4 周逐步增量，至有效或外周血白细胞下降至临界值或达到当地推荐的目标剂量。

重度克罗恩病应口服泼尼松（40～60mg/d）进行治疗，临床症状缓解后逐渐减量直至停药。如无反应改为静脉给药，多用琥珀酸氢化可的松 300mg/d，2 周起效后改用口服泼尼松 40mg/d，待症状控制后再逐渐减量至停用。若大剂量激素治疗无改善，可同时使用 AZA 或 6- MP。生物制剂英夫利昔诱导缓解有效，单剂量静脉注射英夫利昔 5mg/kg，到第 4 周时，临床有效率为81%。合并感染或脓肿时，应给予广谱抗菌药物或环丙沙星和（或）甲硝唑。

所有重症患者均应考虑营养支持治疗，可选择要素饮食作为辅助治疗，严重营养缺乏者应采用全胃肠外营养（TPN），有脱水表现者应补充水和电解质，如有贫血或活动性出血应输血治疗。有肠梗阻者应予肠道休息及胃肠外营养支持，并根据临床过程及物理检查作出判断（炎性狭窄、纤维缩窄或粘连所致），根据不同的病因进行相应治疗，必要时可考虑手术治疗。

慢性活动性或激素依赖型克罗恩病如不能立即手术，应考虑免疫抑制剂治疗，AZA 或 6- MP 往往是一线选择药物，特别适用于有瘘管的患者，其中以肛瘘、腹壁瘘效果最佳，对克罗恩病手术患者早期使用可预防术后复发。加用此类药物后可逐渐减少皮质激素的用量至停药，一般3～6 周起效，然后以治疗剂量［AZA 1.5～2.5mg/（kg·d）、6- MP 0.75～1.5mg/（kg·d）］长期维持治疗，一般不超过 1～2 年；用药期间注意监测血常规和肝功能，氨基转移酶轻度升高可减量继续用药，出现严重黄疸应立即停药。甲氨蝶呤 25mg/w，肌内注射，8 周后改为 10～15mg/w，口服；或环孢素 5～7.5mg/（kg·d），口服；疗程都为 1 年，对慢性活动性病变有效。也可选用英夫利昔，一般在第 0、2 和 6 周每次静脉注射 5～10mg/kg，此后每 8 周注射 1 次；若无效，可增加至10mg/kg，每 4 周注射 1 次；若仍无效，则建议换药。

（2）维持治疗：单用泼尼松和 SASP 往往无效，故不推荐 SASP 和激素用于维持治疗，主张使用 5- ASA 或免疫抑制剂维持治疗。5- ASA 副作用小，但缓解效果有限。AZA 是激素诱导缓解后用于维持缓解最常用的药物，能有效维持撤离激素的临床缓解或在维持症状缓解下减少激素用量。AZA 每天 1.5～2.5mg/kg 可有效维持缓解，不能耐受者可试着换用 6- MP；AZA 和 6- MP 无效或不耐受时,可肌内注射 MTX(15～25mg/w)。对初始治疗 12 周无应答的患者,用英夫利昔 5～10mg/kg,每 8 周注射 1 次,维持缓解有效,可用至 44 周。

(3)特殊类型克罗恩病的治疗:主要包括广泛性小肠病变、食管和胃十二指肠病变的治疗。广泛性小肠病变(累计长度 100cm)的活动性克罗恩病常导致营养不良、小肠细菌过度生长、因小肠多处狭窄而多次手术造成短肠综合征等严重而复杂的情况,早期应用免疫抑制剂(AZA、6-MP、MTX),对病情重或复发者早期考虑给予英夫利昔。病变累及胃、十二指肠的患者,可用质子泵抑制剂、H₂ 受体拮抗剂、硫糖铝等能使症状部分或完全缓解。肛周出现急性化脓性感染、肛周或直肠旁脓肿时,应进行外科引流,也可根据情况加用挂线治疗。非化脓性慢性瘘管应以抗生素、免疫抑制剂或英夫利昔等内科治疗为主。

克罗恩病在我国的发病率远低于溃疡性结肠炎,两者在治疗上有不少相似之处,但克罗恩病较溃疡性结肠炎难以缓解,并发症较多。治疗过程中根据对治疗的反应及对药物的耐受情况随时调整治疗方案。决定治疗方案前应向患者详细解释方案的效益与风险,在与患者充分交流并取得合作之后实施方案。

(三) 特殊患者用药

老年人炎症性肠病的治疗与年轻人差别不大,但糖皮质激素和免疫抑制剂应慎重选用。儿童炎症性肠病多发生于 3～13 岁,轻度患者可选用 SASP 或 5-ASA 制剂,SASP 从小剂量每天 25～40mg/kg 开始,按病情需要可逐渐递增至每天 50～75mg/kg,过敏者选用 5-ASA;中度患者在应用 SASP 或 5-ASA 的基础上联合或单用糖皮质激素,剂量为每天 1～2mg/kg,症状缓解后,每 1～2 周减量 2.5～5mg;重度患者上述治疗不佳时,还可合用免疫抑制剂,如 AZA 每天 2mg/kg、6-MP 每天 1.0～1.5mg/kg。要尽量避免在疾病活动期受孕,一般炎症性肠病患者的诊治措施均适宜妊娠期患者,但应尽量减少放射线检查,应用免疫抑制剂应严格掌握适应证。治疗量的氨基水杨酸制剂和糖皮质激素于孕期和哺乳期尚属安全,抗生素中头孢菌素、青霉素等在孕期使用也较安全。

【病例分析】

病情介绍 患者,男,36 岁。因反复腹泻、黏液脓血便 6 个月入院。6 个月前无明显诱因出现黏液脓血便,平均 4～6 次/日,无腹痛、发热等症状。自服消炎药治疗,症状缓解不明显。查体:腹平坦,全腹无压痛,肠鸣音正常。辅助检查:体温 36.6℃,脉搏 81 次/分,快速血沉 31mm/h(正常值为 0～20mm/h),C 反应蛋白 45.9mg/L(正常值 <5mg/L),血红蛋白 114g/L(正常值为 115～150g/L),大便潜血阳性,大便转铁蛋白阳性。肠镜提示:溃疡性结肠炎(降结肠,直肠为重)。入院诊断:溃疡性结肠炎(初发型;左半结肠;中度;活动期)。

治疗方案和效果 美沙拉秦缓释颗粒 4g/d,分 4 次口服;美沙拉秦灌肠液 1g/d,每晚 1 次灌肠。住院治疗 7 天后,患者症状明显缓解,黏液血便基本消失,每天排便 1 次。嘱院外继续服用美沙拉秦缓释颗粒 4g/d,防止复发。

合理用药分析 美沙拉秦治疗 UC 的推荐使用剂量为 2～4g/d,分 4 次口服。该患者的使用剂量为 4g/d,分 4 次口服,药物给药剂量合理。美沙拉秦灌肠液的推荐剂量为每次 1～2g,每日 1～2 次。该患者灌肠为辅助治疗,选用 1g,每天 1 次,给药剂量也合理。维持治疗:溃疡性结肠炎除轻度初发病例很少复发或复发时为轻度易于控制,其余均需维持治疗。维持治疗选择的药物要根据诱导缓解的药物来选择,如氨基水杨酸制剂诱导缓解的,用氨基水杨酸制剂维持,剂量用诱导剂量的全量或减半。该患者为初发中度溃疡性结肠炎,需维持治疗,院内美沙拉秦 4g/d 可诱导缓解,院外选择美沙拉秦缓释颗粒 4g/d 维持治疗,药物选择和给药剂量合理。

【思考题】

1. 简述溃疡性结肠炎和克罗恩病的临床表现和药物治疗的异同点。

2. 请到消化内科住院病房调查一位重度炎症性肠病患者的病史,根据所学的理论知识,为

笔记

其制订合适的治疗方案,并评价其效果。

第四节　上消化道出血

上消化道出血(upper gastrointestinal hemorrhage)是指屈氏韧带以上的消化道(食管、胃、十二指肠、胰、胆及胃空肠吻合术后的空肠)出血,包括胃空肠吻合术后的空肠上段病变。根据失血量与失血速度将上消化道出血分为慢性隐性出血、慢性显性出血和急性出血。根据出血的病因可以分为非静脉曲张性出血和静脉曲张性出血两大类。十二指肠溃疡、胃溃疡和食管静脉曲张是引起急性上消化道出血的3种最常见的病因。

【病因和发病机制】

上消化道出血的病因很多,可见于消化道炎症、机械性损伤、血管病变、肿瘤等因素,也可由邻近器官病变和全身性疾病累及胃肠道所致,其中常见的病因有消化性溃疡、急-慢性黏膜炎性糜烂、门静脉高压症中的食管或胃底静脉曲张出血、胃癌、平滑肌瘤或肉瘤破溃出血、食管贲门黏膜撕裂(Mallory-Weiss综合征)及胆道出血等。另外,全身性疾病(血液病、尿毒症、感染等)和各种消化道血管畸形等病变也可以引起上消化道出血。非甾体抗炎药也能导致消化道出血。约有5%的出血病灶不能确定,即使剖腹探查也未能找到出血原因。归纳如下:

1. **胃、十二指肠疾病**　严重的胃、十二指肠溃疡能够发生出血。正常情况下,胃肠黏膜的防御系统(黏膜屏障、黏液、重碳酸盐、黏膜血流量、细胞更新、前列腺素、表皮生长因子等)与侵蚀因素(盐酸-胃蛋白酶、胆盐、幽门螺杆菌以及药物等)处于平衡状态;当侵袭因素过强、防御力降低,就会产生溃疡,严重的溃疡加重黏膜损伤,产生黏膜肿胀,出现出血症状。另外,急性胃黏膜糜烂、慢性胃炎、胃息肉、胃平滑肌肉瘤、胃黏膜脱垂、手术后吻合口溃疡、胃肉芽肿病变、十二指肠憩室炎等也能导致上消化道出血。

2. **食管疾病**　食管炎、食管溃疡、食管憩室炎、食管裂孔疝、食管癌、食管良性肿瘤、贲门黏膜撕裂综合征能够导致上消化道出血。

3. **门脉高压致食管胃底静脉曲张破裂**　门静脉与腔静脉之间有广泛的交通支,门静脉高压时,为使淤滞在门静脉系统的血液回流,这些交通支大量开放,经扩张或曲张的静脉与体循环的静脉发生吻合而建立侧支循环。常见的侧支循环可形成于食管下端胃底部、肝脏周围、前腹壁脐周、直肠下端肛周、腹膜后等部位,其中形成于食管下端胃底部的侧支循环表现为食管胃底静脉曲张,由门静脉系的胃管状静脉等和腔静脉系的肋间静脉、膈静脉、食管静脉和半奇静脉等吻合而成。当曲张静脉压力升高,并由食管物等造成损伤时可引起曲张静脉破裂出血。可引起曲张静脉破裂出血的常见疾病有肝硬化伴门脉高压症、肝癌伴门脉高压症、门静脉血栓形成、门静脉阻塞综合征、肝静脉阻塞综合征等。

4. **上消化道其他疾病**　胆囊胆管的结石、蛔虫、肿瘤或肝动脉瘤破裂入胆道、壶腹癌、胰腺癌侵犯十二指肠、急性胰腺炎并发脓肿破溃等引起胆道出血。

5. **全身性疾病**　血液病(再生障碍性贫血、白血病、过敏性紫癜、血小板减少性紫癜、血友病、弥散性血管内凝血等)、血管性疾病(胃壁内小动脉瘤、血管瘤、胃黏膜下动静脉畸形、动脉粥样硬化、遗传性出血性毛细血管扩张症)、急性传染病(流行性出血热、钩端螺旋体病)及尿毒症、结缔组织病等。

【临床表现】

上消化道出血患者的临床表现与病变的性质、部位,失血量与速度及患者的年龄、心肾功能等状况有关,除了具有原发性疾病的各种表现外,呕血或者便血是上消化道出血的典型表现。另外,出血较多的患者可以出现周围循环衰竭等症状。

1. **呕血和黑便**　呕血或者便血是上消化道出血的特征性表现。幽门以上的出血常表现为呕血,但是幽门以下的出血使胃内出血量达到250ml也可以引起呕血,呕血多为棕褐色咖啡渣样。若出血量大或出血速度快时,血液在胃内停留的时间短,呈鲜红块状血。食管病变呕血色常鲜红,食管胃底静脉曲张破裂时出血量大且常呈喷射状。胃部或其他部位出血进入胃又呕出者,其出血多为咖啡渣样(因血液经胃酸作用形成呈咖啡色的正铁血红蛋白)。

幽门以下的出血从肠道排出,常常表现为黑便(因血红蛋白经肠内硫化物作用形成黑色的硫化铁),出血量一次超过50~100ml时出现黑便,典型黑便呈柏油样。通常出血量较大或肠蠕动较快者呈暗红或鲜红色;如空肠、回肠出血量不大,但是在肠内停留较长时间,也可以表现为黑便,往往误以为上消化道出血。幽门以下病变如十二指肠病变出血量大、速度快、血液反流入胃,不仅有黑便,还有呕血。十二指肠球部出血以黑粪为主,可伴有呕血。十二指肠下段出血常只有黑粪,少有呕血者。上消化道微量出血无黑便,仅大便隐血试验阳性。

2. **周围循环衰竭等全身症状**　一次性出血不大于400ml时不引起全身症状;当一次性出血量超过400~500ml时可以出现头晕、乏力、晕厥、心悸、精神萎靡等症状;短期内出血超过1000ml或者失血超过循环血量的20%可以表现出循环衰竭。失血速度快、失血量较大时表现出全身症状,常有便意、解便时晕倒,伴有冷汗、恶心、口渴、黑蒙、反应迟钝、意识模糊等。查体可见皮肤湿冷、灰白呈现灰紫花斑,压后褪色久不见恢复;心率加快>120次/分,脉搏细速,血压下降,脉压较小(<25~30mmHg),可有心律失常、肠鸣亢进、少尿甚至无尿。大出血后可出现3~5天的低热及氮质血症。出血2~3小时后,血白细胞数可增加至$(10~20)×10^9/L$,但是肝硬化、脾亢进时白细胞数可以不增高。出血后3~4小时出现贫血,这种现象与组织液渗入血管内、血液被稀释有关。出血24小时内网织红细胞可见增高。

总之,上消化道出血的病情严重程度与失血量呈正相关,可以根据血容量减少导致周围循环的改变来判断失血量,如表16-3所示。

表16-3　上消化道出血的病情严重程度分级

分级	失血量 (ml)	血压 (mmHg)	心率 (次/分)	血红蛋白 (g/L)	症状	休克指数[*]
轻度	<500	基本正常	正常	无变化	头晕	0.5
中度	500~1000	下降	>100	70~100	晕厥、口渴、少尿	1.0
重度	>1500	收缩压<80	>120	<70	肢冷、少尿、意识模糊	>1.5

注:[*] 休克指数=心率/收缩压。

3. **发热**　多数患者在上消化道大出血后24小时内出现发热,体温一般不超过38.5℃,可持续3~5天。发热机制尚不清楚,可能与循环血量减少、周围循环衰竭及贫血等有关。

4. **氮质血症**　在上消化道大出血后,血中的尿素氮浓度增高产生的原因为大量血液进入肠道后,其蛋白质产物被吸收引起氮质血症,称为肠源性氮质血症。一般于一次出血后数小时血尿素氮开始上升,24~48小时可达高峰,3~4日后恢复正常。

【治疗原则】

上消化道出血的治疗原则主要体现在3个方面:积极控制出血,治疗原发病,必要时输血及手术治疗。

(一)一般治疗原则

卧床休息;观察神色和肢体皮肤是冷湿或温暖;记录血压、脉搏、出血量与每小时尿量;保持静脉通路并测定中心静脉压。保持患者呼吸道通畅,避免呕血时引起窒息。大量出血者宜禁食,少量出血者可适当进流质。多数患者在出血后常有发热,一般不需要使用抗生素。

(二)药物治疗原则

药物对上消化道出血的治疗起效不快,但药物治疗是急性上消化道出血的首选治疗方法。

笔记

对于危重患者,特别是初次发病、原因不详以及既往病史不清楚的患者,在生命支持和容量复苏的同时,可以采取"经验性联合用药"。严重的上消化道出血的联合用药方案为静脉应用生长抑素加质子泵抑制剂(PPI)。对于大多数患者,这一方案可以迅速控制不同病因引起的上消化道出血,最大限度地降低并发症的发生率和死亡率。病情稳定的患者在明确病因之前可以参照经验性治疗方案给药,联合应用生长抑素加质子泵抑制剂,用药剂量可以适当减少。当静脉曲张性出血时,可以在此基础之上联合应用血管升压素加抗生素。当明确病因之后,再根据具体情况调整治疗方案。

【药物治疗】

（一）治疗药物分类

1. **抑酸剂**　对急性胃十二指肠黏膜损害引起的出血,首选抑酸剂。临床常用质子泵抑制剂(PPI)和 H_2 受体拮抗剂抑制胃酸分泌,提高胃内 pH。质子泵抑制剂可通过特异性地作用于胃黏膜壁细胞,降低细胞中 H^+,K^+-ATP 酶的活性,从而抑制胃酸分泌,如埃索美拉唑、奥美拉唑、泮托拉唑、兰索拉唑、雷贝拉唑等。H_2 受体拮抗剂通过选择性地抑制 H_2 受体而减少胃酸分泌,降低胃酸和胃蛋白酶活性,如法莫替丁、雷尼替丁等。质子泵抑制剂的抑酸作用强,止血效果比 H_2 受体拮抗剂更快、更好。应尽早选用 PPI,内镜检查前应用可改善病灶出血,内镜介入治疗后应用 PPI 可降低再出血的发生率。常规用埃索美拉唑 40mg 静脉推注,每 12 小时 1 次;如出血未停,埃索美拉唑 80mg 静脉推注后,以 8mg/h 的速度持续输注 72 小时。埃索美拉唑主要经 CYP2C19 代谢,当与经 CYP2C19 代谢的药物(如地西泮、西酞普兰、丙米嗪、氯米帕明、苯妥英等)合用时,这些药物的血浆浓度可被升高,可能需要降低剂量。

2. **生长抑素及其类似物**　这类药物能选择性地收缩内脏血管平滑肌,抑制其他扩血管物质的作用;增加食管下端括约肌压力,减少侧支循环血流;抑制促胃液素分泌,减少胃酸形成,减少再出血危险性;减少肝动脉血流量,降低肝内血管阻力。生长抑素是肝硬化急性食管胃底静脉曲张出血的首选药物之一,也被用于急性非静脉曲张出血的治疗,可显著降低消化性溃疡出血患者的手术率,预防早期再出血的发生。常用药物包括生长抑素和其类似物奥曲肽(octreotide)。生长抑素是由 14 个氨基酸组成的肽类激素,半衰期短(2~3 分钟),起效快,15 分钟后可达稳态血药浓度,对全身血液循环的影响较小。少数患者可出现恶心、眩晕、面部潮红,慢速注射或调整滴注速度可减少不良反应的发生。奥曲肽是由 8 个氨基酸组成的环形多肽,具有与天然生长抑素类似的作用,但作用较强且持久,半衰期较天然抑素长 30 倍。奥曲肽皮下注射后 30 分钟可达峰值浓度,血浆半衰期为 90~120 分钟,静脉注射半衰期稍短。不良反应与生长抑素类似,注射局部可出现红肿、疼痛、针刺或烧灼感。

3. **血管加压素及其类似物**　血管加压素(VP)通过与分布于血管平滑肌上的 VP 受体结合,收缩内脏血管,减少门脉血流量,降低门静脉及其侧支压力,可明显控制静脉曲张的出血,但不能降低病死率,且不良反应较多,包括诱发冠状动脉痉挛、血栓形成、高血压、心肌梗死等严重的心脑血管并发症,还可因水钠潴留引起稀释性低钠血症。特利加压素又称三甘氨酰赖氨酸加压素,是一种新型的人工合成的长效血管加压素类似物,本身无活性,在体内经氨基肽酶作用,脱去其 N 末端的 3 个甘氨酰残基后,缓慢降解为有活性的赖氨酸加压素。特利加压素经静脉给药后约 30 分钟可在血浆中检测到有生物活性的赖氨酸加压素,半衰期为 5~10 小时,副作用小,对心脏无影响。

（二）治疗药物选用

1. **非静脉曲张出血的治疗**　药物与内镜联合治疗是目前首选的治疗方式。在明确病因诊断前推荐经验性使用 PPI 加生长抑素加抗菌药物(加血管活性药物)联合用药,以迅速控制不同病因引起的上消化道出血,尽可能降低严重并发症的发生率及病死率。

抑酸药能提高胃内 pH,既可促进血小板聚集和纤维蛋白凝块的形成,避免血凝块过早溶

笔记

解,有利于止血和预防再出血,又可治疗消化性溃疡。临床常用 PPI 和 H$_2$ 受体拮抗剂(H$_2$RA)。在明确病因前,推荐静脉使用 PPI 进行经验性治疗。使用方法为奥美拉唑 80mg 静脉推注后,以 8mg/h 输注,持续 72 小时。常用的 PPI 注射剂还有埃索美拉唑或泮托拉唑、兰索拉唑、雷贝拉唑等。常用的 H$_2$RA 注射剂有雷尼替丁、法莫替丁等。

2. **静脉曲张出血的治疗**　安全的血管活性药物联合内镜治疗是静脉曲张出血治疗的金标准,其中血管活性药物主要包括生长抑素及其类似物和血管加压素及其类似物。药物治疗是静脉曲张出血的首选治疗手段。静脉曲张出血经内镜明确诊断后,推荐使用生长抑素与抗菌药物联合治疗。内镜治疗的目的是控制急性食管静脉曲张出血,并尽可能使静脉曲张消失或减轻,以防止其再出血。内镜介入治疗方法包括内镜下曲张静脉套扎术(endoscopic esophageal varix ligation,EVL)及硬化剂治疗(endoscopic injection sclerotherapy,EIS)等,是防治门脉高压症食管胃底曲张静脉破裂出血的重要方法,可明显降低急性出血的死亡率。

生长抑素及其类似物是目前治疗急性食管胃底曲张静脉破裂出血的主要和首选药物。使用方法为:①生长抑素首剂 250μg 静脉推注,而后以 250μg/h 的速度持续静脉滴注 24～48 小时,前 24 小时内宜每隔 6 小时追加静脉推注 250μg。出血期间,若停药时间超过 30 分钟,应追加静脉推注 250μg。②奥曲肽首剂 50μg 静脉推注,而后以 25μg/h 的速度持续静脉滴注,或每隔6～8 小时静脉推注 100μg,总量达 400～600μg/d,最大时总量可达 1200μg/d。生长抑素和奥曲肽的疗效相当,治疗急性食管胃底曲张静脉破裂出血的总止血率达 73%,短期止血率达 90%,优于血管加压素,且对全身血液循环的影响较小,全身性不良反应较少见。生长抑素和奥曲肽应用的疗程目前仍有争议,部分学者认为出血停止后应维持 48～72 小时,如应用 5 天仍未止血,可考虑停用该药。有研究表明,50μg/h 奥曲肽对食管胃底静脉曲张破裂出血的疗效优于 25μg/h,注射用生长抑素(思他宁)也有类似效果。因此,有学者提出当标准剂量的注射用生长抑素或奥曲肽止血效果不佳时,将其剂量加倍,可明显提高止血效果。

VP 用于治疗门脉高压症食管胃底曲张静脉破裂出血已有近 40 年的历史,由于疗效确切、价格便宜,迄今仍是治疗急性曲张静脉破裂出血的一线药物之一,止血成功率为 40%～60%。由于不良反应发生率高且严重,现 VP 的使用已有所减少,多作为生长抑素类药物治疗效果不佳时的联合用药。用法为 0.2～0.4U/min 持续静脉滴注 12～24 小时,如奏效可减剂量,再用 8～12 小时停药;如无效可在严密监测下提高剂量至 1.0U/min 滴注,但冠状动脉痉挛、心肌梗死等严重心脑血管反应明显增加;如停药或减量过程中再出血,可恢复至出血前的剂量。为减少致命性不良反应,VP 常与硝酸酯类合用,具体用法为静脉滴注 VP 的同时给予硝酸甘油舌下含服 0.5mg,每 30 分钟 1 次,连续 6 小时;或以不超过 0.2μg/(kg·min)的速度静脉滴注,止血率可达 78.5%,而并发症大大减少。

由于 VP 的不良反应限制了其应用,近年来有研究以理化性质更为稳定、副作用有所减小的血管加压素衍生物如特利加压素等代替 VP。使用方法为首剂 2mg 静脉推注,以后每 4～6 小时静脉推注 1mg,连续使用 24～36 小时。特利加压素治疗门脉高压症曲张静脉出血的疗效与生长抑素类药物相近,24 小时内止血有效率可达 60%～80%。特利加压素还适用于已服用过非选择性 β 受体拮抗剂后的急性出血,内镜介入(套扎或硬化)治疗前给予特利加压素静脉推注,能明显增加套扎及硬化治疗的安全性。

3. **抗感染药物的治疗**　活动性出血时常存在胃黏膜和食管黏膜炎性水肿,预防性使用抗菌药物有助于止血,并可减少早期再出血及感染,提高存活率。25%～65% 的肝硬化门脉高压症食管胃底曲张静脉破裂出血患者可合并感染(包括菌血症、自发性细菌性腹膜炎等),在严重肝衰竭或重度出血的患者中该比例甚至更高。伴有感染的肝硬化曲张静脉出血患者止血治疗效果差,再出血概率和发生肝肾综合征等严重并发症的可能性均明显升高,死亡率也大大增加。预防性应用喹诺酮类和头孢菌素类抗菌药物可明显降低感染导致的死亡率和其他并发症的发生率,常使用肠道不吸收或很少吸收的抗革兰阴性菌药物如喹诺酮类药物等,包括选用诺氟沙星或环丙沙星0.8~1.0g/d,分2~3次口服。由于喹诺酮类耐药菌株逐渐增多,且在急性曲张静脉出血时不宜口服药物治疗,近年来多提倡采用第三代头孢菌素类药物静脉给药替代喹诺酮类口服,可给予头孢曲松1g/d,静脉推注。现认为静脉使用头孢曲松预防晚期肝硬化曲张静脉出血伴发感染的疗效优于口服诺氟沙星。预防性抗生素使用的疗程尚有争议,由少于3天至7~10天不等,应视患者的肝功能状况和出血情况而定,也有人提倡住院期间维持使用。

【病例分析】

病情介绍 患者,男,48岁。3年前诊断为乙肝肝硬化、脾大、食管静脉曲张(重度),坚持抗病毒、抗纤维化治疗至今。2天前患者无明显诱因出现上腹部隐痛不适,随后呕暗红色血150ml,解黑色成形便1次,急诊以"消化道出血"收入院。检查:白细胞2.79×10^9/L[$(4.0 \sim 10.0) \times 10^9$/L],红细胞$4.4 \times 10^{12}$/L[$(4.0 \sim 5.5) \times 10^{12}$/L],血红蛋白112g/L(120~160g/L),血小板39×10^9/L[$(100 \sim 300) \times 10^9$/L];凝血:凝血酶原活动度66.00%(70%~120%);肝功基本正常。腹部超声提示:肝硬化、脾大、门静脉内径增宽。诊断:上消化道出血;肝硬化失代偿期;病毒性肝炎(慢性,乙型)。

治疗方案和效果

(1)药物止血:①血管活性药物:醋酸奥曲肽注射液首剂给予负荷剂量100μg快速静脉注射,继以50μg/h持续泵注0.5mg,每天2次,共5天;②抑酸剂:注射用兰索拉唑30mg,静脉滴注,每天2次,5天。

(2)抗菌药物:注射用头孢曲松钠1.0g,静脉滴注,每天1次,共5天。入院第2天,无呕血、有黑便。入院第4天,大便潜血阴性,好转出院。

合理用药分析 静脉曲张性消化道出血的治疗原则是尽快扩充血容量、尽早止血、短期应用抗生素。

(1)该患者通过输注葡萄糖和生理盐水即可达到补充血容量的目的。

(2)醋酸奥曲肽注射液的缩血管作用较血管加压素小,不良反应较少,该药的半衰期为1.7小时,首剂给予负荷剂量后需24小时持续泵入。治疗消化道出血要求pH>6.0每天达20小时以上,以促进血小板凝集和防止纤维蛋白溶解。质子泵抑制剂(PPI)抑制了胃酸分泌的最后通道,治疗消化道出血的疗效优于H_2受体拮抗剂。给予PPI,一日2次,可使胃内持续保持较高的pH,必要时可持续静脉泵注。

(3)肠道异位菌主要为革兰阴性菌,首选喹诺酮类抗菌药物,对喹诺酮类耐药者也可使用第三代头孢菌素类抗生素,该患者使用注射用头孢曲松钠5天后未出现感染征象。

【思考题】

1. 在明确上消化道出血的病因诊断前如何经验性联合用药?

2. 治疗急性食管胃底曲张静脉破裂出血的主要和首选药物是哪类?

3. 由于喹诺酮类耐药菌株逐渐增多,且在急性静脉曲张出血时不宜口服药物治疗,近年来多提倡采用哪类药物静脉给药替代喹诺酮类口服?

(文爱东 谢渭芬 朱晓鹤)

第十七章 血液系统疾病的药物治疗

学习要求

1. 掌握 血液系统常见疾病的药物治疗原则和药物治疗方法。
2. 熟悉 血液系统疾病常用治疗药物的分类和作用特点。
3. 了解 血液系统疾病的病因和发病机制、分类和临床表现。

血液系统疾病指原发或主要累及血液和造血组织及器官的疾病。血液由细胞成分和液体成分组成,细胞成分中包括红细胞、各种白细胞及血小板;液体成分即血浆,包含有多种具有特殊功能的蛋白质及某些化学成分。造血组织及器官包括血液、骨髓、脾、淋巴结以及分散在全身各处的淋巴和单核-吞噬细胞组织。血液或造血器官发生病理变化时可能累及多个组织器官,产生多种不同的症状和体征。

反映造血系统病理生理以及血浆成分发生异常的疾病均属于血液系统疾病,统称为血液病,可分为:①红细胞疾病;②粒细胞疾病;③单核细胞和巨噬细胞疾病;④淋巴细胞和浆细胞疾病;⑤造血干细胞疾病;⑥脾功能亢进;⑦出血性及血栓性疾病。

血液系统疾病的特点:①血液以液体状态存在,在体内循环灌输,实现器官的微循环,因此血液病的表现多为全身性;②血液与造血系统共同构成一个完整的动态平衡系统,血液病的症状与体征多种多样,往往缺乏特异性;③继发性血液病比原发性血液病更多见,几乎全身所有器官和组织的病变都可引起血象的改变,甚至还可引起严重或持久的血液异常,类似于原发性血液病;④实验室检查在血液病的确诊中占有重要地位。

本章主要介绍贫血(缺铁性贫血、巨幼细胞性贫血、再生障碍性贫血)、中性粒细胞缺乏症、白血病等血液系统疾病的药物治疗。

第一节 贫 血

贫血(anemia)是指外周血单位容积内的血红蛋白(hemoglobin,Hb)量、红细胞(red blood cell,RBC)计数以及血细胞比容(hematocrit,Hct)低于人群正常值的下限,导致不能运输足够的氧至组织而产生的综合征。贫血并非是独立的疾病,而是继发于多种疾病的一种临床综合征。临床上常以血红蛋白量为主要指标,成年男性的血红蛋白量 <120g/L、红细胞数 <4.5×10^{12}/L、血细胞比容 <0.42,成年女性的血红蛋白量 <110g/L、红细胞数 <4.0×10^{12}/L、血细胞比容 <0.37,凡低于以上指标的即为贫血。

一、缺铁性贫血

缺铁性贫血(iron deficiency anemia,IDA)是指体内可用来合成血红蛋白的铁储备被耗竭,血红蛋白合成减少引起的贫血,是临床上最常见的贫血。铁是机体必需的微量元素,在体内参与血红蛋白的合成、氧的输送以及其他一些生物化学过程。正常情况下铁的消耗和补充保持动态平衡,如长期出现负铁平衡的情况,则可导致缺铁性贫血。缺铁是一个渐进的过程:①缺铁期(或潜在缺铁期),此时红细胞及血红蛋白含量尚正常;②缺铁性红细胞生成期,此时红细胞生成受到限制;③缺铁性贫血期,是缺铁的最终阶段,表现为小细胞低色素

笔记

性贫血。

【病因和发病机制】

（一）病因

1. **摄入不足和需求增加** 多见于婴幼儿、青少年、孕妇及哺乳期妇女。人类吸收的铁可从食物中获得，正常每日饮食含铁 10～15mg，其中 5%～6% 可被吸收，用以维持成年男女的体内铁平衡。但处于生长发育期的婴儿、青少年和孕妇，由于铁摄入不足和需求量增加，则较易发生缺铁性贫血。

2. **吸收障碍** 常见于胃大部切除术后。铁吸收的主要部位为十二指肠和空肠上段。胃大部切除术后，胃酸分泌不足且食物快速进入空肠，使铁的吸收减少。此外，多种原因造成的胃肠功能紊乱，如慢性腹泻、慢性萎缩性胃炎、慢性肠炎等疾病均可引起铁吸收障碍导致缺铁性贫血。

3. **慢性失血** 常见于慢性胃肠道出血、月经过多、咯血和肺泡出血、血红蛋白尿、钩虫病、胃肠道恶性肿瘤等。正常人体排铁不超过 1mg/d，主要通过肠黏膜脱落随粪便排出。体内总铁量的 2/3 存在于红细胞内，反复、大量失血可显著消耗体内的铁贮存量，因此长期慢性失血是缺铁性贫血较为常见的病因。

（二）发病机制

1. **组织缺氧** 血红蛋白的主要功能是携氧并运送到全身组织，严重缺铁时血红蛋白的合成减少，血液的携氧能力降低，引起全身组织器官的缺氧性损害。

2. **代谢障碍** 细胞中的许多代谢过程需要含铁的酶和辅酶参加，当体内的贮铁减少到不足于补偿功能状态的铁时，各种重要的含铁酶或含铁蛋白质如细胞色素 P450 氧化酶、琥珀酸脱氢酶、黄嘌呤氧化酶、髓过氧化物酶和肌红蛋白等的活性明显降低，导致许多组织和器官发生细胞呼吸障碍、细胞代谢及功能紊乱，并易继发感染。

3. **红细胞异常** 红细胞内的含铁酶活性降低，影响脂质、蛋白质及糖代谢而引起红细胞异常，易于在脾内被破坏，红细胞的寿命缩短。

4. **血红素合成障碍** 红细胞内缺铁时，血红素合成障碍，大量原卟啉不能与铁结合成为血红素，以游离原卟啉（free protoporphyrin，FEP）的形式积累在红细胞内或与锌原子结合成为锌原卟啉（zinc protoporphyrin，ZPP），血红蛋白生成减少，红细胞胞质少、体积小，发生小细胞低色素性贫血；严重时，粒细胞、血小板的生成也受影响。

【临床表现】

（一）症状和体征

缺铁性贫血的临床表现呈渐进的慢性过程，其发病隐匿，在体内的铁储备尚未耗竭之前临床上可没有症状；当储备铁耗竭后，临床上主要表现为皮肤黏膜苍白、头晕、乏力、活动后心悸、气促、眼花、耳鸣等。踝部可出现水肿，儿童病例可有生长发育迟缓、注意力不集中、性格改变等症状，此外还可有某些特殊的神经系统症状，如容易兴奋、激动、烦躁、头痛等。偶可有上皮细胞组织异常所产生的症状，如舌痛或萎缩性舌炎、口角炎、舌乳头萎缩、口角皲裂、吞咽困难；毛发干枯、脱落；皮肤干燥无光泽、皱缩；指（趾）甲变薄、变脆，重者变平或凹下呈匙状（反甲）。异食癖为缺铁性贫血的特殊表现。

（二）实验室检查

1. **血象** 呈现典型的小细胞低色素性贫血，平均红细胞体积（mean cell volume，MCV）< 80fl，平均血红蛋白含量（mean cell hemoglobin，MCH）< 26pg，平均血红蛋白浓度（mean cell hemoglobin concentration，MCHC）< 32%，血红蛋白浓度低于正常值的下限，网织红细胞正常或轻度增加，白细胞多在正常范围内，血小板正常或略升高。

2. **骨髓象** 增生性骨髓象，红系比例增高，幼红细胞体积小，外形不规则。骨髓铁染色显示细胞内、外的铁均减少或缺乏,尤以细胞外铁减少最为明显,是诊断缺铁性贫血的可靠指标。

3. 血清转铁蛋白受体测定　血清可溶性转铁蛋白受体(soluble transferrin receptor,STFR)测定是迄今反映缺铁性红细胞生成的最佳指标,一般 STFR 浓度 >26.5nmol/L(2.25μg/ml)可诊断缺铁。

4. 其他生化指标　血清铁 <8.95μmol/L,血清总铁结合力 >64.44μmol/L,血清铁饱和度 <15%;红细胞游离原卟啉 >500μg/L,血清铁蛋白 <20μg/L,血清运铁蛋白受体 >8.5mg/L。

5. 寻找缺铁性贫血病因的相关检查　如为慢性失血导致的缺铁性贫血,则应进一步明确出血的部位和原因;胃肠道出血时,应多次检查大便潜血试验,阳性者进一步行放射或内镜检查;肺内出血时,痰涂片铁染色可能查出有含铁血黄素的巨噬细胞。

【治疗原则】

（一）一般治疗原则

应尽可能去除导致缺铁的病因,如婴幼儿应了解喂养情况;儿童及青年女性需询问饮食习惯,有无偏食;育龄妇女重点注意月经过多及妊娠失血等情况;从事农业劳动者应检查有无钩虫感染;所有病例均应仔细询问有无慢性失血的病情,如黑便或痔疮出血史;对绝经期妇女或成年男性的缺铁性贫血,须特别警惕胃肠道肿瘤的可能性。在有效治疗原发病因的同时,给予铁剂治疗。

贫血严重时宜卧床休息,缓慢行动,防止出现晕厥和摔伤。注意补充含铁丰富的食物,如动、植物蛋白质及绿色蔬菜等。

（二）药物治疗原则

贫血待查在未做骨髓穿刺明确诊断之前暂不用铁剂或其他补血药物治疗,以免干扰诊断。在明确诊断及纠正病因的同时应给予铁剂治疗。铁剂为治疗缺铁性贫血的有效措施,可使血红蛋白升至正常并恢复铁储备。

使用铁剂的基本原则:①首选口服铁剂,并选择易于吸收又无胃肠道反应的制剂。②如果患者对口服铁剂不能耐受、不能吸收或失血速度快须及时补充者,可用铁剂肌内注射。③如在去除原发病因后铁剂治疗无效时,应考虑铁剂的质量和生物利用度。④待血象恢复正常后,铁剂仍需继续服用,待血清铁蛋白恢复到 50μg/L 再停药;如无法用血清铁蛋白监测,则应在血红蛋白恢复正常后继续服用铁剂 3 个月,以补充体内应有的贮存铁量。

【药物治疗】

（一）治疗药物分类

常用的口服铁剂有琥珀酸亚铁(ferrous succinate)、多糖铁复合物(polysaccharide iron complex)和硫酸亚铁(ferrous sulfate)等。注射铁剂有右旋糖酐铁(iron dextrin)及山梨醇铁(iron sorbitex)。其他药物如维生素 C 为还原剂,可将三价铁还原为可吸收的二价铁,从而增加铁的吸收。

（二）治疗药物选用

一般患者在去除病因的同时给予口服铁剂即可,目前常用的有:①硫酸亚铁,每次 0.3g,每日 3 次;②葡萄糖酸亚铁,每次 0.3~0.6g,每日 3 次;③琥珀酸亚铁,每次 0.1~0.2g,每日 3 次;④枸橼酸铁铵,每次 0.5~2.0g,每日 3 次。如诊断正确,治疗合理,口服铁剂后 5 天网织红细胞增加,1 周后血红蛋白开始回升,平均每日上升约 1g/L,约 1 个月后接近正常。在贫血纠正后应继续口服3~6个月铁剂以补充体内应有的储备铁量。如铁剂治疗 3 周后贫血未获逐渐纠正,应检查原有诊断是否正确、病因是否去除、口服有无吸收障碍以及铁剂的质量和生物利用度。

多数患者对口服铁剂耐受性良好,常见不良反应为铁制剂刺激胃肠道可引起上腹不适、恶心、呕吐、腹泻等,此外还可引起便秘。使用可从小剂量开始,数天后增至全剂量,在进餐时或餐后服用可减轻其副作用。

笔记

一般尽量用口服铁剂治疗,仅在下列情况下才考虑使用注射铁剂:①不能耐受口服铁剂,如消化性溃疡,口服铁剂加重病情;②吸收障碍,如胃大部切除和慢性腹泻;③需迅速获得疗效者,如晚期妊娠和择期大手术。常用的注射铁剂右旋糖酐铁为氢氧化铁与右旋糖酐的复合物、山梨醇铁为枸橼酸铁与山梨醇的复合物,两者均含元素铁 50mg/ml。肌内注射易吸收,首次剂量为50mg,如无明显的不良反应,第 2 次可增至 100mg(每日量不宜超过 100mg),以后每周注射 2 ~ 3次,直至完成总剂量。

注射铁总剂量计算应包括两项需铁量,一项为恢复正常血红蛋白所需的铁量,另一项为补充组织铁储存所需的铁量。治疗总剂量的计算方法是补铁总剂量(mg) = [150 - 患者 Hb(g/L)] × 体重(kg) × 0.24 + 500mg。

注射用铁剂常见局部和全身性不良反应,如局部肌内注射部位疼痛;全身不良反应轻者面部潮红、头痛、头晕,重者出现肌肉酸痛、腹痛、腹胀、恶心、呕吐、寒战、发热等症状,偶可引起过敏性休克,故必须严格掌握注射铁剂的应用指征及剂量;应行深部肌内注射,避免静脉给药。

（三）治疗药物的相互作用

1. 四环素类抗生素能与铁剂生成不溶性络合物,不利于吸收,故应尽量避免同时应用。若两者必须合用,应间隔 3 小时以上。

2. 铁剂与考来烯胺、考来替泊等阴离子交换树脂可产生络合反应,影响其吸收。

3. 抗酸药、钙盐及镁盐不宜与铁剂同服,以免减少吸收。

4. 使用铁剂治疗时忌与茶水同服,以免茶叶中所含的鞣酸与铁剂形成络合物,影响铁的吸收。

5. 某些食物也会影响铁的吸收,如咖啡、蛋类、牛乳、含膳食纤维多的食物等,应尽量少吃。

二、巨幼细胞性贫血

巨幼细胞性贫血(megaloblastic anemia,MA)是由于叶酸和(或)维生素 B_{12} 缺乏引起细胞核DNA 合成障碍所致的贫血,以外周血中的平均红细胞体积(MCV)和平均血红蛋白(MCH)含量高于正常,骨髓中出现大量形态与功能异常的巨幼红细胞和巨幼粒细胞为特点。

根据缺乏物质的种类,巨幼细胞性贫血可分为单纯叶酸缺乏性贫血、单纯维生素 B_{12} 缺乏性贫血及叶酸和维生素 B_{12} 同时缺乏性贫血。

【病因和发病机制】

（一）病因

1. **叶酸缺乏**　叶酸是由蝶啶、对氨基苯甲酸及 L-谷氨酸的残基组成的水溶性 B 族维生素,为机体细胞生长和繁殖的必需物质。天然叶酸一般以多聚谷氨酸盐的形式存在,机体自身不能合成叶酸,需由食物提供,主要在空肠吸收。人体内的叶酸储存量为 5 ~ 20mg,每日需要量约200μg。近 50% 储存在肝脏,主要经尿和粪便排出体外。

下列原因可引起叶酸缺乏:①摄入量不足:食物供给不足是叶酸缺乏常见和主要的原因。叶酸广泛存在于新鲜蔬菜和动物肝、肾中,但因对热敏感,过度烹饪将造成其破坏。酗酒、婴幼儿喂养不当均可导致叶酸缺乏。②需要量增加:妇女妊娠和哺乳期、慢性溶血性疾病、恶性肿瘤、甲状腺功能亢进、慢性炎症及感染等都可使叶酸的需要量增加。③吸收不良:如慢性腹泻、肿瘤、小肠吸收不良综合征、短肠综合征等。④丢失过多:如长期进行血液透析。⑤药物的影响:如甲氨蝶呤、乙胺嘧啶、甲氧苄啶都是二氢叶酸还原酶的抑制剂,可引起叶酸的利用障碍。此外,苯妥英钠、苯巴比妥、卡马西平、异烟肼、环丝氨酸等也能影响叶酸的代谢吸收。

2. **维生素 B_{12} 缺乏**　维生素 B_{12} 属于含咕的卟啉类化合物,又称钴胺,在人体内以甲氧钴胺素的形式存在于血浆中,以 5-脱氧腺苷钴胺素的形式存在于肝或其他组织中。正常人需维生素B_{12} 0.5 ~ 1μg/d,主要来源于动物的肝、肾,以及鱼、蛋、乳品类等食品。人体内维生素 B_{12} 的储存

笔记

量为 2～5mg,其中 50%～90% 储存在肝脏,主要经粪便、尿排出体外。

下列原因与维生素 B$_{12}$ 缺乏有关:①内因子缺乏:主要由于恶性贫血和胃全部或大部切除及胃黏膜腐蚀性破坏。恶性贫血患者存在抗壁细胞和抗内因子的抗体,可影响维生素 B$_{12}$ 的吸收。在胃大部切除的患者中,30%～40% 有维生素 B$_{12}$ 吸收障碍。②肠黏膜吸收功能障碍:如小肠吸收不良综合征、节段性回肠炎、小肠部分切除术后空肠憩室、小肠淋巴瘤等。③寄生虫或细菌夺取维生素 B$_{12}$:如寄生在较高小肠部位的阔节裂头绦虫,以及外科手术后盲袋形成,存留其中的细菌都会与人体竞争食物中的维生素 B$_{12}$,从而使其吸收减少。④药物诱发:对氨基水杨酸钠、新霉素、秋水仙碱、奥美拉唑、苯妥英钠等均可影响小肠内的维生素 B$_{12}$ 吸收。⑤其他原因:如先天性转钴蛋白Ⅱ(TCⅡ)缺乏症、促胃液素瘤、慢性胰腺疾病、长期血液透析等。

（二）发病机制

叶酸和维生素 B$_{12}$ 都是 DNA 合成过程中的重要辅酶,这两种物质的缺乏可导致 DNA 合成障碍,使细胞内的 DNA 合成速度减慢,而胞质内 RNA 的合成不受影响,细胞核和胞质的发育失衡,形成细胞胞质体积大而核发育较幼稚,呈巨幼变形态。巨幼细胞大部分在骨髓内未成熟就被破坏,形成红细胞无效生成,产生贫血。

叶酸经二氢叶酸还原酶及维生素 B$_{12}$ 的作用形成四氢叶酸(tetrahydrofolate,THFA),THFA 能促使尿嘧啶核苷酸(dUMP)形成胸腺嘧啶核苷酸(dTMP),后者可参与细胞的 DNA 合成,促进细胞的分裂与成熟。在 DNA 合成过程中,脱氧尿苷酸转变为脱氧胸苷酸,其间所需的甲基由亚甲基四氢叶酸提供。叶酸缺乏时,DNA 合成减慢,但 RNA 合成不受影响,在骨髓中生成细胞体积较大而细胞核发育较幼稚的血细胞,尤以红细胞最为明显。

维生素 B$_{12}$ 在 DNA 合成过程中有两种作用:①甲基钴胺作为蛋氨酸合成酶的辅酶使同型半胱氨酸转变成蛋氨酸,伴随该过程 N$_5$-甲基四氢叶酸转变为四氢叶酸,故维生素 B$_{12}$ 与叶酸的代谢关系密切,维生素 B$_{12}$ 缺乏所造成的后果与叶酸直接缺乏的后果是相同的;②在脱氧腺核苷钴胺的作用下,L-甲基丙二酰辅酶 A 转变为琥珀酰辅酶 A,如果脱氧腺核苷钴胺缺少,则可使上述过程受阻,L-甲基丙二酰辅酶 A 蓄积,血中的甲基丙二酸盐增高,影响神经髓鞘形成,引起相应的神经系统症状。

【临床表现】

（一）症状和体征

1. **贫血** 患者发病缓慢,特别是维生素 B$_{12}$ 缺乏者,就诊多呈中至重度,表现为乏力、疲倦、头晕、耳鸣、活动后心悸、气促等一般慢性贫血的症状,贫血可呈进行性加重,重者全血细胞减少,反复感染和出血。

2. **消化系统症状** 患者可有食欲减退、腹胀、腹泻或便秘等,部分患者可发生舌炎,表现为舌痛、舌面光滑、舌乳头萎缩和舌质绛红(牛肉舌),在恶性贫血时尤为显著。此外,还可发生口角炎和口腔黏膜小溃疡。

3. **神经系统症状** 对称性四肢远端发麻、深感觉障碍;共济失调或步态不稳;味觉、嗅觉降低;锥体束征阳性、肌张力增加、腱反射亢进;视力下降、黑矇征;重者可有大、小便失禁。叶酸缺乏者有易怒、妄想等精神症状。维生素 B$_{12}$ 缺乏者有抑郁、失眠、记忆力下降、谵妄、幻觉、妄想等。

4. **其他** 某些恶性贫血患者有时可有肝、脾轻度肿大。有些伴有血小板减低的病例可有皮肤瘀斑等出血症状,部分患者可有体重降低和低热。

（二）实验室检查

1. **血象** 表现为红细胞大小不均,以大细胞为主,椭圆形红细胞增多及中性粒细胞核分叶过多。MCV 常大于 100fl,大多在 110～140fl,较正常明显增高;MCH 常大于 32pg。中性粒细胞核分叶过多具有特征性,具有诊断价值。网织红细胞计数大多正常或轻度增多,某些重症病例常呈全血细胞减少。

2. **骨髓象**　骨髓增生活跃,尤其是红系细胞增生明显,各系细胞均呈巨幼变特征,胞体增大,细胞核发育落后于胞质,红细胞呈现明显的巨幼细胞型。巨幼红细胞系列占骨髓细胞总数的30%～50%。但在开始维生素 B_{12} 或叶酸治疗6～24小时后,典型的巨幼红细胞即可消失。

3. **生化检查**　①叶酸和维生素 B_{12} 测定,血清叶酸 <6.81nmol/L、红细胞叶酸 <227nmol/L 和血清维生素 B_{12} <74pmol/L 可分别诊断为叶酸和维生素 B_{12} 缺乏;②脱氧尿嘧啶核苷抑制试验(deoxyuridine suppression test)判断患者是缺乏叶酸亦或维生素 B_{12};③维生素 B_{12} 吸收试验(schilling test)判断维生素 B_{12} 缺乏的病因;④血清同型半胱氨酸和甲基丙二酸水平测定可鉴别叶酸缺乏或维生素 B_{12} 缺乏,维生素 B_{12} 缺乏两者均升高,而叶酸缺乏只有同型半胱氨酸升高;⑤恶性贫血患者胃液中的游离胃酸消失,恶性贫血患者血清中可检出抗体。

4. **其他**　①胃酸降低、内因子抗体及 Schilling 试验(测试放射性核素标记的维生素 B_{12} 吸收情况)阳性(恶性贫血);②血清非结合胆红素可稍增高。

【治疗原则】

（一）一般治疗原则

查明原发病并采取相应的治疗措施,营养缺乏者应补充相应的维生素,改善患者的营养状态,纠正不良偏食及烹调习惯;吸收不良者应寻找并去除病因。对孕妇及儿童发育期尤应注意多进食绿色蔬菜及动物性蛋白质。老年人发生巨幼细胞贫血应考虑存在肿瘤,特别是胃或结肠癌。

贫血严重时应注意卧床休息,避免晕厥或摔伤。除多食肉类、新鲜的绿叶蔬菜外,在需要的情况下可服用维生素和叶酸制剂,以增加维生素 B_{12} 和叶酸摄入量。

（二）药物治疗原则

1. 在骨髓检查结果未明确前不应给予叶酸或维生素 B_{12} 治疗,因为治疗后24小时骨髓细胞的巨型变可消失,影响骨髓检查对巨幼细胞贫血的诊断。

2. 应区别叶酸和维生素 B_{12} 究属何种缺乏,以便于有针对性的合理用药。在未明确诊断前同时使用叶酸和维生素 B_{12} 会混淆诊断。

3. 当叶酸和维生素 B_{12} 同时应用时,应注意叶酸的使用可更多地消耗维生素 B_{12} 而加重神经病变损伤,使神经症状表现得更为严重。

【药物治疗】

（一）治疗药物分类

1. **叶酸制剂**　叶酸及亚叶酸钙(calcium folinate)主要在空肠近端通过主动转运被吸收,经还原以 N_5-甲基四氢叶酸的形式存在于血液中,与其中的叶酸结合蛋白相结合,在维生素 B_{12} 的作用下进行甲基转移反应参与 DNA 的合成,从而纠正巨幼细胞性贫血。

2. **维生素 B_{12}**　肌内注射吸收入血后,经血中的转钴蛋白运转到组织中,其中甲基钴胺和腺苷钴胺参与体内重要的代谢环节。前者是半胱氨酸转成蛋氨酸时的辅酶,在此反应中可使 N_5-甲基四氢叶酸去甲基而参与 DNA 的合成;腺苷钴胺以辅酶形式参与三羧酸循环,促进神经髓鞘中脂蛋白的合成代谢,故可纠正巨幼细胞性贫血及神经系统症状。

（二）治疗药物选用

1. **叶酸治疗**　叶酸缺乏者可口服叶酸,每次5～10mg,每日3次,通常1～2个月血象和骨髓象可恢复正常,纠正后无需维持治疗。若胃肠道疾患使口服制剂难于吸收,或因某些药物如乙胺嘧啶、甲氧苄啶(TMP)、甲氨蝶呤等竞争性地抑制二氢叶酸还原酶,使叶酸不能还原为四氢叶酸起辅酶作用,以及肝脏疾患时影响肝中叶酸还原酶的生成,使叶酸不能转变为可利用的四氢叶酸,应选用亚叶酸钙,直接进入组织参与传递"一碳基团",可肌内注射,每次3～6mg,每日1次,经10～15天治疗可减至3mg/d,至贫血纠正。

笔记

2. **维生素 B$_{12}$治疗**　维生素 B$_{12}$缺乏者,可使用维生素 B$_{12}$肌内注射,每次 100μg,每日 1 次,2 周后改为隔日 1 次,渐次延长间歇期,达每月 1 次直至贫血纠正。对胃全切除和恶性贫血患者,因维生素 B$_{12}$吸收障碍为不可逆性,则需终身维持治疗,每月注射 100μg。儿童患者每次肌内注射 60 ~ 100μg,每周 1 ~ 3 次,至纠正贫血。维生素 B$_{12}$口服制剂效果较差,因口服的维生素 B$_{12}$必须与胃黏膜壁细胞分泌的内因子形成复合物,才能避免被肠液消化而到达回肠末段,并与其黏膜细胞上的特殊受体相结合,维生素 B$_{12}$从复合物中分离出来进入血液。因此一般不宜采用口服制剂,但如患者拒绝注射给药时可应用口服制剂,用量需较大,每日 300 ~ 400μg 才能维持血中的有效浓度。当人体缺乏内因子时,口服大剂量的维生素 B$_{12}$仅有 1% 以被动扩散方式被吸收。

3. **试验性治疗**　当不能明确叶酸或维生素 B$_{12}$究竟属何种物质缺乏时,可同时并用叶酸和维生素 B$_{12}$,叶酸口服 5 ~ 10mg/d,维生素 B$_{12}$肌内注射 0.1mg/d,连续使用 10 天,根据血象改善情况判断为何种物质缺乏。生理剂量的叶酸只对叶酸缺乏有效,而对维生素 B$_{12}$缺乏则无效;反之,生理剂量的维生素 B$_{12}$只对维生素 B$_{12}$缺乏有效,而对叶酸缺乏则无效。如两者均缺乏,则必须同时应用两种药物。

一般在应用治疗药物 1 天后,骨髓细胞的巨型变即可消失,1 ~ 2 周内可见白细胞和血小板数及中性分叶核过多等均可恢复,4 ~ 6 周内贫血可纠正。在恢复过程中可有相对性缺铁,应及时补充铁剂。

在严重巨细胞性贫血患者开始治疗后,由于细胞恢复迅速,使血浆中的钾离子较多地转入红细胞内而导致血钾降低,对老年患者和有心血管疾患、纳差者应及时调整血钾水平。

4. **联合用药**　在单纯维生素 B$_{12}$缺乏特别是恶性贫血时,不能单用叶酸治疗,需联合使用维生素 B$_{12}$。因为大量叶酸转成四氢叶酸参与 DNA 合成的过程依赖于半胱氨酸转成蛋氨酸的反应,而此反应所需的辅酶是维生素 B$_{12}$的主要成分甲基钴胺,所以叶酸治疗加剧了维生素 B$_{12}$的缺乏。因此叶酸治疗后虽可见贫血有一定程度的改善,但神经系统症状反而更严重。

维生素 C 可促进叶酸转变为有生理活性的四氢叶酸,并提高四氢叶酸及其衍生物的稳定性。故在叶酸治疗过程中可加用维生素 C,每次 0.2g,每日 3 次,某些叶酸缺乏患者单用维生素 C 亦可改善贫血,但恶性贫血不需要加用维生素 C。

（三）治疗药物的相互作用

抗叶酸、抗癫痫及口服避孕药等可影响叶酸的吸收和利用。如甲氨蝶呤、乙胺嘧啶及甲氧苄啶等均与二氢叶酸还原酶有较强的亲和力,是该酶的抑制剂,可使叶酸不能还原为二氢叶酸进而还原成四氢叶酸,最终影响 DNA 的合成。

维生素 B$_{12}$不宜与维生素 B、维生素 C 或维生素 K 等溶液混合给药。氯霉素、氨基糖苷类抗生素、苯巴比妥、苯妥英钠、秋水仙碱等药物可抑制维生素 B$_{12}$在肠中的吸收。

三、再生障碍性贫血

再生障碍性贫血(aplastic anemia,AA)简称再障,是一种由不同病因和机制引起的骨髓造血功能衰竭症。主要表现为骨髓造血功能低下、全血细胞减少和贫血、出血、感染综合征。10 ~ 25 岁和 60 岁以上的人群为本病的两个发病高峰年龄,男女发病无明显差异。

根据患者的病情、血象、骨髓象及预后,通常将该病分为重型(severe aplastic anemia,SAA)和非重型(non-severe aplastic anemia,NASS),也有将非重型分为中型和轻型。从病因上 AA 可分为先天性(遗传性)和后天性(获得性)。获得性 AA 根据是否有明确诱因分为继发性和原发性,原发性 AA 无明确诱因。

【病因和发病机制】

（一）病因

1. **化学因素**　包括种类繁多的化学物质和药物,化学物质特别是苯及其衍生物与再障高度

笔记

相关,药物在再障的发病因素中最为常见。引起再障的药物依据其导致再障的作用类型不同分为两类:第1类,和药物应用剂量有关,这类药物在达到一定剂量时就会引起骨髓抑制,但这种抑制一般是可逆的;第2类,和药物应用剂量关系不大,与患者的个体敏感性有关,且所导致的再障一般呈持续性,由于其非剂量依赖和个体敏感,往往难以预防(见表17-1)。

表 17-1　常可引起再障的药物

（1）和剂量有关的药物（达到一定剂量就会引起骨髓抑制）
　　抗肿瘤药:阿糖胞苷、甲氨蝶呤、巯嘌呤、美法仑、氮芥、环磷酰胺、柔红霉素、白消安等
　　其他:苯妥英钠、吩噻嗪类等
（2）和剂量关系不大的药物（治疗剂量内或一般接触会引起骨髓抑制）
　　抗微生物药:氯霉素、四环素、异烟肼、链霉素、两性霉素 B、磺胺类等
　　抗风湿及镇痛药:保泰松、美沙酮、吲哚美辛、秋水仙碱、阿司匹林等
　　抗惊厥药:苯妥英钠、三甲双酮等
　　抗甲状腺药:卡比马唑、甲巯咪唑等
　　治疗糖尿病药:甲苯磺丁脲、氯磺丙脲等
　　镇静催眠药:氯丙嗪、氯氮䓬等
　　抗疟药:氯喹等
　　其他药物:乙酰唑胺、西咪替丁等

2. **物理因素**　高能射线如 X 射线、γ 射线等可以穿过或进入细胞,通过阻止细胞 DNA 复制而使其增殖抑制,从而减少造血干细胞数量。骨髓是放射线敏感组织,高能辐射可损害骨髓造血微环境。骨髓的抑制程度与放射强度呈剂量依赖性效应,长期超允许量放射线照射可致再障。

3. **生物因素**　流行病学表明,再障可能与多种病毒感染有关,特别是肝炎病毒、微小病毒B19 等。其中以病毒性肝炎最为常见,称为病毒性肝炎相关性再障,继发于乙型或丙型肝炎,是病毒性肝炎最为严重的并发症之一。肝炎病毒导致再障的具体发病机制尚不完全清楚,可能与直接抑制骨髓造血干细胞、破坏骨髓微环境和免疫因素有关。

4. **免疫因素**　某些胸腺瘤、系统性红斑狼疮以及类风湿关节炎患者亦可继发再障,在这些患者的血清中可以找到抑制造血干细胞的抗体,由此认为再障的发生与某些免疫因素有关。

5. **阵发性睡眠性血红蛋白尿（paroxysmal nocturnal hemoglobinuria，PNH）**　　PNH 和再障关系十分密切,20% ~30% 的 PNH 患者最终演变成典型的再障;约 15% 的再障患者可以发生显性 PNH。PNH 转为再障后,PNH 表现已不明显;或再障转为 PNH 后,再障表现已不明显。这两种疾病并存或相互转化称之为再障-PNH 综合征。

6. **其他原因**　再障亦见于遗传、妊娠、慢性肾衰竭、严重的甲状腺或腺垂体功能减退症。

（二）发病机制

1. **造血干细胞缺乏或有缺陷**　包括量和质的异常。再障患者的骨髓 CD34$^+$ 细胞较正常人明显减少,减少程度与病情相关;其 CD34$^+$ 细胞中具有自我更新及长期培养启动能力的"类原始细胞（blast-like）"明显减少。动物实验及再障患者骨髓祖细胞体外培养研究均发现造血干细胞的数量太少或成熟有缺陷是再障的主要病理表现。

2. **骨髓微环境的缺陷**　骨髓微环境包括造血组织中支持造血的结构成分和造血的调节因素。再障患者的骨髓活检发现除造血细胞减少外,还有骨髓"脂肪化"、静脉窦壁水肿、出血、毛细血管坏死;部分再障骨髓基质细胞体外培养生长情况差,其分泌的各类造血调控因子明显不同于正常人;骨髓基质细胞受损的再障做造血干细胞移植不易成功。

3. **免疫功能异常**　再障患者中约半数患者 T 细胞亚群分布异常,辅助 T 细胞/抑制 T 细胞（CD4$^+$/CD8$^+$）比例倒置。再障患者有 T 细胞的异常激活,T 细胞产生的造血抑制因子（造血负

调节因子)如干扰素 γ、白介素-2 及肿瘤坏死因子-α 水平升高。应用抗胸腺细胞球蛋白(anti-thymoeyte globulin,ATG)或大剂量肾上腺皮质激素及环磷酰胺等进行免疫抑制治疗时有确切效果,多数研究结果显示免疫功能特别是细胞免疫异常,骨髓造血组织(造血干细胞)作为靶器官遭受免疫损伤是再障发病的重要机制。

【临床表现和分型】

（一）症状和体征

1. **急性型再障**　起病急,病程短,病情重,进展迅速,早期突出的症状常为出血和感染。皮肤瘀点、瘀斑、鼻出血、齿龈出血、消化道出血、月经过多等出血症状均较常见,而且不易控制;如出现颅内出血,则后果严重,可致死亡。整个病程几乎均有发热,而且高热畏寒并不少见。常在口咽部和肛门周围等黏膜和皮肤部位发生浅表感染,以呼吸道感染最常见。严重粒细胞减少患者可发生深部感染如肺炎和败血症。感染和出血互为因果,使病情恶化。贫血在疾病初期常不明显,但进展较为迅速,可轻度水肿,淋巴结和肝、脾不肿大。急性再障预后差,如仅采用一般性治疗多数患者在 1 年内死亡。

2. **慢性型再障**　起病和进展缓慢,病程较长,以贫血为首发及主要表现。患者常出现倦怠无力、劳累后气促、心悸、头晕以及面色苍白等。出血症状轻微,多表现为皮肤出血点、牙龈出血等,出血较易控制,久治无效者可发生颅内出血。感染发热症状较轻微,较易控制,很少持续 1 周以上,主要以呼吸道感染为主,其次为龈炎、支气管炎、扁桃体炎,而肺炎、败血症等重症感染少见。如感染重并持续高热,往往是骨髓衰竭加重而转变为重型再障。慢性再障病程较长,若治疗合理,不少患者病情可好转,甚至长期缓解。但少数慢性再障患者到疾病后期可出现急性再障的临床表现,称之为再障急变型(重型再障Ⅱ型)。

（二）临床分型

再障分先天性和获得性两大类,以获得性再障占绝大多数。获得性再障又可分为原发性和继发性两型,前者病因不明,占大多数病例。国内外的再障分型见表 17-2。

表 17-2　获得性再障的分型

特征	国外分型		国内分型		
	轻中型再障	重型再障	慢性再障	重型再障Ⅰ型	重型再障Ⅱ型
发病形式	—	—	缓慢	急	慢性型发展而来
临床症状	较轻	重	较轻	重	重
血象					
cRc(%)	>1.0	<1.0	>1.0	<1.0	<1.0
ANC(10⁹/L)	>0.5	<0.5	>0.5	<0.5	<0.5
PC(10⁹/L)	>20	<20	>20	<20	<20
骨髓象	增生低下	重度低下	增生低下	重度低下	重度低下
预后	较好	不良	较好	不良	不良

注:cRc:纠正后的网织红细胞;ANC:中性粒细胞绝对计数;PC:血小板计数。

轻、中型再障统称为非重型再障,如符合重型再障的标准,而 ANC $<0.2 \times 10^9$/L 者为极重型再障(very severe aplastic anemia,VSAA)。

（三）实验室检查

1. **血象**　全血细胞减少为最主要的特点,但早期三系细胞减少程度不一,且不一定同时出现。贫血属正常细胞正常色素型,红细胞形态无明显异常,网织红细胞计数大多降低,白细胞计

笔记

数、中性粒细胞百分数和绝对数都低于正常,但其碱性磷酸酶反应的阳性率和积分都增高。血小板计数明显减少。

2. 骨髓象　急性型骨髓穿刺物中骨髓碎粒很少或无,脂肪滴明显增多。镜下可见有核细胞量很少,尤其是巨核细胞和幼红细胞;非造血细胞增多,尤以淋巴细胞增多明显。慢性型不同穿刺部位所得的骨髓象可以不一致,既可以是增生不良,也可以是增生象,但巨核细胞减少。

3. 骨髓活组织检查和放射性核素骨髓扫描　骨髓穿刺涂片易受周围血液稀释的影响,而骨髓活组织检查对估计骨髓增生情况优于骨髓穿刺。特点是骨髓脂肪变、三系造血细胞和造血干细胞均减少。采用放射性核素^{99}锝或^{111}铟全身骨髓 γ 照相可反映全身功能性骨髓的分布。再障时,正常骨髓部位的放射性核素摄取量低下甚至消失。

4. 其他检查　造血祖细胞培养可见细胞集落明显减少或缺如、粒细胞碱性磷酸酶活性升高、血液促红细胞生成素水平升高等。

【治疗原则】

（一）一般治疗原则

对获得性再障,应仔细查明病因并给予有效治疗加以去除,避免接触任何可能影响骨髓造血功能的物质,尤其是对骨髓有抑制作用的药物。对于干细胞缺陷引起的再障,年龄 20 周岁以下的患者可考虑首选骨髓移植。

再障的治疗宜采用综合措施,并应强调早期联合治疗。加强支持治疗是所有再障患者治疗的重要组成部分。应重视个人与环境卫生,特别注意皮肤及口腔清洁,对粒细胞缺乏者采取保护性隔离,预防感染。感染治疗应具针对性,病因不明确时,可应用大剂量的广谱抗生素。对于出血症状,尤其对皮肤、口腔、鼻腔的出血,糖皮质激素疗效较肯定,但长期使用可降低抵抗力,导致感染扩散。输血或成分输血是支持治疗的重要内容,但应掌握指征。

治疗方案确定后应坚持治疗半年以上,切忌疗程不足而频频换药。长期临床研究发现,维持治疗能降低再障的复发率、提高远期疗效。

（二）药物治疗原则

慢性或轻型再障首选雄激素治疗,有效率一般在 50% ~ 60%。部分患者可产生药物依赖性,故病情缓解后不宜突然停药,需进行维持治疗,以减少复发。雄激素治疗的主要副作用是雄性化作用和肝功能损害。不少研究资料表明,雄激素联合免疫抑制剂如环孢素可提高疗效。

急性或重型再障应以免疫抑制剂为主,有效率一般为 50% ~ 70%,并可提高细胞因子的疗效。联合用药(同时或序贯)的效果优于单一用药,副作用有过敏反应和血清病等。环孢素对肝、肾有损害作用。联合免疫抑制剂是重型再障治疗的主要选择,一般可用免疫抑制剂吗替麦考酚酯和他克莫司。

造血细胞因子对某些非重型再障可能有一定的疗效。目前临床上应用的造血细胞因子有促红细胞生成素(erythropoietin,EPO)、粒细胞集落刺激因子(granulocyte- stimulating factor,G- CSF)、粒-巨噬细胞集落刺激因子(granulocyte- macrophage colony- stimulating factor,GM- CSF)和白介素-11(interleukin-11,IL-11)。由于再障的疗程较长,必须充分注意药物的副作用和相互作用。

【药物治疗】

（一）治疗药物分类

1. 免疫抑制剂　常用的主要为抗胸腺细胞球蛋白(ATG)、抗淋巴细胞球蛋白(ALG)、环孢素(CsA)及肾上腺皮质激素等。ATG 或 ALG 是以人胸腺细胞或胸导管淋巴细胞使马、猪、兔等免疫后所得的抗血清经纯化而获得,主要是 IgG。ATG 和 ALG 适用于无合适供髓者的重型再障,主要抑制 T 淋巴细胞、干扰细胞免疫,与淋巴细胞结合,掩盖了淋巴细胞表面的受体,使受体失去识别抗原的能力而无法与抗原结合,对骨髓无毒性作用。CsA 是治疗再障的有效药物,可

笔记

选择性、可逆性地抑制淋巴细胞功能,抑制 T 淋巴细胞释放淋巴因子 IL-11,抑制 Ts 细胞的激活和增殖,抑制淋巴细胞产生干扰素 γ。

2. **雄激素**　雄激素是治疗慢性再障的首选药物,多选用口服剂型,如丙酸睾酮、十一酸睾酮、司坦唑醇等。雄激素可刺激肾脏产生促红细胞生成素(EPO),促进红系造血;还可直接刺激骨髓干/祖细胞增殖分化,提高造血细胞对 EPO 的反应性。

3. **造血因子**　是指经 DNA 重组获得的制剂,直接刺激各阶段的造血细胞而起效,如 G-CSF、GM-CSF、EPO 等。CSF 对不同发育阶段的造血干细胞起促增殖、分化的作用。EPO 为 165 个氨基酸组成的糖蛋白,作用于骨髓中的红系祖细胞,促进其增殖、分化和成熟,刺激红细胞生成。

4. **其他药物**　大剂量的免疫球蛋白可清除侵袭骨髓、抑制造血干细胞生长的有关病毒,并通过免疫介导机制杀伤抑制干细胞生长的淋巴细胞,还能结合干扰素 γ 等淋巴因子,以去除其抑制干细胞生长的作用。

（二）治疗药物选用

1. **轻型再障**　首选雄激素,丙酸睾酮 100mg/d,肌内注射;十一酸睾酮(安雄)40～80mg,每日 3 次;达那唑 0.2g,每日 3 次;司坦唑醇(康力龙)2mg,每日 3 次。疗程及剂量应视药物的作用效果和不良反应(如男性化、肝功能损害等)调整。一般连用 3～6 个月显效,总疗程在 2 年以上。雄激素单用治疗重型再障无明显疗效。

2. **重型再障**　骨髓移植是治疗干细胞缺陷引起再障的最佳方法,且能达到根治的目的。对 40 岁以下、无感染及其他并发症、有合适供体的重型再生障碍性贫血患者,可考虑骨髓移植。

预处理方案和移植物抗宿主病(graft-versus-host disease,GVHD)预防方案:预处理方案为移植前第 5、4、3、2 天静脉注射环磷酰胺(CTX)50mg/(kg·d)和第 5、4、3 天静脉注射 ATG 10mg/(kg·d),后者在静脉滴注 CTX 12 小时后开始应用。GVHD 预防方案为环孢素 2～5mg/(kg·d),移植前第 1 天开始至移植后 12 个月,移植后第 9 个月开始逐渐减量,预防迟发性移植失败;短疗程的甲氨蝶呤,移植后第 1 天 15mg/m^2,移植后第 3、6 和 11 天的剂量为 15mg/m^2。

3. **无法进行骨髓移植的重型再障**　重型再障预后差,一般治疗常无效,诊断一旦确立宜尽早选用骨髓移植,对无法进行骨髓移植的重型再障等可首选免疫抑制剂,常用 ATG、ALG 和 CsA,同时应用细胞因子、雄激素可提高疗效。对于 20 岁以上的患者免疫抑制治疗与异基因骨髓移植的疗效无明显差别。

免疫抑制剂治疗方案为 ATG 2.5～4mg(kg·d)或 ALG 12mg/(kg·d),静脉滴注,第 1～5 日;泼尼松(prednisone)1mg/(kg·d),口服,共 3 个月;GM-CSF 每次 300μg,皮下注射,每周 3 次,连用 1 个月,再每周 2 次,连用 1 个月,再每周 1 次,连用 1 个月;EPO 3000U/次,静脉注射,每周 3 次,连用 1 个月,再每周 2 次,连用 1 个月,再每周 1 次,连用 1 个月。CsA 3～6mg/(kg·d),口服,多数病例常需要长期维持治疗,维持剂量为 2～5mg/(kg·d),副作用主要为肝肾毒性、多毛、牙龈增生等。须监测血药浓度并维持在 300～500μg/ml,并监测肝、肾功能等。

重型再障也可选用大剂量的免疫球蛋白 1g/kg,静脉滴注,每 4 周 1 次。大剂量的甲泼尼龙(methylprednisolone)静脉滴注,20～30mg/(kg·d),连用 3 天;再 10～15mg/(kg·d),连用 3 天;再 5～8mg/(kg·d),连用 3 天;再 3～4mg/(kg·d),连用 3 天;再 2mg/(kg·d),连用 3 天;再 1mg/(kg·d),共 15 天。

（三）治疗药物的相互作用

上述联合用药可提高疗效,但副作用亦有可能相互叠加,如细胞因子及 ATG 等的发热反应,CsA 和雄激素均可损害肝脏,皮质激素及雄激素均有水钠潴留作用,可加重 CsA 的高血压副作用。CsA 是 CYP450 3A4 抑制剂,抑制唑类等药物的代谢。再障合并真菌感染需要联合 CsA 和氟康唑等抗真菌唑类药物时,需重点关注两药的浓度,避免药物蓄积产生毒副作用。

笔记

【病例分析】

病情介绍　患者,女,55 岁。病史:9 个月前出现进行性精神错乱、嗜睡,当时检测 CBC 仅见到轻度白细胞增多。现是以腹泻伴鲜血便 4 周之主诉就诊。腹泻,每日 3 ~ 5 次,伴有嗜睡、头昏、共济失调、手脚麻痹。实验室检查:Hb 12.8g/dl,MCV 90μm³,血清铁 150μg/dl,血清铁/总铁结合力 11%,维生素 B₁₂94pg/ml,叶酸 21pg/ml,粗颗粒的中性粒细胞(PMNs),胆红素 3.0mg/dl,乳酸脱氢酶 520U/L。骨髓穿刺涂片证实了巨红细胞生成,可见巨晚幼粒细胞,铁染色显示铁降低。消化道钡餐显示十二指肠和空肠多发的憩室。尿液排泄的放射性核素标记的维生素 B₁₂ 的放射活性 <4%。

治疗方案和效果　在给予患者口服维生素 B₁₂ 制剂之前,首先治疗导致维生素 B₁₂ 吸收障碍的病因。憩室炎并非为维生素 B₁₂ 吸收障碍的病因,憩室炎不会影响回肠末端的吸收功能。根据患者的服药史,最有可能造成维生素 B₁₂ 吸收障碍的是肠道菌群失调。治疗首先应用广谱抗生素,如四环素和磺胺嘧啶治疗 7 ~ 10 天。治疗后,复查维生素 B₁₂ 吸收试验,正常后给予口服维生素 B₁₂。病例中,内因子水平正常,可以选用口服制剂,建议口服维生素 B₁₂ 每日 25 ~ 250μg。抗生素治疗后,亦可以从食物中吸收维生素 B₁₂。

合理用药分析　患者出现的头昏、共济失调、手脚麻痹等症状与维生素 B₁₂ 缺乏的表现相一致。嗜睡等其他症状可能是憩室炎引起的慢性失血所致。最初仅见到轻度白细胞增多,病情发展到 9 个月后出现血红蛋白下降,血清维生素 B₁₂ 水平下降,可见粗颗粒的中性粒细胞。MCV 在正常范围内,可乳酸脱氢酶和胆红素升高,提示维生素 B₁₂ 缺乏形成的巨幼红细胞发生血管内溶血。骨髓中有巨红细胞生成,可见巨晚幼粒细胞,支持维生素 B₁₂ 缺乏的诊断。

患者有便血和憩室炎病史,提示有潜在的慢性失血。红细胞代偿性生成加速,铁和维生素 B₁₂ 需求增加。铁缺乏可以掩盖维生素 B₁₂ 形成的巨幼红细胞的改变,所以 MCV 在正常范围内。红细胞中的叶酸水平下降,但血清中的叶酸水平也可以表现为正常。在维生素 B₁₂ 缺乏时,红细胞中的叶酸可以释放入血,表现为血清中的叶酸水平正常。

【思考题】

1. 试比较缺铁性贫血、巨幼细胞性贫血及再生障碍性贫血的病因及药物治疗原则。

2. 简述再生障碍性贫血的临床表现及常用药物的作用机制。

3. 患者,女,40 岁。病史:乏力、头晕、上腹部痛 1 年。既往有消化性溃疡 8 年,慢性头痛 20 年,严重月经过多 10 余年。用药史:阿司匹林 650mg 治疗头痛,常规剂量的抗酸药治疗消化性溃疡。体格检查:皮肤黏膜苍白,嗜睡,甲床苍白,脾大。实验室检查:血红蛋白 80g/L,网织红细胞计数 0.4%,MCV 75fl,MCH 22pg,MCHC 30%,血清铁 400μg/L,血清铁蛋白 9μg/L,总铁结合力 4500μg/L,粪隐血阳性。临床诊断:缺铁性贫血。问:①该患者形成缺铁性贫血的主要病因为哪些?②如何治疗该患者的缺铁性贫血?③该患者若口服铁制剂,应向患者提供哪些信息以提高药物的治疗效果?

第二节　中性粒细胞缺乏症

当成人外周血中性粒细胞计数低于 2.0×10^9/L,儿童≥10 岁低于 1.8×10^9/L 或 <10 岁低于 1.5×10^9/L 时,称为中性粒细胞减少症(neutropenia);低于 0.5×10^9/L,称为中性粒细胞缺乏症(agranulocytosis),为重症粒细胞减少症,极易发生严重的、难以控制的感染。此类疾病分先天性和获得性(包括原发性和继发性)两类,以获得性多见,且病因或发病机制颇为复杂。

【病因和发病机制】

依据中性粒细胞发生的过程,在骨髓中可分为干细胞池(多能造血干细胞-粒系定向祖细胞)、分裂池(原始粒细胞-中幼粒细胞)、贮存池(晚幼粒细胞-中性粒细胞)。中性粒细胞多贮

笔记

存于骨髓中,是血液中的 8~10 倍,可随时释放入血。中性粒细胞释放至血液后,一半附于小血管壁,称为边缘池;另一半在血液循环中,称为循环池。结合中性粒细胞的细胞动力学,根据病因和发病机制可大致分为中性粒细胞生成缺陷、破坏或消耗过多、分布异常。

1. 生成缺陷

(1)骨髓损伤:正常成人每日在骨髓内生成大量的中性粒细胞,约 10^{11} 以上。由于电离辐射和化学毒物(如苯、二硝基酚)等物理或化学因素直接损伤骨髓干细胞和祖细胞或骨髓造血微环境可造成全血细胞减少。

(2)药物抑制:多种药物可抑制或干扰粒细胞的生成,影响细胞代谢,阻碍细胞分裂。大多数药物的直接毒性作用造成粒细胞减少,与药物剂量相关,呈剂量依赖性;有的与剂量无关,如左旋咪唑、氯霉素等;某些药物也可以通过免疫机制引起粒细胞减少。常见的致病药物见表 17-3。

表 17-3 常见的引起粒细胞缺乏症的药物

类别	药物
抗肿瘤药	氮芥、白消安、环磷酰胺、甲氨蝶呤、阿糖胞苷、多柔比星、羟基脲
抗微生物药	庆大霉素、氯霉素、万古霉素、甲硝唑、呋喃妥因、磺胺类、异烟肼、利福平、链霉素、氨硫脲、奎宁、伯氨喹、氯喹、乙胺嘧啶、齐多夫定
解热镇痛药	吲哚美辛、布洛芬、安乃近、阿司匹林
抗风湿药	保泰松、吲哚美辛、布洛芬
抗精神病药及抗抑郁药	氯氮平、吩噻嗪类、丙米嗪、阿莫沙平
抗惊厥药	苯妥英钠、苯巴比妥、卡马西平
抗甲状腺药	丙硫氧嘧啶、甲巯咪唑、甲硫氧嘧啶
心血管系统用药	普鲁卡因胺、卡托普利、普罗帕酮、奎尼丁、肼屈嗪
抗糖尿病药	甲苯磺丁脲
利尿药	氢氯噻嗪、依他尼酸
免疫抑制剂	硫唑嘌呤、左旋咪唑
抗组胺药	西咪替丁、雷尼替丁、曲吡那敏、氯苯那敏
其他	干扰素、左旋咪唑、砷化物、别嘌醇、维 A 酸、甲氧氯普胺、青霉胺

(3)病毒或细菌感染:中性粒细胞减少可见于病毒感染(流感病毒、肝炎病毒、传染性单核细胞增多症、HIV 等)、细菌感染(包括伤寒、结核、暴发性脓毒血症等)和分枝杆菌感染等。病毒感染后中性粒细胞减少在儿童尤为常见,机制包括中性粒细胞消耗增加和病毒本身对骨髓粒系造血的抑制。

(4)生成受抑或衰竭:白血病等血液系统恶性肿瘤或恶性实体瘤骨髓转移可抑制正常造血;再生障碍性贫血可由于骨髓功能衰竭造成全血细胞减少;某些先天性或原发性如周期性粒细胞减少、家族性慢性粒细胞减少以及原发性慢性增生低下性粒细胞减少的发病机制亦属于此范畴。

(5)全身营养不良:骨髓营养不良,各种细胞生长均受影响。

2. 细胞破坏或消耗过多

(1)免疫相关性:①药物诱发的免疫性粒细胞减少:多种药物都有可能引起这类并发症,药物诱发的中性粒细胞减少往往在停药后可逐渐恢复;②自身免疫性粒细胞减少:见于各种自身免疫性疾病,如系统性红斑狼疮、类风湿关节炎、Felty 综合征及同种免疫性新生儿中性粒细胞减少,某些肝炎病例也由于自身免疫机制导致中性粒细胞减少。

(2)非免疫性:①病毒细菌感染或败血症时,中性粒细胞在血液或炎症部位消耗增多;②脾功能亢进时大量粒细胞在脾内滞留,破坏增多,见于充血性脾大、Felty 综合征(类风湿关节炎伴

笔记

脾大)等。

3. **分布异常**

(1)假性粒细胞减少:中性粒细胞由循环池转移到边缘池,造成假性粒细胞减少现象,此时粒细胞的生成和利用均正常,见于异体蛋白反应和内毒素血症。

(2)粒细胞滞留:粒细胞滞留于循环池的其他部位,如血液透析开始后 2 ~ 15 分钟滞留于肺血管内;脾大,滞留于脾脏。

【临床表现】

(一)症状和体征

中性粒细胞缺乏症患者多有服药或化学毒物接触史,起病急骤,全身症状严重,属于内科急症。由于短期内大量粒细胞破坏,患者在出现乏力、头晕、咽痛等前驱症状后,很快即出现寒战、高热、出血、头痛、全身肌肉和关节疼痛、虚弱、衰竭;体温常波动在 38 ~ 41℃,甚至更高;且多伴严重感染,以肺、泌尿系统、口咽部和皮肤等部位最为常见,如肺部感染、急性咽峡炎、颌下及颈部淋巴结肿大,以及口腔、鼻腔、消化道、阴道等处的黏膜可出现坏死性溃疡,病灶不易局限,呈迅速恶化的趋势。由于粒细胞缺乏,感染极易扩散,可发展成为脓毒血症、败血症和肺部严重感染,死亡率极高。

(二)实验室检查

1. **血象**　①外周血中的红细胞、血红蛋白及血小板一般均在正常范围内;②白细胞、中性粒细胞低于正常值下限;③粒细胞缺乏时,淋巴细胞相对增多,可见中性粒细胞核左移或核分叶过多;④胞质内常见中毒颗粒、空泡和核可固缩。

2. **骨髓象**　中性粒细胞缺乏时:①骨髓内各阶段的中性粒细胞极度减少,甚至完全消失,粒细胞有明显的毒性改变及成熟受限,淋巴细胞、单核细胞、浆细胞和组织细胞可增多,幼红细胞和巨核细胞大致正常。②在恢复期骨髓中先出现原始粒细胞和早幼粒细胞,以后增生逐渐恢复,呈类白血病反应;中幼粒和晚幼粒细胞开始显著增多,最后成熟粒细胞增多,逐渐恢复正常骨髓象。

【治疗原则】

(一)一般治疗原则

积极寻找病因,去除致病因素,详细询问病史,如有无药物和毒物接触史、上呼吸道感染史及有无相关的基础疾病及家族史;停用可疑药物,去除有害因素,控制感染;对继发于其他疾患者应积极治疗原发性疾病;对粒细胞轻度减少且无感染倾向、骨髓检查无明显异常者不必过多依赖药物治疗。

(二)药物治疗原则

轻度减少者一般不需特殊的预防措施;中度减少者感染概率增加,应注意预防,减少公共场所出入,保持卫生,去除慢性感染灶;缺乏者极易发生严重感染,应采取无菌隔离措施。

感染者应行病原学检查,以明确感染类型和部位。在致病菌尚未明确之前,可经验性地应用覆盖革兰阴性菌和革兰阳性菌的广谱抗生素治疗,之后应根据病原体的培养结果有针对性地用药,并做到早期、广谱、联合和足量给药。药物和剂量应根据微生物学和血药浓度监测而调整,抗菌药物需用至热退、感染症状完全消失后 4 ~ 5 天,败血症需应用 2 周左右。若应用抗菌药物 3 ~ 5 天无效,可加用抗真菌治疗;病毒感染可加用抗病毒药物;静脉用免疫球蛋白有助于重症感染的治疗。同时,需加强支持治疗,注意营养和各种维生素的补给。

【药物治疗】

(一)治疗药物分类

1. **造血因子**　对急性粒细胞缺乏症,诊断明确后应尽早用药,注射剂 G-CSF 和 GM-CSF 常用。G-CSF 和 GM-CSF 可诱导造血干细胞进入增殖周期,促进粒细胞的增生、分化成熟并由骨髓释放到外周血液,可增加粒细胞的趋化、吞噬和杀菌活性。G-CSF 对周期性粒细胞减少和严

笔记

重的先天性粒细胞缺乏效果较好,并能加速化疗引起的白细胞减少症的恢复,亦可用于预防强烈化疗引起的白细胞减少和发热。造血因子的副作用有发热、寒战、骨关节痛等。

2. 肾上腺皮质激素 常用的口服片剂有泼尼松、地塞米松等,注射剂有地塞米松、醋酸可的松、甲泼尼龙等。肾上腺皮质激素类药物具有抗炎、抗免疫、抗毒素和抗休克作用。当粒细胞缺乏时,由于有严重感染和毒血症存在,糖皮质激素的抗炎、抗毒素和抗休克作用均有一定意义。糖皮质激素通过多个环节抑制免疫反应,可抑制巨噬细胞的吞噬功能,溶解淋巴细胞,特别是对辅助性 T 淋巴细胞作用更明显,还可降低自身免疫抗体的生成,减少粒细胞的破坏。

3. 抗生素 青霉素类抗生素对大多数革兰阳性菌作用强,第三代头孢菌素类对革兰阴性菌作用强,作用机制是通过抑制转肽酶的活性,影响黏肽的合成,导致细胞壁缺损,引起细胞破裂死亡。氨基糖苷类抗生素抗菌谱广,对革兰阳性菌、革兰阴性菌均有较强的抗菌作用,作用机制是阻碍细菌蛋白质的合成。耐甲氧西林金黄色葡萄球菌可选用万古霉素、去甲万古霉素,作用机制是抑制细菌细胞壁的合成。

(二)治疗药物选用

确诊为粒细胞缺乏症,应作为急症进行处理。除必须进行隔离和其他支持治疗外,应尽早使用相应药物。

低危患者可采用口服或静脉注射经验性抗菌药物治疗。推荐联合口服环丙沙星和阿莫西林/克拉维酸,也可单用左氧氟沙星。对接受氟喹诺酮类预防的患者,应选择 β-内酰胺类药物治疗。在接受经验性抗菌药物治疗后,如果患者出现病情反复或持续发热 >3 天时,应再次进行全面的检查,以寻找感染源。

高危患者需要住院治疗,静脉应用可覆盖铜绿假单胞菌和其他严重革兰阴性菌的广谱抗菌药物。推荐单一使用抗假单胞菌的 β-内酰胺类药物,包括哌拉西林/他唑巴坦、头孢哌酮/舒巴坦、碳青霉烯类(亚胺培南/西司他丁或美罗培南或帕尼培南/倍他米隆)、头孢吡肟或头孢他啶。当伴有并发症如低血压和(或)肺炎、疑有或确诊为耐药菌感染时,可加用其他抗菌药物。

对于联合应用广谱、强效抗菌药物 5~7 天无感染控制的迹象或体温下降后又升高者,应高度怀疑侵袭性真菌感染,并进行胸腹部 CT 检查,血、尿真菌培养等相关检查,有条件时可留取血标本进行半乳甘露聚糖(GM)试验和(或)(1,3)-β-葡聚糖(G)试验。并选择适当的抗真菌药物进行经验性抗菌治疗,如伊曲康唑或伏立康唑 200mg,每日静脉滴注 1 次,首 2 日加倍;或卡泊芬净,首日 70mg,静脉滴注,其后 50mg/d,一般需要应用 14 天。亦可选用两性霉素 B,静脉滴注,从 5mg 起,逐日加量至治疗剂量,通常为 0.5~1mg/kg,由于寒战、发热的发生率高,可在静脉滴注液中加入 1~2mg 地塞米松;因肾毒性发生率高,应密切注意血钾变化,及时补钾。其后根据病情适时改用口服制剂,明确侵袭性真菌感染者持续应用抗真菌药 3 周~3 个月。必须注意抗感染药导致的二重感染和可能产生的粒细胞减少作用。

造血因子治疗应首选 G-CSF 和 GM-CSF,应用方法为 150~300μg/d 皮下注射或静脉滴注。一般应用到中性粒细胞升至 $2×10^9$/L 以上,持续 3 天,通常需用药 1~2 周,疗效差者可适当延长。但应注意可能出现的发热、畏寒、肌肉疼痛等副作用。

肾上腺皮质激素适用于免疫因素造成的粒细胞缺乏症或危重病例。在应用足量抗生素类药物的同时,可短期应用肾上腺皮质激素,如地塞米松注射剂 5~10mg/d 静脉滴注,用药时间一般不超过 1 周。

治疗过程中可同时应用免疫球蛋白,分为从健康人血浆或血清分离的免疫球蛋白和从人胎盘分离的人胎盘免疫球蛋白,前者含蛋白 10%,其中免疫球蛋白占 95% 以上;后者含蛋白 5%,其中免疫球蛋白占 90% 以上。可用 5~15g/d 静脉滴注,持续用药 5 天或至病情好转。

【思考题】

1. 简述中性粒细胞缺乏症的病因及其发病机制。

2. 简述中性粒细胞缺乏症的临床表现及治疗原则。

3. 简述中性粒细胞缺乏症的治疗药物分类及常用代表药物。

第三节　白　血　病

白血病(leukemia)是一类造血干细胞恶性克隆性疾病。由于多种原因的作用引起造血干细胞的异常,受累细胞(即白血病细胞)自我更新增强、增殖失控、分化障碍、停滞在细胞发育的某一阶段,而且凋亡受抑,导致在骨髓和其他造血组织中白血病细胞大量异常增生。大量积聚的白血病细胞抑制骨髓的正常造血功能,导致贫血、出血及感染,并浸润全身器官和组织,引起肝、脾、淋巴结肿大,皮肤、骨骼和中枢神经系统也发生相应改变。该疾病的死亡率较高。

【病因和发病机制】

（一）病因

人类白血病的病因尚不完全清楚,生物因素、物理因素、化学因素及遗传因素等多种因素与白血病发病有关。

1. **生物因素**　主要是病毒感染和免疫功能异常。成人 T 细胞白血病(ATL)被确定是由人类 T 淋巴细胞白血病/淋巴瘤病毒-1(human T-cell leukemia/lymphotropic virus-1,HTLV-1)引起的,HTLV-1 可以通过哺乳、输血及性接触而传播。该病毒为 C 型反转录 RNA 病毒,先通过反转录酶的作用复制成 DNA 原病毒,原病毒插入宿主细胞的染色体 DNA 中而诱发恶变。插入的原病毒含有病毒原癌基因(V-oncogene,V-onc)使邻近的基因表达发生改变;也可能是原病毒插入宿主细胞的染色体 DNA 后,在适当的条件下,激活细胞染色体上原已存在的细胞原癌基因(cellular oncogene,C-onc),改变了基因的正常功能而导致恶变。部分免疫功能异常者,如某些自身免疫性疾病患者发生白血病的危险度会增加。

2. **物理因素**　包括 X 射线、γ 射线等电离辐射,其作用与放射剂量大小、放射部位及年龄有关,全身或大面积受电离辐射可造成骨髓抑制及机体免疫缺陷、染色体重组、DNA 发生可逆性断裂。年幼患者的危险性较高。日本广岛及长崎受原子弹袭击之后,幸存者中的白血病发病率比未受照射的人群高 17~30 倍,距爆炸中心 1km 内的白血病发病率为正常人群的 100 倍。

3. **化学因素**　多种化学物质可诱发白血病。苯及含苯的有机溶剂的致白血病作用已经肯定;烷化剂和拓扑异构酶 II 抑制剂可致继发性白血病;治疗银屑病的乙双吗啉为亚乙胺的衍生物,是一种极强的致染色体畸变的物质;氯霉素和保泰松也可能具有致白血病作用。

4. **遗传因素**　家族性白血病约占白血病的 7%。某些遗传因素与白血病的发病有关,如唐氏综合征(Down 综合征)有 21 号染色体改变,其白血病的发病率比正常人群高 20 倍。先天性再生障碍性贫血(Fanconi 贫血)及 Bloom 综合征(侏儒面部毛细血管扩张)等患者的白血病发病率均较高,表明白血病与遗传因素有关。

5. **其他血液病**　某些血液病最终可能发展为急性白血病,如慢性粒细胞白血病、真性红细胞增多症、骨髓纤维化、淋巴瘤、骨髓增生异常综合征、阵发性睡眠性血红蛋白尿症等。化疗和放疗可增加其向急性白血病的转化。

（二）发病机制

造血细胞发生白血病变的机制仍不清楚,可能涉及多个基因突变。目前认为至少两类分子事件共同参与发病,即所谓的"二次打击"学说。其一,各种原因所致的造血细胞内一些基因的决定性突变(如 *ras*、*myc* 等基因突变),激活某种信号通路,导致克隆异常的造血细胞生成,此类细胞获得增殖和(或)生存优势,多有凋亡受阻;其二,一些遗传学改变(如形成 *PML/RARα* 等融合基因)可能会涉及某些转录因子,导致造血细胞分化阻滞或分化紊乱。

笔记

【临床表现和分型】

(一) 临床分型

根据白血病的病程缓急以及细胞的分化成熟程度,可分为急性和慢性两大类。急性白血病(acute leukemia,AL)的细胞分化停滞在较早阶段,多为原始细胞及早期幼稚细胞,病情发展迅速,自然病程仅数月;慢性白血病(chronic leukemia,CL)的细胞分化停滞在较晚阶段,多为较成熟幼稚细胞和成熟细胞,病情发展慢,自然病程可达数年。目前白血病临床常使用法英美分型系统(French-American-British classification systems,FAB)分型。

1. **急性白血病** 急性白血病可分为急性淋巴细胞白血病(acute lymphoblastic leukemia,ALL)和急性髓系白血病(acute myeloid leukemia,AML),两者在临床表现、预后及治疗上有明显的区别。形态学和细胞化学方法可诊断80% ~ 90%的患者,采用免疫学标记和分子生物学方法一般可获确诊,对急性白血病进行染色体检查有助于白血病的正确分型及预后估计。

(1)急性淋巴细胞白血病:ALL按FAB分型可分为3个亚型。①L_1型:原始和幼稚淋巴细胞明显增生,比例增高,以小淋巴细胞为主;染色质较粗,结构较一致,核仁少。②L_2型:原始和幼稚淋巴细胞明显增生,比例增高,淋巴细胞大小不一,以大细胞为主;染色质较疏松,核仁较清楚,一个或多个。③L_3型:原始和幼稚淋巴细胞明显增生,比例增高,细胞大小较一致,以大细胞(直径≥12μm)为主,细胞内有明显空泡,胞质嗜碱性,染色深;染色质呈均匀细点状,核仁一个或多个。

(2)急性髓系白血病:AML分成M_0 ~ M_7 8个亚型。①M_0(急性髓系细胞白血病微分化型,minimally differentiated AML):骨髓原始细胞 >30%,无嗜天青颗粒及Auer小体,核仁明显,光镜下髓过氧化物酶(MPO)及苏丹黑B阳性细胞 <3%;在电镜下,MPO阳性;CD33或CD13等髓质抗原呈阳性;淋系抗原通常为阴性;血小板抗原阴性。②M_1(急性粒细胞白血病未分化型,AML without maturation):原粒细胞(Ⅰ型 + Ⅱ型,原粒细胞质中无颗粒为Ⅰ型,出现少数颗粒为Ⅱ型)占骨髓非红系有核细胞(NEC,指不包括浆细胞、淋巴细胞、组织嗜碱性细胞、巨噬细胞及所有红系有核细胞的骨髓有核细胞计数)的90%以上,其中至少3%以上的细胞为MPO阳性。③M_2(急性粒细胞白血病部分分化型,AML with maturation):原粒细胞占骨髓NEC的30% ~89%,其他粒细胞≥10%,单核细胞 <20%。④M_3(急性早幼粒细胞白血病,acute promyelocytic,APL):骨髓中以颗粒增多的早幼粒细胞为主,此类细胞在NEC中≥30%。⑤M_4(急性粒-单核细胞白血病,acute myelomonocytic leukemia,AMML):骨髓中的原始细胞占NEC的30%以上,各阶段的粒细胞≥20%,各阶段的单核细胞≥20%。⑥M_5(急性单核细胞白血病,acute monocytic leukemia,AMoL):骨髓NEC中的原单核、幼单核及单核细胞≥80%。如果原单核细胞≥80%为M_{5a},<80%为M_{5b}。⑦M_6(急性红白血病,acute erythroleukemia leukemia,AEL):骨髓中的幼红细胞≥50%,NEC中的原始细胞(Ⅰ型 + Ⅱ型)≥30%。⑧M_7(急性巨核细胞白血病,acute megakaryocytic leukemia,AMeL):骨髓中的原始巨核细胞≥30%;血小板抗原阳性,血小板过氧化酶阳性。

在此基础上,1986年我国血液病学专家补充将AML分成M_1、M_{2a}、M_{2b}、M_{3a}、M_{3b}、M_{4a}、M_{4b}、M_{4c}、M_4E_0、M_{5a}、M_{5b}、M_6 和 M_7 等亚型。

2. **慢性白血病** 慢性白血病可分为慢性淋巴细胞白血病(chronic lymphoid leukemia)和慢性髓系白血病(chronic myeloid leukemia)。

(1)慢性淋巴细胞白血病:包括慢性淋巴细胞白血病(chronic lymphocytic leukemia,CLL)、幼淋巴细胞白血病(prolymphocytic leukemia,PLL)、毛细胞白血病(hairy-cell leukemia,HCL)、绒毛淋巴细胞脾淋巴瘤(splenic lymphoma with circulating villous lymphocytes,SLVL)、大颗粒淋巴细胞白血病(large granular lymphocytic leukemia,LGLL)、成人T细胞白血病/淋巴瘤(adult T-cell leukemia/lymphoma,ATLL)、Sézary综合征等。

(2)慢性髓系白血病:包括慢性粒细胞白血病(chronic myelogenous leukemia,CML)、慢性粒-

笔记

单核细胞白血病(chronic myelomonocytic leukemia,CMML)、不典型慢性粒细胞白血病(atypical chronic myeloid leukemia,aCML)、幼年型粒-单核细胞白血病(juvenile myelomonocytic leukemia, JMML)、慢性中性粒细胞白血病(chronic neutrophilic leukemia,CNL)、慢性嗜酸性粒细胞白血病(chronic eosinophilic leukemia,CEL)等。

（二）症状和体征

1. 急性白血病　白血病细胞异常增生,弥漫性地浸润各种组织器官,是引起各种临床表现的病理基础。多数患者起病急、进展快,常以发热、贫血或出血为首发症状;部分病例起病较缓,以进行性贫血为主要表现。儿童和青年起病多急骤,往往以高热、显著的出血倾向、进行性贫血或骨、关节疼痛为首发症状;部分成年人或老年人起病缓慢,常有较长时间的乏力、面色苍白、活动后气急、体重减轻等症状,一旦症状明显,病情常进展迅速。

（1）主要症状:①发热:是急性白血病常见的症状之一,大多数发热为继发性感染引起,一般热度较高,常>39℃,伴有发冷、寒战、出汗、心动过速等中毒症状。白血病本身有时也可发热,称为非特异性热或肿瘤热,与白细胞破坏释放致热原和前列腺素 E_2(prostaglandin E_2,PGE_2)及肿瘤坏死因子生成增加有关。②出血:主要原因是血小板减少,当血小板在 $50 \times 10^9/L$ 以下时,极易出现严重出血;在 $20 \times 10^9/L$ 以下可有颅内出血危险,颅内出血可出现头痛、呕吐、瞳孔不对称,甚至昏迷而死亡。出血可发生于全身各处,但以皮肤、口腔及鼻腔黏膜最为常见,眼底出血可致视力障碍,往往是颅内出血的前兆。M_3 因易并发弥散性血管内凝血(disseminated intravascular coagulation,DIC),出血尤为明显。大量白血病细胞在血管中淤滞及浸润、血小板减少、凝血异常以及感染是出血的主要原因。③贫血:约 2/3 的 AL 患者在确诊时有中度贫血,随病情的发展而加重,表现为苍白、无力等。贫血的原因一方面是白血病细胞扩增,正常造血细胞被排挤;另一方面是由于白血病细胞生成的抑制因子抑制正常造血。

（2）主要体征:①肝脾大:是较常见的体征,可见于各型白血病,但以 ALL 和 M_5 最为多见,常随病情进展而进展。②淋巴结肿大:见于大多数 ALL 和部分 AML,多为轻度,常<3cm,质地较软,不融合,一般无触痛,局限于颈、腋下和腹股沟等处。③中枢神经系统:白血病细胞也可浸润中枢神经系统形成中枢神经系统白血病,由于一般化疗药物很难通过血-脑脊液屏障,隐藏在中枢神经系统的白血病细胞不能被有效杀灭,是构成白血病复发的原因之一,以 ALL 为多见。④骨关节疼痛:是白血病的常见症状,尤以胸骨中、下段压痛常见,提示髓腔内白血病细胞过度增生,对急性白血病有诊断意义。⑤口腔和皮肤:急性白血病尤其是 M_4 和 M_5,由于白血病细胞浸润可使牙龈增生、肿胀;皮肤可出现蓝灰色斑丘疹,局部皮肤隆起、变硬,呈蓝紫色结节。

2. 慢性白血病　慢性白血病一般起病缓慢,早期多无明显症状,除疲乏、低热等常见症状外,可见:①淋巴结肿大:以颈部淋巴结肿大最常见,其次是腋窝、腹股沟淋巴结肿大,一般呈中等硬度,表面光滑,无压痛,表皮无红肿,无粘连。②肝脾大:脾大是慢性白血病最突出的特征,脾大的增减常与白血病细胞数有关;肝大一般较轻。③皮肤损害:皮肤增厚、结节,可引起全身性红皮病等。

慢性粒细胞白血病(CML)占白血病的15% ~25%,各种年龄均可发病,男性多于女性,部分患者有胸骨中、下段压痛。CML 可分为 3 期:慢性期、加速期和急变期。慢性期一般 1 ~4 年,常以脾大为最显著的体征;此后逐渐进入加速期,出现体重下降、脾进行性肿大、骨疼痛、贫血和出血,原来有效的药物失效,此期可维持几个月至数年;急变期为终末期,临床表现与急性白血病类似,预后极差,一般在数月内死亡。

【治疗原则】

（一）一般治疗原则

白血病的主要治疗措施为化学治疗、放射治疗、骨髓移植和支持疗法等多种,上述方法的改进和发展已使白血病患者的完全缓解(complete remission,CR)率、生存期及 5 年无病存活率均有较大提高,抗肿瘤化学治疗仍为最有效的疗法。急性白血病的化学治疗取得了很大进展,3~5年无病存活率在儿童 ALL 高达70%以上,成人 ALL 也达35%;儿童 AML 为40%~50%,而成人 AML 为30%左右。虽然异基因及自身骨髓移植有了较大进展,但其远期疗效是否优于单用化疗或与化疗相当,尚待进一步证实。

1. 化学治疗　化疗的目的在于消灭尽可能多的白血病细胞群或控制其大量增殖,以解除因白血病细胞浸润而引起的各种临床表现,并为正常造血功能恢复提供有利条件。目前常用的化疗药物一般都有抑制造血功能的副作用,并且对肝、肾、胃肠道也有毒性作用。所以化疗过程要严密观察病情,紧密随访血象、肝肾功能,随时调整剂量。化疗方案及剂量必须个体化,既要大量杀灭白血病细胞,又要尽可能保护正常细胞群。

2. 放射治疗　放射治疗是用 X 射线、γ 射线等放射线照射肿瘤部位,利用放射线对癌细胞的致死作用,能最大量地杀死或破坏癌细胞,抑制它们的生长、繁殖和扩散。与化学治疗不同的是,放射治疗只会影响肿瘤及其周围部位,不会影响全身。

3. 骨髓移植　骨髓移植是器官移植的一种,即将正常骨髓由静脉输入患者体内,以取代病变骨髓的治疗方法,用以治疗造血功能异常、免疫功能缺陷、血液系统恶性肿瘤及其他一些恶性肿瘤等。用此疗法可提高疗效,改善预后,延长生存期乃至根治。

4. 支持疗法　支持疗法是成功治疗急性白血病的重要环节,因此必须:①防治感染:白血病患者的正常粒细胞减少,在化、放疗后正常的粒细胞恢复缓慢,极易发生感染,因此要求有洁净环境,注重口腔、皮肤、肛门、外阴的清洁卫生。患者如出现发热,应及时查明感染部位及分离病原菌,并同时应用广谱抗生素。明确病原菌后,根据药敏试验结果选择有效抗生素,如足量抗生素治疗3~5天体温不下降则应加用抗真菌治疗。②促进免疫功能和造血功能恢复:为保证患者能耐受化疗,可合理使用人基因重组集落细胞刺激因子、免疫增强剂如大剂量静脉注射免疫球蛋白、根据需要选择新鲜全血和浓缩红细胞等,提倡输浓缩红细胞,不仅可避免血容量过多,而且去掉血浆蛋白及其他细胞成分,可减少同种抗体的产生,从而减少后期的输血反应。③防治化疗并发症:化疗时由于白血病细胞被大量破坏,血清和尿中的尿酸浓度增高,易产生肿瘤溶解综合征、高尿酸血症等。在肾小管形成结晶可引起阻塞性肾病,应多饮水并碱化尿液,必要时可使用别嘌醇100mg,每日 3 次,以阻断次黄嘌呤和黄嘌呤的代谢,抑制尿酸合成。④控制出血:加强鼻腔、牙龈的护理,避免干燥和损伤,尽量减少肌内注射和静脉穿刺。血小板 $< 10 \times 10^9$/L 可输浓缩血小板,保持血小板 $> 30 \times 10^9$/L。化疗期间还须注意预防 DIC。⑤维持营养:白血病系严重消耗性疾病,常有消化功能紊乱,可发生严重的营养不良,必须补充营养,维持水、电解质平衡。⑥积极心理治疗:尽可能将病情、治疗方法和预后交代清楚,使患者和家属配合治疗。

（二）药物治疗原则

白血病治疗的重要手段是应用药物的化学治疗,其目的是减少并最终彻底杀灭体内异常增殖的白血病细胞,以恢复骨髓造血功能,达到病情完全缓解,并延长患者生存期的目的。白血病患者发病时体内有 $10^{11} \sim 10^{12}$ 以上的白血病细胞,白血病治疗可分为两个阶段:诱导缓解和缓解后治疗(巩固强化和维持治疗)。①诱导缓解阶段:选择数种作用机制不同的药物联合应用,以期达到完全缓解,即白血病症状和体征消失;血象 Hb≥100g/L(男性)或 90g/L(女性及儿童),中性粒细胞绝对值≥1.5×10^9/L,血小板≥100×10^9/L,外周血白细胞分类中无白血病细胞;骨髓象原粒细胞 + 早幼粒细胞(原单 + 幼单核细胞或原淋巴 + 幼淋巴细胞)≤5%,红细胞及巨核细胞系列正常。此时需杀灭 2~3 个数量级的白血病细胞使骨髓中的白血病细胞减少至 5% 以下,造血功能恢复。但此时患者体内仍残存 $10^9 \sim 10^{10}$ 个白血病细胞,疾病并未痊愈。②缓解后治疗:一般于第 1 次取得完全缓解之后 2 周开始,包括间歇应用原诱导缓解方案或采用更为强化的方案以杀灭残余的白血病细胞,防止病情复发。

化疗治疗急性白血病的原则为早期、联合、充分、间歇、阶段。

笔记

1. **早期**　及时尽快进行化疗是因为早期白血病细胞克隆越小,浸润越轻,化疗效果越明显,首次完全缓解越早、越彻底,其完全缓解期与生存期越长。白血病初发时较少耐药,骨髓造血功能尚好,化疗后正常造血功能易于恢复。

2. **联合**　联合用药可以提高疗效,减少副作用。联合组成化疗方案的药物应符合以下条件:①药物应作用于细胞周期的不同阶段;②药物作用机制不同,具有协同性;③药物的毒副作用不同。兼顾以上3个方面组成的化疗方案有助于实现最大限度地杀灭白血病细胞而较小损伤重要组织器官。

3. **充分**　充分的化疗时间和剂量才能发挥药物的杀灭白血病细胞作用。白血病细胞的增殖周期约5天,部分药物作用于细胞周期的特异性增殖期,如长春新碱作用于有丝分裂期(M期)、阿糖胞苷作用于DNA合成期(S期)、蒽环类抗生素可作用于细胞周期的每一阶段。一般每一疗程的化疗持续7～10天,使处于各增殖期的白血病细胞都有机会被杀灭。

4. **间歇**　当一个疗程结束后,应间歇2～3周进行第二个疗程。因为处于增殖周期的白血病细胞易被药物杀灭,同时大部分白血病细胞株的倍增时间较长。白血病细胞的恢复慢于正常造血细胞的恢复,适当间歇有利于正常造血,而正常造血又是白血病缓解的基础。

5. **阶段**　急性白血病治疗前,体内的白血病细胞数量高达10^{11}～10^{12},重约1.0kg,需经诱导缓解和缓解后治疗(巩固强化和维持治疗)两个阶段。达到完全缓解标准时体内的白血病细胞数量为10^9～10^{10},完全缓解后进行4～6个疗程的巩固缓解治疗,使白血病细胞数量减少到10^4进入维持缓解阶段。

【药物治疗】

（一）治疗药物分类

1. **干扰核酸生物合成的药物**　这类药物属于抗代谢物,它们的化学结构和核酸代谢的必需物质如叶酸、嘌呤碱、嘧啶碱等相似,可通过特异性对抗而干扰核酸尤其是DNA的生物合成,是细胞周期性特异性药物,主要作用于S期细胞。①叶酸拮抗剂甲氨蝶呤(methotrexate,MTX):是叶酸类似物,通过竞争性地抑制二氢叶酸还原酶,阻断二氢叶酸还原为四氢叶酸,导致合成胸腺嘧啶核苷酸等核酸的必需原料合成受抑制,造成细胞死亡,该药是治疗急性淋巴细胞白血病的重要药物;②嘌呤拮抗剂硫鸟嘌呤(tioguanine,6-TG):在细胞内转变为具有活性的硫鸟嘌呤核苷酸,抑制嘌呤的生物合成,进而抑制细胞DNA、RNA及蛋白质的合成,主要用于急性髓系白血病的治疗;③嘧啶拮抗剂阿糖胞苷(cytarabine,Ara-C):在细胞内转变为三磷酸胞苷,后者抑制DNA多聚酶进而抑制DNA的生物合成,Ara-C对成人急性髓系白血病特别有效,多种治疗方案均以该药为基础药物。

根据药物主要干扰的生化步骤或所抑制的靶酶不同,可进一步分为:①二氢叶酸还原酶抑制剂,如甲氨蝶呤(MTX)等;②胸苷酸合成酶抑制剂,影响尿嘧啶核苷的甲基化,如氟尿嘧啶(5-Fu)、替加氟(FT-207)及优福定(UFT)等;③嘌呤核苷酸互变抑制剂,如巯嘌呤(6-MP)、硫鸟嘌呤(6-TG)等;④核苷酸还原酶抑制剂,如羟基脲(Hu)等;⑤DNA多聚酶抑制剂,如阿糖胞苷(Ara-C)等。

2. **影响DNA结构和功能的药物**　①烷化剂:烷化剂有环磷酰胺(cyclophosphamide,CTX)、氮芥(HN₂)和塞替派(thiotepa)等。烷化剂的烷基和细胞DNA每条链上的鸟嘌呤N部位发生烷化反应,使双链DNA形成链间交叉连接,阻碍DNA双螺旋结构的分离,导致DNA不能复制,细胞凋亡。烷化剂是细胞周期非特异性药物,对增殖细胞和非增殖细胞都有杀灭作用。环磷酰胺可用于淋巴瘤的治疗,其他烷化剂如白消安主要用于慢性粒细胞白血病的治疗,苯丁酸氮芥则主要用于慢性淋巴细胞白血病;其共同的缺点是选择性不强,对骨髓、消化道细胞和生殖细胞也有很强的杀伤作用。②DNA嵌入剂:多为抗生素,如柔红霉素(daunorubicin,DNR)、多柔比星(doxorubicin,ADM)等可嵌入DNA和碱基对之间,为细胞周期非特异性药物,但对处于增殖周期

笔记

的细胞作用更强。安吖啶还可抑制 DNA 聚合酶,从而抑制 DNA 的生物合成。DNR 是 RNA 合成的抑制剂,选择性地作用于嘌呤核苷,类似于抗代谢药,主要用于急性淋巴细胞白血病和急性粒细胞白血病的治疗。柔红霉素(daunorubicin)、多柔比星(doxorubicin)、表柔比星(epirubicin,E-ADM)及米托蒽醌(mitoxantrone)等都是临床上有效的蒽环类化合物。放线菌素 D(ACTD,更生霉素)也属此类药。③破坏 DNA 的金属化合物:如顺铂(cisplatin,DDP)、卡铂(carboplatin,CBP)等,能与 DNA 产生交联,或形成 DNA 与蛋白质的交联,从而抑制 DNA 复制和转录,导致 DNA 链断裂或误码,使细胞的有丝分裂受到抑制。④破坏 DNA 的抗生素:如丝裂霉素(mitomycin,MMC),其作用机制与烷化剂相同。平阳霉素(bleomycin,BLM)进入体内后与铁的复合物嵌入 DNA,引起 DNA 双链或单链断裂,干扰 DNA 复制,从而破坏肿瘤细胞,但不引起 RNA 链断裂。

3. 影响蛋白质合成的药物　①抑制有丝分裂影响微管蛋白装配的药物:如长春新碱(vincristine,VCR)、长春碱(vinblastine,VLB)、依托泊苷(etoposide,VP-16)、紫杉醇(paclitaxel)及秋水仙碱(colchicine)等。这类药物影响微管聚合与解聚间的平衡而抑制有丝分裂,使细胞停滞于分裂中期。VLB 主要用于儿童急性淋巴细胞白血病的治疗,VP-16 用于急性粒细胞白血病的治疗。②干扰核糖体功能,阻止蛋白质合成的药物:如三尖杉酯碱(harringtonine,har)、高三尖杉酯碱(homoharringtonine,Hhar)。高三尖杉酯碱适用于急性髓系白血病的诱导缓解和缓解后维持治疗。③影响氨基酸供应,阻止蛋白质合成的药物:如左旋门冬酰胺酶(L-asparaginase,L-ASP)。L-ASP 可水解门冬酰胺,使肿瘤细胞缺乏门冬酰胺,阻止细胞蛋白质合成。L-ASP 主要用于治疗淋巴系统的恶性肿瘤。

4. 诱导细胞分化和凋亡的药物　①维 A 酸(all-trans retinoic acid,ATRA):维 A 酸的作用与维 A 酸受体和 PML、RARα 融合基因有关。维 A 酸一方面可使 PML/RARα 降解;另一方面使 PML/RARα 脱离转录抑制复合物,并启动靶基因的转录,诱导细胞分化。用于治疗早幼粒细胞白血病。②三氧化二砷:亦是治疗急性早幼粒细胞白血病的药物,可通过下调 B 细胞淋巴瘤/白血病-2(bcl-2)基因表达及改变 PML/RARα 蛋白,诱导白血病细胞凋亡。

5. 调节体内激素平衡的药物　这类药物主要有肾上腺皮质激素、糖皮质激素等。肾上腺皮质激素通过影响脂肪酸代谢导致淋巴细胞溶解,用于治疗急性白血病和恶性淋巴瘤。

6. 其他药物　①细胞因子:一类由细胞释放的蛋白质,并能与其他细胞上的受体结合,触发一系列反应,可用来保护骨髓和肠道免于放疗和化疗的毒性,如白细胞介素(interleukin,IL)、肿瘤坏死因子(TNF)、干扰素(IFN)等;②酪氨酸激酶抑制剂:如甲磺酸伊马替尼(imatinib mesylate,IM)为信号传导通路的抑制剂,曲妥珠单抗是一种重组 DNA 衍生的人源化单克隆抗体。

此外,白血病治疗药物可作用于细胞周期的不同阶段,分为两类:①细胞周期非特异性药物:是指对处于细胞增殖周期中的各期(G_1、S、G_2、M)或是休止期的细胞(G_0 期)均具有杀灭作用的药物。它们大多能与细胞中的 DNA 结合,阻断其复制,从而表现其杀伤细胞的作用,如环磷酰胺、柔红霉素、高三尖杉酯碱、安吖啶等。②细胞周期特异性药物:仅作用于细胞周期的某一阶段或某几个阶段。如 MTX、Ara-C、6-TG 主要作用于 S 期,VCR、VDS 作用于 M 期。

（二）治疗药物选用

1. 急性淋巴细胞白血病的药物治疗

（1）诱导缓解治疗:急性淋巴细胞白血病治疗的标准方案是 VP 方案,即长春新碱和泼尼松,85%～90% 的儿童可在 4～6 周内获完全缓解,成人的 CR 率达 50% 以上。但多在半年内复发,需在 VP 方案的基础上应用多药联合及大剂量化疗药进行诱导缓解治疗,如在 VP 方案上加门冬酰胺酶(VLP 方案)或柔红霉素(VDP 方案)或以上 4 种药物同时使用(VDLP 方案)。其中 VDLP 方案是目前 ALL 常采用的诱导方案,不仅降低了复发率,而且可使儿童 ALL 的 CR 率达 85%～100%,成人 ALL 的 CR 率达 70%～85%,5 年无病生存率(disease free survival,DFS)可达 42%。在 VDLP 的基础上加用其他药物,包括环磷酰胺和阿糖胞苷,可提高部分 ALL 的完全缓解率和 5

笔记

年无病生存率。VCR、L-ASP 和泼尼松一般对骨髓无明显的抑制作用,且复发后再诱导可获再次 CR。常用的成人 ALL 诱导缓解的联合化疗方案见表 17-4。

表 17-4　常用的 ALL 诱导化疗方案

方案	药物	剂量	用法	疗程
VP	长春新碱	1.4mg/m²	静脉注射,每周 1 次	连续用药 4 周,CR 可达
	泼尼松	40~60mg/m²	口服,每日分 2~3 次口服	50%,如病情未改善,改用下列方案
VDP	长春新碱	1.4mg/m²	静脉注射,每周 1 次	连续用药,CR 可达 74%
	柔红霉素	30~45mg/m²	静脉滴注,每周 1~2 天	
	泼尼松	40~60mg/m²	口服,每日分 2~3 次口服	
VLP	长春新碱	1.4mg/m²	静脉滴注,每周 1 次	连续用药 4 周,CR 可达 72%
	L-门冬酰胺酶	4000~6000U/m²	静脉滴注,每日 1 次,10 天	
	泼尼松	40~60mg/m²	口服,每日分次口服	
VDLP	长春新碱	1.4mg/m²	静脉注射,每 1、8、15 和 22 日	连续用药 4 周,间歇 2 周;儿童 CR 为 92%,成人 CR 为 77.8%
	柔红霉素	30~45mg/m²	静脉滴注,第 1、2、3、15、16 和 17 日	
	L-门冬酰胺酶	6000U/m²	静脉滴注,第 19~28 日,酌情加减	
	泼尼松	40~60mg/m²	口服,第 1~14 日,第 15~28 天逐渐减量	
VAP	长春新碱	1.4mg/m²	静脉注射,第 1 天,每周 1 次	连续用药 4 周,CR 可达 85%
	多柔比星	40~60mg/m²	静脉注射,第 1~2 天,每日 1	
	泼尼松	40~60mg/m²	次口服,每日分 2~3 次口服	
CVAP	环磷酰胺	400~600mg/m²	静脉注射,第 1、5 日	用药 7 天,间歇 2 周
	长春新碱	1.4mg/m²	静脉注射,第 1 日	
	阿糖胞苷	100~150mg/m²	静脉滴注,第 1~7 日	
	泼尼松	30~40mg/m²	口服,第 1~7 日	
VP16+Ara-C	依托泊苷	100mg/m²	静脉滴注,第 1~3 日	用药 5~7 天,间歇 3 周;每个疗程 10 天,至少 5 个疗程。如病情许可,
	阿糖胞苷	100~200/m²	静脉滴注,第 1~7 日	
MVLD	甲氨蝶呤	50~100mg	静脉注射,第 1 天 1 次	MTX 可渐加量,对难治性病例的 CR 为 79%
	长春新碱	1~2mg	静脉注射,第 2 天	
	L-门冬酰胺酶	20000U	静脉滴注,第 2 天	
	地塞米松	6.75mg	口服,第 1~10 日	

(2)巩固强化治疗:诱导方案巩固后,进行多药联合、交替、序贯治疗。巩固强化治疗一般分为 6 个疗程。第 1、4 个疗程用原诱导方案;第 2、5 个疗程用 VP-16 + Ara-C 方案;第 3、6 个疗程用大剂量甲氨蝶呤 1~1.5g/m²,第 1 日静脉滴注维持 24 小时,停药后 12 小时使用亚叶酸钙(6~9mg/m²)肌内注射,每 6 小时 1 次,共 8 次。大剂量 MTX 可以通过血脑屏障,可替代鞘内注射。巩固强化治疗的主要副作用是骨髓抑制,患者出现粒细胞减少甚至粒细胞缺乏,从而合并

笔记

严重的感染和败血症,死亡率可达 10%,老年患者的死亡率更高;必须同时给予强有力的对症和支持治疗。

由于大多数化疗药物不能透过血-脑脊液屏障,中枢神经系统中浸润的白血病细胞不能在诱导化疗时得到有效治疗,是白血病复发的主要原因。同时白血病细胞浸润中枢神经系统后果严重,在巩固强化阶段必须进行有效的预防和治疗。①预防:一般认为应在完全缓解后 1~2 周内开始,对高危患者可与诱导化疗同时进行。常用的方法有鞘内注射甲氨蝶呤 5~10mg/m²、地塞米松每次 5mg,每个疗程 1 次及每次强化时进行 1 次。②治疗:可用甲氨蝶呤每次 10~15mg 缓慢鞘内注射,每周 2 次,直到脑脊液细胞数及生化检查恢复正常;然后改用每次 5~10mg 鞘内注射,每 6~8 周 1 次,随全身化疗结束而停用。甲氨蝶呤鞘内注射可引起急性化学性蛛网膜炎,患者有发热、头痛及脑膜刺激征,因此甲氨蝶呤鞘内注射时宜加地塞米松 5~10mg,可减轻反应。若甲氨蝶呤治疗欠佳,可改用阿糖胞苷 30~50mg/m² 鞘内注射,每周 2 次。同时可以考虑头颅部放射线照射和脊髓照射,但伴有骨髓抑制等副作用。

(3)维持治疗:对于 ALL(除成熟 B-ALL 外),即使经过强烈诱导和巩固治疗,仍必须给予维持治疗。口服巯嘌呤和甲氨蝶呤的同时间断给予 VP 方案化疗是普遍采用的有效维持治疗方案。在强化治疗的间歇期可考虑每月选用 6-MP 75mg/(m²·d),连用 7 天,间歇 3 天;MTX 10mg/(m²·d),连用 7 天,间歇 9 天;CTX 100mg/(m²·d),连用 7 天,间歇 3 天。交替进行维持治疗,有助于延长缓解期。

由于多数化疗药物有毒性作用,所以巩固和维持治疗时间的选择是重要的,目前仍无可靠的检测微小残留白血病的手段,但一些随机对照研究比较了维持治疗 3~5 年的结果,在复发率上无明显差别,因此一般认为应维持治疗 3 年左右。

2. 急性髓系白血病的药物治疗

(1)诱导缓解治疗:目前的诱导方案一般含有蒽环类抗生素和阿糖胞苷。DA 方案(柔红霉素 + 阿糖胞苷)为目前公认的标准诱导缓解方案,疗效较为肯定,其 CR 率为 55%~80%。HA 方案(高三尖杉酯碱 + 阿糖胞苷)的缓解率可接近 DA 方案,但总的缓解率较急性淋巴细胞白血病低,因诱导过程中一定要通过粒细胞极度缺乏期后方可进入缓解期。其他方案大多以 DA 为基础变化而来,DAT 方案(柔红霉素 + 阿糖胞苷 + 硫鸟嘌呤)的 CR 率并不比 DA 方案高,故认为没有必要加入 6-TG。阿糖胞苷一般应用至 7 天,其 CR 率比用 5 天为高,而用至 10 天并未明显提高 CR 率;剂量 100 与 200mg/m² 疗效相似。目前白血病治疗强调一次诱导的 CR 率,故有人主张在第 7 天时采骨髓观察骨髓增生程度和白血病细胞下降的比例,必要时延长至 10 天,以提高首次诱导化疗的 CR 率。Ara-C 持续静脉滴注的效果比每日 2 次静脉注射略好。

维 A 酸可使 M₃ 白血病诱导缓解,其缓解率可达 85%。但缓解后单用维 A 酸巩固强化治疗易复发,应联合或交替维持治疗。我国临床试用三氧化二砷对 M₃ 型诱导的完全缓解率可达 65%~98%,对复发的患者亦有效。

在蒽环类中,DNR 发生口腔黏膜炎和胃肠道毒性较 ADM 少,尤其在婴儿和年龄 >60 岁的患者。由于毒性较小,化疗相关病死率较低,CR 率较高,总体疗效比 ADM 高。对年龄 <60 岁者,DNR 45mg/m² 的疗效优于 30mg/m²,且毒性小于 ADM 30mg/m²。用去甲氧柔红霉素(idarubicin,IDA)12~13mg/m² 取代 DNR 与 Ara-C 组成的 3+7 方案,1 个疗程的 CR 率、年轻患者的 CR 率及长期无病生存率均有所提高。IDA 仅比 DNR 少 1 个甲氧基,脂溶性增高,能更快地渗入细胞中,摄入量可达 DNR 的 6 倍,其代谢产物的活性与 IDA 相似,但 $t_{1/2}$ 长,使抗肿瘤作用延长。IDA 较 DNR 的疗效(CR 率)相似或稍优,耐药和心脏毒性发生率较低,目前一般作为二线化疗药物。VP-16 和 VM-26 被认为对 M4 和 M5 有较好疗效。在 DA 的基础上加上 VP-16 在随机对照研究中并未增加成人 AML 的化疗 CR 率,但年龄 <55 岁者的总体生存率(10 年 25% 比 14%)和无病生存率(DFS)有所提高。常用于 AML 的化疗方案见表 17-5。

表 17-5　常用的 AML 诱导化疗方案

方案	药物	剂量	用法	疗程
DA	柔红霉素	$30 \sim 45mg/m^2$	静脉滴注,第 1 ~ 3 日	用药 7 天,间歇 3 周;CR
	阿糖胞苷	$100 \sim 200mg/m^2$	静脉滴注,第 1 ~ 7 日	为 35% ~ 85%
IDA	去甲氧柔红霉素	$10 \sim 12mg/m^2$	静脉滴注,第 1 ~ 3 日	用药 7 天,间歇 3 周
	阿糖胞苷	$100 \sim 200mg/m^2$	静脉滴注,第 1 ~ 7 日	
DAT	柔红霉素	$30 \sim 45mg/m^2$	静脉滴注,第 1 ~ 3 日	用药 7 天,间歇 3 周
	阿糖胞苷	$100 \sim 200mg/m^2$	静脉滴注,第 1 ~ 7 日	
	硫鸟嘌呤	$100 \sim 200mg/m^2$	口服,第 1 ~ 7 日	
DAE	柔红霉素	$40 \sim 45mg/m^2$	静脉滴注,第 1 ~ 3 日	用药 7 天,间歇 3 周
	阿糖胞苷	$100mg/m^2$	静脉滴注,第 1 ~ 7 日	
	依托泊苷	$75mg/m^2$	静脉滴注,第 1 ~ 7 日	
HA	三尖杉酯碱	$2 \sim 4mg/m^2$	静脉滴注,第 1 ~ 7 日	用药 7 天,间歇 3 周
	阿糖胞苷	$100 \sim 200mg/m^2$	静脉滴注,第 1 ~ 7 日	
Mit + VP- 16	米托蒽醌	$10mg/m^2$	静脉滴注,第 1 ~ 7 日	用药 7 天,间歇 3 周
	依托泊苷	$100mg/m^2$	静脉滴注,第 1 ~ 7 日	
ATRA	维 A 酸	$40mg/m^2$	口服	用药至完全缓解

（2）巩固强化治疗:①原诱导方案继续进行 4 ~ 6 个疗程;②单独使用中等剂量的阿糖胞苷,也可合用柔红霉素、安吖啶、米托蒽醌等;③用与原诱导方案无交叉耐药的新方案(如依托泊苷 + 米托蒽醌),每 1 ~ 2 个月化疗 1 次,共 1 ~ 2 年。由于长期治疗并不能明显延长急性髓系白血病患者的无病生存期以及毒副作用的代价,一般主张巩固治疗后不进行维持治疗。

中枢神经系统白血病的药物预防:AML 累及中枢神经系统者为 5% ~ 20%。对 AML 高危组,如诊断时外周血幼稚细胞增多者,尤其是 M_4 和 M_5 型,多数学者仍主张进行预防。预防的方法同 ALL,以鞘内 MTX 或 Ara- C 为主,必要时可进行全颅和脊髓放射治疗。

（3）诱导分化治疗:急性早幼粒细胞白血病(M_3)占 AML 的 6.5% ~ 32%,其特点是除发热、贫血等 AML 常见的症状外,出血十分常见,发生率可达 72% ~ 94%,常伴有 DIC,是其最常见的死因。在诱导缓解治疗中,患者可因 DIC 导致出血死亡,高达 30% ~ 40%。本病伴有特异性染色体改变。

ATRA 可诱导分化治疗 M_3,CR 率高达 80% 以上。近年的随机对照研究表明,ATRA 与标准 DA 方案治疗 M_3 的 CR 率无明显差别,但 ATRA 治疗 CR 后用 DA 等方案强化并用 ATRA 维持治疗比用 ATRA 治疗 CR 后用 DA 等方案强化的患者长期无病生存率明显提高。

ATRA 的用法为 30 ~ 60mg,每日口服,直至 CR。一般总量为 1200 ~ 5280mg,需 20 ~ 60 天。治疗中 WBC 一般在 3 ~ 4 天后开始上升,2 ~ 3 周达高峰,可为原水平的 10 ~ 20 倍以上,此后 WBC 渐降至正常,早幼粒细胞分化成熟为中、晚幼和成熟粒细胞。治疗后血小板从第 15 ~ 21 日开始上升,第 5 ~ 6 周时达高峰,然后逐渐至正常。骨髓一般在 30 天左右达 CR 标准。ATRA 对化疗缓解后复发的患者与初治同样有效,但 ATRA 治疗获 CR 后,应按普通 AML 进行缓解后强化巩固治疗,并间以 ATRA 维持治疗,4 年无病生存率可达 70%。

ATRA 与化疗药物相比,无骨髓抑制,几乎不促发弥散性血管内凝血,很少发生弥散性血管内凝血死亡,且复发率低,较为安全。其副作用主要有皮肤黏膜干燥、头痛、恶心、食欲缺乏、骨关节疼痛及肝功能改变,经对症处理或适当减少用量可缓解,一般不影响治疗。少数患者可由

笔记

于白细胞增高而发生白细胞淤滞,可在 ATRA 治疗中加用标准 DA 方案化疗或加用羟基脲。维A酸综合征为另一严重的并发症,主要表现为发热、呼吸困难、体重增加、胸腔积液、下肢水肿等,也可出现肾功能不全、低血压等表现。与白细胞增高无明显关系,皮质激素治疗有效,可用地塞米松 10~20mg,静脉滴注,持续 3~5 天。

其他可能有诱导白血病细胞分化作用的药物包括阿糖胞苷、高三尖杉酯碱和三氧化二砷（AS_2O_3），国内曾应用三氧化二砷注射液治疗 72 例 APL(M_3)。方案为 0.1% 三氧化二砷注射液 10ml 稀释于 5% 葡萄糖溶液或生理盐水 250~500ml 内静脉滴注 3~4 小时,每日 1 次,4 周为一个疗程。初治 30 例,CR 率为 73.3%;难治复发 42 例,CR 率为 52.3%。三氧化二砷对 APL 有诱导分化作用,并可诱导细胞凋亡,主要适用于 ATRA 治疗无效的难治和复发的 APL。必须注意砷剂的毒性作用,可引起胃肠道反应、手足麻木及肝功能损害等。目前诱导分化剂的应用仅对 M_3 疗效较好,对其他类型的白血病尚无有效的诱导分化治疗方法。

3. 慢性粒细胞白血病的药物治疗　CML 的治疗应着重于慢性期早期,一旦进入加速期或急变期(统称进展期)则预后不良。药物治疗慢性粒细胞白血病大多数可达完全缓解,但其中数生存期(约 40 个月)并未改善。联合化疗可使 CML 的中数生存期明显延长,使费城染色体(Philadelphia chromosome, Ph′)阳性细胞明显减少,甚至可完全抑制,但骨髓抑制的发生率较高,易引起感染和出血,仅适合于中、高危病例。一般不联合化疗。

(1)甲磺酸伊马替尼:在慢性粒细胞白血病患者中,90% 伴有 Ph′ 染色体。Ph′(+)CML 患者白血病细胞中的 BCR-ABL 酪氨酸激酶持续活化。甲磺酸伊马替尼是一种特异性地针对 BCR-ABL 酪氨酸激酶的靶向治疗药物,它能够与 ABL 酪氨酸激酶 ATP 的结合位点特异性结合,抑制 ABL 将三磷酸腺苷上的磷酸基转移至含有酪氨酸残基蛋白的过程,从而阻断 ABL 诱导的细胞增生所需能量的传递。全球进行的最大规模的慢性粒细胞白血病临床试验(IRIS 研究)显示,在 30 个月时,88% 的使用甲磺酸伊马替尼的 CML 慢性期患者保持疾病无进展,只有 5% 进入疾病的急变或加速期。甲磺酸伊马替尼适用于治疗 Ph′(BCR-ABL)阳性的慢性期、急变期和加速期的慢性粒细胞白血病。给药方式为每日 1 次,口服给药,服用时并饮大量的水。慢性期 CML 患者的剂量为 400mg/d,加速期或急变期的剂量为 600~800mg/d。在应用该药时,应注意外周血象和肝功能的变化;中性粒细胞减少和血小板减少是重要的血液学方面的副作用;表皮水肿是最常见的不良反应,主要为眼眶周围或者下肢水肿。

(2)干扰素 α:干扰素具有抗细胞增殖作用,不论在体外实验或体内治疗都有抑制 Ph′阳性细胞的作用。与联合化疗不同,干扰素对 Ph′阳性细胞的抑制是缓慢发生,达到完全缓解的患者,3 年生存率为 94%。剂量为(3~9)×10^6U/d,皮下或肌内注射,每周 3~7 次,可持续使用数月至 2 年。可分别与羟基脲、白消安和阿糖胞苷合用,提高疗效。毒性反应有发热、寒战、流感样症状,晚期毒性有食欲下降、消瘦、帕金森综合征、免疫性血小板减少等。减少剂量上述症状可减轻或消失,给予小剂量的解热止痛剂可解除上述副作用。

(3)羟基脲:主要作用于 S 期,抑制核苷酸还原酶,抑制核糖核酸还原为脱氧核糖核酸,选择性地阻止 DNA 合成。起效快,持续时间较短,用药后 2~3 天白细胞迅速下降,停药即回升。常用剂量为每天 1~4g,分 2~3 次口服。待白细胞减至 20×10^9/L 左右,剂量减半;降至 10×10^9/L 时,改为每天 0.5~1.0g,维持治疗。该药作用较快,但缓解时间短,中数生存期与白消安相似,对血小板的影响较小,可致红系巨幼样变,有致畸的可能性,对中枢神经系统有抑制作用,与烷化剂无交叉耐药性。

(4)白消安:可与 DNA 双开链形成交叉连接,主要作用于 G_1 及 G_0 期细胞,对非增殖细胞有效。用药 2~3 周外周白细胞开始减少,停药后白细胞减少持续 2~4 周。常规剂量为 4~8mg/d,顿服。当 WBC 降至 20×10^9/L,剂量减半;降至 10×10^9/L,可暂停药观察。大剂量可造成严重的骨髓抑制,长期用药可出现肺纤维化、皮肤色素沉着、高尿酸血症及性功能减退等。目前,临

笔记

床上已很少使用此药。

（5）阿糖胞苷：为作用于 S 期的周期特异性药物，对多数实体瘤无效，与常用的抗肿瘤药无交叉耐药现象。口服吸收少，易在消化系统脱氨失活。小剂量静脉滴注 50 ~ 150mg，每日 1 次，可控制病情发展。

（6）异基因造血干细胞移植（allo-HSCT）：是唯一可治愈 CML 的方法。随着移植技术的进步，完全缓解或者 allo-HSCT 术后的 5 年总生存率可达 80%，allo-HSCT 治疗 CML 完全缓解的治疗相关死亡率可下降到 10% 以下。但由于 allo-HSCT 相关毒性，自 IM 应用以来，患者如有移植意愿并具备以下条件，方考虑选择 allo-HSCT：新诊断的儿童和青年；依据年龄、脾脏大小、血小板计数和原始细胞数等疾病进展风险预测可能性高者，并具有全相合供者的年轻患者；第一代酪氨酸激酶抑制剂治疗失败或者不耐受的患者。

4. 慢性淋巴细胞白血病的药物治疗　慢性淋巴细胞白血病是一种进展缓慢的 B 淋巴细胞增殖性肿瘤，以外周血、骨髓、脾脏和淋巴结组织中出现大量克隆性 B 淋巴细胞为特征。慢性淋巴细胞白血病早期一般不需化疗，中、后期临床表现较为明显，需给予积极治疗。

（1）苯丁酸氮芥：苯丁酸氮芥是治疗 CLL 的经典药物，其作用机制目前尚不清楚。研究发现，苯丁酸氮芥可与各种细胞结构如胞膜、蛋白、DNA 和 RNA 等结合，其中 DNA 交联才导致细胞凋亡可能是抗白血病的主要因素；也有认为苯丁酸氮芥诱导白血病细胞凋亡是通过 p53 依赖途径实现的。治疗 CLL 时剂量一般为 6 ~ 10mg/d，口服；1 ~ 2 周后减量至 2 ~ 6mg/d。根据血象调整药物剂量，以防骨髓过分抑制。一般用药 2 ~ 3 周后开始显效，2 ~ 4 个月时疗效较明显。维持半年可停药，复发后再用药，有效率约 50%。

（2）环磷酰胺：50 ~ 100mg/d，口服，疗效与苯丁酸氮芥相似。

（3）氟达拉滨（fludarabine）：是临床上常用的治疗 CLL 的嘌呤类似物，具有较高的完全缓解率和较长的缓解间期，但对长期生存率并无明显影响。临床常用剂量为 25 ~ 30mg/（m^2 · d），静脉滴注，3 ~ 5 天为一个疗程，每隔 4 周重复应用。临床上常将氟达拉滨与环磷酰胺（FC 方案）或加上米托蒽醌（FCM 方案）联合应用，完全缓解率达到 50% ~ 90%。克拉屈滨（2-氯脱氧腺苷，cladribine）、喷司他丁（pentostatin）也是有效的药物。

（4）联合化疗：主要用于对苯丁酸氮芥无效的患者，方案有 COP（环磷酰胺 + 长春新碱 + 泼尼松）、CHOP（环磷酰胺 + 多柔比星 + 长春新碱 + 泼尼松）、FC（氟达拉宾 + 环磷酰胺）等。COP 方案：环磷酰胺 300 ~ 400mg/m^2，口服，1 ~ 5 天；长春新碱 1 ~ 2mg/m^2，静脉注射，第 1 天；泼尼松 40mg/m^2，口服，1 ~ 5 天。CHOP 方案：COP 方案加多柔比星 25mg/m^2，静脉注射，第 1 天。FC 方案：氟达拉宾 25mg/m^2，静脉注射，1 ~ 3 天；环磷酰胺 250mg/m^2，静脉注射，1 ~ 3 天。

（5）生物治疗：单克隆抗体常与化疗联合应用，抗 CD20 单克隆抗体是目前应用最广泛的抗单克隆抗体，抗 CD52 单克隆抗体（campath-1H）是另一个近年来临床逐渐开始应用的单克隆抗体。CD20 是 B 淋巴细胞的标志，单抗通过识别细胞表面标志与其结合，达到杀伤肿瘤细胞的目的。与阿仑单抗相比，利妥昔单抗潜在的免疫抑制作用较弱。抗 CD20 抗体联合化疗对于 CD20 阳性的患者有较好疗效，对于老年体弱患者、复发或化疗耐药患者可以获得较高的缓解率。在治疗中副作用小，安全性高，总的治疗反应较好。目前认为，在化疗以后应用单克隆抗体，将此作为微小残留病灶的清除治疗，是一种比较合理的治疗方案。

【病例分析】

病情介绍　患者，女，52 岁。既往有白细胞减少病史近 8 个月，2009 年 5 月 5 日因发现白细胞异常增高（白细胞 17.5×10^9/L，白细胞分类示原幼细胞占 58%）而入院。骨髓涂片：原幼细胞占 53%，粒系占非红系有核细胞（NEC）的 29%，单核系占 NEC 的 71%，提示为 M$_4$；免疫分型：80.7% 为幼稚群体，髓系单核系表达；染色体为正常核型 46，XX；多重 PCR 未检测到 29 种常见白血病融合基因转录本。诊断为急性髓细胞白血病-M$_4$。

治疗方案和效果　患者诊断为 AML-M$_4$,故采用 AML 诱导治疗的首选方案即标准剂量的 IA 方案[去甲氧柔红霉素 8~10mg/(m^2·d)×3 天 + 阿糖胞苷 100mg/(m^2·d)×7 天],治疗 2 个疗程后达到部分缓解(原幼细胞占 11.5%);再采用 CAG 预激方案(CAG 预激方案多应用于各种预后不良的急性髓系白血病包括难治性 AML 的治疗),原幼细胞再次上升至 47%,始终未完全缓解,且患者三系持续低下,血常规血红蛋白 68g/L、白细胞 2.18×10^9/L、血小板 14×10^9/L,依赖输注血小板和红细胞。

合理用药分析　鉴于患者年龄较大,无法耐受高剂量的再诱导化疗,且患者有较长的白细胞减少病史,染色体有 7q−,故考虑可能是由骨髓增生异常综合征转化的继发性 AML,采用甲基化机制靶向治疗药物地西他滨(DAC)治疗。DAC 为 S 期细胞周期特异性药物,是目前已知最强的 DNA 甲基化特异性抑制剂,由于白血病异常的 DNA 甲基化导致基因功能的丧失,如肿瘤抑制基因功能的丧失,因此阻断 DNA 甲基化可致异常的沉默基因激活从而间接抑制白血病细胞克隆。单用 DAC 20mg/(m^2·d)共 5 天,治疗 4 个疗程后,复查骨髓涂片提示骨髓中原幼细胞从 47% 下降至 35%,仍未获完全缓解。故第 5 个疗程方案给予 DAC[20mg/(m^2·d),第 1~5 天]联合吉妥单抗(9mg/m^2,第 6 天)。化疗结束后第 17 天复查骨髓涂片提示原幼细胞占 27.5%,虽未完全缓解,但其血象得以恢复,患者的生存质量明显改善。

【思考题】

1. 简述白血病的药物治疗原则及分类。
2. 不同类型白血病的药物治疗和支持治疗有哪些异同点?
3. 说明成人急性淋巴细胞和急性髓系白血病 3 种常见的诱导化疗方案的组成。

(夏伦祝　汪永忠　姜　辉)

笔记

第十八章　内分泌及代谢性疾病的药物治疗

学习要求

1. 掌握　糖尿病、甲状腺功能亢进症、骨质疏松症、痛风等内分泌及代谢性疾病的药物治疗原则和药物治疗方法。

2. 熟悉　常见内分泌及代谢性疾病的常用治疗药物。

3. 了解　常见内分泌及代谢性疾病的病因和发病机制、临床表现和分类。

内分泌及代谢性疾病是因内分泌腺体、激素分泌、靶细胞对激素的反应性、物质代谢等方面发生异常而引起的疾病。药物治疗措施有激素替代或补充治疗、应用药物调节激素分泌、改善靶细胞对激素的反应性、改变代谢物质来源和去路等。本章将对常见的内分泌及代谢性疾病包括糖尿病、甲状腺功能亢进症、骨质疏松症及痛风的临床药物治疗进行阐述。

第一节　糖　尿　病

糖尿病(diabetes mellitus)是一种以高血糖为特征的常见的内分泌及代谢性疾病,它正严重危害着人类健康,并造成巨大的医疗支出。根据国际糖尿病联盟(IDF)2013 年的统计数据,全球共有糖尿病患者 3.82 亿,预计到 2035 年将达到 5.92 亿。其中我国的糖尿病患病人数为 9840 万,居全球首位,预计 2035 年将达到 1.43 亿。糖尿病患者长期高血糖引起的慢性并发症是致死、致残的主要原因,虽然目前尚未找到根治糖尿病的药物或方法,但对糖尿病及其并发症的合理防治可以延长患者的寿命、提高生活质量和减少医疗费用。

【病因、主要分型和发病机制】

糖尿病主要由胰岛素(insulin)分泌缺陷和(或)胰岛素抵抗(insulin resistance,IR)(靶细胞对胰岛素的反应性降低)引起。糖尿病主要分为 1 和 2 型糖尿病,此外,还有妊娠期发病的妊娠糖尿病及特殊类型的糖尿病。

1. **1 型糖尿病**　即胰岛素依赖型糖尿病(insulin-dependent diabetes mellitus,IDDM),主要由胰岛 β 细胞遭到严重破坏使胰岛素分泌绝对不足所致。1 型糖尿病的病因和发病机制尚未完全阐明,但遗传因素、环境因素及自身免疫因素与其相关。易感个体对环境因素(特别是一些亲胰岛病毒感染或化学毒性物质刺激)的反应异常,直接或间接引起自身免疫反应,导致胰岛 β 细胞破坏。自身免疫因素尤其是细胞免疫是 1 型糖尿病发病的重要因素,患者主要采用胰岛素治疗以维持生命。

2. **2 型糖尿病**　即非胰岛素依赖型糖尿病(non-insulin-dependent diabetes mellitus,NIDDM),占糖尿病总数的 90% 以上。一般认为 2 型糖尿病的进程开始于 IR,导致 IR 的主要因素是胰岛素受体和受体后信号转导的缺陷。与 1 型糖尿病相比,2 型糖尿病的遗传易感性更大。一些环境因素也易降低胰岛素敏感性,促使糖尿病的发生,如肥胖、摄入高热量及结构不合理的膳食、久坐的生活方式等。IR 最初可通过增加胰岛素分泌来代偿,但胰岛 β 细胞最终失去代偿能力而发展为糖尿病。2 型糖尿病患者同时存在 IR 和胰岛素分泌障碍,两者都可导致高血糖,而血糖升高反过来加重 β 细胞损害,使 β 细胞功能持续降低,进一步加重胰岛素分泌障碍,形成恶性循环。一般情况下,口服降血糖药对 2 型糖尿病患者治疗有效,但部分患者需胰

笔记

319

岛素治疗。

【糖代谢状态分类、糖尿病诊断标准和临床表现】

1. **糖代谢状态分类和糖尿病诊断标准**　根据人静脉血浆葡萄糖水平进行的糖代谢状态分类和糖尿病诊断标准见表18-1。

表 18-1　糖代谢状态分类和糖尿病诊断标准

糖代谢状态	静脉血浆葡萄糖水平（mmol/L）	
	空腹	餐（或 OGTT）后 2 小时或任意时刻
正常血糖	<6.1	<7.8
空腹血糖受损（IFG）	6.1 ~ 7.0	<7.8
糖耐量减低（IGT）	<7.0	7.8 ~ 11.0
糖尿病	≥7.0	≥11.1
低血糖	非糖尿病患者 <2.8；糖尿病患者 ≤3.9	

注：OGTT 为口服葡萄糖耐量试验，清晨空腹进行。成人口服75g 无水葡萄糖（溶于300ml 水中，5 分钟内饮完）；儿童服糖量1.75g/kg，总量不超过75g。

葡萄糖调节受损（IGR）是指介于正常血糖和糖尿病之间的一种状态，也称糖尿病前期，包括空腹血糖受损（IFG）和糖耐量减低（IGT）。据我国 2007 ~ 2008 年统计，人群中 IGR 的发生率达 15.5%，高于糖尿病患病率，防治任务非常艰巨。糖化血红蛋白（HbA1c）可反映 3 个月内的平均血糖水平，美国糖尿病学会（ADA）推荐将其作为新的诊断指标，以降低漏诊患者的数量，同时更好地鉴别糖尿病前期患者。HbA1c 水平 5.7% ~ 6.4% 预示进展至糖尿病前期阶段，HbA1c ≥ 6.5% 则表明已患糖尿病。此外，妊娠糖尿病的诊断标准为空腹血糖≥5.1mmol/L，OGTT 餐后 1 小时血糖≥10.0mmol/L，餐后 2 小时血糖≥8.5mmol/L。

2. **糖尿病及其急性并发症的临床表现**　糖尿病患者因血糖升高和渗透性利尿而出现多尿、口干和多饮，因体内的葡萄糖不能充分氧化供能而导致易饥多食，因脂肪和蛋白质的分解代谢增强而出现体重减轻，形成典型的"三多一少"症状。1 型糖尿病常见于儿童和青少年，30 岁以前发病的糖尿病以 1 型占多数。1 型糖尿病起病较急，"三多一少"症状较典型，易出现急性并发症酮症酸中毒，此时患者症状加重，出现食欲减退、恶心、呕吐、乏力、烦躁、呼吸加深加快、呼气中有烂苹果味（查尿酮体强阳性），严重者可发生昏迷。2 型糖尿病常见于中老年人，多数体形较肥胖，起病缓慢，症状较轻，多在体检时检测血糖水平发现，部分患者以并发症来就诊时发现。2 型糖尿病通常不发生酮症酸中毒，但在感染、饮食不当、创伤、手术、妊娠、分娩以及各种原因发生应激反应时也可发生。糖尿病的另一急性并发症是高血糖高渗状态，患者失水严重，并可发展为惊厥和昏迷。糖尿病急性并发症若不及时抢救易致死亡。

3. **糖尿病慢性并发症的临床表现**　糖尿病神经病变常表现为远端、对称性、多发性感觉神经病变，引起手套 - 袜套状分布的感觉异常，伴肢端麻木、刺痛、灼热感，有时伴痛觉过敏。检查发现早期腱反射亢进，后期减弱或消失，触觉和温度觉也有不同程度的降低。多发性神经病变可致糖尿病患者足溃疡和关节病变。糖尿病性大血管病变表现为冠心病、脑血管病、肾动脉硬化、肢体动脉硬化等，肢体动脉硬化常表现为下肢疼痛、感觉异常和间歇性跛行，严重供血不足可导致肢体坏疽。糖尿病微血管病变表现为微循环障碍、微动脉瘤形成和微血管基底膜增厚，主要发生在视网膜、肾、神经、心肌等组织，以糖尿病肾病和视网膜病变最为重要。糖尿病肾病晚期出现严重肾衰竭，是主要的死亡原因之一，而糖尿病视网膜病变则可能导致失明。糖尿病足是与下肢远端神经病变和不同程度的周围血管病变相关的足部感染、溃疡或深层组织破坏，

笔记

是截肢、致残的主要原因。另外,高血糖可使细胞免疫功能下降,从而导致真菌、细菌感染增多,如疖、肺结核、尿路感染、胆囊炎、真菌性阴道炎、体癣及足癣等。

【治疗原则】

糖尿病的治疗目标是使血糖在全部时间内维持在正常范围内,并使物质代谢恢复正常。病情得到良好控制的基本标准为空腹和餐后血糖正常或接近正常,具体目标应依据病情个体化。多数非妊娠糖尿病患者的血糖控制目标为餐前 $4.4 \sim 7.0$ mmol/L,餐后 < 10.0 mmol/L;更为严格的控制目标为餐前 < 6.1 mmol/L,餐后 < 8.0 mmol/L。世界权威机构对 HbA1c 有明确的控制目标,ADA 建议控制在 7% 以下是预防心血管并发症的关键目标,我国目前也予以采纳;更为严格的控制目标则为 $< 6.5\%$ 。对病情危重采用胰岛素治疗的患者可适当放宽治疗目标,但只要获得目标后无明显的低血糖发生,则可制订更为严格的控制目标。此外,还应使患者的血脂、血液流变学指标正常,没有急性代谢性并发症,体重稳定,能保持较正常的生活和工作能力。

糖尿病现代治疗的 5 个要点是饮食控制、运动疗法、血糖监测、药物治疗和糖尿病教育。糖尿病患者必须通过综合治疗达到控制代谢紊乱、防止发生严重急性并发症、减少病痛和致残以及延长"健康寿命"的目的。饮食、运动等生活方式干预是糖尿病的基础治疗措施,应该贯穿于糖尿病治疗的始终。

【药物治疗】

(一) 治疗药物分类

传统糖尿病治疗药物分为胰岛素和口服降血糖药,但随着胰岛素吸入剂型在国外的上市和新型注射用非胰岛素降血糖药物的出现,这一分类受到了挑战。非胰岛素类降血糖药按作用机制可分为胰岛素增敏剂、胰岛素促分泌剂、α- 葡萄糖苷酶抑制剂等。胰岛素增敏剂包括双胍类(biguanides)和噻唑烷二酮类(thiazolidinediones,TZD)。胰岛素促分泌剂除了传统的磺酰脲类(sulfonylureas,SU)和较新的格列奈类(glinides)外,近年又出现了胰高血糖素样肽-1(glucagon-like peptide-1,GLP-1)受体激动剂(注射给药)和Ⅳ型二肽基肽酶(dipeptidyl peptidase-Ⅳ,DPP-Ⅳ)抑制剂(口服给药),这些新药在临床取得了良好的疗效和安全性,与不同机制的降血糖药联合用药可增强疗效。国外新近上市的钠葡萄糖同向转运体 2(sodium glucose transporter 2,SGLT2)抑制剂通过促进尿糖排泄而降低血糖,临床试验表明虽有增加尿路感染和生殖器感染的风险,但少有低血糖和体重增加的不良反应。此外,临床尚有用于防治末梢神经障碍等慢性并发症的药物,如醛糖还原酶抑制剂依帕司他(epalrestat)等。目前临床主要糖尿病治疗药物的分类见表18-2。

表 18-2　临床主要糖尿病治疗药物的分类

药物分类	代表药	作用机制
胰岛素	短效:正规(普通)胰岛素(RI) 中效:低(中性)精蛋白锌胰岛素(NPH) 长效:精(鱼精)蛋白锌胰岛素(PZI)	激活靶细胞上胰岛素受体的酪氨酸激酶,通过细胞内信号通路蛋白的级联磷酸化反应产生生物效应。可加速葡萄糖转运和利用,促进糖原合成与贮存,抑制糖原分解和糖异生;促进脂肪合成并抑制其分解;促进氨基酸转运、核酸和蛋白质合成,抑制蛋白质分解等
胰岛素类似物	速效:门冬胰岛素 赖脯胰岛素 长效:甘精胰岛素 地特胰岛素	与胰岛素相似,通过激活胰岛素受体发挥作用

笔记

续表

药物分类	代表药	作用机制
双胍类	二甲双胍	促进外周组织摄取和利用葡萄糖、减少肝糖输出、抑制葡萄糖在肠道吸收、增加靶组织的胰岛素敏感性、提高糖原合成酶活性、抑制胰高血糖素释放等。可能与激活腺苷酸活化的蛋白激酶（AMP-activated protein kinase，AMPK）有关
噻唑烷二酮类（TZD）	吡格列酮 罗格列酮	选择性激活过氧化物酶体增殖物活化受体 γ（peroxisomal proliferator activated receptor γ，PPARγ），调节胰岛素反应基因的转录。可改善胰岛素抵抗，降低血糖，改善脂肪代谢紊乱
磺酰脲类（SU）	格列本脲 格列吡嗪 格列齐特 格列喹酮 格列美脲	与胰岛 β 细胞膜上的磺酰脲受体结合，阻滞与受体偶联的 ATP 敏感钾通道，阻止 K^+ 外流，使胰岛 β 细胞膜去极化，电压依赖性钙通道开放，促进 Ca^{2+} 内流，引发胰岛素分泌
格列奈类（餐时血糖调节剂）	瑞格列奈 那格列奈 米格列奈	机制与磺酰脲类相似，促进胰岛素分泌。起效快而维持时间短，更适合于控制餐后高血糖
GLP-1 受体激动剂	艾塞那肽 利拉鲁肽	胰高血糖素样肽-1（GLP-1）是肠道分泌的重要肠促胰素，激动 GLP-1 受体可促进胰岛素合成与分泌、抑制胰高血糖素分泌、控制食欲、延缓胃排空等
DPP-Ⅳ 抑制剂（格列汀类）	西格列汀 维格列汀 沙格列汀 利格列汀 阿格列汀	抑制Ⅳ型二肽基肽酶（DPP-Ⅳ）可减少 GLP-1 的降解，提高其血浆含量，进而促进葡萄糖刺激的胰岛素分泌，抑制胰高血糖素分泌
α- 葡萄糖苷酶抑制剂	阿卡波糖 米格列醇 伏格列波糖	抑制小肠 α- 葡萄糖苷酶，阻止碳水化合物水解产生葡萄糖，延缓其自小肠吸收，从而降低餐后血糖。可减少机体对胰岛素的依赖，改善胰岛素敏感性
SGLT2 抑制剂（格列净类）	达格列净 坎格列净 恩格列净	选择性抑制钠葡萄糖同向转运蛋白2（SGLT2），阻止肾小管对葡萄糖的重吸收，促进尿糖排泄而降低血糖

（二）治疗药物选用

糖尿病治疗药物选用主要取决于患者的病型、病情、年龄及肝、肾功能，并依据全球多中心临床研究结果及其他大量循证医学数据。1 型糖尿病应在饮食控制和运动疗法的基础上立即使用胰岛素终身替代治疗。2 型糖尿病患者若经过 2～3 个月的正规饮食治疗和运动锻炼仍然不能达到满意的血糖控制，应开始药物治疗；也有提倡在饮食治疗和运动锻炼的同时即可开始药物治疗。在选择药物时，不仅要考虑降血糖，同时还要考虑改善机体的胰岛素敏感性和减轻胰岛功能损害。2 型糖尿病患者可采取口服降血糖药单用或联合应用，也可使用胰岛素，或口服降血糖药与胰岛素联合应用。联合用药应选择作用机制不同的药物，发挥协同降血糖作用，同时

笔记

不增加甚至减少不良反应的发生。各类治疗药物的用法和主要不良反应见表18-3。

表 18-3 糖尿病治疗药物的用法和主要不良反应

作用类别	药物	用法	主要不良反应
替代胰岛素	门冬胰岛素 赖脯胰岛素 普通人胰岛素 低精蛋白锌胰岛素 精蛋白锌胰岛素 甘精胰岛素 地特胰岛素	三餐前立即皮下注射 三餐前立即皮下注射 三餐前30分钟皮下注射 以上抢救时立即静脉注射 每日1~2次,每天早、晚餐前或睡前或固定时间皮下注射,补充基础胰岛素;中、长效制剂常与控制餐时血糖的降血糖药合用	常见且最危险的是低血糖反应。患者应随身携带含糖食物,如有心慌、饥饿感、头晕、出冷汗等症状,应立即自测血糖,如为低血糖则立即进食或去医院。胰岛素类似物发生低血糖反应的风险相对较低。此外还有体重增加、水肿、过敏、注射部位皮下脂肪萎缩或增生
胰岛素增敏	二甲双胍 吡格列酮 罗格列酮	每日2~3次,餐中或餐后口服 每日1次,口服 每日1~2次,口服	常见胃肠道反应和口腔金属味;罕见但严重的是乳酸性酸中毒 常见体重增加和水肿,与胰岛素合用时更明显;与骨折和心力衰竭风险增加相关
促胰岛素分泌	格列本脲 格列吡嗪 格列齐特 格列喹酮 格列美脲 瑞格列奈 那格列奈 米格列奈	每日1~2次,餐前口服 每日1~2次,餐前口服 每日1~2次,餐前口服 每日1~2次,餐前口服 每日1次,餐前口服 三餐前或餐时口服	常见低血糖反应和体重增加。低血糖反应以格列本脲最为严重,应注意成药消渴丸每粒含格列本脲0.25mg,每10粒相当于2.5mg的格列本脲片1片 常见低血糖反应和体重增加,但低血糖风险和程度较磺酰脲类轻
针对GLP-1促进胰岛素分泌	艾塞那肽 利拉鲁肽 西格列汀 维格列汀 沙格列汀 利格列汀 阿格列汀	早、晚餐前1小时内皮下注射 每天固定时间皮下注射 每日1次,口服 每日1~2次,口服 每日1次,口服	常见恶心、呕吐,长期安全性尚待观察 可能出现头痛、过敏、肝酶升高、上呼吸道感染、胰腺炎等,还有发生严重关节痛的风险,长期安全性尚待观察
减少碳水化合物吸收	阿卡波糖 米格列醇 伏格列波糖	进食第一口含碳水化合物食物后立即服用	常见胃肠道反应
增加尿糖排泄	达格列净 坎格列净 恩格列净	每天1次,口服	增加泌尿、生殖系统感染风险等,长期安全性尚待观察

注:①常见的预混胰岛素制剂含30%的短(速)效和70%的中效胰岛素或短(速)、中效胰岛素各占50%,根据患者的血糖情况早、晚餐前皮下注射;②用药应从小剂量开始,根据血糖水平逐渐调整至合适剂量;③表中仅为"口服"者表示与是否进餐无关,每天同一时间服用即可;④某些药物有控释或缓释剂型,如格列吡嗪和格列齐特,不可将药片掰开。

笔记

1. 1 型糖尿病 1 型糖尿病需终身使用胰岛素治疗,一经确诊,立即开始胰岛素常规治疗。根据病情与治疗效果可选用胰岛素起始治疗方案(睡前基础胰岛素或每日 1~2 次预混胰岛素)和胰岛素强化治疗(基础 + 餐时胰岛素/每日 3 次预混胰岛素类似物)方案。起始治疗不宜用于长期治疗,大多数患者需采用强化治疗方案,即多次皮下注射(目前多使用胰岛素笔)或持续皮下胰岛素输注(continuous subcutaneous insulin infusion,CSII,又称胰岛素泵)。胰岛素的剂量差异非常悬殊,必须个体化。例如每日 1 次预混胰岛素起始治疗方案的起始胰岛素剂量一般为0.2U/(kg·d),晚餐前注射,根据患者的空腹血糖水平调整胰岛素用量,通常每 3~5 天调整 1次,每次调整 1~4U 直至空腹血糖达标。餐前注射短效或速效胰岛素可控制餐后高血糖;睡前注射中效或长效胰岛素可提供基础胰岛素,保持黎明时血糖维持在正常范围内。如果患者的胰岛功能很差,血糖波动大,则应在早餐前加 1 次小剂量中效或长效胰岛素以维持日间的基础水平。胰岛素常规治疗药物选用见表 18-4。

表 18-4 胰岛素常规治疗药物选用

治疗阶段	胰岛素类别	用法
起始治疗	中效人胰岛素/长效胰岛素类似物	睡前注射
	或	
	预混人胰岛素/预混胰岛素类似物	每日 1 次方案,晚餐前注射
		每日 2 次方案,早餐和晚餐前注射
强化治疗	中效人胰岛素/长效胰岛素类似物 + 短	睡前注射
	效胰岛素/速效胰岛素类似物	+ 每日 1~3 次,餐前注射
	或	
	预混胰岛素类似物	每日 3 次,餐前注射
	或	
	短效胰岛素/速效胰岛素类似物	持续皮下胰岛素输注(CSII)

2. 2 型糖尿病 2 型糖尿病根据体重可分为肥胖和非肥胖两种类型。肥胖的 2 型糖尿病有明显的 IR 和高胰岛素血症,在饮食、运动、体重控制的基础上,药物方面应选择能增加胰岛素敏感性的药物,如二甲双胍(metformin)、吡格列酮(pioglitazone)、α- 葡萄糖苷酶抑制剂等。尽量少用 SU 类药物和胰岛素,否则会造成高胰岛素血症,加重 IR,形成恶性循环。起始用药首选二甲双胍,3 个月血糖未达标可加用其他类别的口服降血糖药。以餐后高血糖为主要表现的患者可优先选用 α- 葡萄糖苷酶抑制剂,如阿卡波糖(acarbose)、伏格列波糖(voglibose)和米格列醇(miglitol)。非肥胖的 2 型糖尿病患者亦可在饮食控制和适当运动的基础上选用胰岛素促泌剂,如 SU 类药物格列本脲(glibenclamide)、格列吡嗪(glipizide)、格列齐特(gliclazide)、格列喹酮(gliquidone)、格列美脲(glimepiride),非 SU 类的瑞格列奈(repaglinide)、那格列奈(nateglinide)、米格列奈(mitiglinide)等,以及其他各类口服降血糖药如 DPP-Ⅳ 抑制剂西格列汀(sitagliptin)、维格列汀(vildagliptin)、沙格列汀(saxagliptin)、利格列汀(linagliptin)、阿格列汀(alogliptin)等,GLP-1 受体激动剂艾塞那肽(exenatide,国外已推出每周注射 1 次的长效制剂)、利拉鲁肽(lira-glutide)等。此外,国外尚有增加尿糖排泄的 SGLT2 抑制剂达格列净(dapagliflozin)、坎格列净(canagliflozin)、恩格列净(empagliflozin)等可供临床选择。经各类不同机制的降血糖药联合用药治疗 3 个月血糖仍未达标者,应考虑在原有药物的基础上联合使用胰岛素或换用胰岛素治疗。值得注意的是,近年国外糖尿病治疗指南非常重视二甲双胍的治疗药物地位,无论是口服药物单用、两药联用、三药联用还是联合胰岛素治疗阶段,只要没有禁忌证存在,二甲双胍应一直保留在治疗方案中。在我国最新糖尿病治疗指南的 2 型糖尿病降糖治疗路径中,如治疗 3 个月血糖控制不达标(HbA1c≥7.0%),则进入下一步治疗。该路径中的治疗药物选用见表 18-5。

表 18-5　2 型糖尿病的治疗药物选用

治疗阶段	主要治疗路径选药	
一线治疗	二甲双胍	α- 葡萄糖苷酶抑制剂/胰岛素促泌剂 *
	↓	
二线治疗	胰岛素促泌剂/α- 葡萄糖苷酶抑制剂/DPP-Ⅳ抑制剂/TZD	
	↓	
三线治疗	基础胰岛素/每日 1～2 次预混胰岛素	胰岛素促泌剂/α- 葡萄糖苷酶抑制剂/DPP-Ⅳ抑制剂/TZD/GLP-1 受体激动剂
	↓	↓
四线治疗	基础 + 餐时胰岛素/每日 3 次预混胰岛素类似物 ←	基础胰岛素/每日 1～2 次预混胰岛素类似物

注：* 指备选路径选药

　　SU 类胰岛素促泌剂应用时须注意药物相互作用，有些药物如水杨酸类、保泰松、氯霉素、利舍平、β 受体拮抗剂、单胺氧化酶抑制剂等可通过降低 SU 类药物与血浆蛋白结合或降低其肝代谢和肾排泄等机制来增强 SU 类的降糖效应；另一些药物如噻嗪类利尿药、糖皮质激素、雌激素、钙拮抗剂、苯妥英钠和苯巴比妥等则因抑制胰岛素释放或拮抗胰岛素作用或促进 SU 类药物在肝脏降解等而减弱 SU 类的降糖作用。

　　新诊断的 2 型糖尿病如伴有明显的高血糖（HbA1c > 9.0% 或空腹血糖 > 11.1mmol/L）及症状时，口服药物很难在短期内使血糖得到满意控制并改善症状。可建议采用短期胰岛素强化治疗，在高血糖得到控制和症状缓解后，再根据病情调整治疗方案。治疗时间以 2 周～3 个月为宜，治疗目标为空腹血糖 3.9～7.2mmol/L、非空腹血糖 ≤10mmol/L，可暂时不以 HbA1c 达标作为治疗目标。有临床研究表明，采用短期胰岛素强化治疗可显著改善高血糖所致的 IR 和胰岛 β 细胞功能下降。

　　3. 肝、肾功能不全　糖尿病伴肝功能不全患者在选择降血糖药时应慎用全身吸收的口服降血糖药，以免因药物消除减慢引起药物不良反应，同时亦加重肝脏负担，使肝功能进一步受损。应选择胰岛素治疗，待肝功能恢复后再改为口服药。餐后血糖增高明显者可选择阿卡波糖、伏格列波糖等 α- 葡萄糖苷酶抑制剂，该类药物口服后绝大多数不吸收入血，而从肠道直接排出，故肝功能不全时仍可应用。

　　肾功能不全时，对口服降血糖药治疗的患者而言，可用一些很少经过肾脏排泄而主要在肝脏代谢经胆道排泄的药物治疗，如格列喹酮，仅终末肾衰竭患者需适当减量。格列奈类药和 TZD 类药部分经胆汁排泄，且不易引起低血糖反应，故轻、中度肾功能不全时仍可应用。DPP-Ⅳ抑制剂利格列汀主要以原形由胆汁和肠道排泄，经肾排泄的比例 <5%，肝、肾功能不全患者应用时无需调整剂量和额外监测肝、肾功能。餐后血糖增高明显者，可用 α- 葡萄糖苷酶抑制剂治疗。双胍类药物和多数 SU 类药物主要经肾排泄，肾功能不全时体内药物蓄积分别易致严重的乳酸性酸中毒和低血糖反应，故均应禁用。严重肾功能不全患者应采用胰岛素治疗，为减少低血糖的发生，宜选用短效胰岛素。患者可因胰岛素在肾脏的降解减少而需减少胰岛素的用量，也可因肾功能不全产生 IR 而需增加胰岛素的用量，不同的患者情况不同，故应密切监测患者的血糖变化来调节剂量。

　　4. 老年人和儿童　对老年糖尿病患者进行有效的血糖控制时，常易出现低血糖反应。低血糖对老年人危害较大，因此对老年糖尿病的治疗既要做到较好的血糖控制，又要防止低血糖反应。应根据患者情况确定个体化的血糖控制目标，可采取宽松的治疗方案，如 75 岁以上的老年人可将空腹血糖控制在 8.0mmol/L 以下、餐后 2 小时血糖控制在 12.0mmol/L 以下,其他老年人则分别控制在 7.0 和 10.0mmol/L 以下,HbA1c 控制目标适度放宽。对较长时间饮食和运动疗法未能达到治疗效果的老年 2 型糖尿病患者,可以口服药物治疗。在选择口服降血糖药时应注意:①老年人随年龄增长常有器官功能减退,伴肾、心、肝功能不全者忌用二甲双胍;②有心功能不全者避免使用 TZD 类药物;③避免选用作用强且持续时间长的 SU 类降血糖药如格列本脲等,以避免低血糖;④可选择 α- 葡萄糖苷酶抑制剂,或小剂量作用温和(或)半衰期短的胰岛素促泌剂,根据血糖变化逐渐加量。

儿童 1 型糖尿病一经确诊常需终身依赖外源性胰岛素替代治疗。由于患儿的胰岛残余 β 细胞功能有差异,胰岛素治疗要注意个体化。血糖控制目标根据不同年龄段的特点而有所区别,对易发生低血糖的幼儿期和学龄期血糖控制标准相对宽松,HbA1c 控制目标分别为 <7.5% ~ 8.5% 和 <8.0%;对青春期少年,在无低血糖风险的前提下,加强血糖控制,HbA1c 控制目标为 <7.5%,能达到 7% 以下更好。儿童 2 型糖尿病的治疗原则上可先用饮食和运动治疗,观察 2 ~ 3 个月,若血糖仍未达标者,可使用口服降血糖药或胰岛素治疗以保证儿童的正常发育。药物的选择及应用基本上与成年人相同,但值得注意的是,这些口服降血糖药物的疗效和安全性都未在儿童进行过全面的评估。美国 FDA 仅批准二甲双胍用于 10 岁以上的儿童患者。在多数情况下,特别对于超重或肥胖的患者,二甲双胍作为首选药物。与 SU 类药物相比,在控制 HbA1c 水平相当时,二甲双胍不易发生低血糖,同时有一定的降低甘油三酯和胆固醇水平的作用。

5. 妊娠　妊娠对糖尿病以及糖尿病对孕妇和胎儿均有复杂的相互影响。胎儿靠母体葡萄糖得到能量,使孕妇的空腹血糖低于妊娠前水平,而血游离脂肪酸和酮酸浓度升高;胎盘胰岛素酶增加胰岛素的降解,胎盘泌乳素和雌激素可拮抗胰岛素的作用,使胰岛素的需要量增加。分娩后则机体对胰岛素的敏感性恢复,胰岛素用量骤减。糖尿病妇女计划怀孕前,应开始接受胰岛素强化治疗,直到妊娠结束。饮食治疗原则与非妊娠糖尿病患者相同,妊娠期间总体重增加宜在 12kg 左右。妊娠期才发病的糖尿病(妊娠糖尿病)患者也应采用胰岛素治疗。妊娠时患者应选用人胰岛素短效制剂,必要时加用中效制剂,忌用口服降血糖药。血糖水平保持接近正常又不引起低血糖对胎儿的正常发育非常重要,空腹、餐前或睡前血糖 3.3 ~ 5.3mmol/L,餐后 1 小时血糖 ≤7.8mmol/L 或 2 小时血糖 ≤6.7mmol/L;HbA1c 尽可能控制在 6.0% 以下。绝大多数患者在分娩后即可停用胰岛素,个别患者需小剂量胰岛素治疗。

6. 糖尿病急性并发症　糖尿病酮症酸中毒是糖尿病尤其是 1 型糖尿病患者最常见的急性并发症。其治疗常采用短效胰岛素持续静脉滴注,这样既能有效地抑制酮体生成,又能避免血糖、血钾和血浆渗透压降低过快带来的各种危险。治疗开始时,以 0.1U/(kg·h)(成人 5 ~7U/h)胰岛素加入生理盐水中持续静脉滴注,通常血糖可依 3.9 ~6.1mmol/(L·h)下降,如在 2 小时内下降不理想,且脱水状态已基本纠正,胰岛素剂量可加倍,每 1 ~2 小时测定血糖,根据血糖下降情况进行调整,使血糖下降速率稳定在上述范围内。对于重症患者,补液十分重要,不仅能纠正失水、恢复肾灌注,还有助于血糖下降和酮体的清除。通常首先补给生理盐水,当血糖降至 13.9mmol/L 时改补 5% 葡萄糖或糖盐水,并补充胰岛素(每 2 ~4g 葡萄糖加入 1U 短效胰岛素),每 4 ~6 小时测定血糖,调节输液中的胰岛素比例及每 4 ~6 小时皮下注射 1 次短效胰岛素(4 ~ 6U),使血糖稳定在较安全的范围内,待病情稳定后过渡到胰岛素常规皮下注射。注意在胰岛素和补液治疗的同时可采用口服或静脉滴注的方式补钾,避免低钾血症的发生。对于重度酸中毒者,当血 pH 降至 6.9 ~7.0 时,用 5% 碳酸氢钠 0.5 ~1ml/kg,稀释成 1.5% 等渗溶液静脉滴注;pH 上升至 7.0 时,停止补碱。

非酮症高渗性糖尿病昏迷多见于老年 2 型糖尿病患者,患者失水严重,积极补液至关重要,对预后起决定性作用。首选生理盐水,当血糖降至 13.9mmol/L 时,可开始输入 5% 葡萄糖液并加入胰岛素。同时注意根据酮症酸中毒的治疗方法补钾,以纠正水、电解质紊乱。

7. 糖尿病慢性并发症　糖尿病合并高血压时,需同时控制血压,以降低心血管病变及微血管并发症发生的危险性。最新糖尿病防治指南的血压控制目标为 <140/80mmHg,年轻患者(含孕妇)可降至 130/80mmHg 以下,老年人可放宽至 <150/90mmHg。药物治疗首选血管紧张素转化酶抑制剂(ACEI,如卡托普利)和血管紧张素 II 受体拮抗药(ARB,如氯沙坦),但孕妇禁用。为达到降压目标,通常需要多种降压药联合应用,使用 β 受体拮抗药和噻嗪类利尿药时应注意药物对糖代谢的不良影响。2 型糖尿病合并以总胆固醇或低密度脂蛋白胆固醇(LDL-C)增高为主的脂质异常血症者,调脂治疗的首要目标是 LDL-C,无心血管疾病的患者控制目标 <2.6mmol/L,有心血管疾病的患者应 <1.8mmol/L 或较基线降低 30% ~ 40%,首选他汀类药物(孕妇禁用)。若甘油三酯(TG)超过 11.0mmol/L,可先在生活方式干预的基础上使用降低 TG 的药物(贝特类、烟酸或鱼油),以减少发生急性胰腺炎的风险。烟酸类调血脂药可升高血糖,故应慎用。临床现多选用缓释型烟酸,其对糖代谢的影响小于普通剂型烟酸。2 型糖尿病患者 TG 的控制目标为 <1.7mmol/L,高密度脂蛋白(HDL-C)的控制目标为男性 >1.0mmol/L、女性 >1.3mmol/L。小剂量阿司匹林可用于心血管疾病的二级预防,对不适用阿司匹林的患者可用氯吡格雷替代。对糖尿病肾病患者,适当限制蛋白质摄入量、严格控制血压、预防和治疗尿路感染是治疗的主要措施,降血糖药物的选用同前述肾功能不全时糖尿病的药物治疗。终末期肾病可选择透析治疗、肾或胰肾联合移植。有些药物可通过改善机体各系统功能等途径来辅助治疗慢性并发症,可能延缓病情进展,但临床疗效尚有待观察。

【病例分析】

病情介绍　王先生,48 岁,常感到乏力 3 个月,近半个月来乏力加重,感觉易饥、口渴,体重无明显下降,多尿且夜间小便次数增加,但无发热、尿痛、血尿、尿失禁等其他症状。体检时发现体重指数 32,其他无异常。生化检测结果显示空腹血糖水平明显升高(13.2mmol/L),HbA1c 为 8.5%,尿糖阳性,无尿蛋白和酮体。

治疗方案和效果　医师诊断王先生患了 2 型糖尿病,空腹血糖升高明显,建议进行短期胰岛素强化治疗。由于患者不接受胰岛素注射,改为饮食控制和运动治疗,同时服用二甲双胍。王先生工作繁忙,运动和饮食控制不佳,3 个月后复测空腹血糖未达到治疗目标,医师建议加用吡格列酮。治疗 3 个月后,患者空腹血糖降至 7.0mmol/L,HbA1c 为 7.5%,查餐后血糖为 12.3mmol/L。医师建议加用阿卡波糖,但王先生因服药后肠道排气较多并出现腹泻,拒绝使用阿卡波糖,后经医师改阿卡波糖为那格列奈,3 个月后空腹和餐后血糖控制均较为理想。

合理用药分析　该病例较为合理的血糖控制目标为空腹血糖 4.4 ~ 7.0mmol/L、非空腹血糖 <10.0mmol/L 及 HbA1c <7.0%,其他还要注意血压、血脂等指标。初诊空腹血糖 >11.1mmol/L,如进行短期的胰岛素强化治疗,可改善高血糖所致的 IR 和胰岛 β 细胞功能下降,但由于患者的依从性差,故改用口服药物治疗方案。患者体重指数 32,属于肥胖(>28),常存在 IR,靶器官组织对胰岛素不敏感,早期一般不选择 SU 类胰岛素促泌剂。二甲双胍和吡格列酮可增加胰岛素敏感性,α-葡萄糖苷酶抑制剂阿卡波糖和速效、短效的胰岛素促泌剂那格列奈有利于降低餐后血糖,均适用于本病例的治疗,可根据病情进行两药或三药联用。用药时需注意剂量从小到大,密切观察不良反应和血糖控制情况。如果口服降血糖药物治疗 3 个月仍不能控制好血糖,应尽早考虑胰岛素治疗。

【思考题】

1. 胰岛素强化治疗有何优缺点?胰岛素使用过程中最常见的严重不良反应是什么?应该如何防范?

2. 比较 1 和 2 型糖尿病在药物治疗上的区别,用所学的知识分析 2 型糖尿病合并高血压的临床合理用药。

3. 思考糖尿病肾病的药物治疗方案。

笔记

第二节　甲状腺功能亢进症

甲状腺功能亢进症(hyperthyroidism)简称甲亢,是多种原因引起甲状腺功能增高,甲状腺激素(包括三碘甲状腺原氨酸 T_3 和甲状腺素 T_4)合成、释放入血过多,引起氧化过程加快、代谢率增高的一种常见内分泌疾病。甲亢分为多种类型,其中以弥漫性毒性甲状腺肿(Graves disease,格雷夫斯病,简称 GD,又称突眼性甲状腺肿)最为常见,其患病率为 1%。本病常有明显的家族性,可发生于任何年龄,以 20~40 岁的中青年为多见,男女之比为 1:4~1:6。临床上 GD 引起的甲亢占 80% 以上,本节着重阐述 GD 的药物治疗。

【病因和发病机制】

GD 是一种在遗传基础上由精神刺激等应激因素诱发的自身免疫性疾病,由于患者体内的抗促甲状腺激素(TSH)受体抗体(TRAb)刺激甲状腺细胞上的 TSH 受体,引起甲状腺激素生成和释放增多,患者血中的 T_3、T_4 升高,TSH 降低。GD 的免疫异常反映在甲状腺和眼球后组织有淋巴细胞和浆细胞浸润;甲状腺组织有 IgG、IgM、IgA 沉着;周围血液循环中的淋巴细胞绝对值和百分比增高,常伴有淋巴结、胸腺和脾脏淋巴组织增生;患者或其家属发生其他自身免疫性疾病者较多见;皮质类固醇和免疫抑制剂可缓解 GD 的甲亢和眼征。GD 眼征的病因仍不清楚,可能与免疫机制有一定关联,因 2/3 有活动性 GD 眼征的患者血清中可检出突眼性免疫球蛋白(OIgG)。

【临床表现】

GD 患者常见的症状和体征是甲状腺肿大、局部黏液性水肿及甲状腺外的异常表现。甲状腺肿表现为甲状腺呈弥漫或结节性肿大,质地柔软或坚硬,表面光滑,可触及震颤并有血管杂音。局部黏液性水肿多见于胫前,又称胫前黏液性水肿,偶见于手足背面、踝关节等处,其特征是蛋白质浸润,非凹陷性水肿,病变早期局部瘙痒,呈红色,而后变得坚实。甲状腺外的异常表现反映在甲亢患者眼征上,包括凝视、瞬眼滞后、上眼睑后缩和轻度巩膜充血。这些眼征主要是肾上腺能神经兴奋所致,常常随着甲亢治疗成功而缓解。浸润性突眼是较严重的表现,为 GD 所特有,其特点是眼眶疼痛、流泪、异物感、怕光、眼眶后组织增生、突眼和眼外肌淋巴细胞浸润,并可产生眼肌无力致使复视。

GD 还表现出神经兴奋性增高,如易激动、烦躁易怒、多动、多言、神经过敏、失眠(老年人可表现为精神抑郁)、情绪不稳定、双手细颤等症状。机体代谢方面表现出代谢增高综合征,如怕热、多汗、食欲亢进、低热、皮肤温暖和潮湿、乏力、体重下降、大便次数多、月经失调、闭经等。心血管系统表现为心率增快、心房颤动、收缩压增高、脉压加大等。其他还有肌无力、肌萎缩、骨质疏松和骨痛等。

【治疗原则】

治疗的目的是控制甲亢症状,使血清中的甲状腺激素水平降到正常,促进免疫监护的正常化。治疗的主要措施有:①内科治疗,包括抗甲状腺药物治疗,以硫脲类药物为主;β 受体拮抗药(普萘洛尔等)辅助对症治疗,起到迅速控制症状的作用;生活治疗,以适当休息、给予足够的营养和热量、避免精神刺激和过度劳累为主。②放射性碘(^{131}I)破坏甲状腺组织。③甲状腺次全切除手术,即手术切除部分甲状腺组织。3 种疗法各有利弊,应根据患者的具体情况选择治疗方案。内科治疗可以保留甲状腺产生激素的功能,但是疗程长、治愈率低、复发率高;^{131}I 和甲状腺次全切除都是通过破坏甲状腺组织来减少甲状腺激素的合成和分泌,疗程短、治愈率高、复发率低,但是甲减的发生率显著增高。我国、欧洲、日本治疗 GD 首选抗甲状腺药物,美国则首选 ^{131}I治疗。

【药物治疗】

(一)治疗药物分类

1. 硫脲类　硫脲类是常用的抗甲状腺药物,又分为硫氧嘧啶类和咪唑类,前者有甲硫氧嘧啶(methylthiouracil,MTU)和丙硫氧嘧啶(propylthiouracil,PTU),后者有甲巯咪唑(methimazole,MM;他巴唑,tapazole)和卡比马唑(carbimazole,CMZ,甲亢平)。目前临床上最常用的是 PTU 和 MM,它们均不影响碘离子摄取,也不抑制已合成的甲状腺激素释放,因此对已合成的甲状腺激素无效。常见不良反应有皮疹、皮肤瘙痒等过敏反应、胃肠道反应等,严重的不良反应有粒细胞减少症、肝毒性和血管炎。患者在治疗期间应定期检查血象和肝功能,如出现发热或咽痛应立即停用药物。最近报道 PTU 引起的急性重型肝炎起病急、进展迅速,MM 的肝毒性则主要为胆汁淤积,多发生在大剂量和老年患者,故优先选择 MM 治疗。长期用药可反馈性增加 TSH 分泌而引起甲状腺肿,还可诱发甲状腺功能减退,及时发现并停药常可恢复。

2. **大剂量碘**　大剂量碘抑制甲状腺激素的释放,其作用快而强,用药 1~2 天起效,10~15 天达最大效应。此时若继续用药,反使碘的摄取受抑制,失去抑制激素合成的效应,甲亢的症状又可复发,故碘化物不能单独用于甲亢的内科治疗。大剂量碘还能抑制腺体增生,使腺体缩小变硬、血管减少,有利于手术的进行。不良反应主要有过敏反应、慢性碘中毒和甲状腺功能紊乱。

3. **放射性碘**　甲状腺有高度浓聚^{131}I 的能力,^{131}I 衰变时放出 β 和 γ 射线(其中 99% 为 β 射线)。β 射线在组织内的射程仅为 2mm,故辐射作用仅限于甲状腺局部而不影响邻近组织,它可使部分甲状腺上皮组织遭到破坏,从而降低甲状腺功能。^{131}I 在甲状腺内停留的有效半衰期为 3~4 天,能达到治疗目的。主要不良反应是甲状腺功能减退。

4. **β 受体拮抗药**　β 受体拮抗药普萘洛尔、美托洛尔、阿替洛尔等是甲亢及甲状腺危象时有价值的辅助治疗药,用于不宜用抗甲状腺药、不宜手术及^{131}I 治疗的甲亢患者。单用时其控制症状的作用有限,与硫脲类药物合用则疗效迅速而显著。

目前临床常用的甲亢治疗药物见表 18-6。

表 18-6　甲亢治疗药物分类

药物分类	代表药	作用机制
硫脲类	甲硫氧嘧啶 丙硫氧嘧啶 甲巯咪唑 卡比马唑	抑制甲状腺内的过氧化物酶,使碘离子不能转化为活性碘,从而妨碍甲状腺激素的合成;但不影响碘离子摄取与已合成的甲状腺激素释放。丙硫氧嘧啶还可抑制外周组织中的 T_4 转变为 T_3,使具有更强的生理效应的 T_3 生成量明显减少
大剂量碘	复方碘溶液	抑制谷胱甘肽还原酶,减少还原型谷胱甘肽(GSH),使甲状腺球蛋白对蛋白水解酶不敏感,从而抑制甲状腺激素的释放。还可抑制甲状腺激素合成
放射性碘	^{131}I	释放出 β 射线破坏部分甲状腺上皮组织,降低甲状腺功能
β 受体拮抗药	普萘洛尔 美托洛尔 阿替洛尔	阻断 β 受体,改善甲亢增强的交感神经活动。普萘洛尔还可抑制外周的 T_4 脱碘为 T_3

(二)治疗药物选用

1. **轻、中度甲亢**　服用抗甲状腺药物 PTU 或 MM 后,多数患者 4~8 周后症状明显减轻,部分患者需 3 个月症状方缓解。当症状完全消失,T_3、T_4 恢复正常,即可逐渐减量,维持治疗 1~1.5 年或更长时间。在减药期开始时,可适当加服小剂量甲状腺素制剂,如左甲状腺素(L-T_4)50~100μg,每日 1 次,以稳定下丘脑-垂体-甲状腺轴的反馈机制,避免甲状腺肿和突眼加重。

放射性碘治疗后 2~4 周症状减轻,6~12 周甲状腺功能恢复至正常,约 80% 的患者可一次治愈,未治愈者 6 个月后可进行第 2 次治疗。孕妇、哺乳期妇女,严重的心脏、肝、肾衰竭,活动性

笔记

肺结核,外周白血细胞低于3×10^9/L,重症浸润性突眼及甲状腺危象患者均禁用放射性碘治疗。

抗甲状腺药物作用缓慢,不能迅速控制甲亢的多种症状,尤其是交感神经兴奋性增高的表现。因此,在治疗初期可联合应用β受体拮抗药普萘洛尔,以改善心悸、心动过速、多汗、震颤及精神紧张等症状。普萘洛尔还适用于甲亢危象和甲状腺手术或放射性碘治疗前的准备,对急性甲亢性肌病也有一定效果,对患有支气管哮喘、房室传导阻滞、心功能不全和妊娠者禁用。支气管疾病者可选用β₁受体拮抗药美托洛尔、阿替洛尔等。

2. 甲状腺危象　甲状腺危象是甲亢最为凶险的并发症,发展快、病死率较高,一旦诊断成立,应立即抢救。首先应迅速减少甲状腺激素释放、合成和转化,应先用大剂量丙硫氧嘧啶抑制甲状腺激素合成,抑制T_4转变为T_3;再用大剂量碘抑制甲状腺激素释放。注意不能单用碘剂,必须与抗甲状腺药物同时应用。对碘剂过敏者可试用锂盐。应用普萘洛尔可降低周围组织对甲状腺激素的反应,有哮喘或心功能不全者禁用普萘洛尔,可用利舍平或胍乙啶。应用糖皮质激素氢化可的松200~300mg/d静脉滴注,可纠正危象时可能存在的肾上腺皮质功能不全的应激反应,病情好转即减量或停用。

3. 浸润性突眼　突眼初期3个月内使用糖皮质激素疗效较好,如泼尼松10~20mg,每日3次,症状好转后减量,一般于1个月后见效,逐渐减至维持量5~10mg/d。严重病例可选用甲泼尼龙0.5~1g加入生理盐水中静脉滴注,隔日1次,连用2~3次后,继以泼尼松口服4周左右,症状好转后逐渐减至维持剂量。其他可供选用的免疫抑制剂有环磷酰胺、甲氨蝶呤、硫唑嘌呤、环孢素等。稳定甲状腺功能在正常范围内有助于病情恢复,可采用甲状腺素与抗甲状腺药物合用,以调整下丘脑-垂体-甲状腺轴功能。

4. 妊娠期甲亢　通常妊娠不会加重甲亢,一般不必终止妊娠。治疗时要注意以下特点:①由于自妊娠12~14周起胎儿甲状腺有聚碘功能,故禁忌用放射性^{131}I治疗,主要选择内科药物治疗。②不可将甲状腺功能控制在非妊娠时的正常水平,而应维持在稍高于正常水平,以免发生甲状腺功能减退和流产。③抗甲状腺药物可自由通过胎盘,抑制胎儿合成甲状腺激素,促使胎儿TSH增高,可引起胎儿甲状腺肿大及甲状腺功能减退,故抗甲状腺药物的剂量不宜过大,应尽可能采用最小的有效维持剂量;PTU抑制T_4转变为T_3,且通过胎盘的能力相对较小,故在妊娠合并甲亢时应作为首选。④由于抗甲状腺药物可从乳汁中分泌,产后如需继续服药,则不宜哺乳。⑤普萘洛尔可使子宫持续收缩而引起胎盘及胎儿发育不良、心动过缓、早产及新生儿呼吸抑制等,故应慎用或不用。⑥妊娠期一般较少采用手术治疗。如计划手术治疗,宜于妊娠中期(即妊娠4~6个月)施行。碘化物能通过胎盘,可引起胎儿甲状腺肿和甲状腺功能减退,出生时可引起新生儿窒息死亡,故妊娠期甲亢手术前应做碘剂快速准备,一般不超过10天,以减少对胎儿的影响。手术后患者宜每日补充L-T_4以防流产。

临床常用甲亢治疗药物的适应证和用法用量见表18-7。

表18-7　临床常用甲亢治疗药物的适应证和用法用量

药物分类	适应证	用法用量
硫脲类	轻、中度甲亢;不适宜手术的患者(儿童、青少年、妊娠、高龄或伴有严重的心、肝、肾疾病等);甲状腺危象的辅助治疗	(1)内科治疗:口服,PTU每次100~150mg或MM每次10mg,每日2~3次。症状消失后逐渐减量,每2~4周减药1次,每次减少PTU 50~100mg或MM 5~10mg,直至最小维持量(PTU 50mg/d或MM 5mg/d),服用1~1.5年或更长。(2)甲状腺危象:首选PTU口服或胃管内注入,首剂500~1000mg,以后400~600mg/d,待病情好转后改用一般剂量

续表

药物分类	适应证	用法用量
大剂量碘	甲状腺危象;手术前准备	(1)将碘化钠 0.5 ~ 1.0g 加入 500ml 葡萄糖液中避光静脉滴注;或复方碘溶液(含碘 5%,碘化钾 10%),首次服 2 ~ 4ml(20 ~ 40 滴),以后每 6 ~ 8 小时服 1 ~ 2ml,并在 2 周内逐渐停用。 (2)手术前准备:手术前 2 周服用复方碘溶液从每次 5 滴开始,每天增加 1 滴,每日 3 次
放射性碘	甲状腺肿大Ⅱ度以上;抗甲状腺药物治疗无效或过敏;抗甲状腺药物或手术治疗后复发;拒绝手术治疗者;儿童、青少年和老年性甲亢;合并心脏病、糖尿病、肝肾损害者;毒性多结节性甲状腺肿;轻度和稳定期的中、重度浸润性突眼等	口服,治疗前低碘饮食,注意辐射安全。 (1)个体化剂量法:根据甲状腺质量和甲状腺摄碘率进行计算,通常每克甲状腺组织的剂量范围为 2.59 ~ 4.44MBq。 (2)半固定剂量法:较小甲状腺(<30g)的剂量为 185MBq,中等大小甲状腺(30 ~ 50g)的剂量为 370MBq,较大甲状腺(>50g)的剂量为 555MBq。 (3)固定剂量法:370 ~ 740MBq
β受体拮抗药	辅助用药,控制症状	常用普萘洛尔,一般每次 10 ~ 20mg,每日 2 ~ 3 次;甲状腺危象时 20 ~ 40mg,每日 3 ~ 4 次

【病例分析】

病情介绍　赵女士,36 岁,消瘦、纳亢 1 个月,体重下降 5kg,脾气变得越来越急躁,常为一些小事暴跳如雷,怕热,多汗,乏力,失眠,腹泻,常感到心慌。体检发现甲状腺弥漫性增大,眼球微突,心率快。甲状腺激素测定结果表明血清中的游离 T_3 水平很高,TSH 水平较低,TSH 受体抗体阳性。

治疗方案和效果　医师诊断张女士为 Graves 病引起的甲亢,建议多休息,高热量忌碘饮食,并给予甲巯咪唑和普萘洛尔治疗。服药 2 周后,张女士的症状没有改善,根据医师的嘱咐继续服药,直到 1 个月症状才开始改善。但不久后她出现咽痛的症状,检查血象发现白细胞降至 $3.5 \times 10^9/L$、中性粒细胞 $2.1 \times 10^9/L$。医师给予甲巯咪唑减量,并辅用升白细胞药物,之后每周复查血常规均在正常范围内。持续用药 3 个月后,甲亢症状完全消失,T_3、T_4 恢复正常,甲巯咪唑逐渐减量至最小维持量,维持治疗 1.5 年后停药。1 年后,患者病情复发。在医师建议下,经 ^{131}I 一次治疗后 1 个月症状基本消除,心率正常,半年后复查 T_3、T_4 水平正常。

合理用药分析　抗甲状腺药物引起粒细胞减少可导致严重后果,发生率为 0.1% ~ 0.5%,主要发生在用药开始后的 2 ~ 3 个月内。中性粒细胞 $<1.5 \times 10^9/L$ 时应当停药;外周血白细胞 $<4 \times 10^9/L$、中性粒细胞 $>1.5 \times 10^9/L$ 通常不需要停药,可减少用药剂量,并辅以促白细胞增生药。甲亢亦可引起白细胞减少,故治疗前、后均应检查白细胞,用药期间建议每 1 ~ 2 周复查血常规 1 次。还应注意可能发生的严重皮疹(发生率为 5% 左右),并监测肝功能,防止发生中毒性肝病(发生率为 0.1% ~ 0.2%),必要时停药。抗甲状腺药物治疗的治愈率仅为 50%,复发率高达 50% ~ 60%,发挥作用多在 4 周以上,临床症状缓解后开始减药,维持治疗时间长。^{131}I 治疗甲亢的复发率低,但可能引发甲状腺功能减退,患者需长期补充甲状腺激素。

【思考题】

1. 结合治疗药物选用总结临床主要治疗甲亢药物的用药特点和使用注意事项。

2. 通过查阅文献或临床用药调查,分析目前甲亢治疗药物选用的合理性和存在的问题。

笔记

第三节　骨质疏松症

骨质疏松症(osteoporosis,OP)是一种以骨量低下、骨微结构损坏,导致骨脆性增加,易发生骨折为特征的全身性骨病。目前全世界患 OP 的人数超过 2 亿人,其发病率已跃居常见病、多发病的第七位。绝经后女性和老年男性的发病率较高。OP 导致的骨折,尤其是髋部骨折严重威胁着老年人的生命安全。

【病因、分类和发病机制】

根据病因可将 OP 分为原发性、继发性和特发性 3 类。原发性 OP 主要分为绝经后 OP(Ⅰ型)和老年性 OP(Ⅱ型)。继发性 OP 往往是由于某些疾病或某些原因诱发而成,如甲状腺功能亢进、甲状旁腺功能亢进、糖尿病、类风湿、维生素 D(vitamin D,VitD)缺乏、Cushing 综合征等。特发性 OP 主要见于 8~14 岁的青少年,无明确的原因,与遗传关系密切。OP 的发病机制尚不明确,目前认为与激素调控、营养状态、物理因素、免疫状况及遗传因素有关。

1. **激素调控**　成骨细胞负责骨的合成代谢(骨形成),破骨细胞负责骨的分解代谢(骨吸收),人体骨骼维持骨吸收和骨形成的动态平衡(骨重建)是受多种激素调节的。其中最重要的 3 种钙调节激素是甲状旁腺激素(PTH)、1,25-(OH)$_2$-VitD$_3$(骨化三醇)和降钙素。PTH 对骨具有促进骨形成和骨吸收的双重作用,其主要生理功能为促进骨质溶解,动员骨钙入血,使血钙增高;抑制肾小管对磷的再吸收,促进尿磷排出增多,使血磷降低;PTH 通过活化维生素 D$_3$,间接促进肠黏膜吸收钙、镁和磷。PTH 分泌受血浆钙离子浓度的调节,血钙过低可刺激 PTH 分泌,血钙过高则可抑制 PTH 分泌。1,25-(OH)$_2$-VitD$_3$ 可抑制 PTH 分泌,而降钙素则抑制骨吸收、促进PTH 分泌。与 OP 密切相关的激素还有性激素、糖皮质激素、甲状腺激素等。雌激素有促进降钙素分泌、抑制破骨细胞的作用,故雌激素不足,破骨细胞过于活跃,易引起绝经后骨丢失及 OP。雄激素能刺激青春期的急速成长,间接促进骨的生长。糖皮质激素的大量增加可使成骨细胞减少,骨形成受抑制,造成负钙平衡,骨基质减少,骨吸收增加,导致继发性 OP。甲状腺激素过度分泌,使蛋白质分解代谢亢进,引起钙、磷代谢紊乱,造成负钙平衡,骨吸收大于骨形成,引起高转换性 OP。

2. **营养因素**　钙、磷、镁、蛋白质和微量元素氟、锌等均与 OP 有关。钙是人体的重要元素之一,骨钙约占人体总钙量的 99%。有研究显示,低钙地区女性的股骨骨折发生率较高钙地区明显增高。磷对骨代谢也有影响,磷酸盐缺乏可对骨吸收产生刺激作用,使骨吸收增强,引起佝偻病、软骨症。蛋白质、氨基酸是提供骨有机基质合成的重要原料。氟是构成人体牙齿和骨骼的重要微量元素之一,90% 的氟存在于硬组织中,它作为钙、磷沉着的基质,起着骨胶原的作用。适量摄入氟有利于钙、磷的利用,有利于钙、磷在骨中的沉积,从而增加骨的强度。

3. **物理因素**　骨量与运动关系密切,运动员肌肉发达、骨密度高,极少患 OP;而长期卧床或少活动的人易发生骨萎缩、OP。体重的轻重、肌肉的发达与否、运动量的多少均与骨矿物质含量有关。骨量多少与机械负荷相关,负荷越大,骨骼越发达。原因是机械性应力(负重、肌肉牵拉等)可对成骨细胞产生刺激,增加骨形成。充足的日光照射对防治 OP 也有好处,日光照射可使皮肤内的维生素 D 合成增多,它促进钙的吸收利用,大大减少了 OP 的发生。

4. **免疫因素**　免疫系统对骨重建的调节是通过两个环节实现的:①破骨细胞和成骨细胞的数量和功能变化;②相关的体液因子如白细胞介素(IL)、前列腺素(PGE$_2$)、破骨细胞活动因子等。类风湿关节炎的 OP 是免疫反应所引起的典型案例,其发病机制还有待于进一步探讨。

5. **遗传因素**　骨峰值一般是在青春期后到成人期的早几年内达到,决定骨峰量的因素极受重视,一些对双胞胎和家系的研究已经表明了遗传因素在骨峰量和随后的 OP 形成中的重要性。

OP可能是多基因的疾病,多种基因可能同时涉及骨量获得和骨转换的调控,这些可能的基因包括维生素D受体基因、降钙素基因、I型胶原基因、雌激素受体基因等。遗传因素能决定一个人的骨骼大小和重量的峰值,因而可影响OP的发生和预后。

【临床表现】

原发性OP轻者可无症状,仅在X线拍片或骨密度测量时被发现。较重者常表现为腰背疼痛、身长缩短、驼背及骨折。疾病初期,由安静状态开始活动时出现腰背痛,此后逐渐发展为持续性疼痛,在久坐、久立等长时间保持固定姿势时加重。当胸、腰椎出现新鲜压缩性骨折时,腰背疼痛剧烈。脊椎椎体内部骨小梁萎缩,疏松而脆弱的椎体受压,可导致椎体缩短、身长缩短和驼背。骨折在导致痛苦程度、病死率和医疗费用上都是最严重的,好发于脊柱、髋部和前臂,其他如肋骨、盆骨、肱骨、胸骨、锁骨、胸骨等也可发生。一次骨折发生后,再次或反复骨折的危险性就增加。骨折后患者需长期卧床,不仅会引起失用性OP和肌肉萎缩,而且容易发生肺炎、压疮及泌尿系统感染。

【防治原则】

OP患者一旦发生骨折,生活质量下降,出现各种并发症,可致残或致死,因此预防比治疗更为现实和重要。OP初级预防指尚无OP但具有其危险因素者,应防止或延缓其发展为OP并避免发生第一次骨折;OP二级预防指已确诊OP、骨量低下或已发生过脆性骨折,其预防和治疗的最终目的是避免发生骨折或再次骨折。OP的预防和治疗策略包括基础措施、药物干预及康复治疗。

在基础措施中,调整生活方式非常重要,如摄入富含钙、低盐和适量蛋白质的均衡膳食,适当进行户外活动和日照以及有助于骨健康的体育锻炼和康复治疗,避免嗜烟、酗酒并慎用影响骨代谢的药物,采取防止跌倒的各种措施,注意是否有增加跌倒危险的疾病和药物,加强自身和环境的保护措施等。此外还应适当补充钙和维生素D。

绝经后OP的发生取决于骨峰值及骨丢失率这两个因素。除遗传因素外,青春期坚持户外运动,摄入足量的钙,避免大量吸烟、饮酒及浓咖啡等有利于提高骨峰值;而补充性激素、应用骨吸收抑制剂则可减少骨丢失率。老年性OP可选用具有骨形成促进作用的药物。

OP是慢性疾病,药物治疗一般3~5年(至少1年),治疗的最终目标是降低骨折发生风险,因此要求患者定期随访,建议每3~6个月检测1次骨转换指标(骨形成标志物和骨吸收标志物),每年检测1次骨密度。对于继发性OP,如糖皮质激素性OP等,可每半年检测1次骨密度。

【药物治疗】

(一) 治疗药物分类

抗OP药物的作用机制或以抑制骨吸收为主,或以促进骨形成为主,也有一些多重作用机制的药物。目前对治疗OP药物的研究取得了较大进展,如狄诺塞麦(denosumab)是一种具有高度特异性的单克隆抗体,它通过与人核因子κB受体活化因子配体(receptor activator of nuclear factor kappa-B ligand,RANKL)特异性结合,阻断骨吸收信号转导过程中的关键蛋白——人核因子κB受体活化因子(RANK),从而抑制破骨细胞的活性,抑制骨吸收,增加骨密度。另有一些机制新颖的药物处于试验阶段,随着研究的深入有望用于临床。目前临床常用的OP治疗药物按其主要作用机制的分类见表18-8。

(二) 治疗药物选用

抑制骨吸收的药物是目前的主流,在保证钙剂和维生素D摄入的前提下,一般首选双膦酸盐类,但应注意该类药物可能造成上消化道不良反应(口服时),还可能引起罕见的下颌骨坏死和非典型股骨骨折。对于骨痛症状明显的患者,优先选用降钙素。雌激素因存在引发癌症风险、雌激素受体调节剂因静脉血栓栓塞危险,使用上都受到了一定的限制。

笔记

表 18-8　骨质疏松症治疗药物分类

药物分类		代表药	作用机制
骨吸收抑制剂	雌激素类	雌二醇 炔雌醇 尼尔雌醇 替勃龙 甲羟孕酮	抑制骨吸收,降低 PTH 对骨吸收的作用;促进降钙素分泌,抑制破骨细胞功能;提高肾 1α- 羟化酶活性,增加 $1,25-(OH)_2-VitD_3$ 的生成,促进骨形成;直接作用于骨细胞,增加骨的新生
	雄激素类	苯丙酸诺龙 司坦唑醇	促进成骨细胞的形成,抑制骨吸收
	雌激素受体调节剂	雷洛昔芬	对骨和脂质代谢产生组织特异性雌激素样作用,因可降低 LDL 胆固醇而对心血管有保护作用
	双膦酸盐	依替膦酸二钠 阿仑膦酸钠 伊班膦酸钠 利塞膦酸钠 唑来膦酸二钠	可降低骨组织破骨细胞的数量或活性,抑制骨吸收
	降钙素类	鲑鱼降钙素 鳗鱼降钙素	抑制破骨细胞数量及活性,抑制骨吸收;活化 1α- 羟化酶,促进 $1,25-(OH)_2-VitD_3$ 合成;其止痛作用可能与抑制疼痛递质的释放,增加内啡肽释放有关
骨形成促进剂	甲状旁腺素(PTH)	重组人 PTH(1~34)(特立帕肽)	小剂量的 PTH 有利于骨的合成代谢,但大剂量将有利于骨的分解代谢
	氟化物	氟化钠	能直接促使成骨细胞增殖,并间接地通过释放局部骨生长因子如胰岛素样生长因子(IGF-1)而起作用
促进骨矿化的营养素	钙制剂	碳酸钙 葡萄糖酸钙	补钙,促进骨形成;维持机体正常骨钙化和钙平衡
	维生素类	维生素 K_2	可抑制骨吸收,改善钙平衡,促进骨钙素分泌,加速骨形成
		维生素 D_3 骨化三醇 阿法骨化醇	维生素 D_3 经肝、肾羟化后形成 $1,25-(OH)_2-VitD_3$ 为最终活性物质,直接参与骨矿物质代谢活性维生素 D_3 的作用是促进肠道钙离子的吸收,调节 PTH 分泌及骨细胞的分化

1. 原发性 I 型 OP　即绝经后 OP,是由于绝经后雌激素减少,使骨吸收亢进引起骨量丢失,因此应选用雌激素、双膦酸盐类、降钙素等骨吸收抑制剂,也可应用钙制剂、氟化物等促进骨形成的药物。

(1)**雌激素类**:采用雌激素预防绝经后 OP 应进行利与弊的全面评估,主要用于绝经妇女(60 岁以前)预防 OP,不主张长期用药。雌激素的副作用包括阴道出血、乳房触痛和凝血因子合成增加,可能增加子宫内膜癌和乳腺癌的发病率以及静脉血栓栓塞的危险,和孕激素黄体酮联合用药可减少发生子宫内膜癌的风险。常用药物包括:①雌二醇(estradiol);②己烯雌酚(diethylstilbestrol);③复方雌激素;④尼尔雌醇(nilestriol),可联合甲羟孕酮(medroxyprogesterone)治疗,尼尔雌醇对子宫内膜增殖的作用不强;⑤替勃龙(tibolone),即7-甲异炔诺酮,它既有雌激素样活性使骨量增加,又有孕激素样活性,可降低子宫内膜癌的危险性,还可使甘油三酯水平显著下降,降低心血管病的发病率。10%的患者可有轻度子宫内膜增生。选择性雌激素受体调节剂代表药为雷洛昔芬(raloxifen),在骨骼中与雌激素受体结合表现出类雌激素活性、抑制骨吸收,而在乳腺和子宫中则表现为抗雌激素活性,不增加患子宫癌、乳腺癌的危险性,还可降低 LDL 胆固醇发挥一定的心血管保护作用。但和雌激素一样,也有增加静脉血栓栓塞的危险。

(2)双膦酸盐类:目前已有 10 多种双膦酸盐类进入临床应用,新一代产品与第一、第二代的主要区别是不会抑制骨的矿化而导致骨软化,不仅可周期性服用也可持续应用,从而使骨密度更明显地增加。第一代药物有依替膦酸二钠(etidronate disodium),第三代有阿仑膦酸钠(alendronate sodium)、利塞膦酸钠(risedronate sodium)、伊班膦酸钠(ibandronate sodium)、唑来膦酸二钠(zoledronate disodium)等。该类药物口服吸收差,吸收率为 1% ~ 5%,如遇食物或饮料中的阳离子,则吸收率更低,故不能与食物、牛奶或饮料同服。如早餐前未服药,则当日停服,而不能在餐后补用。低钙血症和维生素 D 缺乏者不能使用或纠正后再用。多数国家的防治指南把阿仑膦酸盐和利塞膦酸盐作为绝经后 OP 治疗的一线药物。

(3)降钙素类:更适合于有疼痛症状的 OP 患者,短期使用可缓解 OP 或并发骨折引起的疼痛,长期应用保持骨量不下降或略增加。有鲑鱼降钙素(miacalcic)和鳗鱼降钙素(elcatonin)。一般主张服用降钙素的同时补钙 600 ~ 1200mg/d。若单独使用,血钙下降,PTH 上升,反而增加骨吸收。若与维生素 D_3 及钙剂合用效果更好。

(4)钙制剂:如果饮食中钙供给不足可选用钙剂补充,绝经后妇女和老年人的每日钙摄入推荐量为 1000mg,根据我国营养情况推荐补充 500 ~ 600mg/d。钙制剂分无机钙和有机钙两类,无机钙如氯化钙、碳酸钙等,含钙高,作用快,价廉,服用方便,在口服钙制剂中为首选,但对胃刺激性大;有机钙如葡萄糖酸钙、乳酸钙等,含量低,吸收较好,刺激性小。钙制剂常与维生素 D_3(400 ~ 800IU/d)同时使用,应定期监测血钙和尿钙,避免过量补充钙剂增加肾结石和心血管疾病的潜在风险。补充钙和维生素 D 是 OP 治疗的基础,可与其他药物联合使用。

(5)氟化物:氟可刺激成骨细胞活性,促进骨形成,用于绝经后和老年性 OP。若与维生素 D 和钙剂合用效果更好,因为骨基质矿化需要钙的沉积,可能引起血钙下降而导致继发性甲状旁腺功能亢进。氟化物的副作用较多,约 30% 出现胃肠症状,10% 有急性下肢痛。剂量过大还可致骨软化病及甲亢,促进骨吸收和 OP,甚至氟骨病(全身关节痛、变形、活动受限、瘫痪),因此根据病情选择合适的剂量十分重要。其安全性和有效性有待于进一步研究,不排除在联合治疗和序贯疗法中应用。肾功能不全者不宜应用。

(6)甲状旁腺素(PTH):重组人 PTH(1 ~ 34)特立帕肽(teriparatide)对男性及绝经后女性 OP 患者均有显著疗效,长期使用可减少脊椎骨折风险。用药期间应监测血钙水平,预防高钙血症。

2. 原发性Ⅱ型 OP　即老年性 OP,其病因是由于增龄老化所致的调节激素失衡使骨形成低下,可选用具有骨形成促进作用的药物,如活性维生素 D、蛋白同化激素、钙制剂、氟化物等,也可应用骨吸收抑制剂。以下介绍活性维生素 D 和雄激素类药物。

(1)活性维生素 D:老年人一般维生素 D 的吸收代谢(羟化)功能下降,影响钙剂的吸收,必要时应适当补充活性维生素 D。目前应用最广的制剂有骨化三醇(calcitriol),即 1,25-(OH)$_2$-VitD$_3$;阿法骨化醇(alfacalcidol),即 1α-OH-D$_3$。骨化三醇无需经肝、肾羟化,直接参与骨矿代谢。阿法骨化醇在肝脏迅速代谢为有生理活性的骨化三醇,参与骨矿代谢。在应用活性维生素 D 时,一般情况下不需要高钙饮食。

(2)雄激素类:雄激素减少也与 OP 发病有关,因雄激素可以促进蛋白合成,增加骨形成,故用于 OP 的治疗。蛋白同化激素苯丙酸诺龙(phenylpropionate)是临床治疗 OP 的常用药物,它是睾酮的结构改造产物,雄性激素活性大大减弱,蛋白质同化作用得以保持或增强,可用于蛋白质吸收和合成不足或分解亢进、损失过多的病例。

3. 继发性 OP 去除病因为治疗继发性 OP 的关键。皮质类固醇性 OP 应积极采取手术切除或减少糖皮质激素的用量等方式纠正高皮质醇血症。去除病因后,仍需补充钙剂和维生素 D,以增加肠道的钙吸收。也可服用双膦酸盐类药物。糖尿病性 OP 应及时使用胰岛素或口服降血糖药控制糖尿病的发展。在糖尿病常规治疗的基础上,补充钙剂、维生素 D 和适当的微量元素可纠正患者的负氮平衡。雌激素可用于绝经期糖尿病患者。双膦酸盐类和氟化钠均可改善糖尿病性骨矿代谢紊乱,对于合并尿钙过多者可加用噻嗪类利尿药。甲状腺功能亢进性 OP 也应以治疗甲亢为主,还应补充足量钙剂和维生素 D。此外,如骨痛明显伴高血钙可加用降钙素。

骨质疏松症治疗药物的适应证和用法用量见表 18-9。

表 18-9 骨质疏松症治疗药物的适应证和用法用量

药物	适应证	用法用量
雌激素类	绝经妇女（60 岁以前）预防 OP	口服、经皮、阴道给药。雌二醇 1 ~ 2mg/d;炔雌醇每晚 0.25mg;复方雌激素 0.625mg/d;尼尔雌醇每半个月 2mg,3 个月后加服甲羟孕酮 10mg/d,共 7 天,如无出血,可延至 6 个月加服甲羟孕酮一个疗程;替勃龙 0.25mg/d,连服 2 年
双膦酸盐类	原发性和继发性 OP	口服或静脉注射。阿仑膦酸钠 70mg/w 或 10mg/d,空腹服药,应保持直立体位,餐前至少半小时温开水送服,必须连续用药;依替膦酸二钠 0.4g/d,间歇、周期服药,每 3 个月中连服 14 天,间歇期服钙剂和维生素 D;伊班膦酸钠每 3 个月用药 1 次,每次 2mg,用生理盐水静脉输注;利塞膦酸钠 5mg/d 或 35mg/w,用法同阿仑膦酸钠;唑来膦酸二钠 5mg,静脉滴注至少 15 分钟以上,每年 1 次
降钙素类	OP,尤其是伴骨痛者	鲑鱼降钙素注射剂肌内注射 50 ~ 100IU/次,每天 1 次,连续 7 次后改为每周 2 ~ 3 次;鼻喷剂每天 50IU,每日 1 ~ 2 次,疗程视病情而定。鲑鱼降钙素肌内注射 10U/w,每周 2 次。一般同时补钙 600 ~ 1200mg/d
钙制剂	补钙、OP 基础治疗	口服或静脉注射给药。碳酸钙（含钙 50%）口服每次 0.5 ~ 1.0g,每日 2 ~ 3 次;葡萄糖酸钙（含钙 11%）静脉注射 0.4 ~ 2.0g,或口服每次 1.5g,每日 3 次
氟化物	严重 OP	口服,25 ~ 50mg/d,剂量根据病情而定
甲状旁腺素	严重 OP	皮下注射,400IU/d,用药不超过 2 年
维生素 K_2	原发性 OP	口服,45mg/d,一日 3 次,饭后服用
维生素 D 类	补钙、OP 基础治疗;活性维生素 D 常用于老年性 OP	补充维生素 D 预防 OP,成年人 200IU/d,老年 400 ~ 800IU/d;治疗 OP 800 ~ 1200IU/d。应根据个体差异和制剂安全性选择合适的剂量和疗程。活性维生素 D 骨化三醇口服 0.25 ~ 0.5μg/d,阿法骨化醇 0.5 ~ 1.0μg/d,长期服用（3 ~ 6 个月以上）
雄激素类	老年性 OP	苯丙酸诺龙肌内注射 25mg,每周或每 3 周 1 次

笔记

【思考题】

1. 分析骨质疏松症用药存在的问题及对疾病治疗的影响，并通过调研撰写一篇关于治疗骨质疏松症药物研究进展及其临床应用前景的综述。

2. 思考慢性肾脏病患者骨质疏松症的药物治疗方案。

第四节　痛　　风

痛风（gout）是由于嘌呤代谢紊乱导致血尿酸增加而引起组织损伤的一组疾病。病变常侵犯关节、肾脏等组织，发病年龄多在 40 岁以上，患病率随年龄而增加，男女之比为 50∶1，常在春、秋季节发病。西方国家男性的痛风患病率为 1% ～2%，我国随着生活水平逐渐提高及饮食结构改变，痛风发病率也不断上升，为 0.34% ～2.84%。痛风并非不治之症，关键是早预防、早发现、早治疗。

【病因、分类和发病机制】

临床上 5% ～15% 的高尿酸血症患者发展为痛风，表现为痛风性关节炎、痛风肾和痛风石等，确切原因不明。痛风按高尿酸血症的形成原因可分为原发性和继发性两大类。原发性痛风占绝大多数，约 90%，有一定的家族遗传倾向，与环境因素共同致病。多数由肾小管分泌尿酸功能障碍致使尿酸排泄不足引起，少数由尿酸生成增多引起，绝大多数病因未明。次黄嘌呤和黄嘌呤是尿酸的直接前体，在黄嘌呤氧化酶的作用下，次黄嘌呤氧化为黄嘌呤，黄嘌呤氧化为尿酸。如体内代谢相关的酶活性改变使嘌呤代谢增强，以及次黄嘌呤鸟嘌呤核苷酸转移酶部分缺乏均可使尿酸增多。继发性痛风包括 3 种情况：一是继发于嘌呤增多的遗传性疾病，存在酶及代谢缺陷，自出生就有高尿酸血症；二是继发于骨髓或淋巴增生性疾病和肾脏病变；三是外源性高尿酸血症，如高嘌呤饮食、大量饮啤酒和使用嘌呤拮抗剂。此外，肾功能不全、肾脏清除尿酸减少、使用抑制肾小管排泌功能的药物、有机酸增多与尿酸竞争肾小管分泌载体、原发性高血压、糖尿病等均可引起血中的尿酸增高。

尿酸是人体内嘌呤代谢的最终产物，血浆中的尿酸均以单尿酸盐形式存在。尿酸盐的溶解度很低，当血液 pH 为 7.4 时，尿酸钠的溶解度为 420μmol/L，当血浆尿酸达此浓度时则呈饱和状态，如高于此浓度即为高尿酸血症，如持久不降，再遇下列情况则可形成微小的尿酸钠结晶：①血浆白蛋白及 α_1、α_2 球蛋白减少；②局部 pH 降低；③局部温度降低。尿酸盐结晶较易沉积在血管较少、基质中黏多糖含量较丰富的结缔组织、软骨和关节腔内。微小的尿酸钠结晶表面可吸附 IgG，并在补体的参与下诱发含 Fc 受体中性粒细胞的吞噬作用。晶体被吞噬后可使粒细胞膜破裂，释放出各种炎症介质，如趋化因子、溶酶体酶等，最后导致组织发生炎性反应，引起痛风性关节炎发作。如尿酸沉积于肾脏则引起肾功能不全。

【临床表现】

男性好发痛风，约占全部患者的 95%，表现为夜间发作的急性单关节或多关节疼痛，发病关节有明显的发热、发红与肿胀。骨关节损害最常见于手足小关节，以第一跖趾关节为最好发部位，以后涉及踝、膝、腕等关节。痛风所致的关节炎常突然发作，关节红、肿、热、有压痛及剧烈疼痛，以晚间尤为显著。发作时常有全身症状如体温升高、白细胞增多、血沉加速、血清尿酸盐浓度升高等。反复发作 10 年左右形成慢性痛风性关节畸形，关节周围与身体其他部位皮下均可见到结节状突出之痛风石，并可溃破。本病常累及肾脏引起慢性间质性肾炎和肾脏尿酸性结石的形成，痛风患者肾结石的发病率要比普通患者高出 1000 倍，有 22% ～40% 的原发性痛风患者合并肾结石，表现为血尿、尿频、尿急、尿痛。病情发展缓慢，晚期间质性肾炎和肾结石会导致肾功能不全，甚至危及生命。原发性痛风患者还通常伴高脂血症、肥胖、糖尿病、高血压、冠心病等。

【治疗原则】

痛风是嘌呤代谢紊乱所致,虽有许多并发症,但如早期治疗一般预后良好,到了晚期尿酸广泛弥漫性地在组织中沉积,或发生肾功能不全,则预后不佳。痛风的一般治疗原则包括合理的饮食控制(避免高嘌呤饮食)、充足的水分摄入(每日 2L 以上)、规律的生活节奏、适当的体育活动、有效的药物治疗和定期的健康检查。

药物治疗是痛风治疗的核心,常用抑制尿酸生成、促尿酸排泄和镇痛抗炎的药物,要求达到以下目的:①尽快终止急性关节炎发作;②纠正高尿酸血症,防止关节炎复发;③纠正高尿酸血症,防止因尿酸盐沉积于肾脏、关节等所引起的并发症;④防止尿酸结石形成和肾功能损害。

对痛风这种慢性病的治疗,要坚持长期用药,将血液中的尿酸浓度控制在正常水平是治疗成功的关键。目前认为血尿酸水平 <360μmol/L(6mg/dl) 是最低目标,对已有痛风石的患者,为了更好地长期改善其临床症状和体征,应将血尿酸水平降至 300μmol/L(5mg/dl) 以下。

【药物治疗】

（一）治疗药物分类

目前临床常用的痛风治疗药物见表 18-10。

表 18-10　痛风治疗药物分类

药物分类	代表药	作用机制
抑制尿酸合成的药物	别嘌醇 非布索坦	竞争性抑制黄嘌呤氧化酶,减少尿酸合成。非布索坦对黄嘌呤氧化酶的抑制选择性高。两药的代谢产物对黄嘌呤氧化酶同样具有抑制作用
促进尿酸排泄的药物	丙磺舒 磺吡酮 苯溴马隆	竞争性抑制肾小管对尿酸的重吸收,促进尿酸排泄(使用时常合用碳酸氢钠,机制为碱化尿液以促进尿酸排泄)
抑制白细胞游走进入关节的药物	秋水仙碱	抑制急性发作时的粒细胞浸润,抑制趋化性白细胞增加,从而干扰尿酸盐所致的炎症反应,但不影响血尿酸水平
非甾体抗炎药	吡罗昔康 吲哚美辛 双氯芬酸 萘普生 布洛芬 塞来昔布 依托考昔	炎症组织中的大量前列腺素(PGs)对炎性疼痛起到放大作用,其本身有致痛作用,与缓激肽等致炎物质还有协同作用。药物通过抑制环氧合酶(COX),减少痛风性关节炎时前列腺素的合成,发挥镇痛、缓解炎症反应的作用。塞来昔布和依托考昔选择性地抑制 COX-2,胃肠道损伤小,但需注意心血管不良反应
糖皮质激素	泼尼松 泼尼松龙	缓解痛风引起的炎症反应

（二）治疗药物选用

1. **急性期**　急性期痛风的治疗目的是迅速终止关节炎发作,应尽量避免使用降低血尿酸浓度的药物,以防延迟缓解和转移性痛风关节炎的发生。但已服用降尿酸药物者不应停药,以免引起尿酸波动,导致发作时间延长或再次发作。早期使用药物较易止痛,若治疗延迟常影响疗效,推荐在关节炎发作 24 小时内即开始治疗。急性期常用的一线治疗药物有秋水仙碱(colchicine)、非甾体抗炎药和糖皮质激素。

秋水仙碱是治疗急性痛风性关节炎的特效药,用药愈早愈好。用药后数小时关节红、肿、热、痛即行消退,对一般性疼痛及其他类型的关节炎无作用,也不影响血尿酸水平。秋水仙碱的

笔记

中毒剂量和治疗剂量接近,有胃肠道反应、骨髓抑制、肾衰竭、肝细胞损害、脱发等不良反应,因此静脉注射应慎重,肝、肾疾病患者更应慎用。

非甾体抗炎药可作为无并发症急性痛风性关节炎发作的首选药物,对不能耐受秋水仙碱的患者尤其适用,与秋水仙碱合用也可增加止痛效果。使用原则是早期、足量用药,症状缓解后逐渐减量。常用的非甾体抗炎药有吡罗昔康(piroxicam)、吲哚美辛(indomethacin)、双氯芬酸(diclofenac)、萘普生(naproxen)、布洛芬(ibuprofen)等。非选择性 COX 抑制剂的不良反应有头昏、头痛、恶心、呕吐,有溃疡病者不宜用。选择性 COX-2 抑制剂塞来昔布(celecoxib)、依托考昔(etoricoxib)等应注意潜在的心血管疾病风险。

当上述药物无效或忌用时,可考虑短期应用糖皮质激素。糖皮质激素对急性关节炎发作具有迅速的缓解作用,但停药后容易复发,而且长期使用容易引起高血压、高血糖等并发症,不宜长期使用。临床口服泼尼松(prednisone)对急性发作止痛效果较好,也可用促肾上腺皮质激素(ACTH)25~50U 溶于 5% 葡萄糖液 1000ml 中静脉滴注,更理想的是使用长效 ACTH 胶剂 50~100U 肌内注射。ACTH 可使症状缓解,但停止治疗后可发生"反跳"。个别情况下也可向关节腔内注射泼尼松龙(prednisolone),以减轻关节炎症及疼痛。停药时合用小剂量秋水仙碱或非甾体抗炎药以防止停药反跳。

对于多关节严重受累的患者,可以考虑上述药物足量联合治疗,包括秋水仙碱和非甾体抗炎药、口服糖皮质激素和秋水仙碱、关节腔局部使用糖皮质激素和其他药物,但不建议非甾体抗炎药和口服糖皮质激素常规联合使用,以免增加胃肠道反应的风险。

2. **间歇期和慢性期** 痛风发作间歇期和慢性期的主要治疗目的是使血尿酸浓度维持在 360μmol/L 以下,预防急性发作,防止痛风结节及肾脏结石形成,保护肾功能。有下述情况者需起始降尿酸治疗:①临床或影像学发现有痛风石;②每年急性发作 2 次以上;③合并慢性肾脏病 2 期或肾功能更差;④既往有尿路结石的患者。痛风发作间歇期和慢性期首选抑制尿酸合成的药物,疗效欠佳时联合使用促进尿酸排泄的药物。采用任何降尿酸药物均需在急性发作缓解 2 周后从小剂量开始,逐步增加剂量,直至达到治疗目标再调整为最小有效剂量长期甚至终身维持治疗。为了预防急性关节炎发作,在起始降尿酸治疗时可联合使用非甾体抗炎药或秋水仙碱(推荐 <1.2mg/d),当患者对这两类药物存在禁忌证或不能耐受时,可以考虑使用小剂量泼尼松或泼尼松龙(≤10mg/d)作为替代。预防用药的时间根据患者的具体情况决定,推荐至少 6 个月。

抑制尿酸合成的药物首选别嘌醇(allopurinol,别嘌呤醇),其不良反应常见皮疹、胃肠道反应、氨基转移酶短暂升高等,罕见粒细胞减少,应予以监测。大约 5% 的患者不能耐受。部分汉族人群偶有严重的超敏反应综合征,表现为高热、嗜酸性粒细胞增高、剥脱性皮炎、中毒性大疱性表皮坏死松解症、进行性肝肾衰竭等,甚至死亡。药物基因组学研究发现别嘌醇诱发的皮肤反应与患者携带的人类白细胞抗原基因型(HLA-B*5801)高度相关,因此可以考虑在治疗前检测患者的基因组信息,实现个体化用药,预防和减少别嘌醇不良反应的发生。新型药物非布索坦(febuxostat,别名非布司他)主要在肝脏代谢,通过粪便和肾脏排泄者各半,因此轻、中度肾功能受损患者使用时不需要调整药物剂量,不良反应主要有肝功能异常、腹泻、头痛等。

痛风发作间歇期和慢性期也可使用促尿酸排泄的药物。①丙磺舒(probenecid):口服吸收完全,血浆蛋白结合率为 85%~95%,大部分通过肾近曲小管主动分泌而排泄,因脂溶性大、易被再吸收而排泄较慢。丙磺舒与磺胺药有交叉过敏,可产生过敏性皮炎、胃肠道反应、头痛、药物热等不良反应。②磺吡酮(sulfinpyrazone):又名苯磺保泰松,除促尿酸排泄作用外,还可抑制血小板聚集,增加血小板存活时间,并有微弱的抗炎和镇痛作用。适用于治疗慢性痛风,减慢或预防痛风结节的形成。磺吡酮与丙磺舒有协同作用,也能阻止心肌梗死及血管栓塞的形成,故合并冠心病的患者更为适宜。其不良反应可能有胃肠道反应及骨髓抑制。③苯溴马隆

笔记

(benzbromarone,苯溴香豆素):适用于长期性治疗高尿酸血症及痛风病,可用于肌酐清除率 > 20ml/min 的肾功能不全患者,也是国内目前应用最多的促尿酸排泄药,不良反应有胃肠道反应、皮疹、肝损害等。促尿酸排泄药物开始时宜用小剂量,以避免肾脏因尿酸负荷过重而受到损伤。肌酐清除率 <50ml/min 的患者不宜使用丙磺舒和磺吡酮。如患者已有尿酸性肾结石,或尿酸/肌酐在尿中比例在治疗前显著升高,提示尿酸形成明显增多,则不宜使用促进尿酸排泄的药物。在使用排尿酸药物的同时应保持每日尿量在 2500ml 以上,尿 pH 在 6.2～6.8 效果较佳,可服用碱性药物(如碳酸氢钠)来调节尿 pH。避免同时使用水杨酸制剂如阿司匹林,因该类药物有对抗丙磺舒等的作用。

对于血尿酸水平顽固升高的患者可以考虑抑制尿酸合成的药物(别嘌醇或非布索坦)和促尿酸排泄的药物(如丙磺舒)联合治疗。治疗效果均不好或有禁忌的严重痛风患者,还可考虑用尿酸酶注射治疗(目前我国尚未上市),主要不良反应为异种蛋白引起的过敏反应。

3. **无症状期**　对无症状而仅有高尿酸血症者的治疗意见不一。一般认为不需治疗,但应避免肥胖、暴食、酗酒及精神紧张等可致痛风急性发作的因素,停用阿司匹林和(或)氢氯噻嗪等影响尿酸排泄的药物。血浆尿酸浓度较高者(>520μmol/L),尤其对尿酸排出偏少而有阳性家族史者,应给予别嘌醇,并随访观察其病情发展。对于慢性肾病合并无症状高尿酸血症者不宜采用降低尿酸的药物。

常用痛风治疗药物的适应证和用法用量见表 18-11。

表 18-11　常用痛风治疗药物的适应证和用法用量

药物分类	适应证	用法用量
秋水仙碱	痛风急性发作	首剂口服 1mg,继而 0.5mg/h 或 1mg/2h,直至症状缓解或出现恶心、腹泻等胃肠道反应时停用。最大剂量为 6～8mg/d,以后可给维持量每次 0.5mg,每日 2～3 次。对于胃肠道反应严重及有消化性溃疡者,可将 1～2mg 溶于 20ml 0.9% 氯化钠注射液中静脉缓慢注射(5～10 分钟),必要时可每隔 6 小时再给 1mg,24 小时内不超过 4mg。切勿注入皮下,以免引起组织坏死。如患者已接受预防治疗,总剂量不超过 2mg
非甾体抗炎药	痛风急性发作,首选用于无并发症急性痛风性关节炎发作,尤其适用于不能耐受秋水仙碱的患者	口服或注射。吡罗昔康口服每次 20mg,每 12 小时 1 次,2～4 日症状缓解后改为 20mg/d,至症状消失停药;注射液 20mg 肌内注射,每日 1 次,2～3 日可迅速消除症状;吲哚美辛每次 50mg,每日 3 次;双氯芬酸每次 50mg,每日 2～3 次
糖皮质激素	痛风急性发作,一般用于对秋水仙碱和非甾体抗炎药不耐受或肾功能不全的患者	口服、肌内注射或静脉给予中、小剂量。如口服泼尼松 20～30mg/d,连续用药 5～10 日,1 周后逐渐减量
促尿酸排泄的药物	间歇期和慢性期痛风	口服,开始时小剂量,10 日内渐增至维持量,用药期间多饮水,并服用碳酸氢钠 0.5～2g,每日 3 次。丙磺舒每次 0.25g,每日 2 次;10 日内渐增至每次 0.5g,每日 2～3 次;2 周后可逐渐加大剂量,最大剂量不超过 2g/d;尿酸达标后减为维持量 0.5g/d。苯溴马隆 25～100mg,每日 1 次

笔记

续表

药物分类	适应证	用法用量
抑制尿酸合成的药物	间歇期和慢性期痛风	别嘌醇第 1 周剂量 <100mg/d(肾功能受损者减半),以后每 2~5 周增加 1 次剂量直至尿酸达标,一般维持量为 300mg/d,必要时可加大剂量,但需要严密监测不良反应。非布索坦 40~80mg/d,轻、中度肾功能受损患者不需要调整剂量

【思考题】

1. 影响痛风形成的因素有哪些？如何防止痛风的发生和发展？

2. 抗痛风药物在临床使用中可能出现哪些药物相互作用？

（吴昊姝　向　明）

第十九章 泌尿系统疾病的药物治疗

泌尿系统由肾脏、输尿管、膀胱、尿道及有关血管、淋巴和神经等组成。其中以肾脏的结构和功能最为复杂,肾脏不仅是人体主要的排泄器官,还是一个重要的内分泌器官,对维持机体内环境的平衡和稳定起重要的作用。本章主要介绍常见的肾脏疾病,如急性肾小球肾炎、急进性肾小球肾炎、慢性肾小球肾炎、肾病综合征、急性肾损伤、慢性肾衰竭和肾移植排异反应等,探讨其药物治疗的原则和方法。

第一节 肾小球肾炎

一、急性肾小球肾炎

急性肾小球肾炎(acute glomerulonephritis,AGN)简称急性肾炎,可由多种病因致病,急性起病,以血尿、蛋白尿、高血压、水肿、一过性少尿和氮质血症等为主要临床表现。多种病原微生物如细菌、病毒、寄生虫等均可致病,其中以链球菌感染后的急性肾小球肾炎(acute poststreptococal glomerulonephritis,APSGN)最常见。

【病因和发病机制】

(一)病因

1. **病原菌** 一般以 β 溶血性链球菌 A 组链球菌中的 12 和 49 型最多见。急性肾小球肾炎的发生与否和病变程度的轻重均与链球菌感染的严重程度无关。

2. **致病抗原** 目前较明确的致病抗原有内链素(endostreptosin,ESS)、肾炎株伴随蛋白(nephritic strain associated protein,NSAP)、带阳电荷的链球菌体外成分、链球菌神经氨酸酶(streptococal neuraminidase)等。

3. **宿主的易感性** 研究表明链球菌感染后的急性肾小球肾炎与遗传易感性有关。

(二)发病机制

本病主要是由感染所诱发的免疫反应引起,常见上呼吸道感染、猩红热及皮肤感染等链球菌感染后。目前认为链球菌的致病抗原诱发免疫反应产生抗体,在循环中形成抗原-抗体复合物沉积于肾小球而致病,或是种植于肾小球的抗原与循环中的特异性抗体结合形成免疫复合物致病。自身免疫也可能参加了发病机制。此外,补体异常活化也参加了致病机制。补体系统激活后引起一系列免疫病理改变,特别是上皮下免疫复合物激活补体后形成膜攻击复合物 C5b ~ 9,在急性肾炎的发病中起重要作用。

【临床表现】

本病多见于儿童,多于 5 ~ 14 岁发病,2 岁以下或 40 岁以上的患者仅占所有患者的 15%。两性均可发病,男女比例约为 2∶1。发病前 1 ~ 3 周常有上呼吸道炎症,如扁桃体炎、咽峡炎或丹

笔记

342

毒、脓皮病等链球菌感染史,后者潜伏期较长,持续2~4周。本病大多预后良好,常可在数月内临床自愈,但是部分患者也可转变为慢性肾脏病。

（一）一般表现

本病临床表现轻重不等,轻者可毫无症状,仅尿常规略有异常,称"亚临床型";3%~5%的病例病情甚重,可表现为少尿或无尿,为重型急性肾小球肾炎。

1. **尿液改变**　几乎所有患者均有血尿,轻重不等,严重时为全血尿,大多呈浑浊的咖啡色。肉眼血尿持续时间不长,大多数数天后转为镜下血尿。可伴有轻、中度蛋白尿,患者的尿蛋白阳性率达95%以上,尿蛋白量在0.5~3.5g/d。一般病后2~3周尿蛋白转为少量和微量,2~3个月消失。部分患者起病时尿量少于500ml/d,且并发氮质血症。2周后多数尿量渐增,肾功能恢复,仅5%的患者进展为无尿。

2. **水肿**　见于70%~90%的病例,轻重不等。轻者仅晨起眼睑、颜面水肿或伴有双下肢水肿,重者延及全身。大部分患者于2~4周内自行利尿、消肿。如水肿或肾病综合征持续发展,常提示预后不良。

3. **高血压**　见于70%~90%的患者,一般为轻、中度,偶见严重高血压。主要与水钠潴留、血容量扩张及血管痉挛有关,利尿后血压可逐渐恢复正常,少数患者出现严重高血压,甚至高血压脑病。

4. **肾功能损伤**　主要表现为肾小球滤过功能损害。部分患者起病早期由于肾小球滤过率(glomerular filtration rate, GFR)降低,尿量减少而出现一过性氮质血症,多数患者经利尿后恢复正常,仅少数患者发展成急性肾衰竭。急性肾小球肾炎时肾小管功能常不受影响。

5. **全身症状**　可有疲乏、畏食、恶心、呕吐、嗜睡、头晕、视力模糊以及腰部钝痛等。

（二）并发症

1. **急性心力衰竭**　常发生于起病1~2周内,起病缓急,轻重不一,表现为静脉怒张、奔马律、呼吸困难、肺水肿症状。其发生主要与水钠潴留引起的血容量增加有关,也与高血压和心肌损害有一定关系。

2. **高血压脑病**　多发生于起病后1~2周内,起病较急。主要由于高血压时脑血管痉挛致脑缺血水肿,表现为剧烈头痛、呕吐、嗜睡、烦躁、神志不清等,严重时有惊厥昏迷。

3. **急性肾衰竭**　患者出现尿量减少,甚至少尿或无尿,血肌酐和尿素氮明显增高,并可伴有高血钾、代谢性酸中毒等。

【治疗原则】

（一）一般治疗原则

1. **休息**　休息对防止症状加重,促进疾病好转很重要。急性肾小球肾炎具有典型症状(血尿、水肿及高血压),患者应卧床休息2~3周,直至肉眼血尿消失、水肿消退及血压恢复正常后则逐渐增加活动量。

2. **饮食**　应根据患者不同的临床表现给予不同的饮食治疗,一般应给富含维生素的低盐饮食,蛋白质摄入量为1g/(kg·d)。发病初期,饮食控制甚为重要,原则上给予低盐饮食并限制进水量;有水肿及高血压者,应进无盐或低盐(<3g/d)饮食;有氮质血症者,适当限制蛋白质的摄入。肾功能正常者,无需限制饮食中蛋白质的含量。

（二）药物治疗原则

以对症治疗为主,如水肿严重应使用利尿药;高血压应给予降压药;对有细菌感染表现存在时,应给予抗菌药物以控制感染病灶及清除病灶。如有急性心力衰竭、高血压脑病、尿毒症等严重并发症发生时,应给予针对并发症的药物治疗。本病为自限性疾病,不宜使用糖皮质激素及细胞毒性药物治疗。

【药物治疗】

（一）治疗药物分类

1. **利尿药**　根据作用机制不同可分为 4 类,主要通过影响肾小管对原尿中水、钠的重吸收起作用。常用的有:①噻嗪类:氢氯噻嗪(hydrochlorothiazide),本品可见高血糖症、高尿酸血症及低钾血症等不良反应。②襻利尿药:呋塞米(furosemide)、布美他尼(bumetanide)和托拉塞米(to-rasemide)。布美他尼的利尿作用为呋塞米的 20～60 倍,排钾作用小于呋塞米,尚具有扩血管作用,使肾血流量尤其肾皮质深部血流量增加。托拉塞米是新一代高效襻利尿药,利尿作用强大且持久,具有醛固酮拮抗作用,起到双重排钠、相对保钾作用,耳毒性低,长期应用不易产生利尿抵抗。③保钾利尿药:螺内酯(spironolactone)及保钾排钠作用不依赖于醛固酮系统的氨苯蝶啶(triamterene)和阿米洛利(amiloride)。④碳酸酐酶抑制剂:乙酰唑胺(acetazolamide)。各类利尿药的特点见表 19-1。

表 19-1　利尿药的分类及各自的特点

分类	利尿效果	主要作用部位	代表药物	最大利尿反应	尿电解质排泄			
					Na^+	Cl^-	K^+	HCO_3^-
噻嗪类	中效	远曲小管近端和髓襻升支皮质部	氢氯噻嗪	5%～8%	√	√	√	√
襻利尿药	强效	髓襻升支后壁抑制 Na^+-K^+-$2Cl^-$转运子	呋塞米、托拉塞米、布美他尼	20%～25%	√	√	√	×
保钾利尿药*	低效	远曲小管和集合管	氨苯蝶啶、阿米洛利	2%～3%	√	√	—	×
		竞争醛固酮受体	螺内酯					
碳酸酐酶抑制剂		碳酸酐酶抑制剂	乙酰唑胺		√	×	√	√

注:* 肾功能不全时需慎用

2. **降压药**　降压药物种类繁多,常见的有五大类,其中血管紧张素转化酶抑制剂和血管紧张素Ⅱ受体拮抗剂这两类药物已成为治疗肾性高血压的一线药物,除有确切的降压作用外,还能降低肾小球内压、减少尿蛋白、保护肾功能而延缓病程进展。

（1）血管紧张素转化酶抑制剂(angiotensin converting enzyme inhibitor,ACEI):①机制:抑制循环和组织中的血管紧张素转化酶,使血管紧张素Ⅱ生成减少;抑制激肽酶,使缓激肽降解减少。②代表药物:卡托普利(captopril)、贝那普利(benazepril)及福辛普利(fosinopril)。③禁忌证:高钾血症、妊娠及双侧肾动脉狭窄。

（2）血管紧张素Ⅱ受体拮抗剂(angiotensin receptor blocker,ARB):①机制:阻断血管紧张素Ⅱ受体亚型 AT_1,充分阻断血管紧张素Ⅱ;阻断 AT_1 负反馈引起血管紧张素Ⅱ增加,可激活 AT_2,能进一步拮抗 AT_1 的生物学效应。②代表药物:缬沙坦(valsartan)、氯沙坦(losartan)及坎地沙坦(candesartan)。③禁忌证:同血管紧张素转化酶抑制剂,但不引起干咳。

（3）钙通道阻滞药(calcium channel blocker,CCB):①机制:作用于 L 型钙离子通道,干扰钙离子进入心肌,阻力血管壁的平滑肌细胞;也可作用于肌浆网上的钙通道,使钙贮存减少,导致心肌收缩力降低、血管扩张;同时可减少肾组织钙盐沉积。②分类:二氢吡啶类及非二氢吡啶类。③代表药物:硝苯地平(nifedipine)、氨氯地平(amlodipine)与维拉帕米(verapamil)。④禁忌证:非二氢吡啶类禁用于急性心力衰竭、病态窦房结综合征、心脏传导阻滞。

（4）β受体拮抗剂:①机制:作用机制较复杂,与下列因素有关:A. 改变中枢性血压调节机

笔记

制,产生降血压作用;B. 阻断突触前膜 β 受体,从而取消血管平滑肌神经突触前膜 β 受体的正反馈作用;C. 抑制肾小球入球动脉上的 β 受体,减少肾素的释放,阻碍肾素-血管紧张素-醛固酮系统对血压的影响,发挥降血压作用;D. 阻断 $β_1$ 受体,降低心排血量。②分类: $β_1$ 受体拮抗剂、非选择性 $β(β_1$ 与 $β_2$)受体拮抗剂及兼有 α 受体拮抗作用的 β 受体拮抗剂。③代表药物:美托洛尔(metoprolol)、普萘洛尔(propranolol)及卡维地洛(carvedilol)。④禁忌证:急性心力衰竭、支气管哮喘及房室传导阻滞。

(5)利尿药:详见如上。

（二）治疗药物选用

1. 水肿的治疗　一般轻、中度水肿无需治疗,经限制钠盐及水的摄入和卧床休息即可消退。经控制水、盐摄入,水肿仍明显者,均应给予利尿药,先用不良反应少的药物,无效时再用强效药物,并从小剂量用起。常用噻嗪类利尿药,如氢氯噻嗪口服 25mg,每日 2 ~ 3 次;必要时可用袢利尿药,如呋塞米 20 ~ 60mg/d,注射或分 2 ~ 3 次口服或布美他尼每次 0.5 ~ 1mg,必要时一日 2 ~ 3 次,注射或口服等。后两者于肾小球滤过功能严重受损、肌酐清除率 < 5 ~ 10ml/min 的情况下仍能有利尿作用。严重的伴有急性肾炎综合征者可用呋塞米每日 80 ~ 200mg 加于 5% 葡萄糖注射液中静脉注射,分 1 ~ 2 次给予。应注意大剂量呋塞米可能引起听力及肾脏的严重损害,而噻嗪类利尿药可引起血脂、血糖及尿酸的异常。不宜采用渗透性利尿药及保钾利尿药。

2. 高血压及高血压脑病的治疗　轻度高血压一般可加强水、盐控制及使用利尿药,常用噻嗪类利尿药和(或)袢利尿药,利尿后即可达到控制血压的目的。目前多主张用 ACEI 类药物如口服卡托普利每次 12.5 ~ 25mg,每日 2 ~ 3 次,也可用依那普利(enalapril)或贝那普利(benazepril),或 ARB 类药物如氯沙坦和缬沙坦等,它们既可降低全身高血压,又可降低肾小球内高压,可改善或延缓多种病因引起的轻、中度肾功能不全的进程。但需注意当血肌酐 > 265 μmol/L (3mg/dl)时需慎用 ACEI 及 ARB 类药物。

发生高血压脑病时应快速降压,使舒张压控制在 110mmHg 左右。可选择二氮嗪(diazoxide)300mg 静脉注射,能扩张血管,可在 1 ~ 2 分钟内使血压下降,作用维持 8 小时;在 0.5 ~ 3 小时内可再注射 1 次,一日总量不超过 1200mg。也可用酚妥拉明(phentolamine)或硝普钠(sodium nitroprusside)。硝普钠 50mg 溶于 5% ~ 10% 葡萄糖液 250ml 中静脉滴注,速度为每分钟 0.5 μg/kg,随血压调整剂量。镇静剂如地西泮(diazepam)、硝西泮(nitrazepam)、苯巴比妥(phenobarbital)、异戊巴比妥(amobarbital)等对惊厥、抽搐或烦躁不安者均可使用。

3. 急性心力衰竭的治疗　水钠潴留为主要诱发因素,因此主要措施为利尿、降压,必要时应用酚妥拉明或硝普钠静脉滴注。可静脉注射呋塞米每次 20 ~ 40mg,以快速利尿。如肺水肿明显,可静脉缓慢注射或滴注酚妥拉明每次 5 ~ 10mg,或用硝普钠,以扩张血管降低心脏负荷。洋地黄类药物对于急性肾炎合并心力衰竭效果不肯定,不作常规应用。

4. 高钾血症的治疗　注意限制饮食中钾的摄入量,应用排钾利尿药可防止高钾血症的发展。如尿量极少,导致严重的高钾血症,可用 25% 葡萄糖溶液 200ml 加胰岛素 10 ~ 20U,以促使钾由细胞外转入细胞内。但该措施能加重水钠潴留,故应慎用。可应用阳离子交换树脂口服,如聚苯乙烯磺酸钙散(calcium polystyrene sulphonate powder),成人 20g/d,儿童 5 ~ 10g/d,分 1 ~ 3 次服用,以促进排钾。必要时可用腹膜或血液透析治疗。

5. 急性肾损伤的治疗　在 55 岁以上的患者中易出现肾小球滤过率下降,常伴有高血钾,治疗详见急性肾损伤节。

6. 抗菌药物及清除感染病灶的治疗　在急性肾炎治疗中,对于应用青霉素或大环内酯类等针对链球菌的抗菌药物控制感染、消除残存抗原的作用至今尚无定论。一般认为,在急性肾炎起病后使用抗菌药物治疗对于肾炎的病情及预后无明显作用。

笔记

二、急进性肾小球肾炎

急进性肾小球肾炎(rapidly progressive glomerulonephritis,RPGN)是以急性肾炎综合征、肾功能急剧恶化、多在早期出现少尿性急性肾衰竭为临床特征,病理改变特征为肾小囊内细胞增生、纤维蛋白沉积,又称为新月体性肾炎的一组疾病。本病病情危重、预后差,但如能早期明确诊断并根据各种不同的病因及时采取正确的治疗,可明确改善患者的预后。

【病因和发病机制】

急进性肾炎的病因及发病机制多样,根据肾脏免疫病理将其分为 3 型:Ⅰ型为抗肾小球基底膜(glomerular basement membrane,GBM)抗体型、Ⅱ型为免疫复合物型、Ⅲ型为少免疫复合物型。Ⅰ型患者有半数以上有上呼吸道感染的前驱病史,其中多为病毒性感染。某些有机化学溶剂、强氧化剂和碳氢化合物也可能与Ⅰ型发病有密切关系。Ⅱ型因肾小球内循环免疫复合物的沉积或肾小球内原位免疫复合物形成,激活补体致病。Ⅲ型多为原发性系统性小血管炎或肾脏局限的小血管炎所致,某些药物如丙硫氧嘧啶、肼屈嗪等可引起Ⅲ型。此外,遗传易感性及某些诱发因素(吸烟、吸毒)可能与本病相关。

【临床表现】

我国以Ⅱ型略为多见,Ⅰ型有两个发病高峰,分别为 20 ~ 40 岁和 60 ~ 80 岁,年轻男性多见于第一个高峰,而女性多见于第二个高峰;Ⅱ及Ⅲ型常见于中老年患者,男性稍多。该病一般急骤起病,但也有隐匿起病。患者多表现为急进性肾炎综合征:血尿、蛋白尿、水肿和高血压,短期内达到少尿、无尿,肾功能迅速恶化,数周内或数月内达到尿毒症水平。多数患者有小细胞低色素性贫血,其贫血程度往往与肾损害不平行。Ⅱ型患者约半数可伴有肾病综合征,Ⅲ型患者常有不明原因的发热、乏力、关节痛等系统性血管炎的表现。

免疫学检查异常主要有抗 GBM 抗体阳性(Ⅰ型)和抗中性粒细胞胞质抗体(anti-neutrophil cytoplasmic antibodies,ANCA)阳性(Ⅲ型)。Ⅱ型患者的血液循环免疫复合物及冷球蛋白可呈阳性,并伴有血清 C3 下降。B 超等影像学检查常显示双肾增大。

【治疗原则】

(一)一般治疗原则

由于该病进展迅速,预后凶险,既往治疗方案多为经验性总结,缺乏高质量的循证医学证据,目前主要的治疗方案包括针对急性免疫介导性炎症病变的强化治疗(强化血浆置换或甲泼尼龙联合环磷酰胺冲击)以及针对肾脏病变后果(如高血压、尿毒症及感染等)的对症治疗两个方面,尤其强调在早期作出病因诊断和免疫病理分型的基础上尽快进行强化治疗。血浆置换疗法适用于各型急进性肾炎,但主要适用于Ⅰ型和就诊时急性肾衰竭以及需要透析的Ⅲ型患者。此外,对于伴有威胁生命的肺出血患者,血浆置换疗效较为肯定、迅速,应首选。

(二)药物治疗原则

甲泼尼龙(methylprednisolone,MP)联合环磷酰胺(cyclophosphamide,CTX)冲击治疗以及其他药物的对症治疗。如高血压应给予降压药;对有细菌感染表现存在时,应给予抗菌药物以控制感染病灶及清除病灶;如有尿毒症等重症发生时,应给予针对并发症的药物治疗。

【药物治疗】

甲泼尼龙联合环磷酰胺冲击治疗:甲泼尼龙 0.5 ~ 1.0g,每日或隔日静脉滴注 1 次,连续 3 次为一个疗程,必要时间隔 3 ~ 5 天可进行下一个疗程,一般为 1 ~ 3 个疗程。甲泼尼龙冲击疗法也需辅以泼尼松(prednisone,Pred)及环磷酰胺常规口服序贯治疗。口服泼尼松 1mg/(kg·d)并于数周后逐渐减量,口服环磷酰胺 1mg/(kg·d),连续应用 6 个月或至病情缓解。也可用环磷酰胺冲击疗法(每月 0.6 ~ 1g,静脉滴注)替代口服。该疗法主要适用Ⅱ、Ⅲ型,Ⅰ型疗效差。需密切注意激素及环磷酰胺的不良反应。

笔记

三、慢性肾小球肾炎

慢性肾小球肾炎(chronic glomerulonephritis)简称慢性肾炎,是一组以血尿、蛋白尿、高血压和水肿为临床表现的肾小球疾病。临床特点是长期持续性尿异常,缓慢进行性肾功能损害,最终发展为慢性肾衰竭。

【病因和发病机制】

大多数慢性肾炎患者的病因不清楚,可由不同病因、不同病理类型的原发性肾小球疾病发展而来,仅有少数急性链球菌感染后肾炎迁延不愈,病程在 1 年以上,转入慢性肾炎。绝大多数慢性肾炎其病理类型决定其病情迁延发展,起病即属慢性肾炎,与急性肾炎无关。

慢性肾炎的病因、发病机制和病理类型不尽相同,但起始因素多为免疫介导炎症。免疫复合物可以是循环内的可溶性免疫复合物沉积于肾小球,或由抗原(肾小球自身抗原或外源性种植抗原)与抗体在肾小球原位形成免疫复合物,从而激活补体,引起组织损伤。也可不通过免疫复合物而由沉积于肾小球局部的细菌毒素、代谢产物等通过"旁路系统"激活补体,从而引起一系列的炎症反应,导致肾小球肾炎。

此外,非免疫介导的肾脏损害在慢性肾炎的发生发展中也起着相当重要的作用。这些因素包括高血压、高脂血症、慢性肾小管间质损害、血流动力学改变介导的肾小球硬化,以及肾小球系膜的超负荷状态。

【临床表现】

慢性肾炎可发生于任何年龄,但以青、中年为主,男性居多。多数病例起病缓慢、隐袭,临床表现以蛋白尿及(或)水肿为首发症状,轻重不一;有轻重不等的高血压。慢性肾炎患者可有急性发作倾向,由于感染、过度疲劳等因素,而出现类似于急性肾炎的临床表现,晚期则主要表现为终末期肾衰竭-尿毒症症状。

【治疗原则】

(一)一般治疗原则

1. **休息**　劳累可加速病情的进展,因此慢性肾炎患者应注意休息。

2. **饮食**　根据肾功能状况决定蛋白质摄入量,对尿中丢失蛋白较多者宜补充生物效价高的动物蛋白,如鸡蛋、牛奶、鱼类和瘦肉等;肾功能正常患者可适当放宽蛋白质摄入量,但不宜超过 $1.0g/(kg \cdot d)$,同时控制饮食中磷的摄入。有明显的高血压、水肿者应限制盐的摄入,摄入量不超过 3g/d。高脂血症是促进肾脏病变进展的独立危险因素,应限制食物中脂肪的摄入。

(二)药物治疗原则

目前对本病尚缺乏有效的治疗药物,主要是对症治疗。治疗的目的在于缓解症状,延缓慢性肾衰竭病程的进展,防止严重并发症,消除蛋白尿,改善肾功能。治疗药物宜联合应用。

【药物治疗】

(一)治疗药物分类

1. **降压药**　详见急性肾小球肾炎节。

2. **抗凝血药**　在肾小球肾炎时,肾小球毛细血管内凝血和纤溶障碍是肾小球肾炎不可逆病变形成的决定因素之一。抗凝药物肝素能特异性地激活抗凝血酶Ⅲ(antithrombin Ⅲ,AT Ⅲ);香豆素类可竞争性抑制维生素 K 环氧化物还原酶,产生抗凝作用;阿司匹林是常用的抗血小板药,通过抑制血小板内环加氧酶的活性,减少血栓素 A_2(thromboxane A_2,TXA_2)的形成。

3. **免疫抑制剂**　糖皮质激素有强大的抗炎作用,通过与靶细胞胞质内的糖皮质激素受体结合,增加或减少基因转录而抑制炎症过程的某些环节,同时糖皮质激素对免疫过程的许多环节都有抑制作用。

4. **降尿酸药**　高尿酸血症时,尿酸盐或尿酸结晶可沉积于肾小管,加重肾脏损害。苯溴马

笔记

隆(benzbromarone)促进尿酸排泄,90% 的原发性高尿酸血症属于尿酸排泄不良型,但需注意严重肾功能损害者(GFR <20ml/min)及患有严重肾结石的患者、孕妇、有可能怀孕的妇女及哺乳期妇女禁用。别嘌醇(allopurinol)是尿酸合成抑制药,但剂量宜小、用药时间要短、减药要快,常见的不良反应是剥脱性皮炎,使用噻嗪类利尿药及肾功能不全是该药超敏反应的危险因素,建议有条件时在用药前先进行基因检测。多饮水、碱化尿液有利于尿酸的经肾脏排泄。

（二）治疗药物选用

1. 抗高血压　控制高血压尤其是肾内毛细血管高血压是延缓慢性肾衰竭进展的重要措施,常用的抗高血压药详见急性肾小球肾炎节。①ACEI 和 ARB 类药物:ACEI 除降压、降尿蛋白外,还有抑制血管紧张素 Ⅱ 促心肌、血管平滑肌增生肥大和血管壁中层增厚的作用,对防止慢性肾炎高血压患者的血管壁增厚和心肌细胞增生肥大十分有益。但 ACEI 引起出球小动脉张力降低,有时可使肾小球滤过率下降。血肌酐 <3mg/dl 的肾功能不全患者可以应用 ACEI,但宜选用双通道(肝及肾)排泄药物,并据肾功能不全程度适当减量;血肌酐 >3mg/dl 时,务必在严密观察下谨慎使用 ACEI,且用量需相应减少,高度警惕高钾血症的发生。常用的 ACEI 有卡托普利12.5～25mg,每日 2～3 次;依那普利 5～10mg,每日 1～2 次;贝那普利 10～20mg,每日 1 次;福辛普利 10～20mg,每日 1 次。ARB 类药物降压作用平稳、疗效好、作用时间长、患者耐受性好。常用的药物有氯沙坦 25～50mg,每日 1 次,可增至 100mg/d;缬沙坦 80mg,每日 1 次,可增至160mg/d;替米沙坦(telmisartan)40～80mg,每日 1 次。使用该类药物时,应严密监测血清钾浓度,以免发生高钾血症。②钙通道阻滞药:钙通道阻滞药除降压外,还可改善肾小球内血流动力学,降低氧耗,抗血小板凝集,保护肾功能。常用非洛地平(felodipine)5～10mg,每日 1 次;氨氯地平 50mg,每日 1 次;拉西地平(lacidipine)2～6mg,每日 1 次。硝苯地平等虽可降低全身血压,但可增加出球小动脉阻力,增加肾小球内压力,对肾功能不利。

发生急进性高血压甚至高血压危象时需用硝普钠 0.5～1μg/(kg·min)静脉滴注,控制血压在正常上限,严密随访血压和心功能。

2. 抗凝治疗　抗凝和抗血小板聚集药对某些类型的肾炎(如 IgA 肾病)有良好的稳定肾功能、减轻肾脏病理损伤的作用。各种病理类型的肾小球肾炎伴高凝状态者联合应用肝素(heparin)50～80mg/d 和尿激酶(urokinase)2 万～8 万 U/d 静脉滴注(2～8 周)治疗,肾功能常有不同程度的改善。对顽固性和难治性肾静脉血栓形成者,可经肾动、静脉插管技术注射尿激酶 20 万 U 治疗静脉血栓形成。其他常用的抗凝药有口服的华法林(warfarin)及皮下注射的低分子量肝素(low molecular weight heparin,LMWH),如达肝素钠(dalteparin sodium)5000U,每日 1 次;依诺肝素钠(enoxaparine sodium)4000U,每日 1 次。常用的抗血小板聚集药有双嘧达莫(dipyridamole)每次 100mg,每日 3～4 次口服;阿司匹林(aspirin)50～100mg/d 口服;西洛他唑(cilostazol)50mg,每日 1～3 次,或 100mg,每日 2 次口服;噻氯匹定(ticlopidine)250mg,每日 1～2 次口服。上述药物对有出血倾向的患者慎用或禁用。

3. 免疫抑制剂治疗　慢性肾炎不主张积极使用该类药物,一般建议在肾活检明确病理诊断的基础上结合病因和临床特点决定是否应用。如果病情迁延 3 个月至半年以上,仍有大量蛋白尿,或出现肾病综合征表现,肾活检病理改变呈系膜增殖型病变时,可以考虑按慢性肾炎,应使用糖皮质激素和免疫抑制剂进行治疗。糖皮质激素的应用虽能缓解其症状,短期效果不错,但并不对受损的功能肾单位进行修复,相反易诱发各种感染及使潜在的感染病灶扩散,加速肾功能的破坏。免疫抑制剂环孢素(cyclosporin,CsA)作用于 T 淋巴细胞,抑制 T 淋巴细胞的免疫介导反应,减轻对 B 淋巴细胞的刺激;细胞毒类环磷酰胺、巯嘌呤(mercaptopurine)和硫唑嘌呤(azathioprine)等及他克莫司(tacrolimus)作用于 B 淋巴细胞和 T 淋巴细胞,在减少 T 淋巴细胞的免疫介导的同时,抑制 B 淋巴细胞的增殖、增生。此外,吗替麦考酚酯(mycophenolate mofetil,MMF)可减少淋巴细胞增殖,使 T 细胞与内皮细胞的黏附减少、穿越内皮细胞的能力下降,炎症

笔记

部位的淋巴细胞聚集、黏附减少,减轻内皮细胞损伤。

【病例分析】

病情介绍　患者,男,26 岁,体重 70kg。双下肢水肿 3 个月。3 个月前出现双脚踝部水肿,半个月前加重,自觉尿中泡沫增多、尿量减少。查尿检异常,大量蛋白尿,血白蛋白低,总胆固醇和低密度脂蛋白偏高,肌酐正常,血压 160/100mmHg。诊断:慢性肾小球肾炎(Ⅱ期膜性肾病、肾性高血压)。

用药方案　泼尼松 50mg,一日 1 次;环孢素软胶囊 75mg,一日 2 次;碳酸钙片 750mg,一日 3 次和骨化三醇胶丸 0.25μg,一日 1 次;氨氯地平片 5mg,一日 1 次;坎地沙坦 8mg,一日 1 次治疗。

用药分析　膜性肾病单用激素无效。根据《KDIGO 肾小球肾炎临床实践指南》和《肾脏病临床概览》,并结合患者意愿选用泼尼松和环孢素治疗。因糖皮质激素分泌的时间节律性,选择对下丘脑-垂体-肾上腺(hypothalamus-pituitary-adrenal,HPA)轴影响最小的时间,建议晨时 1 次顿服泼尼松,并根据《糖皮质激素诱导的骨质疏松诊治的专家共识》,给予相应剂量的碳酸钙和骨化三醇胶丸,骨化三醇不需经肝脏和肾脏羟化酶羟化即有活性,更适合于老年人、肾功能不全及 1α-羟化酶缺乏者。告知患者需注意环孢素的商品名及其剂型,不得随意调整。1 周后查环孢素的血药谷浓度为 143.7ng/ml(有效范围为 125~175ng/ml),继续该方案。同时联合使用氨氯地平片与坎地沙坦,同时扩张出球和入球小动脉,降压保肾,后患者血压 120/80mmHg。再根据 2014 年 NICE《血脂管理指南》,使用阿托伐他汀作为慢性肾病患者心血管疾病的预防。

【思考题】

1. 请与肾脏内科医师做一次交谈,调查其所在医院是否开展急进性肾小球肾炎的相关检查,如果有请他谈谈治疗该类患者的经验和体会,根据课堂上你所学的知识和查阅有关文献获得的信息,分析这些经验和体会的合理性和存在的不足;如果尚未开展相关检查,请医师谈谈由于未开展该项检查,可能对误诊的患者带来的危害。

2. 请到医院肾脏内科住院病房调查一位慢性肾炎患者的病史及其用药史,根据你所学的理论知识,分析其药物选用的合理性、存在的问题及应采取的对策。

第二节　肾病综合征

肾病综合征(nephrotic syndrome,NS)是由不同原因造成各种肾脏病理损害的一组肾小球疾病。其临床特点是大量蛋白尿(尿蛋白 > 3.5g/d),并伴有低蛋白血症(血浆白蛋白 < 30g/L),可能有高脂血症和水肿,即所谓的"三高一低"特征。其中以大量蛋白尿及低蛋白血症为诊断肾病综合征的必备条件。

【病因和发病机制】

(一) 病因

凡可引起肾小球滤过膜通透性增高的疾病或病理变化均可表现为肾病综合征。

1. 原发性肾病综合征的病因　据肾脏活检所见的病理改变分类为微小病变肾病、系膜增生性肾小球肾炎、局灶性节段性肾小球硬化、膜性肾病、系膜毛细血管性肾小球肾炎。

2. 继发性肾病综合征的病因　指继发于全身性疾病者。继发性肾病综合征的原因很多,常见者为糖尿病肾病、系统性红斑狼疮肾炎、多发性骨髓瘤、过敏性紫癜、肾淀粉样变、药物及感染引起的肾病综合征。

(二) 发病机制

肾小球滤过屏障异常是肾病综合征蛋白尿的基本原因,肾小球滤过屏障异常可分为电荷屏障异常、分子屏障异常,致部分带负电荷的白蛋白或血浆蛋白自肾小球滤过膜滤出。

笔记

【临床表现】

（一）临床表现

1. **大量蛋白尿**　大量蛋白尿是肾病综合征最主要的特征。主要成分为白蛋白,也可包括其他血浆蛋白成分。肾病综合征 24 小时尿蛋白定量≥3.5g/1.73m²,即可认为大量蛋白尿。

2. **低白蛋白血症**　即血浆白蛋白≤30g/L,是肾病综合征必备的第二个特征。其主要原因是尿中丢失白蛋白,但两者可不完全平行,因为血浆白蛋白值是白蛋白合成与消除平衡的结果。

3. **高脂血症**　患者血浆中几乎各种脂蛋白均增加,血浆胆固醇、甘油三酯和磷脂均明显增加,低密度及极低密度脂蛋白浓度升高,高密度脂蛋白正常或稍下降。脂质增高的持续时间及严重程度与病程及复发频率明显相关。

4. **水肿**　典型病例为高度体位性水肿,并常伴浆膜腔积液。一般认为,水肿及其严重程度与低蛋白血症程度呈正相关。患者水肿常渐起,最初多见于踝部,呈可凹性,晨起时眼睑、面部可见水肿,随着病情进展,水肿发展至全身,严重时引起胸腔积液、腹水、心包积液、头部及颈部皮下水肿及纵隔积液。

（二）并发症

1. **感染**　是肾病综合征患者的主要死因之一,与患者蛋白质营养不良、免疫功能紊乱及应用糖皮质激素治疗有关。

2. **急性肾衰竭**　是肾病综合征最严重的并发症。胶体渗透压下降进一步减少有效循环血容量,降低肾小球滤过率。上述病理生理改变可导致直立性低血压、休克,以致急性肾衰竭,特别当其他损害肾脏的因素存在时,更易于出现急性肾衰竭。此外,大量蛋白尿的患者可出现近端肾小管功能紊乱,常出现葡萄糖尿、高磷酸盐尿、氨基酸尿及近端肾小管性酸中毒等肾小管功能减退症状。

3. **高凝状态和血栓形成**　患者呈高凝状态的原因是多个方面的,如尿中丢失大量抗凝物质、高脂血症、血液浓缩等可使血液黏度升高。利尿药、激素的使用以及血小板功能亢进进一步加重高凝状态。患者血栓形成、栓塞并发症的发生率高于正常。

4. **脂肪代谢紊乱**　长期的高脂血症特别是低密度脂蛋白血浆浓度升高,增加血液黏稠度,促进血栓、栓塞并发症的发生,使患者并发冠状动脉硬化、心肌梗死的危险性增高。

5. **营养不良**　长期低蛋白血症可导致营养不良。此外,肾病综合征时可使血中的维生素 D 水平下降,钙、磷代谢障碍,继发性甲状旁腺功能亢进。

【治疗原则】

（一）一般治疗原则

1. **休息**　患者应以卧床休息为主,为防止血栓形成应保持适当的床上或床边活动。肾病综合征缓解后,可逐步增加活动。如果活动后尿蛋白增加,则应酌情减少活动。对卧床患者应尽量避免动脉或静脉穿刺,以防诱发静脉血栓形成。

2. **饮食**　患者常因胃肠道黏膜水肿及腹水而影响进食及消化吸收,故应进易消化的清淡半流质饮食。

（1）钠盐的摄入:肾病综合征患者常因水肿、激素治疗、伴有高血压等,而应适当限制水、钠的摄入。水肿明显者应低盐(<3g/d)饮食。

（2）蛋白质的摄入:肾病综合征患者通常是负氮平衡,高蛋白饮食有可能改善氮平衡,但肾病综合征摄入过高蛋白会导致尿蛋白增加,加重肾小球损害。因此建议蛋白摄入量为 0.8 ～ 1.0g/(kg·d)。对肾病综合征伴有缓慢进展的肾衰竭应当限制蛋白质入量。通常不推荐静脉给高渗性白蛋白或血浆蛋白质制品,由于尿中丢失太快,不但不能纠正低蛋白血症,而且增加肾脏负担,对肾脏不利。

笔记

（3）脂肪的摄入：为控制高脂血症，饮食应少含饱和脂肪酸及胆固醇，而多食富含多聚不饱和脂肪酸和可溶性纤维的食物。

（4）微量元素的补充：肾病综合征患者由于排出大量尿蛋白质，可丢失有重要运输或结合功能的蛋白质，导致多种微量元素缺乏，可由正常饮食补充。

（二）药物治疗原则

控制或消除临床表现（减轻水肿、增加血白蛋白及调整血脂）；减少或消除蛋白尿（≤0.5g/d）；维持或恢复肾功能；防治急、慢性并发症（包括疾病本身的并发症及药物的毒副作用）。主要是利尿消肿及激素免疫抑制剂的应用。对微小病变性肾病中的激素依赖型应注意防止复发。病因明确者要设法去除病因，继发性肾病综合征则应以治疗原发病为主。

【药物治疗】

（一）治疗药物分类

1. 利尿药　利尿药是治疗肾病水肿最主要的药物（详见急性肾小球肾炎相关内容）。

2. 免疫抑制剂　糖皮质激素可通过多个环节抑制免疫反应，并有抗炎作用，是治疗肾病综合征的基础药物。它能减轻急性炎症时的渗出，抑制单核细胞、淋巴细胞，减轻肾间质炎症反应；稳定溶酶体膜，降低毛细血管通透性而减少尿蛋白漏出；抑制多种细胞因子的合成。环磷酰胺的免疫抑制作用较强，有防治肾小球硬化及肾小管间质纤维化的作用，对于激素抵抗或依赖的肾病综合征，常和糖皮质激素并用。环磷酰胺能抑制细胞 DNA 合成、干扰细胞增殖并降低 B 淋巴细胞的功能，抑制抗体形成。硫唑嘌呤具有嘌呤拮抗作用，可抑制免疫活性细胞 DNA 的合成，从而抑制免疫功能。环孢素主要作用于 T 辅助淋巴细胞，抑制白介素等淋巴因子的分泌，从而降低机体的免疫功能。吗替麦考酚酯选择性抑制 T、B 淋巴细胞增殖，对肾小球系膜细胞增生亦有抑制作用，比硫唑嘌呤更具安全性。

3. 抗凝血药　肾病综合征患者的止血、凝血、纤溶系统均发生变化，易致静脉血栓形成，因此抗凝治疗具有重要意义。肝素或低分子量肝素可降低血液黏度，主要通过激活 AT Ⅲ 活性，并加强 AT Ⅲ 抑制凝血因子 Ⅱ、Ⅸ、Ⅹ、Ⅺa、Ⅻa 等的作用，发挥抗凝作用。肝素与白蛋白均为负电荷物质，两者电荷相斥，故可减少肾病综合征的尿蛋白排出。

4. 调节血脂药　治疗肾病综合征高脂血症常用羟甲基戊二酸单酰辅酶 A（hydroxymethylglutaryl coenzyme A，HMG-CoA）还原酶抑制剂。这类药能阻断肝内胆固醇的生物合成，增加肝细胞表面的低密度脂蛋白受体表达，使低密度脂蛋白胆固醇清除增加，如阿托伐他汀（atorvastatin）、普伐他汀（pravastatin）、洛伐他汀（lovastatin）等。这类药物还能抑制系膜细胞、上皮细胞及血管平滑肌细胞增生，降低Ⅳ型胶原的分泌，减少单核巨噬细胞的浸润及各种炎症细胞因子的表达，显著降低蛋白尿，延缓肾功能减退。

（二）治疗药物选用

1. 抗免疫治疗

（1）糖皮质激素：常用中效的醋酸泼尼松、甲泼尼龙和泼尼松龙（prednisolone）等。应根据病理类型、炎症严重程度、过去治疗反应、年龄、全身情况和对激素的耐受情况选择合理剂量。一般对微小病变肾病使用泼尼松，起始用量要足，每日 40~60mg，分 2~3 次服用，治疗 6~8 周，必要时可延长至 12 周；病情稳定后逐渐减量，通常每 1~2 周减去原剂量的 10%~20%，当减至每日 20mg 左右时易反跳，故减量应当慎重观察；维持量时间要长，每日 5~10mg 或隔日 10~20mg 顿服，维持 6 个月或更久。

甲泼尼龙冲击治疗：①适应证：用于急进性肾炎、重症的狼疮肾炎（Ⅳ型狼疮肾炎伴急性肾衰竭）及某些难治性肾病综合征（如微小病变肾病、膜性肾病等）。对于膜增生性肾炎、Ⅱ期后膜性肾病、重症的系膜增生性肾炎，MP 冲击很难显效。若原发性肾病综合征合并感染或肾静脉血栓等并发症，则不适用 MP 冲击。②用法：MP 0.5~1.0g 溶于 5% 葡萄糖注射液中滴注，每日 1

次,3 日为 1 个疗程,可于 1 周后开始第 2 个疗程,一般不超过 3 个疗程。注意感染、水钠潴留、高血糖等严重并发症。

(2)其他免疫抑制剂:对激素治疗无效或激素依赖型或反复发作型肾病综合征等可试用其他免疫抑制剂。

1)环磷酰胺:冲击疗法治疗狼疮肾炎效果佳,也可用于难治性肾炎。环磷酰胺在体内被肝细胞微粒体羟化,产生有烷化作用的代谢产物而具有较强的免疫抑制作用。目前推荐在系统性红斑狼疮的诱导缓解阶段静脉应用环磷酰胺每月 0.6 ~ 1.0g,维持 6 个月,累积剂量达 8 ~ 10g 后停药。主要不良反应为骨髓抑制及肝损伤,并可出现性腺抑制、脱发、胃肠道反应及出血性膀胱炎。

2)环孢素:是强效免疫抑制剂,不作为肾病综合征的常规治疗用药,目前临床上以治疗微小病变、膜性肾病和膜增生性肾炎疗效较好。治疗起始剂量为 3.5 ~ 5mg/(kg·d),分 2 次服,起效在 2 ~ 8 周内,一般 3 个月后逐渐减量,疗程为 3 ~ 6 个月。该药个体差异大,服药期间需监测血药浓度,其谷浓度维持在 100 ~ 200ng/ml。不良反应有肝肾毒性、高血压、高尿酸血症、多毛及牙龈增生等。停药后易复发是该药的不足之处。

3)吗替麦考酚酯:近年来广泛用于治疗狼疮肾炎,并试用于治疗原发性肾小球疾患,特别是膜性肾炎、系膜增生性肾炎和 IgA 肾病。推荐剂量为 1.5 ~ 2.0g/d,分 2 次口服;维持量为 0.5 ~ 1.0g/d,疗程为 3 ~ 6 个月。目前虽缺乏大宗使用该药治疗肾病的前瞻性对照试验的研究结果,但已受到重视。其价格较高,仍为二线用药。偶见严重贫血及严重感染的报道。

2. 对症治疗

(1)水肿的治疗:除限钠摄入及卧床休息外,应合理应用利尿药。常用药物剂量详见急性肾小球肾炎相关内容。

(2)低蛋白血症的治疗:除饮食疗法外,可静脉注射或滴注白蛋白。但由于蛋白在尿中丢失太快,不但不能纠正低蛋白血症,而且增加肾脏负担,对肾脏不利,因此应严格掌握其适应证。①血清白蛋白浓度低于 25g/L 伴全身严重水肿,或胸腔、心包腔积液;②使用利尿药后,出现血浆容量不足的临床表现者;③因肾间质水肿引起急性肾衰竭者。

(3)抗凝治疗:肾病综合征患者特别是重症患者常合并高凝状态和血栓形成,尤其当血浆白蛋白低于 20 ~ 25g/L 时,即有静脉血栓形成的可能性。因此,抗凝治疗应列为该类患者的常规预防性治疗措施。临床上常首选肝素皮下注射,也可静脉滴注,常用剂量为 100U/kg,每日 1 ~ 2次,疗程为 10 ~ 14 天;儿童酌减。低分子量肝素每次 40 ~ 60U/kg,每日 1 次,皮下注射。尿激酶的常用剂量为 2 万 ~ 8 万 U/d,使用时从小剂量开始,并可与肝素同时滴注。其他常用的抗凝药物有华法林、双香豆素(dicoumarol)、链激酶(streptokinase)等。

(4)高脂血症的治疗:①HMG-CoA 还原酶抑制剂适用于降低血胆固醇浓度,包括洛伐他汀 20 ~ 60mg/d、辛伐他汀(simvastatin)40mg/d、普伐他汀 10 ~ 20mg/d。不能并用苯氧乙酸类降血脂药物如氯贝丁酯(clofibrate)、吉非贝齐(gemfibrozil)等,否则将易引起横纹肌溶解症。因该类药物增强抗凝效果,所以与双香豆素类合用时抗凝药要减量。②苯氧乙酸类:常用的药物有非诺贝特(fenofibrate),每次 100mg,每日 3 次;吉非贝齐,每次 600mg,每日 2 次。

(5)急性肾衰竭的治疗:肾病综合征合并急性肾衰竭时,病因不同,治疗方法也不同。①积极治疗基础病:基础疾病多为微小病变,经治疗常可以缓解,故应从根本上解除导致急性肾衰竭的因素;②血液透析:不仅控制氮质血症,维持水、电解质、酸碱平衡,还可在补充血浆制品后适当脱水,以减轻组织及肾间质水肿;③应用袢利尿药:有效者应积极给予,以冲刷阻塞的肾小管管型;④口服碳酸氢钠:碱化尿液,以减少管型形成。

【病例分析】

病情介绍　患者,女,20 岁,体重 49kg。尿中泡沫增多、水肿 1 个月。1 个月前无诱因出现

笔记

双下肢及眼睑水肿,伴尿中泡沫增多。查尿常规:尿蛋白3+,隐血+,24小时尿蛋白定量3.5g;血白蛋白24g/L,总胆固醇14.24mmol/L。诊断:肾病综合征(肾小球微小病变)。

用药方案　醋酸泼尼松50mg,一日1次;碳酸钙片750mg,一日3次和骨化三醇胶丸0.25μg,一日1次。

用药分析　患者为青年女性,肾病综合征的诊断明确,但由于水肿起病迅速,考虑微小病变的可能性大,因此未等肾穿结果,入院后直接给予泼尼松50mg。根据《KDIGO肾小球肾炎临床实践指南》中关于微小病变肾病(MCD)循证治疗,推荐糖皮质激素作为初发MCD肾病综合征患者的初始治疗,建议应用泼尼松或泼尼松龙。初始给予该患者足量泼尼松,同时给予碳酸钙和骨化三醇预防糖皮质激素引起的骨质疏松。患者总胆固醇偏高,大量蛋白尿,但血压正常,根据《KDIGO肾小球肾炎临床实践指南》中MCD循证治疗,对初发的MCD肾病综合征患者,建议无需使用他汀类药物治疗高脂血症,血压正常者无需使用ACEI和ARB来减少尿蛋白,因此暂不加用降脂药物、ACEI和ARB。该患者经治疗6天后,水肿减轻,查尿蛋白下降至1+,血白蛋白暂无明显变化,总胆固醇水平略微下降。出院后继续服用药物,定期复查。

【思考题】

1. 请到医院肾脏内科住院病房调查一位肾病综合征患者的病史及其用药史,根据你所学的理论知识,分析其药物选用的合理性、存在的问题及应采取的对策。

2. 请与肾脏内科医师做一次交谈,请他谈谈肾病患者使用降压药物的经验和体会,根据课堂上你所学的知识和查阅有关文献获得的信息,分析这些经验和体会的合理性和存在的不足;并与心脏内科使用的降压药物进行比较,看两个科室使用降压药物的异同点。

第三节　急性肾损伤

急性肾损伤(acute kidney injury,AKI)是影响肾脏结构和功能的疾病状态之一,特征为肾功能急性减退,涵盖急性肾衰竭(acute renal failure,ARF)。AKI是临床综合征,可由多种不同病因引起。目前AKI的定义为48小时内血肌酐上升≥0.3mg/dl或较原先水平增高50%和(或)尿量<0.5ml/(kg·h)的时间>6小时,并排除梗阻性肾病或脱水状态。ARF在1951年《健康与疾病时肾脏结构和功能》中首次引入,但未提出其准确的生化定义。目前ARF通常定义为估计肾小球滤过率(eGFR)<15ml/(min·1.73m²),或者需要肾脏替代治疗(尽管有时肾脏替代治疗可能在AKI进展的较早期即需要进行)。

【病因和发病机制】

(一)病因与分类

急性肾损伤根据病理生理可分为肾前性、肾性和肾后性3类。

1. **肾前性**　指各种原因引起有效循环血容量减少,肾血流量急剧下降所致。

2. **肾性**　是由于各种肾实质病变,或病因未能及时去除的肾前性急性肾衰竭发展所致,是AKI中最常见的类型。常见因素为肾缺血或肾毒性原因损伤肾小管上皮细胞,如急性肾小管坏死(acute tubular necrosis,ATN)占急性肾损伤的75%~80%;肾小管间质炎;肾小球炎症和肾脏血管疾病等。

3. **肾后性**　系指各种原因的尿路梗阻,引起急性梗阻性肾病而导致的AKI,一般在尿路梗阻解除后都可以迅速恢复。由于肾后性梗阻的病因多可手术纠治,因此在诊断AKI时,必须先做肾超声波检查以排除肾后性因素。

(二)发病机制

1. **肾前性**　是由于肾灌注减少导致血流动力学介导的肾小球滤过率降低,无肾小管组织损伤。逆转血流动力学损害会使肾功能迅速恢复。但若低灌注持续,可发生肾小管细胞损伤,从肾前性转向肾性急性肾损伤。

2. **肾性**　肾性 AKI 按损伤部位可分为小管性、间质性、血管性和小球性。ATN 是肾性 AKI 中最常见的一种类型,是各种病因所引起的肾组织缺血及(或)中毒性损害导致肾小管上皮细胞损伤/坏死,因而 GFR 急剧降低而出现的临床综合征。本节主要介绍 ATN。ATN 的发病机制尚未完全阐明,主要涉及肾小管因素及肾血流动力学改变等。

(1)肾小管因素:①肾小管阻塞:坏死的肾小管上皮细胞脱落,细胞及其碎片阻塞肾小管,导致阻塞部近端小管腔和肾小囊内压力升高,当后者压力与胶体渗透压之和接近或等于肾小球毛细血管内压时,肾小球滤过停止;②反漏:肾小管上皮受损脱落,使肾小管管壁失去完整性,导致肾小管腔中的原尿液反流至肾间质,引起肾间质水肿又压迫肾单位,加重肾缺血,使 GFR 更为降低;③管-球反馈:缺血、毒素等因素引起近端肾小管损伤,使其重吸收钠、氯等明显减少,管腔内的钠、氯浓度增加,使肾小球入球动脉细胞分泌肾素增多,继之血管紧张素Ⅰ、Ⅱ增加,造成肾小球入球小动脉和肾血管收缩,肾血管阻力增加,使 GFR 进一步下降。

(2)肾血流动力学改变:许多血管活性物质参与肾内的血流动力学改变,如肾缺血引起血管内皮受损和炎症反应,进而使得血管收缩因子内皮素、肾素-血管紧张素系统等产生过多,血管舒张因子如前列腺素 E_2、一氧化氮等合成减少,特别是内皮素和一氧化氮分泌失衡。这些均可引起肾血流动力学异常,使得 GFR 下降。

3. **肾后性**　双侧或单侧尿路出现梗阻时可发生肾后性 AKI。尿路发生梗阻时,尿路内反向压力首先传导到肾小球囊腔,由于肾小球入球小动脉扩张,早期 GFR 尚能暂时维持正常。如果梗阻持续无法解除,肾皮质大量区域出现无灌注状态,GFR 将逐渐降低。若处理不及时,可导致慢性梗阻性肾病,进展到尿毒症。

【临床表现】

ATN 典型病例一般分为少尿或无尿期、多尿期和恢复期 3 个阶段。

1. **少尿或无尿期**　尿量骤减或渐减,每日尿量持续少于 400ml 者称少尿,少于 100ml 者称无尿。少尿期一般持续 1~3 周,但个别危重病例少尿可持续 3 个月以上,超过 3 个月以上者应警惕有广泛性肾皮质坏死。少尿期的主要临床表现有:①水钠潴留、高钾血症、代谢性酸中毒、高磷血症与低钙血症、低钠血症与低氯血症等。②心血管系统表现:高血压,严重者可出现高血压性脑病;急性肺水肿、心力衰竭、心律失常、心包炎也有发生。

2. **多尿期**　进行性尿量增多是肾功能开始恢复的一个标志。每日尿量达 2.5L 称多尿,5~7 天后可多达 3~5L/d,可持续 2~3 周或更久。进入此期后,肾功能并不立即恢复,血肌酐和尿素氮仍可上升,当肾小球滤过率明显增加时,血氮质逐渐下降。多尿期早期仍可发生高钾血症,后期易发生低钾血症。

3. **恢复期**　多尿期后肾小管细胞再生、修复,肾功能逐渐恢复,肌酐清除率逐渐升高,血尿素氮、血肌酐降至正常范围内,肾小管浓缩功能及酸化功能亦恢复。大部分患者肾功能可恢复至正常水平,此期需半年至 1 年的时间,只有少数患者转为慢性肾衰竭。

【治疗原则】

急性肾损伤的治疗原则是:①积极治疗原发病,纠正可逆性致病因素。②支持、对症治疗,包括根据患者的血容量状态和尿量、心功能状态。维持体液平衡,纠正水、电解质和酸碱平衡紊乱。对高分解型 ATN 给予热量、蛋白质营养支持。③对于严重的肾功能损害、高血钾、酸中毒、伴心功能损害者应选择血液净化、替代治疗。

【药物治疗】

(一)治疗药物分类

1. **扩容药**　除肾小球疾病和血管炎所致的 AKI 外,几乎所有的 AKI 早期均应补充血容量,以增加肾血流量和肾小球滤过率,急性肾毒性的 AKI 早期充分补液还有利于肾毒素的排泄,常

笔记

用0.9%氯化钠注射液。必须注意的是扩容前要准确判断患者处于AKI哪一期,如为少尿期则需限制补液。

2. 利尿药 利尿药可能具有肾脏保护作用,可能能预防AKI,加速肾脏恢复。然而利尿药也可能是有害的,可能通过降低循环血量造成肾前性因素,加重AKI,因此需慎用利尿药。目前最常用的防治AKI的利尿药是渗透性利尿药和袢利尿药。渗透性利尿药甘露醇(mannitol)防治AKI的作用机制主要有:①降低入球小动脉阻力,增加肾小球血流量和毛细管内静脉压;②甘露醇的渗透性扩容作用,使血细胞比容、血黏度降低,减轻血管内皮细胞水肿,降低血管阻力,改善肾血液循环;③渗透性利尿作用增加肾毒素的清除,使肾小管上皮细胞及肾间质水肿减轻,从而减轻或解除肾小管阻塞,肾小管内尿流量增加,流速加快,冲洗肾小管。袢利尿药呋塞米可促进肾内扩张血管的前列腺素合成,增加肾脏血流量,改变肾皮质内血流分布。

3. 血管扩张药 常用钙通道阻滞药和β受体激动剂。钙通道阻滞药能阻止钙内流,维持细胞内、外的钾与钠平衡;抑制管-球反馈机制,使入球小动脉收缩减轻,扩张肾血管,增加肾血流量;还可使细胞内的钙量减少,保护肾小球细胞,阻止其坏死。常用药物有硝苯地平和维拉帕米。β受体激动剂多巴胺(dopamine,DA)可增加肾血流量,增加肾小球滤过率,并能直接作用于肾小管,干扰醛固酮的合成和释放,产生排钠利尿作用。

(二)治疗药物选用

1. 早期的治疗 主要防止和纠正肾血流量低灌注状态;合理的抗休克治疗;减少肾毒素产生,促进肾毒素排出。

(1)抗感染治疗:及时使用适量、敏感、无肾毒性或肾毒性小的抗菌药物,清除感染灶或清创引流,避免微生物或其代谢产物损伤肾小管上皮细胞,防止中毒性急性肾损伤的发生。使用抗菌药物应注意:①年老体弱者适当减量;②控制感染后迅速减量;③疗程不宜过长,或改换另一种抗菌药物;④避免两种或两种以上的肾毒性药物联合使用;⑤避免与强效利尿药如呋塞米合用;⑥适当补充液体,避免脱水等引起血液浓缩。

(2)避免过量或短期内重复应用造影剂。

(3)利尿药治疗:在血容量恢复、休克纠正后,如尿量仍不增加,提示肾细胞已受损,可采用静脉快速滴注20%甘露醇100~200ml,或呋塞米100mg稀释后静脉注射,有利尿效果后继续补液和适当使用利尿药。

2. 初发期的治疗 如能及时妥善治疗,多数在1~3天内肾功能好转。

(1)补充血容量:常用0.9%氯化钠注射液。

(2)利尿药治疗:甘露醇有减轻细胞肿胀、防止肾小管阻塞、扩张血管和清除氧自由基的作用。呋塞米可增加肾皮质血流量,抑制肾小管上皮细胞的离子转运,减少对三磷酸腺苷(adenosine triphosphate,ATP)及氧的需求,有助于防治肾脏的缺血性损伤。静脉滴注20%甘露醇100ml,必要时每4~6小时重复使用1次,或使用上述剂量的甘露醇加呋塞米200mg静脉滴注,如尿量仍不增加,提示患者已为急性肾损伤,利尿药无效,不应再。应注意袢利尿药仅能增加尿量而不能改善预后。

(3)血管扩张剂:以往多巴胺被广泛用于危重患者的肾脏保护治疗,但是近来很多研究并没有显示多巴胺的肾脏保护作用。最新的研究显示,多巴胺在正常人群中的肾脏血管扩张作用在AKI患者当中并不存在,甚至有研究显示低剂量的多巴胺可导致快速性心律失常、心肌缺血、肠道血流量减少、甲状腺功能减退及T细胞功能抑制,故在2012年《KDIGO急性肾损伤临床实践指南》中不推荐使用低剂量多巴胺预防或治疗AKI。

3. 少尿期的治疗 少尿期常因急性肺水肿、高钾血症、上消化道出血和并发感染等导致死亡,所以治疗重点为调节水、电解质和酸碱平衡,控制氮质潴留,供给适当营养,防治并发症和治疗原发病。

（1）严格控制水、钠摄入量：少尿期患者应严格计算 24 小时出入水量。应坚持"出入平衡"的补液原则，以防止体液过多。但必须注意有无血容量不足的因素，以免过分限制补液量，加重缺血性肾损害，延长少尿期。24 小时补液量为显性失液量与不显性失液量之和减去内生水量。显性失液量系指前一日 24 小时内的尿量、粪、呕吐、出汗、引流液及创面渗液等丢失失液量的总和；不显性失液量系指每日从呼气失去的水分（400～500ml）和皮肤蒸发失去的水分（300～400ml），也可按每日 12ml/kg 计算，并考虑体温、气温和湿度等因素，体温每增加 1℃，每日应增加补液量约 100ml。

（2）高钾血症的治疗：高钾血症为少尿期的主要死亡原因，最有效的方法为血液透析或腹膜透析。一般血钾应控制在 5.5mmol/L 以下，超过时应密切监测心率和心电图，并给予紧急处理。具体方法有：①限制食物及药物中钾的摄入量，每日进食钾应小于 2.0g，避免进食含钾高的食物，避免使用青霉素钾盐（每 100 万 U 含钾 1.7mmol/L）。②积极控制感染，清除病灶及坏死组织，不输库存血。③伴代谢性酸中毒者可给予 5% 碳酸氢钠溶液 250ml 静脉滴注。④10% 葡萄糖酸钙（calcium gluconate）10～20ml 稀释后静脉注射可拮抗钾对心脏的毒性作用。⑤25% 葡萄糖溶液 200ml 加胰岛素 10～20U 静脉滴注，可促进糖原合成，使钾进入细胞内，其作用可持续 4～6 小时。⑥阳离子交换树脂，如聚苯乙烯磺酸钙散，成人 20g/d，儿童 5～10g/d，分 1～3 次服用，以促进排钾。必要时可行肾脏替代治疗。

（3）代谢性酸中毒的治疗：轻度的代谢性酸中毒无需治疗。严重的酸中毒，当血浆 HCO_3^- 浓度低于 15mmol/L 时，应给予 5% 碳酸氢钠 100～250ml 静脉滴注，根据心功能情况控制滴速，并动态监测血气分析。酸中毒纠正后，可致低钙性手足搐搦，应给予 10% 葡萄糖酸钙 10～20ml 静脉注射。严重酸中毒患者经补碱紧急处理后，应立即透析治疗。

（4）感染的预防和治疗：感染是急性肾损伤的常见并发症，也是其死亡的主要原因之一。常见肺部、尿路、胆道等部位甚至全身性感染，一旦出现感染的迹象，可根据细菌培养和药敏试验结果合理选用对肾脏无毒性的抗菌药物治疗，并按肌酐清除率调整剂量。

（5）心力衰竭的治疗：临床表现与一般心力衰竭相似，治疗措施亦基本相同。容量负荷过重的心力衰竭应尽早进行透析治疗。在应用洋地黄类药物时，要按肾功能状况（肌酐清除率）调整剂量。

（6）消化道出血的治疗：主要原因是应激性溃疡，应经常观察大便，做潜血试验并监测血细胞比容。也可预防性使用不含镁的抗酸剂。选择 H_2 受体拮抗剂可有效防止严重急性肾衰竭患者的胃肠道出血。若有出血迹象，应及时使用雷尼替丁（ranitidine）或西咪替丁（cimetidine）治疗，剂量应减至常人的 1/2。如西咪替丁每次 0.1g，每日 4 次，口服；亦可用西咪替丁 0.2g 或雷尼替丁 50mg 加入 5% 葡萄糖注射液 20ml 中缓慢静脉注射。

（7）透析治疗：急性肾衰竭的一般透析指征为：①少尿或无尿 2 日以上；②已出现尿毒症症状，如呕吐、神志淡漠、烦躁或嗜睡；③高分解代谢状态；④血尿素氮在 17.8mmol/L（50mg/dl）以上；⑤有体液潴留现象；⑥血 pH 在 7.25 以下，血 HCO_3^- < 15mmol/L；⑦非少尿患者出现体液过多、眼结膜水肿、心脏奔马律或中心静脉压高于正常、血钾 5.5mmol/L 以上，心电图疑有高钾图形等。紧急透析指征为：①急性肺水肿或充血性心力衰竭；②严重的高钾血症，血钾在 6.5mmol/L 以上或心电图已出现明显的异位心律，伴 QRS 波增宽。

透析治疗的选择：①血流动力学不稳定、血压下降、心力衰竭或有出血倾向者应做腹膜透析（peritoneal dialysis）。但其透析效率较低，一般适用于非高分解代谢无多器官功能障碍的 ARF。②高代谢型急性肾衰竭、腹腔脏器开放性损伤或腹腔手术后 3 天内应首选血液透析。其优点是代谢废物的清除率高、治疗时间短，但易有心血管功能不稳定和症状性低血压，且需要应用抗凝药，对有出血倾向者增加治疗的风险。③持续性动静脉血液滤过（continuous arterio-venous hemo-

笔记

filtration, CAVH)对急性肾小管坏死治疗较佳,具有血流动力学稳定性,且耐受性良好,对液体负荷过重、多器官衰竭和腹部手术后的患者尤为适用。

4. **多尿期的治疗**　开始数日仍按少尿期的原则处理,因 GFR 尚未恢复,肾小管浓缩功能仍较差,血肌酐、尿素氮和血钾仍可继续上升。但在尿量 >1000ml/d 数日后,血尿素氮等就会逐渐下降。此时因尿量增多,而肾小管功能尚不健全,因而易致钾的丢失,须注意失水和低钾血症的发生。多尿期 4 ~7 天后,水和饮食的控制可逐日放宽,患者可逐渐恢复正常饮食,但蛋白质仍应继续适当限制,直到血肌酐和尿素氮水平正常时才可放宽。

5. **恢复期的治疗**　一般无需特殊处理,此期主要根据患者情况加强调养和增加活动量,定期随访肾功能。避免使用肾损害药物。

【病例分析】

病情介绍　患者,男,43 岁,体重 75kg。血肌酐升高 1 周。1 周前因突发腹部疼痛就诊,查血肌酐 187μmol/L;血常规白细胞 16.71×10^9/L,中性粒细胞百分比 85%;体温 37℃;尿常规阴性。考虑"胆囊炎",给予琥乙红霉素、左氧氟沙星各 1 天后,更换为头孢克洛口服治疗 2 天,患者又自服罗红霉素、诺氟沙星等药物治疗后,自觉腹痛未见明显好转。再次就诊肌酐 476μmol/L,尿素氮 13.39mmol/L;尿糖 +。诊断:急性肾损伤(急性肾小管间质肾病)。

用药方案　治疗肾病:醋酸泼尼松 30mg,一日 1 次;预防糖皮质激素引起的骨质疏松:碳酸钙片 750mg,一日 3 次和骨化三醇胶丸 0.25μg,一日 1 次。

用药分析　该患者急性起病,1 周内血肌酐上升超过基础值的 50%,急性肾损伤诊断明确。患者近期有反复使用各种抗菌药物史,且患者血糖正常,停用相关药物后其肌酐下降,故考虑抗菌药物引起的可能性大。肾活检病理为急性肾小管间质肾病,给予泼尼松治疗。根据《KDIGO 急性肾损伤临床实践指南》中对回顾性资料分析后发现,服用糖皮质激素治疗的急性间质性肾炎患者远期预后优于未服用者,应尽可能早用药。建议对于无感染征象的患者可以给予泼尼松 30 ~40mg/d,若患者的肾功能在治疗后 1 ~2 周内有所缓解,则可用药 4 ~6 周停药,不宜用药时间过长。同时加服碳酸钙和骨化三醇预防糖皮质激素引起的骨质疏松,患者入院后血肌酐已下降,病情平稳,出院后继续服药,2 周后复查。

【思考题】

1. 请到医院肾脏内科住院病房调查一位急性肾损伤患者的病史及其用药史,根据你所学的理论知识,分析其药物选用的合理性、存在的问题及应采取的对策。

2. 请到医院心脏内科住院病房调查 3 个月内使用利尿药的患者中有无出现急性肾损伤,如有根据你所学的理论知识,分析该患者出现急性肾损伤的原因及应采取的对策。

第四节　慢性肾衰竭

慢性肾衰竭(chronic renal failure,CRF)是由各种原因引起的肾脏损害进行性恶化,造成肾单位严重毁损,使机体在排泄代谢废物和调节水、电解质及酸碱平衡等方面发生紊乱或失调的临床综合征,为各种肾脏疾病持续发展的共同转归,又称为尿毒症。

目前,国际上公认的"提高全球肾脏病预后(KDIGO)组织"将慢性肾脏病(chronic kidney disease,CKD)定义为:①肾损害≥3 个月,有或无 GFR 降低。肾损害系指肾脏的结构或功能异常,表现为下列之一:肾脏形态学和(或)病理异常;或具备肾损害的指标,包括血、尿成分异常或肾脏影像学检查异常。②GFR <60ml/(min·1.73m^2)≥3 个月,有或无肾损害表现。将 CKD 分为 5 期(表 19-2)。CRF 代表慢性肾脏病中 GFR 下降至失代偿期的这部分患者,主要为 CKD 的 4 ~5 期。

表 19-2　慢性肾脏病的分期标准

分期	描述	eGFR[ml/(min·1.73m²)]	治疗计划
1	肾损伤指标(+)GFR 正常或↑	≥90	CKD 的病因诊断和治疗
2	肾损伤指标(+)GFR 轻度↓	60~89	评估和延缓 CKD 进展
3*	GFR 中度↓	30~59	评估和治疗并发症
4	GFR 严重↓	15~29	综合治疗,准备肾脏替代治疗
5	肾衰竭	<15 或透析	肾脏替代治疗

注: * 2009 年 10 月 KDIGO 研讨会上提议将 3 期分为 3A:GFR 45~59ml/(min·1.73m²);3B:GFR 30~44ml/(min·1.73m²)。

【病因和发病机制】

（一）病因

引起慢性肾衰竭的病因可分为原发性和继发性两种。原发性肾脏病如慢性肾小球肾炎、慢性肾盂肾炎、慢性间质性肾炎、先天性和遗传性肾病、多囊肾等。继发性肾脏病主要有系统性红斑狼疮性肾病、糖尿病肾病、高血压肾小动脉硬化症、结节性多动脉炎肾病、多发性骨髓瘤肾病、高尿酸血症肾病,以及各种药物和重金属所致的肾脏病等;尿路梗阻性肾病如尿路结石、前列腺肥大、尿道狭窄等也可导致慢性肾衰竭。继发性肾脏病以糖尿病肾病及高血压肾小动脉硬化症较多见。

（二）发病机制

慢性肾衰竭进展的机制尚未完全明了,目前认为可能的机制如下。

1. **肾单位高滤过**　各种原因所致的肾脏损害如持续进展,会导致相当数量的肾单位破坏,此时为维持机体内环境稳定,残余的健存肾单位发生代偿,肾小球毛细血管内压力和流量增加,单个肾小球滤过率增加,肾小球高灌注和过度滤过,在新的状态下产生管-球平衡。但随着肾实质的不断减少,肾单位的代偿活动难以为继,健存肾单位越来越少。当不能满足人体代谢的最低要求时,最终发生肾衰竭。

2. **肾组织上皮细胞表型转化**　随着肾单位破坏增加,残余肾单位代偿性地发生肾小球高灌注、高压力和高滤过。肾小球高压使小动脉壁增厚和毛细血管壁张力增高,引起内皮细胞损害、系膜细胞和基质增生。在某些生长因子或炎性细胞因子的诱导下,肾小管、肾小球上皮细胞、肾间质成纤维细胞均可分化成肌成纤维细胞,使肾间质纤维化或球性肾小球硬化,使肾功能损害进行性加重。

3. **肾单位高代谢**　慢性肾衰竭时,残余肾单位的肾小管尤其是近端肾小管的代谢亢进,致细胞内的钠、钙浓度增加,氧自由基产生增多,引起肾小管损害、小管间质炎症、增生和肾单位功能丧失。

4. **细胞因子和生长因子的作用**　慢性肾衰竭肾组织内的一些细胞因子和生长因子(如 $TGF-B_1$、$IL-1$、单个核蛋白趋化蛋白-1、血管紧张素Ⅱ、内皮素-1 等)参与了肾小球和肾小管间质的损伤过程,并对细胞外基质的产生起重要促进作用。某些降解细胞外基质的蛋白酶如基质金属酶表达下调,金属蛋白酶组织抑制物、纤溶酶原激活抑制物等表达上调,在肾小球硬化和肾间质纤维化过程中也起重要作用。

5. **其他**　脂质代谢紊乱、肾小球内凝血等也可能在慢性肾衰竭的发生发展中起一定作用。

【临床表现】

1. **消化系统症状**　是本病最早和最常见的症状。患者先出现食欲缺乏、上腹饱胀等胃部不适症状,然后可发展为恶心、呕吐、腹泻、舌和口腔黏膜溃烂、口腔可闻及尿臭味,甚至可有消化道出血等。

2. **血液系统表现** 患者出现肾性贫血和出血倾向。白细胞计数多正常,但中性粒细胞的趋化、吞噬和杀菌能力减弱。

3. **心血管系统症状** 高血压与水钠潴留和肾素增高有关,少数患者可发生恶性高血压。可引起左心扩大、心力衰竭、动脉硬化等,心力衰竭是常见的死亡原因,部分患者可有尿毒症性心肌病。

4. **精神、神经及肌肉系统表现** 肾衰竭早期可有疲乏、失眠、注意力不集中等精神症状,后期会出现抑郁、记忆力减退、判断错误、对外界反应淡漠和昼夜颠倒等。神经系统表现有呃逆、肌肉痛性痉挛、抽搐等。肾衰竭晚期常有周围神经病变,表现为肢体麻木、感觉丧失,或有烧灼感、疼痛感等。

5. **呼吸系统表现** 酸中毒时呼吸深长,体液过多可引起肺水肿。代谢产物潴留可引起尿毒症性支气管炎、肺炎、胸膜炎,甚至有胸膜腔积液。部分患者易并发肺部感染。

6. **皮肤症状** 皮肤瘙痒常见。面部肤色常较深并萎黄,有轻度水肿感,称为尿毒症面容。尿素随汗在皮肤排出,可形成尿素霜。

7. **肾性骨营养不良症** 包括纤维囊性骨炎、尿毒症性骨软化症、骨质疏松症和骨硬化症。部分患者临床有骨痛表现。

8. **内分泌失调** 一般垂体、甲状腺、肾上腺功能相对正常。血浆肾素可正常或升高,血浆 $1,25-(OH)_2-VitD_3$ 降低,血浆促红细胞生成素(erythropoietin,EPO)降低。本病患者常有性功能障碍。

9. **水、电解质和酸碱平衡失调** 可表现为失水或水过多。高钾血症可导致严重的心律失常,有时可无症状而突然出现心脏骤停,部分患者有肌无力或麻痹,心电图有特征性改变,是监测高钾血症快速而准确的方法。酸中毒时 $HCO_3^- < 13.5mmol/L$,可出现深大呼吸、恶心和呕吐、头痛、躁动不安,严重者可表现为昏迷、心力衰竭、血压下降。

【治疗原则】

1. **根据慢性肾衰竭的分期进行治疗** 肾脏病变引起的肾功能损害是一个较长的发展过程,病变的发展阶段不同,治疗方案也不同。目前治疗慢性肾衰竭的方法包括内科疗法与肾脏替代疗法。肾脏替代治疗包括透析疗法和肾移植术,无疑是终末期肾衰竭患者的最佳治疗选择,但价格昂贵且受肾源的限制。内科疗法以药物治疗为主,可改善症状,延缓慢性肾衰竭的进展。但是一旦进入尿毒症期,应以肾脏替代治疗为主,辅以药物治疗。

2. **原发病和诱因的治疗** 及时诊断和治疗原发性疾病是防止慢性肾衰竭发生和发展、延缓肾功能进一步受损的关键。对某些引起慢性肾衰竭的常见原发性疾病如慢性肾炎、狼疮肾炎、紫癜性肾炎、糖尿病肾病等经过长期治疗是可以控制的。应积极寻找慢性肾衰竭的各种诱发因素,纠正使肾功能恶化的可逆因素,如纠正水、电解质紊乱和酸碱平衡失调,补充血容量,控制感染,解除尿路梗阻,及时纠正心力衰竭,避免使用肾毒性药物等。

3. **饮食疗法** 饮食疗法历来被认为是慢性肾衰竭的基本治疗措施,为各国学者所推崇。需根据患者的肾功能水平、不同病因(如糖尿病、高血压病、慢性肾炎等)、营养状况、摄食及消化能力等来制订饮食方案。应注意休息,避免过度劳累。避免摄入含植物蛋白较高的食物,予以鸡蛋、牛奶、鱼肉等优质蛋白,摄入量应注意控制。有水钠潴留者,应控制水、盐的补给量。

【药物治疗】

(一)治疗药物分类

1. **抗贫血药** 外源性促红细胞生成素通过促进骨髓红系细胞的增生及分化作用,促进红细胞成熟,增加红细胞数和血红蛋白含量,改善慢性肾衰竭贫血。慢性肾脏病贫血患者中常常存在一定程度的铁缺乏,铁缺乏是导致红细胞生成刺激剂治疗反应差的主要原因。铁剂、叶酸和维生素 B_{12} 是合成红细胞的原料,若合并使用,促红细胞生成的效果会更好。

笔记

2. 钙调节药　①活性维生素 D_3 指 $1,25-(OH)_2-VitD_3$，肾间质产生 1-羟化酶，使 25-羟 $VitD_3$ 转化为有活性的 $1,25-(OH)_2-VitD_3$。肾脏病变时，1-羟化酶活性降低，活性维生素 D_3 缺乏。活性维生素 D_3 能促进肠及肾小管吸收钙，抑制骨钙释放，促进骨形成。活性维生素 D_3 还能直接与甲状旁腺 $1,25-(OH)_2-VitD_3$ 受体结合，抑制甲状旁腺激素（parathyroid hormone，PTH）分泌，有效改善肾性骨营养不良及继发性甲状旁腺功能亢进。②口服碳酸钙可补充钙离子，提高血钙水平，纠正低钙血症，对抗高钾血症对心功能的损害。钙离子能在肠道与磷结合，促进其排出体外，从而改善高磷血症。

3. 营养支持药　补充必需氨基酸对慢性肾衰竭患者有独特的疗效。补充必需氨基酸可使体内的必需氨基酸/非必需氨基酸比例失调得到纠正，有利于蛋白的合成，使氮代谢产物的生成减少。α-酮酸通过氨基转移酶的酶促反应，利用体内的含氮代谢产物合成必需氨基酸，在提高必需氨基酸比例的同时降低血中的尿素水平，延缓慢性肾衰竭进展。

4. 清除肠道毒物　吸附剂包醛氧淀粉在患者肠道内通过其醛基与氮质产物结合成络合物而排出体外，长期服用可降低血尿素氮水平。

（二）治疗药物选用

慢性肾衰竭时，由于进入体内的药物不能顺利地随尿排出，易在体内潴留。因此，应根据其药动学特点、排泄途径、肾小球滤过率等因素决定药物使用剂量，并尽量避免使用肾毒性药物。临床上首次可给予一次常用剂量，作为负荷量，以后按肌酐清除率决定其维持剂量。肌酐清除率一般可用血肌酐值计算，其公式为肌酐清除率（ml/min）= [（140 − 年龄）× 体重（kg）] ÷ [72 × 血肌酐（ml/dl）]，女性需乘以 0.85。

1. 纠正水、电解质紊乱和酸碱平衡失调　慢性肾功能不全如无严重水肿、心力衰竭，不应盲目限制饮水量，每日摄入水量应补足前日尿量，另加 400～500ml 液体。当有水钠潴留时，可先予噻嗪类利尿药，如氢氯噻嗪每次 25mg，每日 2～3 次。除非有低钾血症，一般不首选保钾类利尿药，如螺内酯、氨苯蝶啶等。当 GFR < 30ml/min 时，噻嗪类利尿药一般无利尿作用，需选用强力利尿药，如呋塞米、布美他尼等，一般口服呋塞米每次 20mg，每日 2～3 次，必要时可静脉注射。

当 GFR < 5ml/min 时，尿毒症患者将发生排钾障碍，易出现高钾血症。轻度血钾升高者应限制钾摄入，停用一切能升高血钾的药物，并强力利尿，保持大便通畅。重度升高者（血钾 > 6.5mmol/L）可用 10% 葡萄糖酸钙 10～20ml 静脉注射，及胰岛素加入葡萄糖液静脉滴注（胰岛素：糖 = 1U：4～6g），同时可结合动脉血气分析结果，静脉滴注 5% 碳酸氢钠 100～200ml。紧急处理后，还需行急诊血透治疗。

尿毒症患者发生酸中毒应积极治疗。轻度酸中毒二氧化碳结合力在 15.7～20mmol/L（35～45vol/dl）者可加用碳酸氢钠，3～6g/d，分 2～4 次口服。当二氧化碳结合力降至 13.5mmol/L（30vol/dl）以下时，应静脉滴注碳酸氢钠溶液，但应注意血钙水平，必要时可预先补充 10% 葡萄糖酸钙溶液，以防低钙性抽搐。有血容量负荷过重而不宜补碱者，应给予透析治疗。

慢性肾功能不全常合并低钙及高磷血症。当 GFR < 30ml/min 时，血钙开始降低，应开始补钙，1.2～1.5g/d；当 GFR < 10ml/min 时，应补充钙 2g/d，一般常规口服葡萄糖酸钙或碳酸钙。当发生低钙抽搐时，应静脉注射 10% 葡萄糖酸钙 10～20ml。注意纠正低钙血症时应先控制血磷，使血磷 < 1.78mmol/L，否则钙磷乘积过高（钙 × 磷 > 70），可导致软组织钙化，引起一系列并发症，严重者如冠状动脉钙化。目前常用的磷结合剂为碳酸钙，可在肠道内与磷结合，随粪便排出，起降血磷作用，一般于进餐时服用，每次 1～3g，每日 3～4 次。由于碳酸钙含钙 40%，因此在发挥降磷作用的同时也可升高血钙水平，使用中应每 1～2 周查血钙 1 次，并避免与其他含钙制剂同时使用。

2. 高血压的治疗　严格控制血压是干预慢性肾脏疾病进展的最重要的措施。慢性肾衰竭并发高血压以容量依赖型占绝大多数，约占 80%，肾素依赖型占 20% 左右。除限制水、钠摄入外,轻度肾功能不全者可选用噻嗪类利尿药;中、重度者可选用袢利尿药;对无效者可加用 ACEI 和 ARB、CCB 或 β 受体拮抗剂等。对非透析患者应用 ACEI/ARB 类药物,应注意监测肾功能及血电解质变化,以防肾功能进一步恶化。对中、重度高血压患者,通常建议 CCB 及 ACEI/ARB 类联用,必要时可加用中枢性降压药如可乐定(clonidine)。但需注意当血肌酐 >265μmol/L(3mg/dl)需慎用 ACEI 及 ARB 类药物。目前提倡慢性肾衰竭患者的血压宜控制在 130/80mmHg 水平,更有益于延缓肾衰竭的进展。

3. **心力衰竭的治疗**　治疗方法与一般心力衰竭相似,但疗效较差。主要治疗措施包括:①强力利尿:一般可选用快速、强效的利尿药,如呋塞米、布美他尼大剂量静脉注射,以增加水、钠的排出,减轻心脏负荷。②扩张血管:对低心排血量的充血性心力衰竭及对利尿药和洋地黄疗效欠佳者,尤其是伴有高血压者效果最佳。酚妥拉明能降低心脏后负荷,使心搏出量增加,并能产生正性肌力作用。用法为 5mg 加入 25% 葡萄糖溶液 20ml 中静脉缓慢注射,随后以 0.1mg/min 的速度静脉滴注。硝普钠可降低心脏前后负荷,增加心搏出量。用法为 10 ~ 25μg/min 缓慢静脉滴注,静脉滴注过程中应监测血压,并根据血压调整药物剂量。硝酸酯类药物可增加静脉容量,降低心脏前负荷,改善肺静脉淤血症状。常选用硝酸甘油(nitroglycerin)舌下含服,每次 0.3mg,每 5 分钟 1 次,可连用 5 ~ 6 次;或硝酸异山梨酯(消心痛)(isosorbide dinitrate)口服,每次 5 ~ 20mg,每 6 ~ 8 小时 1 次。肼屈嗪可降低小动脉阻力,减轻心脏射血阻力,可用 20 ~ 40mg 肌内注射或缓慢静脉注射,根据病情可重复使用。③强心:常选用快速短效的洋地黄类制剂,以减少蓄积中毒,药物剂量可根据肌酐清除率调整。其中洋地黄毒苷(digitoxin)的全效量为 0.7 ~ 1.0mg,口服,每次 0.1mg,每日 3 ~ 4 次,维持量为 0.05 ~ 0.1mg/d;地高辛(digoxin)的负荷量为 1 ~ 1.5mg,维持量为每日或隔日 0.125mg;毛花苷丙(西地兰)(lanatoside C)常在左心衰竭急性发作时使用,一般根据病情用量每次 0.2 ~ 0.4mg。

4. **继发性甲状旁腺功能亢进及肾性骨病的治疗**　临床上凡有低钙血症、继发性甲状旁腺功能亢进及肾性骨营养不良三者之一出现,可补充钙剂或使用活性维生素 D 制剂。常用药物包括:①骨化三醇[1,25-(OH)$_2$-VitD$_3$](calcitriol)口服,每次 0.25μg,每日 1 次;或冲击治疗,每次 2 ~ 4μg,每周 2 次。②α-骨化醇[1-α(OH)-VitD$_3$](alfacalcidol)口服,每次 0.5μg,每日 1 次。当 PTH 下降及 1,25-(OH)$_2$-VitD$_3$ 上升超过 30% 以上,且骨痛症状改善,血清 Ca^{2+}、P^{3+} 等恢复或接近正常水平,则提示治疗有效。目前认为,口服冲击治疗更能有效改善继发性甲状旁腺功能亢进及肾性骨病,且高钙血症的发生率低于常规口服疗法。用药期间应监测血钙及碱性磷酸酶变化,后者转向正常即应减量,一旦发生高钙血症应及时停药。

5. **肾性贫血的治疗**　EPO 是治疗肾性贫血的首选药物,慢性肾衰竭合并血红蛋白低于 100g/L 时,应使用 EPO 治疗。用药初期 50U/kg,每周 3 次,2 周后增至 75U/kg,待血红蛋白上升至 110 ~ 120g/L 时应减量或减少使用次数,使血红蛋白维持在 100 ~ 120g/L 或血细胞比容 30% ~ 34%。使用中应注意小剂量、逐步递增的原则,避免血红蛋白上升速度过快,以减少高血压、血管栓塞等并发症。功能性缺铁是影响 EPO 疗效的重要原因,对于接受 EPO 治疗的患者,无论是非透析还是何种透析状态均应补充铁剂达到并维持铁状态的目标值。但在使用静脉铁剂时应注意:①给予初始剂量的静脉铁剂治疗时,输注 60 分钟内应对患者进行监护,需配有复苏设备及药物,有受过专业培训的医护人员对其严重不良反应进行评估;②有全身活动性感染时禁用静脉铁剂。对有巨幼细胞贫血的患者应注意补充叶酸(folic acid)、维生素 B$_{12}$(vitamin B$_{12}$)及其他营养物质。

对足量使用 EPO 2 个月血红蛋白升高不超过 20g/L 者,应积极寻找并去除导致贫血的可逆性因素,如溶血、消化道出血、感染等。

【病例分析】

病情介绍　患者,男,47 岁,73kg。多饮、多食、多尿 14 年,发现血肌酐增高 1 年半。14 年前

笔记

诊断为 2 型糖尿病,但未治疗。9 年前服用二甲双胍 0.5g,一日 2 次,未监测血糖。7 年前开始胰岛素治疗,早、晚餐前皮下注射精蛋白生物合成人胰岛素注射液(诺和灵 30R)12IU,出院后规律使用。1 年半前复查血肌酐 144μmol/L,血糖控制不佳调整为门冬胰岛素(诺和锐)7IU,三餐前皮下注射,甘精胰岛素 6IU。3 个月前查血肌酐 200μmol/L 左右。1 年半前发现血压升高,服用降压药物,其母亲及哥哥、姐姐均患有糖尿病,发病年龄均超过 50 岁。诊断:2 型糖尿病(糖尿病肾病、慢性肾脏病 5 期、高血压病 3 级)。

药物治疗 硝苯地平控释片 30mg,一日 1 次;卡维地洛 6.25mg,一日 2 次;特拉唑嗪 2mg,一日 1 次降压治疗。三餐前皮下注射门冬胰岛素注射液 7IU,睡前皮下注射甘精胰岛素注射液 6IU 降糖治疗。

用药分析 患者已进入慢性肾脏病 5 期,此次入院主要行腹膜透析置管术。入院期间使用的药物主要是对症治疗,监测血糖控制尚可,继续院外降糖方案。但由于腹膜透析为含糖透析液,需告知患者开始规律透析时需监测血糖。患者血压高,结合其肾功能,根据《血管紧张素转化酶抑制剂在肾脏病中正确应用的专家共识》,不适宜使用血管紧张素 II 受体拮抗剂或血管紧张素转化酶抑制剂治疗,继续院外治疗方案,使用 3 种作用机制不同的降压药物控制患者的血压。根据《KDIGO 肾小球肾炎临床实践指南》推荐尿蛋白 > 1g/d 时应控制目标血压 < 125/75mmHg,患者入院期间血压波动在 125 ~ 135mmHg /75 ~ 85mmHg,无需调整。

【思考题】

请到医院肾脏内科住院病房调查一位预行肾脏替代治疗的慢性肾衰竭患者的病史及既往用药史,确定该患者选择何种替代治疗方式,并分析该替代治疗方式及其治疗药物调整方案的适宜性。

第五节 肾移植排异反应

同种异体肾移植(renal transplantation)已成为目前治疗晚期肾衰竭替代疗法中最有效的方法。它是将来自于供体的肾脏通过手术置入受体体内,从而恢复肾脏功能。它能较好地改善患者的生活质量和延长存活率。迄今所完成的例数及取得的临床效果均居器官移植之首,随着组织配型技术的进步、排异反应免疫学机制研究的进展和新型免疫抑制剂的问世,使肾脏移植不断得到完善,肾移植长期存活率明显提高。

【排异反应机制】

同种异体肾移植后,受者出现肾脏的排异反应是肾脏移植后的主要问题,也是影响移植肾和受体长期存活的最重要的因素。排异反应的发生主要与以下因素有关。

1. **预先存在的抗体反应** 同种肾移植的超急性排异是由于受体在移植前存在抗供体的抗体,当进行移植手术时,受体抗原抗体反应激活补体介导的组织损伤。这些抗体可以是由于受体以前接受输血、多次妊娠、以前接受过移植或者感染而产生的。

2. **细胞反应** T 细胞被认为是同种移植排异的主要介导者,因此目前抗排异治疗主要是针对 T 细胞。细胞反应可分为抗原递呈、T 细胞识别、激活及增殖 4 个时期,相互间形成串联反应,最终产生细胞毒性 T 淋巴细胞,使移植肾破坏。

3. **抗体介导的血管反应** 抗体介导血管反应的机制与细胞反应相似,T 细胞也参与了 B 细胞的激活过程,使 B 细胞进一步增殖和分化成为分泌抗体的浆细胞,少量抗体结合于血管壁即可诱发抗体介导的移植物排异。

【临床表现】

肾移植术后的免疫排异反应根据时间分为超急性、加速、急性和慢性 4 种(表 19-3)。

1. **超急性排异反应** 超急性排异反应(hyperacute rejection,HAR)是指移植肾在恢复血流循环后即刻或几小时内发生的不可逆性体液免疫反应,任何免疫抑制药都无效。临床表现为移植肾在血液循环恢复后无尿,或开始排尿继而无尿。在术中,移植肾在血液循环恢复后变硬呈红色,以后突然变软呈紫色,肾动脉搏动良好,而静脉塌陷。

2. **加速排异反应** 加速排异反应(accelerate rejection,ACR)是指发生在移植后2~5天内的严重急性排异反应,发生越早,程度越重。临床表现为全身症状较重,常有高热、畏寒、乏力、腹胀、尿量突然减少或几天内发展为无尿,肉眼血尿多见,伴移植肾肿胀压痛。血肌酐持续上升,血压显著升高。

3. **急性排异反应** 急性排异反应(acute rejection,AR)最常见,一般发生于术后的前3个月内,以最初1个月内的发生率最高。临床表现为肾肿胀压痛、发热、乏力、尿量减少、体重增加及血压升高等症状。生化检查中血肌酐及尿素氮升高,内生肌酐清除率降低,尿液中的蛋白和红、白细胞增多,常伴有小管上皮细胞。彩色多普勒超声检查可发现肾脏肿大,血管阻力增加;肾扫描发现肾血流量减少。

4. **慢性排异反应** 慢性排异反应(chronic rejection,CR)发生于术后的6~12个月以后,病情进展缓慢。表现为逐渐丧失肾功能,系持久的体液和细胞免疫反应所致,常兼有两种免疫的特征,以前者为主。临床症状包括进行性移植肾功能损害伴高血压及由于肾小球病变所致的血尿和蛋白尿。

表 19-3　人类同种肾移植术后的排斥反应

	机制	病理反应	时间
HAR	预存补体抗体	肾小球血栓形成	开放血流立即
ACR	预存非补体抗体	间质出血	3~5 天
AR	细胞及体液免疫	淋巴细胞侵润 血管内膜炎	>6 天
CR	体液免疫	血管平滑肌增殖	>90 天

【治疗原则】

(一)一般治疗原则

同种异体肾移植系指不同基因型的同种肾移植,受者移植后出现排异反应几乎是不可避免的,因此肾移植受者需常规使用免疫抑制剂以抑制排斥反应。及时发现和治疗排异反应是移植肾长期存活的关键,应教育患者学会观察常见排异反应的表现,如有尿量减少、发热、移植肾区胀痛等情况,及时去医院就诊。服用其他药物时,应遵循移植专科医师的指导,以免因药物间的相互作用而影响免疫抑制药物的疗效。不服用参类等保健品,以免诱发排异反应。

(二)药物治疗原则

器官移植中,理想的免疫抑制剂应该是:①与其他药物联合应用能减少排异反应的发生;②可逆转器官排斥反应,不增加感染的发生率或引起其他副作用;③可减少慢性排异的发生;④无肝、肾毒性。由于新型免疫抑制剂的不断出现,有些免疫抑制剂在临床使用仅有数年的历史,因此药物的应用应根据临床经验、患者的个体差异和用药时的反应加以调整,并注意以下几点。

1. **联合用药** 肾移植的免疫抑制方案一般采用联合用药方案。联合用药的目的是选择不同作用机制的药物,增加预防排异反应的效果,减少每个药物的剂量,减少药物的毒性反应,并根据药物的不同作用特点和患者的具体情况选用几种药物联合使用。

2. **个体化用药** 要个体化使用免疫抑制剂。按照供肾来源、组织学配型结果、患者血中的药物浓度、个体对药物的反应性、肝肾功能、年龄等选择药物种类和剂量。活体及亲属供肾、低反应者、老年患者及经常易感染的受者使用免疫抑制剂的剂量应偏小;组织配型差、个体反应强和多次移植者宜用较大剂量。

3. **时间化用药**　免疫抑制剂使用的剂量随移植术后时间的不同而不同。肾移植术后1个月内,受者对移植肾的攻击最强烈,排异的强度和频度最高,半年后逐渐耐受,1年后比较稳定,因此免疫抑制剂的剂量基本上是逐渐减少直至达维持量。

4. **终身用药**　异体移植肾宿主的记忆期很长,免疫抑制剂的中断即使是移植后的多年也会发生排异反应,导致移植肾丧失功能,因此肾移植患者需要终身服用免疫抑制剂。

【药物治疗】

（一）治疗药物分类

1. **抗原递呈抑制剂**　类固醇激素（steroid）类药物主要有泼尼松、地塞米松（dexamethasone）、甲泼尼龙等。这类药物有直接抑制淋巴细胞、吞噬细胞和单核细胞的作用;能抑制白细胞介素-1、2、3、6、8和肿瘤坏死因子等重要炎症介质的生成;抑制所有免疫细胞增殖,抑制抗体产生,有广谱的非特异性免疫抑制和抗炎作用。

2. **核苷酸合成抑制剂**　代表药有硫唑嘌呤、吗替麦考酚酯、咪唑立宾。①硫唑嘌呤是巯嘌呤的咪唑衍生物,在体内分解为6-巯基嘌呤核苷酸,可抑制嘌呤合成,从而抑制去氧核糖核酸的合成,对细胞免疫及体液免疫均有抑制作用。②吗替麦考酚酯是霉酚酸（mycophenolic acid,MPA）的2-乙基酯类衍生物,在体内转化为MPA而发挥作用。霉酚酸是高效、选择性、可逆性的次黄嘌呤单核苷酸脱氢酶（inosine5- monophosphate dehydrogenase,IMPDH）抑制剂,通过抑制鸟苷酸的合成而选择性地抑制淋巴细胞的增殖。③咪唑立宾（mizoribine,MZR）是源自于抗生素的一种免疫抑制剂,可抑制淋巴细胞增殖,竞争性抑制肌苷酸至鸟苷酸途径而抑制嘌呤核酸合成。单独使用时其效应稍弱于环孢素或硫唑嘌呤,但没有骨髓毒性,早期临床研究中与环孢素及泼尼松联用,副作用很少。

3. **抗淋巴细胞抗体**　抗淋巴细胞多克隆抗体有抗淋巴细胞血清（antilymphocyte serum,ALS）、抗淋巴细胞球蛋白（antilymphocyte globulin,ALG）和抗胸腺细胞球蛋白（antithymocyte globulin,ATG）。ALS是将人的淋巴细胞注射给动物,收集其血清而得;ALG是从ALS中进一步分离提取而得的免疫球蛋白部分;ATG是将人胸腺细胞免疫给动物,收集其血清,提取免疫球蛋白制成。ALG和ATG具有免疫抑制活性,免疫抑制作用主要是选择性作用于人体T淋巴细胞,使外周血中的T淋巴细胞数量明显下降。ATG比ALG对T淋巴细胞的抑制作用更快、更强和持久。多克隆抗体还可抑制抗原特异性的淋巴细胞激活,抑制淋巴细胞的直接细胞毒性或抗体介导的细胞毒性作用,目前常用于移植早期预防排异反应。

4. **第一信号抑制剂**　包括抗T细胞单克隆抗体和钙调神经磷酸酶抑制剂（环孢素和他克莫司）,它们阻止T细胞活化及G_0向G_1期进展。①抗淋巴细胞单克隆抗体有抗人T细胞CD3鼠单抗（mouse monoclonal antibody against human CD3 antigen of T lymphocyte,OKT3）。OKT3为鼠IgG2的免疫球蛋白,能特异性地与人T细胞的抗原（CD3）结合,而阻断T细胞的再生及其功能,因而起到免疫抑制作用。②环孢素可特异性地抑制T辅助（T help,Th）细胞,使Th细胞明显减少,对B细胞的抑制作用弱,对巨噬细胞和NK细胞的抑制作用不明显。环孢素能抑制钙调神经磷酸酶（calcineurin）,阻止细胞质T细胞激活核因子的去磷酸化,从而抑制T细胞活化及白细胞介素（interleukin,IL）-2、IL-3、IL-4、肿瘤坏死因子-α（tumor necrosis factor-α,TNF-α）、干扰素γ（interferon-γ,IFN-γ）等细胞因子的基因表达而起免疫抑制作用。CsA不影响T抑制（T suppressor,Ts）细胞的增殖,Ts细胞有利于受者对抗原或移植物的耐受,可有效预防排异反应和移植物抗宿主反应的发生。③他克莫司,其效价较CsA强100倍,它可与淋巴细胞内的他克莫司结合蛋白（tacrolimus- binding protein,FKBP）结合,抑制IL-2的基因表达,发挥免疫抑制作用。

5. 第二信号抑制剂 西罗莫司（sirolimus）为大环内酯类抗生素，其结构与他克莫司相似，具有优于环孢素、他克莫司的免疫抑制活性。其免疫机制为抑制淋巴细胞对 IL-2、IFN-γ 等的反应，阻断 IL-2 与其受体结合后的信号传导途径，阻止 T 细胞由 G_1 期向 S 期转化。可治疗和逆转发展中的急性排异反应，对预防慢性排异反应也有效。人源性抗白细胞介素-2 受体（interleukin-2 receptor，IL-2R）单克隆抗体称为抗 CD25 抗体，有巴利昔单抗（basiliximab）和达利珠单抗（daclizumab），能高亲和力特异性地作用于 IL-2R 的 α 链（也称 CD25），从而竞争性地阻断 IL-2/IL-2R 依赖的 T 细胞增殖过程，预防器官移植后急性排斥反应。

（二）治疗药物选用

1. 预防性用药 对移植患者必须预防性联合使用免疫抑制剂。免疫抑制剂联合用药的方法有多种，目前尚没有一致公认的最佳方法。常用的组合是：

（1）抗 T 淋巴细胞抗体 + 三联治疗。

（2）抗白细胞介素-2 受体单克隆抗体 + 三联治疗。

（3）三联治疗。三联治疗常用的组合有：①类固醇激素：醋酸泼尼松、泼尼松龙、甲泼尼龙；②环孢素、他克莫司、西罗莫司；③硫唑嘌呤、吗替麦考酚酯、咪唑立宾或环磷酰胺。三类药物同时使用，每类药物选择一个。具体用药方案应根据药物的作用机制、副作用大小、各地区的用药习惯并结合患者的经济条件来确定。随着新的免疫抑制剂的出现，联合用药方案也在不断更新。

免疫抑制剂的剂量在常规推荐剂量的情况下要采用个体化治疗，环孢素、他克莫司、西罗莫司等药需根据血浆药物浓度来调整剂量。肾移植免疫抑制剂的使用见表 19-4。

表 19-4　肾移植免疫抑制剂的使用

术后时间 （d）	环孢素 （mg/kg）	他克莫司 （mg/kg）	硫唑嘌呤 （mg/kg）	吗替麦考酚酯 （g）	泼尼松 [mg/（kg·d）]
0	5~15	0.15~0.30	2~5	0~2	7
1	5~10	0.15~0.30	2	0~2	1.5
2	5~10	0.15~0.30	2	0~2	1.0
3	5~10	0.15~0.30	2	1.5~2	0.9
4	5~10	0.15~0.30	2	1.5~2	0.8
5	5~10	0.15~0.30	2	1.5~2	0.7
6	5~10	0.15~0.30	2	1.5~2	0.6
7~30	5~10	0.15~0.30	2	1.5~2	0.5
1~6 个月	逐渐减量	0.15~0.30	2	1.5~2	逐渐减量
6 个月	5	0.15~0.30	2	1.5~2	0.1
1 年	5	0.15~0.30	2	1.5~2	0.1
1~2 年	4	0.15~0.30	2	1.5~2	0.1
2~3 年	3	0.15~0.30	2	1.5~2	0.1
3~4 年	2	0.15~0.30	2	1.5~2	0.1

注意事项:①两种药物减量需间隔2周;应用吗替麦考酚酯时可不用硫唑嘌呤,若两种均不用,可用中药冬虫夏草;硫唑嘌呤的用量必须根据血象变化调整,肝功能异常或外周血白细胞下降时减量或停药,如 WBC < 4.0 × 10^9/L 时需要减量,WBC < 3.0 × 10^9/L 时必须停药,改用吗替麦考酚酯。②环孢素因个体差异较大,应根据血药浓度来调整。测定方法有峰浓度(C_2)和谷浓度(C_0),一般认为峰浓度更有利于控制排异反应。谷浓度是早晨服环孢素前的血药浓度,峰浓度是早晨服药后2小时的血药浓度。建议肾移植术后环孢素的治疗窗见表19-5。

表 19-5 肾移植术后环孢素的治疗窗

免疫抑制方案	用药时间 (月)	环孢素的目标谷浓度 (μmol/L)	环孢素的目标峰浓度 (μmol/L)
环孢素 + 吗替麦考	1	0.166 ~ 0.291	0.832 ~ 1.248
酚酯 + 泼尼松	2 ~ 3	0.125 ~ 0.250	0.666 ~ 0.998
	4 ~ 12	0.083 ~ 0.208	0.499 ~ 0.832
	> 12	> 0.042	> 0.333

免疫抑制剂的常见毒副作用见表19-6。

表 19-6 免疫抑制剂的毒副作用

	环孢素	他克莫司	吗替麦考酚酯	泼尼松	硫唑嘌呤
中枢系统	有	有	无	有	无
胃肠道	有	有	有	有	有
肾脏	有	有	无	无	无
骨髓	无	无	有	无	有
皮肤	有	有	无	有	有
内分泌系统	有	有	无	有	无
心血管系统	有	有	无	有	无
创伤愈合	无	无	无	有	无

2. 诱导期的联合用药 器官移植后的免疫抑制药物疗法包括早期的诱导治疗和后期的维持治疗。诱导治疗用于移植肾延迟复功、高危排斥、二次移植等患者。常采用 ALG 和 ATG、抗 CD25 单克隆抗体等,继以环孢素或他克莫司为主的免疫抑制方案。

应用抗体类药物作为器官移植后早期实施免疫抑制覆盖治疗的方法,称为抗体诱导治疗。用于器官移植后免疫抑制诱导治疗的抗体可分为多克隆抗体和单克隆抗体,前者包括 ALG 和 ATG,单克隆抗体包括 OKT3、巴利昔单抗、达利珠单抗等。OKT3 是直接针对成熟 T 细胞的表面抗原 CD3 的单克隆抗体。抗 CD25 单克隆抗体是采用 DNA 重组的方法,将鼠抗人的 IL-2Rα 抗体可变区 Fab 片段与人的抗体(IgG1)Fc 片段结合在一起,其中巴利昔单抗的鼠源成分占30%,属嵌合型抗体,半衰期为7天;达利珠单抗的鼠源成分仅10%,称其为人源化抗体,半衰期为20天。抗体的诱导治疗期内钙调神经磷酸酶抑制剂暂停使用或仅用最小剂量,直至抗体诱导治疗结束前2~3天,然后接着用以环孢素为主的二联或三联疗法,可预防或治疗急性排异反应。

3. 维持用药方案 二联疗法可采用钙调神经磷酸酶抑制剂 + 泼尼松方案,该方案中钙调神经磷酸酶抑制剂的用量应该大一些;也可采用钙调神经磷酸酶抑制剂 + 吗替麦考酚酯或抗 CD25 单克隆抗体。

三联疗法通常选用对肾毒性较小的药物,常用钙调神经磷酸酶抑制剂 + 吗替麦考酚酯(或硫唑嘌呤）+ 泼尼松。

4. 急性排异反应的治疗

（1）首次排异反应：①皮质类固醇激素冲击疗法：冲击剂量并不固定，大剂量冲击治疗（500～1000mg 甲泼尼龙 3 天）与小剂量冲击治疗（120～250mg 泼尼松或甲泼尼龙 3～5 天）并无明显的疗效差异。冲击治疗完成后，泼尼松可恢复到冲击前的水平。②抗体治疗：OKT3 是治疗首次急性排异反应的有效药物，可逆转 90% 的急性排异。用抗胸腺细胞球蛋白也有相似的效果。OKT3 和抗胸腺细胞球蛋白是治疗严重性或血管性排异反应的首选药物。

（2）复发性和顽固性排异反应：对二次排异反应主张使用抗体治疗，尤其适用于激素冲击治疗无效时。一般认为在激素冲击或抗体治疗的情况下仍有排异是顽固性排异。对以前未接受过吗替麦考酚酯治疗者，可将环孢素改成他克莫司并配合吗替麦考酚酯常可逆转排异反应，停用环孢素前应等血浆环孢素水平降至 100ng/ml 以下。也可以选择性给予 OKT3 或多克隆抗体，医师应根据活检情况评估排异反应的严重性和可逆性再决定是否二次使用抗体。

（3）后期排异反应：通常将移植术 3～4 个月后发生的排异反应称为后期排异反应。后期排异反应通常为复发性排异，也可是首次出现。后期排异一般是慢性排异的前奏，并可加快移植肾功能的丧失。如后期排异与患者未遵医嘱服药有关，治疗的有效率较高。早期治疗可采用皮质类固醇激素冲击，对于后期激素抵抗性反应的治疗不应再给予大剂量免疫抑制剂，而应考虑采取针对移植肾功能丧失的治疗措施。

【病例分析】

病情介绍　患者，女，46 岁。二次肾移植术后 9 年，下腹痛伴蛋白尿 1 周。13 年前行第一次肾移植手术，10 年前失功，9 年前行二次肾移植术。术后给予环孢素 + 吗替麦考酚酯 + 泼尼松三联免疫抑制治疗，定期复查。1 年半查血肌酐升至 150μmol/L，尿蛋白 +，诊断为"慢性移植物肾病"，更换为环孢素 + 西罗莫司 + 吗替麦考酚酯 + 泼尼松四联治疗，血肌酐降至 130μmol/L，尿蛋白阴性。1 周前自觉下腹部疼痛，查尿蛋白 1 +、血肌酐 170μmol/L。诊断：慢性肾小球肾炎（慢性肾脏病 5 期，二次肾移植术后，慢性排斥反应）。

药物方案　减少尿蛋白：厄贝沙坦 150mg，一日 1 次。抑制排斥反应：他克莫司 0.5mg，一日 2 次；西罗莫司 0.75mg，一日 1 次；吗替麦考酚酯 500mg，一日 2 次；泼尼松 5mg，一日 1 次。预防糖皮质激素引起的骨质疏松：碳酸钙片 750mg，一日 3 次和骨化三醇胶丸 0.25μg，一日 1 次。

用药分析　入院即给予厄贝沙坦来减少尿蛋白，患者既往无高血压史，需注意血压并监测血钾。肾活检病理为慢性中度排斥反应，其环孢素的血药浓度谷值为 56.6ng/ml，根据《环孢素在肾移植中的应用专家共识》，服用 >12 个月的环孢素的谷浓度为 > 0.042μmol/L，其血药浓度达标。但不排除与长期服用环孢素引起的肾毒性有关，因此换用他克莫司。根据《他克莫司在临床肾移植中的应用指南》，对于慢性移植肾肾病者，其浓度谷值应减少为 5～8μg/L。由于他克莫司对胰岛素分泌的影响呈剂量依赖性，因此需监测该患者的血糖。同时给予碳酸钙及骨化三醇预防糖皮质激素引起的骨质疏松。

【思考题】

试述肾移植中使用的理想的免疫抑制剂应具备哪些特点？分析环孢素、吗替麦考酚酯、类固醇激素免疫抑制各自的优缺点和使用注意事项。

（董亚琳　张　迪）

第二十章 自身免疫性疾病的药物治疗

自身免疫性疾病(autoimmune diseases)是指机体对自身抗原产生免疫反应而导致自身组织损害所引起的疾病。自身免疫性疾病往往具有以下共同特点:①病因大多不明,女性多于男性;②血液中存在高滴度自身抗体和(或)能与自身组织成分起反应的致敏淋巴细胞;③常反复发作或呈慢性迁延的过程;④有明显的家族倾向性,多与 HLA 抗原相关。早期诊断、早期对症治疗、防止疾病的进展是治疗的主要策略。

自身免疫性疾病的发病机制尚未完全阐明,可能与下列因素有关:

1. 自身抗原的因素 对特异性抗原不产生免疫应答的状态称为免疫耐受。通常机体对自身抗原是耐受的,下列情况可导致失耐受:

(1)自身抗原改变:对于原本机体耐受的自身抗原,由于物理、化学、生物学等因素可影响自身组织抗原的性质,表现为暴露新的抗原表位,使抗原结构发生变化,抗原被修饰或发生降解,成为具有免疫原性的片段;外来半抗原、完全抗原与自身组织成分中的完全抗原、半抗原结合等。因自身抗原的改变,使机体免疫系统将其视为"异己"物质而予以排斥。

(2)交叉免疫反应:与机体某些组织抗原成分相同的外来抗原称为共同抗原。由共同抗原刺激机体产生的共同抗体,可与有关组织发生交叉免疫反应,引起免疫损伤。

2. 免疫反应调节异常 Th 细胞和 T 抑制细胞(Ts)对自身反应性 B 细胞的调控作用十分重要,当 Ts 细胞功能过低或 Th 细胞功能过强时,则可有大量自身抗体形成。

3. 遗传因素 自身免疫性疾病与遗传因素有较密切的关系,如 SLE 等具有家族史、人类强直性脊柱炎与 HLA-B27 基因关系密切。

4. 其他 如病毒等因素。病毒诱发自身免疫性疾病的机制尚未完全清楚,可能是通过改变自身抗原的决定簇而取消了 T 细胞的耐受作用;也可能作为 B 细胞的佐剂(如 EBV)促进自身抗体形成。此外,有些病毒基因可整合到宿主细胞的 DNA 中,从而引起体细胞变异(不能被识别)而引起自身免疫反应。

自身免疫性疾病可分为两大类:

1. 器官特异性自身免疫性疾病 组织器官的病理损害和功能障碍仅限于抗体或致敏淋巴细胞所针对的某一器官。主要有慢性淋巴性甲状腺炎、甲状腺功能亢进、胰岛素依赖型糖尿病、重症肌无力等。

2. 系统性自身免疫性疾病 由于抗原-抗体复合物广泛沉积于血管壁等原因导致全身多器官损害。由于免疫损伤导致血管壁及间质纤维素样坏死及随后产生多器官的胶原纤维增生所致,又称之为结缔组织病或胶原病。如系统性红斑狼疮、类风湿关节炎等。

本章主要介绍此类自身免疫性疾病。

笔记

第一节 类风湿关节炎

类风湿关节炎(rheumatoid arthritis,RA)是一种以关节滑膜炎为特征的慢性全身性自身免疫性疾病,其主要特征为对称性、周围性、多关节慢性炎症,临床表现为受累关节疼痛、肿胀、功能下降,病变呈持续、反复发作过程。其病理变化为慢性滑膜炎,侵及下层的软骨和骨,造成关节破坏,是造成人群丧失劳动力和致残的主要原因之一。

【病因和发病机制】

(一)病因

类风湿关节炎的病因尚未完全阐明,与环境、细菌感染、病毒感染、遗传和性激素等密切相关。寒冷、潮湿、疲劳、营养不良、创伤和精神因素等常为本病的诱发因素。

1. **感染因素** 病毒、支原体、细菌可能通过某些途径影响 RA 的发病和病情进展,如 A 组链球菌长期存在于体内可成为持续的抗原,刺激机体产生抗体,发生免疫病理损伤;RA 患者血清中的 EB 病毒抗体阳性率及平均血清滴度都明显升高。

2. **遗传因素** 同卵孪生子同患 RA 的概率为 27% 左右,而双卵孪生子同患 RA 的概率只有 5%,患者家族中 RA 的发病率为健康家族的 2~10 倍,提示 RA 有一定的遗传倾向。

3. **性激素** RA 的发病率男女之比为 1:2~1:4,妊娠期间病情减轻,服避孕药的女性发病减少,提示雌激素可能促进 RA 的发生,孕激素可能抑制 RA 的发生。RA 患者体内的雄激素及其代谢产物水平明显降低。

4. **其他** 如吸烟等。在 RA 的发展过程中,吸烟是一个独立的危险因素,吸烟造成的 RA 危险度的增加可能是由于其抗雌激素效应造成的。

(二)发病机制

RA 发病是多种因素共同作用的结果,感染可能是诱发因素,遗传及免疫反应异常等是易感个体的内在因素。

1. **人类白细胞抗原(HLA)** HLA 基因位于人第 6 号染色体短臂 6p21.31,按 HLA 基因在染色体上的排列分 3 个区,Ⅰ类基因区位于 HLA 基因远离着丝点一端,Ⅱ类基因区位于 HLA 基因近着丝点一端,Ⅲ类基因区位于两者之间。3 个区含数十个基因座,称为 HLA Ⅰ、HAL Ⅱ 和 HLA Ⅲ类基因。HLA-DR、HLA-DP 和 HLA-DQ 属经典Ⅱ类基因,编码产物为双肽链(α、β)分子,某些 HLA Ⅱ类基因可有 2 个或 2 个以上的 β 链功能基因。DR 亚区包括 1 个 DRA 基因和 9 个 DRB 基因,DRB1、DRB3、DRB4 和 DRB5 为功能基因(基因数量存在个体差异)。现已证明 HLA-DRB1 的多个亚型(血清分型上多为 DR4、DR1)与类风湿关节炎有关,70%~90% 的类风湿关节炎患者为 DR4 和(或)DR1 阳性,而在正常人 DR4 或 DR1 的阳性率仅为 15%~25%。

当抗原进入人体后被巨噬细胞或巨噬细胞样细胞所吞噬,经消化、浓缩后与其细胞膜的 HLA Ⅱ类抗原分子结合,再与 T 细胞受体(TCR)结合形成 HLA-抗原-TCR 三分子复合物。该复合物使 T 辅助淋巴细胞活化,分泌细胞因子等多种介质,后者使 B 细胞激活,分泌大量免疫球蛋白,其中类风湿因子可形成免疫复合物,经补体激活后可以诱发炎症。

2. **T 细胞的免疫反应** RA 患者关节滑膜内有大量炎细胞浸润,其中 20%~50% 为 T 细胞,CD4$^+$细胞占大多数,而 CD8$^+$T 细胞相对较少。对 T 细胞亚型的分析发现,滑膜内 T 细胞多有记忆 T 细胞的表型,即 CD4$^+$、CD45$^+$、CD29$^+$、CD44$^+$和 CD11a/CD18$^+$。这些结果提示,滑膜内的 T 细胞大多曾受抗原驱动,处于激活前状态。携带 T 细胞受体的 CD4$^+$T 细胞可能是 RA 的主要驱动细胞,T 细胞受体与 HLA-DR4/DR1 递呈的抗原结合形成复合物,激活 T 细胞,引起对自身抗原的免疫反应,引起滑膜的炎性病变。

3. **滑膜细胞的免疫反应** 正常关节的滑膜为 1~2 层细胞厚度,RA 时由于滑膜细胞大量增

笔记

生,细胞体积增大,滑膜明显增厚。滑膜细胞可分为两大类:类似于巨噬细胞的甲型滑膜细胞和类似于成纤维细胞的乙型滑膜细胞。RA 的突出特点是血管翳的骨侵蚀,甲型滑膜细胞可刺激产生血管新生因子,早期 RA 患者关节镜活检的滑膜显示滑膜细胞增殖及小血管新生增加;某些进行性骨侵蚀的 RA 患者,滑膜活检显示高度滑膜细胞增殖。

4. 自身抗体　无论甲型滑膜细胞或巨噬细胞产生的 IL-6,或 T 细胞产生的 IL-2 皆可刺激 B 细胞产生自身抗体,其中类风湿因子(rheumatoid factor,RF)是最常见的一种,RF 可在 RA 患者出现临床症状之前出现。RF 包括 IgM、IgG、IgA 和 IgE 四型,RA 的一个重要特征是 IgM 和 IgA 型 RF 同时升高,RF 尤其 IgG 型可形成免疫复合物,引起关节局部或其他部位病损。

【临床表现】

约80%的患者发病年龄在30～45岁,以青壮年为多,男女之比为1:2～1:4。初发时起病缓慢,患者先有几周到几个月的疲倦乏力、低热、全身不适、体重下降等前驱症状,以后逐渐出现典型的关节症状。少数患者较急剧起病,在数天内出现多个关节症状。

1. 关节表现

(1)晨僵:患者清晨醒后关节部位出现发僵和紧绷感(至少1小时),95%以上的 RA 患者出现此种症状。晨僵持续时间和关节炎症的程度成正比,它常被作为观察本病活动程度的指标之一。其他病因的关节炎也可出现晨僵,但不如本病明显。

(2)疼痛和触痛:关节疼痛往往是最早的关节症状,最常出现的部位为双手近端指间关节、掌指关节、腕关节,多呈对称性、持续性,RA 的关节疼痛和触痛程度因人而异。

(3)肿胀:关节腔内积液、滑膜增生或关节周围软组织炎症可引起关节肿胀,在炎症早期以滑膜关节周围组织的水肿及炎细胞渗出为主,病程较长者可因滑膜慢性炎症后的肥厚而引起关节肿胀。

(4)关节畸形:多见于较晚期患者。因滑膜炎症破坏了软骨和软骨下的骨结构,造成关节纤维性或骨性强直,关节周围的肌肉韧带受损可引起关节半脱位或脱位,导致关节畸形,关节周围肌肉的萎缩、痉挛可加重畸形。

(5)关节功能障碍:关节肿痛和结构破坏都能引起关节的活动障碍。

2. 关节外表现

(1)类风湿结节:一般为直径数毫米至数厘米的硬性结节,无压痛,多呈对称性分布。多伴发活动性关节炎及其他关节外病变,提示疾病的活动性。

(2)类风湿血管炎:是重症 RA 的表现之一,查体可见指甲下或指端出现血管炎,少数引起局部组织的缺血性坏死。在眼睛可造成巩膜炎,严重者因巩膜软化而影响视力。

(3)其他:约30%的患者出现肺间质病变,临床常无症状,有时仅有肺功能和肺 X 线片的异常;类风湿结节也可在肺内表现为单个或多个结节;约10%的患者可出现胸膜炎或胸腔积液;心血管系统以出现心包炎最多见,约30%有不同程度的瓣膜受累;长期的类风湿关节炎可并发肾淀粉样变。

3. 实验室检查　可出现轻至中度贫血,血小板计数偏高,血沉加快,C 反应蛋白水平升高,这些常与疾病的活动性相平行;70%的患者 IgM 型 RF 阳性反应,一般认为效价为1:64或更高时有一定的诊断意义;25%的患者血清抗核抗体阳性;60%～73%的患者抗角蛋白抗体(AKA)阳性;HLA-DR4 对 RA 的诊断和预后判断均有意义。

关节 X 线检查手指及腕关节可见到关节周围软组织的肿胀阴影,关节端的骨质疏松(Ⅰ期),关节间隙因软骨的破坏而变得狭窄(Ⅱ期),关节面出现虫蚀样破坏性改变(Ⅲ期),晚期则出现关节半脱位和关节破坏后的纤维性和骨性强直(Ⅳ期)。

【治疗原则】

RA 的病因不明,至今尚无根治方案以及预防措施。RA 滑膜炎在最初2年内进展最为迅速,50%的关节破坏在此时出现,应早期积极治疗,以控制病情的发展。治疗目的主要是:①控制关节

笔记

及其他组织炎症,缓解症状;②保持关节功能和防止畸形;③修复受损关节以减轻疼痛和恢复功能。

治疗原则应包括:①早期诊断,尽早治疗:早期发现进行性或侵袭性疾病患者,尽早应用二线或慢作用抗风湿药或改善病情药物以控制 RA 病变的进展。2010 年美国风湿病联盟(ACR)和欧洲抗风湿联盟(EULAR)共同推出新版指南,RA 的分类标准评分表见表 20-1。②联合用药:几种二线抗风湿药的联合应用可通过抑制 RA 的炎症或炎症损伤的不同环节发挥治疗作用。联合用药可减少单独用药的剂量,减少不良反应的发生。③功能锻炼:除急性期、发热以及内脏受累的患者需卧床休息和关节制动外,只要患者可以耐受,应及早有规律地做主动或被动的关节锻炼,以免过久的卧床导致关节失用,甚至关节强直。

表 20-1　类风湿关节炎的分类标准评分表

RA 的诊断标准	分值
A. 累及关节	
1 个大关节	0
2～10 个大关节	1
1～3 个小关节(无论是否累及大关节)	2
4～10 个小关节(无论是否累及大关节)	3
>10 个关节(至少 1 个小关节)	5
B. 血清学(分类至少需要下列 1 项测试结果)	
类风湿因子(RF)和抗瓜氨酸化蛋白抗体(ACPA)检测阴性	0
RF 和 ACPA 低度阳性(正常高限的 3 倍以下)	2
两项检测均为高度阳性,为 3 分	3
C. 急性时相反应蛋白(分类至少需要下列 1 项测试结果)	
C 反应蛋白(CRP)和红细胞沉降率(ESR)均正常	0
CRP 或 ESR 异常	1
D. 症状持续时间	
<6 周	0
≥6 周	1

注:目标人群:患者①至少有 1 个关节有明确的临床滑膜炎(肿胀);②滑膜炎不能用其他疾病来解释。以分值为基础进行运算,将 A～D 分类下的得分分值相加,如果总分≥6,可确诊患者为 RA

【药物治疗】

(一)治疗药物分类

根据药物作用机制,WHO 将抗类风湿关节炎的药物分为:

1. 改善症状抗风湿药(symptom modifying anti-rheumatic drugs,SM-ARDs)　包括非甾体抗炎药(nonsteroidal antiinflammatory drugs,NSAIDs)、糖皮质激素(glucocorticoid)、慢作用抗风湿药(slow-acting anti-rheumatic drugs,SAARDs),亦称为疾病改善抗风湿药(disease modifying anti-rheumatic drugs,DMARDs)。如抗疟药、金制剂、青霉胺、抗代谢药、免疫调节剂等。

(1)非甾体抗炎药(NSAIDs):又称一线抗风湿药,是类风湿关节炎治疗中最常用的药物。作用机制是抑制环氧酶(COX),导致前列腺素(PGs)合成减少,使炎症减轻,达到消炎止痛的目的。特点是起效快,可缓解关节疼痛及晨僵等症状,但不能控制病情进展。现已发现 COX 有 2 种亚型,即 COX-1 和 COX-2。COX-1 为结构酶,其产物 PGs 主要参与调节机体的生理功能,如调节外周血管张力、维持肾血流量、保护胃黏膜及调节血小板聚集等。COX-2 是诱导酶,存在于

笔记

白细胞中,能合成 PGs 导致炎症和疼痛,宜选用副作用小的选择性 COX-2 抑制剂。但近年发现选择性 COX-2 抑制剂(罗非昔布等)有心血管系统的不良反应,值得注意。

(2)慢作用抗风湿药(SAARDs):起效时间长于非甾体抗炎药。作用机制较为复杂,如甲氨蝶呤抑制细胞内的二氢叶酸还原酶,使嘌呤合成受阻,作用于定向干细胞 S 期,抑制细胞分化、增殖;来氟米特抑制合成嘧啶的二氢乳清酸脱氢酶和酪氨酸激酶的活性,使活化淋巴细胞的生长受抑;青霉胺(penicillamine)巯基可破坏血浆中的巨球蛋白,使类风湿因子滴度下降,抑制淋巴细胞转化,使抗体生成减少,稳定溶酶体酶,抑制单胺氧化酶;柳氮磺吡啶(sulfasalazine)可抑制前列腺素合成,抑制脂氧合酶产物的形成,抑制白细胞的功能;环孢素能抑制辅助性 T 淋巴细胞产生 IL-2 等。它们通过影响 RA 的不同病理过程,有控制病情进展的可能性。常用于治疗 RA 的慢作用抗风湿药物及其作用机制见表 20-2。

表 20-2　常用于治疗 RA 的慢作用抗风湿药物

药名	作用机制	用法	主要不良反应
青霉胺 (penicillamine)	破坏血浆中的巨球蛋白,降低 RF 滴度,抑制淋巴细胞转化,稳定溶酶体酶	从小剂量 125mg 开始,每日 1 次,每 2～4 周后加倍,至 0.75～1g/d,每日 3 次	蛋白尿、胃肠道反应、骨髓抑制、皮疹、口腔异味、肝肾损害等
柳氮磺吡啶 (sulfasalazine,SSZ)	抑制 PG 合成、脂氧合酶产物的形成及白细胞的功能	从 0.5～0.75g/d 开始,递增至 2～3g/d 维持,6 个月无效则停药	恶心、呕吐、白细胞减少、皮疹等,对磺胺过敏者禁用
环磷酰胺 (cyclophosphamide,CTX)	其活性产物与细胞成分的功能基因发生烷化作用,影响 DNA 的结构和功能	静脉冲击疗法:0.5～1.0g/m², 每月 1 次;或静脉注射 200mg,每 2 天 1 次。口服用法:100mg,每天 1 次	不良反应较多,包括骨髓抑制、白细胞及血小板下降、肝脏毒性等
甲氨蝶呤 (methotrexate,MTX)	可引起细胞内叶酸缺乏,抑制细胞增生和复制,抑制白细胞的趋化作用	7.5～15mg/w,口服,1～3 个月起效,宜连续用 1～2 年	恶心、呕吐、口腔溃疡、腹泻、肝损害、骨髓抑制等
环孢素 (cyclosporin,CsA)	可抑制诱导期的细胞和体液免疫,并可降低血沉、C 反应蛋白及血清 RF 滴度	3～5mg/(kg·d),分 2 次口服,缓慢减至 2～3mg/(kg·d),疗程为 3～6 个月以上	肾毒性,尽量避免与 NSAIDs 合用
金制剂 (gold compounds)	抑制淋巴细胞的 DNA 合成及单核和中性粒细胞的趋化反应,降低免疫球蛋白的产生及抑制溶酶体酶释放	口服 3mg/d,2 周后增至 6mg/d,每天 1 次,维持治疗直到病情控制	皮疹和腹泻、口腔溃疡、白细胞及血小板减少、蛋白尿
抗疟药: 氯喹(chloroquine) 羟氯喹 (hydroxychloroquine)	抑制巨噬细胞释放氧离子和 APC 的递呈功能,减少炎症渗出,减轻关节症状,防止关节挛缩	氯喹 0.25～0.5g/d,每日 2 次;羟氯喹 0.15～0.2g/d,每日 3 次,6 个月无效停药	恶心、呕吐和食欲减退、视网膜的退行性变和视神经萎缩等

续表

药名	作用机制	用法	主要不良反应
硫唑嘌呤 （azathioprine，AZA）	抑制腺嘌呤和鸟嘌呤的合成，最终影响 DNA 的合成	口服 100mg/d，病情稳定后可改为 50mg 维持	需监测血象及肝、肾功能
来氟米特 （leflunomide）	抑制免疫功能，减轻 RA 的症状和病情	20～50mg/d，连用 3 天，维持量为 10～20mg/d	胃肠道反应、皮疹及白细胞减低

DMARDs 还包括起效迅速的生物制剂。生物 DMARDs 是指由原核或真核细胞表达产生，通常靶向作用于和 RA 发病有关的某种特异性细胞因子或细胞表面分子。如 TNF-α 抑制剂、IL-1 受体拮抗剂，两者具有抗炎和缓解 RA 病情的作用。植物药如白芍总苷、雷公藤等对缓解关节肿痛、晨僵均有较好的作用。临床诊断明确的 RA 应尽早采用这类药物与非甾体抗炎药联合应用。常用于治疗 RA 的生物制剂及其作用机制见表 20-3。

表 20-3　常用于治疗 RA 的生物制剂

药名	作用机制	用法	常见不良反应
阿达木单抗 （adalimumab）	全人抗 TNF-α 单克隆抗体	每次 40mg，每 2 周 1 次，皮下注射	感染和局部皮疹最常见，诱发充血性心力衰竭、狼疮样综合征等
英夫利昔单抗 （infliximab）	人鼠嵌合型抗 TNF-α 单克隆抗体	首次 3mg/kg，第 2 周、6 周及以后每隔 8 周各给予 1 次相同剂量	输液反应，增加感染的风险，并可促使潜伏性结核复发或播散等
依那西普 （etanercept）	人源化的重组可溶性人 II 型 TNF 受体-抗体 Fc 片段融合蛋白	每次 25mg，每周 2 次。儿童推荐剂量：每周 400μg/kg，最大剂量为 50mg，分次皮下注射	皮疹、盘状狼疮、皮肤血管炎、结节性红斑等，以及条件致病性感染，肉芽肿等
阿巴西普 （abatacept）	聚乙二醇人源化重组 CTLA4-Ig 分子二聚体，T 细胞共刺激阻断药	静脉滴注，10mg/（kg·次）（＜60kg 者 500mg，60～100kg 者 750mg，＞100kg 者 1000mg），开始 0、2 和 4 周各 1 次，之后每月 1 次	超敏反应、感染、头痛、头晕、鼻咽炎、咳嗽、背痛、高血压、消化不良、尿路感染等
阿那白滞素 （anakinra）	重组 IL-1 受体拮抗剂	100mg，每天 1 次，可单用或与除 TNF 阻断药外的 DMARD 合用	头痛、恶心、腹泻、鼻窦炎、流感样症状和腹痛等
妥西珠单抗 （tocilizumab）	人源 IL-6 受体拮抗剂	起始量 4mg/kg，基于临床反应增至 8mg/kg，在 1 小时期间单次静脉滴注	严重感染、活动性感染、胃肠道（GI）穿孔、血象异常等
利妥昔单抗 （rituximab）	人鼠嵌合型抗单克隆抗体，B 细胞清除剂	推荐剂量为 375mg/m²，每周 1 次，共 4 次。首次静脉滴入速度为 50mg/h，随后可每 30 分钟增加 50mg/h	输液相关不良反应，腹泻，消化不良，心脏、神经系统不良反应等

（3）糖皮质激素（glucocorticoid）：控制炎症,消炎止痛作用迅速,其主要机制是与靶细胞胞质内的受体结合,抑制一些与慢性炎症有关的细胞因子如 IL-1、IL-3、IL-4、肿瘤坏死因子（TNF）等介导的炎症。此外,还通过抑制磷脂酶和花生四烯酸释放来阻止白三烯、前列腺素及血小板活化因子等的生成。一般认为糖皮质激素具有免疫抑制作用,但效果不持久,停药短期内易复发,长期应用可导致严重的副作用。但近年来对小剂量糖皮质激素治疗 RA 有新的认识,认为能减慢关节破坏的进程,具有改善病情的作用。

2. 控制疾病的抗风湿治疗药（disease controlling anti-rheumatic therapy，DC-ART） 这类药物能改变 RA 的病程,其作用为：①改善并维持关节功能,减轻滑膜炎症；②防止或明显降低关节损伤的进展,且至少维持 1 年。迄今尚无有效的 DC-ART 药物。

习惯上把治疗 RA 的药物分为一线、二线、三线药物及生物制剂。一线药物主要是指非甾体抗炎药（NSAIDs）；二线药物是指缓解病情抗风湿药（DMARDs）；三线药物是指糖皮质激素类药物；第四类为生物制剂,主要是指抗淋巴细胞球蛋白、细胞因子、单克隆抗体等药物,生物制剂具有药理作用选择性高、毒副作用小的优点,可以改变 RA 病情的进展,预期临床应用前景广泛。

（二）治疗药物选用

1. NSAIDs 药物的选用 NSAIDs 药物是治疗类风湿关节炎最常用的药物,虽然它们的副作用发生率不同,但功效无太大差异。一般从小剂量开始,观察患者的反应,只有在一种 NSAIDs 足量使用 1~2 周无效后才更改为另一种,避免同时服用两种或两种以上的 NSAIDs,以免增加不良反应。老年人宜选用半衰期短的 NSAIDs 药物,对有溃疡病史的老年人宜服用选择性 COX-2 抑制剂以减少胃肠道不良反应。常用 NSAIDs 的用法及不良反应见表 20-4。

表 20-4　常用非甾体抗炎药的用法和不良反应

药名	用法用量	常见不良反应
布洛芬（ibuprofen）	1.2~2.4g/d,每日 3~4 次	胃肠不良反应占 20%~30%,严重者有上消化道出血
吲哚美辛（indomethacin）	每次 25~50mg,每日 3 次	胃肠道反应以及头痛、眩晕、精神抑郁等
萘普生（naproxen）	0.5~1.0g/d,每日 2 次	胃肠道不良反应与布洛芬相似
双氯芬酸（diclofenac）	75~150mg/d,每日 3 次	胃肠道反应较少
美洛昔康（meloxicam）	7.5mg/d,每日 1 次	胃肠道反应更少

2. 慢作用抗风湿类（SAARDs）药物的选用 常用的有金制剂、青霉胺、抗疟药、柳氮磺吡啶、部分免疫抑制药及细胞毒性药物。常首选甲氨蝶呤用于早期 RA 的治疗,不少患者使用该类药物后临床症状可获改善,关节结构破坏得到阻止,RF、血沉（ESR）、C 反应蛋白等均有明显好转,有些病例甚至提示能阻止骨侵蚀性破坏的发展或促进骨质恢复,因而不少学者建议在 RA 发病过程中尽早使用这类药物。多数患者至少需要联合应用两种药物才能达到防止关节破坏的目的,但其不良反应较多,在应用时需谨慎监测。

一般对单用一种 SAARDs 疗效不好或进展性、难治性类风湿关节炎患者可采用机制不同的SAARDs 联合治疗,甲氨蝶呤（MTX）常作为联合治疗的基本药物。目前常用的联合方案有：①MTX + SSZ；②MTX + HCQ（或氯喹）；③MTX + 青霉胺；④MTX + 金诺芬；⑤MTX + 硫唑嘌呤；⑥SSZ + 羟氯喹。还可采用 MTX 和植物药（雷公藤多苷或白芍总苷等）联合治疗。如患者对MTX 不能耐受,可改用来氟米特或其他 SAARDs。常用药物使用参见表 20-2。

3. 糖皮质激素的使用 下列 3 种情况可选用激素：①类风湿性血管炎：如 Felty 综合征等；②其他药物（如改变病情药物）尚未起效前的重症类风湿关节炎患者：可用小剂量激素缓解病情,如泼尼松 30~40mg/d,症状缓解后,逐渐减量,以 10mg/d 或更低的剂量维持,每日服用比隔

笔记

日服用疗效好;③局部应用:关节内注射可有效缓解关节的炎症,但 1 年内不宜超过 3 次。长期使用糖皮质激素造成的依赖性可致停药困难并可出现许多不良反应。

4. 生物制剂的使用　由于生物 DMARD 的临床应用已大大改善了 RA 的疗效,因此近年来,RA 的治疗目标已逐步调整为"预防和控制关节破坏,使患者达到临床缓解或低疾病活动"。常用药物的特点参见表 20-3。

（三）常用的药物治疗方案

1. 金字塔方案（therapeutic pyramid）　对 RA 初发患者首先使用阿司匹林或其他 NSAIDs,如不奏效,再加用慢作用抗风湿药,以控制病情进展。但近年来认为,类风湿滑膜炎及关节损害主要集中在疾病的最初 2 年内发生,故认为"金字塔"式的治疗方法不仅不能治愈疾病,反而延误了患者的治疗时机。

2. 下台阶方案（step-down bridge model）　对病情较重的 RA 患者,一开始就使用小剂量泼尼松（prednisone）,同时联合应用 NSAIDs 及一种以上的慢作用抗风湿药,以最大限度地发挥各种药物的不同治疗作用,尽早控制关节炎症状,防止骨关节破坏。一旦炎症得到控制,即逐渐停用糖皮质激素或 NSAIDs,继续使用 SAARDs。下台阶模式的目的是为了在关节出现损害之前控制病情,并缩短慢作用抗风湿药的使用时间,减轻其毒副作用。

3. 锯齿模式（sawtooth model）　RA 一旦确诊,早期使用 SAARDs 如病情加重或复发,立即更换另一种 SAARDs,重新控制病情,使 RA 的病情呈锯齿形。

联合治疗中应合理选用机制不同的药物,并尽量避免合用有相同副作用的药物。

（四）治疗药物的相互作用

1. 糖皮质激素与甲氨蝶呤合用可加重后者的毒性作用,两者联用应减少甲氨蝶呤的用量。两药长期联用有可能引起膀胱移行细胞癌,应定期进行尿液检查。糖皮质激素与环磷酰胺联用可提高免疫抑制作用,并可减少用量。

2. 几乎所有的 NSAIDs 都可抑制甲氨蝶呤的肾排泄,增加甲氨蝶呤的毒性;老人、肾衰竭者及叶酸耗竭者易受影响,老人和肾功能不全者慎用高剂量的甲氨蝶呤并注意检查血细胞计数。

【病例分析】

病情介绍　患者,男,66 岁。因"多关节肿痛 7 个月,加重伴足背部肿胀 1 个月"入院。患者 7 个月前外伤后出现左膝关节肿痛,未予重视,后逐渐出现右膝关节、双腕、双踝、双肩关节晨僵、肿痛,就诊于当地医院,查类风湿因子（RF）明显增高;膝关节彩超示左膝关节滑膜毛糙伴关节腔积液。诊断为"类风湿关节炎",给予醋酸泼尼松、非甾体类消炎药治疗（具体不详）,关节肿痛未得到明显缓解。1 个月前患者上述症状加重,并出现足背肿胀。体检:神清,慢性病容,体温 36.5℃,心率 80 次/分,呼吸 21 次/分,血压 130/80mmHg,全身皮肤黏膜无黄染和出血点,浅表淋巴结未及肿大;双手近端指间关节梭形肿胀,远端指间关节肿胀变形;左膝关节肿胀,压痛（+）,浮髌试验（+）,被动活动有骨擦感;双踝关节肿胀,压痛（-）;双下肢皮肤粗糙,足背部水肿。检查:(超敏)C 反应蛋白、RF、抗环瓜氨酸肽抗体均明显增高,血沉（ESR）明显增快。双手摄片:双手近端、远端关节间隙明显变窄,骨质密度减低,符合类风湿关节炎改变。诊断:类风湿关节炎（活动期）。

治疗方案及效果　予以塞来昔布 0.4g/d,分 2 次口服,联合甲氨蝶呤 10mg,每周 1 次,控制原发病,患者症状明显改善,10 余天后复查 ESR 恢复正常,好转后出院。

合理用药分析　患者在单纯口服非甾体消炎药和糖皮质激素的基础上症状加重,根据患者的症状、体征及辅助检查等,考虑为类风湿关节炎（活动期）,在给予非甾体消炎药抗炎、止痛的同时,需要联合以甲氨蝶呤为基础的改善病情抗风湿药控制病情。

【思考题】

1. 简述 RA 常用的药物治疗方案。

笔记

2. 查阅相关文献,试述生物技术药物在 RA 治疗中的地位和作用。

第二节 系统性红斑狼疮

系统性红斑狼疮(systemic lupus erythematosus,SLE)是以免疫性炎症为突出表现的弥漫性结缔组织病。患者血清内的大量自身抗体(如抗核抗体、抗双链 DNA 抗体)通过免疫复合物在组织中的沉积,造成全身几乎各个系统和脏器的损害。本病女性约占90%,常为育龄妇女。

【病因和发病机制】

(一)病因

1. 遗传因素 SLE 有遗传倾向性及家族发病聚集性,同卵孪生者共患 SLE 的频率占25%~70%,而异卵孪生者仅占1%~3%;SLE 患者近亲中本病的发生率高于一般人群。

2. 环境因素

(1)日光:表现为光照部位出现红斑、皮疹加重或全身情况恶化等。波长为290~320nm 的紫外线能使上皮细胞中无抗原性的 DNA 转化为胸腺嘧啶二聚体,增加抗原性,刺激免疫系统,产生全身性免疫反应而诱发本病。

(2)感染:SLE 的发病可能与某些病毒感染有关。患者血清中病毒的抗体滴度增加,肾小球内皮细胞包质、血管损伤内皮细胞中可发现类似于包涵体的物质。

(3)药物:药物可诱发 SLE 症状,如青霉胺、磺胺类、保泰松、金制剂等;亦可引起狼疮样综合征,如肼屈嗪、普鲁卡因胺、苯妥英钠等。

3. 性激素 SLE 女性多发、育龄妇女多发,妊娠期可诱发本病或使病情活动,提示雌激素对 SLE 的发病及加重有促进作用。雌激素-雄激素平衡失调可能与发病有关。

(二)发病机制

一般认为 SLE 是在遗传因素、环境因素和性激素等多种因素作用下,引起机体免疫调节功能紊乱,出现免疫细胞功能异常,不能正确识别自身组织,引起自身免疫反应的发生和持续。

1. B 淋巴细胞 SLE 的一个特点是95%以上的患者抗核抗体(antinuclear antibodies)呈阳性。可能是环境因素引起 B 细胞丧失自身耐受,或 T 辅助淋巴细胞功能亢进,促使 B 细胞保持持续的高活跃状态而产生多种自身抗体。如 DNA 抗体可与肾组织直接结合引起损伤;抗血小板抗体和抗红细胞抗体导致血小板和红细胞破坏,引起血小板减少和溶血性贫血;抗 SSA 抗体可引起新生儿心脏传导阻滞等。

2. T 淋巴细胞 T 细胞是产生和保证自身免疫耐受的主要原因,SLE 存在 T 细胞的多种异常,表现为 T 抑制细胞减少、T 辅助细胞功能过强及"双阴性"($CD4^-CD8^-$)T 细胞增加。这种双阴性 T 细胞可刺激产生特异性致病性自身抗体,如抗双链 DNA 抗体,自身抗体和相应的自身抗原结合形成免疫复合物,免疫复合物在组织中的沉积构成组织损伤。

3. 细胞因子异常 狼疮中单核细胞自发产生 IL-1 和 IL-6 增加,在活动期更明显,这些细胞因子可活化 B 细胞产生自身抗体。IL-1 可诱导 IL-8、IL-6 等炎症因子产生,与狼疮肾炎有关。IL-1 活性与光过敏亦有关。几乎所有 SLE 患者血清中的 IL-2 均升高,且活动期比缓解期高。IL-2 为 T 细胞的生长因子,由 $CD4^+$ T 细胞产生。

【临床表现】

(一)症状和体征

SLE 的临床表现呈多样性,早期症状不多且不典型,易误诊。后期可侵犯多个器官,使临床表现复杂化。

1. 全身症状 约90%的患者出现发热,为本病的首发症状。疲乏是常见但容易被忽视的症状。

2. **皮肤与黏膜病变**　80%～85%的患者有皮疹,典型的是蝶形红斑,局限于双面颊部和鼻梁部位,损害呈多形性,以水肿性红斑最常见;另一典型的是盘状红斑,常呈不规则圆形,以面部、颌部和臂部多见;有的患者可出现斑丘疹、甲周红斑、手掌网状青斑等表现。SLE常见口腔溃疡或黏膜糜烂。

3. **关节和肌肉病变**　90%以上的SLE患者主诉有关节痛,常为多发性、对称性,但有明显的关节炎者仅占10%,表现为关节肿胀、压痛及活动受限,有时有关节积液,最常受累的关节是膝关节。SLE可出现肌痛和肌无力。

4. **肾脏病变**　50%～70%的病例肾脏受累,以肾炎为初发者占5%～25%,表现为肾炎或肾病综合征。WHO于1982年将狼疮性肾小球肾炎分为6型:Ⅰ型:正常肾组织;Ⅱ型:系膜增生性肾小球肾炎;Ⅲ型:局灶节段性肾小球肾炎;Ⅳ型:弥漫增殖性肾小球肾炎;Ⅴ型:膜性病变型肾小球肾炎;Ⅵ型:进展硬化性肾小球肾炎。肾病综合征的病理变化为系膜肾小球肾炎或弥漫增殖性肾小球肾炎。

5. **心血管病变**　50%以上的患者有心血管表现,其中以心包炎最常见,可为纤维素性心包炎或为心包积液。10%的患者有心肌炎,可有心前区不适、心律失常,严重者可因心力衰竭而死亡。约10%的患者可有动脉炎和静脉炎。

6. **血液系统病变**　发病率为50%以上,常为SLE的首发症状。活动性SLE约60%有慢性贫血,40%白细胞减少,20%有血小板减少,可发生各系统出血,如鼻出血、牙龈出血、血尿、便血、颅内出血等。约20%有无痛性轻、中度淋巴结肿大,以颈部和腋下为多见,常为淋巴组织反应性增生所致。约15%有脾大。

7. **神经系统病变**　分为神经性和精神性两种症状。神经症状以癫痫最常见,其次有脑血管病、周围神经病;精神症状表现为不同程度的思维障碍即精神病样反应及意识、情感、行为、定向力和计算力障碍。

8. **其他**　35%的患者有胸膜炎。1%～4%的患者可发生急性狼疮性肺炎,表现为发热、干咳、呼吸困难,重者可发生急性呼吸窘迫综合征(ARDS),死亡率高。慢性狼疮性肺炎即慢性肺间质浸润性病变,以劳累后呼吸困难为特征。约30%的患者有食欲缺乏、呕吐、腹泻和腹水等。少数可发生急腹症,原因为胃肠穿孔、急性胰腺炎、肠梗阻及肠系膜血管炎等。年轻女性SLE患者容易发生流产、早产、死胎和胎儿宫内发育迟缓。SLE患者妊娠期和产后易使病情复发或加重,尤应注意肾病和子痫的发生。

(二) 实验室检查

活动期血沉增快,IgG、IgA和IgM均增高,75%～90%的患者血补体C3、C4减低,50%～60%的患者抗心磷脂抗体IgG型或IgM型阳性,80%～95%的患者抗核抗体(ANA)阳性,血清ANA效价≥1:80,对结缔组织病有诊断意义。免疫荧光法检测皮肤的真皮和表皮交界处有否Ig沉积带,SLE阳性率为70%,IgG沉着的诊断意义更大。尿蛋白、红细胞、白细胞、管型尿等为临床提示肾损害的指标。

(三) SLE的分型

1. **轻型SLE**　约占25%。实验室检查符合狼疮表现,症状较轻,仅有皮疹,或虽有轻度活动性,但症状轻微,如疲倦、关节痛、肌肉痛、皮疹等,而无重要脏器损伤者。

2. **重型SLE**　SLE活动程度较高,病情较严重,患者常有发热、乏力等全身症状,实验室检查有明显异常。

3. **急性暴发性危重SLE**　指SLE患者病情突然恶化,狼疮高热持久不退,可有急性肾衰竭、狼疮脑病癫痫发作、狼疮心肌损害、狼疮血液危象等表现。

【治疗原则】

目前虽不能根治SLE,但合理治疗可以使其缓解,尤其是早期患者,故宜早诊断、早治疗。治

笔记

疗目的是维持重要脏器功能,防止重要器官的损伤。在疾病的活动期应积极控制病情,使其逐步稳定,达到缓解或长期平稳。治疗既要考虑个体化用药,又要权衡风险/效益比。

【药物治疗】

（一）治疗药物分类

根据 SLE 的病因和发病机制,SLE 的治疗目标是控制炎症反应,有免疫抑制、免疫调节和对症治疗。抗炎药物有非甾体抗炎药(NSAIDs)、抗疟药和糖皮质激素;免疫抑制剂有环磷酰胺、甲氨蝶呤和环孢素。抗疟药包括氯喹(chloroquine)和羟氯喹(hydroxychloroquine),具有抗炎、免疫抑制、抗光过敏和稳定核蛋白的作用。环磷酰胺可提高糖皮质激素的免疫抑制作用,联用可减少两药的用量;环磷酰胺与硫唑嘌呤联用可提高治疗 SLE 的疗效。氯喹能干扰环磷酰胺代谢,影响其疗效和毒性。

（二）治疗药物选用

1. **轻型 SLE**　患者虽有疾病活动,但症状轻微,仅表现为光过敏、皮疹、关节炎或轻度的浆膜炎,而无明显的内脏损害。平时要避免日光刺激,穿保护性衣服,外出时用光防护系数(SPF)在 15 以上的遮光剂,避免日光浴。如只有皮疹者,可用泼尼松软膏外涂,一般用 2 周,可停药一段时间后再用。皮疹多、外用无效者可用抗疟药氯喹 250mg,每日 1 次;或羟氯喹 200mg,每日 1~2 次,治疗 2~3 周,可望改善皮疹。氯喹有抗光敏和稳定溶酶体膜的作用,对光过敏和关节症状也有一定疗效。这类药物的主要副作用是引起视网膜退行性病变,服药期间应定期检查眼底,一般在开始用药的 6 个月后检查 1 次,以后每隔 3 个月复查。心脏病患者特别是心动过缓或传导阻滞者禁用。也可用非甾体抗炎药如双氯芬酸(diclofenac)25mg,每日 3 次。如上述治疗无效,应及早服用小剂量糖皮质激素治疗(每日服泼尼松≤0.5mg/kg)。可用吗替麦考酚酯(mycophenolate mofetil,MMF)0.75~1.0g,每日 2 次口服,可与激素或其他免疫抑制剂(如硫唑嘌呤、甲氨蝶呤、环磷酰胺等)同时应用,对白细胞计数和肝、肾功能影响较小。

2. **重型 SLE**　治疗包括诱导缓解和巩固治疗两个阶段。诱导缓解的目的在于迅速控制病情,阻止或逆转内脏损害,力求疾病完全缓解,但应注意过分免疫抑制所诱发的并发症,尤其是感染、性腺抑制等。多数患者的诱导缓解期需要半年至 1 年的时间,不可急于求成。

糖皮质激素具有强大的抗炎作用和免疫抑制作用,是治疗 SLE 的基础药。重型 SLE 的激素标准剂量是泼尼松 1mg/kg,通常晨起 1 次服用(高热者可分 2~3 次服用),病情稳定后 2 周或疗程 8 周内开始以每 1~2 周减 10% 的速度缓慢减量,减至泼尼松 0.5mg/(kg·d)后,减药速度按病情适当调慢;如果病情允许,维持治疗的激素剂量尽量小于泼尼松 10mg/d。在减药过程中,如果病情不稳定,可暂时维持原剂量不变或酌情增加剂量或加用免疫抑制剂联合治疗。对有重要脏器受累,乃至出现狼疮危象的患者,可以使用较大剂量[泼尼松≥2mg/(kg·d)]甚至甲泼尼龙(MP)冲击治疗,MP 可用至 500~1000mg,每日 1 次,加入 5% 葡萄糖溶液 250ml 中缓慢静脉滴注 1~2 小时,连续 3 天为 1 个疗程,疗程间隔期为 5~30 天;间隔期和冲击后需口服泼尼松 0.5~1mg/kg,疗程和间隔期长短视具体病情而定。MP 冲击疗法只能解决急性期的症状,疗效不能持久,必须与环磷酰胺冲击疗法配合使用,否则病情容易反复。

器官受累可导致不可逆性损害,应及早使用环磷酰胺(CTX),口服每日 1.0~2.5mg/kg;也可静脉用 CTX 每次 200mg,每周 3 次或每次 400mg,每周 2 次;大剂量静脉冲击疗法即每 3~4 周 CTX 0.5~1.0g/m^2 亦被广泛应用,连续用 3~6 个月后每 3 个月 1 次,共 2 年。CTX 的不良反应较多,主要有胃肠道反应、脱发、肝损害等,尤其是血白细胞减少,应定期进行检查,当血白细胞 <3×10^9/L 时暂停使用。

激素联合使用硫唑嘌呤(AZA)也有疗效,但不及 CTX 好,仅适用于中度病例、脏器功能恶化缓慢者。硫唑嘌呤的不良反应相对较 CTX 少,主要是骨髓抑制、肝损害、胃肠道反应等。剂量为每日口服 2mg/kg。在 SLE 活动已缓解数月后,本药应减量,酌情继续服用一段时间后可停服。

笔记

如大剂量激素联合环磷酰胺或硫唑嘌呤使用 4 ~ 12 周病情仍不改善,应加用环孢素,每日5mg/kg,分 2 次服用,服用 3 个月,以后每月减 1mg/kg,至每日 3mg/kg 维持治疗。其主要不良反应为肾、肝损害,使用期间应予以监测。由于血白细胞减少而暂不能使用 CTX 者,亦可用环孢素暂时替代。

甲氨蝶呤(MTX)的疗效不及环磷酰胺冲击疗法,但长期用药的耐受性较佳。剂量为 10 ~15mg,每周 1 次;或依据病情适当加大剂量。主要用于以关节炎、肌炎、浆膜炎和皮肤损害为主的 SLE。其副作用有胃肠道反应、口腔黏膜糜烂、肝功能损害、骨髓抑制,偶见甲氨蝶呤导致的肺炎和肺纤维化。

吗替麦考酚酯治疗狼疮肾炎有效,能够有效地控制Ⅳ型狼疮肾炎活动。剂量为 10 ~ 30mg/(kg·d),分 2 次口服。

SLE 达到诱导缓解后,应继续巩固治疗。目的在于用最少剂量的药物防止疾病复发,尽可能使患者维持在"无病状态"。每日口服泼尼松 7.5 ~ 20mg 和硫唑嘌呤 50 ~ 100mg 维持,部分患者需终身服用激素治疗。须对患者长期随访。

3. **急性暴发性危重 SLE**　对于急性暴发性危重 SLE,如急性肾衰竭、狼疮脑病癫痫病发作或明显的精神症状、严重的溶血性贫血等,使用激素冲击疗法。即用甲泼尼龙 1000mg 溶于葡萄糖液中缓慢静脉滴注,每天 1 次,连用 3 天,接着使用大剂量泼尼松维持,能较快地控制 SLE 暴发。对活动程度严重的 SLE,加用细胞毒性药物有利于更好地控制 SLE 活动,减少 SLE 暴发,以及减少激素的需用量。环磷酰胺(CTX)冲击疗法的每次剂量为 10 ~ 16mg/kg,加入 0.9% 氯化钠溶液 200ml 内缓慢静脉滴注,时间要超过 1 小时。病情危重除须每 2 周冲击 1 次外,通常每 4 周冲击 1 次,冲击 6 次后,改为每 3 个月冲击 1 次,至活动静止后 1 年停止冲击。冲击疗法比口服疗效好。CTX 的口服剂量为每日 2mg/kg,分 2 次服。狼疮性脑病、肾炎或严重的血小板减少可静脉滴注大剂量丙种球蛋白,本疗法是一种强有力的辅助治疗措施,对危重的难治性 SLE 也颇有效。常用剂量为 200 ~ 400mg/kg 静脉滴注,每日 1 次,连续 3 ~ 5 日,必要时每 3 ~ 4 周重复 1次。对狼疮脑病癫痫发作者、急性肾衰竭者、狼疮心肌损害严重者,除使用甲泼尼龙冲击疗法和CTX 冲击疗法外,还需进行对症治疗。狼疮癫痫发作者,宜地西泮肌内注射或用卡马西平等抗癫痫药;急性肾衰竭者,宜在血液透析或腹膜透析的基础上加强免疫干预治疗;有心力衰竭表现者,可用药减轻心脏前后负荷或适当使用洋地黄制剂。

4. **特殊患者的用药**

(1)SLE 合并妊娠:SLE 患者的生育能力与正常妇女相同,妊娠可诱发 SLE 活动,特别在妊娠和产后 6 周。SLE 患者避孕应忌用含有雌激素的避孕药。在服用少量泼尼松 10mg/d 或在不用激素的情况下,病情稳定达 1 年以上者可以妊娠。有习惯性流产或抗磷脂抗体阳性者,妊娠时应在预防性应用阿司匹林的基础上静脉输注免疫球蛋白(1.0g/kg),可保护胎儿,获得良好预后。母亲服用泼尼松不会对胎儿有害,但地塞米松和倍他米松例外。妊娠时服用氯喹可引起胎儿视网膜和第 8 对脑神经损害,硫唑嘌呤与激素合用有致畸作用,妊娠时应禁用。妊娠时及产后 1 个月内可按病情需要给予激素治疗。产后避免哺乳。

(2)老年 SLE 患者:老年患者如并发有消化道疾病、肾功能不全,慎用 NASIDs,如选用NASIDs 宜选用选择性 COX-2 抑制剂,并定期监测血常规、大便隐血及肾功能。因老年人的胰岛功能减退,用糖皮质激素容易出现继发性糖尿病,应及时检测并加用胰岛素治疗。

【病例分析】

病情介绍　患者,女,18 岁。因"颜面部及双下肢水肿 5 月余,加重 7 天"入院。患者 5 个多月前无明显诱因下出现颜面部水肿,未予重视,后逐渐出现双下肢水肿,伴有面部红斑,就诊于当地医院,查尿微量蛋白增高、白蛋白降低,未予治疗。7 天前上述症状加重,并伴有发热和咳嗽、咳痰。体检:神清,体温 38℃,心率 90 次/分,呼吸 20 次/分,血压 110/70mmHg,全身皮肤黏膜无黄染和出血点，浅表淋巴结未及肿大；颜面部及双侧眼睑水肿、结膜水肿；鼻根部、双颧部可见淡红色充血性红斑；双肺呼吸音清，双下肺呼吸音稍减低，未闻及干湿性啰音；腹平软，肝、脾肋下未及；双下肢轻度凹陷性水肿，NS（－）。检查：ANCA（－）；抗核抗体 ANA（1∶3200）、AHA、ANUA、DSDNA、La/SS-A、La/SS-B、SmD1 和 U1-snRNP 均为（＋）；抗 C1q 抗体、抗双链 DNA 抗体水平均增高；白蛋白明显降低；RF 水平增高；（超敏）C 反应蛋白正常；血沉（ESR）增快；24 小时尿蛋白定量增高；血常规中的白细胞计数增高。诊断：SLE（活动期），狼疮肾炎，低蛋白血症。

治疗方案及效果　静脉滴注甲泼尼龙 80mg/d 控制原发病，低分子量肝素抗凝，口服左氧氟沙星及奥美拉唑；5 天后症状明显改善，将甲泼尼龙减量至 40mg/d，患者体温正常 1 周后，加用环磷酰胺（CTX）0.4g 冲击治疗（每 2 周 1 次），将甲泼尼龙改为口服醋酸泼尼松 50mg/d；针对患者白蛋白减低的情况，给予间断输注白蛋白纠正低蛋白血症。

合理用药分析　根据患者的症状、体征及辅助检查等，诊断为 SLE（活动期）、狼疮肾炎、低蛋白血症，给予静脉用糖皮质激素（甲泼尼龙），口服奥美拉唑预防激素引起的消化道溃疡，患者有发热、外周血白细胞增高，加用左氧氟沙星抗感染治疗。5 天后症状改善，将甲泼尼龙减量。1 周后症状控制，改为口服激素维持治疗，并联合 CTX 控制狼疮肾炎，激素逐渐减量防止症状反跳。治疗过程中间断输注白蛋白以纠正低蛋白血症。

【思考题】

1. 查阅相关文献，试述治疗严重、活动的 SLE 的全身皮质类固醇疗法的常用方案。
2. 对狼疮脑病癫痫发作者、急性肾衰竭者、狼疮心肌损害严重者应如何治疗？

第三节　系统性硬化病

系统性硬化病（systemic sclerosis，SSc）又名系统性硬皮病，是一种原因不明，以小血管功能和结构异常，皮肤、内脏纤维化，免疫系统活化和自身免疫为特征的全身性疾病。临床以皮肤变硬、变厚为特点，血清中可出现多种特异性自身抗体，发病年龄多在 30～50 岁，女性多见，男女比例约为 1∶4。

【病因和发病机制】

（一）病因

1. **遗传因素**　本病有家族性发病的报告，研究发现 HLA Ⅱ 类基因与 SSc 有关，其中 HLA-DR1 与抗着丝点抗体高度相关、HLA-DR5 与抗 Scl-70 抗体相关、DR52 与广泛性皮肤硬化有关、HLA-DQ1 与 SSc 亦有很强的相关性。

2. **环境因素**　煤矿和金矿工人的患病率较高，提示矽尘可能是危险因素。长期接触硅、聚氯乙烯、有机溶剂、环氧树脂、L-色氨酸、博来霉素及氨苯砜等可诱发硬皮与内脏纤维化。

3. **免疫异常**　SSc 患者的血清中发现大量特异性抗体，包括抗 Scl-70 抗体、抗着丝点抗体、抗核仁抗体，抗 PM/SSc 抗体。患者外周血淋巴细胞中的 T 辅助细胞增加，T 抑制细胞减少，B 淋巴细胞增加，体液免疫增强。

4. **其他**　育龄妇女的发病率明显高于男性，提示本病可能与性激素有关。

（二）发病机制

SSc 的发病机制可能与以下几个方面有关：

1. **免疫异常**　在 SSc 患者的血清中发现大量特异性抗体，这些自身抗体其相应的靶抗原都是细胞核代谢过程中的重要成分，而且有些自身抗原和反转录病毒的蛋白有同源性。

SSc 患者体内的 B 细胞数目增多，体液免疫明显增强，血液循环免疫复合物测定阳性率高达 50%；T 淋巴细胞也有异常表现，患者真皮中的淋巴细胞主要为 T 辅助淋巴细胞，刺激后可分泌活化皮肤成纤维细胞的细胞因子。研究认为本病是在一定遗传背景基础上的自身免疫性疾病。

笔记

2. **结缔组织代谢异常** SSc 患者的皮肤和脏器纤维化是由于胶原产生过多,及细胞外基质如葡聚多糖和纤维连接蛋白沉积的结果。患者皮肤中的脯氨酰羟化酶表达增加,使胶原合成增多,尿中羟脯氨酸的含量增多。

3. **血管异常** SSc 最早累及血管系统,90% 以上的患者有雷诺现象,不仅限于肢端,也可发生于内脏血管。血管内皮损伤可致小血管(动脉)挛缩及内膜增生,血管中层萎缩、变薄,血管外膜纤维化。持续性血管内皮损伤可导致血管内淤血、微血管病性溶血及血栓形成,最终引起血管闭塞。

【临床表现】

(一) 症状和体征

本病起病隐匿,初始常有雷诺现象、乏力、双手肿胀、关节炎或关节痛,随着病情缓慢发展,出现典型的皮肤及内脏损害。

1. **雷诺现象(Raynaud phenomenon)** 见于约90%的患者,往往是本病的首发症状,可在其他症状出现之前的数月到数年发生,或与皮肤症状同时发生,主要由于发作性的指端血管痉挛和缺血所致,表现为寒冷或情绪紧张时出现指(趾)末端发作性苍白、青紫和发冷,温暖或去除情绪紧张因素后上述部位逐渐变红、转暖。

2. **皮肤病变** 一般先见于手指及面部,然后向躯干蔓延。分为 3 个时期:水肿期手指呈腊肠样,手背肿胀,有时前臂亦有类似改变。硬化期皮肤表现为厚而硬如同皮革,失去弹性但有光泽,与深部组织粘连不能移动;面部皮肤受损,造成正常面纹消失,使面容刻板,鼻翼软小,嘴唇变薄、内收,口周有皱褶,张口变小,称"面具脸"。萎缩期表现为皮肤萎缩、变薄,不能用手捏起,挛缩部位可出现痛性溃疡。

3. **关节肌肉病变** 70%以上的 SSc 患者出现关节症状,最常见的表现是关节疼痛、积液和晨僵;10%的患者出现对称小关节滑膜炎症状,晚期可表现为肌萎缩和肌无力。

4. **消化系统病变** 约70%的 SSc 患者出现消化道症状或检查有消化道异常,以食管病变最多见,食管蠕动功能障碍可发生在绝大多数患者,表现为吞咽困难,食管 X 线检查表现为食管下段蠕动减弱或完全消失、食管扩张或狭窄。贲门括约肌受损,可引起贲门关闭不全,导致反流性食管炎,出现心前区的灼痛感。

5. **肺病变** 有 68%的 SSc 患者有肺部病变,肺功能检测有弥散功能异常和限制性通气功能障碍。X 线检查可见非特异性对称性的肺间质纤维化,其他改变有胸膜炎、胸腔积液,常有气短、干咳、胸痛和活动后呼吸困难。

6. **心脏病变** 半数以上的患者有心肌损害,表现为胸闷、心悸、心前区痛、心律失常;10% ~ 15%的患者有少许心包积液,可出现心包摩擦音。

7. **肾脏病变** 是 SSc 患者死亡的主要原因,可分为急性和慢性两种。急性常突然起病,呈进行性的肾功能不全及恶性高血压,伴有高肾素血症或(和)微血管病性溶血性贫血,称为系统性硬化症肾危象,预后差;慢性者可逐渐出现轻度的蛋白尿和镜下血尿、高血压和肾功能不全,病程进展缓慢。

(二) 实验室检查

血沉增快,血红蛋白减少,蛋白尿提示肾损害,70%的患者抗核抗体阳性,50% ~ 60%的弥漫型 SSc 患者抗 Scl-70 阳性,约 50%的局限型 SSc 患者抗着丝点抗体(ACA)阳性。

(三) SSc 的分型

SSc 只有内脏病变而无皮肤损害者不到1%,根据皮肤受累情况,可分为:

1. **弥漫型(diffuse scleroderma)** 对称性广泛性皮肤纤维化,除累及肢体远端和近端、面部和颈部外,尚可累及胸部和腹部皮肤。皮损进展快,内脏病变出现早。

2. **局限型(limited scleroderma)** 对称性局限性皮肤纤维化,影响肢体远端(常限于手

笔记

指）和颜面。内脏病变如肺动脉高压出现较晚。

以皮肤和皮下组织钙化、毛细血管扩张为突出表现的 CREST 综合征是指皮肤钙质沉着（calcinosis）、雷诺现象（Raynaud phenomenon）、食管张力减低（esophagus hypomotility）、指趾硬化（sclerodactyly）及毛细血管扩张（telangiectasis），为本病的一种特殊类型。

3. **重叠型**　弥漫型或局限型硬皮病伴有另一种或一种以上的其他结缔组织病。

【治疗原则】

SSc 至今无根治疗法，但应争取早诊断、早治疗，有利于防止疾病进展。治疗原则是扩血管、抗纤维化、免疫抑制、免疫调节及对症治疗。皮肤受累范围和病变程度为诊断和评估预后的重要依据，而重要脏器累及的广泛性和严重程度决定它的预后。早期治疗的目的在于阻止新的皮肤和脏器受累，而晚期的目的在于改善已有的症状。

【药物治疗】

（一）治疗药物分类

治疗 SSc 的药物包括抗纤维化药（如青霉胺、秋水仙碱等）、血管扩张剂和糖皮质激素等。青霉胺能与单胺氧化酶（MAO）中的铜离子络合，抑制新胶原成熟，并能激活胶原酶，增强胶原纤维降解的作用，是治疗 SSc 应用最广泛的药物，有抑制皮肤硬化和内脏损害的作用。秋水仙碱能干扰微管合成、抑制有丝分裂、减少成纤维细胞增殖，提高胶原酶活性和抗炎，干扰胶原合成。钙通道阻滞药主要通过抑制细胞钙内流，扩张外周血管，降低血液黏度，减少血小板聚集，改善微循环。

（二）治疗药物选用

1. **对因治疗**

（1）抗纤维化药：青霉胺（penicillamine）适用于一些硬化前期或有肺纤维化的患者。用法为每日由 250mg 开始缓慢增加剂量到每日 750～1250mg，至少服用 6～12 个月，病情稳定后减量维持，至少服 10 年。本药不良反应较多，包括胃肠道症状、血尿、蛋白尿、血细胞减少等，少数患者口有金属味、肌炎、重症肌无力、男子乳房女性化等，在剂量超过 500mg/d 时宜谨慎。秋水仙碱也有抗纤维化的作用，但不作为首选药。剂量为 0.5～1.5mg/d，连服 3 个月至数年，对皮肤硬化、雷诺症、食管病变有一定疗效。

（2）免疫抑制剂：糖皮质激素不能减缓疾病的进展，但对早期水肿、浆膜炎、肌炎和肺间质纤维化均有一定的疗效，联合免疫抑制剂治疗可提高疗效，减少糖皮质激素的用量。泼尼松 30～40mg/d，用数周后减至 10～15mg/d 维持。大剂量糖皮质激素能加重血压正常的肾衰竭和其他血管阻塞性并发症，对晚期患者特别是有氮质血症患者，糖皮质激素能加重肾血管闭塞性改变，故禁用。常用的免疫抑制剂有甲氨蝶呤、环磷酰胺（CTX）、硫唑嘌呤（AZA）。

（3）血管活性剂：主要用于扩张血管、降低血黏度、改善微循环。钙通道拮抗剂硝苯地平（nifedipine）、尼群地平等血管扩张药可控制雷诺现象的发生，降低肺纤维化引起的肺动脉高压。硝苯地平的剂量为 30～60mg/d，分 3～4 次口服。另外丹参、低分子右旋糖酐注射液、双嘧达莫、血管紧张素转化酶抑制剂卡托普利等也可用于改善微循环。指端缺血严重可用前列地尔（PGE₁）20μg，静脉滴注，治疗 3～5 天。

2. **对症支持治疗**　有雷诺现象者应给予保暖，可用硝苯地平控释片 20mg，每日 2 次；也可用氨氯地平（络活喜）每日 5～10mg，顿服。吸烟可使血管痉挛，故应避免吸烟、情绪激动。对食管功能低下、反流性食管炎和胃肠功能低下者可用奥美拉唑 20～80mg，每日 1 次口服抑制胃酸分泌；用西沙比利 5～10mg，每日 3 次口服或多潘立酮 10mg，每日 3～4 次口服以改善胃肠动力、促进胃肠蠕动，也可同时服用胃黏膜保护剂。SSc 肺间质病变早期可用糖皮质激素治疗，必要时加用免疫抑制剂环磷酰胺。本病肾危象有较高的死亡率，应早期治疗肾病变和高血压，可用血管紧张素转化酶抑制剂卡托普利 12.5～25mg，每日 3 次口服，必要时加用硝苯地平或 α 受体拮

笔记

抗药如哌唑嗪口服,对高肾素血症性高血压有效,并可控制肾功能不全的进展。肾衰竭可用血液透析或腹膜透析治疗。

3. 其他　近几年来国外采用口服内皮素受体拮抗剂和抗转移生长因子-β_1(TGF-β_1)治疗硬皮病所致的肺动脉高压已取得一定的疗效。经 CD34$^+$细胞分选的外周造血干细胞移植治疗国内外均已用于临床。

【病例分析】

病情介绍　患者,男,38 岁。因"双手遇冷发白、发紫 5 年,反复咳嗽、咳痰 3 年,加重 10 天"入院。患者 5 年前无明显诱因下出现双手遇冷发白、发紫,未予重视;3 年前无明显诱因下出现咳嗽、咳白痰,就诊于当地医院,行胸部 CT 检查提示双肺间质性病变,诊断为"间质性肺炎",予以醋酸泼尼松 10mg/d,以及抗感染、止咳等对症处理,症状略有缓解,但仍有间断咳嗽、咳痰;10 天前患者上述症状再次加重。体检:神清,体温 36.7℃,心率 80 次/分,呼吸 20 次/分,血压 120/70mmHg;全身皮肤弥散性色素沉着,面部、四肢皮肤明显增厚、变硬,张口轻度受限;双肺呼吸音较低,未闻及干湿性啰音;腹平软,肝、脾肋下未及;双下肢无水肿。检查:抗核抗体 ANA 核仁型(1∶1000),抗 Scl-70 抗体(+),ANCA(-),血沉(ESR)增快;血常规、肝肾功能均未见异常。肺部 CT 示双肺间质性炎症;肺功能示中度限制性通气功能障碍。诊断:SSc,间质性肺炎。

治疗方案及效果　予以醋酸泼尼松 16mg/d、CTX 0.4g 冲击(每 2 周 1 次)治疗原发病,青霉胺 0.25g/d 抗纤维化治疗,以及低分子量肝素抗凝、抗血小板聚集、改善微循环等对症处理,患者症状明显改善后出院。

合理用药分析　根据患者的症状、体征及辅助检查等,诊断为 SSc、间质性肺炎,给予糖皮质激素(醋酸泼尼松)16mg/d、免疫抑制剂 CTX 0.4g 冲击(每 2 周 1 次)控制原发病,青霉胺 0.25g/d 分 2 次口服抗纤维化治疗。患者无发热,考虑间质性肺炎系 SSc 所致,故以激素联合免疫抑制剂治疗原发病,同时抗纤维化治疗,后期治疗需注意激素的逐渐减量,防止症状反跳,并注意监测肝、肾功能。

【思考题】

1. 查阅相关文献,试述 SSc 的治疗新进展。

2. 试比较类风湿关节炎、SLE、SSc 药物治疗的异同点,并说明其机制。

第四节　强直性脊柱炎

强直性脊柱炎(ankylosing spondylitis,AS)是一种以骶髂关节及脊柱中轴关节病为主要病变的慢性进行性炎症性疾病。临床上表现为骶髂关节炎、脊柱和外周关节炎,部分患者可伴有不同程度的眼、肺、心血管、肾、神经系统等脏器损害。本病多发于 10~45 岁的青少年,与种族、地域分布有关。

【病因和发病机制】

(一)病因

1. 遗传因素　AS 是一种以遗传因素为主的多基因复杂性疾病,遗传度>90%。HLA 基因区是 AS 易感的主要遗传位点,研究证实 HLA-B27 直接参与了 AS 的发病,是 AS 的原发性关联成分。

2. 环境因素　肠道及泌尿系统的肺炎克雷伯杆菌、致病性肠道细菌和衣原体等感染与 AS 的发病最为密切。

3. 内分泌激素　AS 的男性高发率、发病高峰年龄的年轻化、妊娠后疾病症状的引发和性激素对免疫功能的调节作用等现象,提示雄激素在 AS 的发病机制中可能起一定程度的作用。AS 患者的血清促黄体生成激素升高,雌二醇/睾酮比值倒置,睾酮减少,雌二醇轻度升高。

笔记

（二）发病机制

强直性脊柱炎是一种遗传因素占主导的多基因病,有明显的家族聚集倾向,并在环境因素和内分泌激素等多种因素作用下引起机体免疫调节功能紊乱。最终导致淋巴细胞不能正常识别自身组织,引起自身免疫反应。

1. **T 细胞的免疫反应**　AS 是从抗原递呈细胞表面的 HLA- B27 分子将处理的多肽递呈给免疫活性 T 淋巴细胞后开始。AS 患者的骨、关节及滑膜组织内有大量炎性 T 细胞、单核巨噬细胞浸润;存在 T 细胞应答和 Th1/Th2 细胞因子平衡偏移。AS 患者的外周血淋巴细胞以 Th1 型细胞为主,但 Th1 细胞的分化能力似较 Th2 细胞下降,且随着炎症的活动,这种下降更明显。

2. **B 细胞的免疫反应**　血清中缺乏抗自身变性 IgG 抗体(类风湿因子阴性),但是活动期 IgG、IgM 尤其是 IgA 水平经常增高,提示 AS 患者可能同时有细胞免疫功能低下和体液免疫功能活跃。

3. **细胞因子异常**　IP210 属 CXC 趋化因子家族,主要由单核细胞、成纤维细胞和内皮细胞在受干扰素 2γ 刺激后产生,在 T 细胞向炎症部位的迁移过程中发挥重要作用。IL-8 是由多种细胞产生的趋化性细胞因子,引导中性粒细胞变性及脱颗粒,是中性粒细胞激活和迁移的重要调节因子及进入损伤组织的重要介质,在损伤病理过程中具有重要作用。此外,AS 患者的血清瘦素水平明显升高与 IL-6 水平和疾病活动度有关,提示瘦素和 IL-6 在 AS 的炎症反应中起作用,可能与单核细胞的活化有关。

【临床表现和分型】

（一）临床表现

本病起病缓慢、症状隐匿,但少数患者以急性关节炎起病。全身症状轻微,少数重症患者可伴低热、畏食、轻度贫血等。

1. **关节病变表现**

（1）骶髂关节炎:约 90% 的 AS 患者最先表现为骶髂关节炎,表现为反复发作的腰痛、腰骶部僵硬感,间歇性或两侧交替出现腰痛和两侧臀部疼痛,可放射至大腿,无阳性体征,伸直抬腿试验阴性。但直接按压或伸展骶髂关节可引起疼痛。

（2）腰椎病变:表现为下背部和腰部活动受限,腰部前屈、背伸、侧弯和转动均可受限。体检可发现腰椎脊突压痛、腰椎旁肌肉痉挛;后期可有腰肌萎缩。

（3）胸椎病变:表现为背痛、前胸和侧胸痛,最常见的为驼背畸形。如肋椎关节、胸骨柄体关节及肋软骨间关节等受累时,则呈束带状胸痛,胸廓扩张受限,吸气、咳嗽或打喷嚏时胸痛加重。严重者胸廓保持在呼气状态,胸廓扩张度较正常人降低 50% 以上。由于胸腹腔容量缩小,造成心、肺功能和消化功能障碍。

（4）颈椎病变:少数患者有颈椎部疼痛,沿颈部向头部、臂部放射。颈部肌肉开始时痉挛,以后萎缩,病变进展可发展至颈椎后凸畸形。头部活动明显受限,常固定于前屈位,不能上仰、侧弯或转动。严重者仅能看到自己足尖前方的小块地面,不能抬头平视。

（5）周围关节病变:约半数的 AS 患者有短暂的急性周围关节炎,约 25% 有永久性周围关节损害。一般多发生于大关节,下肢多于上肢。肩关节受累时,关节活动受限,疼痛更为明显。侵犯膝关节时则关节呈代偿性弯曲。

（6）其他:耻骨联合亦可受累,骨盆上缘、坐骨结节、股骨大粗隆及足跟部可有骨炎症状,早期表现为局部软组织肿、痛,晚期有骨性粗大。

2. **关节外表现**　大多出现在脊柱炎后,AS 可侵犯全身多个系统,并伴发多种疾病。本病除累及脊柱和外周关节外,还可累及其他器官如虹膜。

（1）心血管病变:见于 3.5% ~10% 的患者,表现为升主动脉炎、主动脉瓣关闭不全、心脏扩大及传导障碍,偶见心包炎及心肌炎,可出现胸闷、憋气等症状。

笔记

（2）眼部病变:常为自限性,约25%的AS患者有结膜炎、虹膜炎、眼色素层炎或葡萄膜炎。可出现于病程的任何阶段,多为单侧发病,也可累及双侧,与疾病活动明显相关。反复发作可导致视力障碍。

（3）耳部病变:在发生慢性中耳炎的AS患者中,其关节外表现明显多于无慢性中耳炎的AS患者。

（4）肺部病变:主要为肺间质纤维化,常为双上肺受累。一般无症状,重症患者表现为咳痰、气喘,甚至咯血。

（5）神经系统病变:由于脊柱强直及骨质疏松,易使颈椎脱位和发生脊柱骨折,从而引起脊髓压迫症。如发生椎间盘炎则引起剧烈疼痛。AS后期可侵犯马尾,发生马尾综合征,而导致下肢或臀部神经根性疼痛、骶神经分布区感觉丧失、跟腱反射减弱及膀胱和直肠等运动功能障碍。

（6）肾脏病变:较少见,主要表现为淀粉样变及IgA肾病。

（二）实验室检查

无特异性的血清学检测指标。疾病活动期可有血沉（ESR）增快、C反应蛋白（CRP）和免疫球蛋白增高、轻度贫血。90%以上的患者HLA-B27阳性。HLA-B27阴性患者只要临床表现和影像学检查符合诊断标准,也不能排除AS的可能性。

【治疗原则】

一般以对症治疗、减轻疼痛、延缓病情进展及保持关节功能为主。治疗方案和药物剂量应注意个体化原则,并注意观察药物不良反应。

【药物治疗】

（一）治疗药物分类

目前治疗强直性脊柱炎的药物包括非甾体抗炎药、缓解病情抗风湿药（如柳氮磺吡啶、甲氨蝶呤等）、糖皮质激素和肿瘤坏死因子拮抗剂等。

（二）治疗药物选用

1. **非甾体抗炎药（NSAID）**　有消炎止痛、减轻僵硬和肌肉痉挛,及增加关节活动度的作用。NSAID种类繁多,应结合病情选用。强调个体化,避免同时服用两种以上的NSAID。常用药物有双氯芬酸,口服剂量为50～150mg/d,分3次服用;萘丁美酮的每日剂量为1000mg;美洛昔康的每日剂量为7.5～15mg;塞来昔布的每日剂量为200～400mg及吲哚美辛栓100mg/d,肛入。本药的不良反应有胃肠反应、肾脏损害、延长出血时间等,孕妇及哺乳期妇女更应特别注意。

2. **缓解病情抗风湿药（DMARD）**　用于控制病情的活动,抑制病变发展。常用药物有柳氮磺吡啶和甲氨蝶呤,其他如硫唑嘌呤及沙利度胺等也可试用于AS。

柳氮磺吡啶一般从小剂量开始,逐渐递增至每日2～3g,用药1～2个月可起效。甲氨蝶呤的常用剂量为7.5～15mg,每周1次口服。本药的常见不良反应有胃肠道反应、骨髓抑制、皮疹、口腔炎、脱发、肝功能损害等,用药过程中应密切观察药物对血象及肝功能等的影响。

3. **糖皮质激素**　一般情况下不用糖皮质激素治疗AS,但在合并急性虹膜炎或外周关节炎,用NSAIDs治疗无效时可考虑,对顽固性关节积液者应给予关节腔内糖皮质激素注射治疗。

4. **雷公藤多苷**　国内最初用雷公藤酊治疗AS,有消炎止痛作用。雷公藤多苷的疗效较雷公藤酊好,服用方便。副作用有胃肠反应、白细胞减少、月经紊乱及精子活力降低等,停药后可恢复。

5. **生物制剂**　包括重组的人可溶性肿瘤坏死因子受体融合蛋白（如依那西普）、抗肿瘤坏死因子的单克隆抗体（如英夫利昔单抗和阿达木单抗）。这些制剂治疗AS疗效确切,患者的晨僵、腰背痛和肌腱末端炎等症状可显著改善,血沉和C反应蛋白等炎症指标降低甚至降至正常。本类药物的主要不良反应为感染和过敏反应等。

【病例分析】

病情介绍　患者,男,46岁。因"反复腰背部疼痛8年,加重10天"入院。患者8年前出现夜间腰背部疼痛,活动后有所减轻,未予重视,后逐渐出现双肩和髋部疼痛,伴弯腰活动受限,就诊于当地医院,骨盆平片提示双侧骶髂关节炎,考虑为"强直性脊柱炎",随后间断服用来氟米特及双氯芬酸钠治疗,症状时轻时重。10天前因过度劳累后,再次出现腰背部及双侧髋部疼痛加重,行走及左侧活动受限,自服双氯芬酸钠,症状无改善。体检:神清,体温36℃,心率80次/分,呼吸20次/分,血压120/80mmHg,跛行,弯腰受限,前屈、后伸、转侧及行走活动受限,抬头、低头均受限,枕墙试验(+),双下肢"4"字试验(+),胸廓活动度1.5cm,Schober试验4cm。检查:(超敏)C反应蛋白增高,血沉(ESR)增快,HLA-B27(+);外周血白细胞计数轻度增高。骨盆平片示颈胸腰椎退行性改变,脊柱周围韧带钙化,呈竹节样改变。诊断:强直性脊柱炎(活动期)。

治疗方案及效果　予以塞来昔布0.4g/d,分2次口服;联合柳氮磺吡啶(SASP)2.0g/d,分2次口服;并加用注射用重组人Ⅱ型肿瘤坏死因子受体抗体融合蛋白(益赛普)每次25mg,每周2次,皮下注射。患者症状明显好转后出院。

合理用药分析　患者在服用NSAID的基础上症状加重,根据患者的症状、体征及辅助检查等,考虑为强直性脊柱炎(活动期),给予塞来昔布联合柳氮磺吡啶,对于NSAID治疗无效的强直性脊柱炎患者有应用TNF-α拮抗剂的指征。生物制剂TNF-α拮抗剂是目前治疗以中轴关节受累的脊柱关节病的主要有效药物,故该患者后期加用了注射用重组人Ⅱ型肿瘤坏死因子受体抗体融合蛋白,在应用该药后患者的症状得到迅速缓解。

【思考题】

1. 试述强制性脊柱炎的发病机制。
2. 简述强制性脊柱炎的治疗原则与治疗药物选用。

(李　俊　张　磊)

第二十一章　变态反应性疾病的药物治疗

学习要求

1. 掌握　变态反应的治疗原则和药物治疗方法。
2. 熟悉　变态反应的常见治疗药物种类和作用特点。
3. 了解　常见变态反应性疾病的病因与发病机制。

变态反应(allergy)是机体受到某些抗原物质刺激时,出现生理功能紊乱或组织细胞损伤等异常的适应性免疫应答反应。变态反应从新生儿到老年人的各个年龄阶段都可能发生,往往具有明显的遗传倾向和个体差异。目前,变态反应性疾病的患病率迅速增高,这与长期、持续的环境因素影响和生活方式的改变有关。本章主要介绍过敏性休克、川崎病、过敏性紫癜、过敏性皮炎等常见变态反应性疾病的药物治疗。有关过敏性哮喘等内容将在相关章节中详述。

第一节　过敏性休克

过敏性休克(anaphylactic shock)是外界抗原物质进入已致敏的机体后,通过免疫应答在短时间内发生的一种严重的全身性过敏反应。过敏性休克常突然发生且很剧烈,若不及时处理,可危及生命。

【病因和发病机制】

（一）病因

作为变应原引起本病的物质有:

1. **药物**　药物是引起过敏性休克最常见的物质。例如抗生素(青霉素类、头孢菌素类),局部麻醉药(普鲁卡因、利多卡因),维生素(维生素 B_1、叶酸),解热镇痛药(复方氨基比林、安乃近),诊断性制剂(碘化 X 线造影剂、碘溴酞),职业性接触的化学制剂(乙烯氧化物),血清制品或疫苗等。

2. **食物**　异种蛋白质含量丰富的食物如鱼、虾、蟹、贝类、蛋、硬壳果等。

3. **动物蜇伤或咬伤**　如毒蛇、海蜇、蜜蜂、黄蜂、黄胡蜂、大黄蜂等。

（二）发病机制

绝大多数过敏性休克属Ⅰ型变态反应。外界抗原物质进入体内刺激免疫系统产生 IgE 抗体,其中 IgE 的产生量因机体体质不同而有较大差异。IgE 与皮肤、支气管、血管壁等组织的"靶细胞"肥大细胞等结合。当变应原再次进入机体后,则与靶细胞上的 IgE 发生特异性结合,促使肥大细胞等释放组胺、缓激肽、白三烯及血小板激活因子等自体活性物质,使血管平滑肌松弛、支气管平滑肌收缩及毛细血管通透性增加,引起血浆进入组织间隙等病理改变。

【临床表现】

过敏性休克常发生突然,约半数患者在接受病因抗原(如注射青霉素等)5 分钟内发生症状,仅 10% 的患者症状起于半小时以后,极少数患者在连续用药过程中出现本症。过敏性休克涉及全身多个脏器,症状繁多。总的来说,过敏性休克有两大特点:其一是休克表现,出汗、面色苍白、脉速细弱、四肢湿冷、发绀、烦躁不安、意识不清或完全丧失、血压骤降乃至测不出等;其二是在休克出现之前或同时伴有一些皮肤潮红、皮疹、瘙痒等过敏反应的相关症状。

笔记

1. **皮肤黏膜表现**　是过敏性休克最早且常出现的症状,包括皮肤潮红、瘙痒,继以广泛的荨麻疹和(或)血管神经性水肿;还可出现喷嚏、流涕、声嘶等。

2. **呼吸道阻塞症状**　是该病最多见的表现,也是最主要的死因。由于气道水肿、支气管痉挛加上分泌物增加,患者出现喉头堵塞感、胸闷、气急、喘鸣、憋气、发绀、濒死感。双肺出现哮鸣音及湿啰音,甚至窒息而死亡。

3. **循环衰竭表现**　由于微血管广泛扩张,毛细血管渗透性增高,大量液体移向组织间隙,有效循环血容量骤降,出现低血压及休克症状。患者先有心悸、出汗、面色苍白、脉速细弱,然后发展为肢冷、发绀、血压迅速下降、脉搏消失,最终心脏骤停而死亡。

4. **意识方面的改变**　往往先出现恐惧感、烦躁不安和头晕。随着脑缺氧和脑水肿程度加剧,可发生意识不清或完全丧失、四肢麻木、抽搐、失语、瘫痪、大小便失禁,甚至昏迷。

5. **其他症状**　胃肠道平滑肌痉挛引起恶心、呕吐、痉挛性腹痛及腹泻。膀胱平滑肌痉挛引起尿失禁。子宫平滑肌痉挛引起腹痛、阴道出血。

【治疗原则】

预防过敏性休克最根本的办法是明确其变应原,避免接触。过敏性休克所致的死亡可发生在数分钟内,因此,快速救治过敏性休克十分重要。治疗关键是保持呼吸道通畅和维护有效的呼吸与循环功能。

1. 在使用可致变态反应的药物(如青霉素、链霉素等)或血清制品(如破伤风、白喉抗毒素)前,需先行皮肤过敏试验,反应阳性者禁用。

2. 过敏性休克一旦发生,立即将患者平卧,停用一切可疑的变应原,减少抗原物质的吸收。结扎注射或虫咬部位以上的肢体,或局部以0.005%肾上腺素2~5ml封闭注射,以延缓或减少抗原物质的吸收。

3. 保持气道通畅,保证充分供氧。患者常因舌体肿胀、喉头水肿、支气管痉挛而发生呼吸困难,此时应立即给氧,改善呼吸功能,必要时施行气管插管或气管切开。

4. 合理给予抗休克药物治疗,提高组织灌注量。补液是提高心排血量、改善组织灌注的根本措施。合理使用血管活性药物则是明显改变机体的血流动力学、增加有效循环血量的关键措施。输液和肾上腺素是抢救过敏性休克的一线治疗,而糖皮质激素、组胺 H_1 受体拮抗药等则是二线用药。

5. 若发生心脏骤停,立即进行心脏复苏等抢救措施。

6. 抢救过程中要密切监测患者的意识、生命体征、尿量等变化。

【药物治疗】

(一) 治疗药物分类

当前临床常用的过敏性休克治疗药物主要有血管活性药物、组胺 H_1 受体拮抗药、糖皮质激素及茶碱类药物等。

1. **血管活性药物**　在过敏性休克的药物治疗中,血管活性药物占极其重要的地位。合理使用血管活性药物可明显改变机体的血流动力学,增加有效循环血量。治疗过敏性休克的血管活性药物一般为肾上腺素受体激动药,包括肾上腺素、多巴胺、异丙肾上腺素、间羟胺等。

(1)肾上腺素(adrenaline,AD):是目前国内外公认的抢救过敏休克的首选药,可激活 α、β 受体。肾上腺素通过激动 α 受体收缩小动脉和毛细血管前括约肌,降低毛细血管的通透性;激动 $β_1$ 受体兴奋增加心肌收缩力和加快心率来提高心排血量;激动 $β_2$ 受体缓解支气管痉挛,减少过敏介质释放,扩张冠状动脉和骨骼肌血管。值得注意的是,大剂量的肾上腺素可引起后负荷增加,可能抵消心排血量增加的作用,且有引起心律失常的危险。

(2)多巴胺(dopamine,DA):是去甲肾上腺素的前体物质,对心血管系统的多巴胺受体 D_1、α 和 β 受体有兴奋作用,可促进去甲肾上腺素的释放。多巴胺低剂量时(滴注速度约为每分钟

$2\mu g/kg$），主要激动血管的 D_1 受体，产生血管舒张效应，特别表现在肾脏、肠系膜和冠状血管床。剂量略高时（滴注速度约为每分钟 $10\mu g/kg$），激动心肌 β_1 受体和促进去甲肾上腺素释放，表现为正性肌力作用，使心肌收缩性加强、心排血量增加。但其加速心率作用不如异丙肾上腺素显著，可使收缩压和脉压上升，而对舒张压无明显影响或轻微增加舒张压，总外周阻力常不变。高浓度或更大剂量时则激动 α_1 受体使血管收缩、外周阻力增加，血压上升。

（3）异丙肾上腺素（isoprenaline）：近年主张应用该药，因该药一方面能激动 β_2 受体舒张支气管平滑肌，改善呼吸困难；另一方面激动 β_1 受体又有兴奋心肌的作用，改善心功能。剂量过大可导致心悸、心前区疼痛、心律失常等症状。

（4）间羟胺（metaraminol）：是人工合成的拟交感胺类，激动心脏 β_1 受体可使心肌收缩力增强，心排血量增加；激动 α 受体和促进去甲肾上腺素的释放，使小血管收缩，血压升高。血压增高可引起恶心、呕吐、反射性心动过缓，少数患者可出现心悸。

2. **组胺 H_1 受体拮抗药**　组胺 H_1 受体拮抗药通过与组织细胞的 H_1 受体结合而发挥拮抗组胺作用，对缓解渗出、水肿等有一定的疗效。但因过敏性休克的发生除组胺参与外，还有 5-羟色胺、缓激肽及血小板活化因子等参与，故组胺 H_1 受体拮抗药治疗过敏性休克的疗效有限。第一代组胺 H_1 受体拮抗药由于对中枢神经 H_1 受体有不同程度的拮抗作用，因此用药后会引起镇静、嗜睡和乏力；多数药物还有抗胆碱作用，如氯苯那敏（chlorphenamine）、异丙嗪（promethazine）等。第二代组胺 H_1 受体拮抗药克服了传统组胺 H_1 受体拮抗药的一些弊端，具有 H_1 受体选择性高、无镇静作用、抗胆碱作用与抗组胺作用相分离的特点。但少数第二代组胺 H_1 受体拮抗药长期使用对心脏有毒性，应引起重视。诱发心脏毒性较多的是特非那定（terfenadine），其次是阿司咪唑（astemizole）、氯雷他定（loratadine）和西替利嗪（cetirizine）。在第二代组胺 H_1 受体拮抗药的基础上研制出的第三代组胺 H_1 受体拮抗药既具备第二代组胺 H_1 受体拮抗药的特点，少有镇静作用，同时心脏毒性发生率极低，如非索非那定（fexofenadine）、去甲阿司咪唑（norastemizole）、左西替利嗪（levocetirizine）等。

3. **糖皮质激素**　糖皮质激素具有抗炎、抗过敏和改善毛细血管通透性的作用，可减轻渗出和水肿，提高组织灌注量。糖皮质激素的膜稳定作用能减少溶酶体酶、心肌抑制因子、缓激肽等的释放，可改善心功能。常用制剂有地塞米松（dexamethasone）与氢化可的松（hydrocortisone）等。

4. **茶碱**　抑制细胞内的磷酸二酯酶，减少环磷腺苷（cAMP）的分解，阻断腺苷受体，解除支气管平滑肌痉挛，阻止过敏介质释放，有平喘、强心、利尿作用。常用制剂有氨茶碱（aminophylline）。

（二）治疗药物选用

1. 患者一旦出现过敏性休克的临床表现，应立即给予肾上腺素。肾上腺素是目前国内外公认的抢救过敏休克的首选药，是救治初期的主要措施。对一般患者（收缩压为 $40\sim70mmHg$）首剂宜用 $0.3\sim0.5mg$ 肌内或皮下注射，肌内注射吸收较快，皮下注射吸收较慢；如无效可在 $5\sim15$ 分钟内重复给药。危重患者（收缩压为 $0\sim40mmHg$，或有严重的喉头水肿征象）可用肾上腺素 $0.1mg$ 稀释在 $10ml$ 生理盐水中，$5\sim10$ 分钟内缓慢推注，注意观察心律，必要时可按上述时间重复给药；亦可用 $1mg$ 肾上腺素加入 $250ml$ 生理盐水中静脉滴注，$1\sim4\mu g/min$，可逐渐加量。同时应及早给予糖皮质激素与组胺 H_1 受体拮抗药治疗，静脉注射地塞米松 $10\sim20mg$ 或琥珀酸氢化可的松 $200\sim400mg$，每 6 小时重复 1 次。该药可减少抗体产生，降低血管壁的通透性，稳定细胞内溶酶体，防止多种酶的释放，因而可以减轻过敏反应、缓解症状。组胺 H_1 受体拮抗药能对抗或减弱组胺对血管、胃肠和支气管平滑肌的作用，辅助治疗过敏性休克，常用氯苯那敏 $10mg$ 或异丙嗪 $25\sim50mg$，肌内注射。注意平卧、吸氧，保持呼吸道畅通。

2. 当休克伴气道痉挛时，立即给予氨茶碱。静脉负荷量是 30 分钟输注 $5\sim6mg/kg$，随后按 $0.3\sim0.9mg/(kg\cdot h)$ 静脉持续滴注。当出现心脏骤停时，应立即心内注射肾上腺素 $1mg$，并进

笔记

行人工胸外按压。

3. 当休克持续不见好转、低血压持续存在时,需及时建立输液通道,首选葡萄糖氯化钠注射液,以补充血容量。如血压仍不回升,可考虑应用升压药,如多巴胺、间羟胺等,常予 5 ~ 20mg/(kg·min)多巴胺持续静脉滴注。

【病例分析】

病情介绍　患者,男,20 岁。因头痛、咽痛、咳嗽、发热就诊。查体:体温 38.4℃,脉搏 82 次/分,血压 130/80mmHg,精神差,咽红,扁桃体Ⅰ度,两肺呼吸音粗,未闻及干湿性啰音,心律齐,心音有力,未闻及器质性杂音。诊断:上呼吸道感染。给复方氨基比林注射液 4ml 肌内注射。注射后数分钟患者诉恶心、头晕、气憋、心慌,即感四肢冰冷、呼吸困难、面色苍白、大汗淋漓;血压 0/0,脉搏细弱,呼吸 38 次/分,神志不清,呼之不应。即予吸氧、肌内注射肾上腺素 1mg 及地塞米松 5mg,并迅速建立双静脉通道,予生理盐水 250ml + 多巴胺 40mg 及生理盐水 500ml + 氢化可的松 200mg 静脉滴注。经上述抢救治疗后,患者约 7 分钟时渐苏醒,面色转红润,血压 92/58mmHg,尚感气憋、胸闷。速送上级医院,观察 20 分钟后症状及体征逐渐消失,血压恢复正常。

用药分析　患者注射复方氨基比林注射液数分钟后突发过敏性休克表现,经抢救后休克症状及体征逐渐消失,血压恢复正常。①立即给予吸氧。②肾上腺素是抢救过敏性休克的首选药物,及早给肾上腺素,并肌内注射,而不是皮下注射,肌内注射吸收快,皮下注射吸收慢,国际上推荐使用肌内注射;因本病例初始血压测不到、循环不好,推荐静脉给药比较可靠。③开放两条静脉通路,积极液体复苏,快速补充等渗晶体液(如生理盐水)。④及早给予氢化可的松 200mg 静脉滴注,剂量与给药途径均很正确。

【思考题】

1. 过敏性休克的防治原则是什么?

2. 抗休克治疗时如何合理使用血管活性药物?

第二节　川　崎　病

川崎病(Kawasaki disease,KD)又称皮肤黏膜淋巴结综合征(muco-cuta-meous lymph node syndrome,MCLS),是一种病因不明的全身性血管炎综合征,以急性发热、皮肤黏膜病损和淋巴结肿大为其主要临床表现。自 1967 年日本川崎富作医师首次报道以来,世界各国均有发生,亚裔人群的发病率较高。本病四季均可发病,以婴幼儿多见,目前川崎病已是 5 岁以下幼儿常见的发热性疾病之一。由于本病可发生严重的心血管病变,越来越引起人们的重视。近年发病逐渐增多,现已逐渐取代风湿热成为儿童获得性心脏病中最常见的病因。

【病因和发病机制】

(一)病因

病因至今尚未明确。目前认为川崎病呈一定的流行性及地域性,其发病与感染、环境、机体免疫紊乱和个体遗传特质有关。

1. **感染因素**　很多学者认为,川崎病的发生与多种病原微生物感染有关,包括 EB 病毒、链球菌、丙酸杆菌等。以往也曾提出支原体、立克次体、尘螨为本病病原,但亦未得到证实。

2. **环境因素**　也有人考虑环境污染或化学物品过敏可能是致病原因。

3. **遗传因素**　川崎病发病率存在明显的地域差别和种族差异。越来越多的证据表明川崎病和遗传特质有关,主要炎症因子"肿瘤坏死因子"基因以及免疫细胞活化有关的"共刺激分子"基因都存在明显异常的多态性分布,这可能是川崎病患儿免疫功能紊乱的遗传学基础。

(二)发病机制

川崎病是一种全身性的血管炎性反应,主要侵犯中型动脉,特别是冠状动脉。现多认为该

笔记

病是多种感染因素触发免疫介导的全身性血管炎。

T 细胞异常活化是川崎病免疫系统激活导致血管免疫损伤的始动环节和关键步骤,而 B 细胞介导的免疫应答在川崎病血管损伤中亦起非常重要的作用。机体免疫功能失调,可损伤血管内皮细胞,引发血管炎症,继而导致血管内皮细胞功能障碍。持续存在的血管炎则是导致内膜纤维性增厚、血管腔狭窄的原因。

【临床表现与分期】

(一) 诊断标准

1. **典型川崎病**　典型川崎病通常采用 1988 年 12 月修订的标准进行诊断,要求在下述 6 条主要临床症状中至少满足含发热在内的 5 条才能确诊:①不明原因的发热,持续 5 天或更久;②双侧结膜充血;③口腔及咽部黏膜弥漫充血,唇发红及干裂,并呈杨梅舌;④发病初期手足硬肿和掌跖发红,以及恢复期指(趾)端膜状脱皮;⑤躯干部多形红斑,但无水疱及结痂;⑥颈部淋巴结的非化脓性肿胀,其直径达 1.5cm 或更大。

2. **非典型川崎病**　非典型川崎病(指不具备典型川崎病的诊断标准条件者)的诊断为近几年儿科医师重视的问题。非典型川崎病见于以下两种情况:①诊断标准 6 项中只符合 4 或 3 项,但在病程中经超声心动图或心血管造影证实有冠状动脉瘤者(多见于 <6 个月的婴儿或 >8 岁的年长儿),属重症;②诊断标准 6 项中只有 4 项符合,但二维超声心动图或冠状动脉造影查出冠状动脉瘤或扩张,应排除其他感染性疾病。

典型病例与非典型病例的冠状动脉瘤发生率相近,一旦疑为川崎病时,应尽早做超声心动图检查。

(二) 临床表现

川崎病是一种以全身血管炎为主要病理改变的急性发热出疹性疾病,急性发热、皮肤黏膜病损和淋巴结肿大为其主要临床表现。

1. **持续性发热**　体温常达 39℃ 以上,呈稽留热或弛张热,持续 7～14 天,抗生素治疗无效。

2. **皮肤黏膜症状**

(1)皮肤表现:发热 2～4 天出疹,持续 4～5 天消退。皮疹呈向心性、多形性,如荨麻疹样、麻疹样、猩红热样皮疹,但无疱疹。肛周皮肤发红,膜状脱皮。

(2)肢端的变化:指(趾)呈梭形肿胀,关节酸痛、僵直,手足硬性水肿,10 天后出现特征性指(趾)端膜状脱皮,常见于指、趾甲和皮肤交界处。

(3)黏膜症状:①双侧眼结膜充血,为干性炎症,无脓性分泌物;②唇干色红,有皲裂或出血,可见到血痂;③口腔黏膜弥漫充血,可见柯氏斑,呈鲜牛肉色;④舌乳头突起,舌头杨梅状改变。

3. **淋巴结肿大**　以颈部、颈后单侧多见,坚硬有触痛,但表面不红,无化脓,热退时消散。

4. **心脏表现**　病程 1～6 周出现心脏损害,发生心肌炎、心包炎和心内膜炎等。发生冠状动脉瘤或狭窄者可无临床表现,少数有心肌梗死症状。冠状动脉损害多发生于病程第 2～4 周,也可发生于疾病恢复期。心肌梗死和冠状动脉瘤破裂可致心源性休克或猝死。

5. **其他症状**　可有烦躁不安、惊厥、昏迷、颈强直等表现,以及腹痛、腹泻、恶心、轻度黄疸等消化系统症状。

【临床分期】

1. **急性期**　一般病程为 1～11 天,主要症状于发热后陆续出现,可发生严重的心肌炎。

2. **亚急性期**　一般为病程 11～21 天,多数体温下降,症状缓解,指(趾)端出现特征性膜状脱皮;重症病例仍可持续发热;发生冠状动脉瘤可导致心肌梗死、动脉瘤破裂。

3. **恢复期**　一般为病程 21～60 天,临床症状消退,如无明显的冠状动脉病变即逐渐恢复;有冠状动脉瘤则仍可持续发展,可发生心肌梗死或缺血性心脏病。少数严重冠状动脉瘤患者进入慢性期,可迁延数年,遗留冠状动脉狭窄,发生心绞痛、心功能不全、缺血性心脏病,可因心肌

笔记

梗死而危及生命。

【治疗原则】

本病的治疗目的在于控制全身血管炎性反应,防止冠状动脉瘤形成及血栓性阻塞。一旦明确诊断为川崎病,应在病程 10 天内采用丙种球蛋白和阿司匹林联合治疗,根据病情还必须给予对症及支持疗法。糖皮质激素、抗凝药和溶栓药的使用则要根据川崎病的病情及心血管并发症情况合理选用。动态观察心脏和冠状动脉受损情况是确诊和是否使用丙种球蛋白和阿司匹林联合治疗的关键。除药物治疗外,严重的心血管并发症(如巨大冠状动脉瘤、冠状动脉狭窄、冠状动脉血栓形成等)需介入治疗或外科手术。

【药物治疗】

(一)治疗药物分类

1. **丙种球蛋白(immunoglobulin)** 免疫球蛋白可降低川崎病冠状动脉瘤的发生率,其机制还不清楚,其作用可能是:①大剂量的丙种球蛋白对免疫反应的负反馈调节使 CD8$^+$ 细胞增多,被活化的 CD4$^+$ 细胞减少,从而减少 IgG 的合成;②反馈抑制多克隆活化的分泌型 B 细胞产生抗内皮细胞抗体等自身抗体;③封闭单核巨噬细胞、淋巴细胞及其他免疫活性细胞壁上的 Fc 受体,从而抑制免疫细胞的过度活化,抑制白细胞介素-1、肿瘤坏死因子的产生;④封闭血小板表面的 Fc 受体,阻止血小板黏附、聚集,预防血栓;⑤封闭血管内皮细胞的 Fc 受体,抑制血管内皮损伤引起的血小板源生长因子及其血管途径激活,从而抑制血管的免疫损伤;⑥通过某种特异性抗体作用于一些目前尚不清楚的致病菌或毒素等外源性抗原。

2. **抗血小板药** ①阿司匹林(aspirin)为环氧化酶抑制剂,具有解热、镇痛、抗炎、抗血小板聚集的作用。其作用主要是通过抑制血小板环氧化酶的活性,减少前列腺素和血栓素的合成,从而减轻炎症反应,抑制血小板凝集和血栓形成。②双嘧达莫(dipyridamole)抑制磷酸二酯酶(phosphodiesterase,PDE),激活腺苷酸环化酶(AC)活性,从而增加细胞内的 cAMP 含量;增加 PGI$_2$ 的生成和活性;轻度抑制环氧化酶,使 TXA$_2$ 合成减少。上述作用均可抑制血小板黏附、凝集。

3. **抗凝药** 肝素(heparin)与 AT-Ⅲ结合,使 AT-Ⅲ灭活Ⅸa、Ⅹa、Ⅺa 和Ⅻa 等凝血因子的速度提高近千倍,从而产生强大的抗凝作用,阻止血栓形成和扩大。肝素用药期间需要检测活化部分凝血活酶时间(APTT)调整用药剂量。口服制剂可选用香豆素类(coumarins)。香豆素类拮抗维生素 K 由环氧型向氢醌型转化,导致凝血因子Ⅱ、Ⅶ、Ⅸ、Ⅹ及抗凝血蛋白 C 和 S 停留于无凝血活性的前体阶段,产生抗凝作用。香豆素类用药期间需要通过检测凝血酶原时间(PT)调整用药剂量。

4. **溶栓药** 链激酶(streptokinase)、尿激酶(urokinase)等可激活内源性纤维蛋白溶酶原转变为纤维蛋白溶酶,水解血栓中的纤维蛋白,达到软化血栓、溶解血栓的作用。

5. **糖皮质激素** 糖皮质激素有强大的抗炎、抗免疫作用,可缓解血管炎症状。但糖皮质激素可加重血液高凝状态,易致血栓形成,并妨碍冠状动脉病变修复,促进动脉瘤形成。

(二)治疗药物选用

1. **急性期的治疗**

(1)阿司匹林:具有解热、镇痛、抗炎作用,为川崎病基础治疗的首选药物。急性期给予发挥抗炎作用的高剂量 30 ~ 100mg/(kg·d),每天 3 次;热退 3 天后逐渐减量,约 2 周减为 3 ~ 5mg/(kg·d),维持 6 ~ 8 周。早期口服阿司匹林可控制急性炎症过程,减轻冠状动脉病变。

(2)丙种球蛋白:早期静脉输入免疫球蛋白加口服阿司匹林治疗可降低川崎病冠状动脉瘤的发生率,必须强调在发病后的 10 天之内用药。①经典用法:400mg/(kg·d),于 2 ~ 4 小时内静脉输入,连续 5 天;②大剂量法:1.0g/(kg·d),于 4 ~ 6 小时内静脉输入,连续 2 日,此法临床最常用,一般第 1 天后可退热;③特大剂量法:2.0g/(kg·d),于 10 ~ 12 小时内静脉输入,用药 1 日,此法对发病 5 ~ 7 天的患者可迅速控制急性期炎症。以上几种用法特别是大剂量用法使用时应注意速度,尤其是 30 分钟内应密切观察,注意有无心功能不全及过敏反应。同时加服阿司匹林 50 ~ 100mg/(kg·d),分 3 ~ 4 次口服,连续 4 天;以后逐渐减量至 5mg/(kg·d),顿服。

(3)糖皮质激素:与其他血管炎性疾病不同,糖皮质激素在川崎病的治疗方面仍是一个有争议的问题。糖皮质激素有较强的抗炎作用,可缓解症状,但发现糖皮质激素易致血栓形成,并妨碍冠状动脉病变修复,促进动脉瘤形成,故不宜单用糖皮质激素治疗川崎病。除非并发严重的心肌炎或持续高热重症病例可联合应用糖皮质激素和阿司匹林治疗,病程早期多不主张使用皮质激素控制炎症反应。①泼尼松龙静脉注射 0.5 ~ 1mg/(kg·d);②泼尼松静脉注射 2mg/(kg·d);③甲泼尼龙静脉注射 30mg/(kg·d);④口服泼尼松 2mg/(kg·d)。上述 4 种方案选取 1 种,连续 3 天热退后可骤停,超过 5 天热退者需 2 周时间方可减停药物。

2. 恢复期的治疗

(1)抗凝治疗:恢复期病例用阿司匹林 3 ~ 5mg/(kg·d),1 次服用,至血沉、血小板恢复正常,如无冠状动脉异常,一般在发病后 6 ~ 8 周停药。对遗留冠状动脉瘤的慢性期患者,需长期服用抗凝药并密切随访。有小的单发冠状动脉瘤患者,应长期服用阿司匹林 3 ~ 5mg/(kg·d),直到动脉瘤消退。对阿司匹林不耐受者,可用双嘧达莫 3 ~ 5mg/(kg·d),分 2 ~ 3 次服。患者有多发或较大的冠状动脉瘤,应长期口服阿司匹林及双嘧达莫。有巨瘤的患者易形成血栓、发生冠状动脉狭窄或闭塞,可口服华法林抗凝,2.5 ~ 5mg/d,分 1 ~ 2 次口服,参考凝血酶原时间调整剂量。因起效缓慢,治疗初 3 天由于血浆抗凝蛋白被抑制可以存在短暂的高凝状态,如需立即产生抗凝作用,可在开始的同时皮下或静脉注射肝素或低分子量肝素,每次 50 ~ 100U/(kg·d),每天 1 次;待华法林充分发挥抗凝效果后再停用肝素。

(2)溶栓治疗:对有心肌梗死及血栓形成的患者应及时进行溶栓治疗,采用静脉或导管经皮穿刺冠状动脉内给药,促使冠状动脉再通、心肌再灌注。静脉溶栓 1 小时内输入尿激酶 20 000U/kg,继之以每小时 3000 ~ 4000U/kg 输入;也可用链激酶,静脉溶栓 1 小时内输入链激酶 10 000U/kg,半小时后可再用 1 次。冠状动脉给药 1 小时内输入尿激酶 1000U/kg。以上药物快速溶解纤维蛋白,效果较好,无不良反应。

(3)对症治疗:根据病情给予对症与支持疗法,如补充液体、保护肝脏、控制心力衰竭、纠正心律失常等。

【思考题】

1. 何谓川崎病? 其治疗目标是什么?

2. 目前临床上可以有效治疗川崎病的药物有哪些?

第三节　过敏性紫癜

过敏性紫癜(allergic purpura)又称亨-许紫癜(Henoch-Schonlein purpura),是一种超敏反应性毛细血管和细小血管炎。因机体对某些致敏物质产生变态反应,导致毛细血管脆性及通透性增加。其特征为非血小板减少的皮肤紫癜,常伴有关节肿胀疼痛、腹痛、便血、血尿和蛋白尿等,少数患者还伴有血管神经性水肿。部分患者再次接触变应原可反复发作,肾脏受累的程度及转归是决定预后的重要因素。本病多发生于儿童与青少年,90% 的患者为 10 岁以内的儿童,男性发病略多见于女性。一年四季均有发病,以春、秋两季发病居多。

【病因和发病机制】

(一)病因

本病的病因尚未明确,细菌、病毒、食物和药物等与过敏性紫癜的发生有关,但均缺乏证据支持。

1. 感染　相当多的患儿在皮肤紫癜出现前有急性上呼吸道感染,细菌(β 溶血性链球菌最常见,其次为金黄色葡萄球菌、结核分枝杆菌等)、病毒(如麻疹、水痘、风疹、流感、巨细胞病毒等)均可引起。

2. **药物**　如青霉素、头孢菌素类、氯霉素、磺胺类、异烟肼等抗菌药物以及水杨酸类、保泰松、吲哚美辛等解热镇痛药都有可能使机体出现过敏反应,引起本病的出现。

3. **食物**　食物中的动物异种蛋白(如鱼、虾、蛋、鸡、牛奶等)可引起机体出现过敏反应。

4. **其他**　如寒冷、外伤、蚊虫叮咬、植物花粉等亦可引起本病。

（二）发病机制

本病主要是Ⅲ型变态反应介导的一种全身血管炎症。致敏原进入机体内,刺激机体浆细胞产生 IgG 和 IgA,抗体与相应抗原结合形成的循环免疫复合物沉积于血管壁,激活补体,导致毛细血管和小血管壁及其周围产生炎症,使血管壁通透性增高,从而产生紫癜和各种局部及全身症状。

也有观点认为本病是一种速发型变态反应。致敏原作为半抗原进入机体与体内的蛋白质结合成为抗原,刺激机体产生 IgE 抗体,该抗体结合于血管周围及结缔组织中的肥大细胞及血液中的嗜碱性粒细胞表面。当致敏原再次进入时,直接与 IgE 结合,并激活肥大细胞等释放出组胺、缓激肽、慢反应性过敏物质等一系列自体活性物质,引起小血管和毛细血管扩张,血管壁通透性增高,导致皮下组织、黏膜及内脏器官出血、水肿。

【临床表现和分型】

（一）症状和体征

本病多急性起病,大多数患者起病前的 1~3 周往往有上呼吸道感染史,并且全身不适、疲倦乏力、发热和食欲缺乏等,随之出现皮肤紫癜,伴有关节痛、腹痛、血尿或黑便等典型的临床表现。少数病例以腹痛、关节炎或肾脏症状首先出现。

1. **皮肤紫癜**　反复出现皮肤紫癜为本病的特征。常以皮肤反复出现瘀点、瘀斑为主要表现,好发于四肢伸侧,尤其是双下肢大关节附近及臀部,少数累及面部和躯干部。呈对称性分布,分批出现,大小不等,反复发作。皮损初起时多伴轻微的皮肤瘙痒,出现小型荨麻疹、血管神经性水肿及多形红斑等;严重者可发生水疱、血疱,甚至溃疡。皮肤紫癜一般在 4~6 周后消退,部分患者间隔数周、数月后复发。

2. **胃肠道症状**　约 2/3 的患者可出现腹痛,以脐周或下腹部阵发性绞痛或持续性钝痛为主,体检有压痛,但无肌紧张与反跳痛。同时可伴有恶心、呕吐、呕血、腹泻及便血。部分患儿偶见肠套叠、肠梗阻或肠穿孔。

3. **关节症状**　约 1/3 的患者可出现单个或多发性关节肿痛、疼痛等症状,有时局部有压痛,多发生在膝、踝、肘、腕等较大的关节。关节腔内可有渗液,但不化脓,关节腔积液吸收后不留畸形。关节疼痛反复发作,呈游走性,伴有红肿及活动障碍,一般在数月内消退。

4. **肾脏症状**　30%~60% 的病例常于皮肤紫癜出现后的 2~4 周内发生肾功能异常,多数患者出现肉眼血尿或镜下血尿、蛋白尿和管型尿,伴血压增高与水肿,称为紫癜性肾炎。少数患者呈肾病综合征的表现。通常迁延数周或数月后患者症状逐渐消失;也有反复发作,较长时间不恢复,发展为慢性肾炎,死于慢性肾衰竭者。

（二）实验室检查

血小板计数、血小板功能、凝血时间等均正常。白细胞计数大多正常,伴感染时可轻度或中度升高;嗜酸性粒细胞及中性粒细胞增多。肾损害时,尿液可检测出红细胞、蛋白质、颗粒管型等,严重者血清尿素氮和血肌酐增高。

（三）临床分型

通常根据病变累及部位以及其临床表现,将过敏性紫癜分为 5 种类型。

1. **单纯型紫癜**　仅累及皮肤者,只有反复出现的皮肤紫癜症状,皮疹往往较轻。

笔记

2. **关节型紫癜** 皮肤紫癜合并关节肿胀、疼痛,甚至关节积液等关节症状者。本型关节症状若发生在皮肤紫癜前易误诊为风湿性关节炎。

3. **腹型紫癜** 皮肤紫癜合并腹痛、腹泻、便血,甚至胃肠道出血等胃肠道症状者。本型胃肠道症状若发生在皮肤紫癜前易误诊为急腹症。

4. **肾型紫癜** 皮肤紫癜合并血尿、蛋白尿等肾脏损害者。

5. **混合型紫癜** 皮肤紫癜合并其他两种及两种以上的临床表现者。

【治疗原则】

（一）一般治疗原则

卧床休息,以利于皮肤紫癜消退和减少其复发。尽可能寻找和去除致病因素,控制感染,补充维生素等。注意保暖,避免劳累、生气,防止食物、药物、花刺、虫咬等致敏。对于血浆中存在大量免疫复合物的腹型紫癜、肾型紫癜患者,可通过血浆置换有效清除血液循环中过多的抗原-抗体免疫复合物,从而防止血管阻塞和梗死。

（二）药物治疗原则

实施积极有效的抗变态反应治疗。组胺 H_1 受体拮抗药对多数变态反应的常见症状有效。也可使用止血药,以减少皮下组织、黏膜、组织器官出血。糖皮质激素对本病的治疗效果较好,对单纯型、关节型紫癜均适应,但不能阻止肾脏病变的侵犯。若糖皮质激素治疗效果不佳,或者伴发顽固的慢性肾炎者可加用免疫抑制剂。

【药物治疗】

（一）治疗药物分类

1. **糖皮质激素** 糖皮质激素具有抗炎、抗过敏和改善毛细血管通透性的作用,可减轻炎性渗出和水肿,减少组胺、5-羟色胺、缓激肽及慢反应性过敏物质的释放,可迅速减轻关节疼痛和胃肠道等症状。糖皮质激素对缓解过敏性紫癜的部分症状效果明显,是目前治疗该病最主要的药物,特别适用于皮疹严重或伴有发热的患者。但不能阻止肾脏病变的侵犯,对肾型紫癜需加用免疫抑制剂。常用制剂有泼尼松龙(prednisolone)、甲泼尼龙(methylprednisolone,MP)、地塞米松及氢化可的松等。

2. **组胺 H_1 受体拮抗药** 特别适用于单纯型紫癜。常用的有氯苯那敏、异丙嗪、西替利嗪、氯雷他定、特非那定、阿司咪唑等组胺 H_1 受体拮抗药物。过敏性紫癜的临床症状大多与 H_1 受体的激动有关。但由于速发型变态反应的致敏介质除组胺外,还有 5-羟色胺、缓激肽及慢反应性过敏物质,故 H_1 受体拮抗剂的疗效有一定限度,临床单独应用常不能完全控制症状。氯苯那敏和异丙嗪有镇静、嗜睡等中枢抑制作用,西替利嗪、特非那定及阿司咪唑等此作用不明显,但剂量过大则可引起致死性心律失常。

3. **止血药** 降低血管壁脆性和通透性的止血药物主要有酚磺乙胺(etamsylate)、卡络柳钠(carbazochrome salicylate)、芦丁(rutin)及维生素 C 等。这些药物具有增加机体毛细血管对损伤的抵抗力、降低毛细血管透性、减少其脆性等作用,从而维持和恢复毛细血管的正常作用。抑制胃酸分泌药物奥美拉唑(omeprazole,OME)和西咪替丁(cimetidine)等可减少胃酸分泌,减轻对消化道黏膜的损伤作用,减少消化道出血。

4. **抗凝药** 肝素通过 AT-Ⅲ灭活Ⅸa、Ⅹa、Ⅺa 和Ⅻa 等凝血因子,产生强大的抗凝作用,阻止血栓的形成和扩大。香豆素类拮抗维生素 K 的作用,抑制凝血因子Ⅱ、Ⅶ、Ⅸ、Ⅹ等的生成,产生抗凝作用。

5. **免疫抑制剂** 常用药物有环磷酰胺(cyclophosphamide,CTX)和硫唑嘌呤(azathioprine,Aza)。环磷酰胺不仅杀伤增殖期淋巴细胞,亦能影响静止期细胞。对 B 细胞比对 T 细胞更为敏感,还可明显降低 NK 细胞的活性,从而抑制体液和细胞免疫反应。硫唑嘌呤能抑制细胞 DNA、RNA 及蛋白质的合成,发挥淋巴细胞的细胞毒作用,同时抑制细胞免疫和体液免疫反应。对于

笔记

顽固的慢性肾型紫癜,选用免疫抑制剂可与糖皮质激素联合应用。

6. **止痛药**　阿司匹林等非甾体抗炎药(non-steroid anti-inflammatory drugs,NSAIDs)抑制环氧化酶,产生解热镇痛抗炎作用,用于缓解发热、关节疼痛。山莨菪碱(anisodamine)和阿托品(atropine)等 M 胆碱受体拮抗药阻断 M 胆碱受体,松弛痉挛的胃肠道平滑肌,缓解腹痛。

(二) 治疗药物选用

1. 单纯型、关节型和腹型紫癜主要选用糖皮质激素。常用泼尼松口服,每次 10mg,每日 3 次。重症者可静脉滴注氢化可的松 100~200mg 或地塞米松 10~20mg,每日 1 次。病情好转后改泼尼松口服,逐渐减量停药。如持续用药 2~3 周症状仍不见缓解,可改用其他类型的糖皮质激素或其他疗法。肾脏严重受损者,可试行糖皮质激素冲击疗法。

同时口服组胺 H_1 受体拮抗药,任选下列 1 种药物口服。氯苯那敏每次 4mg,每日 2~3 次;异丙嗪每次 25mg,每日 1 次;阿司咪唑每次 3mg,每日 1 次;西替利嗪每次 10mg,每日 1 次;特非那定每次 60mg,每日 2 次。

静脉滴注大剂量维生素 C 有利于降低毛细血管壁通透性,增加毛细血管对损伤的抵抗力。也可肌内注射酚磺乙胺,每次 0.25~0.5g,每日 2 次;或肌内注射卡络柳钠,每次 10mg,每日 2~3 次。亦可静脉滴注 60~80mg 卡络磺钠。

关节肿痛者可口服阿司匹林,每次 0.3~0.6g,每日 3 次,注意勿用于合并胃肠道出血的患者。腹痛明显者可注射山莨菪碱 5~10mg 或阿托品 0.5mg。消化道出血者可予以奥美拉唑、西咪替丁等治疗。

糖皮质激素、组胺 H_1 受体拮抗药、止血药及维生素 C 等一般作为治疗各型过敏性紫癜的常规药物使用。

2. 对于紫癜性肾炎、肾病综合征患者可加用抗凝药物,如双嘧达莫、肝素或低分子量肝素,使部分活化凝血活酶时间维持至正常值的 1.5~2 倍。4 周后改口服华法林,每日 3~5mg 维持,使凝血酶原时间维持在正常值的 1~2 倍。

3. 对于肾型患者或症状较重、病情迁延不愈、激素治疗效果差者可采用糖皮质激素和免疫抑制剂联合治疗。口服硫唑嘌呤,每次 50mg,每日 2~3 次;或口服环磷酰胺,每次 50mg,每日 2 次。亦可静脉注射环磷酰胺,每次 200~400mg,每周 2 次,疗程为 2~3 个月。

4. 其他治疗　发生肠套叠、肠梗阻、大出血者应考虑实施手术治疗。

【思考题】
1. 过敏性紫癜的发病机制与治疗原则是什么?
2. 请查阅有关文献,讨论过敏性紫癜治疗的循证医学证据进展。

第四节　过敏性皮炎

过敏性皮炎(allergic dermatitis)是由变态反应引起的一组炎症性皮肤病,又称变态反应性皮炎。通常包括接触性皮炎、湿疹、特应性皮炎和自身敏感性皮炎等常见皮肤病,常表现为皮肤丘疹、红斑并伴有瘙痒,有水疱和渗出。过敏性皮炎一般发生于过敏体质患者。变应原可通过食入、注射、吸入或与皮肤黏膜的直接接触等多种途径而引起机体过敏,导致炎症反应发生。

一、接触性皮炎

接触性皮炎(contact dermatitis)是由于接触某些外源性物质后,在皮肤黏膜接触部位发生的炎症反应。根据发病机制的不同,可分为刺激性接触性皮炎和变态反应性接触性皮炎两种类型。

【病因和发病机制】
(一) 病因
可以引起接触性皮炎的外界物质很多,主要有动物、植物和化学类物质。有些物质在低浓度时可以为致敏物,在高浓度时则为刺激物或毒性物质。

1. 化学类物质　香水、各种润肤美容香脂、雪花膏、口红等化妆用品;肥皂、塑料、橡胶等化学制品;清凉油、红汞、磺胺药膏、抗生素软膏等外用药物;油漆、染料、杀虫剂等化学产品及镍、铬等金属物品。

2. 植物类物质　植物能引起接触性皮炎的有漆树、银杏、无花果、芒果、菠萝等。

3. 动物类物质　动物的皮革、毛、羽毛等也可引起本型皮炎。

（二）发病机制

1. 刺激性接触性皮炎（irritant contact dermatitis）　接触物本身具有强烈的刺激性(如强酸、强碱等化学物质)或毒性,任何人接触后均可发生皮炎。某些物质的刺激性较小,但在一定浓度下接触一定时间也可致病。

2. 变态反应性接触性皮炎（allergic contact dermatitis）　为典型的Ⅳ型超敏反应。此型皮炎的接触物基本上是无刺激性的,仅发生在有过敏体质的人。接触物与表皮内的载体蛋白结合后形成完全抗原,从而获得抗原性,然后作用于机体,最终导致Ⅳ型变态反应的发生。

【临床表现】

本病发病有一定的潜伏期,从数小时至数天不等,一般再次接触多在 24 ~ 48 小时内发病。由于接触物、接触方式及个体反应不同,发生皮炎的形态、范围及严重程度也不相同。轻症时局部呈红斑,淡红至鲜红色,稍有水肿,或有针尖大的丘疹密集;重症时红斑肿胀明显,有密集的粟粒大的红色丘疹、丘疱疹、水疱甚至大疱,但临床所见多以单一损害为主。水疱破裂则有糜烂、渗液和结痂。皮疹发生部位及范围多与接触物的接触部位相一致,境界清楚。好发于四肢、面部等暴露部位,机体高度敏感时皮疹可泛发。当皮炎发生于组织疏松部位,如眼睑、口唇、包皮、阴囊等处则肿胀明显,呈局限性水肿而无明确的边缘,皮肤发亮,表面纹理消失。

自觉症状大多瘙痒剧烈、有烧灼感或胀痛感,通常全身症状不明显。少数严重病例可有发热、畏寒、头痛、恶心等全身性反应。

病程有自限性,一般去除病因后,处理得当,1 ~ 2 周可痊愈,但再次接触变应原可复发。反复接触或处理不当,可以转为亚急性或慢性皮炎,呈红褐色苔藓样变或湿疹样改变。

【治疗原则】

本病与接触变应原或刺激物密切相关,首要治疗措施是去除病因,远离变应原,积极对症处理,避免再次接触变应原,以免复发。忌食辛辣、油炸食物与饮酒,特别是发病期。平时饮食清淡,忌食海鲜等易引起变态反应的食物,多食新鲜蔬菜或水果。组胺 H_1 受体拮抗药与糖皮质激素等药物进行对症、止痒、抗过敏治疗等。

【药物治疗】

（一）治疗药物分类

根据使用方法的不同,治疗接触性皮炎等过敏性皮炎的药物大体上可以分为系统治疗药和局部外用药两大类(表 21-1)。

（二）治疗药物选用

1. 外用药局部治疗　接触性皮炎的局部治疗十分重要,根据皮损炎症情况选择适当的外用药物及剂型。

（1）急性阶段:急性炎症显著,明显红肿、丘疹、水疱但无糜烂渗出者先用炉甘石洗剂(calamine lotion)或 5% 薄荷脑粉剂。渗液较少时可使用含有松馏油、糠馏油(pityrol)、氧化锌(zinc oxide)的油膏外涂。如有大量渗液则用 3% 硼酸(boric acid)溶液、生理盐水等湿敷,每次 15 ~ 30 分钟,每天数次。有感染征象或脓性分泌物者,用 0.02% 呋喃西林溶液或 0.5% 依沙吖啶(ethacridine)溶液湿敷。湿敷时间不宜过长,通常 2 ~ 3 天,待渗液停止、肿胀消退后可停止湿敷,改用霜剂或油膏外涂。

笔记

表21-1　接触性皮炎等过敏性皮炎的治疗药物分类

药物分类	代表药	作用和作用机制
系统治疗药		
组胺 H_1 受体拮抗药	苯海拉明、赛庚啶、氯苯那敏、阿司咪唑、氯雷他定、西替利嗪	阻断 H_1 受体,拮抗组胺作用,起到减轻过敏反应及抗炎、止痒的作用。苯海拉明等第一代组胺 H_1 受体拮抗药还具有抗胆碱和镇静、嗜睡等中枢抑制作用
全身用糖皮质激素	泼尼松、甲泼尼龙、氢化可的松、地塞米松	具有抗炎、抗毒、免疫抑制等作用,减少炎性渗出,能够迅速减轻炎症症状
细胞膜稳定剂	色甘酸钠、酮替芬	稳定肥大细胞膜,阻止肥大细胞脱颗粒,抑制组胺等过敏介质的释放,具有抗组胺和抗过敏作用
非特异性抗过敏药	维生素 C、葡萄糖酸钙	增加毛细血管致密性,降低其通透性,减少渗出,具有抗炎、抗过敏作用
局部外用药	炉甘石洗剂、硼酸溶液、高锰酸钾溶液、氧化锌油、糖皮质激素软膏	有局部抗炎、消肿、止痒、止痛的作用
	糠馏油、煤焦油	有促使角质新生及止痒、消炎、收敛等作用

(2)亚急性阶段:有少量渗出时外用糖皮质激素糊剂或氧化锌油,无渗出时用糖皮质激素霜剂如 0.05 ~ 0.1% 地塞米松乳膏、0.1% 复方曲安奈德乳膏(compound triamcinolone acetonide cream)等,每日 2 ~ 3 次外用;有感染时可加入外用抗生素如新霉素、红霉素、杆菌肽,或其他杀菌剂如莫匹罗星软膏、盐酸小檗碱、汞剂等。

(3)慢性阶段:一般选用有抗炎作用的糖皮质激素霜剂或软膏,每日 2 ~ 3 次;也可加用氧化锌类、焦油类软膏,如 10% 氧化锌软膏、10% 黑豆馏油软膏、5% ~ 10% 糠馏油软膏或 10% 鱼石脂软膏等。

2. 系统药物治疗　视病情轻重内服组胺 H_1 受体拮抗药或糖皮质激素止痒、消炎、抗过敏,并发感染时用抗生素治疗。可口服组胺 H_1 受体拮抗药,一般选择其中 1 种口服。如盐酸赛庚啶,每次 4mg,每日 3 次;马来酸氯苯那敏,每次 4 ~ 8mg;特非那定,每次 60mg,每日 2 次;盐酸西替利嗪,每次 10mg,每日 1 次或者每次 5mg,每日 2 次;氯雷他定,每次 10mg,每日 1 次。也可肌内注射盐酸异丙嗪,每次 25 ~ 50mg。可同时进行非特异性抗过敏治疗,静脉滴注大剂量维生素 C 1 ~ 3g,每日 3 次;也可缓慢静脉推注 10% 葡萄糖酸钙 10ml,每日 1 次。面积广泛、糜烂和渗液严重者可首选给予糖皮质激素,如口服泼尼松,每次 20mg,每日 2 次;重症者也可先静脉滴注氢化可的松 100 ~ 200mg 或地塞米松 10 ~ 20mg,每日 1 次,待病情好转后改泼尼松口服。如果合并局部感染,如淋巴管炎、软组织炎时,可使用抗生素,轻症患者给予罗红霉素、头孢氨苄或磺胺类药物口服,重症患者静脉给予青霉素、头孢菌素类或喹诺酮类抗菌药物。

二、湿　疹

湿疹(eczema)是由多种内、外因素引起的真皮浅层及表皮炎症,临床上急性期皮损以丘疹为主,有明显的渗出倾向;慢性期以苔藓样变为主,易反复发作。

【病因和发病机制】

本病是复杂的内、外因子引起的一种迟发型变态反应。

1. **内因**　慢性消化系统疾病、精神紧张、失眠、过度疲劳、情绪变化、内分泌失调、感染、新陈代谢障碍等。

2. **外因**　日光、寒冷、干燥、炎热、搔抓等外界刺激,化妆品、肥皂、人造纤维等化学因素,以及各种动物皮毛、植物、鱼、虾、牛肉等。

【临床表现】

根据病程和临床特点,可分为急性、亚急性和慢性湿疹。临床上,湿疹可从任一阶段开始发病,并向其他阶段演变。

1. **急性湿疹**　好发于头面、耳后、四肢远端、阴囊、肛周等,严重者可弥漫全身,多对称发布。皮损呈多形性,初为多数密集的粟粒大小的丘疹、丘疱疹或小水疱,基底潮红,逐渐融合成片,由于搔抓,丘疹、丘疱疹或水疱顶端抓破后呈明显的点状渗出及小糜烂面,边缘不清。自觉瘙痒剧烈,搔抓、热水烫洗可加重皮损。如继发感染,炎症更明显,则形成脓疱、脓痂、毛囊炎、疖,淋巴结肿大,可伴有发热等全身症状。

2. **亚急性湿疹**　急性湿疹炎症减轻后,皮损以小丘疹、结痂和鳞屑为主,仅见少量丘疱疹及糜烂,仍有剧烈瘙痒。再次暴露于致敏原、新的刺激或处理不当可导致急性发作。如经久不愈,则可发展为慢性湿疹。

3. **慢性湿疹**　常因急性、亚急性湿疹反复发作不愈而转为慢性湿疹,也可开始即为慢性湿疹。好发于小腿、手、足、肘窝、腘窝、外阴、肛门等处,表现为患处皮肤增厚、浸润、棕红色或色素沉着,表面粗糙,覆以鳞屑,或因抓破而结痂,自觉瘙痒剧烈。

4. **其他特殊部位湿疹**　均具有特殊的表现部位或病理形态特点,如手部湿疹、耳部湿疹、乳房湿疹、小腿湿疹、肛门湿疹、婴儿湿疹、钱币状湿疹等。

【治疗原则】

寻找可能诱因,如工作环境、生活习惯、饮食、嗜好、思想情绪等,以及有无慢性病灶和内脏器官疾病。注意避免各种可疑的致敏因素,发病期间应忌食辛辣食物及饮酒,避免过度洗烫。使用组胺 H_1 受体拮抗药等进行抗感染、止痒、抗过敏治疗,影响睡眠时加服镇静药,合并感染者配合使用有效的抗生素治疗。

【药物治疗】

1. **外用药局部治疗**　遵循外用药物的使用原则,根据皮损情况选用适当的剂型和药物。

(1)急性湿疹:局部生理盐水、3% 硼酸或 1∶2000～1∶10 000 高锰酸钾溶液冲洗、湿敷,炉甘石洗剂起收敛、保护作用。

(2)亚急性、慢性湿疹:一般选用合适的糖皮质激素霜剂、焦油类制剂。继发性感染者加抗生素制剂。

2. **系统药物治疗**　目的在于抗炎、止痒。常口服下列 1 种组胺 H_1 受体拮抗药治疗:氯苯那敏,每次 4～8mg,每日 3 次;苯海拉明,每次 25mg,每日 3 次;赛庚啶,每次 2～4mg,每日 3 次;阿司咪唑,每次 10mg,每日 1 次;氯雷他定,每次 10mg,每日 3 次;西替利嗪,每次 10mg,每日 1 次;特非那定,每次 60mg,每日 2 次。必要时两种配合或交替使用。瘙痒严重影响睡眠时加服地西泮等镇静催眠药。有继发性感染者加用抗生素。一般不主张使用糖皮质激素治疗本病,仅在常规治疗无效或病情严重时可考虑全身应用,但不宜长期使用。

【病例分析】

病情介绍　患者,男,53 岁。以"周身皮疹、瘙痒反复发作 3 年,加重 1 个月"为主诉来诊。瘙痒反复发作,夜间尤甚。查体:颜面部红斑界限不清,颈项、胸腹、背部、四肢丘疹成片,少量水疱,点状糜烂,脱屑不多,部分抓痕,结痂,腘窝皮肤肥厚、色素沉着。实验室检查:外周血嗜酸性粒细胞 11.2%,嗜酸性粒细胞绝对值 0.6。临床诊断:湿疹。治疗方案:①氯雷他定 10mg,每日 3 次,口服,瘙痒控制后停药;②地塞米松软膏外用,每日 3 次,1 周后停药;③地西泮 10mg,每日 1

笔记

次,睡前服用,3 日后停药。

用药分析　本病例治疗中的地塞米松软膏属于糖皮质激素类药物,主要起到缓解病情、阻止局部疾患发展的作用。氯雷他定是组胺 H_1 受体拮抗药,对抑制瘙痒有重要作用,是对症治疗中的重要环节。地西泮则用于改善患者睡眠。

三、特应性皮炎

特应性皮炎(atopic dermatitis,AD)原称"遗传过敏性皮炎"、"异位性皮炎",是一种与遗传过敏性素质有关的慢性、复发性、瘙痒性、炎症性皮肤病。

【病因和发病机制】

本病的发病机制较为复杂,与遗传、免疫和环境因素有关。本病可能是遗传因素与环境因素相互作用并通过免疫途径介导的炎症性皮肤病。

1. **遗传**　约70%的患者家族中有遗传过敏性皮炎、哮喘或过敏性鼻炎等遗传过敏史。双亲均有遗传过敏史,其子女发生遗传过敏性疾病的机会比双亲中只有一方有遗传过敏史的要高。

2. **免疫异常**　大部分患者的血清中特异性抗体 IgE 增高。抗原刺激遗传过敏性皮炎患者的皮肤,引起朗格汉斯细胞的活化,激活 Th2 细胞活化并刺激其增殖而产生大量 IL-4、IL-5 等细胞因子,刺激 B 细胞产生 IgE。

3. **环境因素**　在遗传过敏性皮炎患者中,外界环境中的变应原如屋内尘螨、花粉等可诱发本病。

【临床表现】

本病临床表现多种多样,病情顽固,在不同的年龄阶段具有不同的特点。通常可分为婴儿期、儿童期、青年成人期 3 个阶段。多数患者各期症状依次发展,但也有的缺其一两个阶段。多数病例于婴儿期自愈,但亦有延续顽固而无缓解期,至 50 ~ 60 岁方痊愈者。

1. **婴儿期**　亦称婴儿湿疹,通常在出生后的第 2 或第 3 个月开始发生,亦有报道出生后的第 2 或第 3 周发生者,然而此时诊断较难,皮损主要发生在两颊、额、头皮,个别病例可发展至躯干、四肢。其皮疹特点主要可分两型:渗出型及干燥型。渗出型湿疹表现为在急性水肿性红斑的基础上出现密集的针尖大的丘疹、丘疱疹、水疱和渗液;干燥型皮疹表现为淡红色的暗红色斑片,出现密集的小丘疹而无水疱,皮肤干燥无明显渗出,表面附有灰白色糠状鳞屑。

2. **儿童期**　多数婴儿期湿疹缓解 1 ~ 2 年后发生并逐渐加重,少数自婴儿期延续发生。皮损累及四肢屈侧或伸侧,多发生于肘窝和腘窝,亦可累及眼睑、颜面、颈外侧。皮损暗红色,渗出较轻,表面粗糙,覆以薄痂。此期瘙痒剧烈,大多数皮疹顶端被抓破,可见抓痕、血痂,可伴局部淋巴结肿大。

3. **青年成人期**　主要表现为慢性苔藓化皮损,多位于头面部、颈部及肘膝关节屈侧,对称分布,明显的色素沉着,有明显的抓痕,皮肤划痕征阳性。

【治疗原则】

注意发现并尽量避免可能加重病情的环境因素,如搔抓、刺激性食物等。适当减少洗澡及使用肥皂的次数,以免过多去除皮脂膜。内服与外用药物抗炎、脱敏及止痒治疗,同时可外用保湿剂。

【药物治疗】

1. **外用药局部治疗**　治疗原则与湿疹相同,可较早应用糠馏油、煤焦油(coal tar)等抗炎和角化促成剂。糖皮质激素制剂是控制病情、缓解局部症状的主要药物,但由于金黄色葡萄球菌感染与本病发病有重要关系,主张局部联用抗菌药物和各种糖皮质激素软膏或霜剂。也可外用钙调磷酸酶抑制剂如他克莫司(tacrolimus)软膏治疗,每日 2 次,连用 3 周。

2. **系统药物治疗**　主要为抗炎、止痒、抗过敏治疗。

笔记

（1）口服组胺 H_1 受体拮抗药不同程度地缓解瘙痒和减少抓痕，如苯海拉明，每次 25mg，每日 2~3 次。需要长期治疗者，可定期更换不同种类的组胺 H_1 受体拮抗药，如氯苯那敏，每次 4~8mg，每日 3 次；赛庚啶，每次 2~4mg，每日 3 次；氯雷他定，每次 10mg，每日 3 次；西替利嗪，每次 10mg，每日 1 次；特非那定，每次 60mg，每日 2 次。对婴儿期异位性皮炎可用 0.2% 苯海拉明糖浆，2~4mg/（kg·d），分 3 次服用。

（2）口服肥大细胞膜稳定剂，阻止肥大细胞脱颗粒，抑制组胺等变态反应介质的释放。如色甘酸钠，每次 100mg，每日 3~4 次；富马酸酮替芬，每次 1mg，每日 2 次。

（3）如继发细菌感染时需加服抗生素。除皮损渗出明显外，一般不提倡使用抗生素预防感染。

四、自身敏感性皮炎

自身敏感性皮炎（autosensitization dermatitis）是指在某种皮肤病变的基础上，由于处理不当或理化因素刺激，使患者对自身组织产生的某种物质发生过敏反应，从而产生更广泛的皮肤炎症反应。

【病因和发病机制】

本病通常发病前某些部位存在湿疹样皮损，由于治疗不当或因物理或化学刺激、细菌感染等而使原发性皮损加重，出现红肿、糜烂及较多渗液。加之创面不洁，使组织分解物、细菌产物及外用药物等形成一种特殊的自身抗原被机体吸收，而发生系统变态反应，导致病灶附近及全身泛发皮疹。

【临床表现】

多数患者由于处理不当或继发性感染后，原有的局限性湿疹样病变加重，皮损有明显对称性分布的倾向，除原发性病灶附近的新发皮损外，可见对称性分布的弥漫或散在丘疹、丘疱疹及水疱，呈群集性，可相互融合，边界不清。皮疹最常见于四肢，也可见于面部，较少累及躯干。患者瘙痒剧烈，可伴有浅表淋巴结肿大，重者有全身不适及发热。原发性病灶好转后，继发性皮损经数周也可逐渐消退，若再有类似刺激仍可发生同样的反应。

【治疗原则】

尽可能避免局部外界不良刺激，如热水洗烫、剧烈搔抓及刺激性外用药物等，避免海鲜、辣椒、酒等辛辣食物。保持皮肤清洁，防止皮肤感染。避免穿着化纤及毛织类衣物直接接触皮肤。

尽可能寻找患者发病或诱发加重的原因，积极治疗原发性病灶及抗炎止痒治疗，主要是外用糖皮质激素及系统应用组胺 H_1 受体拮抗药，必要时短期系统应用糖皮质激素。

【药物治疗】

1. 外用药局部治疗 首先应积极正确处理原发性病灶，治疗方法同原发病治疗。根据皮损情况选择适当的药物及剂型，具体治疗原则同湿疹治疗。如可外用生理盐水或 3% 硼酸溶液湿敷，以避免局部刺激。原发性病灶发生明显感染应做细菌培养，并根据药敏试验结果选用有效抗生素。

2. 系统药物治疗 目的在于抗炎、止痒、抗过敏治疗。瘙痒明显者可口服组胺 H_1 受体拮抗药，多选用第二代组胺 H_1 受体拮抗药如西替利嗪 10mg 或左西替利嗪 5mg、氯雷他定 10mg 或地氯雷他定 5mg，每日 1 次口服等，可酌情选用。瘙痒严重者可联合第一代镇静性组胺 H_1 受体拮抗药如马来酸氯苯那敏 4~8mg、盐酸赛庚啶 2mg，每日 3 次口服或睡前 1 次口服。同时进行非特异性抗过敏治疗，如 10% 葡萄糖酸钙 10ml，每日 1 次静脉注射；或硫代硫酸钠（sodium thiosulfate）0.64g 加注射用水 10ml 溶解，每日 1 次静脉注射；或维生素 C 2.0~3.0g 加入 5%~10% 葡萄糖液 250ml 或 500ml 中，每日 1 次静脉滴注。病情严重者可考虑使用糖皮质激素，如醋酸泼尼松 30~40mg/d，分 3 次口服；或地塞米松 5mg，每日 1 次肌内或静脉注射；或氢化可的松 200~

300mg 加入 5% 葡萄糖液 500ml 中、甲泼尼龙 40mg 加入 5% 葡萄糖液 250～500ml 中,每日 1 次静脉滴注,一般用 2～3 周逐渐减量至停药;或复方倍他米松 1～2ml 肌内注射,必要时每 2～4 周可重复给药。当皮疹较广泛而存在继发性感染时,可酌情选用抗生素口服或静脉滴注。

【思考题】

1. 试为一重度变态反应性接触性皮炎患者制订合理的药物治疗方案。

2. 特应性皮炎与自身敏感性皮炎的药物治疗原则分别是什么?

3. 湿疹有哪些治疗措施?

(郭紫芬)

恶性肿瘤的药物治疗

第一节　概　　论

恶性肿瘤也称癌症,其特征是产生快速生长繁殖的异常细胞,这些细胞能超越其通常的边界生长并可侵袭身体的毗邻部位和扩散到其他器官,后者被称之为转移。转移是恶性肿瘤致死的主要原因。

2012 年全球约有 1400 万新发恶性肿瘤病例和 820 万例恶性肿瘤相关死亡病例,预计今后 20 年新发病例数将增加约 70%。2012 年,男性 5 个最常见的确诊恶性肿瘤是肺癌、前列腺癌、结肠直肠癌、胃癌和肝癌,女性 5 个最常见的确诊恶性肿瘤是乳腺癌、结肠直肠癌、肺癌、宫颈癌和胃癌。根据 2014 年中国癌症报告显示,我国男性 5 个最常见的确诊恶性肿瘤是肺癌、肝癌、胃癌、食管癌、结直肠癌,我国女性 5 个最常见的确诊恶性肿瘤是肺癌、胃癌、肝癌、结直肠癌、食管癌(图 22-1)。

恶性肿瘤源自一个单细胞从一个正常细胞转变为一个肿瘤细胞要经过一个多阶段的过程,才能实现从癌前病变发展为恶性肿瘤。这些变化是内源性因素和外源性因素共同作用的结果。这些外源性因素包括物理致癌因子,例如紫外线和电离辐射;化学致癌物质,例如石棉、烟草烟雾成分、黄曲霉毒素(一种食品污染物)和砷(一种饮水污染物);以及生物致癌物质,例如某些病毒、细菌或寄生虫。内源性因素则包括机体的免疫状态、遗传素质、激素水平以及 DNA 损伤修复能力等。另外,行为和饮食也是导致肿瘤的主要因素之一。大约 1/3 的恶性肿瘤死亡源自

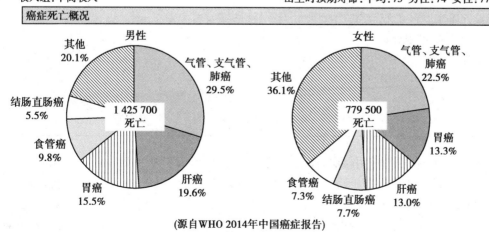

(源自 WHO 2014 年中国癌症报告)

图 22-1　中国癌症死亡概况

于 5 种主要行为和饮食危险因素,分别是高体重指数、水果和蔬菜摄入量低、缺乏运动、使用烟草及饮酒。其中烟草使用是最重大的致癌风险因素,它导致全球约 20% 的肿瘤患者死亡,以及全球约 70% 的肺癌患者死亡。在未来的 20 年中,估计恶性肿瘤病例将由 2012 年的 1400 万上升到 2200 万。

肿瘤确诊后,组织学类型和临床分期是决定其治疗方式的最主要的因素。不同组织学类型和临床分期的肿瘤,其自然病程、进展方式和治疗的反应性差别很大。组织学类型主要依据病理诊断,临床分期则主要采用 TNM 分期。TNM 分期是由美国癌症协会(AJCC)与国际抗癌协会(UICC)针对实体瘤提出的。T 表示原发肿瘤,T_0 表示未见原发肿瘤,Tis 表示原位癌,T_1、T_2、T_3 和 T_4 表示递增的肿瘤大小和侵及范围,Tx 表示没有最低限度的临床资料判断肿瘤大小;N 表示区域淋巴结,N_0 表示无淋巴结转移,N_1、N_2 和 N_3 表示递增的区域淋巴结累及范围,N_4 表示区域淋巴结有转移,Nx 表示对区域淋巴结不能作出估计;M_0 表示无远处转移,M_1 表示有远处转移,Mx 表示远处转移不能确定。准确的 TNM 分期有助于选择治疗方案、评估疗效和预后。T、N 和 M 确定后就可以得出相应的总分期,即 Ⅰ、Ⅱ、Ⅲ 和 Ⅳ 期。Ⅰ 期肿瘤通常是相对早期的肿瘤,有着相对较好的预后,分期越高意味着肿瘤进展程度越高。

目前恶性肿瘤的治疗方法为手术切除、放射治疗、化学治疗和免疫治疗等相结合的综合治疗。近 40 年来综合治疗已经取代传统的单一治疗,而且在相当多的肿瘤中提高了治愈率。由于改善了对于肿瘤的全身性控制,使得某些患者即使已有播散仍可能治愈。肿瘤综合治疗应遵循目的明确和方案合理两大原则。应首先明确患者治疗的主要问题:①患者的机体状况,特别是免疫和骨髓功能状况与肿瘤负荷之间的对比;②局限与播散,哪一个是主要威胁或者是首先需要解决的问题;③肿瘤的病理类型、分化程度、受体情况和基因的表达情况等;④治疗给患者带来的益处和负担。如何制订合理的、有计划的综合治疗方案非常重要,这需要通过多学科的医疗团队充分讨论协商。表 22-1 为综合治疗的几种模式。

表 22-1 综合治疗模式

1. 传统模式(手术治疗或术后放化疗)
  乳腺癌 睾丸肿瘤 非小细胞肺癌
  大肠癌 软组织肉瘤 肝癌
2. 先化疗/放疗后手术(primary chemotherapy/radiotherapy)(保留器官的先化疗及放疗)
  骨肉瘤(各期) 头颈部癌(Ⅱ、Ⅲ期)
  乳腺癌(Ⅲ期) 肺癌(ⅢA 期)
3. 不能手术的患者先化疗或放疗后手术(adjuvant surgery)
  卵巢肿瘤 睾丸肿瘤 小细胞肺癌 头颈部癌
4. 放化疗同时进行(尤文瘤模式)
  尤文瘤 非小细胞肺癌
5. 化放疗加生物治疗
  非霍奇金淋巴瘤 胃癌 乳腺癌
6. 化疗加靶向治疗
  B 细胞淋巴瘤 乳腺癌 头颈部癌 非小细胞肺癌 大肠癌 肾癌 胰腺癌

在上述治疗模式中,应用药物的化疗方法在肿瘤的综合治疗中占相当重要的地位。目前能够通过抗肿瘤药物治疗取得根治性疗效的肿瘤(治愈率在 30% 以上)有淋巴瘤、睾丸肿瘤、滋养叶细胞肿瘤、某些儿童肿瘤和急性白血病等;术后应用化疗能在一定程度上提高治愈率的肿瘤有乳腺癌、大肠癌、卵巢癌和软组织肉瘤;可以延长生存期(治愈率在 30% 以下)的晚期肿瘤有小细胞肺癌、非小细胞肺癌、大肠癌、胃癌、卵巢癌、头颈部癌等;有一定疗效,但尚未证明能延长生

笔记

存期的有肾癌、黑色素瘤、前列腺癌、子宫内膜癌等。随着研究的不断进展、新药和新疗法的不断涌现,内科治疗已经和手术治疗、放射治疗并列,成为防治肿瘤的 3 个主要手段之一。内科治疗在综合治疗中的地位越来越重要。

一、肿瘤细胞周期转化

　　与正常细胞相似,肿瘤细胞在复制过程中也要经历特定、有序的过程,我们称之为细胞周期(图22-2)。细胞复制的过程可分为 5 个步骤,即 G_1、S、G_2、M 及 G_0 期。G 为 Gap(间隙)的简写,即细胞准备进入 DNA 合成期(S)或有丝分裂期(M)的间隙期。G_1 期即第一间隙期,在此期间细胞进行 RNA 及蛋白质合成并准备 DNA 合成。G_1 期实际上包括 G_0 期(休止期),即细胞不在细胞周期内,细胞不进行任何复制活动。G_0 期细胞可休止一段时间并可根据机体需要重新进入 G_1 期。因此,实际上 G_0 期细胞是细胞的"蓄池"。DNA 合成是 S 期细胞的主要活动,正常细胞与肿瘤细胞的 S 期长短不同。许多抗肿瘤药物可在 S 期引起 DNA 损伤并引起细胞死亡,一般 S 期持续 10 ~ 30 小时。

　　G_2 期是第二个间隙期,此时细胞继续进行 RNA 及蛋白质合成并准备进入有丝分裂。在此期内有丝分裂用的纺锤体出现。一般此期持续 1 ~ 12 小时。M 期为有丝分裂期,显微镜下明显可见前、中、后及末期,在 M 期一个细胞一分为二变成两个子细胞,每个子细胞各含相同数量的染色体,一般 M 期持续约 1 小时。M 期完成后细胞或者进入 G_1 期继续进行成熟、分裂,或者进入 G_0 期休止待命。完成上述 G_1、S、G_2 及 M 期的一个细胞周期所需的时间称为一代时间。一般说来,从 S 期开始到 M 期完成所需的时间相当恒定,而不同的瘤细胞在 G_1 期时间变异很大。

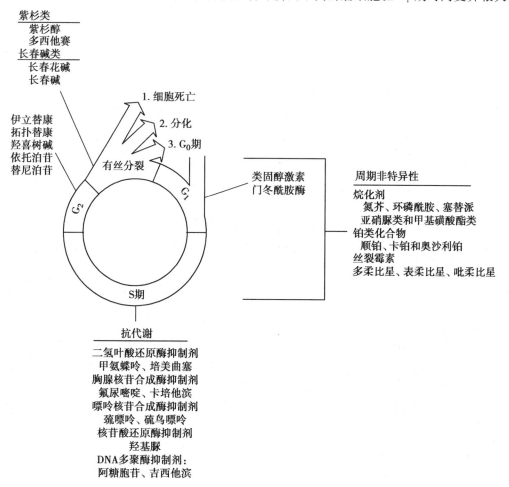

图 22-2　细胞周期及相应的抗肿瘤药物

因此 G_1 时间的长短实际上决定着细胞增殖的速度。

抗肿瘤药物进入体内后既可影响肿瘤细胞,同时也可影响正常细胞,应用肿瘤化疗药物应尽量选用对肿瘤细胞针对性强而对正常细胞影响小的药物。根据对细胞周期的作用特点不同,分为细胞周期特异性药物及细胞周期非特异性药物,前者可根据其对各时期的作用特异性再分为 G_1 期特异性、G_2 期特异性、S 期特异性及 M 期特异性药物。

二、常用抗肿瘤药物及其分类

目前国际上临床常用的抗肿瘤药物约 80 种,根据抗肿瘤药物的作用机制可具体分类为表22-2。

表 22-2　抗肿瘤药物分类

类别	作用机制	代表药
1. 细胞毒性药物(cytotoxic drug)	作用于 DNA 化学结构的药物	①烷化剂:氮芥、环磷酰胺、塞替派、亚硝脲类和甲基磺酸酯类(白消安)
		②铂类化合物:顺铂、卡铂和奥沙利铂(草酸铂)
		③丝裂霉素
		④多柔比星、表柔比星、吡柔比星
	影响核酸合成的药物	①叶酸还原酶抑制剂:甲氨蝶呤、培美曲塞
		②胸腺核苷合成酶抑制剂:氟尿嘧啶、卡培他滨
		③嘌呤核苷合成酶抑制剂:巯嘌呤、硫鸟嘌呤
		④核苷酸还原酶抑制剂:羟基脲
		⑤DNA 多聚酶抑制剂:阿糖胞苷、吉西他滨
	作用于核酸转录的药物	放射菌素 D
	拓扑异构酶抑制剂	伊立替康、拓扑替康、羟喜树碱;依托泊苷、替尼泊苷
	主要作用于有丝分裂 M 期,干扰微管蛋白合成的药物	紫杉类、长春碱类、高三尖杉酯碱
	其他细胞毒性药物	L-门冬酰胺酶
2. 激素类(hormonal)	抗雌激素	他莫昔芬、托瑞米芬、依西美坦
	芳香化酶抑制剂	氨鲁米特、福美司坦、来曲唑、阿那曲唑
	孕激素	甲孕酮、甲地孕酮
	性激素	雄激素:甲睾酮、丙酸睾酮
		雌激素:己烯雌酚
	抗雄激素	氟他胺
	黄体生成素释放激素激动剂/拮抗剂	戈舍瑞林、醋酸亮丙瑞林
3. 生物反应调节剂(biological response regulator)	提高机体的抗肿瘤免疫反应	干扰素 白细胞介素-2 胸腺肽类

续表

类别	作用机制	代表药
4. 单克隆抗体(monoclonal antibodies)	抗 B 淋巴细胞上的 CD20	利妥昔单抗
	抗肿瘤细胞上的 EGFR	西妥昔单抗
	抗肿瘤细胞上过度表达的 HER-2	曲妥珠单抗
	抗 VEGF	贝伐珠单抗
5. 其他	细胞分化诱导剂	维 A 酸类和亚砷酸等
	新生血管生成抑制剂	重组人血管内皮抑制素(恩度)
	表皮生长因子受体酪氨酸激酶抑制剂	吉非替尼、厄洛替尼
	基因治疗	
	瘤苗	
6. 辅助药	升血细胞药	粒细胞集落刺激因子、粒细胞-巨噬细胞集落刺激因子、白细胞介素-11、重组人红细胞生成素
	止吐药	昂丹司琼、格拉司琼
	镇痛药	阿司匹林、对乙酰氨基酚、可待因、曲马多、吗啡、芬太尼
	抑制破骨细胞药物	双膦酸盐:帕米膦酸、伊班膦酸、唑来膦酸

三、抗肿瘤药物的不良反应

化疗药物不仅对于肿瘤细胞具有一定的毒性作用,对宿主的各种正常组织和器官均有影响。化疗的不良反应分为常见的急性毒性副作用、特异性器官毒性和长期并发症。常见的急性毒副作用指由于化疗药物抑制宿主细胞分裂所引起的不良反应,通常那些代谢更新快的宿主组织,如淋巴组织、骨髓、胃肠道黏膜上皮和皮肤组织对化疗药物敏感。一些常见的急性毒性(如恶心和呕吐、过敏反应)常在化疗药用后的短期内出现。特异性器官毒性常由器官对化疗药物的特异性吸收所致,即药物对器官的选择性毒性作用。长期并发症指在化疗后的数月或数年内发生的毒性作用。化疗相关毒性是限制药物达到潜在的治愈剂量的最重要的因素。化疗毒性涉及不良反应的发生率、可预见性、严重性及其可逆性。虽然发生率和可预见性在特定的人群中可能已确定,但个体差异又经常导致发生率的改变。而且,特定的化疗药物、剂量强度及治疗持续时间也都会影响一些不良反应的发生。

不良反应根据其严重的情况分为Ⅰ、Ⅱ、Ⅲ和Ⅳ度。Ⅰ度是轻微反应,Ⅱ度是中度反应,Ⅲ度为严重反应,Ⅳ度是可以致命的严重不良反应。世界卫生组织(WHO)和美国国立癌症研究所(NCI)对各系统的不良反应均有明确的规定。在治疗实施过程中Ⅰ和Ⅱ度是允许的,Ⅲ度应当调整剂量,出现Ⅳ度不良反应需要立即停药并进行处理、急救。表 22-3 为抗肿瘤药物急性及亚急性毒性反应的分度标准。

笔记

表 22-3　抗癌药物急性与亚急性毒性反应的分度标准

	0 度	I 度	II 度	III 度	IV 度
1. 血液（成人）					
血红蛋白（g/L）	≥110	95 ~ 109	80 ~ 94	65 ~ 79	<65
白细胞 ×10⁹/L	≥4.0	3 ~ 3.9	2.0 ~ 2.9	1.0 ~ 1.9	<1.0
粒细胞 ×10⁹/L	≥2.0	1.5 ~ 1.9	1.0 ~ 1.4	0.5 ~ 0.9	<0.5
血小板 ×10⁹/L	≥100	75 ~ 99	50 ~ 74	25 ~ 49	<25
出血	无	瘀点	轻度失血	明显失血	严重失血
2. 胃肠道					
胆红素	≤1.25N	1.26 ~ 2.5N	2.6 ~ 5N	5.1 ~ 10N	>10N
ALT/AST	≤1.25N	1.26 ~ 2.5N	2.6 ~ 5N	5.1 ~ 10N	>10N
碱性磷酸酶	≤1.25N	1.26 ~ 2.5N	2.6 ~ 5N	5.1 ~ 10N	>10N
口腔	无	红斑、疼痛	红斑、溃疡，可进食	溃疡，只进流汁	不能进食
恶心、呕吐	无	恶心	暂时性呕吐	呕吐，需治疗	难以控制的呕吐
腹泻	无	暂时性（<2 天）	能耐受（>2 天）	不能耐受，需治疗	血性腹泻
3. 肾、膀胱					
尿素氮、血尿酸	≤1.25N	1.26 ~ 2.5N	2.6 ~ 5N	5.1 ~ 10N	>10N
肌酐	≤1.25N	1.26 ~ 2.5N	2.6 ~ 5N	5.1 ~ 10N	>10N
蛋白尿	无	+，<3g/L	+ + ~ + + +，3 ~ 10g/L	+ + + +，>10g/L	肾病综合征
血尿	无	镜下血尿	严重血尿	严重血尿、血块	泌尿道梗阻
4. 肺	无	症状轻微	活动后呼吸困难	休息时呼吸困难	需完全卧床
5. 发热（药物所致）	无	低于 38℃	38 ~ 40℃	高于 40℃	发热伴低血压
6. 过敏	无	水肿	支气管痉挛，无需治疗	支气管痉挛，需治疗	过敏反应
7. 皮肤	无	红斑	干性脱皮、水疱、瘙痒	湿性皮炎、溃疡	剥脱性皮炎、坏死，需手术
8. 脱发	无	轻微脱发	中度脱发、斑秃	完全脱发，可再生	完全脱发，不能再生
9. 感染（特殊部位）	无	轻度感染	中度感染	重度感染	重度感染伴低血压

续表

	0 度	I 度	II 度	III 度	IV 度
10. 心脏					
节律	正常	窦性心动过速，休息时心率 110 次/分	单灶 PVC、房性心律失常	多灶性 PVC	室性心律不齐
心功能	正常	无症状，但有异常心脏体征	有症状，心功能不全，但无需治疗	有症状，心功能不全，治疗有效	有症状，心功能不全，治疗无效
心包炎	无	有心包积液，无症状	有症状，但不需抽水	心脏压塞，需抽水	心脏压塞，需手术治疗
11. 神经系统					
神志	清醒	暂时嗜睡	嗜睡时间不到清醒的 50%	嗜睡时间多于清醒的 50%	昏迷
周围神经	正常	感觉异常及（或）腱反射减退	严重的感觉异常及（或）轻度无力	不能耐受的感觉异常及（或）显著运动障碍	瘫痪
12. 便秘	无	轻度	中度	重度，腹胀	腹胀、呕吐
13. 疼痛	无	轻	中	重	难治

注：N 指正常上限；便秘：不包括麻醉剂引起者；疼痛：系指与治疗有关的疼痛，不包括疾病本身引起的疼痛，根据患者对止痛药的耐受情况也可以有助于判断疼痛的等级。

四、抗肿瘤药物治疗的疗效评估

化疗患者治疗过程中的一个重要步骤即评估其治疗反应。该评估包括化疗的抗肿瘤疗效和毒性，以及对患者生活质量和生存率的影响。在治疗过程中应按规律的时间间隔重新进行评估，并应做物理检查、实验室检查和重复诊断性检查（放射线或其他检查如骨髓活检、支气管镜）用于患者分期。1979 年，WHO 确定了实体瘤疗效评价标准，并作为通用标准在全世界范围内沿用多年。随着 WHO 标准被广泛采用，人们发现这一评价疗效的方法存在一些问题，1994 年欧洲癌症研究与治疗组织（EORTC）、美国国立癌症研究所（NCI）和加拿大 NCI 在回顾 WHO 疗效评价标准的基础上进行了充分的交流和讨论，直至 1998 年 10 月取得了一致的意见，在 WHO 疗效评价标准的基础上进行了必要的修改和补充。新的实体瘤疗效评价标准（RECIST）首次在 1999 年美国的 ASCO 会议上报告，并于次年的《JNCI》杂志上正式发表。表 22-4 为 WHO 与 RECIST 方法对可测量病灶疗效标准的异同。

表 22-4　WHO 与 RECIST 方法对可测量病灶疗效标准的比较

疗效	WHO（两个最大垂直直径乘积变化）	RECIST（最大径总和变化）
完全缓解（CR）	全部病灶消失，至少维持 4 周	全部病灶消失，至少维持 4 周
部分缓解（PR）	缩小至少 50%，至少维持 4 周	缩小至少 30%，至少维持 4 周
疾病稳定（NC/SD）	介于 PR 和 PD 之间	介于 PR 和 PD 之间
疾病进展（PD）	增加超过 25%，或出现新病灶	增加超过 20%，或出现新病灶

笔记

五、药学监护

药学监护作为临床药学的重要组成已经成为21世纪药学实践的重要使命。美国卫生系统药师协会明确指出临床药学监护是医院药学实践的重要内容。抗肿瘤药物常伴随较为严重的不良反应，许多患者无法耐受，需对症支持治疗。另外，肿瘤患者多为中老年人，常合并高血压、糖尿病等基础疾病，联合用药情况复杂。因此在治疗过程中临床药师要做好药学监护，以保证患者治疗的顺利进行。现对肿瘤治疗的主要药学监护内容进行概述。

（一）主要不良反应监护

1. 血液系统　大多数抗肿瘤药物都会引起血液系统反应，主要表现为白细胞、中性粒细胞、血小板和红细胞下降等。如卡铂、紫杉醇、吉西他滨、多柔比星等。白细胞和中性粒细胞下降通常发生在化疗后的7~14天，因此化疗后的5~7天需复查血常规，以便观察血象的变化情况。针对白细胞和中性粒细胞下降的患者给予重组人粒细胞集落刺激因子等对症治疗。当白细胞和中性粒细胞严重减少（Ⅳ度）时，患者可出现粒缺性发热，并易继发严重感染。因此在升白细胞治疗的基础上，还需对患者进行隔离，同时预防性使用抗菌药物等。

血小板下降是血液系统的另一个常见不良反应，患者常有出血倾向，可导致该类反应的代表药物为吉西他滨。出现此不良反应时，需给予重组人促血小板生成素、白介素-11等药物治疗，必要时需要输注血小板。因此，在治疗期间应密切监护患者的血象变化，观察患者皮肤有无出血点，出现骨髓抑制的患者对症给予升白细胞、升血小板药物。

2. 消化系统　大多数抗肿瘤药物都会引起消化系统反应，主要表现为食欲下降、恶心、呕吐、腹泻、便秘等症状，生化指标中主要表现为肝功能异常。恶心、呕吐是最常见的化疗不良反应之一。急性剧烈的恶心、呕吐可能导致患者脱水、电解质紊乱、营养不良，严重者可能因消化道黏膜损伤而发生出血、感染甚至死亡。其代表药物有顺铂、环磷酰胺、多柔比星等高致吐风险药物。随着止吐药物的发展，化疗前预防性使用止吐药物，使得化疗所致的胃肠道反应得到了较好的控制，患者通常表现为Ⅰ~Ⅱ度胃肠道反应。目前常用的止吐药物有5-HT$_3$受体拮抗剂、类固醇药物、NK-1受体拮抗剂，还可根据患者情况联合镇静剂和抑酸药物等。

腹泻是另一种常见的消化道不良反应，如控制不佳可引起水、电解质失调和酸碱平衡紊乱，不但降低患者的生活质量，还可能影响患者的后续治疗。引起化疗相关性腹泻的主要代表药物有氟尿嘧啶、卡培他滨及伊立替康等。伊立替康常引起迟发性腹泻，平均中位发生时间为化疗后的第5天，表现为水样便，需给予洛哌丁胺对症治疗。患者出现腹泻后应积极予以止泻治疗，必要时予以补液等对症治疗。另外有些化疗药物如长春新碱还可致便秘，需要使用缓泻剂对症处理。

化疗药物还可引起肝功能异常，如卡培他滨、替吉奥、伊立替康等可致肝功能异常，常表现为氨基转移酶和胆红素水平上升。患者出现肝功能异常时，应予以保肝药物对症治疗，必要时需要调整化疗方案剂量或停止治疗。

3. 皮肤及黏膜　主要表现有脱发、手足综合征、皮疹、口腔黏膜炎等。许多抗肿瘤药物可能引发脱发，如多柔比星、紫杉醇等，化疗前提示患者有心理准备，不必过度紧张，停止治疗后毛发可重新恢复正常生长。使用卡培他滨时，可致手足综合征，其表现为不同程度的手足麻木、感觉迟钝、麻刺感、皮肤肿胀、红斑或严重疼痛，根据患者的严重程度进行剂量调整，必要时停止使用该药。靶向药物如西妥昔单抗、吉非替尼、厄洛替尼等可引起皮疹，注意保持皮肤清洁，必要时需停药或减量处理。

4. 全身反应　主要表现有过敏反应、输液反应、水钠潴留及急性胆碱能综合征。紫杉醇可引起过敏反应，最常见的症状为皮肤潮红、荨麻疹，严重过敏反应表现为支气管痉挛性呼吸困难、低血压甚至休克。为预防过敏反应化疗前预防性应用抗过敏药物，应用紫杉醇时需监测输液速度及滴注时间,密切观察生命体征变化,以及时发现过敏反应。多西他赛可致体液潴留,经过4个周期的治疗或累积剂量达400mg/m²后,下肢水肿可发展为全身水肿,治疗前需预服地塞米松以减轻水肿。伊立替康可致急性胆碱能综合征,常表现为用药24小时内出现出汗、寒战、头晕、流涎、视力障碍、瞳孔缩小等症状,监护患者是否出现此类症状,必要时应用阿托品对症处理。西妥昔单抗等单克隆抗体在第一次滴注给药过程中可能发生严重的输液反应,在用药开始的2小时内应密切监护患者情况。

5. 局部反应　化疗药物经外周输注时常致静脉炎发生。一些药物可能会出现明显的静脉刺激症状,如环磷酰胺、多柔比星、紫杉醇、长春瑞滨等刺激性强的药物,嘱患者如有红肿、疼痛或外溢应立即停止注入,采取冷敷和以1%普鲁卡因局封等相应措施。

6. 其他反应

(1)神经系统:奥沙利铂可引起外周神经毒性,为剂量限制性毒性,且遇冷激发,表现为肢体末端神经障碍和(或)感觉异常,伴或不伴有痛性痉挛,用药期间应告知患者避凉、忌冷食。

(2)心血管系统:可致心脏毒性的药物主要有蒽环类药物、曲妥珠单抗、氟尿嘧啶类药物。蒽环类药物如多柔比星致心脏毒性通常表现为窦性心动过速、心动过速、房室传导阻滞和束支传导阻滞、充血性心力衰竭,包括室上性心动过速和心电图改变,可使用右丙亚胺保护心脏。氟尿嘧啶用药后可致心肌缺血,出现心绞痛和心电图的变化。曲妥珠单抗可致充血性心力衰竭、左心室功能明显下降,建议常规监测心电图,定期测定左室射血分数,以评价心脏功能。

(3)泌尿系统:有些化疗药物可致泌尿系统损伤,如大剂量应用环磷酰胺时可致出血性膀胱炎,表现为膀胱刺激症状、少尿、血尿及蛋白尿,治疗期间应鼓励患者多饮水,用药期间要保证患者每日有足够的排尿量,定期监测肾功能(尿素氮、肌酐消除率)及血清尿酸水平。大剂量应用时应水化、利尿,同时给予尿路保护剂美司钠。顺铂容易引起肾功能损伤,在用顺铂前及在24小时内给予充分水化,以保证良好的尿排出量,以减少肾毒性。用药期间应监测肌酐、血尿素氮、血尿酸、电解质等检查结果,并交代患者多饮水以促进化疗药物排泄。

(二)药物相互作用

患者在治疗时常常采用多种药物,由药物相互作用而引起的药物不良反应问题愈来愈引起人们的关注,临床药师在实践中应关注可能产生的潜在药物相互作用,保证患者的用药安全。如紫杉醇与细胞色素P450同工酶CYP2C8和CYP3A4的已知底物、诱导剂(如利福平、卡马西平、苯妥英、依法韦仑、奈韦拉平)或抑制剂(如红霉素、氟西汀、吉非贝齐)合用时,紫杉醇的药动学会发生改变,联合使用时应当慎重。顺铂与秋水仙碱、丙磺舒或磺吡酮合用时,由于顺铂可能提高血液中的尿酸水平,必须调节其剂量,以控制高尿酸血症与痛风。青霉胺或其他螯合剂会减弱顺铂的活性,故不应与螯合剂同时应用。其他肾毒性或耳毒性药物(例如头孢菌素或氨基糖苷)会增加顺铂的毒性,也需避免合并使用。另外与抗组胺药、吩噻嗪类药或噻吨类药合用时,可能掩盖耳鸣、眩晕等耳毒性的症状,故避免合用。环磷酰胺可使血清中的胆碱酯酶减少,使血清尿酸水平增高,与抗痛风药如别嘌醇、秋水仙碱、丙磺舒等同用时,应调整抗痛风药物的剂量。伊立替康具有抗胆碱酯酶活性,可延长琥珀胆碱的神经肌肉阻滞作用,而拮抗非去极化药物的神经肌肉阻滞作用。

(三)药物配制及应用注意事项

1. 关注化疗药物溶媒的选择与配制

(1)溶媒选择:如卡铂、奥沙利铂、吡柔比星等药物只能用5%葡萄糖注射液配制;西妥昔单克隆抗体需要用0.9%氯化钠注射液配制。

(2)药物浓度:如依托泊苷的终浓度应≤0.25mg/ml;吉西他滨的终浓度≤40mg/ml等。

(3)配制后的稳定性:如吉西他滨溶液不能冷藏,以防结晶析出;多柔比星建议配制后的溶液避光保存在2~8℃,并在24小时内使用;环磷酰胺水溶液仅能稳定2~3小时,最好现配现

笔记

用;吡柔比星溶解后室温下放置不得超过 6 小时。

2. 关注化疗药物的滴速与给药时间　如依托泊苷的静脉滴注时间不少于 30 分钟;奥沙利铂的静脉滴注时间要维持在 2 ~ 6 小时;氟尿嘧啶的持续泵入时间为 46 小时。

3. 关注化疗药物的给药顺序　如培美曲塞联合顺铂方案化疗时,应在培美曲塞二钠给药结束约 30 分钟后再给予顺铂滴注;紫杉醇联合顺铂方案化疗时,应先用紫杉醇后用顺铂,若先给予顺铂,可使紫杉醇的清除率下降约 30% ,从而引起严重的骨髓抑制,同时降低抗癌活性。

（四）用药教育与指导

对肿瘤患者进行用药教育和指导,可纠正患者对治疗的错误观念,缓解对治疗的恐慌情绪,加强患者的依从性,保证患者用药安全。在对患者进行用药教育和指导时要重点关注以下几个方面的内容:

1. 对患者进行情绪及饮食指导,告知患者正确面对疾病,调整情绪,保持良好的精神状态。在化疗期间进食营养、洁净、清淡的饮食,加强蛋白质以及能量的摄入,保证充足的营养。

2. 化疗前对患者进行不良反应及注意事项的指导

（1）不良反应方面主要告知患者最为常见的不良反应及特异性的不良反应,避免交代内容过多,造成患者恐慌。常见不良反应如胃肠道反应可引起恶心、呕吐等;骨髓抑制可引起白细胞、中性粒细胞下降等。特异性反应如奥沙利铂的神经毒性、紫杉醇的过敏反应、伊立替康的迟发性腹泻、急性胆碱能综合征等。

（2）做好化疗前预处理的用药指导和注意事项的交代。如奥沙利铂化疗前告知患者用药后可出现神经毒性,表现为手脚麻木、疼痛等,且遇冷激发,在化疗期间要注意保暖避凉。紫杉醇可引起过敏反应,化疗前需要使用地塞米松、苯海拉明、西咪替丁等进行预处理,指导患者正确服用预处理药物。培美曲塞用药期间需持续服用叶酸,每 3 周肌内注射维生素 B_{12} 来预防血液及胃肠道不良反应等,需告知患者具体的使用方法。

（3）做好口服化疗药物的用药指导。如卡培他滨在治疗中常连续服用 14 天,要告知患者按医师制订的口服剂量规律服药,卡培他滨每日 2 次,餐后 30 分钟内用清水吞服,不可用果汁等替代,如出现漏服不可在下一顿合用 2 次总量。吉非替尼需长期口服,要告知患者每次口服吉非替尼 250mg（1 片）,一日 1 次,空腹或与食物同服;如果有吞咽困难,可将片剂分散于半杯饮用水中（非碳酸饮料）,不得使用其他液体。

3. 做好患者出院带药及注意事项指导。告知患者药品正确的储存与保管方法、准确的用药疗程。提醒患者出院期间注意休息,加强营养,避免食用刺激性强或者硬块食物,防止口腔黏膜的损伤,避免剧烈运动,防止创伤导致出血等。提醒患者按要求复查血常规及肝、肾功能,定期返院治疗。

第二节　肺　癌

原发性支气管肺癌（primary bronchogenic carcinoma）简称肺癌（lung cancer）,是我国最常见的恶性肿瘤之一。半个世纪以来世界各国肺癌的发病率和死亡率逐渐上升。全国肿瘤登记中心 2014 年发布的数据显示,2010 年我国新发肺癌病例 60.59 万（男性 41.63 万,女性 18.96 万）,居恶性肿瘤首位（男性首位,女性第二位）,占恶性肿瘤新发病例的 19.59%（男性 23.03% ,女性 14.75%）。肺癌发病率为 35.23/10 万（男性 49.27/10 万,女性 21.66/10 万）。肺癌居癌症死因第一位。在我国肺癌死亡也占癌症死亡原因的第一位,城市占第一位,农村为第二位。肺癌是我国死亡率上升速度最快、增长幅度最大的恶性肿瘤。

【病因和发病机制】

病因和发病机制迄今尚未明确。一般认为肺癌的发病与下列因素有关:吸烟、职业致癌因

笔记

子(石棉、无机砷化合物、二氯甲醚、铬及某些化合物、镍冶炼、芥子气、氯乙烯、煤烟、焦油和石油中的多环芳烃、烟草的加热产物等)、空气污染、电离辐射、饮食与营养(维生素 A、β-胡萝卜素缺乏)。此外,病毒感染、真菌毒素(黄曲霉菌)、结核的瘢痕、机体免疫功能的低下、内分泌失调以及家族遗传等因素对肺癌的发生可能也起一定的综合作用。

【临床表现和分类】

（一）症状和体征

肺癌的临床表现与其部位、大小、类型、发展的阶段、有无并发症或转移有密切关系。有 5% ~ 15% 的患者发现肺癌时无症状。主要症状包括以下几个方面:

1. 原发性肿瘤引起的症状　包括咳嗽、咯血(多见痰中带血丝)、喘鸣、胸闷、气急、体重下降、发热等。

2. 肿瘤局部压迫引起的症状　包括胸痛、呼吸困难、胸闷、声嘶、上腔静脉阻塞、Horner 综合征、膈肌麻痹、食管受压和心包腔积液等。

3. 肺癌远处转移引起的症状　锁骨上、颈部等淋巴结肿大;中枢神经系统症状,如偏瘫、癫痫发作,往往是颅内转移的表现;背痛、下肢无力、膀胱或胃肠道功能失调时,应怀疑脊髓受压迫。

4. 肺癌作用于其他系统引起的肺外表现　包括内分泌、神经肌肉、结缔组织、血液系统和血管的异常改变,又称副癌综合征。有下列几种表现:

(1)肥大性肺性骨关节病:常见于肺癌,也见于胸膜局限性间皮瘤和肺转移瘤(胸腺、子宫、前列腺的转移)。多侵犯上下肢长骨远端,发生杵状指(趾)和肥大性骨关节病。切除肺癌后,症状可减轻或消失,肿瘤复发时又可出现。

(2)分泌促性腺激素引起男性乳房发育,常伴有肥大骨关节病。

(3)分泌促肾上腺皮质激素样物可引起 Cushing 综合征,表现为肌力减弱、水肿、高血压、血糖增高等。

(4)分泌抗利尿激素引起稀释性低钠血症,表现为恶心、呕吐、乏力、嗜睡、定向障碍等水中毒症状,称抗利尿激素分泌不当综合征。

(5)神经肌肉综合征:包括小脑皮质变性、脊髓小脑变性、周围神经病变、重症肌无力和肌病等。发生原因不明确,这些症状与肿瘤的部位和有无转移无关。

(6)高钙血症:肺癌可因转移而致骨骼破坏,或由异生性甲状旁腺样激素引起。肺癌手术切除后血钙可恢复正常,肿瘤复发又可引起血钙增高。

（二）病理组织学分类

1. 按解剖学部位分类

(1)中央型肺癌:发生在段支气管以上至主支气管的肺癌称为中央型,约占3/4,以鳞状上皮细胞癌和小细胞未分化癌较多见。

(2)周围型肺癌:发生在段支气管以下的肿瘤称为周围型,约占1/4,以腺癌较为多见。

2. 按组织学分类　1999 年 WHO 和 IASLC(国际肺癌研究协会)联合公布了修订肺和胸膜肿瘤组织学分类,在此基础上,2004 年 WHO 公布了新版组织学分类,分为鳞状细胞癌、小细胞癌、腺癌、大细胞癌、腺鳞癌、肉瘤样癌、类癌及涎腺型癌。但实际临床上广泛应用的分类是把肺癌分为小细胞肺癌(SCLC)和非小细胞肺癌(NSCLC),NSCLC 包括鳞癌、腺癌(包括支气管肺泡癌)和大细胞癌。

(1)鳞癌:是最常见的类型,占原发性肺癌的40% ~50%,多见于老年男性,与吸烟关系非常密切。以中央型肺癌多见,并有向管腔内生长的倾向,常早期引起支气管狭窄,导致肺不张或阻塞性肺炎。鳞癌生长缓慢,转移晚,手术切除的机会相对多,5 年生存率较高,对放射治疗、化学药物治疗较敏感。

(2)腺癌:女性多见,与吸烟关系不大,多生长在肺边缘小支气管的黏液腺,因此在周围型肺癌中以腺癌为最常见。腺癌约占原发性肺癌的25%,常在肺边缘部形成直径为2~4cm的肿块。腺癌血管丰富,易转移至肝、脑和骨,更易累及胸膜而引起胸腔积液。

细支气管-肺泡癌(简称肺泡癌)是腺癌的一个亚型,发病年龄较轻,男女发病率近似,占原发性肺癌的2%~5%,病因尚不明确,有人认为与慢性炎症引起的瘢痕和肺间质纤维化有关,而与吸烟关系不大。其表现有结节型与弥漫型之分。单发性结节型肺泡癌转移慢,手术切除机会多,术后5年生存率较高。但细胞分化差者,其预后与一般腺癌无异。

(3)大细胞癌:可发生在肺门附近或肺边缘的支气管,细胞较大,但大小不一,常呈多角形或不规则形,可分为巨细胞型和透明细胞型。大细胞癌转移较小细胞未分化癌晚,手术切除机会较大。

(4)小细胞癌:是肺癌中恶性程度最高的一种,约占原发性肺癌的1/5。患者多在40~50岁,多有吸烟史。多发于肺门附近的大支气管,常侵犯支气管外肺实质,易与肺门、纵隔淋巴结融合成团块。癌细胞生长快,侵袭力强,远处转移早,手术时发现60%~100%的血管受侵犯,常转移至脑、肝、骨、肾上腺等脏器。本型对放疗和化疗比较敏感。

小细胞肺癌确诊时多已达Ⅲ~Ⅳ期,因此TNM分期很难适用,目前多采用局限性和广泛性两期方法。局限期病变系指病变局限于一侧胸腔、纵隔、前斜角肌及锁骨上淋巴结,但不能有明显的上腔静脉压迫、声带麻痹和胸腔积液;广泛期系指超过上述范围的患者。

【治疗原则】

化疗是小细胞肺癌最重要的治疗手段,仅有少数早期患者首选手术治疗。在局限期的大部分患者宜做化疗和放射治疗,效果良好的可选择性地进行手术治疗,然后继续化疗等内科治疗;对广泛期的患者宜首选化疗,对反应良好的患者可选择性地加以放射治疗。非小细胞肺癌和小细胞肺癌的治疗原则不同,Ⅰ~Ⅲa期采用以手术为主的综合治疗,Ⅲb期采用以放疗为主的综合治疗,Ⅳ期则以化疗为主。

【药物治疗】

肺癌的药物治疗包括化疗和分子靶向治疗。化疗分为姑息化疗、辅助化疗和新辅助化疗,应当严格掌握治疗的适应证,在肿瘤内科医师主导下进行。化疗应当充分考虑患者的病情、体力状况,评估患者可能的获益和对治疗的承受能力,及时评估疗效,密切监测并有效防治不良反应。

化疗的适应证为美国东部肿瘤协作组(Eastern Cooperative Oncology Group,ECOG)体力状况(performance status,PS)评分(表22-5)≤2分,重要脏器功能可耐受化疗;对于SCLC的化疗,PS评分可放宽到3分。鼓励患者参加临床试验。

表22-5　ECOG体力状况评分标准

评分	体力状态
0	活动能力完全正常,与起病前的活动能力无任何差异
1	能自由走动及从事轻体力活动,包括一般家务或办公室工作,但不能从事较重的体力活动
2	能自由走动及生活自理,但已丧失工作能力,日间不少于一半时间可以起床活动
3	生活仅能部分自理,日间一半以上时间卧床或坐轮椅
4	卧床不起,生活不能自理
5	死亡

(一)非小细胞肺癌的化疗

1. 晚期NSCLC患者的药物治疗

(1)一线药物治疗:含铂两药方案是标准的一线化疗方案,在化疗的基础上可联合血管内皮抑素;EGFR基因敏感突变或ALK融合基因阳性患者可以有针对性地选择靶向药物治疗。目前可选用的治疗药物见表22-6和表22-7。对一线治疗达到疾病控制(完全缓解、部分缓解和稳

笔记

定)的患者,可选择维持治疗。目前维持治疗有循证医学证据支持的药物有培美曲塞(非鳞癌)和吉西他滨;有循证医学证据支持的换药维持治疗的药物有培美曲塞(非鳞癌),对于 EGFR 基因敏感突变患者可以选择表皮生长因子受体酪氨酸激酶抑制剂(EGFR-TKI)进行维持治疗。

表 22-6　非小细胞肺癌常用的化疗方案

化疗方案	剂量	用药时间	时间及周期
NP 方案			
长春瑞滨	$25mg/m^2$	第 1、8 天	21 天为 1 个周期,
顺铂	$75 \sim 80mg/m^2$	第 1 天	4~6 个周期
TP 方案			
紫杉醇	$135 \sim 175mg/m^2$	第 1 天	21 天为 1 个周期,
顺铂或卡铂			4~6 个周期
顺铂	$75mg/m^2$	第 1 天	
卡铂	$AUC = 5 \sim 6$	第 1 天	
GP 方案			
吉西他滨	$1000 \sim 1250mg/m^2$	第 1、8 天	21 天为 1 个周期,
顺铂或卡铂			4~6 个周期
顺铂	$75mg/m^2$	第 1 天	
卡铂	$AUC = 5 \sim 6$	第 1 天	
DP 方案			
多西他赛	$75mg/m^2$	第 1 天	21 天为 1 个周期,
顺铂或卡铂			4~6 个周期
顺铂	$75mg/m^2$	第 1 天	
卡铂	$AUC = 5 \sim 6$	第 1 天	
AP 方案			
培美曲塞	$500mg/m^2$	第 1 天	21 天为 1 个周期,
(非鳞癌)			4~6 个周期
顺铂或卡铂			
顺铂	$75mg/m^2$	第 1 天	
卡铂	$AUC = 5 \sim 6$	第 1 天	

表 22-7　非小细胞肺癌常用的抗血管新生药物和靶向治疗药物

药物	剂量(mg)	用药时间
抗血管新生药物		
血管内皮抑素	15	第 1~14 天,21 天为 1 个周期
靶向治疗药物		
吉非替尼	250	每天 1 次
厄洛替尼	150	每天 1 次
埃克替尼	125	每天 3 次
克唑替尼	250	每天 2 次

笔记

（2）二线药物治疗：二线治疗可选择的药物包括多西他赛、培美曲塞和 EGFR-TKI。EGFR基因敏感突变的患者,如果一线和维持治疗时没有应用 EGFR-TKI,二线治疗时应优先应用 EG-FR-TKI;对于 EGFR 基因野生型的患者应优先考虑化疗(见表 22-8)。

表 22-8　非小细胞肺癌常用的二线化疗方案

化疗方案	剂量(mg/m²)	用药时间	时间及周期
多西他赛	75	第 1 天	21 天为 1 个周期
培美曲塞(非鳞癌)	500	第 1 天	21 天为 1 个周期

（3）三线药物治疗：可选择 EGFR-TKI 或参加临床试验。

2. 不能手术切除的局部晚期 NSCLC 患者的药物治疗　推荐放疗、化疗联合,根据具体情况可选择同步或序贯化放疗。

3. 术后辅助治疗　完全切除的Ⅱ～Ⅲ期 NSCLC 患者,推荐含铂两药方案术后辅助化疗 4 个周期。具有高危险因素的Ⅰb 期患者可以考虑选择性地进行辅助化疗。高危因素包括分化差、神经内分泌癌(除外分化好的神经内分泌癌)、脉管受侵、楔形切除、肿瘤直径 >4cm、脏层胸膜受累和淋巴结清扫不充分等。辅助化疗一般在术后 3～4 周开始,患者术后的体力状况需基本恢复正常。

4. 新辅助化疗　对可切除的Ⅲ期 NSCLC 患者可选择 2 个周期的含铂两药方案行术前短程新辅助化疗。手术一般在化疗结束后的 2～4 周进行。

（二）小细胞肺癌的化疗

SCLC 患者的药物治疗：局限期 SCLC 患者推荐以化疗、手术和放疗为主的综合治疗,一线化疗方案推荐 EP(依托泊苷＋顺铂)方案或 EC 方案(依托泊苷＋卡铂);广泛期 SCLC 患者推荐以化疗为主的综合治疗,一线化疗方案推荐 EP 方案、EC 方案或 IP 方案(顺铂＋伊立替康)或 IC 方案(卡铂＋伊立替康)。3 个月内疾病复发进展患者推荐进入临床试验,3～6 个月内复发者推荐拓扑替康、伊立替康、吉西他滨或紫杉醇治疗,6 个月后疾病进展者可选择初始治疗方案。常用的 SCLC 化疗方案见表 22-9。

表 22-9　小细胞肺癌常用的化疗方案

化疗方案	剂量	用药时间	时间及周期
EP 方案			
依托泊苷	100mg/m²	第 1～3 天	21 天为 1 个周期,
顺铂	75～80mg/m²	第 1 天	4～6 个周期
EC 方案			
依托泊苷	100mg/m²	第 1～3 天	21 天为 1 个周期,
卡铂	AUC = 5～6	第 1 天	4～6 个周期
IP 方案			
伊立替康	60mg/m²	第 1、8、15 天	21 天为 1 个周期,
顺铂	60mg/m²	第 1 天	4～6 个周期
IP 方案			
伊立替康	65mg/m²	第 1、8 天	21 天为 1 个周期,
顺铂	30mg/m²	第 1、8 天	4～6 个周期
IC 方案			
伊立替康	50mg/m²	第 1、8、15 天	21 天为 1 个周期,
卡铂	AUC = 5		4～6 个周期

笔记

【病例分析】

病情介绍　患者,男,57 岁。4 个月前吸烟后出现咳嗽,间断性痰中带血,量少,颜色鲜红。近 2 个月自觉咳嗽、痰中带血症状加重,于当地医院行胸部 CT 检查提示左肺上叶占位,纤维支气管镜检查示左主支气管开口见肿物突入管腔,病理示非小细胞癌。1 个月前行左全肺切除淋巴结清扫术,术中见肿物大小约 5cm×4cm,质硬,边界不清,有胸膜凹陷。肺门及纵隔有多枚肿大淋巴结。术后病理:(左肺)低分化鳞状细胞癌,各组淋巴结 2/24。免疫组化:CK5/6(+),P63(+)。术后病理肉眼所见肿物大小为 3cm×3cm×2cm。患者术前检查示乙肝表面抗原(+),乙肝 e 抗体(+),乙肝核心抗体(+),乙肝表面抗体(−),乙肝 e 抗原(−),丙肝抗体 HCVAb(−);乙肝病毒载量 $3.48×10^4$copies/ml。患者既往不知感染情况,未行药物治疗。临床诊断:左肺癌术后(pT1bN1M0 ⅡA 期);乙型病毒性肝炎。

患者本次入院后完善相关检查,无化疗禁忌,予以患者 GP 方案(吉西他滨 1800mg 第 1、8 天;顺铂 50mg 第 1~2 天;顺铂 30mg 第 3 天)术后辅助化疗 1 个周期,并予以还原型谷胱甘肽保肝治疗、泮托拉唑护胃治疗及磷酸肌酸钠营养心肌、胸腺法新提升免疫力治疗。同时予以恩替卡韦分散片 0.5mg,每天 1 次口服抗病毒治疗。患者于 GP 方案化疗后第 2 日开始出现恶心、呕吐、胃肠道反应,不良反应评价为Ⅱ度。化疗第 5 日复查血象及肝、肾功能,结果均正常,顺利进行第 8 天的吉西他滨治疗。化疗第 9 天患者一般状况良好,神志清楚,精神状态良好,予以出院。

药学监护

合理用药分析　患者为中老年男性,根据病理和影像学结果,临床诊断为左肺癌术后ⅡA 期。根据《NCCN 非小细胞肺癌临床实践指南 2015 版》及《中国原发性肺癌诊疗规范(2015 年版)》,对于完全切除的Ⅱ~Ⅲ期非小细胞肺癌患者,推荐使用含铂两药方案进行术后辅助化疗,疗程推荐为 4 个周期。该患者术后病理示低分化鳞状细胞癌,鉴于吉西他滨在鳞癌的治疗效果上略优于其他化疗药物,故选择 GP 方案(吉西他滨联合顺铂)进行术后辅助化疗。该患者的体表面积为 $1.81m^2$,根据指南推荐给予患者吉西他滨 1800mg 第 1、8 天,联合顺铂 50mg 第 1~2 天、30mg 第 3 天剂量化疗。该方案中的顺铂为高致吐风险药物,根据《肿瘤治疗相关呕吐防治指南(2014 版)》,推荐使用 5-HT₃ 受体拮抗剂联合地塞米松止吐治疗。鉴于患者为乙肝小三阳,化疗和使用类固醇激素可增加乙肝病毒复制的风险,经治疗组综合讨论分析,暂未使用地塞米松进行止吐治疗,同时根据《慢性乙型肝炎联合治疗专家共识(2012 版)》加用恩替卡韦分散片 0.5mg,每天 1 次口服抗病毒治疗。

化疗前的用药指导

(1)告知患者化疗期间不要紧张,放松心情,适当运动。可能出现乏力和畏食的症状,多食清淡、易消化的食物,注意休息。

(2)该化疗方案可能导致恶心、呕吐、食欲下降等胃肠道反应,化疗前常规给予预防性止吐治疗,一般情况下患者的耐受性较好,但存在个体差异,如出现不能耐受的胃肠道反应,要及时告知医师,予以对症治疗。

(3)化疗可引起血象改变,可出现白细胞、中性粒细胞及血小板下降。需定期监测血象,同时观察皮肤,如有出血点,及时告知医师。

(4)该方案中顺铂可导致肾毒性和耳毒性。治疗期间要多饮水,保持尿量充足,以促进药物排出。如果治疗过程中出现耳鸣等不适,及时告知医师。

用药期间的注意事项

(1)顺铂在给药前 2~16 小时和给药后至少 6 小时之内必须进行充分的水化治疗。

(2)该化疗方案在给药顺序上,应先用吉西他滨,后用顺铂。先用顺铂会影响吉西他滨的体内代谢过程,加重骨髓抑制。

(3)吉西他滨应用 0.9% 氯化钠注射液进行溶解,稀释后的药物浓度不应超过 40mg/ml,静

笔记

脉滴注 30 分钟。顺铂用 0.9% 氯化钠注射液或 5% 葡萄糖注射液稀释后静脉滴注,静脉滴注时需避光输注。

治疗过程中的药学监护结果 患者于化疗第 2 天出现呕吐 2 次,胃肠道反应Ⅱ度,给予甲氧氯普胺 20mg 肌内注射,止吐治疗后症状缓解。患者每日的饮水量在 1000ml 以上,同时予以静脉补液,水化、利尿充分,未观察到肾毒性和耳毒性表现。患者化疗第 5 天复查血象,白细胞、中性粒细胞及血小板均在正常范围内,骨髓抑制 0 度。肝、肾功能指标氨基转移酶、胆红素、肌酐、尿素氮等均正常。由于医院无法测定乙肝病毒 DNA 载量,未对乙肝病毒控制情况进行监测。

出院指导 告知患者出院后每周定期复查血象及肝、肾功能,如有异常及时告知医师,进行对症治疗。建议患者出院后到外院进行乙肝病毒 DNA 载量测定,便于对乙肝的治疗效果进行监护。提醒患者出院期间注意休息,加强营养,避免食用刺激性强或者硬块食物,防止口腔黏膜的损伤,避免剧烈运动,防止创伤导致出血等。按要求定期返院行下一个周期的治疗。

【思考题】

1. NSCLC 和 SCLC 的常用化疗方案有哪些?

2. AP 方案化疗时的药学监护要点有哪些?

第三节 乳 腺 癌

乳腺癌是女性最常见的恶性肿瘤之一,全球乳腺癌发病率自 20 世纪 70 年代末开始一直呈上升趋势。在北美、欧洲等发达国家,女性乳腺癌的发病率居女性恶性肿瘤发病率的首位。但乳腺癌的死亡率呈下降趋势,主要归因于早期诊断和治疗的进展。在我国,乳腺癌在大城市中的发病率为女性恶性肿瘤的第二位,一些大城市中已经上升至第一位,农村中为第五位,乳腺癌已经成为妇女健康的最大威胁。

【病因和发病机制】

乳腺癌的病因尚未完全清楚,研究发现乳腺癌的发病存在一定的规律性。初次足月产的年龄越大,乳腺癌发病的危险性越大。哺乳总时间与乳腺癌的危险性呈负相关。有乳腺癌家族史、高脂饮食、肥胖、外源性雌激素过多摄入可增加发生乳腺癌的危险性。

【临床表现和分型】

(一) 症状和体征

早期表现是患侧乳房出现无痛、单发的小肿块,往往是患者无意中发现而就医的主要症状。肿块质硬、表面不光滑,与周围组织分界不清楚,在乳房内不易被推动。随着肿瘤的增大,可引起乳房局部隆起。若累及 Cooper 韧带,可致肿瘤表面皮肤凹陷。邻近乳头或乳晕的肿块因侵入乳管使之缩短,皮肤可呈"橘皮样"改变。

乳腺癌淋巴结转移最初多见于腋窝。肿大淋巴结质硬、无痛、可被推动;以后数目增多,并融合成团,甚至与皮肤或深部组织粘连。乳腺癌在转移至肺、骨、肝时,可出现相应的症状。局部皮肤可呈炎症样表现,不久即扩散到乳房大部分皮肤,皮肤发红、水肿、粗糙、表面温度升高。乳头湿疹样乳腺癌少见,恶性程度低,发展慢。

(二) 病理组织学分类

乳腺癌有多种分型方法,目前多采用以下病理分型:

1. **非浸润性癌** 包括导管内癌(粉刺样型、实性型、筛状型及微乳头型)、小叶原位癌,预后较好。

2. **早期浸润性癌** 包括导管癌早期浸润及小叶癌早期浸润。此型仍属早期,预后不如非浸润性癌,但比浸润性癌好。

3. **浸润性癌** 包括浸润性特殊型癌和浸润性非特殊型癌,此型分化一般较高,预后尚好。

笔记

4. 其他罕见癌　分泌性癌、富脂质癌、印戒细胞癌等。

5. 特殊形式的乳腺癌　炎性乳腺癌、副乳腺癌和男性乳腺癌。

【治疗原则】

Ⅰ期患者以手术治疗为主,目前趋向保乳手术加放射治疗,对具有高危复发倾向的患者可考虑行术后辅助治疗。Ⅱ期患者先手术治疗,术后再根据病理和临床情况进行辅助治疗。Ⅲ期患者行新辅助化疗后再做手术治疗,术后根据临床和病理情况做放化疗。以上各期患者如果激素受体阳性,应在化放疗后给予内分泌治疗。Ⅳ期患者进行以内科治疗为主的综合治疗。

【药物治疗】

（一）化学药物治疗

1. 乳腺癌术后辅助化疗　乳腺癌术后辅助全身治疗的选择应基于复发风险、个体化评估与肿瘤病理分子分型及对不同治疗方案的反应性,医师根据治疗的反应性并同时参考患者的术后复发风险选择相应治疗。乳腺癌术后辅助化疗的适应证包括：①肿瘤 >2cm；②淋巴结阳性；③激素受体阴性；④HER-2 阳性（对 T1a 以下的患者目前无明确证据推荐使用辅助化疗）；⑤组织学分级为 3 级。

辅助化疗方案的制订应综合考虑肿瘤的临床病理学特征、患者方面的因素和患者的意愿以及化疗可能的获益和由之带来的不良反应等。免疫组化检测应该常规包括 ER、PR、HER-2 和 Ki-67。

乳腺癌患者的术后辅助化疗常包含以下方案：

（1）以蒽环类为主的方案,如 CAF、A（E）C、FE$_{100}$C 方案。虽然吡柔比星（THP）在欧美少有大组的循证医学资料,但在我国日常临床实践中用吡柔比星代替多柔比星也是可行的。THP 的推荐剂量为 40 ~ 50mg/m²。

（2）蒽环类与紫杉类联合方案,例如 TAC。

（3）蒽环类与紫杉类序贯方案,例如 AC→T/P 或 FEC→T。

（4）不含蒽环类的联合化疗方案,适用于老年、低风险、蒽环类禁忌或不能耐受的患者,常用的有 TC 方案及 CMF 方案。

2. 乳腺癌新辅助化疗　新辅助化疗是局部晚期乳腺癌或炎性乳腺癌的规范疗法,可以使肿瘤降期以利于手术,或变不可手术为可手术。若能达到病理完全缓解,则预示较好的远期效果。对于肿瘤较大且有保乳意愿的患者可以提高保乳率。

乳腺癌新辅助化疗宜选择含蒽环类和紫杉类的联合化疗方案,有：

（1）以蒽环类为主的化疗方案,如 CAF、FAC、AC、CEF 和 FEC 方案。

（2）蒽环类与紫杉类联合方案,如 A（E）T、TAC。

（3）蒽环类与紫杉类序贯方案,如 AC→P 或 AC→T。

（4）其他化疗方案,如 PC。

3. 晚期乳腺癌的化疗　晚期乳腺癌包括复发和转移性乳腺癌,是不可治愈的疾病,治疗的主要目的是缓解症状、提高生活质量和延长患者的生存期。应尽可能在决定治疗方案前对复发或转移部位进行活检,尤其是孤立性病灶,以明确诊断和重新评估肿瘤的 ER、PR 和 HER-2 状态（表 22-10 和表 22-11）。

表 22-10　晚期乳腺癌的单药治疗方案

化疗方案	剂量	给药途径	用药时间	时间及周期
蒽环类				
多柔比星	60 ~ 75mg/m²	静脉滴注	第 1 天	21 天为 1 个周期
多柔比星	20mg/m²	静脉滴注	第 1 天	每周 1 次
表柔比星	60 ~ 90mg/m²	静脉滴注	第 1 天	21 天为 1 个周期

笔记

续表

化疗方案	剂量	给药途径	用药时间	时间及周期
紫杉类				
紫杉醇	$175mg/m^2$	静脉滴注	第1天	21天为1个周期
紫杉醇	$80mg/m^2$	静脉滴注	第1天	每周1次
多西他赛	$60 \sim 100mg/m^2$	静脉滴注	第1天	21天为1个周期
白蛋白结合型紫杉醇	$100 \sim 150mg/m^2$	静脉滴注	第1、8、15天	28天为1个周期
白蛋白结合型紫杉醇	$260mg/m^2$	静脉滴注	第1天	21天为1个周期
抗代谢类				
卡培他滨	$1000 \sim 1250mg/m^2$	口服,每日2次	第1～14天	21天为1个周期
吉西他滨	$800 \sim 1200mg/m^2$	静脉滴注	第1、8、15天	28天为1个周期
长春瑞滨	$25mg/m^2$	静脉滴注	第1天	每周1次

表 22-11 晚期乳腺癌的联合用药方案

化疗方案	剂量	给药途径	用药时间	时间及周期
CAF方案				
环磷酰胺	$100mg/m^2$	口服	第1～14天	28天为1个周期,共6个周期
多柔比星	$30mg/m^2$	静脉滴注	第1、8天	
氟尿嘧啶	$500mg/m^2$	静脉滴注	第1、8天	
FAC方案				
氟尿嘧啶	$500mg/m^2$	静脉滴注	第1、8天	21天为1个周期,共6个周期
多柔比星	$50mg/m^2$	静脉滴注	第1天	
环磷酰胺	$500mg/m^2$	静脉推注	第1天	
FEC方案				
氟尿嘧啶	$500mg/m^2$	静脉滴注	第1、8天	28天为一个周期
表柔比星	$50mg/m^2$	静脉滴注	第1、8天	
环磷酰胺	$400mg/m^2$	静脉推注	第1、8天	
XT方案				
多西他赛	$75mg/m^2$	静脉滴注	第1天	21天为1个周期
卡培他滨	$950mg/m^2$	口服,每日2次	第1～14天	
GT方案				
吉西他滨	$1250mg/m^2$	静脉滴注	第1、8天	21天为1个周期
紫杉醇	$175mg/m^2$	静脉滴注	第1天	
GC方案				
吉西他滨	$1000mg/m^2$	静脉滴注	第1、8天	21天为1个周期
卡铂	$AUC=2$	静脉滴注	第1、8天	

笔记

（二）内分泌治疗

乳腺癌大部分是激素依赖性肿瘤。乳腺癌内分泌治疗的机制是改变激素依赖性肿瘤生长所需要的内分泌微环境,使乳腺癌细胞增殖停止于 G_0/G_1 期,控制肿瘤的生长。

对雌、孕激素受体阳性,仅有骨、软组织转移而无内脏转移,接受过抗雌激素辅助治疗在 1 年之内的患者,可以选择芳香化酶抑制剂或孕激素类及其他内分泌药物治疗,一直到肿瘤发生进展或出现无法耐受的毒副作用。对于以前未接受过抗雌激素治疗者或是治疗超过 1 年的患者,绝经后的可考虑选择芳香化酶抑制剂或抗雌激素药物治疗;绝经前的先进行去势治疗,再按绝经后的原则选择芳香化酶抑制剂或抗雌激素药物治疗。如肿瘤有进展,并且接受过 3 个内分泌治疗方案的,将不再有临床获益。如出现有症状的内脏转移者,可考虑进行全身性化疗,或是可考虑接受新的临床内分泌试验治疗。但须特别注意的是既往接受过抗雌激素治疗,并且已经超过 1 年的患者,虽然认为可以再考虑应用抗雌激素治疗,但是有试验证明用过他莫昔芬,停药 1 年以上的失败患者,再用他莫昔芬的有效率仅为 8%,所以对于该组患者应该尽量选择芳香化酶抑制剂。而新辅助内分泌治疗虽然有效,但尚未成为乳腺癌的常规治疗方法,其可能更适合于那些绝经后 ER 阳性的、对新辅助化疗疗效相对较差的患者。

（三）靶向治疗

HER-2 阳性晚期复发转移性乳腺癌,首选治疗应该是以曲妥珠单抗为基础的治疗,根据患者的激素受体状况、既往(新)辅助治疗用药情况选择治疗方案,使患者最大受益。HER-2 与激素受体阳性的绝经后转移性乳腺癌患者可以采用曲妥珠单抗联合芳香化酶抑制剂治疗。此外,临床研究结果表明,曲妥珠单抗用于 HER-2 阳性早期乳腺癌术后辅助治疗可明显降低复发率和死亡率。

HER-2 阳性乳腺癌曲妥珠单抗辅助治疗的用药推荐如下:

1. 可以用多柔比星(或表柔比星)联合环磷酰胺,每 21 天 1 次,共 4 个周期,然后紫杉醇或多西他赛 4 个周期,同时曲妥珠单抗每周 1 次,每次 2mg/kg(首次剂量为 4mg/kg)或每 3 周 1 次 6mg/kg(首次剂量为 8mg/kg),共 1 年。

2. 不适合蒽环药物的患者可以用 TCH。多西他赛 75mg/m², 卡铂 $AUC=6$,每 21 天为 1 个周期,共 6 个周期,同时曲妥珠单抗每周 1 次治疗;化疗结束后曲妥珠单抗 6mg/kg,每 3 周 1 次,至 1 年。

3. 标准化疗后单用曲妥珠单抗治疗 1 年,曲妥珠单抗 6mg/kg(首次剂量为 8mg/kg),每 3 周方案,治疗时间为 1 年。

目前认为,HER-2 阳性乳腺癌曲妥珠单抗辅助治疗推荐的用药周期为 1 年,6 个月的短期疗程并未证实其疗效相当,2 年的疗程未得到更佳的预后获益,故均暂不推荐。

【思考题】

乳腺癌的靶向治疗药物和生物制剂都有哪些?作用机制和作用特点如何?

第四节　原发性肝癌

肝癌分为原发性肝癌(primary liver cancer,PLC)和转移性肝癌。前者指发生于肝细胞或肝内胆管上皮细胞的恶性肿瘤;后者指全身其他器官起源的恶性肿瘤侵犯至肝脏,一般多见于胃、胆道、胰腺、结直肠、卵巢、子宫、肺、乳腺等器官恶性肿瘤的肝转移。

原发性肝癌(以下简称为肝癌)是临床上常见的恶性肿瘤之一,高发于非洲东南部和东南亚,我国多见于东南沿海。全球发病率呈上升趋势,已超过 62.6 万/年,其死亡率接近 60 万/年,位居肿瘤相关死亡的第三位。由于我国有 1.2 亿 HBV 携带者,我国肝癌高发的趋势十分严峻,每年有 11 万人死于肝癌(男性 8 万,女性 3 万),中位年龄为 40～50 岁,占全世界肝癌死亡人数的 45%。

【病因和发病机制】

原发性肝癌的病因及确切分子机制尚不完全清楚,目前认为其发病是多因素、多步骤的复

笔记

杂过程。流行病学及实验研究资料表明,乙型肝炎病毒(HBV)和丙型肝炎病毒(HCV)感染、黄曲霉素、饮水污染、酗酒、肝硬化、性激素、α-抗胰蛋白酶缺乏、亚硝胺类物质等都与肝癌发病相关。其他与肝癌发病有关的因素还包括遗传易感性、硒缺乏、酒精性营养性肝硬化等。

【临床表现和分型】

（一）症状和体征

肝癌起病隐匿,早期肝癌除血清甲胎蛋白(AFP)阳性外常缺乏典型症状,中、晚期肝癌的症状则较多,常见的症状有肝区疼痛、腹胀、食欲减退、黄疸、消瘦和发热等全身和消化道症状及肝大。

1. **肝区疼痛**　右上腹疼痛最常见,多为持续性钝痛或胀痛。疼痛部位与病变部位密切相关,病变位于肝右叶为右季肋区疼痛,如肿瘤侵犯横膈肌,疼痛可牵涉右肩。肝包膜下癌结节发生坏死、破裂出血时,则表现为突然发生的剧痛腹痛,出现腹膜刺激征等急腹症表现。

2. **全身和消化道症状**　早期常不引起注意,主要表现为乏力、消瘦、食欲减退、腹胀等。发热比较常见,多为持续性低热,在37.5～38℃,也可呈不规则或间歇性、持续性或者弛张型高热,多与肿瘤坏死物的吸收有关;有时可因肿瘤压迫或侵犯胆管而致胆管炎,或因抵抗力减低合并其他感染而发热。晚期则出现贫血、黄疸、腹水、皮下出血及恶病质等。

3. **肝大**　肝脏呈进行性肿大,质地坚硬,边缘不整齐,有压痛,表面凹凸不平,有大小不等的结节或巨块。

此外,如发生肺、骨、脑等处转移,可产生相应的症状。肝癌的并发症主要有肝性昏迷、上消化道出血、肝癌破裂出血及继发性感染等。

（二）病理组织学分类

肝癌的大体类型可分为3型:结节型、巨块型和弥漫型,其中以结节型最为常见,且多伴有肝硬化。巨块型肝癌呈单发的大块状,也可由许多密集的结节融合而成,较少伴有肝硬化或硬化程度轻微。弥漫型肝癌最少见,全肝布满无数灰白色点状结节,肉眼难以和肝硬化相区别。

从病理组织上可分为3类:肝细胞型、胆管细胞型和两者同时出现的混合型。我国绝大多数肝癌是肝细胞型,胆管细胞型和混合型较少见,胆管细胞型预后较好。

肝癌极易侵犯门静脉引起门静脉高压的临床表现;肝外血道转移最多见于肺,其次为骨、胸膜等。淋巴转移至肝门淋巴结最多,其次为胰、脾、主动脉旁及锁骨上淋巴结。种植转移比较少见,偶可种植在腹膜、横膈及胸腔等处,引起血性的腹水、胸腔积液;女性可发生卵巢转移,形成较大的肿块。

【治疗原则】

根据肝癌的不同阶段酌情进行个体化综合治疗是提高疗效的关键;治疗方法包括手术、肝动脉结扎、肝动脉化疗栓塞、射频、冷冻、激光、微波以及化疗和放射治疗等方法。生物治疗、中医中药治疗肝癌也多有应用。尽管外科手术是肝癌的首选治疗方法,但是在确诊时大部分患者已达中、晚期,往往失去了手术机会,据统计仅约20%的患者适合手术。因此,需要积极采用非手术治疗,可能使相当一部分患者的症状减轻、生活质量改善和生存期延长。

【药物治疗】

1. **全身化疗**　肝癌细胞大多有多药耐药基因表达,嘧啶脱氢酶水平较高,且肝细胞型肝癌大多分化良好,因此化疗对肝癌不敏感。无论是单药还是联合化疗,有效率少有超过20%者。目前主要用于因有门静脉癌栓或有远处转移而不能进行动脉栓塞或局部治疗的患者,有时也用于手术后的辅助化疗,是临床常用的姑息性治疗手段。治疗药物包括传统的细胞毒性药物如蒽环类、铂类、氟尿嘧啶类及其他细胞毒性药物包括丝裂霉素、亚砷酸等(表22-12)。理论上讲,联合化疗应优于单药,但没有得到临床试验证据的支持。近年来,虽然一些新的药物和化疗方案应用于肝癌的治疗,有效率似较过去有所提高,但尚需更多的临床试验证实。

表 22-12　原发性肝癌常用化疗药物的用法用量

化疗药物	剂量	途径	用药时间
奥沙利铂	85mg/m²	ivgtt 2~6 小时	第 1 天,每 2 周重复用药
顺铂	15~20mg/m²	ivgtt	第 1~5 天,每 3~4 周重复用药
氟尿嘧啶	0.5~1g/d	ivgtt 缓慢	第 1~5 天,每 3~4 周重复用药
	或 0.5~0.75g/周		连用 2~4 周后休息 2 周为一个疗程
多柔比星	60~75mg/m²	ivgtt	第 1 天,每 3 周重复用药
表柔比星	60~120mg/m²	ivgtt	每 3~4 周重复用药
丝裂霉素	4~6mg/d	iv	1~2 次/周
	或 10~30mg/d	iv	间隔 1~3 周以上
	或 2mg/d	iv	每日用药
亚砷酸	7~8mg/m²	ivgtt 3~4 小时	每 2 周为一个疗程,间歇 1~2 周可进行下一个疗程

2. **肝动脉栓塞及化疗药物灌注**　肝动脉栓塞疗法(TAE)治疗肝癌是基于选择性导管为基础的,有针对性地对部分位于肿瘤所在的肝脏部分的肝动脉分支"喂入"粒子溶液。因为肝脏有双重血液供应,正常肝组织的血液供应大多数来自于门静脉,肝肿瘤的血流主要来自于肝动脉,因此栓塞疗法可行。一般患者栓塞疗法的选择标准包括不能手术切除的患者,同时肿瘤不适合消融治疗,并且也不存在肝外疾病。还应该进行功能状态和肝功能的评价。另外,考虑进行特别栓塞程序必须进行更为个体化的选择,以避免治疗相关的明显毒性。

肝动脉灌注化疗(TAI)是目前治疗肝癌的重要方法。一般先注入化疗药物,如 EADM 80~100mg、MMC 20mg、5-Fu 1000mg、CF 100mg 或 CDDP 100mg、MMC 20mg、5-Fu 1000mg、CF 100mg,然后再注入栓塞剂,如碘化油或明胶海绵等。一般情况每月 1 次,3 次为一个疗程。近来发展起来的肝动脉栓塞联合经皮穿刺瘤内注射无水乙醇疗法也是治疗中、晚期肝癌安全、有效的综合治疗方法。

3. **生物与分子靶向治疗**　国内外已广泛开展肝癌的生物治疗包括免疫治疗(细胞因子、过继性细胞免疫、单克隆抗体、肿瘤疫苗)、基因治疗、内分泌治疗、干细胞治疗等多个方面。目前,大多数生物治疗方法或技术尚处于研发和临床试验阶段,小部分已应用于临床。一些单中心小规模临床试验提示,生物治疗可提高患者的生活质量,降低术后复发率。

目前用于肝癌免疫治疗的免疫活性细胞主要是细胞因子诱导的杀伤性(CIK)细胞和特异杀伤性细胞毒性 T 淋巴细胞(CTL)。CIK 细胞对清除残癌、减少抗肿瘤毒副作用、改善生活质量有较好疗效。由于生物治疗开展随机对照大规模临床试验的难度大,循证医学证据还不充分,不推荐作为常规治疗,但可作为辅助治疗或不能手术情况下的治疗选择。

近年来,分子靶向药物治疗肝癌已成为新研究热点,主要包括:①抗表皮生长因子受体(EGFR)药物,如厄洛替尼和西妥昔单抗;②抗血管生成药物,如贝伐单抗等;③信号传导通路抑制剂,如 mTOR 抑制剂依维莫司;④多靶点抑制剂,如索拉非尼和舒尼替尼等。多项随机、双盲、平行对照的国际多中心Ⅲ期临床研究表明,索拉非尼能延缓肝细胞癌的进展,明显延长晚期患者的生存期。2014 版美国国立综合癌症网络(NCCN)指南已将索拉非尼列为晚期不能手术切除和不能肝移植的晚期 HCC 的一线治疗药物。关于索拉非尼与其他治疗方法(手术、介入、化疗和放疗等)联合应用能否使患者更多获益,正在进行进一步的临床研究。

【思考题】

1. 学习相关指南,试述肝癌常用化疗药物的监护要点有哪些。

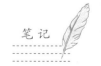
笔记

2. 目前应用于临床的抗肝癌分子靶向药物有哪些？各有什么样的作用特点。

第五节　胃　癌

胃癌(gastric cancer)是全世界及我国最常见的恶性肿瘤之一,但在不同地区其发病率不一。根据世界卫生组织(WHO)2014 年世界癌症报告结果显示,2012 年全球男性胃癌居恶性肿瘤死因的第四位,女性胃癌居恶性肿瘤死因的第五位。根据 2014 年中国癌症报告显示,我国男性胃癌死亡率居恶性肿瘤死因的第三位,女性胃癌死亡率居第四位,分别占恶性肿瘤死亡分类构成的 15.5% 和 13.3% 。

【病因和发病机制】

胃癌的病因尚未完全阐明,研究资料表明,胃癌的发生是环境因素和机体内在因素相互作用的结果。

1. 幽门螺杆菌　幽门螺杆菌(Hp)与胃癌的发生有密切关系,是人类胃癌的Ⅰ类(即肯定的)致癌原。

2. 环境因素　胃癌的发病与环境因素有关,而最有可能的是饮食中的致癌物质,包括霉制食品、咸菜、烟熏及腌制鱼肉,以及过多摄入食盐。

3. 遗传因素　胃癌有家族聚集现象,可发生于同卵同胞,说明胃癌有一定的遗传倾向。

4. 癌前病变和癌前状态　癌前病变是指易恶变的全身性和局部的疾病或状态,而癌前状态则是指较易转变为癌组织的病理组织学变化。胃癌的癌前病变有:①慢性萎缩性胃炎;②胃息肉,增生型者不发生癌,但腺瘤者则能,广基腺瘤型息肉 >2cm 者易癌变;③残胃炎;④恶性贫血胃体有明显萎缩者;⑤少数胃溃疡患者。而肠化与不典型增生视为胃癌的癌前状态。

【临床表现和分型】

(一) 症状和体征

1. 主要症状　通常没有特异性。癌症早期几乎不会有症状,以消瘦为最多,其次为胃区疼痛、食欲缺乏、呕吐等。初诊时患者多已属晚期。早期胃癌的首发症状可为上腹不适(包括上腹痛,多偶发),或饱食后心窝部胀满、烧灼或轻度痉挛性痛,可自行缓解;或为食欲减退、稍食即饱。癌发生于贲门者有进食时噎感,位于幽门部者食后有饱胀痛,偶因癌破溃出血而有呕血或柏油便,或因胃酸低、胃排空快而腹泻;或患者原有长期消化不良病史,至发生胃癌时虽亦出现某些症状,但易被忽略。少数患者可因上腹部肿物或因消瘦、乏力、胃穿孔或转移灶而就诊。

2. 体征

(1)早期胃癌可无任何体征。

(2)中、晚期胃癌体征中以上腹压痛最常见。1/3 的患者可扪及结节状肿块,坚实而移动,多位于腹部偏右相当于胃窦处,有压痛。胃体肿瘤有时可触及,但在贲门者则不能扪到。

(3)转移性体征:转移到肝脏可使之肿大并可扪到结实结节,腹膜有转移时可发生腹水、出现移动性浊音等。

(二) 病理与组织学分型

1. 早期胃癌的大体类型　①Ⅰ:隆起型;②Ⅱa:表面隆起型;③Ⅱb:平坦型;④Ⅱc:表面凹陷型;⑤Ⅲ:凹陷型。

2. 进展期胃癌的大体类型　①隆起型:肿瘤的主体向肠腔内突出;②溃疡型:肿瘤深达或贯穿肌层合并溃疡;③浸润型:肿瘤向肠壁各层弥漫浸润,使局部肠壁增厚,但表面常无明显溃疡或隆起。

3. 组织学类型　①WHO 分类:是目前最为常用的胃癌组织学分型方法,主要包括上皮肿瘤、非上皮肿瘤、继发肿瘤等三大类,其中以腺癌最为常见;②Lauren 分类:肠型、弥漫型、混合型。

笔记

【治疗原则】

应当采取综合治疗的原则,即根据肿瘤的病理学类型及临床分期,结合患者的一般状况和器官功能状态,采取多学科综合治疗(multidisciplinary team,MDT)模式,有计划、合理地应用手术、化疗、放疗和生物靶向等治疗手段,达到根治或最大限度地控制肿瘤、延长患者的生存期、改善生活质量的目的。

1. **早期胃癌且无淋巴结转移证据** 可根据肿瘤侵犯深度,考虑内镜下治疗或手术治疗,术后无需辅助放疗或化疗。

2. **局部进展期胃癌或伴有淋巴结转移的早期胃癌** 应当采取以手术为主的综合治疗。根据肿瘤侵犯深度及是否伴有淋巴结转移,可考虑直接行根治性手术或术前先行新辅助化疗,再考虑根治性手术。成功实施根治性手术的局部进展期胃癌,需根据术后病理分期决定辅助治疗方案(辅助化疗,必要时考虑辅助化放疗)。

3. **复发/转移性胃癌** 应当采取以药物治疗为主的综合治疗手段,在恰当的时机给予姑息性手术、放射治疗、介入治疗、射频治疗等局部治疗,同时也应当积极给予止痛、支架置入、营养支持等最佳支持治疗。

【药物治疗】

分为姑息化疗、辅助化疗和新辅助化疗,应当严格掌握临床适应证,并在肿瘤内科医师的指导下施行。化疗应当充分考虑患者的病期、体力状况、不良反应、生活质量及患者意愿,避免治疗过度或治疗不足。及时评估化疗疗效,密切监测及防治不良反应,并酌情调整药物和(或)剂量。按照疗效评价标准或参照 WHO 实体瘤疗效评价标准评价疗效。

1. **姑息化疗** 对于手术后复发、转移或就诊时不能切除的肿瘤患者,化疗多是为了使肿瘤缩小、稳定,以争取长期维持。这时的化疗称作"姑息化疗",目的为缓解肿瘤导致的临床症状、改善生活质量及延长生存期。适用于全身状况良好、主要脏器功能基本正常的无法切除、复发或姑息性切除术后的患者。常用的系统化疗药物包括氟尿嘧啶(5-FU)、卡培他滨、替吉奥、顺铂、表柔比星、多西他赛、紫杉醇、奥沙利铂、伊立替康等。

化疗方案包括两药或三药联合方案,三药方案适用于体力状况好的晚期胃癌患者,对体力状态差、高龄患者,考虑采用口服氟尿嘧啶类药物或紫杉类药物的单药化疗。具体化疗方案见表22-13。

对 HER-2 表达呈阳性(免疫组化染色呈 + + +,或免疫组化染色呈 + + 且 FISH 检测呈阳性)的晚期胃癌患者,可考虑在化疗的基础上联合使用分子靶向治疗药物曲妥珠单抗。

表 22-13 胃癌常用的两药联合方案举例

化疗方案	剂量	用药时间	时间及周期
FP 方案			
亚叶酸钙	$200mg/m^2$	静脉滴注 d1~5	21 天为 1 个周期
氟尿嘧啶	$600mg/m^2$	连续静脉滴注 d1~5	
顺铂	$75mg/m^2$	静脉滴注 d1~3	
SP 方案			
替吉奥	$100mg/d$($BSA < 1.5m^2$)或 $120mg/d$($BSA > 1.5m^2$ 者)	口服,bid,d1~14	21 天为 1 个周期
顺铂	$75mg/m^2$	静脉滴注 d1~3	
XELOX 方案			
卡培他滨	$1000mg/m^2$	口服,bid,d1~14	21 天为 1 个周期
奥沙利铂	$130mg/m^2$	静脉滴注 d1	

笔记

续表

化疗方案	剂量	用药时间	时间及周期
FOLFOX 方案			
奥沙利铂	100mg/m²	静脉滴注 2 小时,d1	28 天为 1 个周期
亚叶酸钙	200mg/m²	静脉滴注 d1～5	共 6 个周期
氟尿嘧啶	500mg/m²	静脉滴注 d1～5	
PACX 方案			
卡培他滨	1000mg/m²	口服,bid,d1～14	21 天为 1 个周期
紫杉醇	175mg/m²	静脉滴注 d1	
FOLFIRI 方案			
伊立替康	180mg/m²	静脉滴注 d1	14 天为 1 个周期
亚叶酸钙	400mg/m²	静脉滴注 d1	
氟尿嘧啶	400mg/m²	静脉滴注 d1	
氟尿嘧啶	1200mg/m²	静脉滴注 24 小时,d2～3	

2. **辅助化疗**　辅助化疗的目的在于杀灭手术无法清除的微小病灶,减少复发,提高生存率。因此,转移复发可能性较大的肿瘤患者术后均应接受辅助化疗。辅助化疗的对象包括术后病理分期为Ⅰb期的伴淋巴结转移者、术后病理分期为Ⅱ期及Ⅱ期以上者。辅助化疗始于患者术后体力状况基本恢复正常,一般在术后的 3～4 周开始,联合化疗在 6 个月内完成,单药化疗不宜超过 1 年。辅助化疗方案推荐氟尿嘧啶类药物联合铂类的两药联合方案。对临床病理分期为Ⅰb期、体力状况差、高龄、不耐受两药联合方案者,考虑采用口服氟尿嘧啶类药物的单药化疗。

3. **新辅助化疗**　新辅助化疗是指在实施局部治疗方法(如手术或放疗)前所做的全身化疗,目的是使肿块缩小、及早杀灭看不见的转移细胞,以利于后续的手术、放疗等治疗。对无远处转移的局部进展期胃癌($T_{3/4}$、N＋)推荐新辅助化疗,应当采用两药或三药联合的化疗方案,不宜单药应用。胃癌的新辅助化疗推荐 ECF 及其改良方案。新辅助化疗的时限一般不超过 3 个月,应当及时评估疗效,并注意判断不良反应,避免增加手术并发症。

术后辅助治疗应当根据术前分期及新辅助化疗疗效,有效者延续原方案或根据患者的耐受性酌情调整治疗方案,无效者则更换方案。

【思考题】

1. 查阅相关文献,试述晚期胃癌化疗的最新研究进展。

2. 查阅相关文献,对胃癌常用化疗方案的不良反应进行总结归纳。

第六节　结直肠癌

结直肠癌包括结肠癌(colon cancer)和直肠癌(rectal cancer),是最常见的消化道肿瘤之一。据世界卫生组织国际癌症研究中心(International Agency for Research on Cancer,IARC)资料显示,2012 年全世界约有 136 万结直肠癌新发病例,位于肺癌、乳腺癌之后居恶性肿瘤的第三位。近年来随着我国人民生活水平的提高,饮食习惯和饮食结构发生改变,我国结直肠癌的发病率和死亡率呈上升趋势。2010 年我国结直肠癌新发病例数已超过 27 万,死亡病例 13 万以上,占全部恶性肿瘤的 8.89%,居全国恶性肿瘤发病的第六位,次于肺癌、乳腺癌、胃癌、肝癌和食管癌。

【病因和发病机制】

结直肠癌的病因尚未完全清楚,目前认为主要是环境因素与遗传因素综合作用的结果。

笔记

1. **环境因素**　结直肠癌的发病与饮食习惯、肠道细菌、化学致癌物和土壤中缺钼和硒有关，其中高脂肪食谱与食物纤维不足是主要发病原因。过度摄取动物饱和脂肪，糖分吸收过快，增加胆汁的分泌；而纤维素的缺乏可使食物中的胆固醇和胆汁酸代谢产物在肠道内通过速度减慢，这些产物增加肿瘤的诱发率。

2. **遗传因素**　从遗传学观点，可将结直肠癌分为遗传性（家族性）和非遗传性（散发性）。前者的典型例子如家族性结肠息肉综合征和家族遗传性非息肉病结直肠癌，后者主要是由环境因素引起基因突变。有大肠癌家族史者，死于大肠癌的风险比正常人高4倍。

3. **其他高危因素**　包括大肠息肉（腺瘤性息肉）、炎症性肠病、血吸虫病、盆腔放射、吸烟等。另外有报道胆囊切除术后右半结肠癌的发病率升高，输尿管乙状结肠吻合术后结直肠癌的发病率也明显升高。

【临床表现和分类】

（一）症状和体征

结直肠癌起病隐匿，早期无明显症状，常仅见粪便隐血阳性，病情发展到一定程度可出现下列临床表现。

1. **排便习惯与粪便性状改变**　是本病最早出现的症状，多以便血为突出表现，有时表现为顽固性便秘。当肿瘤生长到一定大小时常使大便变细变形，也可表现为脓血便和黏液便。

2. **腹痛和腹部不适**　是肛肠肿瘤的常见症状，多见于右侧结肠癌，表现为右腹部钝痛，同时涉及右上腹、中上腹。结直肠癌并发肠梗阻时腹痛加重或为阵发性绞痛。

3. **腹部肿块**　结直肠癌腹部肿块的发生率为47%～80%。当肿瘤局限于肠壁，与其他器官或组织无粘连时，肿物尚可推动，或随体位有所变化；当肿瘤向外侵犯并与其他组织粘连时，肿块常较固定。

4. **急、慢性肠梗阻**　当肿瘤生长到一定大小后，可以阻塞肠腔引起完全性或不完全性肠梗阻症状。特点是常呈进行性加重，非手术方法难以缓解。

5. **全身症状**　可出现贫血、低热、乏力等全身症状，晚期患者可以出现慢性消耗性表现，如消瘦、恶病质、腹水等。

6. **肿瘤转移引起的临床表现**　直肠癌盆腔有广泛浸润时，可引起腰部及骶部的酸痛、坠胀感；当肿瘤浸润或压迫坐骨神经、闭孔神经根时，可出现坐骨神经和闭孔神经痛。此外，肿瘤经血道转移最常见的部位是肝、肺、骨，临床上可出现相应器官的症状。

（二）病理组织学分类

我国的结直肠癌发生部位主要位于直肠（约占3/5），其次位于乙状结肠（约占1/5），其余依次为盲肠、升结肠、降结肠、横结肠。但近年来国内外资料表明，右半结肠癌发病率有增高而直肠癌发病率有下降的趋势，这一倾向可能与饮食及生活习惯改变有关。

1. **大体类型**

（1）早期结直肠癌：系指癌组织限于结直肠黏膜层、黏膜下层者，一般无淋巴结转移。早期可分以下4型：扁平型、息肉隆起型（Ⅰ型）、扁平隆起型（Ⅱa）和扁平隆起伴溃疡型（Ⅲ型）。

（2）进展期结直肠癌：分为肿块型、溃疡型和浸润型3型。

2. **组织学分类**

（1）腺癌：乳头状腺癌、管状腺癌、黏液腺癌、印戒细胞癌。

（2）未分化癌。

（3）腺鳞癌。

（4）鳞形细胞癌。

（5）小细胞癌。

（6）类癌。

【治疗原则】

结直肠癌的治疗以手术切除为主。当结肠癌病变侵及肌层以外或有淋巴结转移,术后应行辅助化疗。当直肠癌病变已侵犯直肠旁组织,可根据情况选择术前放疗,术后若发现病变侵及深肌层或有淋巴结转移,应行术后放疗,放疗后定期化疗。结直肠癌出现肝转移时,应尽可能对转移灶进行手术切除,不能手术但病变较局限者可选择肝动脉栓塞化疗。

【药物治疗】

药物治疗是结直肠癌的重要辅助治疗手段之一,也是结直肠癌综合治疗中不可缺少的一个重要组成部分。治疗的目的是提高手术治疗的远期疗效,防止和减少复发转移,延长患者的生存期,改善生活质量。

1. 全身静脉化疗　已有 50 余种药物应用于结直肠癌的治疗,多数药物疗效不理想,公认对结直肠癌较有效的药物主要为氟尿嘧啶及其衍生物。20 世纪 90 年代后期新一代抗肿瘤药物奥沙利铂、伊立替康(CPT-11)、雷替曲塞等新药也取得了较好的疗效。近年来靶向药物的出现使晚期大肠癌的治疗上了一个新的台阶。

(1)新辅助化疗:新辅助化疗的治疗目的在于提高手术切除率,提高保肛率,延长患者的无病生存期。推荐新辅助化疗仅适用于距肛门 <12cm 的直肠癌。除结肠癌肝转移外,不推荐结肠癌患者术前行新辅助治疗。

1)直肠癌的新辅助化疗:化疗方案推荐以氟尿嘧啶类药物为基础的联合方案。新辅助化疗中,化疗方案推荐首选持续灌注氟尿嘧啶(5-FU),或者氟尿嘧啶/亚叶酸钙(LV),或者卡培他滨单药。建议行 4~6 个周期的化疗,治疗时限为 2~3 个月。

2)结直肠癌肝转移的新辅助化疗:结直肠癌患者合并可切除或者潜在可切除的肝转移和(或)肺转移,推荐术前化疗或化疗联合靶向药物治疗。化疗方案推荐 FOLFOX(奥沙利铂 + 氟尿嘧啶 + 亚叶酸钙),或者 FOLFIRI(伊立替康 + 氟尿嘧啶 + 亚叶酸钙),或者 CapeOx(卡培他滨 + 奥沙利铂)。靶向药物为联合西妥昔单抗(推荐用于 K-ras/N-ras 基因状态野生型患者)、贝伐珠单抗。建议行 4~6 个周期的化疗,治疗时限为 2~3 个月。

(2)辅助化疗

1)I 期(T_1~$2N_0M_0$)或者有化疗禁忌的患者不推荐辅助治疗。

2)II 期结直肠癌患者有以下高危因素者,推荐进行辅助治疗。高危因素包括组织学分化差(III 或 IV 级)、T_4、血管淋巴管浸润、术前肠梗阻/肠穿孔、标本检出淋巴结不足(少于 12 枚)。

3)III 期结直肠癌患者推荐辅助化疗。化疗方案推荐选用 5-FU/CF、卡培他滨、FOLFOX(奥沙利铂 + 氟尿嘧啶 + 亚叶酸钙)或 CapeOx 方案。化疗不应超过 6 个月。不推荐伊立替康作为结直肠癌术后的辅助治疗。

(3)姑息化疗:治疗晚期或转移性结直肠癌使用的药物有 5-FU/LV、伊立替康、奥沙利铂、卡培他滨和(或)联合靶向药物。

联合化疗应当作为能耐受化疗的转移性结直肠癌患者的一、二线治疗。推荐以下化疗方案或联合靶向药物:FOLFOX/FOLFIRI ± 西妥昔单抗(推荐用于 K-ras/N-ras 基因野生型患者)、FOLFOX/FOLFIRI/CapeOx ± 贝伐珠单抗(表 22-14)。

对于一般状态良好(ECOG 评分为 0~1)的患者,一线化疗可以选择奥沙利铂或伊立替康联合氟尿嘧啶类药物,二线化疗可以选择一线未用过的药物。对于 ECOG 评分为 2 的患者,可以采用 5-FU 或卡培他滨单药化疗。对于一般情况较差(ECOG 评分 ≥3)的患者给予最佳支持治疗,包括缓解疼痛和营养支持等。

表 22-14　结直肠癌的常用化疗方案及分子靶向药物

化疗方案	剂量	给药途径和用药时间	时间及周期
简化的双周 5-FU/LV			
LV	$400mg/m^2$	静脉滴注,d1	每 2 周重复
5-FU	$400mg/m^2$	LV 开始 1 小时后静脉推注	
	$1200mg/(m^2 \cdot d) \times 2$（总量为 $2400mg/m^2$）	持续静脉输注 46~48 小时	
卡培他滨单药方案			
卡培他滨	$850~1250mg/m^2$	口服,每日 2 次,d1~14	每 3 周重复
FOLFOX4			
奥沙利铂	$85mg/m^2$	静脉滴注,d1	每 2 周重复
LV	$200mg/m^2$	静脉滴注,d1	
5-FU	$400mg/m^2$	静脉推注,d1、2	
	$600mg/m^2$	持续静脉输注 22 小时,d1、2	
mFOLFOX6			
奥沙利铂	$85mg/m^2$	静脉滴注,d1	每 2 周重复
LV	$400mg/m^2$	静脉滴注,d1	
5-FU	$400mg/m^2$	静脉推注,d1	
	$1200mg/m^2/d \times 2$（总量为 $2400mg/m^2$）	持续静脉输注 46~48 小时	
CapeOx			
奥沙利铂	$130mg/m^2$	静脉滴注,d1	每 3 周重复
卡培他滨	$850~1000mg/m^2$	口服,每日 2 次,d1~14	
FOLFIRI			
伊立替康	$180mg/m^2$	静脉滴注,>30~90 分钟,d1	每 2 周重复
LV	$400mg/m^2$	静脉滴注,120 分钟,d1（与伊立替康同时输注）	
5-FU	$400mg/m^2$	静脉推注,d1	
	$1200mg/(m^2 \cdot d) \times 2$（总量为 $2400mg/m^2$）	持续静脉输注 46~48 小时	
分子靶向药物			
西妥昔单抗	首次剂量 $400mg/m^2$,之后每周 $250mg/m^2$	输注时间为 120 分钟 输注时间为 60 分钟	每 2 周重复 联合 FOLFIRI 或 FOLFOX
贝伐珠单抗	$5mg/kg$	静脉滴注,d1	每 2 周重复 联合 FOLFOX/FOLFIRI
	$7.5mg/kg$	静脉滴注,d1	每 3 周重复 联合卡培他滨/CapeOx

2. 肝动脉灌注化疗　结直肠癌肝转移可引起进行性肝破坏,最后导致患者死亡。全身化疗

笔记

无效或化疗期间肝转移进展可行肝动脉灌注化疗,但不常规应用。有许多药物如氟尿嘧啶与 5-Fu-DR(氟尿嘧啶脱氧核苷)在肝脏内代谢成为低毒产物,因而经肝动脉灌注这类药物可以增加肿瘤部位的药物浓度,降低全身毒性。

3. 门静脉灌注化疗　结肠癌手术中产生的肿瘤细胞栓子可经门脉系统进入肝脏而形成转移灶,术中经门静脉注入化疗药物可以在局部形成高浓度,及早杀灭肿瘤细胞。常用氟尿嘧啶 $600mg/m^2$ + 肝素钠 5000U 溶于 5% 葡萄糖液中,门静脉连续灌注 24 小时,滴速为 40ml/h,连续灌注 7 天,同时输入肝素可以减少栓塞、减少肝脏转移灶。

【病例分析】

病情介绍　患者,男,60 岁。2 个月前因无明显原因出现乏力、腹泻、水样便,每日 10 余次,无腹痛、腹胀、脓血便,行腹部超声示肝多发实质性占位,全腹增强 CT 示升结肠占位、肝内多发转移瘤、腹腔多发淋巴结转移、腹水。后行肠镜检查并取病理示升结肠分化差的癌。临床诊断:结肠癌Ⅳ期,肝多发转移瘤,腹腔淋巴结转移瘤。已行 FOLFOX(氟尿嘧啶 + 亚叶酸钙 + 奥沙利铂)方案化疗 2 个周期,期间感指尖麻木刺痛明显,并伴有口腔黏膜炎症状,影响进食和睡眠。

本次入院复查肿瘤标记物和 CT 均显示病变进展,同时 KRAS 基因检测结果回报为野生型。综合患者情况改行西妥昔单抗 + FOLFIRI(伊立替康 315mg 第 1 天 + 亚叶酸钙 700mg 第 1 天 + 氟尿嘧啶 700mg 第 1 天)方案第一周期继续治疗,同时给予格拉司琼预防性止吐、奥美拉唑保护胃黏膜及门冬氨酸鸟氨酸保护肝细胞等辅助治疗。患者在本周期治疗过程中出现恶心、呕吐Ⅱ度,口腔黏膜炎轻度,腹泻Ⅲ度和皮疹等不良反应,对症处理后好转。化疗第 8 天患者一般状况良好,无明显不适症状,予以出院。

药学监护

合理用药分析　患者为中老年男性,根据病理和影像学结果明确诊断结肠癌Ⅳ期,已有肝内多发转移,根据《NCCN 结肠癌临床实践指南 2015 版》及《2013 年结肠癌规范化诊疗指南(试行)》可进行晚期姑息化疗。联合化疗应当作为能耐受化疗的转移性结直肠癌患者的一、二线治疗,常用化疗方案为 FOLFOX/FOLFIRI/CapeOx 方案,此外还可以联合靶向药物贝伐珠单抗或西妥昔单抗(基因检测为 KRAS/NRAS 基因野生型患者)进行治疗。该患者一线选择 FOLFOX 方案化疗,出现明显的四肢指尖麻木并伴有刺痛,考虑为奥沙利铂引发的严重神经毒性,且两周期复查结果示病情进展,考虑更换化疗方案。根据基因检测结果 KRAS 回报为野生型,二线选择 FOLFIRI 方案联合靶向药物西妥昔单抗符合指南推荐。本周期治疗根据该患者的体表面积计算 FOLFIRI 方案中各药物及西妥昔单抗的给药剂量,同时给予止吐、抑酸、保肝等辅助治疗。

化疗前的用药指导

(1)化疗期间保持平稳心情,注意休息,增强营养。

(2)该化疗方案具有中度催吐风险,可能导致胃肠道反应的副作用。化疗前会给予预防性止吐、抑酸治疗,若仍出现严重的胃肠道反应需及时告知医师。

(3)化疗期间可能还会出现口腔黏膜炎症状,在用药期间进软食,常用淡盐水漱口,保持良好的口腔卫生习惯,必要时应用药物缓解症状。

(4)化疗期间可能出现严重的腹泻,提前准备止泻药物洛哌丁胺,在首次出现稀便或肠蠕动较正常频繁时给予该药 2mg 进行治疗,之后每 2 小时用药 1 次,但不可以预防性使用该药物,出现腹泻症状及时通报医师。

(5)化疗第 1 天可能出现出汗、寒战、头晕、视力障碍、流涎等症状,为药物伊立替康引发的急性胆碱能神经综合征,若出现以上症状立即通知医师,必要时肌内注射 0.25mg 阿托品即可缓解。

(6)使用西妥昔单抗注射的前 2 小时可能发生严重的过敏反应,若出现任何心慌、心悸、呼吸困难症状应及时告知医师。西妥昔单抗还会引发痤疮样皮疹的典型皮肤毒副作用,但该不良

笔记

反应与疗效具有一定的相关性,不必过于紧张。

(7)化疗期间不可饮酒或同用阿司匹林类药物,以防消化道出血的可能性。

用药期间的注意事项　提示护士注意伊立替康的配制浓度。伊立替康注射液在输注之前需用5%葡萄糖溶液或0.9%氯化钠溶液稀释至终浓度为0.12~2.80mg/ml,这是达到有效血药浓度的药物浓度。

治疗过程中的药学监护结果

(1)化疗过程中分别在化疗的第3、第5天监护血常规和肝、肾功能指标,结果回报各项指标均在正常范围内,未出现骨髓抑制和肝功能损害。

(2)本周期治疗的第2~3天患者出现恶心(4~5次)、呕吐(1~2次)伴食欲减退,但尚可耐受。嘱患者必要时口服止吐药物,同时告知患者清淡饮食,少食多餐,随药物代谢不适症状会逐步减轻。第4天该症状缓解。

(3)由于患者既往应用氟尿嘧啶时出现口腔黏膜炎,化疗前已提示患者进软食,饭后用淡盐水漱口以减少黏膜损伤,本次治疗过程监护该不良反应有所减轻。

(4)本周期治疗的第3天患者出现腹痛、腹泻(6~7次)症状,考虑为伊立替康可能引发的迟发性腹泻。由于患者无肠梗阻、脱水和胃肠胀气等洛哌丁胺禁忌证,嘱患者在第一次稀便后服用洛哌丁胺2mg进行治疗,之后每2小时用药1次,第3天腹泻症状有所缓解(3~4次),洛哌丁胺服用至最后一次稀便结束后12小时。

(5)本周期治疗的第5天患者头皮部出现红色皮疹,告知患者该症状为西妥昔单抗最重要和最常见的不良反应,保持皮肤清洁并可以进行基本的润肤护理。

(6)本周期监护未出现伊立替康引发的急性胆碱能神经综合征和西妥昔单抗引发的过敏反应。

【思考题】

1. 查阅相关文献,试述晚期结直肠癌药物治疗的最新研究进展。

2. 查阅文献,综述结直肠癌分子靶向药物的种类和治疗原则。

(董梅　李俊)

第二十三章 病毒性疾病的药物治疗

学习要求

1. 掌握 病毒性疾病的药物治疗原则与药物治疗方法。
2. 熟悉 病毒性疾病常用治疗药物的种类和作用特点。
3. 了解 病毒性疾病的病因、发病机制、临床表现和分类分型。

由病毒感染引起的人类疾病为病毒性疾病,其种类繁多,且严重威胁人类健康。现已经确定的有感冒、流感、水痘等一般性疾病,也有病毒性肝炎、艾滋病、严重急性呼吸综合征(SARS)、流行性乙型脑炎和中东呼吸综合征(MERS)等严重的病毒性疾病。还有一些疾病可能是以病毒为致病因子,通过持续性病毒感染继发的免疫复合物损伤,导致慢性炎性疾病或自身免疫性疾病如肾炎、多发性大动脉炎和关节炎等。此外,病毒还可以通过编码趋化因子、趋化因子受体等炎症因子,逃逸免疫监督系统,自我扩散,促进肿瘤的发生。

病毒没有自我繁殖的能力,它必须借助人体细胞(即靶细胞)的生长而复制,其致病性与攻击细胞,导致细胞裂解,从而引起细胞死亡有关。一旦机体内有足够多的细胞死亡,就会对机体的健康产生影响。因此病毒性疾病的药物治疗比细菌性疾病和寄生虫病的难度更大。治疗原则不仅以杀灭病毒,有效地阻断病毒对细胞的感染为目标,同时还需要提高机体的免疫功能,增强免疫系统清除病毒的能力。本章重点介绍常见病毒性疾病,包括病毒性肝炎、艾滋病、带状疱疹和流行性乙型脑炎的临床药物治疗原则和方法。

第一节 病毒性肝炎

病毒性肝炎(viral hepatitis)是由多种肝炎病毒引起的、以肝脏损害为主的全身性传染病。已经鉴定的肝炎病毒包括甲、乙、丙、丁和戊等型,其引起的肝炎分别称为甲、乙、丙、丁和戊型肝炎。因病原体不同,其主要传播途径、起病方式、临床表现、治疗及预后等均有所区别。病毒性甲型(甲肝)和戊型肝炎(戊肝)多表现为急性感染,甲肝一般为自限性疾病,重症者积极治疗也可痊愈;戊肝的治疗原则与甲肝基本相同;乙、丙和丁型病毒性肝炎多呈慢性感染。丁型和乙型肝炎病毒的混合或重叠感染会使5%~20%的患者发展成重型肝炎,少数重症肝炎患者可发展为肝硬化和肝癌。我国是病毒性肝炎的高发区,以乙型肝炎(乙肝)的危害最为严重。

【病因和发病机制】

(一)病因

甲型和戊型肝炎(戊肝)的传播方式相似,主要传染源是急性期患者和亚临床感染者,以粪-口途径传播。乙型和丁型肝炎(丁肝)的传染源均是急、慢性患者以及病毒携带者,主要经血液和密切接触传播,具有明显的家庭聚集性,垂直传播是其主要特点。丙型肝炎的主要传染源是急性和慢性患者,尤其是慢性病毒携带者,主要经输血或血制品、血液透析或器官移植传播,性接触或静脉注射毒品也可导致本病传播。

(二)发病机制

甲肝的发病机制尚未完全阐明,一般认为主要由甲肝病毒(HAV)对肝细胞的直接破坏作用引起,但近年也有文献报道甲肝发病和免疫致病因素参与有关。

乙肝的发病机制非常复杂,一般认为乙肝病毒(HBV)对肝细胞无直接损害,而主要取决于人体对 HBV 的免疫反应。HBV 进入人体后感染肝细胞,并在其中复制,不引起肝细胞损害,而从肝细胞中逸出,在肝细胞表面形成特异性病毒抗原。肝细胞内逸出的病毒进入血液循环,刺激免疫系统,产生致敏淋巴细胞,如 CD8$^+$T 细胞,其与肝细胞表面的特异性病毒抗原结合后可释放出各种淋巴因子,如淋巴毒素、趋化因子、迁移抑制因子、转移因子等,可杀灭肝细胞内的病毒,肝细胞也因此被破坏,导致肝脏炎症和坏死。免疫反应强烈者可能发生急性重型肝炎,细胞免疫功能低下者可发展成为慢性肝炎或病毒携带者。

丙肝的发病机制有两种可能性:丙肝病毒(HCV)直接破坏肝细胞;或者病毒激发细胞毒性 T 细胞(CTL)直接识别那些位于被感染细胞表面的与 MHC Ⅰ类分子结合的病毒抗原肽,介导免疫反应攻击靶细胞而清除病毒。

丁肝的发病一般认为与丁肝病毒(HDV)对肝细胞的直接损害有关,但近年也有研究提示其发病机制与免疫反应有关。

戊肝的发病并非戊肝病毒(HEV)对肝细胞的直接损伤,也可能是细胞免疫反应所介导的肝损伤,肝炎病程多呈急性发展。

【临床表现和分型】

（一）急性肝炎

各型病毒性肝炎均可表现为急性肝炎,根据有无黄疸又可分为两型。

1. 急性黄疸型　可有畏寒、发热、乏力、食欲减退、恶心、呕吐、便秘或腹泻等,并伴尿色加深,继而巩膜及皮肤黄染。

2. 急性无黄疸型　比黄疸型更多见,起病较缓慢,主要表现为乏力、食欲缺乏、腹胀、肝区痛、恶心、呕吐等。可于体检时发现肝脾大,查肝功能可见异常。

（二）慢性肝炎

主要见于乙肝(或合并丁肝)和丙肝,分轻、中和重度。轻度者症状不明显或较轻微,可有乏力、食欲减退、肝区不适、腹胀等;中度者症状居于轻度和重度之间;重度者有明显或持续的症状,如乏力、食欲缺乏、肝区痛、腹胀、大便次数增多等,可有尿色加深、巩膜和皮肤黄染,体检可见肝病面容、肝掌、蜘蛛痣或肝脾大等。

（三）重型肝炎

各型肝炎病毒均可引起重型肝炎,但以乙肝病毒单独或重叠感染引起者最常见,可分急性、亚急性和慢性。急性黄疸性肝炎患者起病后的 10 天内迅速出现精神神经症状(Ⅱ度以上的肝性脑病),凝血酶原活动度低于 40%,并伴全身症状迅速加重为急性重型肝炎。急性黄疸性肝炎患者起病 10 天以上,同时出现凝血酶原时间明显延长(凝血酶原活动度低于 40%)和肝性脑病(Ⅱ度以上),伴胆酶分离,或极度乏力、食欲缺乏、恶心、呕吐、重度腹胀或腹水,以及明显的出血现象为亚急性重型。慢性重型肝炎的临床表现与亚急性重型相同,患者有既往慢性病毒携带史或慢性肝病史。

（四）淤胆型肝炎

起病类似于急性黄疸性肝炎,但自觉症状较轻,常有明显的肝大、皮肤瘙痒、大便颜色变浅。血清胆红素明显增高,还可有碱性磷酸酶(AKP)、γ-谷氨酰转肽酶(γ-GT)和胆固醇明显增高。梗阻性黄疸持续 3 周以上,并排除其他肝内外梗阻因素者,为急性淤胆型肝炎。在慢性肝炎的基础上发生上述临床表现者,则为慢性淤胆型肝炎。

【治疗原则】

治疗的目的在于消除病原,保护肝细胞,消退黄疸,促进肝细胞再生及防治并发症。一般根据病情需要采取综合性治疗措施。

对于急性肝炎应隔离治疗,主要采取支持和对症治疗。慢性肝炎主要采取抗病毒治疗、保

笔记

护肝细胞、改善肝功能、抗肝纤维化等治疗。病毒持续感染是形成肝炎慢性化的主要原因,因此抗病毒治疗是慢性乙肝和丙肝治疗的根本措施。急性肝炎中甲肝和戊肝大多呈自限性经过,无需抗病毒治疗;急性乙肝很少慢性化,一般不主张抗病毒治疗;急性丙肝的慢性化程度较高,抗病毒治疗能提高急性丙肝的治愈率。重型肝炎则以综合治疗为主,同时加强支持疗法,给予抑制炎症坏死和促进肝细胞再生的药物,并积极防治各种并发症。

【药物治疗】

(一)常用药物分类

1. 兼具抑制病毒复制及免疫调节作用的广谱抗病毒药　干扰素(interferon)兼具抑制病毒复制和提高机体免疫功能的作用,作用效果较好的是长效干扰素即聚乙二醇干扰素(PEG-IFN)α-2a。干扰素α是一种糖蛋白,具有广谱抗病毒作用,对 DNA 和 RNA 病毒均有效,主要和人体细胞的干扰素受体结合,诱生抗病毒蛋白如 2′,5′-寡腺苷酸合成酶、磷酸二酯酶和蛋白激酶,破坏病毒的 mRNA 和蛋白质合成,抑制病毒复制。干扰素可通过增强杀伤细胞(NK)、T 细胞的抗病毒活性,激活及促进巨噬细胞的吞噬活力而调节机体免疫功能。此外,胸腺肽 α₁ 具有促进 T 淋巴细胞成熟,增加 T 细胞在各种抗原或致有丝分裂原激活后产生各种淋巴因子如干扰素 α 和干扰素 γ、白介素-2 和白介素-3,以及增加 T 细胞的淋巴因子受体水平的作用。

2. 核苷类抗病毒药　该类药物可在体内磷酸化生成三磷酸核苷,通过抑制病毒 DNA 聚合酶的活性,终止 DNA 链的延长和合成,从而达到抑制病毒复制的作用。该类药物有拉米夫定(lamivudine,3TC),是一种胞嘧啶类似物,作用于病毒的反转录过程,抑制从前基因组 RNA 合成HBV 负链,从而抑制乙肝病毒复制;利巴韦林(ribavirin,RBV)为核苷、次黄嘌呤核苷类似物,能抑制病毒核酸的合成,具广谱抗病毒作用,对 RNA 和 DNA 病毒均有抑制作用;阿德福韦酯(adefovir dipivoxil,ADV)为嘌呤类衍生物,在体内水解为阿德福韦,为病毒反转录酶抑制剂,能插入病毒 DNA 链中阻止其复制,且耐药发生率低;环戊酰鸟苷类似物恩替卡韦(entecavir,ETV)抑制DNA 聚合酶,从而抑制 HBV DNA 的复制,为目前最有效的抗 HBV 药物;富马酸替诺福韦二吡呋酯(tenofovir disoproxil fumarate,TDF)的活性成分替诺福韦双磷酸盐可直接竞争性地与天然脱氧核糖底物相结合而抑制病毒聚合酶,具有抑制乙肝病毒复制和稳定病情的作用;新型左旋核苷类药物替比夫定(telbivudine,LdT)对 HBV DNA 聚合酶具有特异性抑制作用,抗病毒疗效优于拉米夫定,不良反应发生率和作用特点与拉米夫定相似。基于抗病毒疗效和耐药方面的优势,恩替卡韦和替诺福韦被推荐为临床治疗乙型肝炎的一线药物,替比夫定、阿德福韦酯和拉米夫定为二线药物。而且恩替卡韦和替诺福韦也可治疗代偿期和失代偿期肝硬化患者。新型直接抗HCV 病毒药物(DAAs)有博赛匹韦(boceprevir,BOC),该药为 2011 年获欧洲批准的拟肽类影响HCV 复制的病毒非结构蛋白 NS3-NS4A 丝氨酸蛋白酶抑制剂,阻止丙肝病毒的复制。索非布韦(sofosbuvir)为 2013 年获 FDA 批准的核苷类 HCV NS5B 聚合酶抑制剂,也为阻止 HCV 复制的抗病毒药。该类药物与利巴韦林联用的不良反应是疲乏和头痛,与 PEG-IFN-α 和利巴韦林联用出现的最常见的不良事件是疲乏、头痛、恶心、失眠和贫血。此外,FDA 于 2014 年也批准了针对丙肝病毒基因 1 和 4 型的第二代 NS3-4A 蛋白酶抑制剂 simeprevir 和泛基因型第二代 HCV NS5A抑制剂 daclatasvir。

3. 保护肝细胞药物　此类药物有还原型谷胱甘肽(glutathione,GSH),通过巯基与体内的自由基结合,加速自由基的清除,具有促进三大物质代谢、解毒和保护肝细胞膜免受自由基损害的作用;硫普罗宁(tiopronin,MPG)的药理作用与 GSH 相似,均可清除自由基,但 MPG 还可以通过促进肝细胞再生及提高细胞线粒体的 ATP 含量保护肝细胞;复方甘草酸苷(stronger neominophagen C,SNMC)具有较强的抗炎、抗过敏及解毒作用,稳定肝细胞膜,抑制肉芽肿反应,对免疫系统无明显的抑制作用;水飞蓟素(silymarin)为从蓟类植物中提取的一组黄酮类物质,是经典的肝损伤修复药,可抑制肝细胞中脂质过氧化物的形成和稳定肝细胞膜,具有保肝和抗肝纤维化作

笔记

用;联苯双酯(bifendate)为合成五味子丙素过程中的中间体,有减轻脂质过氧化、保护肝细胞膜、减轻肝损伤的作用,对肝脏中的丙氨酸氨基转移酶(ALT)活性有强大的可逆性抑制作用,同时也具有抗肝纤维化作用;S-腺苷-L-蛋氨酸(腺苷蛋氨酸,S-adenosyl methionine,SAM)具有转甲基作用,可恢复肝细胞膜磷脂甲基化,增加膜流动性,并减轻肝内胆汁淤积;甘草酸二铵具有较强的抗炎、保护肝细胞膜及改善肝功能的作用;双环醇(bicyclol)有保护肝细胞、抑制乙肝病毒复制的作用;秋水仙碱具有抗肝纤维化作用,其属抗微管药物,可抑制微管蛋白聚合,从而干扰细胞的胶原分泌,还可刺激胶原酶的活性,促进胶原降解,但由于该药物亦系抗肿瘤药物,能影响蛋白质的合成,肿瘤组织及正常组织同样可受到干扰,故毒性较大;水飞蓟素可通过抗过氧化,刺激蛋白质的合成并使磷脂代谢正常化以及稳定肝细胞膜作用,阻止或避免溶解性细胞成分(例如氨基转移酶)的流失,限制某些肝毒性物质穿透进入细胞内部,发挥保肝护肝作用;中药复方复方鳖甲软肝片因其软坚散结、化瘀解毒、益气养血之功效可用于慢性肝炎肝纤维化的治疗。

4. 退黄药物　上述抗病毒和护肝药物均有一定程度的减退黄疸作用。此外,一些纯中药制剂如茵栀黄注射液、苦黄注射液、苦参碱注射液也常用于退黄治疗。茵栀黄注射液具有解痉利胆、退黄、降酶、抗病原微生物及利尿等作用,同时还具有保肝及抗肝纤维化作用;苦黄注射液同样具有清热利湿、疏肝退黄作用;苦参碱注射液可抑制乙肝病毒 HBeAg 的复制,发挥抗乙肝病毒作用,直接改善肝炎症状,产生降酶和退黄之功效。

(二)治疗药物选用

1. 无症状的病毒携带者　以乙肝病毒感染为例,慢性 HBV 携带者即血清 HBsAg 和 HBV DNA 阳性,HBeAg 或抗 HBe 阳性;或非活动性 HBsAg 携带者即血清 HBsAg 阳性,HBeAg 阴性,抗 HbeAg 阳性或阴性,HBV DNA 检测不到或低于最低检测限。患者的血清丙氨酸氨基转移酶正常者,则无需使用抗病毒药物治疗,注意避免过度劳累和其他加重肝脏负担的因素,应定期复查肝功能,随访观察。

2. 急性肝炎　大多数患者不需要特殊治疗,食欲常在发病几日后恢复,患者需要卧床休息。甲肝和戊肝一般不发展为慢性,主要采取护肝治疗和对症治疗。急性乙肝若为成年患者,可酌情使用护肝药,病情较轻者口服给药即可,如水飞蓟素 70mg,每日 3 次;或葡醛内酯 0.2g,每日 3 次等。伴有黄疸者可加用茵栀黄注射液 10~20ml 稀释后静脉滴注,每日 1 次。如戊肝伴有明显淤胆者可使用腺苷蛋氨酸 500~1000mg 稀释后静脉注射或滴注,每日 1 次。食欲下降、呕吐频繁者,可静脉滴注 10% 葡萄糖液 1000~1500ml,加维生素 C 1~2g 和 10% 氯化钾 10~20ml。急性丙肝可用 IFN-α 3MU,每周 3 次,皮下或肌内注射,疗程为 3~6 个月,应同时服用利巴韦林每日 800~1000mg。

3. 慢性肝炎　包括慢性迁延型肝炎和慢性活动性肝炎,后者的预后较前者差。乙肝和丙肝易发展为慢性肝炎,慢性肝炎主要采取抗病毒治疗、免疫调节、护肝和抗纤维化等综合治疗,以达到持久抑制病毒复制的主要目标。短期治疗的目标是达到"初步应答",例如 HBeAg 血清学转换和(或)HBV DNA 抑制,ALT 水平恢复正常,预防肝脏失代偿,达到"持久应答",降低肝脏炎症坏死和肝纤维化的发生率。最终治疗目标是预防肝脏失代偿,减少或预防进展为肝硬化和(或)肝癌,并延长生存期。同样,慢性丙肝 HCV 的治疗目标是清除病毒,阻止其进展为肝硬化、失代偿期肝硬化、肝细胞癌和严重的肝外表现和死亡。治疗结束后的 12 和 24 周用灵敏的试剂检测不到 HCV RNA(<15IU/ml),即持续病毒学应答(SVR)12 和 SVR 24。

(1)抗病毒治疗

1)HBeAg 阳性的慢性乙型肝炎患者:采用普通 IFN-α 3~5MU,每周 3 次或隔日 1 次,皮下注射,一般疗程为 6 个月。如有应答,为提高疗效亦可延长疗程至 1 年或更长时间;如治疗 6 个月仍无应答,可改用或联合其他抗病毒药物。PEG-IFNα-2a 135~180μg,每周 1 次,皮下注射,疗程为 1 年;或 PEG-IFNα-2b 1.0~1.5μg/kg,每周 1 次,皮下注射,疗程为 1 年。两药具体的剂

笔记

量和疗程可根据患者的应答和耐受性进行调整。拉米夫定 100mg，每日 1 次口服。在达到 HBV DNA 低于检测下限、ALT 复常、HBeAg 血清学转换后，再巩固至少 1 年(经过至少 2 次复查，每次间隔 6 个月)仍保持不变，且总疗程至少已达 2 年者，可考虑停药，但延长疗程可减少复发。阿德福韦酯 10mg，每日 1 次口服；恩替卡韦 0.5mg，每日 1 次口服；替比夫定 600mg，每日 1 次口服。三药的疗程均可参照拉米夫定。

2)HBeAg 阴性的慢性乙型肝炎患者：此类患者复发率高，疗程宜长。最好选用干扰素类或耐药发生率低的核苷(酸)类似物治疗。普通 IFN-α 的剂量与用法同前，疗程至少 1 年；PEG-IFNα-2a 180μg，用法同前，疗程至少 1 年。具体剂量和疗程可根据患者的耐受性等因素进行调整。拉米夫定、阿德福韦酯、恩替卡韦和替比夫定的剂量与用法同前，但疗程应更长。在达到 HBV DNA 低于检测下限、ALT 正常后，至少再巩固 1 年半(经过至少 3 次复查，每次间隔 6 个月)仍保持不变，且总疗程至少已达到 2 年半者，可考虑停药。由于停药后复发率较高，可以延长疗程。

3)12 岁以上(体重≥35kg)的慢性乙型肝炎患儿：其普通 IFN-α 治疗的适应证、疗效及安全性与成人相似，剂量为 $3 \sim 6MU/m^2$，最大剂量不超过 $10MU/m^2$。在知情同意的基础上，也可按成人的剂量和疗程用拉米夫定治疗，或用阿德福韦酯。12 岁以下的儿童应将拉米夫定的剂量调整为 3mg/kg，每日 1 次，最大剂量为 100mg/d；也可用阿德福韦酯 10mg 口服，每日 1 次，对拉米夫定耐药的病毒仍有效。

4)慢性丙肝(CHC)患者：慢性丙肝是欧美及日本等国家终末期肝病的最主要原因。HCV 病毒血症持续 6 个月未能清除即为慢性感染，丙型肝炎的慢性化率为 50%～85%。我国 HCV 基因 1b 和 2a 型较为常见，南方以 1b 型为主，从南向北基因型 2a 逐渐增多。目前临床上经典的抗 CHC 方案为：①标准二联疗法：PEG-IFN-α+RBV，用于所有基因型患者。②标准三联疗法：PEG-IFN-α+RBV+博赛匹韦，仅用于基因 1 型患者；PEG-IFN-α+RBV+simeprevir，可用于基因 1 和 4 型患者。对于确定基因 1 型的慢性丙肝患者，采用 PEG-IFNα-2a(180μg)或 PEG-IFN-α 3～5MU，使用方法同上；基因 2、3 型的慢性丙肝患者采用 PEG-IFNα-2a(180μg)或 PEG-IFNα-2b(1.5μg/kg)，每周 1 次皮下注射，联合利巴韦林每日 800mg，治疗 24 周。不能耐受利巴韦林者可单用干扰素治疗。在二联疗法的基础上加用 DDAs，能明显地提高持续病毒学应答率，如采用 simeprevir+聚乙二醇干扰素+利巴韦林联合治疗 12 周，随后进行聚乙二醇干扰素+利巴韦林治疗 12 或 36 周等。

(2)护肝治疗：可用甘草酸二铵注射剂，常用剂量为 150mg，稀释后静脉滴注，每日 1 次，病情严重者可适当增加剂量，好转后逐渐减量。甘草酸单铵的常用剂量为 80～120mg，稀释后静脉滴注，每日 1 次，好转后可逐渐减量，注意其可能产生水钠潴留的副作用。联苯双酯滴丸每粒 1.5mg，开始用较大剂量，可 5～10 粒，每日 3 次，ALT 正常后原剂量维持 2～3 个月，以后每月减量 1 次，每次 1 粒；如减量后 ALT 又上升，应回到减量前的剂量，必要时可长期使用维持量；一般疗程至少在半年以上，可用数年。联苯双酯片为 25～50mg，每日 3 次，ALT 正常后可逐渐减量，参照滴丸的方法。水飞蓟素的常用量为 70～140mg，每日 3 次，饭后服用，症状改善后可减量维持。肌苷常用片剂 0.2～0.4g，每日 3 次。门冬氨酸钾镁常用注射剂 10～20ml(每毫升含钾 10.6～12.2mg、镁 3.9～4.5mg)，用 5% 葡萄糖注射液 500ml 稀释后静脉滴注，每日 1 次。

(3)抗纤维化治疗：肝纤维化治疗应立足于早用药、长程用药。特别是对那些无抗病毒适应证或根本治疗无望的病毒性肝炎患者，要在积极保肝治疗的同时，早期长程使用防治肝纤维化药物。特异性抗肝纤维化的药物有秋水仙碱和重组人 IFN-γ。秋水仙碱对于肝功能储备尚好的代偿期肝硬化疗效较好，剂量为 1mg/d，分 2 次服用，连续服用 5 天。重组人 IFN-γ 可用于抗肝纤维化的辅助治疗，1MU/支，肌内注射，9 个月为 1 个疗程。前 3 个月一日 1 次，一次 1 支；后 6 个月隔日 1 次，一次 1 支。肝纤维化治疗也可采用中西医结合治疗，口服复方鳖甲软肝片，一次

笔记

4 片(儿童减半),一日 3 次。也可用苦参素作为抗肝纤维化的辅助用药,口服,一次 300mg,一日 3 次。活动性肝硬化及失代偿肝硬化须长期用药,且首选拉米夫定和阿德福韦酯联合用药。

4. 重型肝炎　重型肝炎可分为急性、亚急性和慢性,临床上以慢性重型最多见,特别是乙型肝炎病毒感染者。乙型重型肝炎及丙型重型肝炎均应采用抗病毒治疗,但不用干扰素。除此之外,综合治疗是成功的关键,药物治疗应注重以下几个主要方面,即"阻、促、护、退、利、防"。

(1)阻止肝细胞坏死:发生重型肝炎主要由于机体的免疫反应过强而导致肝细胞大量坏死,抑制过强的免疫反应是一项重要的治疗措施。急性、亚急性或慢性重型肝炎的早期可选用糖皮质激素,较大剂量短期使用,如地塞米松 10mg 或甲泼尼龙 40~60mg,静脉注射或稀释后静脉滴注,每日 1 次,连续 3~5 日,病情好转者应逐渐减量以防反跳,无好转也应尽快停药。

(2)促使肝细胞再生:促肝细胞生长素冻干粉针剂 80~120mg 加入 10% 葡萄糖溶液中静脉滴注,每日 1 次,30 天为 1 个疗程,病情严重者可增加剂量和延长疗程。前列腺素 E_1 常用 200μg 加入 10% 葡萄糖溶液中缓慢静脉滴注,每日 1 次,7~14 日为一个疗程。也可使用胰高血糖素 1mg 和胰岛素 10U 加入 10% 葡萄糖溶液 500ml 中缓慢静脉滴注,每日 1~2 次。

(3)保护肝脏功能:慢性肝炎护肝治疗中提及的药物均可使用,必要时可加大剂量。

(4)减退黄疸:可参考慢性肝炎的退黄治疗,可适当增加药物剂量和延长疗程,如腺苷蛋氨酸的剂量可增大至 2000mg,稀释后静脉注射或滴注,每日 1 次,黄疸减退后可逐渐减量维持。

(5)利尿排水:合并腹水的患者应适当使用利尿药,如螺内酯(spironolactone)20~40mg,每日 2~3 次;可联合使用氢氯噻嗪(hydrochlorothiazide)25~50mg,每日 1~3 次。氢氯噻嗪应间断使用,3~5 日后尿量增加时停用 3~5 日,可避免由于尿量过多导致水、电解质紊乱及患者对利尿药的敏感性下降。使用利尿药时应监测 24 小时尿量,腹水明显的患者尿量控制在 3000ml 左右为妥。对以上药物不敏感者可酌情选用利尿作用更强的药物,如呋塞米(furosemide)20mg,静脉注射,必要时增加剂量或重复使用。

(6)防治并发症:重型肝炎患者常并发出血,感染,水、电解质紊乱,肝性脑病等,应积极防治。消化道出血时可口服凝血酶原复合物、制酸剂如法莫替丁(famotidine)或奥美拉唑(omeprazole)等。门脉高压伴胃底食管静脉曲张破裂出血可用生长抑素,它是一种合成的 14 肽,与天然生长抑素的结构及生物效应相同,能抑制胃酸、促胃液素和胃蛋白酶分泌,减少内脏血流,对胰、肝、胃细胞有保护作用;可先静脉注射 250μg,再用 3000μg 加入 5% 葡萄糖溶液 500ml 中维持静脉滴注,一般连续 2~3 日。并发感染以原发性细菌性腹膜炎和肺部感染最为常见,轻、中症者可口服抗菌药治疗,常选用喹诺酮类,如左氧氟沙星 0.2g,每日 2 次,连续 1~2 周。本品具有抗菌谱广、副作用小、患者顺从性好、疗效确切的优点。

5. 淤胆型肝炎　淤胆型肝炎的治疗方法可参考以上急、慢性肝炎的药物治疗,也可选用糖皮质激素。糖皮质激素为公认的淤胆型肝炎常用的有效治疗药物,但应避免使用激素的反指征如溃疡病、糖尿病等。治疗开始时可用地塞米松 10mg 或甲泼尼龙 60mg 静脉注射,每日 1 次,如黄疸明显下降可逐渐减量,每 5~7 日减量 1 次,每次减前次剂量的 1/5~1/4,减量一半后改为泼尼松片剂 30mg,清晨 1 次顿服,并按上述方法继续减量,总疗程为 2~3 个月。也可在常规肌酐、水飞蓟素和复合维生素治疗的基础上给予甘草酸二铵注射液 30~40ml,加入葡萄糖液 250~500ml 中静脉滴注,每日 1 次;或选用腺苷蛋氨酸,特别是对使用激素有禁忌者,开始可用 1000~2000mg 静脉注射或滴注,每日 1 次,后逐渐减量,并改为片剂维持。

【病例分析】

病情介绍　患者,男,45 岁。查体发现乙肝标志物阳性 20 年,因肝功能正常且无临床不适,未进行诊治,后因右上腹不适,间断出现乏力、纳差,5 年前入院就诊,肝功能表现异常,遂服用拉米夫定抗病毒治疗,4 个月后 HBV-DNA 转阴,肝功能恢复正常,继续治疗。2 个月后 HBV-DNA 反弹至 7.2×10^4 copies/ml,丙氨酸氨基转移酶(ALT)上升为 90U/L,基因芯片法检测 YMDD(酪

笔记

氨酸-异亮氨酸-天门冬氨酸-天门冬氨酸)突变阳性,遂联合应用阿德福韦酯治疗,服用 1 年后 HBV-DNA 转阴,ALT 38U/L,病情好转。1 周前因劳累后出现乏力、纳差、黄疸、食欲缺乏、腹泻,伴黑便,今日前来就诊。

治疗方案　口服恩替卡韦抗病毒,使用甘草酸二铵、还原型谷胱甘肽、促肝细胞生长素、20% 人体白蛋白等保肝、退黄,预防性使用头孢哌酮/舒巴坦抗细菌感染,同时联用泼尼松对症治疗自身免疫性溶血性贫血,适量给予胃黏膜保护剂胶体铋以防治消化道出血。

治疗效果　患者皮肤巩膜黄疸消退,复查肝功能及血常规各项指标恢复正常,球蛋白(GLB)、凝血酶原时间(PT)逐渐恢复至正常范围内,HBV-DNA 转阴,病情好转。

合理用药分析　慢性重型乙型肝炎患者一般都有慢性乙型肝炎既往病史,临床多采用综合支持治疗方案。因患者早期已使用拉米夫定、阿德福韦酯等核苷类药物抗病毒治疗,考虑到患者体内可能出现的拉米夫定及阿德福韦酯联合耐药株,故治疗方案选择抗病毒作用强、低耐药率的恩替卡韦,同时补充人体白蛋白,选用抗炎保肝药物(如甘草酸二铵、还原型谷胱甘肽、促肝细胞生长素)支持治疗,保护肝细胞膜及促进肝细胞生长,减少抗病毒治疗产生的肝细胞损伤。此外,重型肝炎患者的细胞免疫功能低下,容易合并腹腔感染,需预防性使用抗生素支持治疗,遵循抗菌谱广、耐受性强的原则,应避免长期、大量、单一使用作用较强的抗生素。

【思考题】

1. 比较不同类型的病毒性肝炎治疗方法的差异,并说明原因。

2. 查阅资料并进行临床调查,概述我国常见病毒性肝炎的类型及药物治疗方法。

第二节　艾　滋　病

艾滋病(acquired immune deficiency syndrome,AIDS)即获得性免疫缺陷综合征,是由人类免疫缺陷病毒(HIV)通过性接触、输血、母婴或血制品等方式侵入人体,特异性地破坏辅助性 T 淋巴细胞,造成机体细胞免疫功能严重受损而发生的一种致命性慢性传染病。

【病因和发病机制】

（一）病因

人类免疫缺陷病毒分为 HIV-1 和 HIV-2 两型,其所含的两个包膜糖蛋白 gp120 和 gp41 具有高度免疫原性。HIV 易发生抗原变异。本病患者及无症状病毒携带者是传染源,主要通过性接触、注射毒品、输血或血制品及母婴垂直传播。

（二）发病机制

HIV 进入人体后能特异性地攻击 CD4$^+$T 淋巴细胞。HIV 所含的包膜蛋白 gp120 与 CD4$^+$T 淋巴细胞表面的 CD4 受体特异性结合后,其结构发生变化,使病毒跨膜蛋白 gp41 蛋白的 HR1、HR2 暴露,相互结合,形成线球状结构,gp41 使 HIV 与宿主细胞膜融合,促使病毒进入细胞内。病毒进入细胞内并脱去外壳,两条 RNA 在病毒反转录酶的作用下转变为 DNA,并以其为模板,在 DNA 多聚酶的作用下复制 DNA。这些 DNA 部分留在细胞内进行低水平复制,部分与宿主细胞核染色质 DNA 整合在一起,形成前病毒感染细胞。经过一段时间的潜伏性感染后,感染细胞被激活,前病毒 DNA 在转录酶的作用下转录为 RNA,继而翻译为蛋白质。经过装配形成大量的新病毒颗粒,从细胞内释放后继续攻击其他的 CD4$^+$T 淋巴细胞,导致大量的淋巴细胞被耗竭损伤,造成机体免疫功能严重缺陷,从而继发机体衰竭而死亡。

【临床表现】

艾滋病的潜伏期为 2～15 年,从感染 HIV 到血清抗体形成的期间被称为艾滋病的窗口期。HIV 感染后至艾滋病发病可经历不同阶段,临床表现多样。

1. **急性感染**　部分患者在感染后的 1～6 周内出现类似于传染性单核细胞增多症如发热、

笔记

淋巴结肿大、肌肉关节疼痛、皮疹、食欲缺乏、恶心、腹泻等症状,部分患者持续 1~3 周后进入无症状期,少数患者可持续发展。体检可见颈、腋、枕部等多处淋巴结肿大,实验室检查可见单核细胞增多、淋巴细胞总数下降、血沉加快等。

2. **无症状感染**　持续 1~10 年,此期多无自觉症状。淋巴结穿刺或活检病理可见滤泡增生,血清抗 HIV 抗体阳性。

3. **艾滋病相关综合征**　主要表现为持续性淋巴结肿大,常伴有间歇性发热、乏力和盗汗,亦可出现原因不明的神经系统症状。血清 HIV 抗体阳性,$CD4^+T$ 细胞浓度 <200~400/mm^3。

4. **艾滋病期**　此期 $CD4^+T$ 细胞浓度可 <200/mm^3,主要表现为由于免疫功能缺陷所导致的继发性机会性感染或恶性肿瘤。机会性感染是艾滋病患者最常见的且往往是最初的临床表现,几乎所有的病原体感染都可发生。卡氏肺孢子虫肺炎(PCP)最为常见,起病缓慢,以发热、乏力、干咳和进行性呼吸困难为主要症状,而肺部体征不明显。恶性肿瘤则以卡氏肉瘤最为常见,多见于青壮年,肉瘤呈多灶性,不痛不痒,除皮肤广泛损害外,常累及口腔、胃肠道、淋巴等。

【治疗原则】

抗 HIV 病毒是治疗本病的基本措施,治疗目标是抑制病毒复制,从而达到阻止或延缓发生细胞免疫功能缺陷、防止出现机会性感染和恶性肿瘤的目的。对发生机会性感染的患者,应针对病原进行抗病毒、抗细菌、抗真菌等治疗。采用免疫调节药物如 IL-2、干扰素等可使患者的淋巴细胞数增加,从而改善人体免疫功能,也是艾滋病治疗的基本原则。

【药物治疗】

(一) 常用药物分类

抗 HIV 药物主要是高效抗反转录病毒药物(HAART),包括核苷类反转录酶抑制剂、非核苷类反转录酶抑制剂、蛋白酶抑制剂、整合酶抑制剂、融合抑制剂和 CCR5 抑制剂等,但主要应用于临床的是反转录酶抑制剂和蛋白酶抑制剂两类药物。

(1)反转录酶抑制剂:分为核苷类和非核苷类。①核苷类反转录酶抑制剂:该类药物是核苷类似物,可被动弥散进入细胞,在细胞内被磷酸化成为活性形式三磷酸盐,竞争抑制 HIV 的反转录酶,从而抑制病毒复制。药物可分为 A 和 B 组,A 组包括齐多夫定(zidovudine,AZT)和双脱氢-脱氧胸苷(d4T),B 组包括双脱氧肌苷(ddI)、扎西他滨(ddC)和拉米夫定(3TC)。②非核苷类反转录酶抑制剂:可直接抑制 HIV-2 以及齐多夫定耐药株,其安全性和耐受性较差,难以单独使用。药物有奈韦拉平(nevirapine)和地拉夫定(delavirdine)。此外,恩曲他滨为一种新型核苷类反转录酶抑制剂,对 HIV-1、HIV-2 及 HBV 均有抗病毒活性。

(2)蛋白酶抑制剂:药物可与 HIV 蛋白酶结合,从而阻止病毒成熟;对 HIV-1 和 HIV-2,以及齐多夫定耐药株均有效;与齐多夫定和 ddC 有相加作用,对人蛋白酶无作用。包括沙奎那韦(saquinavir)、茚地那韦(indinavir)、利托那韦(ritonavir)、奈非那韦(nelfinavir)等。

(3)其他抗病毒药:可用于艾滋病的机会性感染治疗的药物有膦甲酸钠(foscarnet sodium),为非竞争性 DNA 和 RNA 多聚酶抑制剂,常用于巨细胞病毒引起的视网膜炎和不能耐受其他抗病毒药的巨细胞病毒感染,不良反应主要为肾功能损害及低钙等电解质紊乱。

(4)其他药物:①抗真菌药:代表药有两性霉素 B(amphotericin B),对多种深部真菌如新型隐球菌、白念珠菌、皮炎芽生菌及组织胞浆菌等有强大的抑制作用,高浓度有杀菌作用;氟康唑(fluconazole)等咪唑类(imidazoles)合成抗真菌药能选择性地抑制真菌细胞的 14α-去甲基酶,使 14α-甲基固醇蓄积,细胞膜麦角固醇不能合成,使细胞膜通透性改变,导致胞内的重要物质丢失而使真菌死亡。②抗菌药物:大环内酯类抗生素如克拉霉素(clarithromycin)和阿奇霉素(azithromycin)通过抑制转肽作用及(或)信使核糖核酸(mRNA)移位而抑制蛋白质合成;喹诺酮类如环丙沙星(ciprofloxacin,CPFX)和氧氟沙星(ofloxacin)则阻碍 DNA 合成而导致细菌死亡;磺胺类药如磺胺嘧啶(sulfadiazine,SD)、复方磺胺甲噁唑[甲氧苄啶(TMP) + 磺胺甲噁唑(SMZ)]等通过干

笔记

扰细菌的叶酸代谢而抑制细菌的生长繁殖。此外,三甲曲沙为甲氨蝶呤的脂溶性衍生物,对卡氏肺孢子虫的双氢叶酸脱氢酶具有非常强的抑制作用。

（二）治疗药物选用

1. 抗 HIV 治疗　抗病毒治疗前、后和治疗过程中均应定期检测病毒含量,以确定治疗时机、监测疗效、及时调整治疗方案。首先应掌握抗 HIV 治疗的指征:①当患者的 $CD4^+T$ 细胞计数为 $200\sim350/mm^3$,同时病毒含量 >5000copies/ml 时,应予抗病毒治疗。临床主张 3 种药物联合,即 2 种核苷类反转录酶抑制剂联合 1 种蛋白酶抑制剂;或者 1 种非核苷类反转录酶抑制剂和 2 种核苷类反转录酶抑制剂,联合时主张 A 和 B 组药物联用。增加蛋白酶抑制剂后可使临床和病毒指标都得到改善。3 种药物联合使用方案可降低病毒量至检测水平以下,并减少产生耐药突变株的危险。②当患者的 $CD4^+T$ 细胞计数 $>500/mm^3$,同时病毒含量 >500copies/ml 时,如患者配合可予抗病毒治疗。联合使用 2 种核苷类反转录酶抑制剂,如齐多夫定和 3TC,一般不联合使用蛋白酶抑制剂或非核苷类反转录酶抑制剂。80% 的患者经 1 年治疗后病毒可被完全抑制。③如患者的 $CD4^+T$ 细胞计数 $>500/mm^3$,病毒含量在检测水平以下,应定期复查,暂不做抗病毒治疗。

首次治疗最常用的是齐多夫定,标准口服用量为 200mg,每日 3 次;或 300mg,每日 2 次。d4T 的标准用量为 40mg,每日 2 次,口服(体重 <60kg 者用 30mg,每日 2 次)。ddI 的标准用量为 200mg,每日 2 次,餐前口服(体重 <60kg 者用 125mg,每日 2 次)。ddC 的标准用量为 0.75mg,每日 3 次,口服。3TC 的标准用量为 150mg,每日 2 次,口服。奈韦拉平的用量为 200mg,每日 1 次;2 周后改为 200mg,每日 2 次,口服。沙奎那韦的用量为 600mg,每日 3 次,餐后服。茚地那韦的用量为 800mg,每日 3 次,餐前服。利托那韦的用量为 300mg,每日 2 次,餐后服;2 周后逐渐加量至 600mg,每日 2 次。奈非那韦的用量为 750mg,每日 3 次。

2. 抗机会性感染治疗　机会性感染是 HIV 患者死亡的主要原因之一,预防和治疗机会性感染是延长生命的重要措施。应根据感染部位和可能的病原体选用适当的抗感染药物。

（1）合并其他病毒感染的治疗:包括①对巨细胞病毒感染引起的视网膜炎:可用更昔洛韦或膦甲酸治疗,疗效可达 80%～90%,但易复发。更昔洛韦每次 5mg/kg,静脉滴注 1 小时以上,每日 2 次,一个疗程为 2～3 周;之后改为 5mg/kg,每日 1 次,静脉滴注。病情危重或单一药物治疗无效时可联用膦甲酸钠 90mg/kg 静脉滴注,每日 2 次。也可用膦甲酸钠 90mg/kg 静脉滴注,每日 2 次;应用 2～3 周后改为长期 90mg/kg 静脉滴注,每日 1 次。该药可导致肾功能不全、恶心及电解质紊乱,若肌酐清除率异常,则需调整剂量。②对单纯疱疹病毒感染:阿昔洛韦口服,每次 5mg/kg,每日 3 次,连续 7 天;加大剂量可用至每次 400mg,每日 5 次,口服 2～3 周。可产生耐药性,并与更昔洛韦有交叉耐药性,但通常对膦甲酸仍敏感。HIV 合并感染 HBV 患者可采用替诺福韦、恩替卡韦、拉米夫定在内的抗反转录酶药。如果 CD4 >500 细胞/mm^3 而目前不需要进行抗反转录病毒治疗的情况下,可以选择阿德福韦或者 PEG-IFN-α 治疗。

（2）合并分枝杆菌感染的治疗:艾滋病患者易发生分枝杆菌感染,因此应采取相应的治疗措施。包括:①鸟分枝杆菌感染:克拉霉素每次 500mg,每日 2 次或阿奇霉素 600mg/d,加乙胺丁醇 15mg/(kg·d)(分 2 次服),重症患者可同时联合应用利福布汀(300～600mg/d)或阿米卡星(每次 10mg/kg,肌内注射,每日 1 次),疗程为 6 个月。替代治疗方案为利福布汀(300～600mg/d) + 阿米卡星[10mg/(kg·次),肌内注射,每日 1 次] + 环丙沙星(每次 750mg,每日 2 次),疗程为 6 个月。②结核杆菌感染:与治疗单纯结核相同,但疗程更长,多数需要 3 种抗结核药物联合治疗至少 9 个月以上,直至 3 次细菌培养阴性后 6 个月为止。

（3）合并真菌感染的治疗:①念珠菌感染:口腔感染首选制霉菌素局部涂抹加碳酸氢钠漱口水漱口,如果对上述治疗无反应者可以给予如下治疗:氟康唑每次 50～100mg,口服,每日 1 次,疗程为 1～2 周。食管念珠菌感染:氟康唑首剂 200mg/d,后改为每次 100mg,每日 1 次,应用 1～

2周;重症患者氟康唑可增加剂量和延长疗程。对复发性念珠菌感染建议氟康唑100mg/d,长期服用。②新生隐球菌感染:首选两性霉素B,第1天1mg,加入5%葡萄糖液500ml中缓慢静脉滴注(不宜用生理盐水,需避光),滴注时间不少于6～8小时;第2和第3天各为2和5mg,加入500ml葡萄糖液中滴注;若无反应第4天可以增量至10mg;若无严重反应,则以后按5mg/d增加,一般达30～40mg(最高剂量为50mg/d)。疗程需要3个月以上,两性霉素B的总剂量为2～4g。两性霉素B的不良反应较大,需严密观察。两性霉素B与氟胞嘧啶(5-FC)合用具有协同作用,5-FC为100mg/(kg·d)(1.5～2.0g,每日3次),两者共同使用至少8～12周。两性霉素B也可与氟康唑联合使用,用法为氟康唑200mg/d,口服或静脉滴注,疗程为8～12周。

(4)合并寄生虫感染的治疗

1)肺孢子虫感染:卡氏肺孢子虫对于那些免疫缺陷的患者、虚弱的早产儿或营养不良等免疫功能低下者可引起间质性肺炎即卡氏肺孢子虫肺炎。复方磺胺甲噁唑(SMZ-TMP)是治疗艾滋病患者合并PCP的首选药物,对于高度怀疑而未明确者也是首选的试验性治疗药物,具有高效、抗菌、价廉等优点,既可口服也可静脉注射。它通过干扰叶酸的代谢对卡氏肺孢子虫起到杀灭的作用,也有人认为它仅能抑制滋养体增殖而无杀虫作用。剂量为TMP每日20mg/kg,SMZ每日100mg/kg,分4次口服,首剂加倍,疗程为2～3周。对于艾滋病患者的疗程不少于3周,临床观察有效率为70%～93%。主要的不良反应有皮疹、发热、中性粒细胞减少、贫血、血小板减少、肝酶谱异常及肾功能损害等。不良反应多发生于用药后的8～12天。近年随着肾上腺皮质激素的应用,不良反应的发生率明显下降。

克林霉素-伯氨喹治疗艾滋病患者合并的轻、重度PCP的有效率达90%～93%。剂量前者为600～900mg口服或静脉注射,每6～8小时1次;后者为15～30mg,每日1次口服,3周为一个疗程,用于对前两者均无效的患者。不良反应有皮疹、腹泻、中性粒细胞减少、发热、高铁血红蛋白血症等。

甲氧苄啶-氨苯砜为复方制剂,治疗轻、重度PCP的疗效与SMZ-TMP相等,有效率达90%～95%。不良反应较后者少,常见的不良反应有皮疹、中性粒细胞减少、血小板减少、溶血性贫血、恶心、发热、高铁血红蛋白血症等。常规剂量每天TMP 20mg/kg,分3～4次口服;氨苯砜100mg,每日口服1次。为减少溶血性贫血的发生,用药前应排除葡萄糖-6-磷酸脱氢酶缺乏症。

三甲曲沙葡萄糖醛酸用于治疗SMZ-TMP禁忌、不耐受或治疗失败的中、重度PCP患者。剂量为45mg/m²(成人)静脉滴注,每日1次,疗程为21日。主要的不良反应有骨髓抑制、中性粒细胞减少、肝功能损害、发热、皮疹和癫痫。为避免骨髓抑制需要同时给予亚叶酸钙20mg/m²口服或静脉滴注至疗程结束。

肾上腺皮质激素可辅助治疗艾滋病患者的PCP,应用指征是中、重度PCP患者的血氧分压70～80mmHg或肺泡-动脉血氧分压差35mmHg,使用时机为抗PCP治疗开始的同时或72小时内。剂量为泼尼松40mg,每日2次口服;5天后改为20mg,每日2次;口服5天后再改为20mg,每日1次口服,直至抗PCP结束。如静脉用甲泼尼龙,其用量为上述泼尼松的75%。

2)弓形虫感染:乙胺嘧啶(负荷量为100mg,口服,每日2次;此后50～75mg/d维持)+磺胺嘧啶(1～1.5g,口服,每日4次),疗程一般为3周,重症患者和临床、影像学改善不满意患者疗程可延长至6周以上。不能耐受者和对磺胺过敏者可以选用克林霉素每次600mg,静脉给药,每6小时给药1次,联合乙胺嘧啶。为减少血液系统不良反应,合用亚叶酸10～20mg/d。

3. 特殊人群的抗病毒治疗

(1)儿童:推荐一线治疗方案:①对于能吞服胶囊的3岁以上或体重不小于10kg的儿童:齐多夫定(或d4T)+拉米夫定+奈韦拉平/依曲韦林;②对于不能吞服胶囊或者3岁以下或者体重<10kg的儿童:齐多夫定(或d4T)+拉米夫定+奈韦拉平。替代治疗方案:齐多夫定(或d4T)+拉米夫定+洛匹那韦/利托那韦。

笔记

（2）哺乳期妇女：母乳喂养有传播 HIV 的风险，故已感染 HIV 的母亲应该尽量避免母乳喂养。如果坚持母乳喂养，则母亲应该在整个哺乳期都持续抗病毒治疗。治疗方案应与母亲怀孕期间的抗病毒方案一致，并且在新生儿 6 月龄后应立即停止母乳喂养。

【思考题】

1. 查阅资料了解我国的艾滋病发病状况，并比较不同的艾滋病临床治疗方案的优缺点。

2. 查阅文献了解艾滋病机会性感染的类型及最新防治方法。

第三节　带状疱疹

带状疱疹（herpes zoster）为疱疹病毒（herpes virus, HSV）感染的疾病。疱疹病毒是一群中等大小的双股 DNA 病毒，单纯疱疹病毒和水痘带状疱疹病毒为 α 亚科疱疹病毒，其增殖速度快，可引起细胞病变。疱疹病毒主要侵犯外胚层发育而成的组织，例如皮肤、黏膜和神经组织。单纯疱疹多发生在皮肤黏膜部位如口唇等部位，多在机体免疫力低下时发病，可有烧灼感，一般不治疗随着免疫力增强几天即可自愈，但很容易复发；而带状疱疹一般发生在身体的一侧而不超过正中线，主要表现有簇集性水疱，沿一侧周围神经做群集带状分布，多伴有明显的神经痛。带状疱疹多数需要抗病毒治疗，一般治愈后可以获得终身免疫，不会复发。

【病因和发病机制】

带状疱疹是由潜伏于神经节内的水痘带状疱疹病毒复制所引起的急性炎症性皮肤感染。该病毒具有亲神经及皮肤的特征，主要病变在神经和皮肤表皮。具体发病机制为病毒经呼吸道黏膜进入人体后在体内大量增殖，形成病毒血症，散布全身，导致人体发生水痘或呈隐性感染。水痘愈后病毒可持久地潜伏于脊髓后根神经节或脑神经的感觉神经节中，成年后当宿主机体免疫力下降或因理化因素刺激，潜伏病毒被激活，使受侵犯的神经节发炎及坏死，产生神经痛。同时，再活动的病毒可沿神经轴突至支配的皮肤细胞增殖，于是此神经节支配的皮区出现一串带状的疱疹，故称带状疱疹。带状疱疹患者一般可获得对该病毒的终身免疫。

【临床表现】

1. **典型症状**　带状疱疹的典型症状有两个特征：一是神经痛，二是单侧性沿神经分布、呈带形的多片红斑上成簇的疱疹，并常伴有发热及局部淋巴结肿大。临床表现为节段性成簇性水疱沿周围神经分布区域呈带状分布。发病前常先感局部疼痛，或轻度发热、乏力，亦可无前驱症状。患部先出现红斑，继而成簇性丘疱疹，迅即成水疱，疱液清亮，严重时可呈血性或坏死溃疡。7~8 天后水疱疱壁松弛，疱液浑浊，而后逐渐吸收干涸结痂，愈合后留有暂时性色素沉着，各群水疱之间皮肤正常，附近淋巴结肿大。皮疹往往沿一侧周围神经分布排列成带状，一般不超过体表中线，多见于肋间神经或三叉神经、腰骶神经支配区，病程为 2~4 周，愈后获终身免疫，一般不易复发（免疫力低下者例外）。

由于带状疱疹是病毒引起的周围神经根急性炎症，神经痛是其临床的主要症状之一。若带状疱疹出现在头部、颜面，要警惕侵犯头面部神经而出现的头痛、面瘫；如果眼睛角膜被侵犯，甚至还会导致失明；若膝状神经节受累可致面瘫、耳痛、外耳道疱疹三联症，称 Ramsey-Hunt 综合征。疼痛可出现在发疹前或伴随皮疹存在，年龄愈大，疼痛更剧烈。老年患者于皮损消退后遗留顽固性神经痛可达数月之久，体质弱及患有肿瘤等慢性疾病的患者病情也会更为严重。

2. **不典型症状**　包括无疹型带状疱疹，免疫功能较强的患者仅有典型的节段性神经痛，而不出现皮疹，称"无疹型带状疱疹"；顿挫型带状疱疹，又称不全型带状疱疹，指仅出现红斑、丘疹而不发生典型水疱，患者仅自觉发病部位剧烈疼痛，此型带状疱疹很容易被误诊，应予以高度重视，以免贻误治疗。

【治疗原则】

一般治疗包括休息、保护皮损、避免摩擦及外界刺激，积极寻找诱发因素，给予相应处理及

笔记

治疗,避免接触抵抗力较低的儿童及孕妇。全身治疗的原则为抗病毒、止痛、抗炎、缩短病程、保护局部及预防继发性感染。

系统的抗病毒治疗对眼部受累、55 岁以上者、免疫抑制剂应用者以及有播散分布带状疱疹的患者尤其重要,发疹后的 72 小时内是治疗的最佳时期。应用止痛药及营养神经药物(如维生素 B_1、维生素 B_6)有不同程度的抗炎、止痛和营养神经的作用。对于中老年带状疱疹患者和一些神经痛明显的患者,应在医师的指导下早期合理地使用一些皮质类固醇激素如泼尼松等,能明显减轻神经根的炎症,预防后遗神经痛的发生;对于一些免疫反应低下的患者和有激素禁忌证的患者,则要避免使用此类药物。此外,带状疱疹患者还可以使用增强免疫功能的药物,因为带状疱疹都是发生在人体免疫力低下时,注射免疫调节剂可以增强患者与病毒抗衡的能力。若水疱溃烂引发感染,则必须使用抗生素治疗,病情较轻者可以局部用药,如果症状严重应该全身使用抗生素。

【药物治疗】

(一) 常用药物分类

带状疱疹的对症治疗主要给予镇痛药和镇静药,常见的镇痛药包括阿司匹林、对乙酰氨基酚等非甾体抗炎药(NSAIDs)和中枢性疼痛治疗药如卡马西平。NSAIDs 可抑制炎症时前列腺素 PG 的合成,降低痛觉感受器对缓激肽等致痛物质的敏感性,从而发挥镇痛和抗炎作用。中枢性疼痛综合征包括三叉神经痛和舌咽神经痛等,其神经元放电与癫痫有相似的发作机制,感觉通路神经元在轻微刺激下即产生强烈放电,引起剧烈疼痛。治疗浓度的卡马西平能阻滞 Na^+ 通道,抑制癫痫灶及其周围神经元放电,能使疼痛减轻。普瑞巴林(pregabalin)也可以用于治疗疼痛和焦虑,如带状疱疹后遗神经痛。该药是一种新型钙离子通道调节剂,能阻滞电压依赖性钙通道,减少神经递质的释放。

抗病毒药有核苷类抗病毒药和干扰素。核苷类抗 DNA 病毒药能抑制 DNA 复制,对疱疹病毒与痘病毒均有作用。阿昔洛韦(aciclovir)是核苷类抗 DNA 病毒药,抗疱疹病毒作用比阿糖腺苷(vidarabine)强 160 倍,它在感染细胞内经胸苷激酶催化生成三磷酸阿昔洛韦,抑制病毒 DNA 多聚酶。阿糖腺苷有抗单纯疱疹病毒 HSV1 和 HSV2 作用,也可用于治疗单纯疱疹病毒性脑炎,及治疗免疫抑制患者的带状疱疹和水痘感染,但对巨细胞病毒则无效,其单磷酸酯有抑制乙肝病毒复制的作用。泛昔洛韦(valaciclovir)也是一种核苷类似物,体内迅速转化为有抗病毒活性的代谢物喷昔洛韦(penciclovir),后者磷酸化为三磷酸喷昔洛韦,与三磷酸鸟苷竞争,抑制疱疹病毒 DNA 多聚酶的活性,从而选择性地抑制疱疹病毒 DNA 的合成和复制。兼有免疫调节作用和广谱抗病毒作用的干扰素是细胞在病毒感染的诱导下合成的糖蛋白,主要与细胞表面的神经节苷脂相结合而发挥作用,大剂量早期应用可作为高危患者活动性感染的辅助治疗。

(二) 治疗药物选用

1. 急性带状疱疹的治疗　应采用抗病毒治疗措施。①阿糖腺苷 15mg/d,静脉滴注,共 10 天,早期应用可减轻急性疼痛和后遗神经痛,加速愈合。②阿昔洛韦早期应用能减轻疼痛,减少新的皮损,减少内脏并发症,但对神经痛效果不显著。口服 5~10mg/kg,每日 3 次,一般不超过 1 个疗程(7 天),因为长时间服用阿昔洛韦可以形成结晶,对患者的肾脏造成损害,肾功能不好的患者应禁用此药。与阿昔洛韦相比,第二代抗病毒药物如泛昔洛韦、喷昔洛韦的副作用较轻,可以长期服用。带状疱疹患者应尽早服用抗病毒药物,一般来说,在皮损发生的 48 小时以内服用效果最好,否则会增加治疗的难度,尤其是患有糖尿病的患者,贻误治疗时机,发生继发性感染后往往非常难以愈合。③泛昔洛韦特别推荐用于治疗急性带状疱疹,如在开始发疹的 48 小时以内使用将更为有效。成人口服 500~1000mg,每日 3 次。喷昔洛韦适用于严重带状疱疹患者,如出血性带状疱疹、坏疽性带状疱疹、播散性带状疱疹、三叉神经眼支带状疱疹、带状疱疹脑膜炎、严重疼痛的早期带状疱疹等和免疫功能障碍并发的带状疱疹。用法为 5mg/kg,一日 2 次,每

笔记

隔12小时滴注1次,每次滴注时间应持续1小时以上。④干扰素α对高危患者活动性感染给予100万~300万U/d,皮下或肌内注射,宜早期应用。正在用细胞毒性、免疫抑制剂或代谢拮抗剂的患者因易导致病毒扩散,应尽量减低剂量或停用这类药物,可配合清热解毒中药和针刺疗法,局部可用1%~2%甲紫外涂。⑤合理地口服肾上腺皮质激素可抑制炎症过程和减轻脊神经炎症后纤维化,在急性期用可减少后遗神经痛的发病率,但有使病毒播散的危险性,因此免疫力低下的患者不宜应用。对老年患者,在无禁忌证时,早期小剂量应用糖皮质激素如泼尼松10~15mg/d,连续5~7天,可减少并发症的发生,且小剂量激素不会引起感染扩散。

2. 重症带状疱疹的治疗 严重患者应卧床休息,重症患者特别是眼部带状疱疹必须采用积极的全身及局部抗病毒治疗。可用阿昔洛韦全身性应用,每次5~10mg/kg静脉滴注,每8小时1次,共7~10日。还可用单磷酸阿糖腺苷(Ara-AMP),每日5~10mg/kg,静脉或肌内注射。病情极严重者,可加用干扰素α,100万~300万U/d,肌内注射。局部可用碘苷或阿昔洛韦滴眼液,每日数次,同时应进行眼科治疗。处理带状疱疹性角膜炎和虹膜睫状体炎时可以局部应用皮质激素,即用0.1%地塞米松眼药水滴眼。开始时每小时1次,有效后逐步减少滴眼次数。除抗病毒治疗外,还可采用免疫治疗方式。可给予转移因子(transfer factor,TF)1~2U/次,皮下注射,每周1~2次,3周为1个疗程;或麻疹病毒活疫苗每次2ml,肌内注射亦有效;也可口服具有免疫调节作用的中成药作为辅助治疗手段。

3. 带状疱疹神经痛的治疗 应给予镇痛药,如阿司匹林、布洛芬或吲哚美辛等,疱疹后神经痛需镇痛药和镇静剂合用。布洛芬300mg口服,每日2次;或复方曲马多片2片,每日3次,缓解后停用。早期口服泼尼松对减轻炎症及疼痛、预防后遗神经痛的发生有一定效果,即泼尼松45mg 2天、30mg 2天、15mg 2天、5mg 1天。

对后遗神经痛给予普瑞巴林,剂量从150mg/d起,根据服药后患者疼痛的缓解程度以及不良反应予以调整,疗程为4周。

【思考题】
1. 了解带状疱疹的临床发病特点及其常用治疗方法。
2. 比较不同类型的带状疱疹治疗药物的特点和使用注意事项。

第四节 流行性乙型脑炎

流行性乙型脑炎(epidemic encephalitis B,简称乙脑)是由乙脑病毒引起的,经蚊叮咬人和动物(猪、牛、羊、马、狗、鸡等)而将病毒传播的人畜共患的中枢神经系统急性传染病。病原体于1934年在日本发现,早期名为日本乙型脑炎。在我国,乙脑病毒的主要传播媒介是三带喙库蚊。流行性乙型脑炎的临床表现为发病急骤,有发热、头疼、喷射状呕吐,严重者有意识障碍、惊厥、呼吸衰竭及脑膜刺激征。本病流行于东南亚和太平洋地区,每年乙脑发病约50 000例,其中15 000例死亡。目前尚无特效治疗,可应用广谱抗病毒药物如利巴韦林(病毒唑),以及对症治疗。

【病因和发病机制】
流行性乙型脑炎由蚊子叮咬传播,发病具有明显的季节性,多见于夏、秋季节,临床上大部分为儿童。当带毒雌蚊叮咬人时,病毒随蚊虫唾液传入人体皮下。病毒首先在毛细血管内皮细胞及局部淋巴结等处的细胞中增殖,随后少量病毒进入血流形成短暂的首次病毒血症,此时病毒随血液循环散布到肝、脾等处的细胞中继续增殖,一般不出现明显症状或只发生轻微的前驱症状。经4~7日的潜伏期后,在体内增殖的大量病毒再侵入血流形成再次病毒血症,引起发热、寒战及全身不适等症状,若不再继续发展者即成为间断感染,数日后可自愈;但病毒具有嗜神经性,少数患者(0.1%)体内的病毒可通过血脑屏障进入脑内增殖,引起脑膜及脑组织发炎,

笔记

造成神经元细胞变性坏死、毛细血管栓塞、淋巴细胞浸润,甚至出现局灶性坏死和脑组织软化。儿童的血脑屏障发育尚未完全,因而较容易受累及。

【临床表现】

人感染乙脑病毒后的潜伏期为 5~15 天,患者的症状以高热、惊厥、昏迷为主要特征。发病初期起病急,主要表现为全身不适、头痛、发热,常伴有寒战,体温为 38~39℃,头痛常较剧烈,伴有恶心、呕吐(呈喷射状),此期持续时间一般为 1~6 天。大多数乙脑患儿在发病 3~4 天后进入极期,病情突然加重,体温进一步增高,神志改变加重,转入昏迷或半昏迷;反复、频繁抽搐,多为四肢、全身的强直性抽搐或四肢的强直扭曲性抽搐。由于频繁抽搐和上呼吸道阻塞导致缺氧和脑部本身的病变等原因,脑水肿不断加重,导致中枢性呼吸衰竭,可见呼吸表浅、暂停、节律不整、潮式呼吸、叹息样呼吸、双吸气、下颌呼吸等;严重时发生脑疝,出现两侧瞳孔大小不一或散大,呼吸突然停止而死亡。恢复期则神经系统症状逐渐缓解,体温和脉搏等逐渐恢复正常。若乙脑发病后 1 年仍有神经系统症状、体征或精神异常,视为后遗症,其发生率约为 30%,多为智力发育障碍、多动、癫痫发作等。

【治疗原则】

乙脑的治疗主要控制三关:高热、惊厥和呼吸衰竭,为降低病死率的关键。一般治疗要注意饮食和营养,供应足够水分。对于出现高热、昏迷、惊厥的患者宜补足量液体,成人一般每日 1500~2000ml,儿童每日 50~80ml/kg,但输液不宜多,以防脑水肿,加重病情。乙脑的治疗主要采用对症处理及支持疗法,即采用解热镇痛药及亚冬眠疗法控制高热症状、镇静催眠药抗惊厥、利尿药治疗脑水肿、呼吸兴奋剂处理呼吸衰竭、强心药对抗循环衰竭等。有报道早期用利巴韦林、干扰素,恢复期用血清白蛋白等治疗可能减轻病势,但已出现脑炎症状者则无治疗效果。

【药物治疗】

(一)常用药物分类

利巴韦林干扰病毒三磷酸鸟苷合成,抑制病毒 mRNA 合成以及抑制病毒依赖 RNA 的 RNA 聚合酶。干扰素通过抑制病毒的穿入或脱壳,抑制 mRNA 合成,抑制病毒蛋白质翻译和病毒的组装和释放。两者均为广谱抗病毒药。阿糖腺苷则为嘌呤核苷,原药及其代谢产物(阿拉伯糖次黄嘌呤)通过抑制病毒的 DNA 多聚酶,阻断病毒 DNA 的合成。乙脑的高热症状可采用对乙酰氨基酚和布洛芬,为非选择性 COX 抑制剂,通过抑制中枢神经系统的前列腺素合成起到解热镇痛的作用,抑制外周前列腺素合成的作用弱,故解热镇痛作用强。氯丙嗪可抑制下丘脑体温调节中枢,同时可扩张血管,达到降低发热患者体温的作用。异丙嗪为组胺 H_1 受体拮抗剂,具有镇吐、抗晕动以及镇静催眠作用。地西泮、氯硝西泮、咪达唑仑均为苯二氮䓬类镇静催眠药,通过增强中枢 GABA 能神经功能和突触抑制,加强 GABA 对神经系统的抑制效应,发挥抗焦虑、镇静、催眠和抗惊厥作用;而苯巴比妥钠则是激动 $GABA_A$ 受体,增加 Cl^- 内流,发挥抗焦虑、镇静、催眠和抗惊厥作用。肾上腺皮质激素有抗炎、退热、降低毛细血管通透性、保护血脑屏障、减轻脑水肿、抑制免疫复合物的形成、保护细胞溶酶体膜等作用,对重症和早期确诊的患者均可应用。呋塞米为高效能利尿药,通过干扰 Na^+-K^+-2Cl 共同转运系统产生强大的利尿作用;甘露醇为渗透性利尿药或脱水药,通过提高血浆渗透压,减少水的重吸收增加尿量。人血清白蛋白通过调节组织与血管之间水分的动态平衡,增加血容量和维持血浆胶体渗透压;白蛋白既可结合阴离子也能结合阳离子,可发挥运输及解毒作用;同时组织蛋白和血浆蛋白可互相转化,白蛋白可发挥营养供给作用。洛贝林和二甲弗林为主要兴奋延髓呼吸中枢的药物,其中二甲弗林可直接兴奋呼吸中枢,洛贝林则是通过刺激颈动脉体和主动脉体化学感受器反射性兴奋呼吸中枢使呼吸加快;哌甲酯为主要兴奋大脑皮质的药物,通过促进 NA 和 DA 等脑内单胺类神经递质释放,抑制其再摄取,发挥兴奋呼吸中枢作用,中毒剂量会引起惊厥。强心苷通过降低心肌细胞膜上的 Na^+,K^+-ATP 酶活性,加强心肌收缩性。

笔记

（二）治疗药物选用

1. **乙脑早期的抗病毒治疗** 在疾病早期可应用广谱有效的抗病毒药物。采用利巴韦林10～15mg/(kg·d)静脉滴注,治疗1～2周;或用阿糖腺苷10～15mg/(kg·d)静脉滴注12小时或更长时间,疗程为2～3周;也可用IFN-α 100万IU肌内注射,每日1次,3～5天为一个疗程。

2. **乙脑高热的治疗** 室温降至30℃以下为宜。高温患者可采用物理降温或药物降温,使体温保持在38～39℃(肛温)。口服对乙酰氨基酚,6～12岁的儿童一次0.25g,12岁以上的儿童及成人一次0.5g;若持续发热或疼痛,可每间隔4～6小时重复用药1次,24小时内不得超过4次。幼儿可用对乙酰氨基酚栓肛塞,避免用过量的退热药,以免因大量出汗而引起虚脱。高热伴抽搐者可采用亚冬眠疗法,以氯丙嗪和异丙嗪每次各0.5～1mg/kg肌内注射,每4～6小时1次,配合物理降温,疗程为3～5日,用药过程保持呼吸道通畅。

3. **乙脑惊厥的治疗** 乙脑发病极期若因脑实质病变引起抽搐,可使用镇静药。地西泮静脉注射是惊厥现场急救的首选药物,以1mg/min的速度静脉注射,必要时15分钟后重复1～2次,每次总量不超过10mg。氯硝西泮、咪达唑仑的疗效较地西泮好,不良反应轻。肌内注射苯巴比妥钠可用于预防抽搐,成人每次0.1～0.2g。对于因脑水肿所致的惊厥患者应以脱水降颅内压为主,可用20%甘露醇0.5～1g/kg,在20～30分钟内静脉滴完,必要时每4～6小时重复使用。同时可合用呋塞米、肾上腺皮质激素、人血清白蛋白等。

4. **呼吸障碍和呼吸衰竭的治疗** 当乙脑深度昏迷患者喉部痰鸣音增多而影响呼吸时,可经口腔或鼻腔吸引分泌物、采用体位引流、雾化吸入等,以保持呼吸道通畅。因脑水肿、脑疝而致呼吸衰竭者,可给予脱水剂、肾上腺皮质激素等。当出现中枢性呼吸衰竭时可应用呼吸兴奋剂如洛贝林,成人每次3～6mg,儿童每次0.15～0.2mg/kg,静脉注射或滴注;亦可用哌甲酯、二甲弗林等,交替使用。如为心源性心力衰竭,则应加用强心药物,如毛花苷丙等。如因高热、昏迷、失水过多,造成血容量不足,致循环衰竭,则应以扩容为主。

【思考题】

1. 了解流行性乙型脑炎的临床表现和药物治疗原则。

2. 查阅资料比较流行性乙型脑炎与流行性脑脊髓膜炎的治疗上的差异。

（向　明）

第二十四章

侵袭性真菌感染的药物治疗

1. 掌握　侵袭性真菌感染的治疗原则和药物治疗方法。
2. 熟悉　侵袭性真菌感染的常用治疗药物。
3. 了解　侵袭性真菌感染的病因、发病机制和主要临床表现。

　　侵袭性真菌感染又称侵袭性真菌病(invasive fungal disease,IFD),是指真菌侵入人体组织、血液,并在其中生长繁殖导致组织损害、器官功能障碍和炎症反应的病理改变及病理生理过程。

　　最常见的病原菌是以念珠菌为主的酵母样真菌和以曲霉为主的丝状真菌。近年来,由于恶性肿瘤、免疫缺陷、器官移植患者的增多,长期应用广谱抗生素,体内留置导管时间延长等,侵袭性真菌感染的发病率呈逐年上升的趋势。如血液系统肿瘤患者的发病率达31%,器官移植受者的发病率为20% ~40%。临床常见的侵袭性真菌感染包括组织胞浆菌病、念珠菌病、隐球菌病和曲霉病等。

第一节　组织胞浆菌病

　　组织胞浆菌病(histoplasmosis)是一种传染性很强的深部真菌病,常经呼吸道传染,先侵犯肺,后累及单核吞噬细胞系统如肝、脾、淋巴结等。世界各地均有发病,美洲中部流行较广,在当地成年居民中做组织胞浆菌素皮肤试验,约有80%的人呈阳性反应。我国也有发病。在流行地区的土壤和空气中可分离出组织胞浆菌,动物如马、狗、猫、鼠等皆可受染。人类任何年龄都可发病,但多见于40岁以上的成人,患者以男性多见,儿童患者易发展为进行型。实验室工作人员亦可被感染。

　　【病因和发病机制】

　　组织胞浆菌属于真菌界、半知菌亚门、丝孢菌纲、丛梗孢目、从梗孢科,是双相型真菌。在37℃培养时为酵母型,在室温培养时则生长出典型的菌丝体。组织胞浆菌进入机体后,被吞噬细胞识别、黏附、吞噬和杀伤。

　　组织胞浆菌可经呼吸道、皮肤、黏膜及胃肠传入。流行区患者及感染动物的粪便等排泄物均可带菌,鸡舍也可潜藏此菌。当病原体侵入人体后,根据患者的抵抗力情况可表现为原发性或播散性感染。

　　【临床表现和分类】

　　本病的病原菌可侵犯全身各器官,临床表现复杂。原发性组织胞浆菌病的病变器官不同,症状有所不同。正常机体感染组织胞浆菌后病变多局限于肺。

　　1. **肺组织胞浆菌病根据症状和程度可分为5型**

　　(1)急性无症状型:在流行区人群中,肺部可见许多钙化灶,但追问患者病史却无明显症状。95%的原发性组织胞浆菌病可无症状。

　　(2)轻症感染型:患者仅有干咳、胸痛、呼吸短促、声嘶等上呼吸道感染症状。儿童患者也常可表现为儿童"夏季热"样症状。

　　(3)中度感染型:可有发热、盗汗、体重减轻,稍有发绀,间或咯血,有时可从痰及骨髓中培养

笔记

出病原菌。X 线检查可见肺野有多数散在的浸润或结节性病变,肺门淋巴结肿大,类似于原发性肺结核。其特征为在原发钙化区中有一"晕":病灶先从中央钙化,周围有纤维化,如此交替出现,如同心圆样,极似结核,只是结核的钙化更为显著。

(4)流行型:以往曾称为"地穴热"(cave fever),是一种肺部变态反应性病变。组织胞浆菌素皮试为阳性,表现为急性粟粒性肺炎、原发性非典型性肺炎等。主要见于吸入大量孢子的患者,潜伏期为 7 ~ 14 天,可有高热、剧烈胸痛、呼吸困难,也可有重度肝炎的表现。

(5)慢性型:此型常见于男性,表现为慢性空洞,但很难与慢性空洞型肺结核相区别。表现为咳嗽、多痰,间或咯血、低热,逐渐衰弱。X 线检查可见肺部空洞形成,常不易吸收,最终病变可波及全身。

2. 播散性组织胞浆菌病分为 3 型

(1)良性感染:常由原发性肺部感染播散引起,在脾、肝及其他单核-吞噬细胞系统中有许多粟粒性钙化灶,愈合后形成与结核病变相似的钙化灶。

(2)进行性成人感染:表现为与利什曼病相似的脾大,可有贫血、白细胞减少。肺部症状不明显,有时可有肺部大片实变,患者很快死亡。

(3)儿童暴发性感染:多见于流行地区 1 岁以下的儿童,仅有少数可自愈或治愈,多数患儿于短期内死亡。

【治疗原则】

原发性轻度感染的组织胞浆菌病几乎都是自限性的,一般不需要抗真菌治疗,只要卧床休息、加强营养等支持疗法即可逐渐痊愈。对于播散性病变、慢性空洞性病变、皮肤黏膜或系统性感染者,则应进行抗真菌药物等内科治疗或外科治疗。免疫缺陷患者应积极进行治疗。

本菌的菌丝型感染性较强,实验室工作应注意预防。在鸟笼、鸡舍及蝙蝠洞穴等常有本菌污染,应注意预防。初到流行地区的人由于机体免疫力差,应特别注意预防感染。

【药物治疗】

(一)治疗药物分类

目前常用的抗真菌感染药物见表 24-1。

(二)治疗药物选用

1. 急性肺组织胞浆菌病　轻至中度患者不必治疗。对症状持续 1 个月以上的患者,可用伊曲康唑 200mg,一日 1 次;或 200mg,一日 2 次;疗程为 8 个月。重至极重度且肾功能正常的患者

表 24-1　抗真菌药物分类

药物分类	代表药	作用和作用机制
多烯类抗生素	两性霉素 B(amphotericin B) 制霉菌素(nystatin)	与敏感真菌细胞膜上的麦角固醇结合,形成固醇-多烯复合物,增加膜通透性,导致细胞内的重要物质如钾离子、核苷酸和氨基酸等外漏,导致真菌细胞死亡。还能使一些药物(如氟胞嘧啶)容易进入细胞内,可产生协同抗菌效果。两性霉素 B 还能抑制质膜上的酶,通过膜脂质过氧化作用导致细胞的氧化损伤
非多烯类抗生素	灰黄霉素(fulvicin)	可沉积在皮肤、毛发及指(趾)甲的角蛋白前体细胞中,干扰敏感真菌的微管蛋白聚合成微管,抑制其有丝分裂。作为鸟嘌呤类似物,竞争性抑制鸟嘌呤进入 DNA 分子中,干扰真菌细胞的 DNA 合成

笔记

药物分类	代表药	作用和作用机制
唑类抗真菌药	咪唑类： 酮康唑(ketoconazole) 咪康唑(miconazole) 益康唑(econazole) 克霉唑(clotrimazole) 联苯苄唑(bifonazole) 三唑类： 伊曲康唑(itraconazole) 氟康唑(fluconazole) 伏立康唑(voriconazole) 泊沙康唑(posaconazole) 雷夫康唑(ravuconazole)等	是细胞色素P450依赖的羊毛固醇14α-去甲基化酶(P45014DM)抑制剂,阻止细胞膜重要成分麦角固醇的生物合成。麦角固醇的缺乏和固醇生物合成前体的累积会导致真菌细胞膜破损,膜通透性增加,进而抑制真菌生长或使真菌死亡。唑类药物对真菌细胞色素P450的结合力远远高于哺乳动物类,因此对人体无明显的肝毒性,对类固醇激素合成亦无明显的抑制作用
丙烯胺类抗真菌药	萘替芬(naftifine) 特比萘芬 (terbinafine) 布替萘芬 (butenafine)	通过抑制真菌细胞膜上的角鲨烯环氧化酶发挥作用。干扰真菌固醇生物合成的早期步骤,引起麦角固醇缺乏以及角鲨烯在细胞内的积聚,导致真菌细胞死亡。萘替芬、特比萘芬是真菌角鲨烯环氧化酶的高效、可逆、非竞争性抑制剂,对哺乳动物中的该酶不敏感
嘧啶类抗真菌药	氟胞嘧啶 (5-flucytosine)	通过胞嘧啶通透酶作用进入敏感真菌细胞内,在胞嘧啶脱氨酶的作用下形成抗代谢物氟尿嘧啶,影响DNA合成。氟尿嘧啶可转化为氟尿苷酸,磷酸化并掺入真菌RNA中,影响蛋白质合成。人体内不能将氟胞嘧啶转化为氟尿嘧啶,故人体组织细胞代谢不受影响。该药单独使用易产生耐药性,与两性霉素B及三唑类联合使用时有协同作用
棘球白素类抗真菌药	卡泊芬净 (caspofungin) 阿尼芬净 (anidulafungin) 米卡芬净 (micafungin)	在真菌细胞壁的葡聚糖中,线性β-(1,3)-D-葡聚糖的数量最多,它构成了细胞骨架,维持真菌细胞外形。β-(1,3)-D-葡聚糖是在位于细胞膜上的β-(1,3)-D-葡聚糖合成酶的作用下,由尿苷二磷酸-葡聚糖聚合而成的。棘球白素类化合物是β-(1,3)-D-葡聚糖合成酶的非竞争性抑制剂,抑制葡聚糖合成,导致细胞壁缺损,使真菌细胞内渗透压不稳定,最终导致真菌细胞溶解。由于哺乳动物不存在β-(1,3)-D-葡聚糖,故棘球白素类药物对机体影响小,患者耐受性好

可用两性霉素B脂质体(liposomal amphotericin B,L-AmB)或两性霉素B脱氧胆酸盐治疗1~2周,后用伊曲康唑维持治疗。抗真菌治疗的第1~2周使用甲泼尼龙(methylprednisolone)或泼尼松龙(prednisolone)有助于改善低氧血症或呼吸窘迫。儿童患者的治疗同成人类似。

笔记

2. **慢性空洞型肺组织胞浆菌病**　使用伊曲康唑至少1年,为减少复发的风险可延长至18~24个月。服药后需监测伊曲康唑的血药浓度,至少持续2周。

3. **进行性弥漫性组织胞浆菌病**　轻至中度患者建议伊曲康唑治疗至少12个月。重至极重度患者先用两性霉素B脂质体或两性霉素B脱氧胆酸治疗,之后口服伊曲康唑至少12个月。

儿童患者首选两性霉素B或两性霉素B脱氧胆酸盐,2~4周后口服伊曲康唑。重症、免疫抑制、先天性免疫缺陷的患者延长治疗。完成正规治疗和未再次感染病原菌、尿中持续性低水平抗原的患者,不推荐延长治疗。

对艾滋病患者,由于最佳的治疗持续时间不清楚,可用伊曲康唑进行无限期的治疗以防止复发。氟康唑的疗效较差。当药物治疗临床症状停止发展后,对大的肺部空洞及肉芽性损害可考虑手术切除。为了防止手术时病变的加剧或播散,可预防性地使用两性霉素B。

第二节　念珠菌病

念珠菌病(candidiasis)是由某些念珠菌属的条件致病菌种引起的原发性或继发性感染,可以侵犯皮肤、黏膜和内脏,表现为急性、亚急性和慢性炎症。

念珠菌为双相真菌,有芽生酵母(假菌丝、芽伸长不分隔)及菌丝两种形态,与念珠菌的致病性及对药物的敏感性相关。在特定条件下酵母相转为菌丝相后致病力增强,表现为对宿主上皮黏附及入侵。

念珠菌等酵母真菌是侵袭人类的最常见的病原真菌,可引起人类表浅感染甚至致死的多种系统真菌病。念珠菌是主要的机会致病性真菌,其中以白念珠菌(*C. albicans*)、热带念珠菌(*C. tropicalis*)、光滑念珠菌(*C. glabrata*)、克柔念珠菌(*C. krusei*)等最为常见而且致病力最强。念珠菌是人体内的正常菌群之一,一般在胃肠道、阴道及口腔黏膜中寄居,在机体免疫功能低下时或某些有利于真菌繁殖、出芽等情况下即可转为致病菌而使人类发生感染,如鹅口疮、阴道炎、皮肤指甲感染,甚至入侵深部组织致肺炎、肠炎、食管炎、心内膜炎、脑膜炎、脑脓肿、肾盂肾炎、膀胱炎、败血症等。AIDS患者增多和广谱抗生素的广泛应用也是念珠菌侵袭性感染率不断增高的因素。

【病因和发病机制】

念珠菌所致的感染是宿主和病原菌相互作用的结果。念珠菌属内各成员的毒力因子强弱不等,对人的致病力有很大差异。常见的感染为白念珠菌所致,白念珠菌毒力因子包括黏附素和酶类。黏附素是念珠菌黏附于宿主细胞的生物分子,是其致病的首要条件;酶类包括分泌型天冬氨酸酶(Saps)和磷脂酶(PL),两者是白念珠菌产生的胞外酶,与毒力有关。白念珠菌的表型转换可以入侵宿主或逃避宿主的防御,表型转换是可逆和高频的,酵母和菌丝的毒力不同,其中菌丝对入侵组织是必需的。

【临床表现和分类】

1. **黏膜念珠菌病**

(1)口腔念珠菌病:包括鹅口疮、慢性念珠菌性舌炎、念珠菌性唇炎、念珠菌口角炎、念珠菌性白斑。

鹅口疮系由白念珠菌的菌丝及酵母组成的乳白色薄膜附着于部分或全部口腔黏膜上,有时白膜较厚,似一堆白雪,膜镜检见有假菌丝,多见于儿童。成人如发生该病多有免疫缺陷或免疫功能减退,并常同时伴有消化道的念珠菌甚或播散性念珠菌感染,应予重视。

慢性念珠菌性舌炎为鹅口疮的一个类型,如经久存在,舌背乳头常发生萎缩,表面光滑;如附有白膜则多较牢固,从舌面延至舌下;如舌的丝状乳头过度增生角化又可形成黑褐色毛状物,称"黑毛舌"。

笔记

念珠菌性唇炎多位于下唇,系慢性炎症,可分为糜烂型及颗粒型。前者于唇红的中央呈鲜红色糜烂,周边呈角化过度的损害,表面脱屑,类似于黏膜白斑;后者于下唇出现弥漫性肿胀,唇红及皮肤交界处以及唇红部有小颗粒,微凸于表面。

念珠菌口角炎好发于儿童及体弱者,单侧或双侧,口角浸渍发白、糜烂或结痂,如长期不愈可发生角化增殖、皲裂、疼痛。

念珠菌性白斑好发于颊、腭、舌等处,病理与鹅口疮极相似。

(2)生殖器念珠菌病

1)念珠菌性外阴阴道炎:本病阴道黏膜上有乳白色薄膜附着及有黄或白色凝乳状渗出物。分泌物可刺激黏膜引起红肿糜烂,并有白带过多与瘙痒,培养有白念珠菌或热带念珠菌,有时并发阴道滴虫病,可经与男性龟头或包皮性接触传染,已列为性传播性疾病。

2)念珠菌性包皮龟头炎:由念珠菌感染,多系女性配偶有念珠菌性阴道炎所传染,也与用广谱抗生素或合并有糖尿病有关。多无自觉症状,阴茎包皮龟头呈轻度潮红,包皮内、龟头冠状沟处有乳白色乳酪样斑片,如波及阴囊,可呈鳞屑性红斑;如波及尿道口舟状窝,可致一过性前尿道炎,出现尿频及刺痛。

(3)念珠菌性角膜炎:角膜坏死、溃疡,边缘隆起呈放射状浸润,重者角膜穿孔失明。

2. 皮肤念珠菌病

(1)间擦疹:又名擦烂红斑,系念珠菌感染皮肤间擦部位如腋窝、乳房下、腹股沟、及肛门会阴等处,使局部发生糜烂而引起。特点为界限清楚的红斑、表面糜烂,外周散在米粒大丘疹,其上覆有细圈鳞屑,损害中央有水疱、脓疱。本病多见于婴儿、肥胖多汗及糖尿病患者或慢性酗酒者。

(2)念珠菌性甲床炎和甲沟炎:系由念珠菌侵犯甲沟、甲床所致的局限性炎症,甲沟红肿、少见化脓,指(趾)甲常变厚而呈淡褐色。

(3)念珠菌性脓疱疮(念珠菌性须疮):成年人须部发生硬块及小结节,不影响胡须生长,多呈毛囊性小脓疮,念珠菌培养阳性(以白念珠菌多见),抗真菌药治疗有效,患者于病前常有外用皮质类固醇激素史。

(4)毛囊丘疹性皮肤念珠菌病:多位于肥胖儿的颈、背部及成人会阴部,夏季多发,也见于长期卧床汗多、有免疫抑制者。

(5)婴儿泛发性皮肤念珠菌病:又名乳儿寄生性红斑或乳儿酵母性红斑,常发生于出生20天内的新生儿(85.5%)。其中半数婴儿有鹅口疮,病变以尿布区(臀、阴股部)为主,可向邻近皮肤蔓延,少数发展为泛发性,并延及颈、腋等部皮肤皱襞处以及面部。

(6)念珠菌性肉芽肿:又名深在性皮肤念珠菌病或疣状结痂性皮肤念珠菌病,系白念珠菌感染皮肤所致的组织增生、结节、溃疡或肉芽肿形成。

(7)慢性皮肤黏膜念珠菌病:又名 Hausen-Rothman 肉芽肿,可能为常染色体隐性遗传病,系由白念珠菌所致的皮肤、甲、黏膜的复发性持久性感染。

3. 系统性念珠菌病

(1)支气管、肺念珠菌病:感染系从口腔直接蔓延或经血道播散,表现为慢性支气管炎、肺炎或类似于肺结核的空洞形成,大多合并有细菌感染及其他真菌感染。主要症状为低热、咳嗽、黏性痰或类似于硬块状痰,有时可痰中带血丝甚至咯血。肺部听诊有中度湿啰音,也可呈大叶性肺炎的症状,伴高热、咳嗽、咳痰等。

(2)消化道念珠菌病:以食管炎、肠炎为多见,多系鹅口疮下行感染,如食管被波及则有吞咽困难或疼痛,或发生上消化道出血,或有胸骨后灼痛感。念珠菌肠炎较多见,以儿童较多见。长期腹泻的儿童如腹泻长久不止,粪便呈水样或豆腐渣样,多有泡沫而呈黄绿色,甚或血便者应考虑念珠菌性肠炎。

笔记

（3）泌尿系统念珠菌感染：念珠菌可侵犯膀胱或肾脏，常并发于尿道插管后，但很少有上行感染。肾脏感染多系血道播散所致，肾皮质、髓质均可发生感染，呈脓肿表现，继则坏死，肾功能可受影响。

（4）念珠菌性败血症：系念珠菌经肠道、肺等病灶进入血液循环，或经皮肤的局限性病灶进入血液循环所致的血道播散，常发生一个或多个器官的播散性脓肿灶，其中以肾脏及心内膜的损害为突出。

（5）念珠菌性心内膜炎：并发于有心瓣膜病者为多，其他尚有因心脏手术或心导管检查后发生者，亦可能为播散性念珠菌病之一。

（6）念珠菌性脑膜脑炎：多见于新生儿、儿童及衰弱患者。近年来有所增加，与念珠菌性心内膜炎并发者达42%，1/3有鹅口疮史，念珠菌感染可波及大脑皮质、小脑及脊髓。

（7）念珠菌所致的全身性变态反应：念珠菌可引起从皮肤到内脏的变态反应，包括念珠菌疹和内脏变态反应。后者如发生于消化道时，类似于胃肠炎或结肠炎；发生于呼吸道时，类似于过敏性鼻炎或哮喘。

【治疗原则】

念珠菌为机会致病菌，大多感染是因机体免疫力低下造成的。皮肤黏膜念珠菌病以局部用药结合口服抗真菌药物为主。系统性念珠菌病以系统性应用抗真菌药为主。深部真菌病的治疗必须坚持早期治疗，以大剂量、长疗程为原则。重症患者可用杀真菌药或与其他抗真菌药联合治疗。剂型按病程、病情而定，重症、急性期以注射为好，恢复期维持治疗则可改为抑菌剂口服，但必须除去发病诱因、纠正机体的免疫功能异常并对基础病积极处理。

【药物治疗】

（一）治疗药物分类

目前常用的抗真菌感染药物参见表24-1。

（二）治疗药物选用

对浅部感染者包括外用药物治疗和口服药物治疗。如唑类抗真菌药物，半衰期长，血药浓度高，在皮肤黏膜及指甲中的浓度甚高，且持久潴留，毒副作用很低，已广泛应用于泛发性皮肤念珠菌病、鹅口疮、念珠菌性阴道炎及指（趾）甲念珠菌病等。对深部念珠菌感染，口服或注射用药物种类有两性霉素B及两性霉素B脂质体、氟康唑、伊曲康唑、伏立康唑、卡泊芬净、米卡芬净等。

1. **皮肤黏膜念珠菌病的系统疗法**

（1）皮肤弥漫毛囊性丘疹或甲沟等念珠菌感染：可口服氟康唑或伊曲康唑。

（2）阴道念珠菌病：急性期口服氟康唑或伊曲康唑，如为复发性，则于急性期治疗后每次月经期前服用伊曲康唑200mg，每日1次，连服3天；或200mg，日服2次，用1天。氟康唑150mg，单剂给药即可，每月1次，共6个月。局部可以用硼酸、制霉菌素栓剂、咪康唑阴道栓剂等阴道给药。唑类药物长期预防不可取，因可诱导耐药菌株的出现。

（3）慢性皮肤黏膜念珠菌病：主要用口服治疗，目前多采用氟康唑、伊曲康唑治疗，均有一定疗效，但最终难以将菌杀灭，尤其对口腔病变疗效不佳，故对上述药物无显著疗效者可改为两性霉素B或脂质体注射。不论使用何种抗真菌药，均必须同时针对免疫损害的病因进行治疗。

2. **皮肤黏膜念珠菌病的局部治疗**　皮肤念珠菌感染主要表现为单纯红斑丘疹脱屑性损害者，可外用酮康唑、特比萘芬、联苯苄唑、克霉唑及咪康唑等霜剂，也可用制霉菌素洗剂或粉剂外敷。对口腔黏膜的损害可用1%甲紫或1%克霉唑溶液含漱。皮肤干裂时可外用油剂，疗程一般为2~3周。鉴于甲沟炎除白念珠菌外还可能有季也蒙念珠菌或热带念珠菌的感染，且常并发细菌感染，局部用抗真菌药中选用兼有抗细菌作用的特比萘芬、联苯苄唑为佳，剂型以液体为首

笔记

选,使药物易渗入甲床,疗程宜长(1~3 个月),还应保持手指的干燥,接触水时宜戴手套,冬季应保护甲床以免干裂,如已有甲床变形,应按甲念珠菌病治疗。

3. 系统性念珠菌病的治疗

(1)口腔、食管念珠菌病:如无任何并发症,局部治疗即可,如制霉菌素悬液外敷或含漱;也可用克霉唑含服,后者无苦涩味,易被患者所接受,但疗效较差。全身治疗以氟康唑(200~400mg/d,连服 10~14 天)为首选,其次为伊曲康唑(200~400mg/d,连服 10~14 天),前者在酸中稳定,在唾液中的浓度高,对念珠菌的作用强,疗效较佳,但与环孢素、口服降血糖药等有互相影响,必须注意。如病情较重、机体免疫功能低,上述药物难以奏效时可改用两性霉素 B 脂质体或两性霉素 B[0.4~0.6mg/(kg·d)]治疗,静脉滴注,直至内镜活检及培养阴性为止,一般需8~12 天,同时必须做免疫治疗。

(2)肺念珠菌病:以氟康唑为首选,每日 200~400mg,口服或静脉滴入,病情较重伴高热或肺部病变广泛者药量加倍,疗程为 10~14 天或更久,同时也必须纠正基础病及除去易感因素。如病原菌为克柔念珠菌或其他耐药菌株时则可改用伊曲康唑,必要时应用两性霉素 B 或其脂质体。

(3)泌尿系统念珠菌病:念珠菌性膀胱炎用两性霉素 B(50~60mg/ml)灌注充盈膀胱,保留30 分钟,两性霉素 B 加入 5% 葡萄糖溶液 1000ml 中,以 40ml/h 的速度灌注,每天灌注 3 次,连续2 天。同时还必须纠正免疫缺陷、粒细胞缺乏等。口服氟康唑由于其水溶性好,生物利用度高,绝大部分以原形药从尿中排出,疗效好。如系念珠菌性肾盂肾炎,鉴于其病死率极高,应首选两性霉素 B 或其脂质体治疗,重症患者可同时加氟胞嘧啶与两性霉素 B 合用。尚应排除尿道梗阻及存在有真菌球的可能性。

(4)念珠菌败血症及血行播散性念珠菌病:各深部器官均可被侵犯,血中常可培养出念珠菌。大多数与恶性肿瘤、器官移植、烧烫伤及免疫抑制剂的应用相伴,以及濒于衰竭的患者均易感染,念珠菌中仍以白念珠菌为主(在白血病中占 5.7%),热带念珠菌其次(在淋巴瘤中占33%)。念珠菌已耐氟康唑者,且病情极重,应首选两性霉素 B 或其脂质体,并加用氟胞嘧啶。如病情较轻可选用氟康唑或伊曲康唑,疗程可长至 4~8 周或更长。同时必须纠正免疫缺陷,可用干扰素 γ、胸腺肽、集落刺激因子及输注白细胞等。有脓肿者可做外科引流。

(5)念珠菌性心内膜炎:与细菌性心内膜炎的相似之处是必须坚持长期治疗,以彻底清除赘生物中的念珠菌,同时选用杀真菌药如两性霉素 B(至少用药 40 天,共计 1.5~2.0g)合并氟胞嘧啶,有时还需做外科清除。如对两性霉素 B 不能耐受时,可减量并同时用氟康唑或伊曲康唑,或单独用氟康唑或伊曲康唑,并按病情加大剂量。

(6)念珠菌性脑膜脑炎:本病症状不典型,难以早期发现,且脑脊液查菌多阴性,故常延误诊断,如能早期治疗,病死率可大大降低,故对尚未明确为念珠菌或少见细菌性病原而有脑膜炎症状的可疑患者,应在早期阶段即加用两性霉素 B 合并氟胞嘧啶,或氟康唑加大剂量至 350~500mg/d。在典型念珠菌脑膜脑炎中,治疗后脑脊液中的念珠菌清除率较快(平均为 7 天),如合并有脑脓肿或肉芽肿者则极难治疗。用两性霉素 B 做鞘内用药,存活率可明显提高,脑脊液查菌转阴后仍需药物维持,持续至少数周。

(7)其他少见的深部感染:如骨髓感染、眼部感染等,治疗方法同其他深部念珠菌感染。如以氟康唑口服或静脉滴注,同时按骨髓炎及眼内炎的常规治疗予以引流或眼内用药。

第三节　隐　球　菌　病

隐球菌病(cryptococcosis)是由隐球菌属中某些种或变种引起的深部真菌病,主要侵犯中枢神经系统,约占隐球菌感染的 80%,预后严重,死亡率高,也可侵犯肺部、皮肤、骨骼等其他器官。

笔记

近年来,隐球菌感染的发生率呈明显上升的趋势,突出表现在 AIDS 人群中。据统计,非洲 AIDS 患者中隐球菌病的发生率高达 30%,美国为 6%~10%。

鸽粪被认为是最重要的传染源,Emmons 最早发现鸽粪中含有大量的新生隐球菌。能分离出本菌的动物还有马、奶牛、狗、猫、山羚羊、貂、猪、考拉、鼠等。感染途径可能是:①吸入空气中的孢子,此为主要途径,隐球菌孢子到达肺部可引起肺部感染,常为一过性,不易被发现,继而播散至全身,也可引起严重的肺部病变;②创伤性皮肤接种;③吃进带菌食物,经肠道播散全身引起感染。

【病因和发病机制】

隐球菌属包括 17 个种和 8 个变种。按血清学分类可分为 A、B、C、D 及 AD 型 5 型,尚有少量不确定型。目前已知隐球菌的毒力因素包括能在 37℃ 下生长、含有多糖荚膜及酚氧化酶系统。荚膜的主要成分是葡萄糖醛酸-木糖-甘露聚糖和半乳糖-木糖-甘露聚糖两种多聚糖,其抗原性弱,易引起免疫耐受。体外研究证实,荚膜多糖能促进 AIDS 病毒对淋巴细胞的感染,进一步削弱机体的抵抗力。酚氧化酶系统是隐球菌的另一个重要的毒力因素,产黑色素阳性、有荚膜隐球菌的致病性强。其他潜在的毒力因素还有隐球菌的代谢产物甘露醇、细胞外蛋白酶等,前者在脑组织中出现可加重脑水肿,后者有溶组织作用。

健康人对该菌具有有效的免疫能力,即使暴露于新生隐球菌环境中,发病者也极少。只有当机体抵抗力降低时,病原菌才易于侵入人体而致病。本病好发于 AIDS、糖尿病、淋巴瘤、霍奇金病、晚期肿瘤、系统性红斑狼疮、器官移植等患者,但亦有少数隐球菌感染患者无明显的免疫缺陷。

【临床表现和分类】

根据隐球菌损害人体部位的不同,临床上可分为中枢神经系统、肺部、皮肤、骨骼隐球菌病等,可合并发生,或重点侵犯其中某个或几个部位。

1. 中枢神经系统隐球菌病　该类型最常见,损害也最严重,国外统计约占隐球菌感染的 80%,我国统计为 77%。临床上可分为 4 型,即脑膜炎型、脑膜脑炎型、肉芽肿型和囊肿型。

(1)脑膜炎型:本型最常见,可呈急性、亚急性和慢性过程,主要表现为脑膜炎的症状体征。主要症状包括上呼吸道感染症状、头痛、恶心、呕吐、发热、大汗等。还有脑膜刺激征和锥体束征,如可出现颈项强直、凯尔尼格征;眼部症状,如可出现弱视、复视、斜视、怕光、眼球震颤、眼球外展受限、瞳孔大小不等、视网膜炎、视神经乳头水肿、眼底静脉怒张等;精神症状,40% 以上的患者有精神症状;可侵犯第 7 对脑神经而出现中枢性面瘫;若第 8 对脑神经受累,则出现听力下降,甚至耳聋;若第 12 对脑神经受累,可发生舌下神经瘫。

(2)脑膜脑炎型:此型除脑膜受累外,尚有脑实质受累,故称为隐球菌性脑膜脑炎。隐球菌可侵犯大脑、小脑、脑桥或延髓,因脑实质受累部位的不同而有相应的脑灶性损害征象,如偏瘫、失语或局限性癫痫发作等。

(3)肉芽肿型:本型较少见。它是新生隐球菌侵犯脑实质后形成的一种炎症性肉芽肿病变,称为隐球菌性脑肉芽肿,常好发于大脑、小脑、脑干的延髓部位。临床症状与体征随肉芽肿病变的部位和范围不同,以及是否合并脑膜损害而异,位于脑实质内的肉芽肿其症状、体征与脑瘤相似,临床上难以鉴别,术前常难确诊,须行开颅探查术,术中可见肉芽肿表现为鱼肉样肿块,病理切片发现隐球菌可确诊。

(4)囊肿型:本型为隐球菌刺激脑膜形成囊肿所致,表现为颅内占位性病变,可有头晕、头痛、耳鸣、听力下降、出汗、呕吐、走路不稳、单侧偏瘫等症状。

2. 肺隐球菌病　肺部是新生隐球菌及其他隐球菌侵入的门户。原发性肺部感染一般症状较轻,约有 1/3 的病例无症状,且有自愈倾向。初发常有上呼吸道感染的症状,进而表现为支气管炎或肺炎,出现咳嗽、胸部隐痛、咳出胶冻样痰、黏液样痰、黄色稠厚的黏痰、血丝痰或咯血,痰中可有多量菌体。常伴有低热、乏力、体重下降,严重病例可有高热、呼吸困难,体征为支气管炎或肺实变表现,有浊音、呼吸音减弱或少量湿性啰音、胸膜摩擦音。本病可侵犯肺的任何部位,单侧或双侧、局限性或广泛性。少数患者有胸腔积液,不少病例在胸透时意外发现,而又常误诊为肿瘤。

肺部隐球菌感染可治愈而不留瘢痕;或被纤维组织包裹,形成肺隐球菌球;亦可血道播散引起中枢神经系统或全身各系统的感染。原发性肺隐球菌病单独存在时,脑脊液、血、尿、粪、骨髓等多途径检查均不能发现菌体。

3. 皮肤黏膜隐球菌病　人类的隐球菌病 10%～15% 有皮肤损害,可分为原发性和继发性两型,后者由中枢神经系统隐球菌病、肺隐球菌病或其他病灶经血道播散而来。原发性者较为少见,由隐球菌感染损害皮肤引起,表现为丘疹、水疱、脓疱、传染性软疣样丘疹、痤疮样脓疱、皮下组织肿块等。

黏膜损害常由血道播散而来,或自皮肤扩展所致,表现为结节、肉芽肿或慢性溃疡,可发生在口腔内软腭、硬腭、舌、扁桃体、牙龈、鼻中隔或咽部、上颌窦等处。

4. 骨隐球菌病　全身骨骼皆可受累。患处肿胀,有时形成瘘管,排出脓液。损害可以是孤立的,亦可多发。

5. 隐球菌败血症　新生隐球菌可侵入血液,引起寒战、发热、谵语、昏迷等败血症的表现。同时随血道播散至全身各器官,常见于肾脏,其他如脑脊膜、肺、肝、脾、心、骨髓、前列腺、胃肠、眼等。病情凶险,常在短期内死亡。一般血、尿、脑脊液培养可同时有隐球菌生长,痰、粪亦可有隐球菌生长。

【治疗原则】

隐球菌病治疗方法的选择依赖于侵犯部位及感染宿主的免疫状态。对于免疫正常宿主的局限性肺隐球菌病,必须保持严密观察,以明确是否有中枢神经系统的隐球菌感染。中枢神经系统隐球菌感染采用抗真菌分期联合治疗,同时纠正水、电解质平衡,降颅内压,配合支持疗法,必要时手术治疗。

【药物治疗】

（一）治疗药物分类

目前常用的抗真菌感染药物参见表 24-1。

（二）治疗药物选用

1. 抗真菌治疗

（1）两性霉素 B:两性霉素 B 对新生隐球菌的抑菌浓度为 0.01～1.56μg/ml,至今仍为中枢神经系统隐球菌病的首选药物之一。隐球菌脑膜炎的治愈率为 56.6%～81%,但治愈停药后有 1/3 的病例可能复发,需要进行维持治疗。应用两性霉素 B 静脉滴注时应注意以下几点:①输液速度宜慢,控制在 20～30 滴/分;②输液瓶以黑布包裹,以防光线照射破坏两性霉素 B;③两性霉素 B 先用注射用水稀释为 5mg/ml,再用 5% 葡萄糖溶液 500ml 稀释,不宜用生理盐水稀释,以免产生沉淀;④药液中可同时加入地塞米松 2～5mg 或氢化可的松 50mg 输注;⑤输液前肌内注射异丙嗪 25mg;⑥如使用期间出现严重反应,可暂时停药并对症处理。两性霉素 B 鞘内注射可使脑脊液中直接达到较高的抑菌浓度,对重症病例尤为适用。应用时一般以 0.1～1mg 与地塞米松 1～2mg 及适量脑脊液混匀后缓慢注入,每周 1～3 次。据报道,鞘内注射两性霉素 B 可能出现化学性脑膜炎、头痛加剧、下肢疼痛、大小便困难、蛛网膜粘连、休克等较严重的副作用。对肺隐球菌病患者,可使用 0.125% 两性霉素 B 超声雾化吸入治疗,每天 2 次,此法安全,无明显不良反应。

（2）两性霉素 B 脂质体(liposomal amphotericin B,L-AmB):它是一种双层脂质体内含有两性霉素 B 的新型制剂,脂质体降低两性霉素 B 与机体胆固醇的结合而增强对麦角固醇的结合,从

笔记

而降低两性霉素 B 的毒副作用。主要适应证有:①各种严重的系统性真菌病;②用传统的两性霉素 B 或其他抗真菌药治疗无效的真菌病;③对传统的两性霉素 B 有禁忌的真菌感染,如贫血、肾衰竭患者的真菌感染;④用于器官移植、骨髓移植等真菌感染的治疗或预防。注意事项有:①先用注射用水振荡稀释,使两性霉素 B 脂质体全部成为分散相,浓度为 4mg/ml;②将稀释的两性霉素 B 脂质体加入 5% 葡萄糖液进一步稀释至 0.2~2mg/ml 后,使用输血过滤器避光静脉滴注,6 小时内滴注完毕,用量可从 0.3mg/(kg·d) 开始,逐渐增量至 1~2mg/(kg·d),对隐球菌脑膜炎总量可达 5~8g,8~12 周为一个疗程。

(3)氟胞嘧啶(5-FC):它对隐球菌的最低抑菌浓度为 0.09~7.8μg/ml,但单用 5-FC 可很快产生耐药性,多与两性霉素 B 等联合应用。两性霉素 B 作用于真菌细胞膜,使其通透性发生改变,导致菌体破坏,并使 5-FC 易于进入真菌细胞内起作用,因此联合应用有协同作用。常用剂量为 50~150mg/(kg·d),分 3~4 次口服;亦可用 1% 5-FC 注射液静脉输入。副作用主要有恶心、呕吐、皮疹、寒战、肝、肾、造血系统损害,尤其肝损害者慎用。

(4)氟康唑(FCZ):氟康唑为一种广谱三唑类抗真菌剂,水溶性好,口服吸收完全,能很好地通过血脑屏障进入脑脊液,脑脊液中的氟康唑药物浓度可达到血浆药物浓度的 90%~100%,半衰期为 36 小时,80% 的 FCZ 经肾脏以原形排出,对新生隐球菌的最低抑菌浓度为 3.12~6.25μg/ml。用于中枢神经系统隐球菌脑膜炎的治疗,一般首次静脉滴注 400mg,以后可改为 200~400mg/d 静脉滴注,直至脑脊液新生隐球菌转阴后改为 50~150mg/d 口服,维持 3~4 个月。初期阶段与两性霉素 B 联合应用能更快地使脑脊液真菌转阴,并减少两性霉素 B 的用量和毒副作用。但近年来报道两性霉素 B 与氟康唑可能有拮抗作用,另有对氟康唑耐药的菌株出现,单用氟康唑治疗隐球菌脑膜炎疗效并不理想,应予注意。毒副作用较轻,少数患者可出现恶心、皮疹、肝酶升高、血钾降低,也有发生 Stevens-Johson 综合征的报道。

(5)伊曲康唑:伊曲康唑是一种广谱三唑类抗真菌剂,口服吸收受胃肠道因素影响较大,不易通过血脑屏障进入脑脊液,但在脑组织中有较高的浓度,对隐球菌的最低抑菌浓度为 0.01~12.5μg/ml。在中枢神经系统隐球菌病的治疗中,建议与两性霉素 B 合用或作为脑脊液转阴后的维持治疗,口服剂量为 200~400mg/d。少数患者出现恶心、呕吐、皮疹、肝酶升高,但一般不影响治疗。

对于中枢神经系统隐球菌感染的抗真菌治疗主张分期联合治疗,即分初期治疗与维持治疗两个阶段,这样有利于治疗转归的判断及调整抗真菌药物的种类和用量。初期治疗一般持续 8~12 周,应用两性霉素 B 与 5-FC 或三唑类抗真菌药物合用,以尽快使脑脊液新生隐球菌转阴,脑脊液新生隐球菌转阴后口服三唑类抗真菌剂维持治疗 3~4 个月,以防复发。

2. **降颅内压** 对中枢神经系统隐球菌病出现的颅内高压症状,必须及时处理,否则可能发生脑疝引起死亡。可采用 20% 甘露醇 250ml 快速静脉滴注,每 6~8 小时 1 次,必要时还可应用 25% 白蛋白溶液 20ml 加呋塞米(速尿)20~40mg 静脉注射,两者交替应用可增强降颅内压效果。此外,还可应用 50% 高渗葡萄糖 60ml 静脉注射及 50% 甘油糖水口服,也有一定的降颅内压作用。如使用脱水利尿药治疗效果仍不理想,可采用腰椎穿刺法缓慢放出脑脊液以达到减压的目的。对顽固性颅内压增高而以上治疗无效者,可采用脑室引流方法减压。

3. **纠正水、电解质紊乱** 在中枢神经系统隐球菌病患者的治疗过程中,由于大量使用脱水利尿药以及两性霉素 B 与皮质激素等,容易造成低血钾及其他水、电解质紊乱,应及时复查纠正。对低钾血症,一般在治疗过程中应每天静脉滴注补钾 2~4g,补钾速度不超过 0.45g/h;口服补钾 3~6g,具体剂量视病情而定。

4. **支持疗法** 对于意识清楚的患者应鼓励进食高蛋白、高营养的食物,增强抵抗力,同时可输入新鲜人血浆或全血,补充各种维生素。对有消瘦、纳差、失眠等症状的患者,也可按中医扶正祛邪治疗法应用中药治疗。此外,加强心理护理,增强患者战胜疾病的信心。

5. 手术治疗　对局限性的皮肤隐球菌病、肺隐球菌球、骨隐球菌病及脑部隐球菌肉芽肿等可采用手术切除,术前和术后根据情况使用全身抗真菌剂治疗,以达到根治的目的。

【病例分析】

病情介绍　患者,男,74岁。7个月前嘴唇出现糜烂,后扩散至面部、躯干、头皮、嘴唇、口腔黏膜,表现为多种大疱及带痂的糜烂,皮损有瘙痒及触痛,伴吞咽困难、畏食、体重下降1.4kg。5个月前就诊于皮肤科,皮肤病理发现表皮内大疱,诊断为"寻常型天疱疮",给予泼尼松60mg/d,症状缓解,同时加用硫唑嘌呤50mg/d。5周前患者出现咳嗽、胸部隐痛、咳出胶冻样痰,偶有血丝痰,伴有低热、乏力、体重下降,肺部听诊有浊音、少量湿性啰音。胸部CT示以右肺下叶为主的实质和胸膜密度增加,右下肺结节扩大。FDG-PET显示FDG在双下肺及右肺胸膜的摄取率高。患者进行气管镜检查、支气管肺泡灌洗、右侧电视辅助下胸腔镜,取胸膜、横膈膜、右肺下叶活检。病理示肺部有以多核巨细胞及纤维化形成的肉芽肿性炎症,巨细胞及间质中可见大量酵母形式的微生物,同时可偶见窄基底的芽胞。Mucicarmine染色显示了真菌的荚膜,Fontana-Masson染色显示了细胞壁内的黑色素前体。肺活检组织培养出了新生隐球菌。胸膜活检与肺活检结果相一致。

用药分析　患者为寻常型天疱疮合并隐球菌性肺炎。静脉注射两性霉素B脂质体75mg/d、口服氟胞嘧啶150mg/d,3周,临床表现改善。同时,治疗天疱疮的泼尼松逐渐减量,开始静脉注射免疫球蛋白。脑脊液检查显示白细胞数减少,未培养出真菌。抗真菌药改为口服氟康唑。患者抗真菌治疗12个月后,状态良好,胸部影像学显示肺部结节明显改善,由于患者依然使用免疫抑制药物治疗天疱疮,因此继续氟康唑治疗。

对于天疱疮的治疗目前仍以糖皮质激素和免疫抑制剂为主,对于长期使用糖皮质激素、免疫抑制剂以及免疫功能低下者应特别注意真菌感染。考虑患者为老年,长期服用免疫抑制剂,故使用副作用小而疗效高的两性霉素B脂质体短期治疗隐球菌感染,使用3周病情好转后改用氟康唑维持治疗。因持续使用免疫抑制剂,需延长抗真菌药物治疗。

【思考题】

在临床工作中如何科学合理地使用抗生素和免疫抑制药以避免真菌感染的风险?

第四节　曲　霉　病

曲霉病(aspergillosis)是由曲霉属(*Aspergillus micheli*)的多种曲霉所引起的一系列疾病的总称。曲霉可侵犯皮肤、黏膜、肺、眼、耳、鼻窦,以及胃肠道、神经系统、骨骼等部位,引起变态反应、慢性肉芽肿、侵袭性感染,严重者可发生全身播散性感染导致死亡。引起人类疾病者以烟曲霉最常见,一些曲霉毒素如黄曲霉毒素还可引起急性中毒或致癌。

健康人完整的皮肤、黏膜并不适于曲霉孢子的生长繁殖,而且有抵御菌丝侵袭的能力。因此,正常人的带菌通常不引起疾病,但是当机体抵抗力降低或有大量病原体入侵时即可能发生疾病。曲霉病可发生于任何年龄、性别和种族。男性多于女性,其比率约为3:1。年龄多发生在30～40岁,国内报告最小年龄为出生后14天的新生儿。本病与职业有一定的关系,较多见于农民、园艺工人和酿酒厂工人。

本病多为外源性感染,其感染途径主要为呼吸道吸入了曲霉孢子引起肺部曲霉病,或侵入血流播散至全身各器官。如农民及家鸽、家禽饲养者,因经常接触发霉的谷物、饲料,或酿造车间大量曲霉孢子污染空气均可能致病。其次为皮肤创伤性接种,尤其是烧伤患者创面暴露于空气中,或接触有曲霉污染的衣服、被褥等可使创面感染致病。

【临床表现和分类】

1. 肺曲霉病　在曲霉病中,肺曲霉病最为常见,可表现为局部寄生、侵袭性感染或变态反应

笔记

等类型。

（1）寄生型：曲霉在适当的环境下寄生可形成病灶，常表现为慢性病程，包括肺曲霉球和寄生性支气管曲霉病两型。

肺曲霉球（pulmonary aspergilloma，fungus ball）：此型多在肺部存在空洞性病变的情况下，如结核性空洞、支气管囊肿，慢性肺脓肿或囊状支气管扩张等。曲霉可在空腔内寄生，形成曲霉球。主要症状为咯血、咳嗽、低热、多痰，其次为胸痛、盗汗、气急、消瘦、食欲差等。胸部 X 线摄片有特征性表现：曲霉球多寄生于原有空洞中，多见于上叶肺空洞，呈圆球形或呈舌状，可见有一狭长的半月形透亮带。

寄生性支气管曲霉病（parasitic branchial aspergillosis）：此型多发生于肺结核行肺叶切除术后。病程冗长，发展缓慢，可迁延几年至十余年。症状较轻，主要为间歇性咳嗽、咳痰，伴胸闷、胸痛，无明显发热等全身不适。

（2）侵袭性肺曲霉病（invasive pulmonary aspergillosis，IPA）：侵袭性肺曲霉病的发病率和死亡率正日益升高，可为原发性或继发性，但以继发性感染多见。表现为弛张性发热、胸痛、咳嗽、咳痰、纳差、乏力、消瘦等全身不适。胸部 X 线片常见肺的中、下部有散在的片状、结节状或团块状阴影。

（3）变态反应型：本型又称为过敏性支气管肺曲霉病（allergic bronchopulmonary aspergillosis），曲霉可以作为变应原，引起敏感人员的 Ⅰ 和 Ⅲ 型变态反应型疾病，较多见于酿造工人和农民。吸入较大量的曲霉孢子时可引发一系列变态反应症状，如咳嗽、咳痰、胸闷、气短、哮喘样发作、食欲缺乏、眼睛刺痒、发热、盗汗等。

2. 曲霉肉芽肿

（1）脑曲霉肉芽肿：本病较少见，但病情较严重，若不注意常易误诊。肉芽肿损害可出现在脑室或脑实质内，其临床表现随病变的部位、范围而异。位于脑实质内者，其症状与脑瘤相似。一般病程发展缓慢，可先有间歇性畏寒、低热、头昏头痛、恶心、鼻塞、咳嗽等类似于上呼吸道感染的症状，继而头痛、呕吐逐渐加剧，数月或 1 年后出现偏瘫、颈项强直。

（2）鼻窦曲霉肉芽肿：本病侵犯上颌窦、筛窦及蝶窦，一般侵及单侧，偶见双侧，可为原发性或继发性。临床有浸润型与非浸润型两类。大部分为非浸润型，表现为鼻腔分泌物增加，黏膜水肿、增厚及肉芽肿形成，在上颌窦内因窦腔较大，可形成曲霉球。浸润型除黏膜病变外，可浸润到骨质，引起骨质破坏。向上可侵入眼眶及脑，出现眼球或眼眶发胀和视力障碍，向外可出现面部肿胀压痛。本病在鼻窦炎的基础上发生，一般均有鼻窦炎的症状，鼻涕常带血、脓。

3. 播散性曲霉病 本病可发生于任何年龄，男性多于女性。常继发于急性病毒性肝炎、急性白血病、红斑狼疮，心、肾移植手术的患者以及长期使用皮质类固醇激素、抗生素和细胞毒药物的患者。曲霉主要自肺部病灶侵入血液循环，也可经烧伤创面、消化道病灶、破损的皮肤黏膜侵入血流，继而播散到心、肺、脑、肝、食管、胃、肠等全身各器官。

4. 皮肤曲霉病 本病可为原发性或继发性。原发性较少见，主要表现为增殖性肉芽肿，上覆黄痂，可挤出脓液。镜检和培养为阳性，病理切片可在组织内发现曲霉。继发性皮肤曲霉病可由曲霉败血症或皮肤烧伤、烫伤后感染引起。

另外还可有外耳道曲霉病、眼曲霉病等。

【治疗原则】

对肺曲霉病、曲霉败血症等较严重的感染，可应用两性霉素 B、两性霉素 B 脂质体、伊曲康唑、伏立康唑静脉滴注或口服。对支气管和肺部的曲霉感染，可同时应用药物超声喷雾吸入。单纯型和复杂型曲霉球，肺曲霉球伴发陈旧性结核空洞等症可手术治疗，同时用抗菌药物治疗。

【药物治疗】

（一）治疗药物分类

目前常用的抗真菌感染药物参见表24-1。

（二）治疗药物选用

1. 全身用抗真菌药物

（1）两性霉素 B 脱氧胆酸盐（D- AmB）：是治疗曲霉感染最有效的药物。两性霉素 B 可以全身应用,也可以局部应用（局部冲洗或注射）。两性霉素 B 口服不吸收,静脉给药时,AmB 以脱氧胆酸盐的胶体混悬液被溶解。静脉给药后,大部分 AmB 分布进入单核- 吞噬细胞组织（肝、脾、骨髓和肺）,该药与蛋白高度结合。静脉注射 D- AmB（1mg/kg）后的血浆峰浓度可达 24μg/ml。D- AmB 可引起急性输液反应和剂量限制性肾毒性。输液反应包括发热、寒战、畏寒、肌痛、关节痛、恶心、呕吐、头痛和支气管痉挛等。D- AmB 所致的肾毒性以氮质血症、钾和镁的经尿丢失、肾小管性酸中毒以及尿浓缩功能受损为特征。

（2）两性霉素 B 脂质体（L- AmB）和两性霉素 B 脂质复合物（ABLC）：两者均优先分布至单核- 吞噬细胞系统,肾脏浓度降低。L- AmB 是最常用于替代传统 D- AmB 的选择,其优点在于耐受性较 D- AmB 更好。常规剂量为 3 ~ 5mg/（kg·d）,较大剂量不能提高疗效,但输液相关不良事件以及肾脏损害在大剂量治疗组中更多见。ABLC 能从脂质分子中快速释放两性霉素 B,在肺组织中的浓度高。

（3）伊曲康唑：伊曲康唑是一种高亲脂性化合物,其剂型包括胶囊、含羟丙基- β - 环糊精（HPCD）的口服液以及同样以 HPCD 作为增溶剂的静脉注射液。成人患者的伊曲康唑口服治疗推荐剂量为 400mg/d（胶囊）和 2.5mg/kg,每日 2 次（HPCD 溶液）。>5 岁的儿童患者的伊曲康唑 HPCD 口服液推荐剂量为 2.5mg/kg,每日 2 次。成人静脉应用 HPCD 伊曲康唑的剂量为 200mg,每日 2 次,治疗 2 天;继以 200mg,每日 1 次,治疗不超过 12 天。主要副作用有胃肠道不适、头晕、皮疹、嗜睡等,与伊曲康唑有关的肝损害很少。

（4）伏立康唑：伏立康唑抑制真菌中的 14α- 固醇去甲基化酶,从而抑制麦角固醇的生物合成。伏立康唑具有广谱抗真菌作用,其适应证主要是治疗侵袭性曲霉病、对氟康唑耐药的念珠菌引起的严重侵袭性感染（包括克柔念珠菌、光滑念珠菌等）、由足放线病菌属和镰刀菌属引起的严重感染。口服片剂的生物利用度很高（96%）,静脉滴注和口服两种给药途径可互换。成人首先予以负荷剂量（6mg/kg,每 12 小时 1 次）,继以 4mg/kg,每 12 小时 1 次。该剂量较常规的口服剂量（200mg,每 12 小时 1 次）高。片剂的用量与标准静脉治疗大致相当。伏立康唑的不良反应包括一过性视觉障碍（主要表现为闪光）、剂量限制性肝毒性（表现为血清胆红素、碱性磷酸酶和肝脏氨基转移酶水平升高）、皮疹（通常位于阳光暴露部位）、幻视及其他。伏立康唑片剂应在餐后或餐前至少 1 小时服用。伏立康唑可能引起视觉改变,包括视力模糊和畏光,因此使用伏立康唑期间不能在夜间驾驶,如果在用药过程中出现视觉改变,应避免从事有潜在危险性的工作例如驾驶或操纵机器。用药期间应避免强烈的、直接的阳光照射。用伏立康唑前应纠正电解质紊乱,包括低钾血症、低镁血症和低钙血症。用药期间必须监测肾功能（主要为血肌酐）和肝功能（主要为氨基转移酶和胆红素）。

（5）泊沙康唑：泊沙康唑的结构与伊曲康唑相似,但目前仅就其口服剂型治疗侵袭性曲霉病进行了研究。儿童患者的用药剂量尚未确定。在急性白血病或骨髓增生异常综合征患者中,与接受氟康唑或伊曲康唑预防者相比,泊沙康唑治疗组的药物毒性反应显著增多。

（6）卡泊芬净：卡泊芬净是一种半合成的棘球白素类抗真菌药物,主要抑制真菌细胞壁的 β-1,3-D- 葡聚糖合成酶,目前认为卡泊芬净的临床耐受性较好,常见的不良反应包括肝脏氨基转移酶水平升高、胃肠道不适和头痛。卡泊芬净和米卡芬净经肝脏代谢,通过尿液和粪便缓慢排泄。卡泊芬净适用于对其他药物无效或不耐受的侵袭性曲霉病确诊或拟诊患者。

2. 局部用抗真菌药物　常用药物的浓度为两性霉素 B 0.2% ~ 0.3%;制霉菌素混悬液 5 × 10^4 U/ml,每日喷雾 2 次,每次 10 ~ 15 分钟。

对肺曲霉球患者可用气管注入法。变态反应型曲霉病可应用糖皮质激素,效果常较满意,

笔记

合并应用伊曲康唑或氟康唑疗效更好。消化道曲霉病可口服制霉菌素和伊曲康唑。皮肤、指甲曲霉病可外用制霉菌素软膏。耳曲霉病可用 3% 硼酸、5% 醋酸铝溶液或 2% 水杨酸、20% 乙醇溶液将耳垢轻轻洗去,然后搽 2% 甲紫,或滴入 1% 克霉唑丙二醇溶液、制霉菌素(10^{5}U/ml)溶液或软膏。眼曲霉性溃疡可用金褐霉素 0.1% 溶液或软膏涂眼,也可用 0.25% 两性霉素 B 溶液或 1% 两性霉素 B 眼膏。鼻窦曲霉感染可用两性霉素 B 或制霉菌素溶液冲洗。

3. 手术治疗 手术指征:①单纯型曲霉球患者;②复杂型曲霉球,而原发病需要外科治疗者;③诊断有疑问,又不能排除肺化脓性疾病或肺肿瘤疾病患者;④肺曲霉球伴发陈旧性结核空洞引起反复大咯血是手术的绝对适应证。清除病灶前后加用抗真菌药物治疗,可巩固疗效。

对肺曲霉球、脑曲霉肉芽肿、鼻窦曲霉肉芽肿等也可行手术治疗。肺曲霉球一般用抗真菌药做保守治疗效果不佳,而用手术治疗较为满意,可做肺叶切除或全肺切除术。

4. 预防 在接触曲霉污染的环境、实验室、尘埃飞扬的场所工作时,应戴防护口罩。如脱粒时稻谷飞入眼内,切不能用力擦眼,应及时用生理盐水冲洗,以免角膜损伤,对眼和皮肤等外伤应及时处理。

在清理有曲霉生长的日常用品如鞋、家具、食物等物品时,宜用湿布擦拭,以防曲霉孢子飞扬,污染空气。手术器械必须严格消毒,以防真菌污染。

对有明显曲霉生长的物品、场所,可用甲醛溶液或过氧乙酸溶液喷洒。忌吃霉变的花生、果品等食物。

对有较严重的原发病又常用抗生素、皮质激素及细胞毒性药物的患者,可定期做鼻拭子、痰等多途径真菌培养。一旦发现曲霉侵袭,即可给予两性霉素 B 喷雾吸入及其他适当的抗真菌药物治疗。

【思考题】
查阅相关文献,总结真菌感染的不同特点、趋势和治疗药物的新进展。

(陈 磊)

第二十五章 寄生虫感染的药物治疗

学习要求

1. 掌握 寄生虫感染疾病的防治原则和药物治疗方法。
2. 熟悉 寄生虫感染疾病常用治疗药物的作用和不良反应。
3. 了解 寄生虫感染疾病的病因、发病机制和主要临床表现。

第一节 疟 疾

疟疾(malaria)俗称"打摆子",是一种古老的传染病,严重者可引起死亡。早在3000多年前我国就有疟疾的记载。1880年,法国外科军医Laveran在阿尔及利亚检查疟疾患者血液时发现一种新月形的生物体,随后命名为疟原虫。英国军医Ross在1897年发现了传播疟疾的媒介——按蚊,并阐明了疟原虫在按蚊体内发育、繁殖及传播的过程。直到1922年,4种主要人体疟原虫的红细胞内期形态及发育过程才被阐明。

【病因和发病机制】

疟原虫(plasmodium)是引起疟疾的病原体。人被感染疟原虫的按蚊叮咬后,疟原虫进入人体先在肝细胞发育(红细胞外期),之后进入红细胞内并裂体增殖,破坏大量红细胞(红细胞内期),引起寒战、高热和出汗退热3个典型症状。最后分化出配子体,完成无性生殖。

疟原虫属于顶复门的孢子虫纲(Sporozoa)、真球虫目(Eucoccidia)、疟原虫科(Plasmodidae)。疟原虫种类很多,约有150种,有严格的宿主特异性。寄生于人体的疟原虫主要有4种,在我国主要有间日疟原虫和恶性疟原虫,三日疟原虫少见,卵形疟原虫仅在云南、海南等省有病例报道。

疟疾发作的原因是由于受感染的红细胞破裂,裂殖子及原虫代谢产物等释放入血,部分可被巨噬细胞等吞噬,刺激这些细胞产生内源性致热原,并与疟原虫代谢产物共同作用于患者的下丘脑体温调节中枢,引起寒战和发热,待血中的致热原和原虫代谢产物被人体代谢清除后,人体发汗使体温恢复正常。

【临床表现和分期】

疟原虫的致病阶段是红内期原虫,疟疾的周期性发作、贫血、脾大及重症疟疾均是由红内期原虫的裂体增殖及感染红细胞黏附微血管所致。红外期的疟原虫对肝脏虽有损害,但通常不表现出明显的临床症状。

(一)潜伏期

从疟原虫孢子入侵人体到出现疟疾初次发作症状所经过的时间称潜伏期(incubation period)。潜伏期包括红外期原虫发育繁殖和红内期原虫裂体增殖至一定数量,出现疟疾症状所需的时间。潜伏期长短取决于疟原虫的种类、感染方式和数量及机体免疫力等因素。

(二)疟疾发作

疟疾发作的前提是血液中的疟原虫必须达到一定数量。引起疟疾发作的血液中疟原虫数量的最低值称为发热阈值(threshold)。疟疾一次典型发作包括寒战、高热和出汗3个连续阶段。疟疾发作表现为周期性,两次发作之间为间歇期。疟疾周期性发作与红内期原虫裂体增殖周

笔记

461

期相吻合,但由于在疟疾流行区反复感染的机会较多,疟原虫分批侵入人体,并按各自的周期裂体增殖,使疟疾发作在后期会失去周期性。此外,宿主免疫力的产生、不规范抗疟药的应用和肝细胞内原虫发育的不同步等均可使发作轻重不一和无明显的周期性。

（三）再燃与复发

疟疾患者经过若干次发作后,由于人体对疟原虫产生了免疫力或经不彻底的药物治疗,大部分红内期疟原虫被消灭,不再出现临床发作症状,但在血中仍残存极少量疟原虫。经过一段时间后,这部分残存疟原虫重新繁殖,血中疟原虫数达到发热阈值并再次出现临床发作症状,称为再燃(recrudescence)。疟疾初发后红内期原虫因人体免疫力或抗疟药物的作用而被彻底清除,但由于肝细胞中的休眠体在某种因素的作用下结束休眠,开始裂体增殖,产生大量裂殖子释放入血液,并引起疟疾发作,称为复发(relapse)。以上两种重新发作均是在无蚊媒传播再感染情况下发生的。间日疟和卵形疟可有复发,而恶性疟和三日疟无复发现象,但4种主要的人体疟疾均可有再燃现象。

（四）贫血

疟疾患者经多次发作后表现出不同程度的贫血症状,贫血的严重程度与疟原虫虫株、病程长短及患者年龄等有关。恶性疟疾、孕妇和儿童疟疾患者贫血尤为严重。引起贫血的原因很多,除红内期原虫感染直接破坏红细胞外,还有以下原因:脾功能亢进,吞噬大量正常红细胞;疟原虫及其代谢产物可使骨髓造血功能减弱;自身免疫性贫血是疟原虫寄生于红细胞时,使红细胞隐藏的抗原暴露,刺激机体产生自身抗体,这些特异性抗体可与其抗原结合,并形成免疫复合物激活补体,导致红细胞溶解。

（五）脾大及肝大

恶性疟引起的脾大最为明显,其次是间日疟和三日疟。疟疾发作早期脾即可出现增大,其原因是单核-吞噬细胞增生以增强吞噬功能。初发疟疾患者的脾大经抗疟治疗后可恢复至正常,但若反复发作,脾大加重且因纤维化而使其质地变硬,虽经抗疟治疗,仍不能完全恢复正常。肝也可因充血、库普弗细胞增生和吞噬功能活跃而增大。肝脾大是疟疾患者的重要体征,肝脾大的发生率能反映疟区的疟疾流行情况。

（六）重症疟疾

重症疟疾症状十分凶险,病死率高,主要由恶性疟原虫引起,多见于对恶性疟无免疫力的人群,如疟区儿童或非疟区人群感染疟疾时,可表现为脑型疟、肾衰竭、肺水肿、严重贫血、黄疸、超高热和冷厥型等。此型患者可在疟疾发作一两次后突然转重,病情发展快而险恶,且病死率高,常可在几天内死亡。脑型疟常见于5岁以下的儿童。

【治疗原则】

疟疾的治疗原则为缓解急性症状,解除患者痛苦,同时控制传染源,防止传播。间日疟采用氯喹和伯氨喹治疗;恶性疟可单服用氯喹,氯喹耐药者采用几种抗疟药联合治疗;重症疟疾(如脑型疟)首选青蒿素类。

【药物治疗】

（一）治疗药物分类

1. 主要用于控制症状的抗疟药

（1）氯喹(chloroquine):是人工合成的4-氨基喹啉类衍生物,对各种疟原虫的红内期裂殖体有杀灭作用。能迅速治愈恶性疟,有效控制间日疟的症状发作,也可用于症状控制性预防。

（2）奎宁(quinine):是从金鸡纳树皮中提取的一种生物碱,对各种疟原虫的红内期滋养体有杀灭作用,能控制临床症状,但疗效不及氯喹而毒性较大。主要用于耐氯喹或耐多药的恶性疟,尤其是严重的脑型疟。

（3）甲氟喹(mefloquine):与奎宁都属喹啉-甲醇衍生物,也是一种杀疟原虫红内期滋养体的

笔记

药物。用于控制症状,起效较慢,血浆半衰期较长(约 30 天),适用于症状控制性预防。

(4)青蒿素(artemisinin):是从黄花蒿(*Artemisia annua L*)及其变种大头黄花蒿中提取的一种倍半萜内酯过氧化物,青蒿素对红内期滋养体有杀灭作用,对红外期无效。用于治疗间日疟和恶性疟,近期症状控制率可达 100%。对耐氯喹虫株感染有效。青蒿素可透过血脑屏障,对凶险的脑型疟疾有良好的抢救效果。蒿甲醚(artemether)为青蒿素的 12 - β - 甲基二氢衍生物,其溶解度大,可注射给药,抗疟活性比青蒿素强。青蒿素和蒿甲醚治疗近期复发率较高,分别为 30% 和 8%,与伯氨喹合用可大大降低复发率。

(5)咯萘啶(pyronaridine,疟乃停):能杀灭人各型疟原虫红内期裂殖体,对耐氯喹恶性疟原虫也有较强作用。该药可能通过破坏疟原虫复合膜的结构与功能及食物泡的代谢活力而迅速杀死疟原虫。

2. 主要用于控制复发和传播的抗疟物　伯氨喹(primaquine)是人工合成的 8- 氨喹啉类衍生物,对间日疟红外期(或休眠子)和各种疟原虫的配子体有较强的杀灭作用,是根治间日疟和控制疟疾传播最有效的药物。对红内期原虫无效,不能控制疟疾症状的发作,通常均需与氯喹等抗疟药合用。疟原虫对此药很少产生耐药性。此药的缺点是毒性较大,治疗量即可引起头晕、恶心、呕吐、发绀、腹痛等,停药后可消失,少数红细胞内缺乏葡萄糖-6-磷酸脱氢酶(G-6-PD)的人群会发生急性溶血性贫血和高铁血红蛋白血症。目前尚无适当药物可以取代之。

3. 主要用于病因性预防的抗疟药　乙胺嘧啶(pyrimethamine)对恶性疟和间日疟某些虫株的原发性红外期原虫有抑制作用,是首选的病因性预防药物,作用持久,服药 1 次,预防作用可维持 1 周以上。对红内期的未成熟裂殖体也有抑制作用,对已成熟的裂殖体则无效。此药并不能直接杀灭配子体,但含药血液随配子体被按蚊吸入后,能阻止疟原虫在蚊体内的孢子增殖,起到控制传播的作用。

(二)治疗药物选用

疟疾患者是最主要的传染源。患者血内携带有大量疟原虫,红内期原虫不断形成具有传染性的配子体,造成疟疾传播。对患者应进行血检疟原虫加以确诊,并予以及时治疗。对于症状不典型的病例,应多次血检以免误诊、漏诊,同时应做好灭蚊防蚊、预防服药和疫苗接种等预防措施。

常用抗疟药物的选择见表 25-1。

表 25-1　抗疟药物的选择

类型或用途	抗疟药选择
间日疟、三日疟和卵形疟	氯喹 + 伯氨喹
脑型疟	氯喹、奎宁、青蒿素类
恶性疟(耐氯喹)	奎宁、甲氟喹、青蒿素类;青蒿素 + 甲氟喹或咯萘啶
控制症状	氯喹、氯喹 + 伯氨喹
预防用药	预防发作和阻止传播:乙胺嘧啶或乙胺嘧啶 + 伯氨喹 预防性控制症状:氯喹

1. 间日疟、三日疟和卵形疟的治疗　对现症病例,包括间日疟复发病例,须用血内裂殖体杀灭药物如氯喹杀灭红细胞内期的原虫,迅速退热,并用红外期裂殖体杀灭药或称抗复发治疗杀灭红细胞外期的原虫。常用氯喹加伯氨喹 8 日疗法,氯喹每片 0.15g,伯氨喹每片 7.5mg。成人口服氯喹,第 1 日 0.6g,第 2 ~ 3 日各 0.3g 或 0.45g,总量为 1.2 ~ 1.5g。第 4 日开始,伯氨喹每人每天 22.5mg,连服 4 ~ 8 日,总量为 90 ~ 180mg;或每天 15mg,连服 14 天。

2. 恶性疟的治疗　对氯喹敏感的恶性疟仍可采用氯喹进行治疗。成人口服氯喹,第 1 日

笔记

0.6g,第2~3日各0.3g或0.45g;联合伯氨喹每人每天22.5mg,连服3日,总量为67.5mg。对抗氯喹的恶性疟可以采用青蒿琥酯钠(600mg,5日分服,第1日100mg,一日2次;第2~5日50mg,一日2次;联合伯氨喹67.5mg,3日分服)或者选用蒿甲醚、双氢青蒿素等药物进行治疗。

3. **重症疟疾的治疗**　对出现昏迷的脑型疟疾病例,选用以下1~2种注射剂:蒿甲醚(成人第1日80mg,一日2次,或160mg分两侧臀肌1次注射,第2~5日各80mg,儿童每次1.6mg/kg)、青蒿琥酯钠(成人每次60mg或12mg/kg,儿童可增至15mg/kg,用5%葡萄糖液稀释至6ml,缓慢静脉注射,首剂注射后,间隔4小时、24小时和48小时各注射1次)、磷酸咯萘啶(成人每次3~6mg/kg,儿童每次2~3mg/kg,溶于5%或10%葡萄糖液250或500ml内静脉滴注,8小时后重复,连续给药2~3日)、二盐酸奎宁等注射剂。并辅以支持和辅助治疗,及时调整水、电解质平衡,及其他对症治疗措施。

【病例分析】

病情介绍　患者,女,35岁,苗族。在边防某部队工作(疟疾流行区)3个月后无明显诱因出现畏寒、发热(体温39.7℃),大汗淋漓,伴尿痛和双侧肾区痛14天,无尿频、尿急、咳痰、心悸、胸闷、腹胀、腹泻,血常规检查无异常,初诊为"上呼吸道感染",给予螺旋霉素、利巴韦林和柴胡等药物治疗无效。5天前以"急性肾小球肾炎"住院治疗。B超检查:脾大,肝、胆、胰、肾均正常。按"急性肾小球肾炎"以氨苄西林和诺氟沙星胶囊抗感染治疗无效。患者高热时反复查血,见间日疟原虫环状体,转入感染科治疗。诊断:间日疟。

用药及分析　外周血见间日疟原虫环状体是确诊疟疾的依据。经蒿甲醚(肌内注射80mg,每日1次,连续5天,首日加倍)、伯氨喹片(每片7.5mg,3片顿服,连服5天)后体温恢复正常,7日后痊愈出院。

蒿甲醚主要用于杀灭红细胞内裂殖体,用于控制临床症状。首剂加倍可以迅速达到稳态浓度,提高疗效,缩短疗程。伯氨喹主要用于杀灭配子体,切断传播途径。

第二节　血吸虫病

血吸虫病(schistosomiasis)是由裂体吸虫(schistosome)也叫血吸虫(blood fluke)成虫寄生于人或哺乳动物的静脉内所致的疾病。血吸虫病广泛流行于亚洲、非洲和拉丁美洲的76个国家和地区,全球受威胁的人口达7.79亿,感染人数为2.4亿,全球每年至少有2万人死于血吸虫病。

血吸虫与其他吸虫最大的生物学差异为成虫雌雄异体,隶属于扁形动物门、吸虫纲、复殖目、裂体科、裂体属。寄生于人体的血吸虫主要有6种,其中埃及血吸虫(*Schistosoma haematobium* Bilharz,1852)、曼氏血吸虫(*S. mansoni* Sambon,1907)和日本血吸虫(*S. Japonicum* Katsurada,1904)分布最广、危害最大。在我国仅有日本血吸虫病流行。

【病因和发病机制】

目前人们普遍认为血吸虫病是一种免疫性疾病。血吸虫感染过程中,尾蚴、童虫、成虫和虫卵不仅对宿主造成机械性损害,而且不同虫期释放的抗原均能诱发宿主的免疫应答,引起一系列免疫病理反应。

1. **尾蚴所致的损害**　尾蚴钻入宿主皮肤后,数小时局部出现点状红色丘疹,伴瘙痒,1~5天消失,此为尾蚴性皮炎,既有速发型(Ⅰ型)超敏反应,也有迟发型(Ⅳ型)超敏反应。初次接触尾蚴者该反应不明显,重复接触尾蚴后反应逐渐加重,严重者可出现全身水肿及多形红斑。病理变化为局部毛细血管扩张充血,伴出血、水肿,嗜酸性粒细胞、中性粒细胞及单核细胞浸润。

2. **童虫所致的损害**　童虫在宿主体内移行的过程中可对所经器官造成机械性损伤,出现血管炎,毛细血管栓塞、破裂,局部炎性细胞浸润和点状出血,以肺部最为明显,重者可出现出血性

笔记

肺炎。患者可有发热、咳嗽、咯血、食欲减退、嗜酸性粒细胞增多等,这可能与童虫的机械性损害和其代谢产物、死亡虫体崩解产物引起的超敏反应有关。感染后的 5～7 天肺部病变逐渐消失。

3. 成虫所致的损害　成虫寄生于血管内,利用口、腹吸盘交替吸附于血管壁而做短距离移动,可引起静脉内膜炎或静脉周围炎,致使血管内膜增厚、炎细胞浸润,并有可能形成血栓。成虫的代谢产物、分泌物、排泄物均作为抗原释入血流,与相应抗体形成免疫复合物,引起免疫复合物型(Ⅲ型)超敏反应。

4. 虫卵所致的损害　虫卵主要沉积于肝内门静脉分支及结肠壁静脉内,以直肠、乙状结肠、降结肠为最多。成熟虫卵是血吸虫病的主要致病因子,所致的肉芽肿和纤维化是血吸虫病的主要病变。在肝内,虫卵肉芽肿位于门静脉分支的终端、窦前静脉等,由于窦前静脉的广泛阻塞,导致门静脉高压,出现肝脾大、侧支循环建立和开放及腹水等症状。肠壁病变以降结肠、乙状结肠和直肠较为明显和严重,黏膜出现萎缩、溃疡、增生,黏膜下层是虫卵沉积最多之处,有大量纤维组织和瘢痕组织,甚至引起肠腔狭窄。

5. 免疫复合物所致的损害　血吸虫的童虫,成虫的代谢产物、分泌物与排泄物,虫卵内毛蚴分泌物等均可排入血液中,随血液循环至各组织,成为循环抗原。宿主对这些抗原可产生相应的抗体,形成免疫复合物。通常免疫复合物可被单核细胞或巨噬细胞吞噬、清除。当抗原过剩时,形成中等大小(19S)的免疫复合物,既不被单核细胞或巨噬细胞吞噬清除,也不能从肾小球滤过,在血液循环中停留较长时间后,可在组织中沉积、固定并激活补体,引起Ⅲ型超敏反应,损伤局部组织。病变主要引起肾小球肾炎,出现蛋白尿、水肿,严重时出现肾衰竭。

【临床表现】

1. 急性血吸虫病(acute schistosomiasisjaponicum)　常见于初次感染较大量尾蚴者,慢性患者再次大量感染尾蚴后亦可发生。潜伏期平均为 40 天(15～87 天),大多数于感染后 5～8 周成虫大量产卵,出现症状,卵内毛蚴向宿主血液循环释放大量抗原,引起血清病综合征。突出症状为发热,有荨麻疹、支气管哮喘等超敏反应,淋巴结及肝大,左叶大明显,肝压痛。患者血清中的循环免疫复合物常呈阳性,血中的嗜酸性粒细胞增多,粪便中可查到虫卵或毛蚴孵化阳性。

2. 慢性血吸虫病(chronic schistosomiasisjaponicum)　见于急性期未经病原治疗者或反复轻度感染者,临床上可分为无症状(隐匿型)和有症状两类。隐匿型主要表现为隐匿型间质性肝炎,患者一般无明显症状,少数可有轻度的肝或脾大,但肝功能正常,免疫学检查呈阳性。有症状者最常见慢性腹泻或慢性痢疾,间歇性出现,伴腹痛、黏液血便、肝脾大,劳累、受凉后症状加重。病程长者出现贫血、消瘦。直肠黏膜活检 90% 的病例可查到虫卵。

3. 晚期血吸虫病(advanced schistosomiasisjaponicum)　由于患者反复或大量感染血吸虫尾蚴,未经及时、彻底治疗,一般经过 2～10 年可演变为晚期血吸虫病。患者出现肝纤维化、门脉高压综合征(脾大、侧支循环开放、腹水)、生长发育障碍或结肠显著肉芽肿性增生。根据主要临床表现可分为巨脾型、腹水型、结肠增殖型和侏儒型。

晚期血吸虫病患者主要因合并上消化道出血、肝性脑病而死亡。上消化道出血是晚期血吸虫病最常见和最严重的并发症,多数是食管-胃底静脉曲张破裂,50% 以上的晚期患者死于上消化道出血。

4. 异位血吸虫病　血吸虫成虫寄生在门静脉系统以外的静脉内称异位寄生。虫卵沉积于门静脉系统以外的器官或组织,引起虫卵肉芽肿所造成的损害称异位损害(ectopic lesion)或异位血吸虫病。异位损害多见于重症感染或急性期患者。人体常见的异位损害部位在肺和脑,亦可见于他处。

【治疗原则】

我国血吸虫病的防治是一项长期而艰巨的任务,须遵循"预防为主、标本兼治、侧重治本、综合治理、群防群控、联防联控"的原则,因地制宜地实施以控制传染源和阻断传播途径为主的综

笔记

合防治措施。

【药物治疗】

（一）治疗药物分类

吡喹酮（praziquantel）是吡嗪并异喹啉化合物，口服后主要从肠道吸收，主要分布于肝、肾，在门静脉的浓度10倍于周围血液。对各种血吸虫成虫有强大而迅速的杀灭作用，杀幼虫作用较弱。吡喹酮对虫卵无影响，但可使虫卵周围炎症减轻。其可促进 Ca^{2+} 进入虫体，在最低有效浓度时即可使血吸虫虫体兴奋，继之挛缩不动，呈痉挛性麻痹，使虫体从吸附的血管壁脱落，这是吡喹酮使虫体从肠系膜静脉移至肝脏中的主要原因。该药对心、肝、肾、造血器官和神经组织无毒性作用，口服方便，疗程短，疗效好。

（二）治疗药物选用

1. 抗血吸虫治疗

（1）慢性血吸虫病：吡喹酮每片0.2g，成人总剂量为60mg/kg。可采用每次10mg/kg，一日3次，连服2日疗法；或每次20mg/kg，一日3次，1日疗法；或1日40～60mg/kg顿服等均可取得满意效果。

（2）急性血吸虫病：吡喹酮的总剂量为120～140mg/kg，均分为4～6日，成人体重以60kg为高限。

（3）晚期血吸虫病：对肝功能代偿良好的晚期患者，可用吡喹酮总剂量为60mg/kg，1或2日疗法。对年老体弱、肝功能受损或有并发症的患者可改为3日疗法；或90mg/kg，6日疗法，每日剂量分3次服用。

2. 糖皮质激素治疗　对于病情重的急性血吸虫病患者可先用氢化可的松或地塞米松加入补液中静脉滴注，以退热改善症状。

3. 对症治疗　主要针对晚期血吸虫病患者，对脾大、门脉高压和上消化道出血、腹水等症状采取相应的对症治疗措施。凡脾脏肿大达Ⅲ级，并伴有明显的脾功能亢进者，或脾大伴食管胃底静脉曲张者，均为脾脏手术切除的适应证。腹水的治疗与一般肝硬化腹水相同，包括支持疗法、限制钠盐和水分摄入、营养与支持药物应用、合理使用利尿药等。上消化道出血先内科处理，如补充血容量、纠正休克、使用止血剂、神经垂体素静脉滴注和三腔管气囊填压止血等。如条件允许，可手术治疗。

除以上药物治疗措施外，对血吸虫的防治，预防更为重要。灭螺是消灭血吸虫的根本措施之一。氯硝柳胺（niclosamide）、烟酰苯胺（nicotinanilide）或溴乙酰胺（bromoacetamide）等灭螺药物对消灭钉螺有很好的效果。另外需加强疫区粪便管理、个人防护，必要时可预防接种疫苗。

【病例分析】

病情介绍　患者，男，45岁。畏寒、发热近1个月，尿黄7天，伴畏食、恶心、呕吐、腹泻黏液稀便、四肢乏力、咳嗽、咳痰。2个月前曾多次在江边捕鱼接触疫水。皮肤与巩膜黄染，腹部明显膨隆、柔软，无明显压痛，右肋下可触及肝，轻压痛，肝区无叩击痛，无脾大，无移动性浊音，下肢有轻度凹陷性水肿。血常规显示轻度贫血。粪便常规：黏液稀便，毛蚴孵化（＋）。肝、肾功能正常。临床诊断：急性血吸虫病并发黄疸。

用药　入院后给予吡喹酮120mg/kg，6日疗法（第1天服总剂量的一半，另一半平均分为5天服用）。同时经保肝、支持疗法（血浆、白蛋白），黄疸半个月后消除。服药后第10天体温恢复正常，粪便毛蚴孵化（－），痊愈出院。

分析　急性血吸虫病一般给予吡喹酮治疗，一般总剂量为120～140mg/kg，均分为4～6日。慢性患者采用总剂量40mg/kg一次顿服，或者总剂量60mg/kg分2天服用。晚期患者按总剂量90mg/kg，分6天服用。本患者较为年轻，肝、肾功能良好，故采用冲击疗法，即第1天剂量为总剂量的一半，使体内的疟原虫迅速得以及时控制；另一半剂量平均分为5天服用，继续保持有效血药浓度。同时由于急性期红细胞大量破坏导致溶血,出现尿黄、巩膜黄染等黄疸症状,可以输血浆、白蛋白等药物进行保肝、支持疗法,加速痊愈。粪便毛蚴孵化阴性方可认为治愈。

第三节　阿米巴病

溶组织内阿米巴滋养体侵袭肠道或肠外组织引起阿米巴病(amoebiasis)。在人体肠道内寄生的阿米巴包括溶组织内阿米巴、结肠内阿米巴等,但只有溶组织内阿米巴可引起人类疾病。溶组织内阿米巴属内阿米巴科的内阿米巴属,是至今唯一被肯定为可引起人类阿米巴病的肠道阿米巴原虫。

【病因和发病机制】

溶组织内阿米巴的致病作用与原虫的毒力、寄生环境中的理化、生物因素以及宿主的免疫状态有关。滋养体是致病阶段,溶组织内阿米巴滋养体具有侵入宿主组织或器官、适应宿主的免疫和表达致病因子的能力。滋养体表达的致病因子可破坏细胞外间质,接触依赖性地溶解宿主组织。

肠阿米巴病多发于盲肠或阑尾,也易累及乙状结肠和升结肠,偶可累及回肠。急性病例滋养体可突破黏膜肌层,引起液化坏死灶,形成的溃疡可深及肌层。典型的病变是口小底大的烧瓶样溃疡,溃疡间的黏膜正常或稍有充血水肿,这与细菌引起的弥漫性炎性病灶不同。

肠外阿米巴病的病理特征以无菌性、液化性坏死为主,周围以淋巴细胞浸润为主,极少有中性粒细胞,滋养体多在脓肿的边缘。以肝脓肿最为常见,病变早期由滋养体侵入肝内小血管引起,继而出现急性炎症反应,以后病灶扩大,中央液化,脓肿大小不一,由坏死变性的肝细胞、红细胞、胆汁、脂肪滴、组织残渣组成。其他组织亦可出现脓肿,如肺、脑、皮肤等。

【临床表现和分型】

阿米巴病的潜伏期为2~26天不等,以2周多见。起病突然或隐匿,呈暴发性或迁延性,可分成肠阿米巴病和肠外阿米巴病。

（一）肠阿米巴病（intestinal amoebiasis）

溶组织内阿米巴滋养体侵袭肠壁引起肠阿米巴病,临床过程可分急性期和慢性期。

1. **急性期**　临床症状从轻度、间歇性腹泻到暴发性、致死性的痢疾不等。典型的阿米巴痢疾常有腹泻,一日数次或数十次,粪便呈果酱色、伴奇臭并带血和黏液,80%的患者有局限性腹痛、胃肠胀气、里急后重、畏食、恶心、呕吐等。急性暴发性痢疾则是严重和致命性的,多见于儿童。

2. **慢性阿米巴病**　则长期表现为间歇性腹泻、腹痛、胃肠胀气和体重下降,可持续1年以上,甚至长达5年之久。有些患者出现阿米巴肿,亦称阿米巴性肉芽肿,病变呈团块状损害而患者多无临床症状。肠阿米巴病最严重的并发症是肠穿孔和继发性细菌性腹膜炎,呈急性或亚急性过程。

（二）肠外阿米巴病（extraintestinalamoebiasis）

肠黏膜下层或肌层的滋养体进入静脉,经血道播散至其他脏器引起的阿米巴病。以阿米巴肝脓肿(amebic liver abscess)最常见。

1. **阿米巴肝脓肿**　患者以青年男性多见,脓肿多见于右叶,且以右叶顶部为主。全部肠阿米巴病例中约10%的患者伴发肝脓肿。临床症状有右上腹痛、发热和肝大伴触痛,表现为寒战、盗汗、畏食和体重下降,少数患者甚至可出现黄疸。肝脓肿穿刺可见"巧克力酱样"脓液,且检出滋养体。

2. **阿米巴肺脓肿**　多因肝脓肿穿破膈肌而继发,常发生于右肺下叶,临床症状主要有胸痛、发热、咳嗽和咳"巧克力"样痰。

笔记

3. **阿米巴脑脓肿**　有 1.2% ~2.5% 的患者可出现脑脓肿,往往是在中枢皮质的单一脓肿,临床症状有头痛、呕吐、眩晕、精神异常等。而脑脓肿患者中 94% 合并有肝脓肿。阿米巴性脑脓肿的病程进展迅速,病死率高。

4. **其他肠外阿米巴病**　皮肤阿米巴病少见,常由直肠病灶播散到会阴部引起,会阴部损害会扩散到阴茎、阴道甚至子宫。

【治疗原则】

阿米巴病的治疗需根据感染部位选择相应药物,在治疗的同时还应采取相应措施防止感染。

【药物治疗】

(一)治疗药物分类

1. **杀灭组织内和肠腔内阿米巴的药物**

(1)甲硝唑(metronidazole,灭滴灵):是硝基咪唑类衍生物。该药对阿米巴滋养体、厌氧菌、阴道滴虫、贾第鞭毛虫有强大的杀灭作用。甲硝唑可直接杀灭阿米巴滋养体,对包囊无效。作用机制可能是损害虫体内的 DNA 而杀灭原虫。

(2)替硝唑(tinidazole):是硝基咪唑类衍生物。该药对各种形态及各部位的阿米巴都有效,尤其对阿米巴肝脓肿的疗效较甲硝唑更佳。该药具有疗效高、疗程短、耐受性好等优点。

2. **只对组织滋养体有杀灭作用的药物**　依米丁(emetine,吐根碱)为茜草科植物吐根的生物碱,为异喹啉类衍生物。对组织型滋养体有直接杀灭作用,但对肠腔内小滋养体和包囊无效。其机制可能与抑制虫体蛋白质合成有关。依米丁衍生物去氢依米丁同样有抗阿米巴作用。

3. **只对肠腔内滋养体有杀灭作用的药物**

(1)二氯尼特(diloxanide):通常用其糠酸酯,即糠酯酰胺(furamide)。该药是有效杀灭包囊的抗阿米巴药,在肠道内未吸收的药物直接杀灭前期的阿米巴原虫和小滋养体。

(2)卤化喹啉类药物:本类药物包括喹碘方(chiniofon,药特灵)、双碘喹啉(diiodohydroxyqun-iline,双碘羟喹)、氯碘羟喹(clioquinol),均为卤化 8-羟喹啉类衍生物。本类药物只对肠内阿米巴原虫滋养体有杀灭作用,对包囊无效。同时具有抗菌作用,可抑制肠内阿米巴共生菌,从而亦间接抑制阿米巴滋养体的生长、繁殖,起间接抗阿米巴作用。

4. **抗肠外阿米巴病药物**　氯喹除抗疟疾之外,对阿米巴原虫大滋养体有杀灭作用。口服吸收效果良好,分布于肝、脑、肺、肾等组织中,肝脏中的浓度可比血浆中的浓度高数百倍。对肠外阿米巴病有效。因毒性低,常用于对依米丁无效或不适合用依米丁的患者,或者与依米丁交替使用。如同时加抗肠内阿米巴病药物,可防止复发。

(二)治疗药物选用

目前治疗阿米巴病的首选药物为甲硝唑,适用于急性或慢性肠内外阿米巴病患者。成人每次 0.4 ~ 0.8g,一日 3 次,10 ~ 15 日为一个疗程。服药期间禁酒。替硝唑、奥硝唑(ornidazole)和塞克硝唑(secnidazole)也有较好作用。

对带包囊者的治疗应选择肠壁不易吸收且副作用少的杀灭包囊药物,如二氯尼特;还可选择通过抑制肠道内细菌生长,间接发挥抗阿米巴作用的药物,如巴龙霉素(paromomycin)、喹碘方等。由于阿米巴表面凝集素可刺激人类免疫缺陷病毒(HIV)复制,故对 HIV 感染者无论是致病或不致病阿米巴感染均应予以治疗。甲硝唑或替硝唑等主要用于组织感染,对包囊无效,故不应用于治疗无症状携带者。

肠外阿米巴病如肝、肺、脑、皮肤脓肿的治疗应以甲硝唑为主,氯喹对阿米巴原虫大滋养体也有杀灭作用,对肠外阿米巴病有效。如同时加用抗肠内阿米巴病药,可防止复发。依米丁也具有抗肠外阿米巴作用,但不能根治,易复发。肝脓肿者采用药物治疗配以肝穿刺抽出脓液,效果更好。中药大蒜素、白头翁等也有一定疗效,且副作用小,但仅用中药较难达到根治的目的。

笔记

阿米巴病是全球范围内的公共卫生问题,在治疗的同时还应采取综合措施防止感染。

第四节　猪带绦虫病

链状带绦虫成虫寄生于人体肠道,引起猪带绦虫病(teniasis)。其幼虫寄生于人体皮下、肌肉或内脏组织器官中,引起囊尾蚴病(cysticercosis),亦称囊虫病(cysticercosis)。囊尾蚴病的危害远大于猪带绦虫病。

【病因、发病机制和分型】

猪带绦虫的成虫和幼虫均可寄生人体,分别引起猪带绦虫病及猪囊尾蚴病。

（一）猪带绦虫病

成虫寄生于人体小肠,以其头节上吸盘、小钩等固着器官吸附于肠黏膜上;靠虫体体表微毛的破坏作用,引起肠黏膜损伤;虫体活动的机械性刺激、虫体代谢产物的毒性作用等是猪带绦虫病的主要致病原因。粪便中发现节片是患者求医最常见的原因。患者可出现上腹或全腹隐痛、消化不良、腹泻、体重减轻等消化系统临床表现,少数患者可出现神经系统症状,偶有引起肠梗阻。

（二）囊尾蚴病

囊尾蚴病是我国最重要的寄生虫病之一,对人体的危害远大于成虫,其危害程度因猪囊尾蚴寄生的部位和数量而不同。囊尾蚴寄生数量少则1个,多至数千;寄生部位很广,最多见的部位是皮下组织、肌肉、脑和眼,其次为心、舌、口腔以及肝、肺、乳房、子宫、骨等。囊尾蚴寄生于组织器官,压迫组织,使其萎缩、变性;囊液可通过囊壁渗出诱发超敏反应;虫体周围有炎性反应和少量的组织坏死,并形成一层纤维被膜,将虫体包绕。

根据囊尾蚴寄生部位的不同,通常可将囊尾蚴病分为以下3种类型:

1. 皮下及肌肉型囊尾蚴病　又称皮肌型囊虫病,囊尾蚴寄生于皮下或肌肉组织,最常见。表现为皮下结节,数量为1个至数千个不等,近圆形或椭圆形,黄豆粒大小,硬度近似软骨,手可触及,活动性良好,与周围组织无粘连,无压痛,无色素沉着;以躯干和头部较多,四肢较少。一般分批出现,且可自行逐渐消退。感染轻者常无症状,重度感染者可出现肌肉酸痛、胀痛、无力、麻木等临床表现。

2. 脑囊尾蚴病　囊尾蚴寄生于脑组织,又称脑囊虫病。就诊病例此型最多见,占囊尾蚴病的60%~80%,危害最为严重。发病时间以感染后1个月~1年最为多见,最长可达30年。囊尾蚴在脑内寄生,压迫脑组织,使脑组织出现炎症、软化及水肿等病理变化。临床表现极其复杂,有的可全无症状,有的则引起严重的临床表现,甚至突然死亡。常见的临床表现有头痛、头晕、癫痫发作、颅内压增高、脑膜刺激征及神经精神症状等。

3. 眼囊尾蚴病　囊尾蚴可寄生于眼的任何部位,但以玻璃体及视网膜下较多见,轻者出现视力障碍,视物有团块状、条索状等黑影,常有虫体蠕动感;重者可导致失明,尤其是虫体死亡时,虫体的分解物可产生强烈刺激,造成组织病变,导致玻璃体混浊、视网膜脱离、视神经萎缩、眼痛剧烈。

猪带绦虫病和囊尾蚴病可单独发生,也可同时存在。囊尾蚴病患者中,约有半数患者曾患过猪带绦虫病。

【药物治疗】

猪带绦虫病的治疗以药物治疗为主,肠道内驱虫药包括吡喹酮、氯硝柳胺和阿苯达唑等。

1. 吡喹酮（praziquantel）　是广谱驱虫药。除可用于治疗血吸虫病外,对多种绦虫均有效。具有高效、安全和疗程短的特点,是治疗绦虫病的首选药。对脑型和皮下结节型囊虫病也有效。成人剂量为15~20mg/kg,1次顿服。

2. 氯硝柳胺（niclosamide，灭绦灵）　是一种高效、安全、广谱的抗绦虫药。本品抑制虫体氧化磷酸化过程而杀灭虫体。治疗量时使虫体头节和邻近节片变质，随粪便排出或被消化。可作为首选药物，剂量为成人 2g、儿童 1g，顿服或间隔 1 小时分 2 次服。应嚼碎药片，空腹服用。

3. 阿苯达唑（albendazole）　对绦虫、蛔虫、蛲虫、钩虫和鞭虫均有杀灭作用，对肠道外虫体亦有效，选择作用于囊虫病和棘球蚴病，并杀灭蛔虫、钩虫和鞭虫虫卵。剂量为 8mg/kg，1 次顿服，连服 3 日。

另外，应慎用驱虫药物。因在药物驱虫过程中，患者会恶心、呕吐引起肠管逆蠕动，使肠内容物中的孕节返入胃或十二指肠中，绦虫卵经消化孵育出囊尾蚴而造成自体内感染引起更为严重的囊尾蚴病。

囊尾蚴病的治疗应结合药物杀虫和手术摘除。吡喹酮和阿苯达唑对脑与皮下肌肉型囊虫病疗效均较好。

1. 吡喹酮　治疗脑囊虫病按 20mg/（kg·d），轻症者可每次 10mg/kg，一日 3 次，连服 4 日。重症者应用甘露醇、地塞米松降低颅内压接近正常后用药。必要时可 2~3 个月后再重复 1 个疗程，重者一般需服 2~4 个疗程。

2. 阿苯达唑　脑囊虫病为 18~20mg/（kg·d），分 2 次服用，连服 10 日。皮下肌肉型囊虫病每次为 15mg/（kg·d），分 2 次服，连服 10 日。2~3 周后再重复 1 个疗程，重症可服 2~3 个疗程。

手术摘除是治疗眼囊尾蚴病唯一合理的方法。由于囊虫体死亡可引起强烈的组织反应如头痛、头昏、发热、恶心、呕吐、精神障碍及癫痫发作等，故对眼囊尾蚴病不能用吡喹酮治疗，否则可加重眼部症状，甚至失明。

第五节　钩　虫　病

钩虫病（ancylostomiasis）是由钩虫寄生于小肠，引起宿主慢性失血、贫血的疾病。钩虫是钩口科线虫的总称，其中属于人兽共患的钩虫有 9 种。寄生人体小肠的钩虫主要是十二指肠钩口线虫（简称十二指肠钩虫）和美洲板口线虫（简称美洲钩虫）。钩虫的幼虫在人体一般不能发育为成虫，而是引起皮肤幼虫移行症（cutaneous larva migrans，CLM），因幼虫移行蜿蜒弯曲，引起皮疹呈匐行线状，又称匐形疹（creeping eruption）。

【病因和发病机制】

钩虫的成虫和幼虫对人体均有致病作用，但以成虫致病为主。十二指肠钩虫和美洲钩虫的致病机制相似。十二指肠钩虫引起皮炎者较多，导致宿主的贫血也较严重，同时也是引起婴幼儿钩虫病的主要虫种。

1. 幼虫致病　幼虫致病主要是丝状蚴侵入皮肤引起皮肤损害和幼虫在体内移行经肺部造成的损害。

（1）钩蚴性皮炎：人赤足下地劳作，钩虫丝状蚴从足趾或手指间等皮肤较薄嫩处侵入皮肤，数十分钟内感染者即可有针刺、烧灼和奇痒感，出现充血斑点或丘疹、水疱，有浅黄色液体溢出，即为钩蚴性皮炎；搔抓后继发感染，则形成脓疱，最后经结痂、脱皮而愈，此过程俗称"粪毒"、"地痒疹"。

（2）钩蚴性肺炎：幼虫移行至肺，穿破微血管进入肺泡，引起局部出血及炎性病变。患者可出现阵发性咳嗽、痰中带血及哮喘，甚至大咯血，伴有畏寒、发热等症状。重者可表现为嗜酸性粒细胞增多性哮喘，出现剧烈干咳和哮喘发作，胸部 X 线检查提示肺浸润性病变。

2. 成虫致病

（1）消化道症状：钩虫以钩齿或板齿咬附肠黏膜，造成肠壁散在出血及小溃疡，有时也可形成片状出血性瘀斑，深度可达黏膜下层、肌层，引起急性肠炎和消化道出血。患者可有上腹部不适及隐痛、恶心、呕吐、腹泻,重度感染可见柏油样黑便或血便。

（2）异嗜症:少数患者喜食生米、生豆、茶叶、泥土、瓦块、煤渣、破布、碎纸等,称为异嗜症。其原因不明,可能与铁的耗损有关。经服铁剂后,症状可自行消失。

（3）贫血:是钩虫病最显著的临床症状。钩虫咬附宿主肠黏膜,摄食血液和肠黏膜,造成患者慢性失血,持续消耗铁质和蛋白质,出现小细胞低色素性贫血。轻度患者出现头昏、乏力、眩晕、皮肤苍白、心慌气促;中度患者有面部及全身凹陷性水肿,尤以下肢为甚,俗称"黄肿病";重度患者出现心脏扩大、胸腔积液、心包积液等贫血性心脏病的表现,最后完全丧失劳动能力。

（4）婴儿钩虫病:表现为急性便血性腹泻,大便呈黑色或柏油样,面色苍白,精神萎靡,心尖区有明显的收缩期杂音,肝脾大,贫血多较严重,生长发育迟缓。婴儿钩虫病预后差,病死率高,多由十二指肠钩虫感染引起。

【药物治疗】

常用的驱虫药物有甲苯咪唑（mebendazole）、阿苯达唑（albendazole）等。同时应注意对症治疗,及时补充铁剂以纠正贫血等。

甲苯咪唑为高效广谱杀虫药,对蛔虫、蛲虫、钩虫和鞭虫均有杀灭作用,对混合感染亦有效,对肠虫的幼虫、成虫和虫卵均有杀灭作用,具有控制传播的作用。该药能选择性地抑制虫体微管功能,阻止线虫对葡萄糖的摄取,减少 ATP 合成,从而抑制虫体生长、繁殖,最终导致虫体死亡。对宿主无影响。驱虫作用慢,用药后清除肠虫需 3 日以上。成人每次 100 或 200mg,一日 2 次,连服 3 日。

在以美洲钩虫感染为主的混合流行区,阿苯达唑为首选药物。成人 400mg,1 次顿服,连服 3 日。

钩蚴性皮炎的治疗首选 15% 噻苯达唑（tiabendazole）软膏局部涂敷,连用 2 天,能快速止痒消肿;由于钩蚴钻入皮肤后 24 小时内大部分停留在局部皮下,此时可采用皮肤透热疗法（用 53℃ 热水浸泡受染部位,持续 20～30 分钟）杀死皮下组织内移行的幼虫。

为了预防钩虫病,需加强粪便管理,改变不良卫生习惯,同时加强个人防护。

第六节　疥　疮

疥疮（scabies）是由疥螨引起的一种剧烈瘙痒的接触传染性皮肤病。

【病因和发病机制】

疥螨在皮肤角质层内挖掘"隧道"和移行过程中对宿主皮肤产生机械性刺激,其排泄物、分泌物和死亡虫体的崩解物可引起宿主产生由 T 淋巴细胞介导的迟发型超敏反应,导致寄生部位周围皮肤血管充血、炎性渗出、红斑和结痂,以及皮下组织增生、角质层增厚。真皮乳头层也可有水肿,炎性细胞浸润。临床上表现为皮肤的病理性损伤和剧痒,感染者因剧烈瘙痒而搔抓,致使皮损加重。

疥疮病变多从手指间皮肤开始,随后可蔓延至手腕屈侧、腋前缘、乳晕、脐周、阴部或大腿内侧等好发部位。局部皮肤可出现丘疹、水疱、脓疱、结节及隧道,病灶多呈散在分布。疥疮最突出的症状是剧烈瘙痒,白天较轻,夜晚加剧,睡后更甚,可能由于虫体夜间在温暖的被褥内活动和啮食力增强所致,症状严重时患者往往难以入睡。由于剧痒而搔抓可产生抓痕、血痂、色素沉着等。若患处继发性细菌感染,可导致毛囊炎、脓疱、疖肿等,严重者可致湿疹样改变或苔藓化等病变。

【治疗原则】

杀虫、止痒、防治并发症。所有家庭成员和密切接触者同时用药。正确及时的药物治疗可在 1 周内治愈。

笔记

【药物治疗】

（一）治疗药物分类

常见的抗寄生虫感染的主要药物见表25-2。

表 25-2　常见的抗寄生虫感染的主要药物

药物分类	代表药	作用和作用机制
抗疟药	氯喹	在感染疟原虫的红细胞内聚集,干扰血红素非酶聚合为疟色素,同时导致血红素在疟原虫体内堆积,从而杀灭疟原虫。干扰疟原虫裂殖体的 DNA 复制与 RNA 转录过程,抑制疟原虫分裂繁殖,有效控制症状发作。对红外期无作用,不能阻止复发,但因作用较持久,故能使复发推迟(恶性疟因无红外期,故能被根治)
	伯氨喹	其抗疟作用可能与干扰疟原虫的 DNA 合成有关。伯氨喹能抑制辅酶 Q 的活性,阻断疟原虫线粒体内的电子传递,抑制疟原虫的氧化、磷酸化过程。本品在体内的代谢物有较强的氧化性,能将红细胞内的还原型谷胱甘肽转变为氧化型谷胱甘肽,干扰 NADP 还原,影响疟原虫的能量代谢和呼吸而导致死亡
	乙胺嘧啶	抑制疟原虫的二氢叶酸还原酶,干扰疟原虫的叶酸代谢,阻碍叶酸合成,抑制繁殖,常用作病因性预防药。也能抑制疟原虫在蚊体内的发育,故可阻断传播
抗血吸虫药	吡喹酮	增加虫体表膜对 Ca^{2+} 的通透性,促进 Ca^{2+} 的跨膜内流,干扰虫体内的 Ca^{2+} 平衡。促进肌肉活动,引起虫体痉挛性麻痹脱落。高浓度时,引起虫体表膜损伤,暴露隐藏抗原,在宿主防御机制参与下,虫体破坏死亡
抗阿米巴药	甲硝唑	对肠内外阿米巴滋养体有强大的杀灭作用,也可用于抗厌氧菌、抗滴虫和抗贾第鞭毛虫
抗肠蠕虫药	甲苯咪唑	为广谱驱肠虫药,对蛔虫、钩虫、蛲虫、鞭虫、绦虫和圆线虫等肠道蠕虫均有效。其与虫体的 β 微管蛋白结合抑制微管聚集,从而抑制分泌颗粒转运和其他亚细胞运动。抑制虫体线粒体延胡索酸还原酶的活性,抑制葡萄糖的转运,并使氧化磷酸化脱偶联,减少 ATP 生成,抑制虫体生存及繁殖而使其死亡

（二）治疗药物选用

1. 局部用药　10%～20% 硫黄软膏(sulphur ointment),婴幼儿患者皮肤柔嫩,硫黄软膏的浓度应减半。10% 苯甲酸苄酯(benzyl benzoate)搽剂,由苯甲酸苄酯 10g 加软肥皂少量,加水至 100ml 配制而成。复方美曲膦酯(metrifonate)霜剂、复方甲硝唑(metronidazole)软膏及伊维菌素(ivermectin)等均有杀虫止痒作用。

治疗注意事项:治疗前先用热水、肥皂洗澡,将脓痂等洗净,待皮肤干后涂药。治疗时,稍用力将药物搽于颈项以下全身,有疮处多搽、无疮处少搽。每日早、晚各 1 次,连续 3 天。擦药期间不洗澡、不换衣。第 4 天更衣洗澡,将换下的衣服、被褥、床单、枕套等煮沸消毒,不能煮沸的物品可熨烫或日晒。同一家庭中的患者需同时治疗。治疗后观察 1～2 周(因疥螨卵需 10 天才能变成成虫),如无新损害发生才能认为痊愈。

疥疮结节的治疗可选用皮质类固醇制剂如氟轻松霜等涂搽、醋酸泼尼松龙混悬剂皮肤损害内注射。

2. **全身治疗** 可用抗组胺药、安定剂治疗剧烈瘙痒,继发性感染可用抗生素。

3. **预防措施** 主要包括加强卫生宣传教育,注意个人卫生,被褥常洗晒,避免与患者接触及使用患者的衣物及用具。及时治疗患者,消毒处理衣物,居室喷洒除螨剂。

【思考题】

分析总结寄生虫感染的特点和防治方法,请查阅相关文献,总结寄生虫感染的新趋势和药物治疗新进展。

（陈 磊）

第二十六章 急性中毒的药物治疗

学习要求

1. 掌握 各类急性中毒的治疗原则及药物治疗方法。
2. 熟悉 各类急性中毒常用治疗药物的作用特点和使用注意事项。
3. 了解 各类急性中毒的中毒机制和临床表现特点。

急性中毒是指短时间内毒物通过吞食、吸入、皮肤吸收或注射等途径进入人体内,引起急性病理生理改变甚至死亡的过程。临床上根据毒物种类将急性中毒分为化学性毒物(包括药物、农药、有害气体和有机溶剂)、植物性毒物和动物性毒物中毒。

虽然各类急性中毒的毒理、临床表现和治疗方案有很大差异,但基本原则是相似的。在临床实践中,对于急性中毒患者的救治一般采用如下原则:要立即停止患者与毒物的再接触;尽快排出尚未吸收的毒物;迅速采取排毒和解毒措施清除人体内已被吸收的毒物;积极对症支持治疗和预防并发症。

第一节 常见药物中毒

一、阿片类药物中毒

【中毒机制】

阿片类药物包括吗啡、可待因、美沙酮、芬太尼及毒品海洛因等,过量使用可致中毒,主要通过激动体内的阿片受体,对中枢神经系统产生先兴奋后抑制作用,但以抑制为主。

吗啡可抑制大脑皮质的高级中枢、延髓呼吸中枢、血管运动中枢和咳嗽中枢,兴奋延髓催吐化学感受区;提高胃肠道平滑肌及其括约肌张力,减慢肠管推进型蠕动,对支气管、胆管及输尿管平滑肌也有类似作用;大剂量的吗啡除抑制血管运动中枢外,还可促进组胺释放,使外周血管扩张导致血压下降、颅内压升高。吗啡的成人中毒量为60mg,致死量为250mg;阿片浸膏的致死量为吗啡10倍,口服致死量为2~5g;可待因的毒性为吗啡的1/4,其中毒剂量为200mg,致死量为800mg。原有慢性疾病如慢性肝病、慢性肺病、甲状腺或慢性肾上腺皮质功能减退等的患者更易发生中毒;饮酒者即使治疗剂量也可导致中毒;巴比妥类及其他催眠药物与本类药物有协同作用,合用易致中毒。

【临床表现】

急性阿片类药物中毒轻者仅有头痛、头晕、恶心、呕吐、兴奋或抑郁,重者出现昏迷、呼吸深度抑制、针尖样瞳孔等,最后呼吸麻痹而死亡。当脊髓反射增强时,常有惊厥、牙关紧闭和角弓反张。急性中毒在12小时内多死于呼吸麻痹,幸存者常并发肺部感染;超过48小时者预后较好。

【治疗原则】

1. 支持和对症治疗 保持患者呼吸道通畅,吸氧,呼吸抑制时可用阿托品刺激呼吸中枢,必要时人工呼吸;补充血容量,维持血压正常;纠正水、电解质代谢紊乱和维持酸碱平衡;预防和控制感染等。

笔记

474

2. **明确中毒途径，促进毒物尽快排出**　采用洗胃和导泻等方法阻止毒物吸收；应用利尿药或高渗葡萄糖注射液等促使毒物尽快排出体外。

3. **使用特效解毒药治疗**　使用特异性阿片受体拮抗药纳洛酮等治疗。

【药物治疗】

（一）常用药物

特异性阿片受体拮抗药有纳洛酮（naloxone）、纳曲酮（naltrexone）、烯丙吗啡（nalorphine）等，它们对阿片受体有竞争性拮抗作用，可迅速消除阿片类药物急性中毒的呼吸抑制作用，促进患者意识恢复，对阿片类药物的其他效应如催吐、缩瞳以及胃肠道平滑肌痉挛、血压下降等均能对抗。

（二）治疗药物选用

1. **阻止吸收和促进排泄治疗**　口服中毒者应催吐，如催吐失败或无法催吐者应立即用药用炭混悬液或高锰酸钾液洗胃，继而直肠灌入药用炭混悬液，再用硫酸钠或甘露醇导泻，因有中枢抑制作用忌用硫酸镁。禁用阿扑吗啡催吐。中毒较久的口服患者仍应洗胃，由于幽门痉挛，可能有少量药物长时间潴留于胃内。如是皮下注射吗啡过量，应迅速用止血带扎紧注射部位上方，局部冷敷，以延缓吸收，但结扎带应间歇放松。

应用利尿药如呋塞米或高渗葡萄糖注射液、同时输液等促使毒物尽快排出体外。但补液不宜过快，以避免引起脑水肿等的发生。

2. **特异性拮抗剂治疗**　尽早应用特异性阿片受体拮抗药，临床常以纳洛酮为首选。纳洛酮每次 0.4～0.8mg（儿童 0.01mg/kg）肌内或静脉注射，根据病情，可每 10～15 分钟重复给药 1 次，必要时可以 0.8～1.2mg 静脉滴注维持，直至患者清醒，后改为每 1～3 小时 1 次，维持 1 日或更久。重度中毒患者可同时予以血液透析和血液灌流治疗。如反复注射纳洛酮至 20mg 仍无效时，则应考虑合并有缺氧、缺血性脑损伤，或合并其他药品、毒品中毒。也可用烯丙吗啡每次 5～10mg 静脉注射，必要时间隔 10～15 分钟重复注射，总量不超过 40mg；严重中毒时每次剂量可酌情增加。慢性中毒的治疗可在 2～3 周内逐渐撤除药物，同时以巴比妥类镇静剂对症处理。

纳洛酮过量可引起高血压、心律失常、呕吐和戒断综合征，高血压患者应用时应慎重；为避免患者因意识恢复过快出现躁动不安和激惹，纳洛酮静脉注射时不能过快。

二、巴比妥类药物中毒

【中毒机制】

巴比妥类药物引起脑内神经元活性的普遍抑制，有剂量-效应关系。低剂量的巴比妥类药物能降低神经递质突触后的兴奋性，减少递质的释放，促进 GABA 与其受体的结合；大剂量有拟似 GABA 的作用，使氯通道开放，亦能延长 GABA 介导的氯通道开放时间。随剂量增加，产生由镇静、催眠、抗惊厥到麻醉的作用。大剂量的巴比妥类可直接抑制延髓呼吸中枢和血管运动中枢，出现呼吸抑制和血压下降，导致呼吸循环衰竭。

【临床表现】

催眠剂量的 2～5 倍剂量可引起轻度中毒，患者仅有反应迟钝、言语不清、判断和定向障碍；催眠剂量的 5～10 倍剂量可引起中度中毒，患者沉睡或进入浅昏迷状态，用强刺激可唤醒，呼吸变慢，眼球震颤，对光反射迟钝；催眠剂量的 10～20 倍剂量可引起重度中毒，患者深度昏迷，呼吸变浅变慢，有时呈潮氏呼吸，血压下降甚至发生休克；昏迷后期全身肌肉松弛、瞳孔散大、各种反射消失、体温降低、少尿或无尿，可因呼吸、循环衰竭和肾衰竭而死亡。

【治疗原则】

1. **支持和对症治疗**　维持呼吸、循环和泌尿系统功能。
2. **清除毒物，促进毒物排出**　洗胃、输液、利尿、碱化尿液。

笔记

【药物治疗】

（一）常用药物分类

解救巴比妥类中毒的常用药物见表26-1。

表26-1　解救巴比妥类中毒的常用药物

药物分类	代表药	作用和作用机制
呼吸兴奋药	尼可刹米（nikethamide） 贝美格（bemegride）	可直接兴奋延髓呼吸中枢，也可刺激颈动脉体化学感受器而反射性兴奋呼吸中枢，提高呼吸中枢对 CO_2 的敏感性，使呼吸加深加快
阿片受体拮抗药	纳洛酮（naloxone）	对阿片受体有竞争性拮抗作用，可与内阿片肽竞争，消除患者的呼吸抑制和昏迷，改善心血管功能
利尿药	呋塞米（furosemide） 甘露醇（mannitol）	呋塞米作用于肾小管髓袢升支粗段，抑制 NaCl 重吸收而发挥强大的利尿作用 甘露醇通过稀释血液而增加循环血容量及肾小球滤过率，并减少 NaCl 的重吸收，产生利尿作用
抗酸药	碳酸氢钠 （sodium bicarbonate）	中和 H^+，碱化尿液，促进药物排泄

（二）治疗药物选用

1. 促进毒物排出　一般选用1:2000～1:5000 高锰酸钾溶液或 0.9% 氯化钠注射液洗胃，将胃内药物尽量完全洗出；洗胃后用 10～16g 硫酸钠导泻。也可给予药用炭混悬液洗胃，以吸附未被吸收的药物。如患者的肾功能良好，可采取输液、利尿、碱化尿液等措施促进毒物排泄，但休克患者忌用。成人一般静脉滴注 3000～4000ml 液体，生理盐水和葡萄糖液各半。呋塞米每次 40～80mg，静脉注射，尿量维持在 250ml/h 以上。20% 甘露醇注射液 1～2g/（kg·次），静脉滴注，10ml/min，必要时每 4～6 小时重复使用。但须注意水、电解质平衡，丧失的水、钠、钾等电解质应及时补充。5% 碳酸氢钠 100ml 静脉滴注，以后再以 0.5% 碳酸氢钠溶液维持，其滴速以能维持最大的 pH(8.0) 为好；同时加用乙酰唑胺 0.25g/6h。碱化尿液对长效药物（苯巴比妥、巴比妥）的排泄作用较大，而对短效药物（司可巴比妥）的排泄影响较小。对严重的中效类药物（戊巴比妥、异戊巴比妥）中毒或肾功能不全患者可采用透析（血液或腹膜）疗法，但短效类药物中毒透析效果不理想。病情严重或有肝功能不全时，可试用药用炭、树脂血液灌流。当血液中的苯巴比妥浓度达到 80mg/ml 时，应进行血液净化治疗。

2. 对症和支持治疗　保持患者呼吸道通畅，吸氧，必要时辅助呼吸，补充血容量，维持血压的正常和尿量，对难以纠正的低血压可应用多巴胺或间羟胺等，维持收缩压在 90～100mmHg。并发心力衰竭时，可用毛花苷丙。维持水、电解质和酸碱平衡，注意保温，预防肺部感染，保肝治疗。对肺炎、肾衰竭、败血症等并发症积极处理。

深度昏迷、呼吸明显抑制或积极抢救48 小时患者仍不醒时可使用尼可刹米、贝美格等中枢兴奋药，但注意严格掌握药量和滴速，避免发生惊厥，增加机体耗氧量。尼可刹米每次皮下、肌内或静脉注射 0.25～0.5g，必要时每 1～2 小时重复 1 次，或与其他中枢兴奋药交替使用，直到呼吸抑制缓解而无肌震颤或抽搐。极量为每次皮下、肌内或静脉注射 1.25g。贝美格 50mg 用 5% 葡萄糖注射液稀释后静脉滴注，至病情改善为止，必须密切观察，谨防过量引起惊厥。纳洛酮已列入本类药物中毒的重要抢救药物，可用纳洛酮每次 0.4～0.8mg（儿童每次 0.01mg/kg）肌内或静脉注射，必要时每 30 分钟重复 1 次；或用 4mg 加入 5% 葡萄糖注射液 1L 中以每小时 0.4mg 的速度静脉滴注。

三、吩噻嗪类药物中毒

【中毒机制】

吩噻嗪类药物能阻断中枢神经系统的多巴胺受体,减轻焦虑紧张、幻觉妄想和病理性思维等精神症状;并抑制脑干血管运动中枢、阻断肾上腺素能 α 受体,使血管扩张。此外,药物还具有阻断毒蕈碱受体和组胺受体的作用。药物过量中毒可致中枢乙酰胆碱相对占优势,出现锥体外系兴奋症状。

【临床表现】

过大剂量可致急性中毒,主要表现在神经系统和心血管系统。中毒表现有困倦、嗜睡、瞳孔缩小或扩大、低血压、心率加快以及体温下降或高热、口干、尿潴留等。重症患者肌张力减退、腱反射消失、低温或高热、昏迷、惊厥、休克、呼吸停顿、心律失常。心电图显示 P-R 及 Q-T 间期延长、ST-T 波改变,偶见 QRS 增宽。若长期大剂量治疗可出现锥体外系症状,如帕金森综合征、静坐不能及急性肌张力障碍反应等。有时亦可诱发癫痫样惊厥、假性脑膜炎、多发性神经炎等症状。

对氯丙嗪过敏的患者在应用治疗量时可发生剥脱性皮炎、粒细胞缺乏症、胆汁淤积性肝炎而死亡。

【治疗原则】

1. 促进毒物排出　在摄入本类药物后的 12 小时内应给予洗胃和灌肠、补液和利尿。

2. 对症及支持治疗　本类药物无特效解毒剂,以对症和支持治疗为主。积极防治低血压、抗心律失常和保护心肌、给予呼吸支持等。

【药物治疗】

1. 促进毒物排出　在服下大量氯丙嗪等药物后的 12 小时内须用微温开水或 1∶5000 高锰酸钾溶液洗胃,洗胃后注入硫酸钠 10～16g 导泻,并给予灌肠,以排出毒物;5% 葡萄糖溶液 500ml 加入维生素 C 2.5～5.0g 静脉滴注,补充液体;呋塞米 20～40mg 肌内或静脉注射或静脉注射高渗葡萄糖或右旋糖酐,促进利尿,排泄毒物,但输液量不可过多,以防心力衰竭和肺水肿。

2. 对症及支持治疗　积极补充血容量如快速滴注生理盐水或复方氯化钠溶液 1～2L 以防治低血压。如血压过低时,可选用间羟胺或去甲肾上腺素等 α 受体兴奋药,禁用肾上腺素、异丙肾上腺素等具有 β 受体兴奋作用的药物,以免加重低血压。如出现奎尼丁样心脏毒性(Q-T 间期延长、QRS 增宽)可用 5% 碳酸氢钠 250ml 静脉滴注,心律失常时宜用利多卡因。呼吸抑制或暂停时给予吸氧、人工呼吸及呼吸兴奋剂治疗。

药物中毒昏迷的患者首选贝美格,其中枢兴奋产生快而毒性较低。一般 50～150mg 加葡萄糖注射液或 0.9% 氯化钠注射液 100ml 静脉滴注,50～60 滴/分,至患者出现肌张力增加、肌纤维震颤、肌腱反射恢复;如静脉滴注 2～3 小时无效,则静脉注射贝美格 50mg 每 3～5 分钟 1 次,直到病情改善或出现轻微的中毒症状为止。儿童用量为每次 1mg/kg,每 15～30 分钟重复 1 次,直到患者出现反应(呻吟、活动、肌张力增加、角膜反射及腱反射恢复)则可暂停给药;若病症复发加重可再次给药。也可用盐酸哌甲酯(利他林)40～100mg 肌内注射,必要时每 0.5～1 小时重复应用,直至苏醒。

如有帕金森病症状出现,可选用盐酸苯海索、氢溴酸东莨菪碱等。苯海索口服,每次 2mg,每日 2～3 次,服用 2～3 天。若有肌肉痉挛及张力障碍,可用苯海拉明 25～50mg 口服或 20～40mg 肌内注射;若出现过敏反应选用大剂量的糖皮质激素治疗。本类药物不能通过血液透析和血液灌流清除。

四、酒　精　中　毒

【中毒机制】

大量饮酒引起的酒精中毒主要由酒中的主要成分乙醇导致的代谢紊乱所致。酒精代谢产

生大量的自由基 O_2^-、OH^-、H_2O_2、$C_2H_5O^-$、$C_2H_5OH^-$ 等,可破坏铜锌超氧化物歧化酶的活性中心金属配位场引起酶受损,清除自由基的能力下降,导致自由基数量过多,当超过了机体的清除能力时,就会造成机体组织损伤。肝脏几乎是酒精代谢、降解的唯一场所。乙醇在肝内氧化为乙醛,乙醛再转化为醋酸,最后进入三羧酸循环代谢为水和二氧化碳。当一次大量饮酒,超过肝脏的清除代谢能力时,造成乙醇体内蓄积并进入大脑引起急性酒精中毒。随着乙醇剂量的增加,其对中枢神经系统的作用由大脑皮质向下,至皮质下中枢、小脑、网状结构、延髓。小剂量乙醇影响 γ- 氨基丁酸对大脑皮质的抑制作用,出现兴奋症状;高浓度作用于小脑引起共济失调,作用于网状结构引起昏睡和昏迷;极高浓度抑制延髓呼吸和血管运动中枢,出现呼吸和循环衰竭。在过量酒精的作用下,腺垂体释放内阿片肽增多,同时代谢物乙醛在体内与多巴胺缩合生成阿片样物质,直接或间接作用于脑内阿片受体,引起急性中毒症状。大量的乙醇可造成严重的肝损伤,其代谢产物乙醛对肝细胞有直接毒性作用,乙醛转化为超氧化物可使肝细胞膜脂质过氧化,造成肝损伤。酒精与乙醛可直接损伤胃黏膜,导致胃黏膜糜烂出血。酒精代谢过程中产生的乙醛比乙醇对人体的毒性大,它是乙醇毒性的 10 倍。

【临床表现】

酒精中毒几乎可影响所有的器官系统,急性酒精中毒的临床表现主要为神经系统和消化系统症状,如神志异常(兴奋或抑制)、共济失调、昏睡、昏迷、恶心、呕吐、消化道出血、腹痛等,以神经系统损害最多见。临床表现可分为 3 期:①兴奋期:表现为眼部充血、头昏乏力、语言增多、自控力降低等;②共济失调期:表现为动作不协调、步态不稳、身体难以平衡等;③昏迷期:表现为沉睡不醒、体温降低、昏迷,甚至呼吸、循环衰竭而死亡。肝损害时出现肝区疼痛、肝大、肝功能异常。慢性酒精中毒的主要临床表现为有精神症状,如幻听、幻视,或两者同时存在;妄想、智能障碍,以及戒断综合征;神经系统症状如肢体震颤、走路不稳、肢体感觉减退、共济失调、癫痫;并发症如末梢神经炎、高血压、心血管疾病、糖尿病、肝胆疾病等。

【治疗原则】

1. **急性轻度中毒** 一般无需特殊治疗,卧床休息,注意保暖,多饮水,可自行恢复。

2. **急性重度中毒** 所有患者就诊后及时给予基础治疗。首先保持呼吸道通畅,头偏向一侧,避免呕吐物阻塞呼吸道,或误吸呕吐物导致窒息;吸氧,低流量氧气吸入。对于深昏迷者,确定在饮酒后 1 小时内且无呕吐者,建议采取洗胃;如有呕吐者,一般不采用洗胃。其次维持循环功能和水、电解质、酸碱平衡:静脉输入 5% 葡萄糖盐水溶液,补充维生素及电解质。注意保暖,监测心律失常和心肌损害以及血糖水平(低血糖是急性酒精中毒最严重的并发症之一)。强迫利尿对急性酒精中毒无效,严重急性中毒时可采用血液透析促使乙醇排出。透析治疗的指征为血乙醇含量 >5g/L 伴酸中毒,或同时服用甲醇或可疑其他药物。之后根据症状采用积极对症支持治疗。

【药物治疗】

(一)常用药物分类

解救急性酒精中毒的常用药物见表 26-2。

表 26-2 解救急性酒精中毒的常用药物

药物分类	代表药	作用和作用机制
阿片受体拮抗药	纳洛酮(naloxone)	对阿片受体有竞争性拮抗作用,与内阿片肽或阿片样物质竞争,可以缓解酒精中毒的症状。能消除患者的呼吸抑制和改善心血管功能,且有缩短神志异常时间、抑制氧自由基释放、稳定肝溶酶体膜、促进乙醇在体内转化的作用,是临床治疗急性酒精中毒的理想药物

续表

药物分类	代表药	作用和作用机制
质子泵抑制剂	奥美拉唑(omeprazole)	选择性抑制胃壁细胞中的质子泵(H^+,K^+-ATP酶),抑制壁细胞分泌胃酸,并能增加胃黏膜血流,维持胃细胞膜稳定性,保护胃黏膜屏障
利尿药	呋塞米(furosemide)	呋塞米作用于肾小管髓袢升支粗段,抑制NaCl重吸收而发挥强大的利尿作用
	甘露醇(mannitol)	甘露醇通过稀释血液而增加循环血容量及肾小球滤过率,并减少NaCl的重吸收,产生利尿作用

（二）治疗药物选用

1. **中度酒精中毒**　给予患者纳洛酮0.4~0.8mg肌内注射或加入10%葡萄糖盐水500ml,其中加50%葡萄糖液100ml,三磷酸腺苷40mg,辅酶A 100U,肌苷0.4g,维生素B_1、维生素B_6、烟酰胺各0.2g,静脉滴注,以加速乙醇在体内的氧化。烦躁不安者或过度兴奋者可给予小剂量地西泮,避免用吗啡、氯丙嗪、苯巴比妥类药物。

2. **急性重度酒精中毒**　首次给予纳洛酮0.8mg静脉注射,之后以0.4mg/h的速度持续静脉滴注(加入5%葡萄糖液500ml中,其中加50%葡萄糖液100ml,三磷酸腺苷40mg、辅酶A 100U,肌苷0.4g,维生素B_1、维生素B_6、烟酰胺各0.2g),直至清醒。无低血压者或低血压者待血压恢复正常后可给予呋塞米20mg静脉推注。呕吐剧烈者给予甲氧氯普胺10mg肌内注射,同时给予奥美拉唑40mg加入生理盐水250ml中静脉滴注。伴有消化道出血者予以止血。伴有低血压者给予升压药物静脉滴注。

3. **慢性酒精中毒**　精神症状严重者给予中、小剂量的抗精神病药,如奋乃静、氯丙嗪等;对于兴奋躁动、行为紊乱而无癫痫发作者,给予氟哌啶醇5~10mg肌内注射,同时合并适量的氯硝西泮口服可缓解肢体震颤。

第二节　农药中毒

一、有机磷农药中毒

有机磷农药大多数属有机磷酸酯类或硫代磷酸酯类化合物,是目前应用最广泛的农药,绝大多数为杀虫剂。农药主要经过消化道、呼吸道、皮肤黏膜进入体内。急性有机磷农药中毒多因误服、自服或食用污染的食物所致,成批有机磷农药中毒多见于蔬菜污染,散发病例农村多于城市。

【中毒机制】

有机磷酸酯的结构近似于乙酰胆碱,进入人体后与胆碱酯酶结合形成磷酰化胆碱酯酶,使其失去分解乙酰胆碱的能力,造成胆碱能神经的化学递质乙酰胆碱积聚,激动M、N胆碱受体,出现一系列胆碱能神经兴奋症状。

【临床表现】

急性中毒可分为轻度、中度和重度3级。轻度中毒症状类似于毒蕈碱样(M)症状,表现为头痛、头昏、恶心、呕吐、视力模糊、瞳孔缩小、多汗、心率减慢、血压降低等,血液胆碱酯酶活力在50%~70%;中度中毒除上述症状外,还出现胸部压迫感、呼吸困难、肌纤维颤动、共济失调、流涎、大汗淋漓等,血液胆碱酯酶活力在30%~50%;重度中毒者除上述症状加重外,还出现中枢神经系统症状如呼吸极度困难、发绀、惊厥、昏迷等,少数患者可有脑水肿,血液胆碱酯酶活力在

30%以下。

急性重度和中度有机磷[甲胺磷、敌敌畏、乐果和美曲磷酯(敌百虫)等]中毒患者症状消失后2～3周可出现迟发性多发性神经病(delayed polyneuropathy)。重度有机磷(甲胺磷、敌敌畏、乐果和久效磷)中毒后24～96小时及复能药用量不足的患者可发生中间型综合征(intermediate syndrome),突然出现肌无力,由于呼吸肌麻痹导致呼吸困难或衰竭,甚至死亡。

【治疗原则】

脱离毒源,清除毒物。立即离开中毒现场,脱去污染衣服,用清水或肥皂水冲洗全身污染部位。眼部污染可用2%碳酸氢钠或0.9%氯化钠注射液冲洗。口服清水、0.9%氯化钠注射液、2%碳酸氢钠(美曲磷酯中毒时忌用)或1:5000高锰酸钾(硫代磷酸酯类的对硫磷等中毒时忌用)反复洗胃,直至洗出液无农药气味为止。

早期、足量、联合、重复使用特效解毒药阿托品和碘解磷定。支持和对症治疗,积极防治休克、肺水肿、脑水肿,用抗生素预防合并感染。

【药物治疗】

(一)常用药物分类

解救有机磷农药中毒的常用药物见表26-3。

表26-3　解救有机磷农药中毒的常用药物

药物分类	代表药	作用和作用机制
M胆碱受体拮抗药	阿托品(atropine) 山莨菪碱(anisodamine) 盐酸戊乙奎醚(长托宁,penehyclidine hydrochloride)	阻断M胆碱能受体,对抗乙酰胆碱的毒蕈碱样作用,特别是能解除平滑肌痉挛,抑制支气管分泌,以保持呼吸道通畅,防止发生肺水肿。也可消除和减轻有机磷农药中毒的中枢神经系统症状,并能兴奋呼吸中枢,对抗呼吸中枢抑制。盐酸戊乙奎醚对M_2受体的作用弱,不增加心率,不扩大瞳孔;对中枢N受体也有拮抗作用
胆碱酯酶复能药	氯解磷定(pralidoxime chloride) 碘解磷定(pralidoxime iodide) 双复磷(obidoxime)	与磷酰化胆碱酯酶作用,使胆碱酯酶游离,恢复酶的活性。也能与血中的有机磷酸酯类直接结合成为无毒物质由尿排出。氯解磷定的复能作用强,毒性小,水溶性高,是临床首选的解毒药,可静脉或肌内注射给药。碘解磷定的复能作用较差,毒性小,水溶性小,仅能静脉注射,临床次选。双复磷的复能作用强,毒性较大,水溶性大,能静脉或肌内注射。胆碱酯酶复能药对甲拌磷、内吸磷、对硫磷、甲胺磷、乙硫磷和辛硫磷等中毒疗效较好,对敌敌畏、美曲磷酯中毒疗效差,对乐果和马拉硫磷中毒疗效不明显。双复磷对敌敌畏、美曲磷酯中毒的疗效较碘解磷定好,对中毒24～48小时后已老化的胆碱酯酶无复活作用

(二)治疗药物选用

根据有机磷中毒程度选用药物,轻度患者可单用胆碱酯酶复能药,中、重度患者应联合应用胆碱酯酶复能药与胆碱受体拮抗药。联合用药时,应减少M受体拮抗药的用量,避免发生中毒。

1. 轻度中毒的治疗　阿托品2～4mg皮下注射,每1～2小时1次,达阿托品化后改0.5mg皮下注射,每4～6小时1次;或盐酸戊乙奎醚1～2mg肌内注射。氯解磷定0.5～1.0g肌内注

笔记

射,1 小时后重复 1 次;以后 1g/6h,用 2 日。中度中毒者立即给予阿托品 5 ~ 10mg 静脉注射,以后每 30 分钟 1 ~ 2mg 静脉注射,达阿托品化后改为 0.5 ~ 1mg 皮下注射,每 4 ~ 6 小时 1 次;或盐酸戊乙奎醚 2 ~ 4mg 肌内注射,1 小时后重复 1/2 量,达阿托品化后 1 ~ 2mg/8 ~ 12h 维持。在使用阿托品的同时,首剂给予氯解磷定 1.0 ~ 2.0g 肌内注射,以后 1.0g/h 肌内注射,2 次后改为 4 小时 1 次,用 2 日。若经过数小时后,磷酰化胆碱酯酶已老化,则活性难以恢复,故此类药物应早期使用。在使用胆碱酯酶复能药时忌多种复能药同时使用,因为这会使毒效增加。复能药亦不宜与碱性药物合用,因为在碱性环境中复能药易水解为剧毒的氰化物。

2. **重度中毒的治疗**　应立即给予阿托品 10 ~ 20mg 静脉注射,以后每 10 ~ 30 分钟给予 2 ~ 5mg 静脉注射,达阿托品化后改为 0.5 ~ 1mg 皮下注射,每 2 ~ 6 小时 1 次;或盐酸戊乙奎醚 4 ~ 6mg 肌内注射,1 小时后重复 1/2 量,达阿托品化后每 8 ~ 12 小时 1 ~ 2mg 维持。尽量在 2 小时内达到阿托品化,阿托品的总用量一般不宜超过 200mg。阿托品化一般维持 6 ~ 24 小时,长可达 5 ~ 7 天,乐果中毒阿托品化维持 7 ~ 10 天。阿托品化后逐步减少药物用量,延长给药间隔时间,维持用药时间不得少于 72 小时,一般为 5 天。同时给予氯解磷定 0.75 ~ 1g 稀释后缓慢静脉注射(20 ~ 30 分钟),30 分钟后重复 1 次,以后每 2 小时 1 次,至症状消失和胆碱酯酶活性稳定在正常参考值的 50% 以上;或氯解磷定首剂 2.0 ~ 3.0g 肌内注射,以后 1.0g/h 肌内注射,2 次后改为 4 小时 1 次,用 3 天。复能药应尽早应用,力求患者的全血胆碱酯酶活力恢复并稳定在 50% ~ 60% 以上,一般每日用量不超过 4g,重度中毒者每日总量不宜超过 10g。当中毒已超过 72 小时时不宜应用复能药。

3. **中间型综合征的治疗**　立即给予人工机械通气,同时应用氯解磷定每次 1.0g 肌内注射,据病情选择给药间隔时间,连用 2 ~ 3 天。积极对症治疗。

【病例分析】

病情介绍　患者,女,47 岁。口服乐果 60ml 后 2 小时入院,呈深昏迷状,口吐白沫,瞳孔缩小,两肺散在湿性啰音,心率 48 次/分。

治疗方案及效果　入院后立即洗胃、导泻、碘解磷定静脉滴注,阿托品 3mg 静脉注射,每 15 分钟 1 次,6 小时后病情好转,神志逐渐清醒,达阿托品化;以后阿托品改为 1mg,每 6 小时 1 次(iv)。阿托品减量 10 小时后患者感气憋、胸闷,查体见神志恍惚、面色苍白、两肺湿啰音,将阿托品改为 2mg 静脉注射,每 30 分钟 1 次,5 小时后患者呼吸、心脏停搏。

合理用药分析　患者乐果(二硫代磷酸酯类)中毒,入院时深昏迷,两肺散在湿性啰音,心率 48 次/分,为重度中毒。阿托品应用 10 ~ 20mg 静脉注射,以后每 10 ~ 30 分钟给予 2 ~ 5mg 静脉注射,尽量在 2 小时内达到阿托品化,乐果中毒阿托品化应维持 7 ~ 10 天。因为乐果易使胆碱酯酶老化,碘解磷定基本无效,待新的胆碱酯酶合成发挥作用后方可停用阿托品。该患者阿托品用量不足,6 小时后才达到阿托品化,阿托品化后减量过快,导致治疗无效死亡。

二、有机氮农药中毒

有机氮杀虫剂主要包括杀虫脒(氯苯脒)、杀螨脒、去甲杀虫脒等,其中以杀虫脒使用最多,可通过皮肤、呼吸道及胃肠道吸收中毒。

【中毒机制】

有机氮农药中毒的机制目前尚不清楚,可能与其直接的麻醉作用、直接损害心肌和血管平滑肌以及高铁血红蛋白血症造成缺氧有关。

【临床表现】

中毒症状的突出表现为嗜睡、发绀、出血性膀胱炎三大综合征。主要包括神经系统症状,如头昏、乏力、肢体麻木、视物模糊、步态不稳、肌肉震颤、癔症样抽搐、嗜睡及昏迷等,其中以嗜睡尤为突出;高铁血红蛋白血症导致发绀,以口唇、鼻尖、四肢末端比较明显,不伴有气促为其中毒

笔记

的特点之一;出血性膀胱炎,中毒后 24 ~ 48 小时出现尿频、尿急、尿痛、血尿等;消化道刺激症状有恶心、呕吐、腹痛或腹泻等;严重中毒者可有心律失常、心力衰竭、呼吸暂停、溶血、脑水肿、休克、多器官功能衰竭等。

【治疗原则】

迅速清除毒物,宜选择碱性液体清洗。口服 1% ~ 2% 碳酸氢钠彻底洗胃,皮肤污染用肥皂水清洗。用还原剂解除高铁血红蛋白血症。对症支持治疗,出血性膀胱炎者给予碳酸氢钠静脉滴注以碱化尿液,并予抗生素预防尿路感染;心律失常者采用心电监护,必要时给予抗心律失常药。

【药物治疗】

有机氮农药中毒后会引起高铁血红蛋白血症导致组织严重缺氧。药物治疗目的是用还原剂迅速使高铁血红蛋白的 Fe^{3+} 还原为 Fe^{2+},以恢复其携氧功能。有机氮农药中毒首选小剂量的亚甲蓝,1 ~ 2mg/(kg·次),用 25% ~ 50% 葡萄糖注射液 20 ~ 40ml 稀释后缓慢静脉推注(10 ~ 15分钟),必要时每 1 ~ 2 小时重复半量,每次不宜 >200mg,24 小时内的总量不超过 600mg。亚甲蓝可使高铁血红蛋白还原为亚铁血红蛋白,从而消除高铁血红蛋白引起的组织缺氧和发绀症状。对于高度发绀持续时间长者,可酌情增加亚甲蓝的每日剂量。应用亚甲蓝可同时给予维生素 C 2 ~ 4g/d,加强对高铁血红蛋白的还原作用。硫代硫酸钠、维生素 B_{12}、辅酶 A 及高渗糖均有促进高铁血红蛋白的还原作用,可酌情选用。

意识障碍(嗜睡、昏迷等)者应给予改善脑循环、促进脑细胞代谢、恢复苏醒的药物如胞磷胆碱、纳洛酮,必要时给予甘露醇、地塞米松等降低颅内压、预防脑水肿。出现出血性膀胱炎则采用常规碱化尿液、止血及抗感染治疗。也可选用大剂量维生素 C 4 ~ 10g/d。

三、菊酯类农药中毒

拟除虫菊酯类农药结构中不含氰基者为 I 型如氯菊酯等,为低毒;含氰基者为 II 型如溴氰菊酯、戊氰菊酯等,为中等毒性。菊酯类农药可经皮肤、呼吸道和消化道吸收引起中毒。

【中毒机制】

此类农药是一种神经毒剂,中毒机制目前尚不完全清楚。可能是选择性地减缓神经细胞膜钠离子通道的关闭,使钠离子通道保持开放,动作电位的去极化期延长,引起重复去极化,使脊髓神经和周围神经兴奋性增强,导致肌肉持续收缩。也认为可能作用于中枢 γ- 氨基丁酸受体,使 γ- 氨基丁酸对脑的抑制作用降低;或者促进神经末梢释放递质。

【临床表现】

由于中毒途径、中毒剂量不同,首发症状可不相同。多为局部刺激症状,可有接触部位皮肤潮红、烧灼感、麻木、疼痛、皮疹、流泪、结膜充血、咽喉不适等;口服吸收者可先有恶心、呕吐、腹痛、腹泻、便血、流涎等消化道症状。中毒的主要表现为神经系统症状,如头痛、头昏、乏力、四肢麻木、肌肉震颤、抽搐乃至昏迷。菊酯类农药可引起血液中的肾上腺素和去甲肾上腺素含量升高,导致心率增快、血压升高、心律失常,严重者呼吸困难、心脏骤停。

【治疗原则】

清除毒物,无论皮肤污染或口服中毒均应及时用碱性液体清洗、硫酸镁导泻,以迅速分解或清除毒物。

目前尚无特效治疗药物,以对症治疗为主。保持呼吸道通畅、吸氧,积极采取措施防治神经系统症状并预防肺水肿、脑水肿、呼吸衰竭的发生。

【药物治疗】

静脉注射或滴注葛根素 250 ~ 300mg,每 2 ~ 4 小时可重复 1 次,24 小时内的总量不超过 20mg/kg,可控制缩短病程,药物的作用机制尚不清楚。有抽搐、惊厥者可用地西泮 5 ~ 10mg 或

笔记

苯巴比妥50～100mg静脉缓慢注射解痉，及时控制抽搐是抢救中毒的关键之一。氯丙嗪、普萘洛尔、利舍平可增强菊酯类农药的毒性，应慎用。流涎严重者可用阿托品0.5～1mg肌内或皮下注射，有肺水肿时阿托品的用量可增至1～2mg，但不宜阿托品化。胃肠道症状一般不主张使用阿托品，除非合并有机磷农药中毒。同时给予输液利尿、多种维生素、能量合剂、糖皮质激素等对症支持治疗。如为含氰基的菊酯类中毒，可给予硫代硫酸钠和细胞色素C。发生与有机磷农药混合中毒时，应先解救有机磷中毒，并对症处理。

四、杀鼠剂中毒

杀鼠剂种类较多，中毒机制不尽相同，常用者为二苯茚酮（敌鼠钠）等。

【中毒机制】

二苯茚酮的化学结构与香豆素相似，进入机体后竞争性地抑制维生素K的作用，影响凝血因子Ⅱ、Ⅶ、Ⅸ、Ⅹ在肝脏内合成，从而使凝血时间和凝血酶原时间延长，并破坏毛细血管，导致血管通透性增强，引起出血。

【临床表现】

误食中毒者有恶心、呕吐、腹痛等。1～3天出现出血症状，凝血时间、凝血酶原时间明显延长。

【药物治疗】

中毒者应立即清洗肠胃，排出毒物。及时足量使用特效解毒剂维生素K对抗。维生素K为凝血因子Ⅱ、Ⅶ、Ⅸ、Ⅹ合成所必需的辅酶，参与凝血因子的合成及活化。

维生素K_1 10～20mg肌内或静脉注射，每日2～3次，直至凝血酶原时间完全恢复正常。严重中毒时维生素K_1可加大剂量至120mg/d静脉滴注，日总量可达300mg；并可输注新鲜血液或凝血酶原复合物，以迅速止血。可适当应用血凝酶（立止血）1～2U静脉推注，每日2～3次，亦可合并使用大剂量维生素C和糖皮质激素以降低毛细血管通透性。

第三节　有害气体和化学物质中毒

一、一氧化碳中毒

一氧化碳（CO）即煤气，为无色、无臭的气体，是工业生产及日常生活中最常使用的燃料，大量吸入时易致中毒。

【中毒机制】

一氧化碳经呼吸道吸入后，立即与血红蛋白结合形成碳氧血红蛋白（HbCO），HbCO不仅不能携带氧，还会使氧离曲线左移，阻碍氧的释放和传递，导致低氧血症，引起组织缺氧。此外，一氧化碳还可与肌球蛋白结合，影响细胞内氧弥散，损害线粒体功能，阻断电子传递链，抑制细胞氧化呼吸。急性一氧化碳中毒导致脑缺氧后，由于脑血管扩张、酸性代谢产物增多及血脑屏障通透性增高，导致细胞外水肿；脑内的神经细胞ATP很快耗尽，Na^+-K^+泵功能障碍，细胞内的水、钠增多，导致细胞内水肿。心肌细胞对缺氧也较敏感，可发生类似改变。

【临床表现】

轻度中毒者有头痛、眩晕、乏力、心悸、恶心、呕吐及视力模糊。中、重度中毒者皮肤、黏膜呈樱桃红色，呼吸及心率加快，四肢肌张力增高，并出现意识障碍，严重者可死于呼吸循环衰竭。严重中毒患者经抢救存活后可留有不同程度的后遗症。

【治疗原则】

立即让患者脱离中毒现场，移至空气新鲜处，保持呼吸道通畅；氧疗是治疗一氧化碳中毒的

笔记

最有效的措施,轻度中毒患者可予鼻导管吸入高浓度的氧,中、重度中毒患者须予高压氧治疗(高压氧治疗可以增加血液中的物理溶解氧,供组织、细胞利用,加速碳氧血红蛋白解离,促进一氧化碳清除);及早应用高渗脱水剂、利尿药和糖皮质激素等防治脑水肿及并发症,并给予对症和支持治疗;患者应绝对卧床休息,密切观察2周,及时发现并治疗迟发性脑病。

【药物治疗】

药物治疗的目的主要是减轻或消除脑水肿,防治并发症。静脉注射甘露醇,一方面能迅速增加尿量及排出 Na^+、K^+;另一方面能迅速提高血浆渗透压,使组织间液水分向血浆转移而产生组织脱水作用。呋塞米为高效利尿药,排出大量近于等渗的尿液。

用20%甘露醇100~250ml(1.0~1.5g/kg)快速静脉滴注(20~30分钟内),每6~12小时1次,并与50%葡萄糖溶液60~100ml交替使用,也可配合呋塞米20~40mg静脉推注,每8~12小时1次,并加用地塞米松20~40mg/d,可有效减轻脑水肿,一般用3~5日。如因脑缺氧、脑水肿导致抽搐,可用地西泮等镇静剂。对于昏迷时间较长(10~20小时以上)、伴高热的中毒患者应给予以头部降温为主的冬眠疗法。

一氧化碳中毒患者有意识障碍时,除加强护理外应予抗生素防治肺部感染。促进代谢药物如细胞色素C、三磷酸腺苷、辅酶A等可作为重度一氧化碳中毒者的辅助治疗药物。

二、硫化氢中毒

【中毒机制】

硫化氢通过呼吸道进入机体,与水分接触后很快溶解,与钠离子结合成硫化钠,对眼和呼吸道黏膜产生强烈的刺激作用。大量硫化氢经肺泡吸收进入血液循环及组织细胞,与呼吸链中氧化型细胞色素氧化酶的三价铁及二硫键(—S—S—)起作用,影响细胞氧化过程,造成组织缺氧。神经系统对缺氧最敏感,故最先受到影响。

【临床表现】

接触低浓度硫化氢的患者常有眼刺痛感、流泪、咽痒、咳嗽、头痛、恶心、呕吐等症状;吸入高浓度的硫化氢在数秒或数分钟后即感头晕、心悸,继而产生不安、躁动、谵妄和惊厥,很快进入昏迷状态,可发生中毒性细支气管炎及肺水肿,最后可因呼吸麻痹而窒息死亡。如吸入气体的硫化氢浓度超过1000mg/m³,可因呼吸中枢麻痹立即昏倒死亡,称为"电击样"中毒。严重中毒可有心肌损害和发生神经精神后遗症。

【治疗原则】

立即将患者搬离中毒现场并移至空气新鲜处,保持呼吸道通畅,吸氧,有条件者给予高压氧治疗。对于中毒不重、仅有眼部和呼吸道刺激症状者,应局部用药对症治疗。应早期、足量、短程应用糖皮质激素防治肺水肿、脑水肿,一般用药时间不超过7天。维护脑、循环、肺等重要脏器功能,防止并发症。对致死性硫化氢中毒患者可考虑使用高铁血红蛋白生成剂,一般不宜积极采用。

【药物治疗】

亚硝酸钠或亚硝酸异戊酯(吸入剂)、高浓度的亚甲蓝可使血液中的血红蛋白氧化为高铁血红蛋白,后者的三价铁可夺取与氧化型细胞色素氧化酶结合的硫离子,使细胞色素氧化酶恢复活力。

1. **轻度中毒**　中毒患者的眼部可用2%碳酸氢钠液清洗,然后用2%~3%硼酸溶液洗眼,再用可的松液滴眼,每日2~4次;呼吸道可用5%碳酸氢钠溶液喷雾吸入,如有呼吸困难、肺部有哮鸣音可静脉滴注氨茶碱和氢化可的松,发生支气管炎或肺炎时予抗生素治疗。

2. **重度中毒**　将亚硝酸异戊酯1~2支放在手帕中压碎,给患者吸入15~30秒,间隔2~3分钟再吸1支;用3%亚硝酸钠10~15ml加入25%葡萄糖注射液20ml中缓慢静脉注射。有低血压或休克者不宜用亚硝酸盐类药物,可予亚甲蓝 5～10mg/kg 加入 25% 葡萄糖注射液 40ml 中缓慢静脉注射。亚硝酸盐使用过量导致的青紫症可用 1% 亚甲蓝 5～10ml 稀释后静脉推注或维生素 C 1～2g 静脉滴注,必要时输血。

三、氰化物中毒

【中毒机制】

氰化物进入体内后析出氰离子(CN^-),可迅速与细胞线粒体内氧化型细胞色素氧化酶的三价铁结合,阻止三价铁还原为二价铁,从而阻断了细胞氧化呼吸过程中的电子传递,使组织细胞不能利用氧,导致细胞内窒息。中枢神经系统对缺氧最敏感,故常最先受累,尤以呼吸及血管运动中枢为甚。

【临床表现】

吸入高浓度的氰化氢气体或吞服大剂量的氰化钠(钾)后可引起猝死。一般将氰化物急性中毒症状分为 4 期:①前驱期:眼和上呼吸道刺激症状、头痛、头晕、恶心、呕吐、震颤、大便急迫感等;②呼吸困难期:胸闷、心悸、呼吸困难、皮肤黏膜呈樱桃红色、瞳孔先缩小后逐渐扩大、有恐怖感、意识逐渐模糊甚至昏迷等;③痉挛期:阵发性或强直性痉挛,严重者角弓反张、牙关紧闭、大汗淋漓、大小便失禁、血压下降、晚期可出现肺水肿;④麻痹期:意识完全丧失,痉挛停止,瞳孔散大,反射消失,呼吸循环中枢麻痹死亡。

【药物治疗】

促使高铁血红蛋白形成的药物主要有亚硝酸盐和亚甲蓝,以及新药二甲氨酚(dimethylaminophenol)和对氨苯丙酮(p-aminopropiophenone)。氰离子可与高铁血红蛋白结合形成氰化高铁血红蛋白。在正常情况下,血中的高铁血红蛋白含量很少,故氰离子多与细胞色素氧化酶中的三价铁结合,但很不稳定。当用药物使血液中的血红蛋白迅速转变为大量高铁血红蛋白后,后者就能夺取细胞色素氧化酶中的氰离子形成比较稳定的氰化高铁血红蛋白。然后给予硫代硫酸钠,在硫氰酸酶参与下,游离的或氰化高铁血红蛋白中的氰离子与硫结合成毒性很低的硫氰酸盐从尿中排出。

吸入中毒者应立即移至通风场所,施行人工呼吸、吸氧。误服中毒者在经上述处理后进行催吐并用大量 10% 硫代硫酸钠、1:5000 高锰酸钾或 3% 过氧化氢溶液洗胃。轻度中毒者口服二甲氨酚 180mg 或对氨苯丙酮 90mg;较重中毒者立即肌内注射二甲氨酚 0.4g;重度中毒立即肌内注射二甲氨酚 0.4g、静脉注射硫代硫酸钠 10g,必要时 1 小时后重复半量。应用本品者严禁再用亚硝酸类药品,防止高铁血红蛋白形成过度。

也可应用亚硝酸盐和亚甲蓝,使用方法同硫化氢中毒。

四、亚硝酸盐中毒

【中毒机制】

亚硝酸盐是较强的氧化剂,可使血液中的血红蛋白被氧化成高铁血红蛋白,从而失去输送氧的能力,造成各种组织缺氧。亚硝酸盐对中枢神经系统尤其对血管舒缩中枢有麻痹作用,对血管平滑肌也有较强的直接松弛作用,可导致血管极度扩张,引起周围循环衰竭。

【临床表现】

亚硝酸盐中毒的主要临床表现为缺氧和发绀。由于缺氧,常有头痛、头晕、乏力、恶心、呕吐、心悸、气促、发绀(尤以口唇、指端更明显),继而出现烦躁、嗜睡、呼吸困难,严重者可出现血压下降、惊厥、昏迷、呼吸循环衰竭。严重程度与高铁血红蛋白的浓度有关。此外,本品还可在胃中转变为亚硝酸,继而分解释放出一氧化氮,引起胃肠道刺激症状。

【治疗原则】

口服中毒者应催吐、洗胃及导泻、吸氧,并尽快给予特效解毒药亚甲蓝,必要时输新鲜血液

笔记

或红细胞置换治疗。同时采用对症支持治疗,血压下降较剧或休克时可用间羟胺等缩血管药物,呼吸衰竭者给予尼可刹米等呼吸兴奋剂,惊厥时给予镇静药治疗。

【药物治疗】

低剂量的亚甲蓝(methylene blue)(1~2mg/kg)可使高铁血红蛋白还原为血红蛋白,恢复红细胞的携氧功能,因而是治疗亚硝酸盐中毒的特效药。维生素C也有类似作用,但较缓慢,仅用于轻症患者。间羟胺(metaraminol)主要作用于α受体,也可被肾上腺素能神经末梢摄取进入囊泡,通过置换作用促使囊泡中的去甲肾上腺素释放,间接地发挥收缩血管作用。

轻度中毒患者缺氧不严重时,只需休息及饮用含糖饮料即可。机体红细胞有很强的抗氧化和还原能力,经24~72小时后血液中的高铁血红蛋白可逐渐降至正常范围内。

中毒较重、缺氧及发绀明显者,血液中的高铁血红蛋白量超过40%,应立即给予1%亚甲蓝1~2mg/kg,以25%葡萄糖注射液20~40ml稀释后缓慢静脉注射(1~5分钟),1小时后青紫未退可重复上述剂量,并予高渗葡萄糖、维生素C静脉滴注。用药时注意亚甲蓝为氧化还原剂,只有在低剂量(1~2mg/kg)时才使高铁血红蛋白还原为血红蛋白,而高剂量时则使血红蛋白氧化为高铁血红蛋白。因此,治疗时应严格控制亚甲蓝的剂量及注射速度,否则会使病情加重。

第四节　动植物毒素中毒

一、毒蛇咬伤

【中毒机制】

毒蛇毒素由多种酶、非酶蛋白质和多肽组成,按性质主要分为神经毒、血循环毒和肌肉毒3类。神经毒主要影响突触后膜上乙酰胆碱受体或抑制突触前乙酰胆碱释放,阻滞神经与神经、神经与肌肉间的传导,引起横纹肌麻痹,常因呼吸肌麻痹而导致呼吸衰竭死亡;血循环毒包括凝血毒、抗凝血毒、纤维蛋白溶解毒、溶血毒、出血毒、磷脂酶 A_2 和蛋白水解酶等,可引起凝血、出血、溶血、毛细血管损伤、心肌变性坏死等;肌肉毒包括肌肉毒素、响尾蛇胺及其类似物、磷脂酶 A_2 和蛋白水解酶等,引起肌细胞溶解,可破坏全身骨骼肌。混合毒既包含神经毒成分,又含有血循环毒成分。

【临床表现】

1. **神经毒表现**　患者被金环蛇、银环蛇、眼镜蛇咬伤后引起。局部症状较轻,被咬后的1~6小时出现全身中毒症状,并迅速发展。患者视力模糊、眼睑下垂、声嘶、言语和吞咽困难、流涎、共济失调和牙关紧闭等,严重者肢体弛缓性瘫痪、昏迷、休克、呼吸麻痹等,如不及时抢救可危及生命。

2. **血循环毒表现**　患者被蝰蛇、五步蛇、竹叶青等咬伤后,局部红肿、剧痛,迅速向肢体近心端蔓延,常伴有出血、水疱和组织坏死;重症患者可全身广泛出血及溶血,引起血压下降、心律失常、少尿或无尿,最后因循环衰竭、急性肾衰竭而死亡。

3. **混合毒表现**　常见于眼镜蛇、眼镜王蛇、蝮蛇等咬伤,兼有上述两类表现,但各有侧重,如眼镜蛇以神经毒为主,而蝮蛇以血循环毒为主。

4. **肌肉毒表现**　海蛇蛇毒除有神经毒作用外,对横纹肌也有严重的破坏作用。一般在毒蛇咬伤后的2小时内出现肌肉酸痛、乏力,继而出现肌红蛋白尿和高血钾,导致急性肾衰竭、严重的心律失常和周围性呼吸衰竭,甚至猝死。

【治疗原则】

首先应防止毒液扩散和吸收。患者应保持安静,在伤口近心端、伤口肿胀部位上侧缚扎(咬伤上部5~10cm处,每隔10~15分钟放松2~3分钟),冲洗(可用2%~5%依地酸钙钠溶液对

笔记

抗蛇毒的蛋白水解酶毒性)和清洁伤口,然后切开伤口、负压吸毒。宜早期应用糜蛋白酶、胰蛋白酶 2000～5000U 加 0.25%～0.5%普鲁卡因(或 2%利多卡因 5ml 溶解,不足时可适当以生理盐水稀释至 10ml)或蒸馏水稀释后做局部环形封闭,但应注意过敏反应。重症患者可反复局部用药。

然后尽早应用抗蛇毒血清、破伤风抗毒素、糖皮质激素,并予抗生素防治伤口感染。补液利尿、对症及支持治疗,防治呼吸衰竭、休克、肾衰竭等。

【药物治疗】

蛇毒的特效解毒药为抗蛇毒血清。抗蛇毒血清是用蛇毒免疫动物(一般为马)后,从动物血清中提纯的蛇毒抗体,有单价和多价两种。单价抗蛇毒血清对同类毒蛇咬伤有效,疗效好;多价则抗毒谱广,但疗效稍差。

受伤后应根据毒蛇咬伤类型及时足量应用相应的抗蛇毒血清,在受伤后的 2 小时内用药效果最佳,一般应在受伤 24 小时内应用。在注射前要做皮肤过敏试验,遇有阳性反应者应按常规脱敏后使用。国产抗蛇毒血清的一次用量为抗腹蛇蛇毒血清 8000U、抗蝰蛇蛇毒血清 5000U、抗五步蛇蛇毒血清 10 000U、抗眼镜蛇蛇毒血清 10 000U、抗银环蛇蛇毒血清 10 000U、抗金环蛇蛇毒血清 5000U,溶于 5%葡萄糖盐水中缓慢静脉注射或滴注。病情严重者可重复 1～2 个剂量。对无特异性抗蛇毒血清的毒蛇伤,可选用相同亚科的抗蛇毒血清,如眼镜王蛇咬伤可用抗眼镜蛇蛇毒血清联合抗银环蛇蛇毒血清、海蛇咬伤可用抗眼镜蛇蛇毒血清和抗银环蛇蛇毒血清联合、烙铁头蛇毒或竹叶青蛇毒可用抗五步蛇蛇毒血清和抗腹蛇蛇毒血清。如蛇种不明者,可按有神经毒表现用抗银环蛇蛇毒血清、有血循环毒表现用抗腹蛇蛇毒血清或(和)抗五步蛇蛇毒血清、有混合毒表现用抗眼镜蛇蛇毒血清或抗腹蛇蛇毒血清加抗银环蛇蛇毒血清。多价抗蛇毒血清对蛇种不明者尤其适用。抗毒血清使用中偶有过敏反应发生,需密切观察,及时处理。

我国研制的中药制剂如广东蛇药、南通蛇药(季德胜蛇药片)、上海蛇药(腹蛇咬伤)、湛江蛇药(眼镜蛇、眼镜王蛇咬伤)、云南蛇药、福建蛇药等可口服和局部外敷使用,治疗时间根据症状缓解情况而定。

应早期应用糖皮质激素减轻毒血症和组织细胞损伤。对症治疗时还应注意,凡受神经毒类及混合毒类毒蛇咬伤后,忌用中枢神经抑制药如吗啡、氯丙嗪、苯海拉明等以及横纹肌抑制药箭毒;被血循环毒类毒蛇咬伤后,忌用肾上腺素和抗凝血药如双香豆素和枸橼酸钠。

二、蜂类蜇伤

【中毒机制】

蜂毒的成分为多种酶、肽类、非酶蛋白质、氨基酸和生物活性胺(如组胺)的混合物,此外还含有蚁酸、神经毒素等。这些毒素进入机体,多引起严重的局部炎性反应,如群蜂蜇伤大量毒素吸收,可引起全身炎性反应,严重者可致溶血、出血、急性肾衰竭。

【临床表现】

蜂类蜇伤后,主要表现为蜇伤部位的红肿、疼痛、瘙痒,有时出现水疱或坏死。群蜂蜇伤可出现发热、头痛、恶心、呕吐、腹泻、肌肉痉挛甚至昏迷等全身中毒症状,严重者可出现出血、溶血、急性肾衰竭等。少数特异体质者可发生荨麻疹、支气管痉挛、过敏性休克等。

【治疗原则】

治疗措施包括局部处理,即结扎被刺部位近心端,除去毒刺、毒囊,用弱酸或弱碱溶液冲洗;有过敏者采用抗过敏治疗;全身中毒症状明显者采用抗毒治疗;对症及支持治疗。

【药物治疗】

一般全身中毒症状不重,只给局部处理即可。全身中毒症状严重者按毒蛇咬伤的治疗原则处理。可给予蛇药片或注射剂治疗,如南通蛇药片、上海蛇药片及注射剂均可使用。全身过敏

笔记

尤其是过敏性休克者,可予1:1000肾上腺素0.5ml皮下注射,并静脉注射甲泼尼松龙40mg或其他肾上腺皮质激素药物,口服氯苯那敏(chlorphenamine)、苯海拉明(diphenhydramine)等抗组胺药物。患者出现肌肉痉挛可予葡萄糖酸钙1g加入25%葡萄糖注射液20ml中缓慢静脉注射。支气管痉挛致严重呼吸困难者吸入支气管扩张剂(如沙丁胺醇气雾剂),并静脉给予氨茶碱。发生多器官功能障碍综合征(multiple organ dysfunction syndrome,MODS)的患者应尽早应用血液净化治疗,使体内的毒素和有害代谢产物不断被清除。

三、河豚毒素中毒

【中毒机制】

河豚鱼的毒性成分主要为河豚毒和河豚酸两种,毒性非常稳定,不易被盐腌、高温、高压破坏。河豚毒素能选择性地阻滞细胞膜电压依赖性钠离子通道,从而阻滞动作电位,导致与之相关的生理活动障碍,主要是神经肌肉麻痹;毒素作用于神经系统引起中枢神经、肌肉神经、心血管和胃肠道功能障碍。

【临床表现】

进食后0.5~3小时迅速发病,患者最初出现胃肠不适、恶心、呕吐、腹泻甚至便血等胃肠道症状,继而逐渐出现手指、舌唇等处感觉麻木、上睑下垂、四肢无力、共济失调、心律失常、呼吸困难等症状。严重者言语不清、呼吸中枢和血管运动中枢麻痹,常因呼吸、心搏骤停或休克死亡。

【治疗原则】

包括催吐、洗胃、补液、利尿等方法,及时有效地促进毒素排泄;积极对症及支持治疗,如呼吸衰竭者及时进行机械通气;及时应用大剂量糖皮质激素;应用阿托品、东莨菪碱等抗胆碱能药物对抗毒素作用。

【药物治疗】

河豚毒素中毒尚无特效解毒剂治疗,因毒素在体内解毒和排泄快,因此中毒后应尽快给予各种排毒措施和以维持呼吸道通畅为主的对症支持治疗,让患者度过危险期。清除毒素可采用刺激咽部或1%硫酸铜溶液100ml口服,或阿扑吗啡5mg皮下注射催吐,并以1:5000高锰酸钾溶液或0.5%药用炭反复洗胃,口服15~30g硫酸镁导泻。中毒6小时内洗胃效果较好,24小时内仍不应放弃洗胃。河豚毒素的分子结构中存在1个内酯环,若开环可使其毒性消失,半胱氨酸可破坏其内酯环结构,常采用L-半胱氨酸50~100mg/d静脉滴注进行治疗。同时补液、利尿促进毒素排泄。

尽早应用大剂量糖皮质激素、维生素C、维生素B_6、维生素B_{12}等有利于抗毒。肌肉麻痹者用士的宁2~3mg肌内或皮下注射,每日3次。可用高渗葡萄糖保护肝脏,并促进排毒。

出现呼吸困难、呼吸表浅欲停、四肢瘫痪时应尽快采用机械通气,一般至少应维持8~10小时,待自主呼吸恢复后可撤除。病情特重的患者可予以血液透析或血液灌流治疗。

有报道,抗M胆碱能受体药物有一定的对抗毒素对横纹肌的抑制作用的功能。呼吸表浅时,可吸氧并及时使用莨菪类药物。可选用阿托品2mg或东莨菪碱0.5mg或山莨菪碱20mg肌内注射或稀释后静脉注射,每15~30分钟1次,直至阿托品化。病情好转后,减量维持1~2日,但减量不可过急,停药不宜过早。

【病例分析】

病情介绍　11例患者(男8例、女3例),年龄为20~44岁,平均为36岁。中毒前均有明确的进食河豚史。中毒症状开始出现距进食的时间为15分钟~1小时,平均为30分钟,以消化系统与神经系统症状为主。有7例患者主要表现为口舌麻木、恶心、呕吐;2例患者除上述表现外尚有四肢末端知觉迟钝;1例患者出现运动障碍、腱反射消失;还有1例患者有意识不清、呼吸停止。

笔记

治疗方案及效果　立即用 1% 硫酸铜 50～100ml 口服催吐及 20% 甘露醇 125～250ml 口服导泻；其中 8 例还使用 5% 碳酸氢钠洗胃。同时静脉滴注 5% 葡萄糖氯化钠溶液 1500～2000ml、静脉注射呋塞米 20～40mg 及东莨菪碱 0.3mg（后者每日 2～6 次）。呼吸停止者立即行气管插管、呼吸机人工呼吸。11 例患者均痊愈后出院。

合理用药分析　及时催吐、洗胃、导泻、补液、利尿，有效地排出毒素是抢救成功的基础，对呼吸困难、暂停者及时进行机械通气是抢救成功的关键。东莨菪碱对河豚鱼中毒有治疗作用，该作用可能与报道的抗 M 胆碱受体药可对抗河豚毒素对横纹肌的抑制作用相关。阿托品因有升高体温和加速心率等缺点，逐渐已被东莨菪碱所取代。

四、毒蕈中毒

毒蕈俗称毒蘑菇，不同的毒蕈所含的毒素不同，同一种毒蕈也可能含有多种毒素。多数毒蕈毒性较低，中毒表现轻微，但有些毒蕈毒性极高，可迅速致人死亡。

【中毒机制】

毒蕈碱是类似于乙酰胆碱的生物碱，毒性极强，能兴奋胆碱能节后纤维，引起一系列中毒症状。毒蕈溶血素可导致机体溶血。某些毒蕈中含有毒蝇碱、蟾毒素等毒素，能引起幻觉及精神异常等神经精神症状。毒肽和毒伞肽可引起肝、肾、心、脑等损害，以肝损害最为严重，可导致中毒性肝炎。

【临床表现】

毒蕈中毒的临床表现与其所含的毒素种类有关。一般都出现胃肠道症状，如呕吐、腹痛、腹泻水样便甚至血便，易发生水和电解质紊乱，严重者可致休克。毒蕈碱中毒时可出现流涎、流泪、多汗、瞳孔缩小、脉搏缓慢、血压降低等。溶血毒素（如误食鹿花蕈）可致溶血，患者可有黄疸、贫血、肝脾大等。神经精神毒素可致幻觉、谵妄、昏睡、精神错乱等，有些还可引起四肢麻木、感觉和运动障碍等周围神经炎症状。毒肽和毒伞肽（如毒伞、白毒伞等）中毒病情凶险，常致肝、肾、心、脑等重要脏器损害，且以肝损害最为严重，可有黄疸、氨基转移酶升高、出血倾向等表现，严重者可死于急性重型肝炎。

【治疗原则】

采用洗胃、硫酸镁导泻、大量补液、利尿等方法促进毒物排泄；早期使用解毒药物解救；对症支持治疗，兴奋、谵妄、精神错乱者可予镇静剂治疗，呕吐、腹泻严重者纠正水和电解质紊乱。

【药物治疗】

毒蕈碱作用于乙酰胆碱能 M 受体，引起中毒症状，阿托品可阻断毒蕈碱对 M 受体的兴奋作用，缓解其中毒症状。巯基螯合剂解毒药可与某些毒素如毒伞肽结合，破坏其分子中的硫硫键，使其毒性减低，保护了体内含巯基酶的活力。肾上腺皮质激素具有抗炎、稳定溶酶体及细胞膜、抗毒素等多种作用，对毒蕈中毒引起的溶血反应、中毒性心肌炎、中毒性脑炎、严重肝损害均有治疗作用。

1. **以毒蕈碱样症状为主**　应立即皮下或肌内注射阿托品 0.5～1mg，每 30 分钟注射 1 次，必要时可加大剂量或改用静脉注射。病情好转后再减量和延长给药间隔时间。若患者表现为阿托品样作用的临床特征时，则不宜应用抗胆碱药进行治疗。

2. **以内脏损害为主要症状**　可予二巯丁二钠 0.5～1g，用 5% 葡萄糖注射液配成 10% 溶液，即刻缓慢静脉注射；或二巯丙磺钠 250mg 肌内注射或用葡萄糖液 20ml 稀释后静脉注射，均为 6 小时 1 次，首剂加倍，症状缓解后改为每日 2 次，5～7 天为 1 个疗程，同时给予氢化可的松或地塞米松静脉滴注。

3. **以溶血症状为主**　则予大剂量肾上腺皮质激素治疗，甲泼尼龙每日 500～1000mg 静脉注射，累积剂量不宜超过 8g，以避免发生严重的中毒性肝损伤。

4. 对症治疗　对各型中毒的胃肠炎,应积极纠正脱水、酸中毒及电解质紊乱。对有肝损害者应积极给予保肝治疗;出现精神症状或惊厥者应给予镇静或抗惊厥治疗,并可试用脱水剂;出现急性肾衰竭者,中、重度中毒者可行血液透析。

【思考题】

1. 分析中毒的种类并归纳救治方法上的异同点。
2. 分析不同药物中毒的机制,综述相关解毒方式的研究进展。

（刘颖菊　向　明）

1. 姜远英,许建华,向明. 临床药物治疗学. 第3版. 北京:人民卫生出版社,2011

2. Chisholm-Burns, Marie A., Wells, Barbara G., Schwinghammer, Terry L.. Pharmacotherapy Principles and Practice. New York, NY, USA:McGraw-Hill Professional Publishing,2007

3. K. Sandy Pang, A. David Rodrigues, Raimund M. Peter. Enzyme- and Transporter-Based Drug-Drug Interactions,Progress and Future Challenges. New York,USA:Springer,2010

4. 姜远英. 药物基因组学. 第1版. 北京:人民卫生出版社,2006

5. 美国临床医学学院ACCP. 药物基因组学:在患者医疗中的应用. 陈枢青译. 杭州:浙江大学出版社,2013

6. 陈灏珠,林果为,王吉耀. 实用内科学. 第14版. 北京:人民卫生出版社,2013

7. 国家食品药品监督管理总局. 国家执业药师资格考试考试大纲. 第7版. 北京:中国医药科技出版社,2015

8. 宋秀杰,刘又宁,王睿. 抗菌药物防细菌耐药突变浓度理论及研究进展. 药物评价研究,2010,33(1):13-18

9. 葛均波,徐永健. 内科学. 第8版. 北京:人民卫生出版社,2013

10. 孙燕,石远凯. 临床肿瘤内科手册. 第5版. 北京:人民卫生出版社,2008

11. 支修益,石远凯,于金明. 中国原发性肺癌诊疗规范(2015年版). 中华肿瘤杂志,2015,37(1):67-78

12. 中国抗癌协会乳腺癌专业委员会. 中国抗癌协会乳腺癌诊治指南与规范(2013年版). 中国癌症杂志,2013,(8):637-693

13. 中华人民共和国卫生部. 原发性肝癌诊疗规范(2011年版). 临床肿瘤学杂志,2011,16(10):929-946.

14. National Comprehensive Cancer Network. NCCN Clinical Practice Guidelines in Oncology:Gastric Cancer,V.3.2015

15. 中华人民共和国卫生部医政司. 结直肠癌诊疗规范(2010年版). 中国医学前沿杂志,2011,3(6):130-146

16. 姜远英. 真菌感染性疾病的药物治疗. 北京:人民卫生出版社,2010

17. 金有豫. 中国国家处方集(化学药品与生物制品卷)(2010年版). 北京:人民军医出版社,2010

18. 中华医学会呼吸病学分会哮喘学组. 支气管哮喘控制的中国专家共识. 中华内科杂志,2013,52(5):440-443

19. 李俊. 临床药理学. 第4版. 北京:人民卫生出版社,2008

附录 1 处方常用拉丁文缩写

缩写	原文	中文含义
aa;$\overline{aa}$	ana	各,各等份
a. c.	ante cibos	餐前
ad	ad	至
add	adde	加
aeq	aequalis	等量的
a. m.	ante meridiem	午前,上午
aur. dext.	auris dextra	右耳
aur. laev.	auris leava	左耳
aurist.	auristillae	滴耳剂
b. i. d. ;bid	bis in die	1 日 2 次
cap.	capsulae	胶囊剂
cito	cito	立即
collut.	collutorium	漱口剂
collyr.	collyrium	洗眼剂
D. S	Da,signa	给予,标明用法
d. t. d	da tales doses	给予等量
dil.	dilutus	稀释的
enem.	enema	灌肠剂
ext.	extractum	浸膏
garg.	gargarisma	含漱剂
gtt.	guttae	滴,滴剂
h. s.	hora somni	临睡时
i. c.	inter cibos	饭中,餐间
I. hyp.	injectio hypodermica	皮下注射
I. C. ;IC	injectio intradermica	皮内注射
I. M. ;IM	injectio muscularis	肌内注射
I. V. ;IV	injectio venosa	静脉注射
inhal.	inhalatio	吸入剂
inj.	injectio	注射剂
lin	linimentum	搽剂
lot.	lotio	洗剂
M. D. S. ;MDS	misce,da,signa	混合,给予,标明用法

缩写	原文	中文含义
M. f.	misce,fiat	混合,制成
mist.	mistura	合剂
nar.	naris	鼻孔
neb.	nebula	喷雾剂
no. ;n.	numero	数量
ocul.	oculus	眼
O. D.	oculus dexter	右眼
O. L. ;	oculus laevus;	左眼
O. S.	oculus sinistes	左眼
O. U.	oculi uterque	双眼
past	pasta	糊剂
p. c.	post cibos	餐后
pig.	pigmentum	涂剂
pil.	pillulae	丸剂
pulv.	pulvis	散剂
p. m.	post meridiem	午后,下午
p. r. n. ;prn	pro re nata	必要时
pro. rect.	pro recto	肛内用
q. d. ;qd	quaque die	每日
q. d. alt. ;qod	quaque die alterno	隔日
q. h. ;qh	quaque hora	每小时
q. 4h. ;q4h	quarter 4 hora	每 4 小时
q. i. d. ;qid	quarter in die	1 日 4 次
q. s.	quantum sufficiat	适量
S. ;Sig.	signa	标明用法
s. o. s. ;sos	si opus sit	需要时(限用 1 次)
ss.	semis	一半
stat. ;st.	statim	立即
suppos.	suppositorium	栓剂
tab.	tabellae	片剂
t. i. d. ;tid	ter in die	1 日 3 次
tinct.	tinctura	酊剂
ung.	unguentum	软膏剂
u.	usus	应用
u. ext.	usus externus	外用

体重(kg)	身高(cm)																					
	90	95	100	105	110	115	120	125	130	135	140	145	150	155	160	165	170	175	180	185	190	195
10	0.50	0.52	0.54	0.56																		
12.5	0.55	0.57	0.59	0.61	0.64																	
15	0.59	0.62	0.64	0.66	0.69	0.71	0.73															
17.5	0.63	0.66	0.68	0.71	0.73	0.76	0.78	0.80														
20	0.67	0.70	0.72	0.75	0.78	0.80	0.83	0.85	0.88	0.90												
22.5			0.76	0.79	0.82	0.84	0.87	0.89	0.92	0.95	0.97	1.00										
25				0.82	0.85	0.88	0.91	0.94	0.96	0.99	1.02	1.04	1.07									
27.5				0.86	0.89	0.92	0.95	0.97	1.00	1.03	1.06	1.08	1.11	1.14	1.16							
30					0.92	0.95	0.98	1.01	1.04	1.07	1.10	1.13	1.15	1.18	1.21	1.24						
32.5					0.95	0.98	1.02	1.05	1.08	1.11	1.14	1.16	1.19	1.22	1.25	1.28	1.31					
35						1.02	1.05	1.08	1.11	1.14	1.17	1.20	1.23	1.26	1.29	1.32	1.35					
37.5							1.08	1.11	1.14	1.17	1.21	1.24	1.27	1.30	1.33	1.36	1.39	1.42				
40								1.14	1.17	1.21	1.24	1.27	1.30	1.33	1.37	1.40	1.43	1.46				
42.5								1.17	1.21	1.24	1.27	1.30	1.34	1.37	1.40	1.43	1.46	1.50	1.53			
45									1.24	1.27	1.30	1.34	1.37	1.40	1.44	1.47	1.50	1.53	1.56			
47.5									1.26	1.30	1.33	1.37	1.40	1.44	1.47	1.50	1.53	1.57	1.60	1.63		
50									1.29	1.33	1.36	1.40	1.43	1.47	1.50	1.54	1.57	1.60	1.64	1.67	1.70	
52.5										1.36	1.39	1.43	1.46	1.50	1.53	1.57	1.60	1.64	1.67	1.70	1.74	1.77
55										1.38	1.42	1.46	1.49	1.53	1.56	1.60	1.63	1.67	1.70	1.74	1.77	1.80
57.5											1.45	1.48	1.52	1.56	1.59	1.63	1.66	1.70	1.74	1.77	1.80	1.84
60											1.47	1.51	1.55	1.59	1.62	1.66	1.70	1.73	1.77	1.80	1.84	1.87
62.5												1.54	1.58	1.61	1.65	1.69	1.72	1.76	1.80	1.83	1.87	1.91
65												1.56	1.60	1.64	1.68	1.72	1.75	1.79	1.83	1.86	1.90	1.94
67.5													1.63	1.67	1.71	1.74	1.78	1.82	1.86	1.90	1.93	1.97
70													1.65	1.69	1.73	1.77	1.81	1.85	1.89	1.92	1.96	2.00
72.5														1.72	1.76	1.80	1.84	1.88	1.91	1.95	1.99	2.03
75														1.74	1.78	1.82	1.86	1.90	1.94	1.98	2.02	2.06
77.5															1.81	1.85	1.89	1.93	1.97	2.01	2.05	2.09
80															1.83	1.87	1.92	1.96	2.00	2.04	2.08	2.12
82.5																1.90	1.94	1.98	2.02	2.06	2.10	2.14
85																	1.96	2.01	2.05	2.09	2.13	2.17
87.5																	1.99	2.03	2.07	2.12	2.16	2.20
90																		2.06	2.10	2.14	2.18	2.22
92.5																		2.08	2.12	2.17	2.21	2.25
95																			2.15	2.19	2.23	2.28
97.5																			2.17	2.22	2.26	2.30
100																				2.24	2.28	2.33
102.5																				2.26	2.31	2.35
105																					2.33	2.38
107.5																						2.40